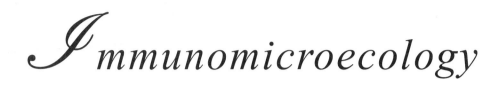

*Immunomicroecology*

# 免疫微生态学

主编 李小峰

U0349542

科学技术文献出版社
SCIENTIFIC AND TECHNICAL DOCUMENTATION PRESS

·北京·

**图书在版编目（CIP）数据**

免疫微生态学 / 李小峰主编. —北京：科学技术文献出版社，2020. 11
ISBN 978-7-5189-6940-1

Ⅰ.①免…　Ⅱ.①李…　Ⅲ.①免疫学—微生物生态学　Ⅳ.① R392

中国版本图书馆 CIP 数据核字（2020）第 131461 号

**免疫微生态学**

策划编辑：吴　微　责任编辑：蔡　霞　吴　微　责任校对：文　浩　责任出版：张志平

出　版　者　科学技术文献出版社
地　　　址　北京市复兴路15号　邮编 100038
编　务　部　（010）58882938，58882087（传真）
发　行　部　（010）58882868，58882870（传真）
邮　购　部　（010）58882873
官　方　网　址　www.stdp.com.cn
发　行　者　科学技术文献出版社发行　全国各地新华书店经销
印　刷　者　北京地大彩印有限公司
版　　　次　2020 年 11 月第 1 版　2020 年 11 月第 1 次印刷
开　　　本　889×1194　1/16
字　　　数　951千
印　　　张　47.5　彩插14面
书　　　号　ISBN 978-7-5189-6940-1
定　　　价　168.00元

**版权所有　违法必究**

购买本社图书，凡字迹不清、缺页、倒页、脱页者，本社发行部负责调换

# 编 委 会

**主　编**　李小峰

**副主编**　（按姓氏笔画排序）

王彩虹　牛红青　卢学春　李建强　张小学　陈俊伟

贺培凤　高　崇　高惠英　温鸿雁

**编　委**　（按姓氏笔画排序）

丁文京　马宇锋　王　佳　王　琦　王　楠　王志莲

王利华　叶　露　田　峰　白　洁　白云强　冯　鹏

冯文莉　朱立颖　刘玉芳　刘鸿齐　闫成兰　苏晓乐

李　伟　李　兴　李　芳　李　丽　李　娜　李　晋

李小琼　李东芳　李东燕　李亚峰　李军霞　李进军

李雪飞　杨　静　杨　璐　杨志明　宋润霞　张　琳

张　燕　张升校　张昕瑞　张晓英　张婷婷　陈伟华

武　丽　武艳瑶　武晓燕　范晓红　尚莉丽　罗　静

郑　丽　赵　卉　赵丽军　赵栩进　郝莉敏　胡方媛

段金菊　姚　中　姚　红　秦　艳　徐梦华　曹建平

康建邦　谢戬芳　穆　荣

# 编者单位

（按姓氏笔画排序）

丁文京　重庆金佛山高等研究院人体微生态研究中心

马宇锋　山西医科大学第二医院口腔科

王　佳　山西医科大学第二医院风湿免疫科

王　琦　山西医科大学第二医院消化内科

王　楠　山西医科大学第二医院风湿免疫科

王志莲　山西医科大学第二医院妇产科

王利华　山西医科大学第二医院肾内科

王彩虹　山西医科大学第二医院风湿免疫科

牛红青　山西医科大学第二医院风湿免疫科

卢学春　中国人民解放军总医院第二医学中心血液科

叶　露　山西医科大学第二医院呼吸与危重症医学科

田　峰　山西医科大学第二医院精神科

白　洁　山西医科大学第二医院风湿免疫科

白云强　山西医科大学第二医院风湿免疫科

冯　鹏　山西医科大学第二医院神经内科

冯文莉　山西医科大学第二医院皮肤性病科

朱立颖　浙江省农业科学院肠道微生态研究室

刘玉芳　山西医科大学第二医院风湿免疫科

刘鸿齐　山西医科大学第二医院信息管理处

闫成兰　山西医科大学第二医院风湿免疫科

苏晓乐　山西医科大学第二医院肾内科

李　伟　山西医科大学第二医院风湿免疫科

李　兴　山西医科大学第二医院内分泌科

李　芳　山西医科大学第二医院风湿免疫科

李　丽　山西医科大学第二医院精神科

李　娜　山西医科大学第二医院风湿免疫科

李　晋　山西医科大学第二医院内分泌科

李小峰　山西医科大学第二医院风湿免疫科

李小琼　浙江省农业科学院食品研究所

李东芳　山西医科大学第二医院神经内科

李东燕　山西医科大学第二医院妇产科

李亚峰　山西省人民医院精准医学诊断治疗中心

李军霞　山西医科大学第二医院风湿免疫科

李进军　浙江省农业科学院肠道微生态研究室

李建强　山西医科大学第二医院呼吸与危重症医学科

李雪飞　山西医科大学第二医院风湿免疫科

杨　静　山西医科大学第二医院皮肤性病科

杨　璐　山西医科大学第二医院皮肤性病科

杨志明　山西医科大学第二医院心血管内科

宋润霞　山西医科大学

张　琳　山西医科大学第二医院风湿免疫科

张　燕　山西医科大学第二医院口腔科

张小学　厦门大学附属翔安医院儿外科

张升校　山西医科大学

张昕瑞　山西医科大学

张晓英　山西医科大学第二医院风湿免疫科

张婷婷　山西医科大学第二医院风湿免疫科

陈伟华　山西医科大学第二医院风湿免疫科

陈俊伟　山西医科大学第二医院风湿免疫科

武　丽　山西医科大学

武艳瑶　山西医科大学

武晓燕　山西医科大学第二医院风湿免疫科

范晓红　山西医科大学第二医院消化内科

尚莉丽　山西医科大学第二医院风湿免疫科

罗　静　山西医科大学第二医院风湿免疫科

郑　丽　山西医科大学第二医院风湿免疫科

赵　卉　山西医科大学第二医院呼吸与危重症医学科

赵丽军　山西医科大学第二医院风湿免疫科

赵栩进　山西医科大学

郝莉敏　山西医科大学第二医院风湿免疫科

胡方媛　山西医科大学第二医院风湿免疫科

段金菊　山西医科大学第二医院药学部

姚　中　山西医科大学

姚　红　山西医科大学微生物学与免疫学教研室

贺培凤　山西医科大学

秦　艳　山西医科大学

徐梦华　山西医科大学第二医院风湿免疫科

高　崇　山西医科大学第二医院风湿免疫科

高惠英　山西医科大学第二医院风湿免疫科

曹建平　山西医科大学第二医院风湿免疫科

康建邦　山西医科大学第二医院药学部临床微生物实验室

温鸿雁　山西医科大学第二医院风湿免疫科

谢戬芳　山西医科大学第二医院风湿免疫科

穆　荣　北京大学人民医院风湿免疫科

# 主编简介

**李小峰** 首席学科带头人，山西医科大学第二医院风湿免疫科科主任，教授，博士研究生导师、博士后导师，享受国务院政府特殊津贴。山西省五一劳动奖章获得者，拥有"国之名医·卓越建树"及"山西名医"称号。山西省"136兴医工程"领军专科风湿免疫科负责人，曾任中华医学会风湿病学分会第五至第九届常务委员、山西省医学会风湿病学分会第三至第七届主任委员。现任中国医师协会风湿病学分会副会长、中华医学会山西分会理事、山西省医师协会常务委员、山西省医师协会风湿病学分会会长，海峡两岸医药卫生交流协会风湿病学专家委员会副主任委员、感染学组主任委员、中国风湿免疫病医联体联盟副理事长、山西区域联盟理事长。担任 *Annals of the Rheumatic Diseases* 中文版副主编，以及《中华风湿病学杂志》《中华临床免疫和变态反应杂志》等杂志编委。拥有8项国家发明专利，获山西省科技进步一等奖1项、山西省科技进步二等奖7项。主持/承担国家"十一五"规划子课题2项、国家自然科学基金2项，在研省级课题14项。发表SCI论文15篇，在中华系列刊物发表学术论文156篇。参与撰写《临床风湿病学》《实用风湿病学》，主编《临床医师速成手册》，并承担了全国七年制教材《内科学》《内科学（双语版）》编写工作。

近年来，与卢学春教授、高崇教授合作攻关，在国内外首先发现风湿性疾病主要是由于Treg细胞减少导致免疫耐受缺陷引起，通过大数据分析寻找到了能促进Treg细胞生长的药物，如小剂量白细胞介素–2、二甲双胍、西罗莫司、维A酸和辅酶Q10，就此改变了原有的治疗理念，提出了诱导和重建自身免疫耐受的新理念，增加了疗效，减少了不良反应，使风湿病有了治愈的可能。该工作内容已多次在美国风湿病年会、欧洲风湿病年会、亚太地区风湿病年会和国内全国风湿病年会大会发言交流，引起了国内外极大的反响。

# 序　一

在漫长的进化过程中微生物与人类已成为密不可分的"伙伴"，他们相互间共同进化，形成了一个共生的"超级生态系统"。肠道菌群是人体最具代表性的微生物群落，可通过多种机制调控人体免疫系统的发育和功能表达。反之，免疫系统也可影响肠道微生态的构成及功能。肠道微生物还可产生某些生物活性物质进入机体，进而影响心血管、神经及内分泌等系统的代谢和功能。所以，微生态和机体间的多相平衡与人类健康息息相关，二者间的失衡可导致多种疾病的发生、发展，这将是未来医学，也就是整合医学时代要重点研究的方向，但是如何进行研究是目前讨论的热点问题。

国际人体微生物组计划完成测序后，下一阶段该怎么走，*Nature* 杂志 2019 年 5 月底发表了一篇封面文章，倡导第二阶段就是在人类微生物组几个字前加一个"整合（integrated）"，也就是未来研究方向要将在人类微生物组研究中获得的知识与人体功能相整合、与人体疾病相整合、与人体健康相整合。李小峰教授运用整合医学思维，将免疫学和微生态学相整合，尤其是在自身免疫病发生、发展与微生态失衡方面进行了相关的整合研究和临床探讨，并首先提出了免疫微生态学的概念，主编了国内首部《免疫微生态学》著作，从人体微生态对免疫系统功能影响的角度，探索了微生态与免疫系统间的相互作用对人类健康和疾病发生的影响，以及采用免疫微生态调节的方法，促进或恢复人体微生态平衡，继之维持机体免疫稳态，从而预防由微生态失衡引起的疾病或减轻疾病的严重程度。同时，他们还应用免疫微生态学理论诠释了多系统免疫相关性疾病、代谢性疾病、心血管疾病及神经精神性疾病的发生、发展和转归过程，提出了早期给予免疫微生态调节治疗以预防疾病发生和促进机体健康的措施。免疫微生态学理论的提出是在微生态与免疫两大领域开展整合医学研究后在理论和实践上的一大创新，为临床应用免疫微生态调节策略以预防和治疗包括自身免疫病在内的多种身心疾病提供了理论依据和防治手段。

本书具有多学科交叉整合、理念新颖、内容丰富、条理清晰的特点，可为医学生和各学科临床医生提供有关免疫微生态学的新理念、新知识。相信此书的出版，将有助于对微生物和人类共生关系的理解，使人们重新审视人类与微生物之间的相互作用及这种相互作用对机体免疫功能的影响，从而推动我国微生态学及免疫微生态领域相关疾病的整合研究，以求在"未病"阶段预防疾病的发生，减轻疾病严重程度并促进疾病恢复，从而在整合医学发展新时代促进公共卫生的发展，更好地为人类健康服务。

是为序。

（樊代明）

中国工程院院士

空军军医大学西京消化病医院院长

2020 年 7 月 20 日

# 序 二

　　受李小峰教授之邀为其主编的《免疫微生态学》作序，细读了全书，收获颇丰。同时，也感受到编委们长期的工作积累和为此书而做出的努力。本书从免疫微生态总论到各论，再到应用和展望，以及国内外的研究和现状，进行了系统介绍，对于相关领域的读者，尤其是风湿病和临床免疫专业的医生和研究者而言，是一本非常有价值的学术著作。

　　近年来，以肠道菌群为代表的微生态研究迅猛发展。同时，对于口腔、扁桃体、皮肤、呼吸道及泌尿生殖道微生物群，以及菌群与免疫应答、自身免疫的关系的研究也大量发表。风湿免疫是与微生态关系最为密切的研究领域之一。在类风湿关节炎、系统性红斑狼疮、强直性脊柱炎及干燥综合征等自身免疫病的研究中，发现了疾病与肠道、扁桃体和泌尿道菌群，以及病毒等微生物的相关性，揭示了微生态改变在这些疾病的免疫细胞激活、致病和病情演变中的作用。大量的研究提示，一些菌种（如普氏菌、乳杆菌、链球菌）及其代谢分子（如丁酸、抗菌肽）参与免疫和代谢的调控，或可成为疾病预警的标志物及靶向治疗分子。

　　毫无疑问，免疫和微生态的相互关联及深入研究将进一步加深和推动对自身免疫病的认识，可能进而形成新的疾病预警、诊断和治疗方法。《免疫微生态学》的出版恰逢其时，对这些领域的发展将大有裨益。

　　感谢李小峰主编及各位编委的辛勤付出！期待微生态研究在免疫及相关领域的进一步深入和拓展，以便更密切地贴近临床，造福患者。

（栗占国）

2020 年 8 月 3 日

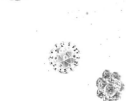

# 前　言

　　随着人类文明的进步和生活环境的改变，免疫相关疾病已跃升为继肿瘤、心血管疾病后的第三大疾病类型。基于全球范围内微生态研究的持续推进，宿主微生态与免疫功能之间的相互作用引起了学界的关注。肠道微生态是最主要且最复杂的微生态体系，肠道菌群是目前研究最多、最具有代表性的微生物群落，有关肠道菌群与人类健康和疾病关系的研究日益增多，并初步揭示了肠道菌群参与调控免疫相关疾病、代谢性疾病、心血管疾病及神经精神疾病等多种疾病的因果机制。此外，口腔、皮肤、呼吸道及泌尿生殖道的菌群也可影响局部乃至系统性的免疫反应。菌群—免疫互作平衡参与维持人类健康，二者之间相互作用失衡可促进免疫相关疾病的发生、发展。

　　近20年来，随着免疫学研究的进展，尤其是免疫系统分化激活通路逐渐清晰，各种针对炎症通路的生物制剂不断出现，在一定程度上提高了自身免疫病的缓解率，降低了不良反应的发生率，使风湿病治疗达到了一个新的阶段。然而，基因的多样性及相互作用的复杂性，造成了免疫调节网络错综复杂，单一抑制某一信号通路很难达到满意的疗效，且阻断位点越位于信号通路下游，疗效越局限。而多种生物制剂的应用也可能导致严重感染或恶性疾病的发生，甚至危及患者的生命。临床工作中面临的困境促使我们改变思路，从微观的信号通路研究向宏观的整体平衡方向转变，包括：细胞水平的动态平衡（如效应性T细胞与调节性T细胞之间的平衡），机体与周围环境之间的平衡（如机体免疫系统与肠道微生物之间的相互作用和动态平衡、微生物和宿主的统一体与外界环境之间的平衡），并关注饮食对肠道菌群的影响，进一步探讨饮食影响机体免疫系统功能的机制，以促进健康或减少疾病的发生及改善转归过程。因此，我们从整合医学研究的思路出发，将临床实践中获得的知识转化为经验，探索临床工作中发现的具体问题和解决方法，应用细菌组学、转录组学、蛋白组学、代谢组学等多组学技术进行相关机制的研究，实现临床精准检测，并衍生精准功能性食品、精准益生菌补充及精准肠道菌群移植的治疗策略，进一步开发新型药物，以期更好地解决临床上遇到的难题。

　　免疫微生态学概念的提出为包括自身免疫病在内的多种疾病的预防和治疗提供了新的方向，使人们可以从微生态学的角度重新审视相关疾病的发生、发展及转归过程，改变并更新了人们对自身免疫病促发因素的认识，并提出应从"单纯免疫抑制"向"免疫调节"

治疗自身免疫病转变，同时需要"调节肠道菌群以恢复微生态平衡，进而改善免疫功能"的免疫微生态治疗新理念。越来越多的证据表明免疫微生态疗法在预防和治疗免疫相关疾病中的确切疗效。

鉴于目前还没有与免疫微生态学有关的理论专著，为此，我们参阅了国内外有关免疫与微生态学研究的相关文献，同时结合我们在自身免疫病微生态方面的研究成果，比较系统地介绍了免疫微生态学的基本理论和基础知识，并结合不同系统免疫微生态的各自特点，介绍其免疫微生态的特征，提出调控免疫微生态以预防疾病发生、减轻疾病严重程度、促进疾病恢复和机体健康的临床策略。希望能为医学生、研究生和各学科临床医生提供有关免疫微生态学的新理念、新知识，更好地为人类健康服务。

本书分四篇共 30 章：第一篇包括 8 章，系总论部分，介绍免疫微生态学概念的形成及其发展背景，正常微生物的组成、生理功能，机体免疫系统概述，微生态平衡及失衡状态对机体免疫功能的影响，肠漏的概念及与机体免疫系统活化的关系，微生物的检测和培养方法，基因测序技术和生物信息分析在微生态研究中的应用，以及免疫微生态的信息化系统；第二篇为各系统免疫微生态各论，包括 11 章，根据现有资料，叙述各系统免疫微生态特征及临床诊疗策略；第三篇为风湿性疾病免疫微生态各论，包括 7 章，阐述了各类风湿性疾病的免疫微生态特征及临床诊疗策略；第四篇包括 4 章，详细介绍了微生态调节剂的种类、功能及临床应用。

由于编者水平有限，可供借鉴的资料不多，且写作时间比较仓促，自知有诸多不足之处。本书旨在抛砖引玉，恳请读者批评指正。

李小峰 （李小峰）

山西医科大学第二医院

# Contents
# 目　录

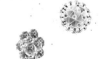

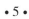

## 第四篇　免疫微生态调节剂

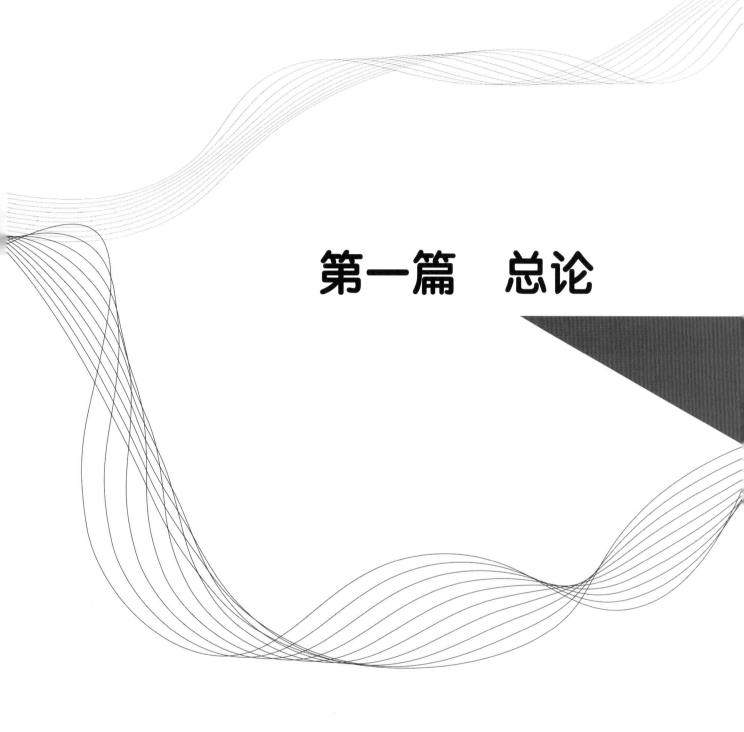

# 第一篇　总论

# 第一章 免疫微生态学概述

　　微生态学是研究微生物群落的结构、功能及其与宿主相互依赖、相互制约关系的科学，最早于 1977 年由德国 Volker Rush 博士提出。近年来，随着研究工具的日益发展，微生态学成为国际研究的热点。人体内有数量巨大、种类繁多的微生物，它们共同组成人体微生态系统。经过漫长的生物进化过程，微生物群落与人类处于共生状态，并与人体建立起密切联系，对促进和维持人体生理机能，尤其是免疫系统的发育和功能，发挥重要的作用。微生态平衡是人类健康的保障，由各种原因引起的微生态紊乱可导致疾病的发生。

　　免疫即指免除疾病的发生，是机体识别自身与非己物质，并通过免疫应答维持生理功能稳定的生物学过程，其科学含义包括免疫防御、免疫监视、免疫耐受和免疫调节。内稳态平衡和免疫平衡是维持机体健康的基础。免疫失衡可导致包括自身免疫病在内的多种疾病的发生、发展。

　　免疫微生态学主要研究微生物群落和机体免疫系统之间的相互作用及规律。本章将对免疫微生态学的概念、发展、学科特性和防治进行全面概述。

## 第一节　免疫微生态学的概念

### 一、定义

　　免疫微生态学（immunomicroecology）是研究宿主微生态与免疫系统的发生、发育及免疫功能维持之间关系的科学，是微生态学与免疫学交叉而成的新兴学科。免疫微生态学定位于研究微生物群落与机体免疫系统之间的相互关系及作用规律，其研究内容包括生理和病理状态下，微生物群落形成的微生态体系与免疫系统之间的相互作用及其对机体生理病理过程的影响和相应的免疫学机制。

### 二、正常微生态及其功能

#### （一）正常微生物群落

　　正常微生态是微生物与宿主在共同进化过程中形成的生态系统。微生态是人体的有机组成部分，人类每一个个体的体表皮肤和消化道、呼吸道、口腔及泌尿生殖道内，都含有

笔记

丰富而独特的微生态。正常微生物群落种类繁多，其中肠道微生态是人体内最主要且最复杂的微生态系统，肠道菌群是最具有代表性的微生物群落。除细菌之外，机体内还有无法估计确切数量的古细菌、病毒、真菌和其他微生物。这些微生物群落在胎儿出生后不久即进入体内，并与人类终生相伴，共同进化。

各种微生物之间、微生物与机体之间和平共处，共同构成微生态平衡。当人体内的微生态处于平衡状态时，机体则处于健康状态；如因环境等因素的影响导致体内微生态失衡，包括不同微生物之间、微生物与机体之间，以及微生物和宿主的统一体与外界环境之间的失衡，机体则会进入亚健康，甚至疾病状态。

### （二）正常微生态的功能

正常微生态对机体有益，且为必需。人体内存在多种微生态系统，肠道微生态是最主要且最复杂的微生态体系，占人体总微生物量的 68%。肠道菌群是最具有代表性的微生物群落，其数量可达 $1 \times 10^{14}$ 个，是人体体细胞数量的 10 倍，平均重约 1.5 kg，相当于肝脏的重量。目前，从肠道中分离出来的细菌种类大约有 1500 多种，其中 99.9% 是以双歧杆菌和类杆菌为主的专性厌氧菌，0.1% 是以肠杆菌科细菌为主的兼性厌氧菌。小肠内的微生物可调节宿主的营养吸收和代谢过程，结肠则是微生物的发酵场所。通过对肠道菌群功能的了解，可以加深我们对正常微生物群落的认识。

正常的肠道菌群黏附、定植于肠黏膜部位，形成菌膜屏障，通过生物拮抗作用抵御外来有害菌的入侵。肠道内的微生物群落可合成人体必需的维生素和非必需氨基酸，并可促进铁、镁、锌等微量元素的吸收。肠道菌群可调节药物的生物利用度、活性及药物毒性，影响其治疗效果。肠道微生物在分解食物的同时，还可产生一些具有生物活性的代谢物质，这些生物活性分子进入血液循环系统，到达各类组织器官，进而影响机体的代谢过程。除此之外，肠道微生物群落对人体免疫系统也有着广泛的影响。

正常微生物群落通过多种机制调控机体免疫系统的发育和功能，主要包括以下方面。

1. 菌群及其代谢物可影响机体免疫系统也的早期发育

在胎儿时期，来自母体的菌群分子（如脂多糖）及菌群代谢物（如类维生素 A、短链脂肪酸、次级胆汁酸等）通过母体的肠道屏障、肝脏解毒及胎盘屏障后，进入胎儿体内，并调控胎儿免疫系统的发育过程。分娩时母系原始菌群的垂直传递及由母乳获得的菌群可引导新生儿时期肠道菌群的建立，新生儿先天免疫系统与快速增长的共生菌群相互作用，促进了菌群与宿主的长期共生，并影响肠道及胸腺等部位淋巴细胞、髓系细胞的分化发育。婴幼儿断奶后，来自菌群和食物的抗原进一步刺激机体适应性免疫系统不断发育成熟。目前，仍不太清楚孕期母体子宫内是否存在活菌与胎儿免疫系统的相互作用，但近期有研究提示，孕中期人类胎儿肠道内存在很有限的细菌，其中一种优势菌——微球菌在体外呈现免疫调节活性，可能对胎儿肠道免疫系统的发育具有潜在的调控作用。

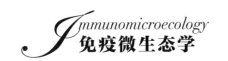

2.肠道菌群的活性代谢产物对机体免疫系统的影响

肠道菌群所产生的活性代谢产物包括短链脂肪酸、氨基酸代谢产物和次级胆汁酸等。

短链脂肪酸包括乙酸、丙酸和丁酸，是结肠中含量最高的细菌代谢产物，由肠道共生菌群发酵膳食纤维所产生。短链脂肪酸通过诱导肠黏膜上皮细胞合成分泌抗菌肽（AMPs），增强肠道屏障的防御功能。短链脂肪酸亦可促进 B 细胞的分化发育及 IgG、IgA 等抗体的产生，促进调节性 T（regulatory T，Treg）细胞的增殖和活化。丁酸通过抑制组蛋白去乙酰化酶，调控 Foxp3 的表达，增强了结肠巨噬细胞和树突状细胞的抗炎活性。短链脂肪酸在减轻机体炎症反应、改善自身免疫病中发挥积极作用。

肠道微生物代谢氨基酸可产生包括吲哚、酚类、氨及胺类化合物等在内的多种代谢产物。色氨酸代谢失调可能是肠道菌群紊乱的致病机制。吲哚及其衍生物、犬尿氨酸和 5-羟色胺是肠道菌群代谢色氨酸所形成的主要生物活性分子。吲哚及其衍生物与芳香烃受体（AhR）结合，通过激活相关转录因子，进而调节宿主免疫系统功能，提高机体的抗炎效应。吲哚在结肠炎症损伤中发挥保护作用。犬尿氨酸及其下游代谢产物（如犬尿喹啉酸）具有黏膜保护和免疫调节作用。多胺类代谢产物对宿主免疫细胞具有调节作用，其中亚精胺通过自噬作用调控初始 CD4$^+$T 细胞向 Foxp3$^+$Treg 细胞分化。

肝脏合成的初级胆汁酸（鹅脱氧胆酸和胆酸）在肠道微生物的作用下代谢为次级胆汁酸。石胆酸和脱氧胆酸是肠道中丰度最高的 2 种次级胆汁酸。次级胆汁酸参与维持肠道屏障功能，防止有害菌的定植；通过激活 G 蛋白偶合胆汁酸受体和法尼醇 X 受体（FXR），调节包括巨噬细胞和树突状细胞（dendritic cell，DC）在内的多种免疫细胞的功能。另外，次级胆汁酸亦可经维生素 D 受体调控肠道中 ROR γ t$^+$Treg 细胞的分化，并可调节肝脏中巨噬细胞和黏膜相关恒定 T 细胞的活化。氨基酸结合型胆酸是一类新发现的胆汁酸，包括苯丙氨酸结合型胆酸（Phe-chol）、酪氨酸结合型胆酸（Tyr-chol）和亮氨酸结合型胆酸（Leu-chol），这些新型结合型胆汁酸在炎症性肠病和囊性纤维化患者中富集，通过作用于 FXR 通路影响宿主生理过程。

3.肠道菌群菌体成分对机体免疫系统的影响

肠道菌群是内源性非自身抗原的最主要来源。肠道共生菌通过模式识别受体刺激树突状细胞的活化和功能表达，促进其释放相关细胞因子并启动适应性免疫应答。分段丝状菌通过向机体免疫细胞呈递相关菌体抗原，诱导黏膜 Th17 细胞的活化。脆弱拟杆菌菌体成分荚膜多糖 A 可诱导 CD4$^+$T 细胞分化为 Foxp3$^+$Treg 细胞，并促进 IL-10 分泌，下调 Th17 细胞的促炎效应。嗜黏蛋白阿克曼菌（akkermansia muciniphila，AKK）可为 CD4$^+$T 细胞提供菌体抗原，诱导 CD4$^+$Foxp3$^+$Treg 细胞分化，并促进结肠中来源于胸腺的 Treg 细胞的增殖分化。人类固有微生物中的梭菌菌株（包括IV、XIV a、XVIII）可提供细菌抗原和富含 TGF-β 的微环境，进而诱导 Treg 细胞的分化发育。

### 三、免疫系统对微生态的影响

微生物群落通过多种机制调控机体免疫系统的发育和功能。反之，免疫系统也在维持宿主－菌群的共生稳态中发挥重要作用，并可影响微生态的构成和功能。

肠道共生菌群可帮助宿主维持肠道免疫平衡，而肠道黏膜处的免疫细胞亦可抑制共生菌群的集聚和易位。固有淋巴细胞是黏膜表面的一类淋巴细胞亚群，在健康人体内，固有淋巴细胞诱导机体对菌群产生适度的免疫应答。固有淋巴细胞通过释放多种细胞因子（如IL-22）激活肠黏膜组织中的潘氏细胞和上皮细胞释放抗菌肽，从而调节黏膜菌群，黏膜菌群也反向调控固有淋巴细胞的数量和功能，两者互作共同维持黏膜免疫稳态。动物模型研究发现，在菌群调控下，巨噬细胞紧密黏附于肠道黏膜固有层的血管周围，形成紧密的屏障结构，从而抑制菌群移位。IgA是体内含量最多的黏膜抗体，不仅能保护肠道屏障免于致病菌的入侵，还参与调节肠道菌群的组成和定植区域。IgA缺乏可导致轻度菌群失调，则促炎性分类群增多、抗炎性分类群减少。IgA缺乏与系统性炎症和细菌依赖性网络的扰动相关。

### 四、肠道菌群的结构和多样性是影响免疫微生态的重要因素

正常情况下，肠道微生物群落处于相对平衡状态。任何因素导致的肠道菌群结构改变、某类细菌过度生长，均会引起肠道微生态紊乱，导致机体免疫系统功能异常和疾病的发生、发展。例如，由于膳食纤维摄入减少，可使酵解膳食纤维的菌群数量和活性降低，短链脂肪酸产生减少，进而影响Treg细胞的分化发育和功能表达，导致外周免疫耐受缺陷，这可能是自身免疫病发生、发展的主要原因之一。此外，多种疾病表现出肠道菌群的丰度和多样性降低，虽然导致菌群多样性降低的原因很多，具体机制尚不完全清楚，但是菌群多样性降低可能使得某类细菌过度生长，并出现移位，如结肠细菌向小肠移位，可造成小肠细菌过度生长，而过度生长繁殖的肠道菌群通过病原相关分子模式与固有免疫细胞表面的Toll样受体结合，可进一步引发适应性免疫系统中效应性T细胞的活化及Treg细胞的抑制，导致免疫耐受缺陷和免疫功能紊乱，促发或加重包括自身免疫病在内的多种疾病。

# 第二节　免疫微生态学的发展史

学科发展是在一般规律的指导下，对其中的特殊规律进行的规范总结。免疫微生态学是随着人类对微生态研究的不断深入而发展形成的一门科学。微生态学的研究历史也是免疫微生态学概念逐渐形成的历史，它在微生态学和免疫学研究不断交叉、融合过程中发展起来。

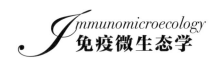

## 一、微生态学的萌芽和发展

在还未发明显微镜前，人类已在自发地利用有益微生物来控制有害微生物。人类对微生物的认识随着第一台显微镜的诞生而发生新的飞跃。1676 年，荷兰人列文虎克（Antony van Leeuwenhoek）用自己制造的显微镜观察了来自井水、污水、人的痰液、牙垢、唾液及人和动物粪便中的各类微生物。至 19 世纪末，许多学者陆续观察到球菌、杆菌、螺菌、丝状体、螺旋体及支原体，并逐渐建立起培养方法。20 世纪 70 年代，德国的 Volker Rush 博士首次提出了"Microecology"一词，即"微生态学"，并创建了世界上第一个微生态研究所。后来，随着厌氧培养技术、电镜技术及细胞分子生物学等科研技术和方法的引入，微生态学研究得到了飞速发展。近年来，宏基因组、宏转录组、代谢组和数学建模等技术的广泛应用，使得人类对微生物的认识突破了"纯培养"的限制，微生态学研究进入多组学时代，相关研究成果产出呈现井喷式增长。

2007 年美国国立卫生研究院（USA national institutes of health，NIH）启动了人类微生物组计划（human microbiome project，HMP），利用测序技术对微生物群落进行描述。2014 年启动的整合人类微生物组计划（integration of the human microbiome project，iHMP）更注重多组学技术的应用，旨在探索微生物与疾病之间的深层机制。人类微生物组计划布局重点由微生物组基因普查转向针对特定疾病的大型微生物组队列研究，更加注重微生物组对健康和疾病的影响及机制。目前，肠道微生物组是其中最受关注的领域。肠道微生物组与人类健康和疾病关系的研究正在持续推进，并初步揭示了肠道微生物调控代谢性疾病、免疫相关性疾病、心血管疾病及神经精神疾病等多种疾病的因果机制。美国耶鲁大学阐述了肠道菌群引起肥胖的机制，解决了困扰学术界多年的难题。华盛顿大学基于特定肠道微生物代谢途径的分析，揭示了其影响免疫应答的分子机制。

中国也积极布局人类微生物组研究，已将突破微生物组关键技术、开展人类微生物组与人群健康的关系研究、建立中华民族典型人群微生物组数据库等纳入"十三五"规划的重点发展领域。人类微生物组与健康研究持续推进，并迈向因果机制研究。

## 二、免疫微生态学的建立和发展

免疫功能紊乱是包括自身免疫病在内的多种疾病的病理机制。既往认为 Th1 和 Th17 等致炎细胞过度增殖和异常活化导致免疫失衡，进而引发自身免疫病，因此主要治疗策略为免疫抑制剂治疗，该策略在自身免疫病治疗中取得了一定疗效。但是，单纯应用免疫抑制剂治疗的患者中，有一定比例的患者并不能达到疾病的完全缓解，部分患者因过度免疫抑制并发肿瘤或严重感染，甚至死亡。因此，探索新的治疗策略仍是临床科研重点，亟须新的理论和方法加以指导和研究。

2016 年山西医科大学第二医院风湿免疫科开展了淋巴细胞亚群和 CD4$^+$T 细胞亚群检

测。大样本检测结果发现，与健康志愿者比较，多种风湿免疫病患者外周血效应性T细胞数量并未增加，而Treg细胞数量明显减少。国内外大量研究也证实多种风湿性疾病患者存在外周血Treg细胞数量减少的现象。鉴于Treg细胞在负向免疫调控及维持免疫耐受中的重要作用，考虑其数量减少和（或）功能异常导致的免疫系统功能紊乱及免疫耐受缺陷，是风湿免疫病发生、发展的重要机制。上述发现改变了既往对免疫功能紊乱的认识。基于上述研究结论，提出了采用"免疫调节"策略治疗风湿免疫病的理念，即通过诱导Treg细胞的分化发育和功能表达，恢复机体免疫平衡，重建对自身组织的免疫耐受，从而达到治疗疾病的目的。

遗传和环境因素的共同作用促进了多种疾病的发生、发展。而环境因素中的肠道微生态失调可促发免疫失衡和机体免疫耐受缺陷，其与多种风湿免疫性疾病的发生、发展密切相关。临床工作中发现60%的风湿病患者存在胃肠道症状，6000多例临床流行病学调查发现约70%的风湿病患者存在小肠细菌过度生长，提示肠道菌群和风湿病密切相关。肠道被认为是体内最大的"免疫器官"，肠道内的微生物群落在维持机体免疫平衡方面发挥关键作用。肠道微生态失衡可导致Treg细胞数量减少和（或）功能障碍，造成机体免疫耐受缺陷。因此，通过调节肠道微生态，促进Treg细胞分化发育，纠正免疫耐受缺陷，恢复免疫平衡是治疗风湿性疾病的关键。

在上述背景下，风湿病学专家李小峰教授首次将免疫学和微生态学相结合，在自身免疫病发生、发展与微生态失衡的相关性方面进行了系列研究和临床探讨，并于2019年正式提出免疫微生态学的概念。2019年9月在山西太原召开的首届免疫微生态高峰论坛上，他向参会的专家学者阐述了免疫微生态学的形成和发展历程。免疫微生态学概念的提出为免疫相关疾病的预防和治疗提供了新的理论依据，使得人们可以从微生态学的角度重新审视自身免疫病的发生、发展及转归过程，改变、更新了对自身免疫病促发因素的认识，并提出从"单纯免疫抑制"向"免疫调节"治疗自身免疫病转变，同时需要"调节肠道菌群以恢复微生态平衡，进而改善免疫功能"的免疫微生态治疗新理念。

# 第三节　免疫微生态学的学科特性

## 一、学科范畴

科学是探索自然规律的学问，是将各种知识通过细化分类研究而形成的逐渐完整的知识体系。随着科学研究的深入及研究工具和方法的日益发展，揭示的科学规律越多，所形成的科学分科也就愈来愈细。

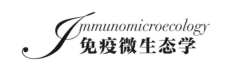

免疫微生态学是在微生态学的研究发展过程中逐渐形成的一门新学科。作为生命科学的一门分支，免疫微生态学主要是应用微生态学的一般规律来揭示微生物与机体免疫系统之间的相互作用，探讨微生态体系对疾病发生、发展和转归的影响，以及提出相关的诊疗策略。

### 二、学科核心

免疫微生态学的核心是正常微生物群落与宿主之间的相互作用及其对宿主免疫系统发生、发育和功能的影响，以及异常的微生态环境导致宿主疾病发生的免疫学机制。

### 三、免疫微生态学是一门基础性学科

免疫微生态学具有双学科特性，首先它是一门基础性学科。

微生态学是以研究微生物群落为核心的生命科学分支。目前，对人体微生态学的研究受到全球科学家的高度重视。人类微生物组计划（human microbiome project，HMP）第一阶段的研究，已分析了包括口腔、皮肤、鼻腔、胃肠道和泌尿生殖道部位的微生物群落的特征，并发现了共生的微生物群落与人类疾病的联系。第二阶段的研究旨在探索微生物与疾病之间的深层机制，研究期间涌现了大量的科研成果。人类微生物组计划的研究成果提高了人们对多种疾病的认识，开拓了与微生物群落相关疾病的预测手段和治疗方法。

免疫微生态学主要研究和探讨免疫系统功能建立和维持的生态学原理和表现，是在微生态学研究蓬勃发展过程中逐渐形成的。这同时意味着有关人类免疫系统功能的研究也进入全新的生态时代。

### 四、免疫微生态学是一门应用性学科

免疫微生态学也是一门应用性学科。微生态学近年来揭示的微生物群落与人类健康和疾病之间的联系和机制使得医学观念和医学模式发生了重大改变和创新。

#### （一）免疫相关疾病认知模式的创新

传统的认知模式认为，自身免疫病是在一定的遗传背景下，机体免疫系统对自身组织抗原的病理性免疫应答，进而导致组织器官损伤和（或）功能障碍。微生态学领域的研究成果提示，肠道微生物群落参与免疫系统的发育和功能，肠道微生态失衡可导致包括自身免疫病在内的多种疾病的发生。异常的肠道微生物可通过"分子模拟"等机制，激活自身反应性免疫细胞，导致局部或系统性炎症。肠道有益菌则可维持肠黏膜屏障的完整性，促进肠道黏膜固有层和肠系膜淋巴结中 Treg 细胞的分化发育，诱导并维持 Treg 细胞功能稳定，从而抑制过度活化的自身免疫反应。肠道黏膜可能是包括类风湿关节炎在内的多种自身免疫病的始发部位。有关肠道菌群能够影响人及其他动物疾病表型（如肥胖、糖尿病、高血压、系统性红斑狼疮等）的理念逐渐建立，并发展成为影响深远的生命科学领域。

### （二）免疫相关疾病治疗手段的创新

对疾病认知模式的改变促进了治疗手段的更新。人类微生物组计划的研究成果提高了人们对多种身心疾病的认识，开拓了与微生物群落相关的疾病预测手段，并引领了以饮食补充、粪菌移植（fecal microbiota tansplantation，FMT）等恢复人类"健康"微生物群落为目标的疾病治疗模式的发展。

结合基因组学和宏基因组学检测，可为消费者提供个性化的饮食建议，从而实现个性化饮食和个性化医疗。应用特异改造的细菌菌落及合成的化合物分子，可以改善机体微生态平衡和调控机体免疫功能。FMT 是利用健康人粪便中的菌群重建患者的肠道微生态，通过恢复菌群产生的短链脂肪酸及次级胆汁酸调控免疫应答，从而实现对疾病治疗的一种方法。虽然 FMT 为一些疾病的治疗带来新的希望，但在临床应用中也有潜在的风险。为了规避这种风险，许多科学家开始尝试对微生物进行精确编辑，如设计工程噬菌体，以切割目标病原菌的基因组；通过插入质粒等 DNA 片段，对特定宿主微生物群落中的原生微生物进行工程改造，以确保它们在原生态位中的存活。

需要注意的是，在将目前已有知识进行临床转化之前，需要验证这些复杂的相互作用是否存在于人类及其微生物之间。首先，仍需进一步明确宿主遗传背景对肠道微生物群落构成及其代谢表型的影响；其次，研究饮食、疾病、用药和环境等因素对微生物代谢产物的影响。

## 第四节　免疫微生态学的防治和发展前景

### 一、免疫调节观念的形成

人类对疾病发病机制的认识推动着治疗手段和方法的变革。治疗自身免疫病时用到的传统的免疫抑制剂及新型的生物制剂、小分子靶向药物等，均采用的是免疫抑制策略，以抑制过度活化的自身反应性免疫细胞。该策略在临床治疗中取得了一定疗效。然而，仍有部分患者对目前已有的治疗药物反应不良，导致疾病反复发作；部分患者因免疫功能被抑制导致并发严重感染甚至死亡。

免疫学基础研究揭示了负向免疫调节在自身组织耐受中的重要作用。免疫耐受被打破，机体免疫系统不能有效调控过度活化的自身反应性免疫细胞是自身免疫病发生、发展的重要机制。

风湿病学专家李小峰教授在多年临床工作经验及前期工作总结的基础上，提出采用"免疫调节"而非单一"免疫抑制"治疗自身免疫病的策略，并进行了系列前期临床研

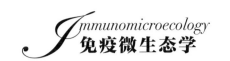

究，验证"免疫调节"方案的临床疗效，以及该策略可恢复机体 Treg 细胞的数量和（或）功能，从而恢复自身组织耐受，维持免疫内稳态。上述系列成果多次在美国风湿病学会（American college of rheumatology，ACR）、欧洲抗风湿病联盟（European league against rheumatism，EULAR）大会发言及壁报展出，并获得参会专家、学者的一致认可和高度评价。

## 二、微生态制剂调节机体免疫功能的机制

微生态药物是由正常微生物或调节微生物生长的物质构成的药物制剂，具有补充或充实机体正常微生物群落，维持或调整微生态平衡，防治疾病、促进健康等功能。微生态制剂调节机体免疫功能的机制包括：促进有益菌的生长和定植，增强黏膜屏障功能，合成具有抗炎特性的生物活性代谢产物，调控致耐受免疫细胞的增殖和功能，抑制致炎性免疫细胞的活化，促进营养物质的吸收和代谢。

## 三、微生态调节剂的分类

微生态调节剂包括益生菌、益生元、合生元。

益生菌是一类对宿主有益的活性微生物，可用于微生态活菌制品的菌种主要有：酪酸梭菌、乳酸菌、双歧杆菌、嗜热链球菌和酵母菌等。益生元是一种不被宿主消化吸收的食物成分或制剂，多由 2～10 个单糖通过糖苷键连接形成直链或支链的低度聚合糖，可促进有益菌的生长繁殖，主要包括低聚果糖、低聚木糖、低聚半乳糖等。合生元是由益生菌和益生元组成的微生态调节剂，或再加入维生素、微量元素等，具有同时补充益生菌和促进益生菌生长的功能，两者协同作用，可更加有效地维持机体的微生态平衡，改善或促进机体免疫功能。

## 四、免疫微生态学研究发展前景

近年来，随着科学技术的飞速发展，尤其是人类微生物组计划研究的不断推进，微生态体系与机体免疫系统之间的关系逐渐引起科学家的关注，并对其进行了初步的探索和研究。然而，免疫微生态领域仍有许多重要的科学问题亟待解决。

### （一）从相关描述性分析向因果机制性研究转变

未来的研究不仅描述各疾病谱的菌群特征，更注重应用多组学技术（包括微生物组学、代谢组学、免疫细胞组学、基因组学、转录组学、表观遗传组学、蛋白组学等）探讨菌群-免疫互作在疾病发生、发展中的分子机制。

### （二）多维度微生态-免疫互作

从菌群-免疫相互作用向真菌-免疫相互作用、病毒-免疫相互作用延伸。

### （三）疾病早期精准检测

探索各疾病谱的微生物组学、代谢组学、免疫细胞组学、基因组学、转录组学、表观遗传组学、蛋白组学检测技术和芯片，以期鉴定出可用于早期诊断的免疫微生态标志物，

做到多维度精准检测，提高疾病诊断水平。

### （四）个体化的精准医疗

基因组和微生物组检测分析可用于包括自身免疫病在内的多种疾病的风险评估、疗效预测和疾病监测。应用特异改造的细菌菌落或小分子调节剂进行菌群干预，改善或重建微生态平衡，进而调控机体免疫功能，可为患者提供个体化的精准医疗。

### （五）研究成果的临床应用转化

确定各疾病谱的靶向免疫微生态元素，如特定菌株、菌种和代谢途径，作为系统性预防和治疗多种疾病的靶点，推动相关基础研究向临床治疗的应用转化。

### （六）构建免疫微生态健康模型

应用生物信息学手段，按照"饮食–菌群–代谢–免疫–疾病"的思路，整合微生物组学、代谢组学、细胞组学、基因组学、转录组学、表观遗传组学和蛋白组学，借助 LASSO、SVM-RFE 等机器学习算法，构建新的免疫微生态健康模型，系统阐明免疫微生态的临床意义和应用价值，为免疫微生态调节、治疗免疫相关性疾病提供新的思路。

（牛红青）

## 参考文献

[1] CHEN F D, STAPPENBECK S T. Microbiome control of innate reactivity. Curr Opin Immunol, 2019, 56: 107-113.

[2] NABHANI Z A, EBERL G. Imprinting of the immune system by the microbiota early in life. Mucosal Immunol, 2020, 13（2）: 183-189.

[3] GANAL-VONARBURG S C, HORNEF M W, MACPHERSON A J. Microbial-host molecular exchange and its functional consequences in early mammalian life. Science, 2020, 368（6491）: 604-607.

[4] ENNAMORATI M, VASUDEVAN C, CLERKIN K, et al. Intestinal microbes influence development of thymic lymphocytes in early life. Proc Natl Acad Sci USA, 2020, 117（5）: 2570-2578.

[5] RACKAITYTE E, HALKIAS J, FUKUI E M, et al. Viable bacterial colonization is highly limited in the human intestine in utero. Nat Med, 2020, 26（4）: 599-607.

[6] LAVELLE A, SOKOL H. Gut microbiota-derived metabolites as key actors in inflammatory bowel disease. Nat Rev Gastroenterol Hepatol, 2020, 17（4）: 223-237.

[7] AGUS A, PLANCHAIS J, SOKOL H. Gut microbiota regulation of tryptophan metabolism in health and disease. Cell Host Microbe, 2018, 23（6）: 716-724.

[8] CARRICHE G M, ALMEIDA L, STÜVE P, et al. Regulating T cell differentiation through the polyamine spermidine. J Allergy Clin Immunol, 2020, S0091-6749（20）30637-0.

[9] SIPE L M, CHAIB M, PINGILI A K, et al. Microbiome, bile acids, and obesity: How microbially modified metabolites shape anti-tumor immunity. Immunol Rev, 2020, 295（1）: 220-239.

[10] SONG X Y, SUN X M, OH F S, et al. Microbial bile acid metabolites modulate gut RORγ$^+$ regulatory T cell homeostasis. Nature, 2020. 577（7790）: 410-415.

[11] SCHUBERT K, SWM O D, VON B M, et al. Interactions between bile salts, gut microbiota, and hepatic innate immunity. Immunol Rev, 2017, 279（1）: 23-35.

[12] QUINN R A, MELNIK A V, VRBANAC A, et al. Global chemical effects of the microbiome include new bile-acid conjugations. Nature, 2020, 579（7797）: 123-129.

[13] VOGELZANG A, GUERRINI M M, MINATO N, et al. Microbiota - an amplifier of autoimmunity. Curr Opin Immunol, 2018, 55: 15-21.

[14] TELESFORD K M, YAN W, OCHOA-REPARAZ J, et al. A commensal symbiotic factor derived from bacteroides fragilis promotes human CD39$^+$ Foxp3$^+$ T cells and Treg function. Gut Microbes, 2015, 6（4）: 234-242.

[15] ATARASHI K, TANOUE T, OSHIMA K, et al. Treg induction by a rationally selected mixture of Clostridia strains from the human microbiota. Nature, 2013, 500（7461）: 232-236.

[16] SCHAUPP L, MUTH S, ROGELL L, et al. Microbiota-Induced Type I Interferons Instruct a Poised Basal State of Dendritic Cells. Cell, 2020, 181（5）: 1080-1096.

[17] BROWN E M, KENNY D J, XAVIER R J. Gut microbiota regulation of T Cells during inflammation and autoimmunity. Annu Rev Immunol. 2019, 37: 599-624.

[18] CARUSO R, LO C B, NÚÑEZ G. Host-microbiota interactions in inflammatory bowel disease. Nat Rev Immunol, 2020, 20（7）: 411-426.

[19] SEO G Y, GILES D A, KRONENBERG M. The role of innate lymphoid cells in response to microbes at mucosal surfaces. Mucosal Immunol, 2020, 13（3）: 399-412.

[20] HONDA M, BGJ S, WATANABE M, et al. Perivascular localization of macrophages in the intestinal mucosa is regulated by Nr4a1 and the microbiome. Nat Commun, 2020, 11（1）: 1329.

[21] FADLALLAH J, EL K H, STERLIN D, et al. Microbial ecology perturbation in human IgA deficiency. Sci Transl Med, 2018, 10（439）: eaan1217.

[22] 李兰娟. 感染微生态学. 2 版. 北京: 人民卫生出版社, 2012.

[23] ZHANG X, CHEN B D, ZHAO L D, et al. The gut microbiota: emerging evidence in autoimmune diseases. Trends Mol Med, 2020, 26（9）: 862-873.

[24] CATRINA A I, SVENSSON C I, MALMSTRÖM V, et al. Mechanisms leading from systemic autoimmunity to joint-specific disease in rheumatoid arthritis. Nat Rev Rheumatol, 2017, 13（2）: 79-86.

[25] LEY R E, TURNBAUGH P J, KLEIN S, et al. Microbial ecology: Human gut microbes associated with obesity. Nature, 2006, 444（7122）: 1022-1023.

[26] JOHNSON B M, GAUDREAU M C, GUDI R, et al. Gut microbiota differently contributes to intestinal immune phenotype and systemic autoimmune progression in female and male lupus-prone mice. J Autoimmun, 2020, 108: 102420.

[27] FRISBEE A L, PETRI W A. Considering the immune system during fecal microbiota transplantation for clostridioides difficile infection. Trends Mol Med, 2020, 26（5）: 496-507.

[28] MIAO M, HAO Z, GUO Y, et al. Short-term and low-dose IL-2 therapy restores the Th17/Treg balance in the peripheral blood of patients with primary Sjögren's syndrome. Ann Rheum Dis, 2018, 77（12）: 1838-1840.

[29] WEN H Y, WANG J, ZHANG S X, et al. Low-Dose sirolimus immunoregulation therapy in patients with active rheumatoid arthritis: A 24-week follow-up of the randomized, open-label, parallel-controlled trial. J Immunol Res, 2019, 2019: 7684352.

笔记

[30] NIU H Q, LI Z H, ZHAO W P, et al. Sirolimus selectively increases circulating Treg cell numbers and restores the Th17/Treg balance in rheumatoid arthritis patients with low disease activity or in DAS28 remission who previously received conventional disease-modifying anti-rheumatic drugs. Clin Exp Rheumatol, 2020, 38（1）: 58-66.

[31] ZHAO C, CHU Y, LIANG Z, et al. Low dose of IL-2 combined with rapamycin restores and maintains the long-term balance of Th17/Treg cells in refractory SLE patients. BMC Immunol, 2019, 20（1）: 32.

[32] CHU Y, ZHAO C, ZHANG B, et al. Restoring T-helper 17 cell/regulatory T-cell balance and decreasing disease activity by rapamycin and all-trans retinoic acid in patients with systemic lupus erythematosus. Lupus, 2019, 28（12）: 1397-1406.

[33] ZHANG S X, WANG J, SUN H H, et al. Circulating regulatory T cells were absolutely decreased in dermatomyositis/polymyositis patients and restored by low-dose IL-2. Ann Rheum Dis, 2019, annrheumdis-2019-216246.

[34] FENG M, GUO H, ZHANG C, et al. Absolute reduction of regulatory T cells and regulatory effect of short-term and low-dose IL-2 in polymyositis or dermatomyositis. Int Immunopharmacol, 2019, 77: 105912.

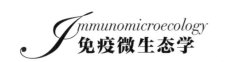

# 第二章 正常微生物群的组成及功能

## 第一节 正常微生物群的概念及组成

### 一、正常微生物群的概念

自然界中，土壤、空气、水及各种物体均广泛存在着大量不同种类的微生物。人类与自然环境接触密切，因而人体体表、消化道、呼吸道和泌尿生殖道等与外界相通的腔道黏膜中寄居着不同种类和数量的微生物。通常在生理情况下，这些微生物对宿主无害，有些对宿主还有益，我们把这些有益于宿主且为宿主所必需的微生物群落称为正常微生物群。正常微生物群由细菌、古生菌、病毒、真菌和原生生物等组成，其中以细菌为主，故也通称为正常菌群。正常微生物群的概念既是具体的，又是相对的。之所以说它是具体的，是因为在宿主一定生理时期和特定的解剖部位，其定植的微生物群落总是由一定种群组成的，其中一部分是特定的优势种群，另外一部分是一般的种群，它们与宿主、环境形成相互依赖、相互制约的统一体；说它是相对的，是因为正常菌群也会发生变迁，这种变迁既包括演替，也包括不同类型菌群的转化。正常微生物群的种类、数量与宿主和环境之间在一定范围内处于生理性动态平衡，形成和谐的统一体，这种平衡在维护人类健康中发挥着重要的生理意义。但在特定条件下，正常微生物群之间、正常微生物群与宿主或环境间的平衡被破坏，某些正常微生物群的成员就会转化为机会致病菌，引起机会性感染。

### 二、正常微生物群的组成

正常微生物群在宿主出生后即在体内迅速建立并持续存在，由原籍菌群和外籍菌群构成。

原籍菌群亦称为常居菌群，是一定时期在宿主的特定部位定植，占位密度最高，具有一定免疫、营养及生物拮抗作用的低免疫原性微生物。原籍菌群在成年人的峰顶群落中保持一定种群水平，和定植区域的黏膜上皮细胞有着极为密切的联系，在正常情况下对宿主健康是有益的。如果原籍菌群出现失调，通常能立即自行重建。

外籍菌群亦称为过路菌群，是在宿主一定时期和解剖部位定植，占位密度低，并具有一定免疫原性的微生物。外籍菌群通常来自周围环境或宿主其他生境，居留在皮肤或黏膜上几小时至几周，一般由非致病性或机会致病性的微生物所组成，常为需氧或兼性厌氧菌。若宿主免疫功能受损或原籍菌群出现紊乱，则外籍菌群可在体内定植、繁殖和引起疾病。

正常微生物群的组成极其复杂，由细菌、病毒、真菌、古生菌和原生生物等组成，其中研究比较深入的是细菌。最新采用 16S rRNA 基因测序技术发现，人体中约有 1100 余种细菌，分属于 7 个菌门。①厚壁菌门（Firmicutes）：是一大类细菌，多数为革兰阳性细菌，包括芽孢杆菌属（Bacillus）、李斯特菌属（Listeria）、葡萄球菌属（Staphylococcus）、肠球菌属（Enterococcus）、乳杆菌属（Lactobacillus）、乳球菌属（Lactococcus）、明串珠菌属（Leuconostoc）、链球菌属（Streptococcus）、梭菌属（Clostridium）和优杆菌属（Eubacterium）等；②拟杆菌门（Bacteroidetes）：包括拟杆菌属（Bacteroides）、普雷沃菌属（Prevotella）等；③放线菌门（Actinobacteria）：为革兰阳性细菌，包括双歧杆菌属（Bifidobacterium）、棒杆菌属（Corynebacterium）和微球菌属（Micrococcus）等；④变形菌门（Proteobacteria）：均为革兰阴性菌，包括大多数肠道致病菌，如埃希菌属（Escherichia）、沙门菌属（Salmonella）、克雷伯菌属（Klebsiella）、志贺菌属（Shigella）、结肠耶尔森菌属（Yersinia）、假单胞菌属（Pseudomonas）、弧菌属（Vibrio）、奈瑟菌属（Neisseria）等；⑤梭杆菌门（Fusobacteria）：为革兰阴性菌，其中梭杆菌属（Fusobacterium）常见于消化道，是口腔菌群之一；⑥疣微球菌门（Verrucomicrobia）：包括疣微菌属（Verrucomicrobium）和突柄杆菌属（Prosthecobacter）等；⑦蓝细菌门（Cyanobacteria）。健康人体还普遍存在假丝酵母属（Candida）、马拉色菌属（Malassezia）和酵母菌属（Saccharomyces）等真菌或噬菌体等病毒。此外，人体肠道中还发现了甲烷杆菌属等少数几种古生菌的存在。

实际上人体是一个由微生物群和体细胞共同构成的超级生物体，人体的生长发育、免疫、营养和代谢等重要的生理过程是人体自身与共生微生物群共同作用的结果。正常微生物群在人体的健康和疾病中发挥非常重要的作用，这对我们认识人类健康与疾病，以及疾病的诊断、治疗和预防有深远的意义。

### 三、正常微生物群在人体的分布

正常微生物群在人体寄居的部位主要包括皮肤、口腔、鼻咽腔、外耳道、眼结膜、胃、肠道、尿道及阴道，而血液、肌肉及组织器官正常情况下是无菌的。人体不同部位分布的微生物群的组成和数量等都不尽相同（表 1-2-1-1）。

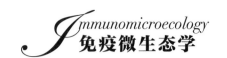

表 1-2-1-1　正常菌群在人体中的分布

| 部位 | 常见微生物群 |
| --- | --- |
| 皮肤 | 表皮葡萄球菌、金黄色葡萄球菌、枯草杆菌、铜绿假单胞菌、白假丝酵母菌、丙酸杆菌、类白喉棒状杆菌、大肠埃希菌、棒状杆菌，非致病性奈瑟菌等 |
| 口腔 | 甲型链球菌、啮蚀艾肯菌、乳杆菌、乙型链球菌、丙型链球菌、非致病性奈瑟菌、螺旋体、白假丝酵母菌等 |
| 鼻咽腔 | 甲型链球菌、肺炎链球菌、流感嗜血杆菌、乙型链球菌、表皮葡萄球菌、非致病性奈瑟菌、类白喉棒状杆菌、肺炎支原体等 |
| 眼结膜 | 表皮葡萄球菌、结膜干燥杆菌、类白喉棒状杆菌等 |
| 胃 | 乳杆菌、消化链球菌 |
| 肠道 | 双歧杆菌、大肠埃希菌、脆弱拟杆菌、乳杆菌、乳酸链球菌、消化链球菌、产气肠杆菌、肺炎克雷伯菌、变形杆菌、铜绿假单胞菌、粪肠球菌、破伤风梭菌、产气荚膜梭菌、白假丝酵母菌、艰难梭菌等 |
| 阴道 | 嗜酸乳杆菌、消化链球菌、产黑色素普氏菌、阴道加德纳菌、脆弱拟杆菌、白假丝酵母菌、类白喉棒状杆菌、解脲脲原体等 |
| 尿道 | 表皮葡萄球菌、粪肠球菌、甲型链球菌、丙型链球菌、类白喉棒状杆菌、消化链球菌、耻垢分枝杆菌、解脲脲原体等 |

### （一）皮肤的正常微生物群

作为人体最大的器官，皮肤是机体和环境接触的主要保护屏障。人体皮肤本身也是一个复杂的生态系统，皮肤表面定植着多种微生物并保持动态平衡，我们将之称为皮肤微生态或者人体皮肤微生物群。皮肤上的细菌以汗液、皮脂、角质为营养来源，整个皮肤区域，腺体和毛囊的密度和种类差异显著，从而形成了一个复杂的物理和化学景观，具有地理上独特的细菌生长环境。例如，后背以丙酸杆菌属（*Propionibacterium*）、葡萄球菌属（*Staphylococcus*）、担子菌门（*Basidiomycota*）、马拉色菌属（*Malassezia*）、球形马拉色菌（*Malasseziaglobosa*）为主，面颊和掌前臂有相似的细菌和真菌群落组成，但掌前臂有更高的细菌和真菌物种多样性，以 α - 变形杆菌纲（*Alpha-proteobacteria*）为主，而面颊以 β - 变形杆菌纲（*Beta-proteobacteria*）为主。

皮肤微生态随着人体生长发育不断发生变化，且受分娩方式的影响。儿童有更高的真菌物种丰度和多样性，宜于丝状真菌和非马拉色酵母真菌的定植，而不宜于亲脂性的丙酸杆菌属、马拉色菌属的生长。到了青春期，在激素刺激作用下，皮肤皮脂腺分泌相对旺盛，皮肤微生物组中那些亲脂性的微生物丰度会趋于增高，相反厚壁菌门的丰度减少。直到成年，人体皮肤微生物群的组成逐步达到稳态。皮肤微生态并不轻易因为环境的影响而发生很大差异，相反会保持各自独特的微生物群落特征，这一稳态是每个人独特的微生物印迹。

尽管皮肤微生物群中的大多数成员对于人体健康是无害的或有益的，但是现已证明了皮肤微生物群与几种免疫介导的疾病有关，如痤疮、银屑病、特应性皮炎、哮喘和多发性硬化症等。研究整个皮肤部位的微生物群落变化是理解皮肤感染或疾病的关键。

### （二）口腔的正常微生物群

微生物在口腔的定植始于分娩过程中与母体产道、皮肤及医疗器械的接触。口腔中的弱碱性唾液、食物残渣及适宜的温度为微生物的繁衍提供了合适条件。定植于人体口腔的微生物集合多以生物膜形式组成复杂群落，行使微生物的生理学功能，称为口腔微生物群落。其微生物种类复杂，有着超过 750 种细菌、真菌、病毒、螺旋体常驻，每克口腔生物膜中的细菌密度可达 $10^{11}$ 个。最常见的菌群是甲型链球菌和厌氧链球菌，其次是表皮葡萄球菌、奈瑟菌（ Neisseria ）、乳杆菌（ Lactobacillus ）、螺旋体（ Spirochaeta ）和假丝酵母（ Candida ）等。宿主发育过程中出现的各种生理性改变，如牙齿的萌出与替换、饮食习惯的改变、激素水平的调整、免疫能力的增强及衰减均可对微生物群落产生压力，从而改变微生物的组成及结构。

由于口腔内既含有脱落表面（黏膜），也有非脱落的固体表面（牙面及义齿表面），同时还含有流动的唾液，故定植于不同介质表面（中）的口腔微生物群存在显著的空间特异性。例如，牙菌斑菌群、黏膜菌群、唾液菌群的组成即存在显著差异，牙菌斑内定植的微生物丰度最高，唾液次之，颊黏膜最低。

口腔微生物群受到人体健康与疾病状态的精细调节，并可敏感地对这些调节因素迅速产生适应性调整，放大机体发生的临床前症状。当与宿主处于平衡状态时，口腔微生物群落可阻止外源性致病菌的入侵，发挥生理性屏障作用；当微生物群落与宿主间生态关系失衡时，可诱发多种口腔慢性感染性疾病，包括龋病、牙髓根尖周病、牙周病、智齿冠周炎、颌骨骨髓炎等，严重危害口腔健康。更为重要的是，口腔微生物可以作为病灶，与全身系统性疾病关系密切。随着微生物组学研究的深入，口腔微生物组与多种重大慢性非传染性疾病间的关联已逐渐被证实，包括消化系统疾病、心血管疾病、肿瘤、早产、糖尿病、类风湿关节炎和神经系统疾病等。

### （三）呼吸道的正常微生物群

呼吸道通常以环状软骨下缘为界，分为上呼吸道和下呼吸道，上呼吸道包括鼻、鼻窦、咽、咽鼓管、会厌及喉；下呼吸道包括气管、支气管、毛细支气管、呼吸性细支气管、肺泡管及肺泡。基于传统的培养技术证实，上呼吸道有大量的微生物群定植。鼻腔是呼吸道与外界相通的开端，也是皮肤与黏膜的延续部分，因此鼻腔特别是鼻前庭的微生物群与皮肤微生物群类似，主要为金黄色葡萄球菌、表皮葡萄球菌、链球菌、棒状杆菌和丙酸杆菌等。咽喉既是呼吸道，又是连接口腔与食道的消化道，接受空气和食物，这种特殊的结构和功能决定了其微生物群非常丰富，是呼吸道微生物群的主要定植场所。咽喉的优势菌为甲型溶血性链球菌，其他微生物包括奈瑟菌、棒状杆菌、葡萄球菌、肺炎链球菌、化脓性

笔记

链球菌、流感嗜血杆菌、韦荣球菌和假丝酵母菌等。

虽然在呼吸时，许多微生物可能到达下呼吸道，但大量的尘埃颗粒在上呼吸道已被滤掉。当空气通至下呼吸道时，它的运动速度显著减慢，微生物沉降到呼吸道壁上，呼吸道管壁上的纤毛借向上摆动，可把细菌和其他颗粒物质推向上呼吸道，使其随唾液和鼻的分泌物被排出。既往认为在声门以下的下呼吸道和肺是无菌的，但在支气管镜检查获取的下呼吸道标本中，如支气管肺泡灌洗液技术的普及和不依赖细菌培养的 16S rRNA 细菌基因测序技术的应用，目前发现在正常健康人的下呼吸道也有细菌定植。在呼吸道富氧环境下，肺部主要原籍菌中最丰富的门为厚壁菌门、拟杆菌门，最突出的菌属包括普雷沃菌属、韦荣球菌属和链球菌属。

### （四）胃肠道的正常微生物群

人体胃肠道正常菌群是经过长期历史进化在宿主内形成的定植微生物群落，他们对于宿主而言是有益的和必需的。在胃肠道这个特殊的微生态环境内寄居的微生物种类极其丰富，包括细菌、真菌和原生物等。这些微生物的数量约为 $4 \times 10^{14}$ 个，是人体细胞数量的 10 倍。

食管作为一个将部分消化的食物导入胃部的导管，其微生物的组成与口腔微生物组成相似，受饮食的影响很大，增加膳食纤维摄入量且低脂肪饮食可以促进厚壁菌门的丰度，减少变形菌门和革兰阴性菌的丰度，而降低膳食纤维素的摄入与普雷沃菌属、奈瑟菌属和艾肯菌属的丰度有关。这些变化是否与食道疾病有关尚不明确。

胃内酸度高，pH 接近 2，富含消化酶，微生物群落较少，为 $10^1 \sim 10^3$ 个菌落单位，但胃部微生物群仍是多样的，包括厚壁菌门、拟杆菌门、梭杆菌门、放线菌门和变形菌门，以及普雷沃菌属、链球菌属、韦荣球菌属、罗氏菌属和嗜血菌属等。

小肠中不同区域含有的微生物群的数量和组成不同。十二指肠细菌丰度较低；空肠微生物群种类和数量相对较丰富，为 $10^4 \sim 10^7$ CFU/ mL，主要是厚壁菌门，也包含变形菌门、放线菌门和拟杆菌门；回肠内估计微生物群数量为 $10^3 \sim 10^8$ CFU/ mL，主要由兼性和专性厌氧菌组成，包括拟杆菌门、梭菌门、肠杆菌门、乳杆菌和韦荣球菌。

人体中共生菌最多的部位是大肠，尤其是结肠。由于独特的功能、储存能力和生理作用，结肠相对于小肠拥有更高的微生物丰度和多样性。据估计，结肠微生物群有 $10^{10} \sim 10^{12}$ CFU/ mL。在成人的正常结肠中，寄居菌群由 96% ～ 99% 的厌氧菌（拟杆菌、双歧杆菌、梭状芽孢杆菌、厌氧链球菌等）、1% ～ 4% 的兼性厌氧菌（大肠埃希菌、肠球菌、变形杆菌、乳酸杆菌）和其他微生物组成。

胃肠道微生物是人和动物体内最复杂和最大的微生态系统。肠道具有 1000 ～ 1150 种不同的细菌种群，基因数约 330 万个，约为人体基因数的 150 倍。每个人的肠道微生物群组成都是独特的。在人体肠道细菌中，只有 10% ～ 20% 的细菌是与他人相同的，其他微

笔记

生物群则因人而异，多取决于分娩方式、饮食习惯、生活方式和使用药物等其他因素。胃肠道微生物群影响宿主的食欲、体重和心情，参与机体物质代谢，促进免疫系统的发育成熟，并抑制病原体的定植，对维持机体健康发挥着重要作用。任何原因导致的胃肠道微生物群紊乱，都可能导致疾病发生。此外，人类肠道微生物还包括各种各样的病毒，这些病毒感染宿主自身的细胞和其他共生微生物，直接影响宿主的健康。构成肠道病毒的 DNA 和 RNA 病毒在数量上与细菌细胞数量相当，其中绝大多数是噬菌体。病毒与微生物区系内的其他生物具有跨界相互作用，再加上宿主的遗传变异可以改变宿主的表型。这些病毒驱动的表型变化可能对宿主有益，如肠道病毒感染可防止肠道损害和致病菌，也可能增加疾病的风险。目前，肠道病毒的鉴定仍处于初级阶段，估计只有不到 1% 的病毒被检测，后续还需要对新病毒进行鉴定和鉴定，以便确定其全部功能影响。故人类要完全了解肠道微生物还有很长的路要走。

### （五）泌尿生殖道的正常微生物群

正常情况下，仅在尿道、宫颈以下，有微生物存在。外生殖器的正常菌群较多，常有表皮葡萄球菌、甲型链球菌、肠球菌、棒状杆菌、拟杆菌、奈瑟菌、不动杆菌、支原体和假丝酵母等。这些菌群也可以在男女两性的尿道口发现。男性尿道微生物群以乳酸杆菌和链球菌为主，女性则以乳酸杆菌属、加德纳菌属和鞘氨醇单胞菌属为优势菌群。

女性生殖器官的微生态隶属于女性的泌尿生殖道的生态系统，包括外生殖器和内生殖器菌群。外生殖器菌群比较复杂，与个体的卫生条件等相关，不仅有细菌，如葡萄球菌、链球菌、大肠埃希菌、丙酸杆菌和拟杆菌等，还有原虫（如滴虫）、真菌（如白假丝酵母菌、毛霉）及病毒等。女性内生殖器中的菌群主要存在于阴道，女性阴道内菌群随内分泌变化而波动。阴道分泌物中常含有无害的微球菌。初生女婴阴道 pH 约为 5，主要为乳酸杆菌；出生 1 个月至青春期，pH 升至 7 左右，主要菌群转为表皮葡萄球菌、棒状杆菌和大肠埃希菌等；青春期后，阴道 pH 值又下降，乳杆菌等占优势，直至绝经期为止。

人体正常微生物群的分布并不是一成不变的，会随着年龄的增长及健康状况的变化而改变，同时饮食结构、环境、药物、气候、生活习惯和精神状况等都会不同程度地影响正常微生物群。人体正常微生物群与人体呈共进化、共发育、共代谢、共调控的关系。人体正常微生物群落组成和动态分布与宿主健康免疫状态之间存在着动态平衡，这种动态平衡一旦被打破，可能会对人体健康产生影响。分子生物学的发展，尤其是高通量测序技术相关宏基因组学、培养组学和各类新型鉴定技术的不断发展，为从微生态系统角度去理解和认识人体正常微生物群提供了支持。

笔记

# 第二节  正常微生物群的生理功能

正常微生物群与宿主是相互制约和相互影响的统一体。正常情况下，菌群与人体处于共生状态：一方面，人体为菌群提供生命活动的场所和营养，又不对菌群起强烈的免疫反应（免疫耐受状态）；另一方面，菌群对人体发挥必要的生理功能，包括生物拮抗（防御感染）、参与营养吸收及代谢、参与免疫系统成熟和免疫应答的调节等，共同维持着人体的健康。所以，正常菌群是人体一个不可分割的组成部分，对构成微生态平衡和保持内环境稳定起重要作用，对宿主是有益无害的，而且是必需的。越来越多的研究显示，正常菌群在人体防御感染、调节免疫、调节代谢、消化和吸收营养物质、延缓衰老等方面发挥着不可替代的重要作用。人体正常菌群的变化与感染性疾病、肠道慢性炎症性疾病、过敏性疾病、自身免疫疾病，以及肥胖、糖尿病、高血脂等代谢性疾病的发生和发展密切相关，这在疾病的发病机制方面，得到了越来越多的证据支持。正常微生物群作为宿主一个生理功能系统，它在经典生理功能系统中占有不可缺少的位置，是经典生理功能的补充。这一新的发现，对医学发展是一个重大的促进。

## 一、正常微生物群的生物拮抗作用

正常微生物群在人体某一特定部位黏附、定植和繁殖，形成一层"菌膜屏障"，是抵抗过路菌定植的重要防线，对机体免受外来病原菌的侵袭具有重要的作用。正常微生物群可抑制并排斥过路菌群的入侵与定植，维护人体内环境稳定和微生态平衡，作用机制如下。

### （一）竞争黏附

正常微生物群通过其配体与相应细胞表面受体结合而黏附，并形成细菌生物膜，使致病菌不能定植侵袭机体。例如，双歧杆菌通过磷壁酸黏附于肠上皮细胞表面，构成菌膜屏障，并产生细胞外糖苷酶，使上皮细胞上作为致病菌及其内毒素结合受体的复杂多糖降解，竞争性抑制肠道内源性（如肠杆菌科细菌）及外源性潜在致病菌对肠上皮细胞的黏附、定植，从而起到生物拮抗作用。

### （二）营养争夺

正常微生物群通过营养争夺，优先利用营养资源，大量繁殖而处于优势地位，不利于病原菌的生长繁殖。例如，构成正常微生物群的主体微生物厌氧菌与肠黏膜上皮细胞相黏附形成一层生物膜，除发挥占位性保护作用外，由于专性厌氧菌数量大，在营养争夺上处于优势，在厌氧条件下的生长速度超过兼性厌氧菌，因而在营养有限的情况下胜出。一旦此生物膜遭到抗生素、辐射等因素破坏或厌氧环境被破坏，这些厌氧菌不能生存下去，肠黏膜就会遭到外籍菌群的侵入。

### （三）产生代谢产物抑制致病菌生长

正常微生物群生长繁殖过程中可产生对病原菌有害的代谢产物，抑制致病菌的生长繁殖。例如，肠道正常微生物群中的专性厌氧菌在代谢过程中可产生挥发性脂肪酸和乳酸，降低生境内的 pH 值和氧化还原电势，从而抑制外籍菌的生长与繁殖。皮肤和鼻咽腔分布的微球菌主要依靠产生过氧化氢发挥拮抗外籍菌的作用。此外，某些细菌还可通过产生各种抗生素或细菌素抑制致病性的或同源性的细菌生长繁殖，达到微生物种间或种内的生物拮抗。

## 二、正常微生物群的营养作用

正常微生物群与其宿主的营养具有极为密切的关系，参与宿主物质代谢、营养物质的转化和合成。

### （一）宿主的营养来源之一

正常微生物群提供的有效成分是多方面的，从营养角度来看，微生物及其代谢产物是人体的营养来源之一。菌体一般富含蛋白质等营养成分，可以起到重要的营养作用。例如，双歧杆菌蛋白质成分的 90% 可被人体吸收，并且其中的 70% 可以在人体血清池中发现，对人类的健康有着重要作用。人体肠道菌群代谢产生的短链脂肪酸，如乙酸盐、丙酸盐和丁酸盐对于宿主的生理功能有重要的影响，其中丁酸盐几乎可以全部被结肠的上皮细胞所吸收，并且是结肠上皮细胞的主要能量来源，而丁酸盐和丙酸盐基本上全部被肝脏摄取。

### （二）影响宿主的物质代谢

1. 对糖类代谢的影响

富含纤维的食物可以在肠道中被特定的肠道微生物菌株（包括拟杆菌属、梭菌属和乳杆菌属）代谢产生乙酸、丙酸和丁酸等短链脂肪酸，对宿主的代谢发挥着关键作用。短链脂肪酸进入血液循环之后，被肝脏及外周组织摄取，作为糖异生及脂质生成的底物，其发挥作用主要是通过与 G 蛋白偶联受体 41/43 相结合，诱导了胰高血糖素样肽 1/2 及 YY 肽的产生。胰高血糖素样肽 1 可以刺激胰岛 β 细胞产生胰岛素，YY 肽可抑制肠道内营养物质的吸收及控制食欲。

2. 对脂类代谢的影响

肠道微生物促进机体甘油三酯储存的两条重要途径：一方面，肠道微生物可以对膳食多糖加工，增加碳水化合物反应元件结合蛋白（carbohydrate response element binding protein，ChREBP）和甾醇反应元件结合蛋白 -1（sterol regulatory element binding protein-1，SREBP-1）等转录因子对脂肪合成酶的激活，刺激肝脏产生甘油三酯，增加脂肪细胞中甘油三酯储存；另一方面，肠道微生物可以抑制禁食诱导脂肪细胞因子（fasting-induced adipocyte factor，FIAF）的表达和释放，增加脂肪细胞中甘油三酯储存。FIAF 是

笔记

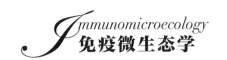
由白色脂肪、褐色脂肪、肝脏和肠道产生的，是脂蛋白酶抑制剂。脂蛋白酶是肌肉、心脏和脂肪中脂肪酸释放的关键调节因子，可增加脂肪细胞甘油三酯的积累。研究人员对无菌小鼠、正常小鼠和常规化小鼠喂灭菌食物，发现无菌小鼠的附睾旁脂肪、体重、代谢率和血清中瘦素、胰岛素、葡萄糖及肝脏中的甘油三酯均显著低于其他两组，而常规化小鼠的 ChREBP 和 SREBP-1 表达增多，脂肪酸合成酶被激活，其回肠中 FIAF 基因表达受到抑制。

### 3. 对胆汁酸代谢的影响

胆酸和鹅去氧胆酸等初级胆汁酸主要是由肝脏中胆固醇产生，然后分泌到小肠中的，可促进膳食脂肪的溶解、吸收和消化。体内初级胆汁酸可以通过拟杆菌等肠道微生物转化生成次级胆汁酸，包括脱氧胆酸和胆石酸。微生物改变对于初级胆汁酸的影响主要包括水解共轭氨基酸、$7\alpha/\beta$ 脱羟基及不同位置羟基的氧化和差向异构化。与正常喂养的小鼠相比，无菌小鼠胆汁酸的含量增加，但是胆汁酸的种类减少。而结肠直肠癌患者中特殊的次级胆汁酸含量富集。除了帮助脂类物质消化吸收外，胆汁酸作为信号分子通过与胆汁酸受体及 G 蛋白偶联胆汁酸受体相结合发挥作用。肠道微生物也可以直接影响胆汁酸受体及 G 蛋白偶联胆汁酸受体的表达和信号通路。同短链脂肪酸一样，胆汁酸可以调节能量平衡、葡萄糖代谢及固有免疫反应。

### 4. 对脂肪分化的影响

哺乳动物体内存在两种脂肪：白色脂肪组织和棕色脂肪组织。白色脂肪组织是储存能量的场所，而棕色脂肪组织可以促进白色脂肪的消耗，加快新陈代谢，从而起到缓解肥胖的作用。研究发现白色脂肪可以变成燃烧能量的棕色脂肪，消耗多余能量。这种白色脂肪棕色化成为肥胖治疗的新靶点。研究人员应用无菌小鼠和经抗生素喂养以去除肠道菌群的普通小鼠，发现小鼠腹股沟皮下脂肪组织和性腺旁脂肪组织均出现了棕色化现象。抗生素处理同样可以诱导瘦鼠、瘦素缺陷（ob/ob）的肥胖小鼠及高脂饲料喂养的肥胖小鼠的脂肪组织发生棕色化，小鼠也具有更高的葡萄糖耐受能力并对胰岛素更加敏感。无菌小鼠的这种代谢状况改善是由皮下白色脂肪组织嗜酸性细胞的浸润、2 型细胞因子信号通路增强及 M2 型巨噬细胞的极化引起的。抑制 2 型细胞因子信号通路的传导，则上述代谢状况的改善及白色脂肪组织的棕色化均被明显削弱；但若重新将被抑制的肠道菌群接种到无菌小鼠或者抗生素处理小鼠中，则可逆转该现象。这些研究成果揭示了肠道菌群与机体脂肪组织之间的相互作用机制，也为对抗肥胖提供了新的思路。

### （三）参与宿主的营养转化吸收

在营养物质有限的情况下，正常微生物群不仅通过其优势生长竞争性地消耗致病菌的营养素，还可利用本身所特有的某些酶类（如半乳糖苷酶等）补充宿主在消化酶上的不足，帮助分解上消化道未被充分水解吸收的营养物质，有利于宿主进一步吸收利用各种营养物质，包括增加对人体必需的维生素（如维生素 B、维生素 K）、氨基酸、微量元素及某些

笔记

无机盐类（如钙、磷、铁等）的吸收和利用，还可参与人体的重要代谢过程，为人类的某些代谢过程提供各种酶和生化代谢通路。例如，肠道菌群可以把不溶性蛋白质转化为可溶性物质、将复杂的多糖转化为单糖供人体吸收，还可参与酪蛋白水解及氨基酸的脱羟基、脱氨基作用，参与胆汁和胆固醇代谢等。双歧杆菌具有将胆固醇转化成类胆固醇的作用，因此可降低血清胆固醇和甘油三酯，具有改善脂质代谢紊乱的作用。肠道正常菌群还参与一些口服药物的代谢，这种细菌参与代谢后可使药物的活性或毒性发生改变。例如，柳氮磺吡啶口服后，大部分进入小肠和结肠，在肠道微生物的作用下，分解成有抗炎与免疫作用的 5- 氨基水杨酸。肠道微生态不仅是药物的补充代谢通路，而且还能激活哺乳动物肝脏酶系统，显著影响动物和人类对外来化合物如药物的代谢过程，对个体化医疗有重要意义。

### （四）合成宿主所需营养物质和激素

正常微生物能合成人体生长发育所需而自身又不能合成的营养物质。正常微生物（如双歧杆菌、乳杆菌等）能合成多种人体生长发育所必需的维生素，如 B 族维生素、维生素 K、烟酸、泛酸等。在无菌动物中，如果不人工补给维生素 K，会出现凝血异常。肠道菌群还能为人体提供蛋白质，合成非必需氨基酸，如天冬氨酸、丙氨酸、缬氨酸和苏氨酸等。肠道微生物还可以促进合成多种激素，如肠道中的特殊细菌参与合成了人体 90% 的 5- 羟色胺，而 5- 羟色胺的水平能对睡眠障碍和情感障碍等症状产生影响。

## 三、正常微生物群的免疫作用

正常微生物对其宿主的免疫作用或正常微生物群与宿主免疫作用的相互关系，是一个十分重要且复杂的问题。大量的研究已经证实，免疫是正常微生物群的一个重要生理功能。人体正常微生物约 80% 都存在于肠道，免疫系统的发育、完善、正常运转都离不开肠道菌群。肠道菌群是人体免疫力产生的源泉与动力，这已在无菌啮齿动物的研究中获得证实。

### （一）构筑人体免疫屏障

由于肠道黏膜细胞直接与肠道共生菌及外来过路菌相接触，因此肠道黏膜细胞成为宿主的免疫屏障。例如，乳杆菌和双歧杆菌，不仅活菌体有作用，菌体的破碎液和发酵液均有免疫活性，能激活淋巴细胞产生多种淋巴因子，促进局部免疫和系统免疫，增强肠道屏障作用，并通过定植拮抗作用和分泌抗菌物质（如醋酸和乳酸）抑制病原菌的生长和繁殖，同时在营养物质有限的情况下，通过其优势生长竞争性抑制潜在致病菌在肠道黏膜的定植。此外，肠道菌群还可间接地对肠道机械屏障起到保护作用。

### （二）促进宿主免疫系统发育

正常微生物群能促进机体免疫器官的生长发育、成熟，增加 T 淋巴细胞、B 淋巴细胞的数量，增加胸腺淋巴细胞免疫球蛋白含量，启动免疫应答。研究发现，在无菌动物的胃肠黏膜上，淋巴细胞较少，并且血液中免疫球蛋白的浓度较低，但把无菌动物暴露于普通条件下，淋巴细胞的数目迅速增长，血清中免疫球蛋白的浓度上升，证实正常微生物群的建立促进了宿主免疫系统的发育。在出生后的第一年，人体肠道微生物群的组成不断成熟，与免疫系统相互作用，细菌通过抗原特异性和非特异性方式促进肠道免疫系统发育完善，使得肠道菌群定植于肠道中，并使肠道免疫系统具有维持宿主与这些高度多样化和不断发展的微生物共生关系的手段。人体肠道免疫细胞与肠道菌群二者的成熟相互平行。在此阶段，如果肠道微生物紊乱会导致哮喘、过敏和其他免疫性疾病的发生。

### （三）增强宿主免疫应答

正常微生物群能激活巨噬细胞，增强其吞噬和抗原提呈能力，并促进其释放多种细胞因子，以提高机体的特异性和非特异性免疫功能。正常微生物群在特定部位的寄居，有利于机体对特异性抗原产生特异性抗体，增强特异性免疫应答，抵御外籍菌的入侵。同时，微生物及其代谢产物作为抗原（免疫原）诱生的免疫效应产物对具有交叉抗原组分的致病菌有一定的抑制或杀灭作用。正常微生物群对动物的免疫增强作用与其抗原位点有关。例如，肠道具有肠道菌群的抗原识别位点，在淋巴集结上发挥免疫佐剂作用，可活化肠道黏膜内的相关淋巴组织诱导 T 淋巴细胞、B 淋巴细胞和巨噬细胞产生细胞因子，进而通过淋巴细胞再循环而活化全身免疫系统，增强机体特异性和非特异性免疫功能。

### （四）参与机体免疫调节

免疫应答作为一种生理功能，是在免疫调节机制控制下进行的。Treg 细胞和 Th1、Th2 及 Th17 等细胞在严格的免疫调控机制下，具有免疫抑制功能的免疫细胞是实现机体免疫应答过程免疫调节的重要免疫细胞。正常微生物群落可通过促进这些免疫细胞的发育、分化及增强其功能等多种机制参与机体的免疫应答和调控过程。例如，分段丝状杆菌（segmented filamentous bacteria，SFB）可以促进肠道 Th17 细胞的分化、成熟；肠道菌群分解机体摄入的食物产生短链脂肪酸（主要包括乙酸、丙酸和丁酸）可通过 G 蛋白偶联受体 FFAR 向非肠道细胞传递信号，促进 Treg 细胞的发育，并且丁酸还可通过抑制组蛋白去乙酰化酶（histone deacetylase，HDAC）调节基因表达，上调 Treg 细胞的数量及增强其功能；在一定条件下，短链脂肪酸还能够诱导 Th 细胞向 Th1 细胞和 Th17 细胞分化，增强机体对病原体的防御作用。虽然肠道菌群局限于我们的肠道里，但肠道菌群训练的免疫细胞可以通过循环系统到达身体的各个器官和组织，对全身的免疫都具有调节作用。

### （五）促进免疫耐受

免疫耐受指的是机体免疫系统对特定抗原的免疫无反应性，从而保证机体免疫系统具有精确区别"自己"和"非己"的能力，避免自身免疫病的发生。多种免疫调节细胞在免疫耐受形成和维持中发挥作用，Treg 细胞是近年来研究较多的一类细胞。有关肠道微生物对 Treg 细胞影响的研究还不完善，有限的研究表明肠道微生物消化膳食纤维产生的短链脂肪酸可以促进 Treg 细胞的分化，增强 Treg 细胞的免疫抑制活性，延长 Treg 细胞的寿命，进而促进机体免疫耐受的形成和维持。近年来，关于 Treg 细胞代谢的研究逐渐增多，已知糖酵解途径满足了人类 Treg 细胞的增殖和迁移所必需的生物合成和生物能需求，但其抑制能力主要是通过氧化代谢来维持的，这可能与 Th17 有所不同。可利用 Treg 细胞和非 Treg 细胞的代谢差异，调节 Treg 细胞的代谢，从而改善免疫耐受。肠道微生物对 Treg 细胞代谢的影响还不清楚，需要更深入的探索研究。

肠道菌群，如脆弱拟杆菌分泌的多聚糖 A 可诱导 CD4$^+$T 细胞转变为 Foxp3$^+$Treg 细胞，分泌抗炎因子 IL-10 调节肠黏膜免疫耐受。此外，肠道微生物衍生分子，如肽聚糖、脂多糖、鞭毛蛋白等在肠道内大量存在，也可在血液中循环，已有研究证明它们对致病性感染具有主要免疫力，在某些情况下可诱导对共生微生物的耐受免疫反应。

### 四、正常微生物的抗衰老作用

正常微生物可总体上改善机体的抗氧化能力，延缓免疫衰老，发挥抗衰老作用。

#### （一）清除氧自由基

机体衰老与体内积累过多的氧自由基有关。正常微生物群中的双歧杆菌、乳杆菌和肠球菌等产生的超氧化物歧化酶（superoxide dismutase，SOD）、过氧化物酶（peroxidase，POX）和过氧化氢酶（catalase，CAT），可清除氧自由基，改善机体的抗氧化能力，保护细胞免受损伤，发挥抗衰老作用。有研究表明双歧杆菌脂磷壁酸能增强衰老小鼠脑组织的 SOD 活性，提高脑组织对自由基的清除能力，阻断自由基反应。

#### （二）增强 NO 合成酶活性

一氧化氮（nitric oxide，NO）是体内重要的信使分子和神经递质，在调节血压、维持血管张力、抑制血小板聚集与白细胞对血管壁的附壁中起作用。NO 含量的降低与衰老及许多老年性疾病，如阿尔茨海默病、帕金森综合征、高血压、动脉粥样硬化等的发生有关。双歧杆菌脂磷壁酸能通过增强 NO 合成酶的活性，使 NO 生成量增多，使其生物学效应更持久，进而发挥抗衰老作用。

#### （三）延缓免疫衰老

免疫衰老是人体衰老的必经阶段。在免疫衰老过程中，许多功能性分子如凋亡相关分子、免疫突触形成所介导的分子及 T 细胞活化所需的协同刺激信号等发生增龄性改变，诱发机体产生异常的免疫应答，导致机体对抗外来抗原能力下降而对自身抗原免疫应答亢进，进而造成老年人发病率和病死率增加。正常微生物群可作为具有广谱免疫原性的抗原刺激机体产生免疫应答，维持机体正常的免疫应答。例如，双歧杆菌脂磷壁酸能显著降低衰老小鼠淋巴细胞 DNA 的受损程度，提高 IL-2、TNF-α 的含量，从而发挥增强机体免疫功能、延缓机体老化的作用。

### 五、正常微生物的排毒作用

肠道共生菌在肠道局部可以产生一些抑菌物质，能降低肠道局部 pH 值和产生具有广谱抗菌作用的物质（如细菌素、过氧化氢等），抑制肠道致病菌及条件致病菌的生长，减少有害物质的产生，降低内毒素，改善肠功能。例如，干酪乳酸菌能较好地清除肠道和血液中的毒物，能降低体内的黄曲霉毒素、玉米赤霉烯酮和亚硝酸盐含量。

### 六、正常微生物的抗肿瘤作用

正常微生物通过产生多种酶使致癌物或前致癌物转化为非致癌物，如双歧杆菌和乳酸杆菌菌体中的胞壁黏肽多糖能降低腐败菌致癌酶的活性，对致癌物质亚硝基胍等有拮抗作用，产生抑制肿瘤生长的作用。微生物代谢产生的短链脂肪酸可促进上皮细胞的分化和繁殖。体外实验证实，丁酸可抑制肿瘤细胞的繁殖，促进细胞的分化，即丁酸促进肿瘤细胞向非肿瘤细胞的转化。正常微生物群也可激活巨噬细胞等免疫细胞使其抑制、杀死肿瘤细胞。例如，双歧杆菌细胞壁的肽聚糖、磷壁酸和多糖都有一定的抗肿瘤作用，其主要机制是通过增强宿主的免疫功能，特别是激活巨噬细胞、NK 细胞和 B 淋巴细胞的功能，并促使这些细胞释放免疫活性物质，如 IL-1、IL-6、TNF、IFN 等细胞因子，从而发挥抑制肿瘤的作用。

# 第三节　正常微生物群的发展和定位转移

## 一、正常微生物群的发展

人体中的微生物群落是动态变化的。从胎儿出生开始，体内微生物经历从无到有，从少到多的过程，菌群多样性不断增加，最终逐渐趋于稳定。但随着年龄增长和生理功能的改变，肠道微生物会发生显著变化，如有害菌增加、有益菌减少等。

### （一）婴幼儿时期

一般认为，胎儿在母体羊膜破裂前的肠道处于无菌状态。有研究表明，在母体胎盘、羊水、胎膜、脐带血及胎便组织中均检测到了微生物，如肠球菌、链球菌、葡萄球菌、丙酸菌、双歧杆菌和乳酸菌。有研究认为，孕妇的肠道微生物及口腔中的细菌会随着血液循环转移至胎儿。新生儿微生物群的定植受很多因素影响，包括出生前的子宫环境、出生时的分娩方式、出生后的抗生素治疗、饮食等。这些因素引发的微生物群紊乱会引发免疫系统紊乱，从而导致疾病的发生。因而，婴幼儿时期被称为微生物定植的"窗口期"。

美国贝勒医学院 Joseph Petrosino 等研究发现，微生物群的构成及多样性的变化可分为三个不同阶段：发育期（3 ～ 14 个月）、过渡期（15 ～ 30 个月）及稳定期（31 个月及 31 个月以上）。在发育阶段，双歧杆菌（*Bifidobacterium*）含量升高与母乳喂养有关，而微生物组的多样性会随婴儿断奶后摄入辅食增多而增加。拟杆菌（*Bacteroides*）的临时性增加与产道分娩有关，而肠道菌群多样性和肠道成熟度的增加又与拟杆菌增加有关（与分娩方式无关）。此外，兄弟姐妹、接触宠物及地理位置也是造成微生物组差异的因素。

许多与疾病相关的微生物变化及相关免疫效应最初可能发生在生命早期。在新生儿时期，微生物群正定植于宿主体内，其组成非常不稳定。这个生命早期细菌定植的时间也与免疫系统构建及应激相关，细菌定植可使宿主能够耐受环境以对抗病原体、避免过敏反应和自身免疫。越来越多的证据表明，微生物群在特定的时间限制内可以调节某些免疫细胞群。在生命早期的特定阶段，干预微生物群将对免疫系统产生持续影响。

（二）青年时期

随着人的年龄和生理状态、食物、药物及周围环境的变化，肠道的菌群也会发生相应的改变。一般来说，健康人群中存在变形菌门、放线菌门、梭杆菌门、蓝藻细菌、疣微菌门、产甲烷古细菌、多种噬菌体和真核生物。在门级水平上，成人的肠道微生物群与婴儿相比是稳定的。成人肠道菌群主要由拟杆菌门和厚壁菌门组成，占总量的 90% 以上，其他如变形菌门、放线菌门和疣微菌门等也广泛存在。对 4 个国家 22 个粪便基因组的测定表明，健康成人肠道菌群具有三个特定的肠型 [ 拟杆菌属（肠型 I 型）、普雷沃菌属（肠型 II 型）、瘤胃球菌属（肠型 III 型）]，且肠道菌群的变异通常是分层的，而不是连续的。尽管肠道菌群在分类上有一定的不同，但是成人肠道菌群的功能特性与新陈代谢等基本上是一致的。环境因素、营养因素和表观遗传因素都可以影响肠道中微生物的发展。

（三）老年时期

老年人（＞ 65 岁）肠道菌群的个体差异性远高于成人或婴儿。随着年龄增长、肥胖、高血压、糖尿病等慢性疾病的发生及抗生素等药物的使用，老年人的肠道微菌群会发生显著的生态失调。拟杆菌门、厚壁菌门和放线菌门的细菌占健康老年人肠道微生物的 80%。研究发现老年人的肠道菌群个体化差异很大，同时核心菌和多样性水平也和年轻的成年人有差别，主要的差别在厚壁菌门和拟杆菌属，老年人有较高的拟杆菌属，而年轻人有较高的厚壁菌门。厚壁菌门 / 拟杆菌门的比率经历了从出生到成年的增长，以及从成年到老年的下降。老年人的肠道中，很多具有保护作用的共生厌氧菌的多样性和数量都会下降，如拟杆菌属、双歧杆菌，而那些如链球菌、葡萄球菌、肠球菌、肠杆菌等的兼性厌氧菌则会增多，并成为优势菌。此外，老年人肠道中产丁酸细菌数量下降，故丁酸（一种主要的短链脂肪酸）的产量也下降，这会导致由肠上皮细胞产生的黏蛋白分泌受阻，则致病菌更容易进入肠黏膜，特别是肠杆菌科细菌，因它们可以释放内毒素，反过来又会加重炎症状态。

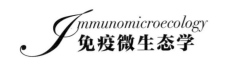

## 二、正常微生物群的定位转移

定位转移是指正常微生物群由原籍生境转移到外籍生境或无菌部位的一种现象。正常微生物群在原籍生境通常是不致病的，如果转移到非正常寄居部位则可能致病。例如，大肠埃希菌可离开原籍生境肠道，侵犯下呼吸道、尿道、腹腔或血液，引起肺炎、尿路感染、腹膜炎或败血症。又例如，肝病患者胆汁分泌减少，下消化道正常微生物群可上行至上消化道定植和繁殖，引起细菌过度生长，导致营养吸收不良综合征和脂肪泻等。

### （一）定位转移的过程

定位转移过程主要包括转移微生物在新的生态空间的定植、繁殖、拮抗的过程。

**1. 定植**

定植是指微生物在宿主体内一定生境或解剖位置落脚或存活的状态。定植的条件，首先要有适宜的生态空间，其次要有黏附性，且黏附是特异性的。

**（1）适宜的生态空间**

微生物定植在适宜的生态空间是进化的结果，是受遗传学规律支配的。在原籍生态空间容易定植，在外籍生态空间就不易定植。如要定植就必须在微生物对环境的耐受范围，否则不能定植。例如，在黏膜、皮肤、牙齿和毛发及其他不同部位，都有特异微生物定植，很难交叉定植。因此，定植成功与否取决于该微生物对生态空间的适应范围。

**（2）黏附性**

人的表面及体内均有微生物黏附，形成一个生物膜，防止外来细菌的侵犯。人出生后几个小时至几天，会出现各个部位的特异性的微生物黏附，这是微生物与宿主两方面的遗传学机制决定的。例如，表皮葡萄球菌在皮肤，大肠埃希菌在结肠黏膜，甲型链球菌在口咽部，唾液链球菌在唾液和舌面部，血链球菌、变形链球菌及轻型链球菌在牙齿表面黏附。细菌、真菌、放线菌、螺旋体、立克次体、支原体、衣原体、原虫及病毒都具有黏附性。黏附是微生物的黏附结构和宿主细胞表面受体相互作用的结果，具有特异性。不同微生物的黏附结构不同，细菌的黏附结构主要是菌毛、糖须、丝状物、定居因子及 K 抗原等，放线菌的是类菌毛，真菌的是类绒毛等，病毒的是刺突。这些黏附结构的化学成分主要有糖蛋白、多糖脂蛋白、类磷壁酸及蛋白甘露醇复合物等。

**2. 繁殖**

微生物在新部位定植后，接下来便是繁殖，增加数量。繁殖不仅要有适宜的物理、化学条件及微生态空间，还要有适宜的宿主反应。各方面条件都适宜才能繁殖。繁殖初期还必须有一段时间来形成优势种群，因为这样才能与其他微生物建立起平衡状态。在有微生物的生境里，新定植微生物要抵抗其他微生物的竞争和耐受宿主的免疫屏障；在无微生物生长的生境里要适应微生态空间、细胞与体液免疫等屏障。

笔记

3．拮抗

微生态空间是有限的，微生物间的相互拮抗作用和相互制约是客观存在的。外来的微生物如果不能在原有的微生物群落中具有一定的拮抗性是不能存在下去的。这种拮抗性主要决定于原有微生物群落，如果该群落遭到抗生素的破坏，就会有利于外来微生物的易位。易位的微生物要有排除其他微生物的能力。肠道微生物对外来微生物的拮抗作用很强。肠道内的厌氧菌水平高，为常驻菌，特别是双歧杆菌和乳酸杆菌，能产生各种有机酸，如乳酸、醋酸等，可抑制许多原因菌。肠道细菌易位，是指肠道细菌及其产物从原有的生存环境即肠腔转移到另一生存环境或栖息地（如肠系膜、肝脏、肺脏等）的一种过程或现象。研究证明，肠道细菌易位的发生部位主要是小肠，具体而言主要是空肠后半段、回肠、盲肠和结肠前段内的细菌，如埃希菌属（如大肠埃希菌）、梭菌属（如产气荚膜梭菌）、变形杆菌、肺炎克雷伯菌、部分链球菌等。肠道细菌易位的发生主要受宿主（如机体免疫功能下降、药物治疗、生理解剖结构或功能变化等）和微生物（如致病性、炎症、毒素、耐药、遗传性改变等）两方面的影响。

**（二）定位转移的方向**

定位转移的方向分为老区转移和新区转移两部分。

1．老区转移

老区是指本来有正常微生物群定植的地方，如口腔、呼吸道、消化道、皮肤及黏膜等部位，在这些部位易位，除了微生态空间因素，还有微生物群落的因素。老区定位转移分横向与纵向易位：①横向易位指正常微生物从水平位置向四周转移，如肠道菌转向呼吸道或尿道，口腔菌转移到面部或呼吸道等；②纵向转移指正常微生物在原定位向纵深转移，如肠道菌引起的急慢性肠炎、鼻咽部菌引起的鼻部感染。纵向转移又分为体表阶段、上皮细胞阶段、淋巴组织阶段、网状内皮系统阶段等四个阶段。

2．新区转移

新区是指本来无微生物定植的部位或组织，如血液、内脏、组织及体腔等。

（1）血行感染：微生物侵入血液并繁殖，此时宿主多处于免疫容忍状态。

（2）远隔脏器转移：正常微生物成员首先向邻近部位转移，如肠道菌多向腹腔、尿道转移，口腔、鼻咽部菌群多向呼吸道转移；其次向脑组织等其他部位转移。

**（三）定位转移的机制**

1．肠道菌群失衡

在外因或内因的作用下，肠道有益菌和致病菌的平衡被打破，部分细菌会过度繁殖且在一定程度上抵抗吞噬细胞的杀伤作用，还会分泌一些物质以造成肠道不同的炎症，甚至一些细菌会易位到肠上皮细胞、肠系膜淋巴结等，为肠道细菌易位发生的前提。

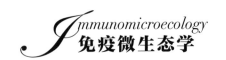

2. 肠道屏障完整性受到破坏

肠道上皮细胞的完整性及其紧密连接发生损伤，则肠黏膜就会缺损，肠道通透性增加，肠道细菌易发生易位。

3. 机体免疫系统功能改变

肠道黏膜免疫功能出现问题，或者机体整体免疫（包括体液免疫和细胞免疫）功能下降，可导致机体因细菌易位而发生不同程度的局部感染或全身感染。

# 第四节　微生物与宿主及微生物间的相互作用

## 一、微生物—宿主的相互作用

在宿主与微生物的关系中，二者的作用是相互的。正常微生物作为宿主的组成部分，宿主对其的影响是直接的、主要的，同时正常微生物也是构成宿主健康与疾病转化的重要因素之一。

### （一）宿主对微生物的作用

多细胞生物的几乎所有内表面和外表面都被细菌定植。宿主进化出信号传导机制，通过控制宿主细胞的分子组成，可以影响其相关群落的组成和功能。

1. 宿主上皮细胞分泌的可扩散的代谢产物可调节群落组成

皮肤黏膜上皮细胞等产生的抗菌肽（AMPs）是一类具有抗微生物活性的阳离子短肽。宿主肠道主要的共生革兰阴性细菌已进化为可在高浓度 AMPs 存在下生长，因此宿主产生的 AMPs 可以限制其他可能的病原性革兰阴性细菌的生长。小鼠和人类抵抗素样分子 β 可通过破坏细菌的细胞膜选择性地杀死革兰阴性细菌，包括铜绿假单胞菌和柠檬酸杆菌，从而发挥抗菌肽的作用。位于小肠腺底部的潘氏（Paneth）细胞顶部有大量粗大的嗜酸性分泌颗粒，内含防御素、溶菌酶、sIgA 等多种抗菌物质，这些抗微生物产物在基线水平上的释放促进了肠腔内的正常微生物组成。肠道杯状细胞可以产生和分泌糖基化黏蛋白 2，在防御致病微生物入侵及协助肠道益生菌定植等方面均具有重要作用。

2. 宿主通过改变黏液成分实现对微生物菌落的动态调节

上皮细胞分泌的抗菌物质及凝集素通过在革兰阳性细菌的膜上形成六聚体孔来帮助宿主维持肠道中大部分的无细菌黏液层。小肠的黏液可通过清除并排泄粪便中的细菌来保持上皮清洁。结肠内黏液仅在定植 4～6 周后就变得难以穿透，在此期间细菌群落组成发生了变化，形成了新的生态位。研究发现，无菌小鼠的回肠黏液仅比野生型小鼠的回肠黏液稍厚，但是野生型小鼠85%的黏液可以被清除，而无菌小鼠中仅23%的黏液可以被清除。

3. 宿主饮食是影响肠道菌群关键的外源性因素

多项研究表明，饮食变化对肠道微生物组的组成具有快速但可逆的影响，并且饮食对肠道菌群组成的影响可能比来自宿主遗传学的影响更大。已有研究显示低膳食纤维饮食会导致降解肠道黏膜的微生物数量激增，导致肠道中黏膜降解酶增多，使肠道黏膜的降解速度远远大于形成的速度，进而打破原本的平衡，给病原菌以可乘之机。由于研究有限，目前人类尚未完全了解饮食改变微生物组的机制。

（二）微生物对宿主的作用

1. 微生物可影响肠道的结构和功能

肠道菌群对肠道黏液的组成和厚度有很大影响，也是黏液屏障通透性功能形成的关键因素。研究表明相比于传统喂养的小鼠，无菌小鼠的杯状细胞数目减少且体积缩小，黏液层变薄。当无菌小鼠被脂多糖（lipopolysaccharide，LPS）和肽聚糖刺激时，黏液层的性质会有明显改善。某些菌群可以诱发低通透性的内部黏液层的形成，而一些菌群可能具有相反的效果。例如，产芽孢菌更易诱发低通透性的黏液层，而变形杆菌、脱硫弧菌、硫还原菌等更易诱发高通透性的黏液层。部分细菌还可妨碍黏液发育，影响黏液层形成或促进黏液的降解，增加黏液屏障通透性。这种复杂的宿主-细菌相互作用机制可能是细菌产物通过黏液层扩散而影响黏液分泌。肠道微生物群的部分组成（如梭菌属）可以刺激结肠肠嗜铬细胞增加神经递质5-羟色胺（5-HT）的产生。虽然梭菌属调节肠嗜铬细胞功能的机制尚未完全阐明，但有限的研究表明，在肠道感染时，5-HT的产生可有助于防止微生物（鼠伤寒沙门氏菌）和蠕虫病原体的侵入，这可能是通过调节肠细胞功能（如抗菌肽分泌和IL-13受体α1信号传导）实现的。

肠道微生物可诱导上皮细胞表达Toll样受体（TLR），微生物基序被TLR识别，可增强细胞间连接的紧密化、促进黏液和抗菌肽的分泌以及活性氧的产生，从而增强肠上皮细胞的屏障功能。此外，通过TLR介导的微生物信号可诱导三叶因子3、双调蛋白和前列腺素E2的产生，参与肠道上皮的损伤后修复。有研究表明在小鼠肠道损伤或发生化学诱导的结肠炎时，若暴露于细菌LPS，小鼠的L细胞（另一种肠内分泌细胞）可以以TLR4依赖性的方式分泌胰高血糖素样肽（glucagon-like peptide，GLP），而GLP-2的同源受体GLP-2R的激活可以维持上皮屏障及其功能。

2. 不同的微生物群落以不同的方式代谢外源性物质和膳食成分，对宿主产生可变的影响（文末彩图1-2-4-1）

肠道微生物群将饮食和外源性物质代谢为代谢物，这些代谢物可以进入宿主的血液并在外周影响宿主，如药物可能被菌群代谢失活，而导致其功效被降低，或者药物被转化为具有非目标和潜在毒性的衍生物。这些代谢物的变化能改变肠道的代谢组学特征，从而对

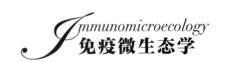

宿主产生可变的影响。同时，新的宿主表型可以反过来对微生物群落产生反馈效应。

3. 微生物代谢物作为肠道微生物的信号，可以激活或抑制内源性信号途径，或作为宿主细胞的营养源

微生物代谢物作为肠道化学信使调节肠道微环境耐受或不耐受特定的共生微生物。短链脂肪酸（short-chain fatty acids，SCFAs）是膳食纤维细菌发酵的产物，是肠腔内最丰富的微生物代谢产物之一。SCFAs 通过几种机制促进宿主 – 微生物群代谢：①它们很容易被宿主用作产生内源性代谢物的碳源；②作为激活宿主 G- 蛋白偶联受体（G-protein-coupled receptors，GPCRs）的信号分子；③通过抑制组蛋白脱乙酰酶（histone deacetylases，HDACs）影响宿主基因的表达；④可通过促进与食欲调节有关的肠肽的分泌而控制食欲。SCFAs 可以通过减轻炎症、改善自身免疫性疾病和过敏、维持肠道屏障和介导肠道病原体的定植抗性来增强宿主的健康，调节多个系统的功能，如肠道、神经、内分泌和血液系统。大量的证据表明 SCFAs 在维持肠道健康、预防和改善包括癌症在内的多种非传染性疾病方面发挥了重要作用，是疾病、营养和肠道菌群之间最重要的中间物质之一，作为关键介质直接或间接在机体多个器官和组织中发挥着重要的生理作用。

肠道菌群产生的另一种分子是三甲胺 -N- 氧化物（trimethyla mine oxide，TMAO），该分子源自饮食中的胆碱（游离的或与磷脂结合的）和肉碱。TMAO 由于抑制胆汁酸（bile acid，BA）合成，增加胆固醇水平，被认为是一种新的、独立的促动脉粥样硬化（atherosclerosis，AS）危险因子。肠道菌群能够将饮食中的胆碱代谢为三甲胺（trimethylamine，TMA）；然后，TMA 在肝脏中被黄素单氧合酶家族代谢为 TMAO。TMAO 通过抑制肝 BA 合成影响胆固醇代谢，从而诱发 AS。

关于微生物分解色氨酸衍生的代谢产物的研究也较多。某些肠道细菌（如产气荚膜梭菌和肉毒梭菌）产生的吲哚丙酸（IPA）通过增强肠道屏障功能，发挥抗炎作用并表现出抗氧化特性，有助于改善代谢。有研究证实，IPA 还可保护胰岛 β 细胞的功能，刺激胰岛素分泌增加，故 IPA 可能有助于降低 2 型糖尿病的风险。此外，另外两种肠道菌群代谢的色氨酸衍生物——吲哚和吲哚 -3- 乙酸酯（I3A），可通过降低肝脏炎症和影响 GLP-1 的分泌来调节宿主的新陈代谢。

实际上，肠道微生物产生的大量代谢产物，如胆汁酸、支链氨基酸、内源性大麻素等，都可以作用于宿主，还可通过影响生热和脂肪组织褐变而影响全身能量消耗，调节机体能量平衡。

## 二、微生物－微生物的相互作用

不同种类的微生物可以共同生存在一个复杂的大环境中，它们之间的相互作用会对微生物生态系统的整体组成、稳定性和多样性产生影响。微生物的相互作用方式有多种，如竞争、互相抑制、共生等。它们通过对周围环境进行化学修饰而影响自身或其他微生物。

### （一）正常微生物基本处于群落稳定的状态

群落稳定是一种基本的生态现象，对群落组成和微生物之间的相互作用具有广泛的意义。物种相互作用、生物多样性与生态系统稳定性之间存在联系，在某些情况下，生态系统稳定性随生物多样性增加而增加。但是，导致这些连接的原因尚不清楚。有研究表明，在微生物生态系统中，用营养素的浓度可以设定细菌之间相互作用的强度。高浓度的营养成分使细菌能够强烈改变化学环境，导致物种之间的负面相互作用更大。这些更强的相互作用将更多物种排除在群落外，从而导致生物多样性的丧失。同时，较强的相互作用也降低了微生物群落的稳定性，从而在微生物生态系统中的物种相互作用、生物多样性和稳定性之间建立了机械联系。

### （二）微生物群的竞争排斥现象

正常肠道菌群的竞争机制可防止外来微生物的侵入。宿主出生后不久就出现了定植抗性，此时的微生物（许多是兼性厌氧菌）是从母亲及其周围环境转移到新生儿的。随着婴儿饮食从母乳变为固体饮食，肠道微生物群的构成也随之变化，并在随后几年趋于稳定并抵抗机体内的变化，如限制了包括病原体在内的新的微生物的定植。因此，入侵的微生物必须竞争有限的空间和营养物质，以抵抗根深蒂固的微生物群－宿主共生关系，以及抵抗由一些常驻肠道微生物产生的抗微生物分子。

### （三）微生物之间的相互作用通过在微生物和环境之间建立稳态使微生物能够得以生存

微生物可以利用代谢交换（包括小分子和蛋白质分子在内的分子转移）对环境刺激做出响应。而它们之间的相互作用不仅影响微生物自身的生存，而且在微生物和周围生物的形态学和发育过程中也起着重要作用。反过来，这些作用又为所有的微生物塑造了完整的栖息地。微生物之间的交流，是由数十种至数百种控制群落成员行为、生存和分化的代谢分泌物所组成。有研究通过量化合成微生物群落中单个细菌之间的代谢相互作用，发现细菌间的相互作用是非常局部化的，这种较小的互相作用空间尺度，可影响群落动态和功能。

（姚红 王楠）

## 参考文献

[1] 李兰娟.感染微生态学.2版.北京：人民卫生出版社，2012.

[2] 郑跃杰，黄志华.关注菌群微生物组与益生菌.中国实用儿科杂志，2017，32（2）：91-94.

[3] 杨晓荣，郑跃杰.婴幼儿呼吸道微生物群演替研究进展.中国微生态学杂志，2019，31（4）：494-496.

[4] 王春敏，李丽秋.人体肠道正常菌群的研究进展.中国微生态学杂志，2010，22（8）：760-762.

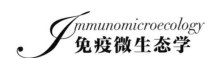

[5] 郭明权，郭晓奎. 人体皮肤微生态及其与皮肤病的关系. 皮肤科学通报，2019，36（4）：436-443.

[6] 贾琼，段丽萍. 肠道菌群在自身免疫病中作用的研究进展. 中华内科杂志，2018，57（11）：853-857.

[7] 王坤，刘承云. 衰老与肠道菌群：现状与展望. 医学新知杂志，2017，27（3）：199-201.

[8] 李帆帆. 人体肠道微生物定植规律研究进展. 中国乡村医药，2019，26（14）：81-82.

[9] CHEN Y E, FISCHBACH M A, BELKAID Y. Skin microbiota-host interactions. Nature, 2018, 553（7689）：427-436.

[10] MARTINEZ-GURYN K, LEONE V, CHANG E B. Regional diversity of the gastrointestinal microbiome. Cell Host Microbe, 2019, 26（3）：314-324.

[11] JAMES K R, GOMES T, ELMENTAITE R, et al. Distinct microbial and immune niches of the human colon. Nature Immunology, 2020, 21（3）：343-353.

[12] LUI J B, MCGINN, L S, CHEN Z. Gut microbiota amplifies host-intrinsic conversion from the CD8 T cell lineage to CD4 T cells for induction of mucosal immune tolerance. Gut Microbes, 2016, 7（1）：40-47.

[13] OST K S, ROUND J L. Communication between the microbiota and mammalian immunity. Annual Review of Microbiology, 2018, 72（1）：399-421.

[14] STEWART C J, AJAMI N J, O'BRIEN J L, et al. Temporal development of the gut microbiome in early childhood from the TEDDY study. Nature, 2018, 562（7728）：583-588.

[15] FISCHBACH M, SEGRE J. Signaling in host-associated microbial communities. Cell, 2016, 164（6）：1288-1300.

[16] URSELL L K, HAISER H J, VAN TREUREN W, et al. The intestinal metabolome：An intersection between microbiota and host. Gastroenterology, 2014, 146（6）：1470-1476.

[17] ALLAIRE J M, CROWLEY S M, LAW H T, et al. The intestinal epithelium：Central coordinator of mucosal immunity. Trends in Immunology, 2018, 39（9）：677-696.

[18] COYTE K Z, SCHLUTER J, FOSTER K R. The ecology of the microbiome：Networks, competition, and stability. Science, 2015, 350（6261）：663-666.

[19] PATNODE M L, BELLER Z W, HAN N D, et al. Interspecies competition impacts targeted manipulation of human gut bacteria by fiber-derived glycans. Cell, 2019, 179（1）：59-73.

[20] PHELAN V V, LIU W T, POGLIANO K, et al. Microbial metabolic exchange：The chemotype-to-phenotype link. Nature Chemical Biology, 2011, 8（1）：26-35.

[21] DAL C A, VAN VLIET S, KIVIET D J, et al. Short-range interactions govern the dynamics and functions of microbial communities. Nat Ecol Evol, 2020, 4（3）：366-375.

[22] MUKHOPADHYA I, SEGAL J P, CARDING S R, et al. The gut virome：The 'missing link' between gut bacteria and host immunity. Therapeutic Advances in Gastroenterology, 2019, 12：1-17.

笔记

# 第三章　基础免疫学与微生物区系

本章重点讲述基础免疫学（basic immunology）并介绍和讨论免疫学的基础知识，主要包括：参与免疫反应的细胞和物质；免疫细胞在免疫反应中的作用和机制；抗原的递呈和抗体产生；免疫耐受的机制。由于免疫微生态学是研究人类免疫学和微生物群系学相互关系的交叉科学。近年的研究证明，完整的免疫系统与特定区域的微生物种类的多样性和丰度，以及它们的代谢产物相互作用，维持动态平衡。这个平衡的破坏与自身免疫性疾病有关。因此，本章也包括了近年来从动物和人类研究中得到的有关免疫系统与微生物区系的相互作用的成果。

免疫是指机体在识别"自己"、排除"异己"过程中所产生的生物学效应。正常情况下免疫是维持机体内环境稳定的一种生理性功能。研究免疫系统结构和功能的学科即为免疫学。根据种系和个体免疫系统的进化、发育和免疫效应机制及作用特征，可将其分为非特异性免疫（固有免疫或天然免疫）和特异性免疫（获得性免疫或适应性免疫）两种类型。

免疫系统是机体负责执行免疫功能的组织系统，由免疫器官和组织、免疫细胞、免疫分子三大部分组成。免疫器官和组织由中枢免疫器官和外周淋巴器官组成；免疫细胞是指参与免疫应答或与免疫应答有关的细胞及其前体；免疫分子包括免疫细胞分泌的可溶性分子（如抗体、补体、细胞因子等免疫效应分子）和表达在免疫细胞表面的膜分子。与免疫细胞功能密切相关的膜蛋白有白细胞分化抗原和其他膜蛋白，如黏附分子、细胞因子受体、补体受体、丝裂原受体和激素受体等。

免疫系统具有免疫防御、免疫自稳和免疫监视三个功能。微生物对宿主免疫系统的诱导、刺激和功能起着至关重要的作用。免疫系统很大程度上已经进化为一种手段，它控制身体特定部位内不断进化的微生物的多样化和丰度，维持它们与宿主的共生关系。在最佳状态，这种免疫系统－微生物共生体系允许诱导对病原体的保护反应，并维持对无害抗原耐受性的调节途径。

# 第一节　固有免疫系统的组成及非特异应答机制与微生物区系

固有免疫是生物体在长期种系发育和进化过程中逐渐形成的一系列天然防御功能，经遗传而获得，与生俱有，属天然免疫，因其可非特异性地防御各种入侵的病原微生物，并非针对特定抗原，又称非特异性免疫。固有免疫针对病原微生物的入侵可迅速应答，无免疫记忆性。固有免疫系统主要包括生理屏障（如皮肤和黏膜屏障、血脑屏障和胎盘屏障等），固有免疫细胞 [ 如树突状细胞、单核 / 巨噬细胞、自然杀伤细胞（natural killer cell，NK cell）等 ] 及效应分子（补体、溶菌酶、细胞因子等）。固有免疫是宿主抵御病原微生物入侵的第一道防线，可启动适应性免疫应答，并参与适应性免疫的效应过程。

## 一、黏膜免疫系统及其作用

### （一）黏膜免疫系统概述及组成

黏膜免疫系统（mucosal immune system，MIS），亦称黏膜相关淋巴组织（mucosal associated lymphoid tissue，MALT），主要指广泛分布于呼吸道、胃肠道、泌尿生殖道黏膜上皮中的淋巴细胞、黏膜固有层中无被膜的弥散淋巴组织，以及一些外分泌腺体处的淋巴组织，如小肠的派氏集合淋巴结（Peyer's patches，PPs）、扁桃体、阑尾等。MIS 是阻止病原微生物入侵机体的主要物理屏障，在局部免疫中发挥重要作用，是机体抵抗感染的第一道防线。机体近 50% 的淋巴组织存在于黏膜系统，故被认为是执行局部特异性免疫功能的主要场所，也是机体整个免疫网络的重要组成部分。

MIS 由肠黏膜相关淋巴组织（gut associated lymphoid tissue，GALT）、支气管黏膜相关淋巴组织（bronchus associated lymphoid tissue，BALT）、眼结膜相关淋巴组织（conjunctiva associated lymphoid tissue，CALT）和泌尿生殖道黏膜相关淋巴组织（urogenital tract associated lymphoid tissue，UALT）四部分构成，在抵御经空气传播的微生物感染与侵入肠道及泌尿生殖道的病原微生物感染中起着重要作用。

### （二）黏膜免疫的基本特征

MIS 的淋巴组织有两个基本特征：一是接近抗原，二是诱导效应位点的区域化。诱导位点是首次接触抗原并诱导起始反应的部位，主要为黏膜相关的一些淋巴组织，包括肠道相关淋巴组织、支气管相关淋巴组织和近几年发现的眼结膜相关淋巴组织或微褶细胞（M 细胞）等具有生发中心的上皮淋巴组织。病原体与之接触，即被摄取，并诱导 T 细胞和 B 细胞产生免疫反应。肠道黏膜固有层是最大的黏膜效应位点，可分离到大量的 IgA 型浆细胞。

MALT 主要通过产生分泌型 IgA（sIgA）和 IgM 发挥作用。IgA 在浆细胞产生后，由 J-链（含胱氨酸较多的酸性蛋白）连接成二聚体分泌出来。IgA 通过黏膜或浆膜上皮细胞向外分泌时，可与上皮细胞产生的分泌片段连接成完整的 sIgA，并释放到分泌液中，与上皮细胞紧密连接在一起，分布在黏膜或浆膜表面发挥免疫作用。抗原刺激 IgA 诱导部位之后，黏膜相关淋巴组织内的 B 细胞和 T 细胞被致敏，致敏的 T 细胞和 B 细胞通过淋巴管离开黏膜结合淋巴组织，并通过胸导管进入血液循环，之后进入效应部位。B 细胞在这里定居，并在抗原、T 细胞及细胞因子的刺激下增殖成为成熟的 IgA 浆细胞，并分泌 IgA。在 IgA 的诱导位点可以出现所有的免疫活性细胞，如 CD4$^+$Th 细胞、CD8$^+$Ts 细胞和 B 细胞。这些细胞可调节抗原特异性效应细胞的产生，参与黏膜表面的体液免疫和细胞免疫。由于外分泌液中 sIgA 含量多，又不容易被蛋白酶破坏，故 MALT 成为抗感染、抗过敏的一道主要屏障。

### （三）黏膜免疫系统的作用

黏膜免疫系统与皮肤组成机体的第一道防线，具有生理屏障作用，其屏障作用可分为非特异性黏膜免疫和特异性黏膜免疫。非特异性黏膜免疫的作用表现在：①黏膜上皮细胞本身就构成了机体免疫的物理屏障；②黏膜上皮可分泌黏液，其中含有杀菌、抑菌物质，这些物质构成其化学屏障，如溶菌酶、抗菌肽等也具有杀菌作用；③黏膜表面寄生的正常菌群构成的微生物屏障可阻止病原体在上皮细胞定植。特异性黏膜保护作用主要表现为：①黏膜分泌液中含有抗原特异性 sIgA 可降低细胞免疫应答引起的潜在炎症性组织损伤；②外源性抗原入侵黏膜可启动局部免疫应答；③黏膜上皮细胞分泌细胞因子可调节黏膜局部 T 细胞的增殖与分化和 B 细胞的 Ig 合成，从而诱导全身性的适应性免疫应答。sIgA 是黏膜局部受抗原刺激后合成分泌的参与黏膜体液免疫应答的主要抗体。MALT 可分为免疫应答诱导部位和效应部位，二者相互关联，构成黏膜移行系统。

黏膜免疫系统包含多种多样的免疫细胞，具有独特的细胞组成、细胞表型和生物学功能，在维持机体稳态、免疫耐受和抗感染方面发挥着重要作用。

### （四）肠黏膜相关淋巴组织

肠黏膜相关淋巴组织由 PP 结、肠系膜淋巴结（mesenteric lymph nodes，mLN）及分散在黏膜固有层和肠上皮中的大量淋巴细胞组成。其中，PP 结有明确的 T 细胞区和 B 细胞区，是典型的二级淋巴器官；mLN 通过淋巴管与 PP 结相连，又经胸导管外通血液，是黏膜与外周免疫系统的中转站，也是二级淋巴器官；淋巴固有层有免疫系统中的大多数细胞，如大量的 B 细胞、浆细胞、巨噬细胞、树突状细胞和 T 细胞；肠上皮淋巴细胞是离抗原最近的淋巴细胞群，其总数的 15% 是淋巴细胞，淋巴细胞的 90% 是 T 细胞。如果说 PP 结和 mLN 是诱导位点，那么黏膜固有层和肠黏膜上皮中的淋巴细胞就是局部免疫的效应位点。

PP 结位于小肠肠系膜的对侧，与肠腔仅隔一层立方上皮细胞。这层上皮细胞被称为滤泡相关上皮，其中除了普通的肠细胞及各类淋巴细胞外，还有一种特殊的上皮细胞（M 细胞），负责抗原的摄取和转运。肠腔抗原可被 M 细胞摄取并运送到 PP 结，经抗原递呈细胞（antigen presenting cell，APC）加工并递呈给 T 细胞，激活淋巴滤泡，产生致敏的 T 淋巴细胞、B 淋巴细胞和记忆型 T 淋巴细胞、B 淋巴细胞；致敏的 T 淋巴细胞、B 淋巴细胞可经肠系膜淋巴结进入血液而发生免疫应答。

### （五）黏膜或上皮屏障（mucosal or epithelial barrier）

胃肠道黏膜是动物或人体外环境与胃肠管腔环境之间的屏障。胃肠管腔环境中不仅含有营养物质，而且含有潜在的致病微生物和毒素。允许营养物质在上皮中的有效吸收，同时严格排除有害分子和生物进入动物与人体内是胃和肠黏膜的排斥性功能，可称为"黏膜屏障"。

很明显，一些原发性胃肠道疾病会导致黏膜屏障的破坏，从而导致全身疾病的升级。同样清楚的是，许多系统性疾病的发生、发展过程会损害胃肠屏障，从而进一步加重系统的受损。了解屏障的性质可以帮助预测这种事件，并有助于疾病的预防或积极治疗。

肠道微生物区系可显著影响肠道屏障的功能。一些肠道益生菌（如乳酸菌、双歧杆菌，以及少数大肠杆菌菌株和新一代益生菌，包括拟杆菌属）可以维持肠上皮稳态，促进宿主机体健康。研究发现：①益生菌通过表面化学成分调节肠上皮功能。这些成分包括表层蛋白质、鞭毛、菌毛和荚膜多糖构成微生物相关的分子模式（microbial related molecular models，MAMPs），特别是与模式识别受体 (pattern recognition receptor，PRR) 结合，可调节信号通路，产生细胞因子或抑制细胞凋亡，从而减轻炎症，增强肠上皮的功能；②益生菌的代谢产物（如分泌蛋白、有机酸、吲哚、细胞外囊泡和细菌素）可调节肠道上皮屏障功能（文末彩图 1-3-1-1 至彩图 1-3-1-3）。

## 二、固有免疫细胞

### （一）固有免疫细胞概述

免疫细胞是免疫系统的功能单元，也是固有免疫应答的主要成分。固有免疫细胞是指介导固有免疫应答的细胞，主要包括单核 – 巨噬细胞、中性粒细胞、嗜酸性粒细胞、嗜碱性粒细胞、肥大细胞、NK 细胞、NKT 细胞、γδ T 细胞和树突状细胞等。单核巨噬细胞包括血液中的单核细胞和组织器官中的巨噬细胞，可借助表面模式识别受体和调理型受体等识别并摄取病原体，发挥吞噬杀菌和抗原加工提呈双重作用。中性粒细胞寿命短，更新快，具有较强的趋化作用和吞噬能力，可吞噬和杀灭细菌，参与急性炎症反应。嗜酸性粒细胞具有一定的吞噬杀菌能力，在抗寄生虫感染和调节 I 型超敏反应中发挥重要作用。嗜碱性粒细胞内的嗜碱性颗粒含有多种生物活性介质，可介导 I 型超敏反应的发生和发展。肥大细胞存在于组织中，在免疫调节、抗感染和超敏反应性疾病中发挥重要作用。NK 细胞是既不表达 T 细胞识别受体（T cell receptor，TCR），又不表达 B 细胞识别受体（B cell receptor，BCR）的淋巴细胞，可识别杀伤细胞免疫球蛋白样受体和凝集素样受体。NK 细胞具有抗感染、抗肿瘤和免疫调节等功能，是抗感染和抗肿瘤免疫的第一道天然防线。NKT 细胞组成性表达 CD56 和 TCR-CD3 复合受体，受抗原刺激后可产生多种细胞因子，具有免疫调节作用和非特异性杀伤效应。以下主要介绍树突状细胞。

### （二）树突状细胞（DC）

**1.DC 的分子组成及作用过程**

DC 是一类起源于骨髓中的 $CD34^+$ 干细胞，是具有不同成熟状态和功能的非均质细胞，其可将固有免疫应答与适应性免疫应答联系起来，是启动适应性免疫应答的主要专职 APC。DC 分布在上皮下和许多器官内，尽管 DC 数量不足外周血单核细胞的 1%，但表面具有丰富的抗原递呈分子（MHC- Ⅰ 和 MHC- Ⅱ）、共刺激因子（CD80/B7-1、CD86/B7-2、CD40、CD40L 等）和黏附因子（ICAM-1、ICAM-2、ICAM-3、LFA-1、LFA-3 等），是功能强大的 APC。大多数 DC 来源于单核细胞谱系，被称为髓性 DC（myeloid DCs，mDCs），其具有很强的抗原捕获能力，能够刺激 T 细胞。它们在细胞表面表达高水平的 MHC- Ⅱ类和整合素 CD11c，但也包括其他黏附分子，如 LFA-1（CD11a）、LFA-3（CD58）、ICAM-1 （CD54）、ICAM-2（CD50）和 ICAM-3（CD102）。共刺激分子 CD80 和 CD86 已被确定为 DC 成熟的标志，CD86 在成熟的早期表达，而 CD80 及 CD83 在成熟的 DC 中上调。一般来说，DCs 分为常规 DCs（common lymphoid cell，cDCs）和浆细胞样 DCs （plasmacytoid dendritic cells，pDCs），其中，常规 DCs 包括 cDC1 和 cDC2。cDC1 表达决定了转录因子家族的干扰素调节因子 8 和碱性亮氨酸拉链样转录因子 3，由于 cDC1 出色的交叉表达能力，被认为在防御细胞内病原体方面是最重要的。而 cDC2 是 Th2 和 Th17 反应的主要驱动因素，在防御细胞外病原体中发挥作用。pDC 存在于循环系统和外周淋巴器官，与其他 APC 相比，pDC 表达抗原的能力较低，因为未成熟的 pDC 仅表达低水平的 MHC- Ⅱ 或其他共刺激分子。在激活时 pDC 可通过模式识别受体，如 Toll 样受体 （TLR）7 和 9，分泌大量 IFN-α 和 IFN-β。感染 RNA 和 DNA 病毒可诱导 pDC 产生 Ⅰ 型干扰素（IFNs），因此 pDC 可作为病毒感染的病毒传感器。pDC 不表达人类 mDCs 上常见的标志物（如 CD11c），而是表达白细胞介素 3 受体（CD123）和 Ⅱ 型 c 型凝集素 BDCA-2（CD303），后者可参与抗原提呈（文末彩图 1-3-1-4）。

**2.DC 的成熟过程**

DC 广泛分布于全身除脑外的各组织和器官中，但含量较少，人外周血中 DC 仅占单个核细胞的 1% 以下。人树突状细胞起源于骨髓中的 $CD34^+$ 造血干细胞（hemopoietic stem cells，HSCs），进一步发展成为一种以 CD49f 表达缺失为特征的多能祖细胞（multipotent progenitor，MPP），自我更新能力逐渐失去，而分化成多种细胞类型的能力得以维持。MPPs 包括骨髓祖细胞（common myeloid progenitor，CMP）和淋巴祖细胞（common lymphoid progenitor，CLP）。DC 的来源有两条途径：① CMP 在 GM-CSF 的刺激下分化为 DC，称为 mDC，与单核细胞和粒细胞有共同的前体细胞，包括朗格汉斯细胞 (Langerhans cell，LC)、间皮（或真皮）DC 及单核细胞衍生的 DC 等。②来源于 CLP，称为淋巴样 DC（lymophoid dendritic cell，LDC）或 pDC，与 T 细胞和 NK 细胞有共同的前体细胞。在微环境中炎性因子和抗原刺激下，DC 逐渐成熟，并通过输出淋巴管和（或）血液循环进入局部淋巴结。DC 的成熟过程可分为三个阶段，即前体阶段、未成熟 DC、成熟 DC。未成熟 DC 主要分布于非淋巴组织器官，其半衰期短，细胞内高表达 MHC-Ⅱ类分子，但细胞表面低表达 CD40、CD54、CD80 和 CD86 等共刺激分子，故其有强大的摄取、加工、抗原提呈能力，而成熟 DC 主要存在于外周淋巴组织，半衰期较长，表达共刺激分子和细胞因子的能力强（文末彩图 1-3-1-5）。

3. DC 在解剖上的分型及功能

随着 DC 的发育，离开骨髓的 DC 可进入各种淋巴造血组织（包括血液、脐带血、骨髓、脾脏、胸腺、淋巴结和扁桃体）和屏障组织（包括皮肤、肠、肝和肺）。淋巴组织中的 DC 包括滤泡 DC、并指状 DC 和胸腺 DC；非淋巴样组织 DC 包括朗格汉斯细胞和间质 DC。在人的造血淋巴组织中，外周血 CD141（BDCA-3）、CD1c（BDCA-1）和 CD303（BDCA-4）的表达将人 DC 分为 cDC1、cDC2 和 pDC。DC 亚群对 CD141、CD1c 和 CD303 的选择性表达模式发生在包括所有主要淋巴造血组织在内的多个人体组织中。对不同淋巴造血组织的 cDC1、cDC2 和 pDCs 进行转录组分析发现，决定 DC 的核心程序依赖于分析的 DC 的人群来源，而不是组织微环境。cDC1、cDC2、pDCs 在不同组织中的频率不同，CD141⁺cDC1 在脾脏、扁桃体、胸腺中的频率最高，在血液、脾脏、骨髓、脐血中 CD1c⁺ cDC2 的频率最高。此外，发现在不同组织之间，对特定亚群的功能有重要作用的分子表达水平不同，表明局部微环境对 DC 有微调作用。在人类皮肤中，包括 cDC1、cDC2 和 pDCs 在内的 DCs 分布于真皮，而朗格汉斯细胞则分布于表皮。人皮肤 DC 包括 XCR1⁺CD141⁺ cDC1，可表达 CXCL10，从而使 cDC1 与 Th1 发生交互作用。其他标记，如 XCR1、CLEC9A 和 CLEC10A 可以鉴别皮肤中 cDC1 和 cDC2。不同供体皮肤组织之间 cDC2 的多样性很高，而供体差异在 cDC1 人群中不明显。在肺组织中，cDC1 和 cDC2 可分别通过 CD141 和 CD1c 的表达来区分。与淋巴造血组织相比，非淋巴造血组织，如肺和皮肤 DCs 的转录可受到微环境的显著影响。基于 CD103 和 SIRPα 的表达转录和功能分析定义了肠道中不同的 cDC 亚群。肠道中 CD103⁺SIRPα⁻DCs 类似血液中 CD141⁺cDC1，此外，肠道中的 cDC1 表达 XCR1、CD141、CLEC9A 和转录因子 BATF3、IRF8。一项更遥远的研究进一步表明，CD103⁺SIRPα⁻DCs 可表达 CLEC4A 和转录因子 IRF4，促进 CD4⁺Treg 和 Th17 细胞的分化。肠道 cDC2 可以通过 TNF-α、IL-1β 和 IL-23 有效地诱导 CD4⁺Treg 细胞或 Th17 细胞，单核细胞样 CD103⁻SIRPα⁺DCs 是 CD4⁺T 细胞产生 IFN-γ 的有效诱导剂。DC 通过从屏障组织迁移到淋巴造血组织来启动 T 细胞的免疫反应能力。其中，根据组织定位和 CD8 表面分子的不同，组织中的 cDC 又可进一步分为 $CD8\alpha^+cDC$ 和 $CD8\alpha^-$ cDC。$CD8\alpha^+cDC$ 表达 IL-10p70、TLR3、TLR4，主要参与诱导 Th0 细胞向 Th1 细胞的极化，而 $CD8\alpha^-cDC$ 则表达 TLR4、TLR7 等，分泌趋化因子 $MIP1\alpha$ 及 $MIP1\beta$。

4. DC 在流式技术中 CD（cluster of differentiation，CD）分子的分型

在生理学上，CD 分子有许多用途，通常用作细胞的重要受体或配体，其不仅可作为表面标志用于细胞的鉴定和分离，还广泛参与细胞的生长、成熟、分化、发育、迁移和激活。在人类中，DC 为 CD3、CD56、CD19 和 CD20 谱系阴性，并表达人类白细胞抗原 DR（HLA-DR）。$HLA-DR^+DC$ 群体可以分为 $CD11c^+$ 常规 DC（cDC 包括 cDC1 和 cDC2）和 $CD11c^-$ 浆细胞样 DC（pDC）。cDC1 最初是通过血栓调节蛋白 CD141 在血液中的表达来确定。基于对表面标志物的进一步识别，人类 cDC1 被描述为 CD141、XCR1、CLEC9A、BTLA、和 NECL2（CADM1）阳性，而 $SIRP\alpha$（=CD172a）阴性。另一方面，人类 cDC2 表达 CD11b、CD1c、CLEC10A 和 $SIRP\alpha$，而不表达 XCR1。用转录本分析法将 cDC2 分为两个 $CD1c^+$ 亚组，DC2 和 DC3。DC2 可共表达通用的 MPS 分子 CD32B（IgG 的低亲和力受体，$Fc\gamma R \mathrm{II} b$），DC3 表达 Notch2，是 Th17 诱导剂，共表达 CD36 和 CD163。一些研究也表明人血液中存在 $CD5^{high}$ 和 $CD5^{low}$ cDC2，$CD5^{high}$ cDC2 被认为可以产生 $TNF-\alpha$、IL-6、IL-10、IL-23，从而启动 Th2、Th17 和 Treg 细胞；相反，单核细胞样 $CD5^{low}$ cDC2 可刺激 Th1 细胞分化。pDC 表达 CD303（BDCA-2）、CD304（=BDCA-4）和 CD123（$IL3R\alpha$）。CD304 可结合 VEGF，CD303（BDCA-2）是一种 C 型凝集素受体（C-type lectin receptors，CLR），其表达仅限于 pDC。

5. DC 的致耐受机理

免疫系统存在于炎症反应和耐受性之间的微妙平衡中。DC 作为胸腺中的重要细胞，通过参与胸腺内 T 细胞的阳性选择和阴性选择，导致 T 细胞的中枢耐受。表达 MHC-I 类分子和 MHC-II 类分子的胸腺 DC 与双阳性胸腺细胞相互作用，通过阳性选择保留 MHC 限制性的单阳性 T 细胞。单阳性 T 细胞进入胸腺髓质后，分别与胸腺髓质 DC 表达的自身抗原肽 -MHC-I 类或 MHC-II 类分子复合物相互作用，通过阴性选择去除自身反应性 T 细胞，保留抗原反应性 T 细胞，形成 T 细胞中枢耐受。此外，DC 还可诱导中枢与外周免疫耐受。DC 在胸腺中诱导 T 细胞中枢免疫耐受时，自身抗原可通过血液循环到达胸腺，由胸腺 DC 提呈；外周血 DC 也可携带外来抗原进入胸腺并在胸腺中完成对某些外来抗原的中枢致耐受作用。最初，一直认为 DC 的外周致耐受作用通常由未成熟 DC 介导，未成熟 DC 不表达共刺激分子，这些 DC 携带自身抗原进入外周淋巴组织后不能激活 T 细胞，反而诱导 T 细胞无能，引起自身耐受。未成熟 DC 和抑制性 DC 还可通过诱导 / 抑制 T 细胞来清除免疫反应性 T 细胞，也可直接产生 IL-10、$TGF-\beta$ 等细胞因子抑制免疫反应性 T 细胞，达到诱导外周耐受的目的。此外，表达吲哚胺 2，3 双氧酶（indolea mine 2，

笔记

3-dloxygenase, IDO）的 DC 可促进色氨酸的分解，导致色氨酸耗竭，从而抑制 T 细胞的增殖，而且色氨酸代谢产物具有细胞毒性，可介导 T 细胞凋亡。

6. DCreg 参与免疫耐受的维持

在过去的几年中，在许多不同的环境中观察到具有调节功能的完全成熟的 DC，这表明调节树突状细胞（regulates dendritic cell，DCreg）是一种功能状态，而不是由表型标记定义的一个独特的亚群，DCreg 可参与 Treg 的产生和诱导，进而参与免疫耐受的形成和维持。例如，在稳态条件下，肠道内的 CD103$^+$ DC 可诱导初始 CD4$^+$ 细胞向 Foxp3$^+$ Treg 分化，表明 DC 可作为 T 细胞耐受性的强诱导剂。完全成熟的 DC 可表达高水平的共刺激分子，该分子通过 IL-1 依赖机制刺激 Treg 的发育。综上所述，DC 群体具有明显的异质性和调控功能，这是由于 DC 具有对不同微环境的环境信号做出反应和整合的可塑性。它们都具有调节或抑制 T 细胞激活的能力，以及诱导和促进 Treg 的发育和扩展的能力。调节性 DC 细胞在决定免疫应答与诱导耐受之间发挥重要作用。

7. DC 致耐受的过程

细胞因子可作为 DC 致耐受的诱导剂。调节性 T 细胞可诱导未致敏 T 细胞转变为 Treg 细胞，并分泌 IL-10、表达 IDO 和 FasL，这构成了 DC 诱导外周免疫耐受功能的基础。IL-6、IL-10、TGF-β 和 PGE2 均已被证明可参与诱导免疫耐受性 DC 的形成。DC 通过 TLR2 受体信号途径介导免疫耐受。酵母聚糖可经 TLR2 信号途径刺激 DC 高表达 IL-10 诱导 T 细胞免疫耐受，并诱导 RALDH1 和 RALDH2 的表达使维生素 A 转变为视黄酸，从而促进调节性 T 细胞的分化并抑制 Th1/Th17 细胞的分化。肠黏膜固有层和肠系膜淋巴结的 CD103$^+$DC 可表达高水平的视黄醛脱氢酶从而将未致敏的 CD4$^+$T 细胞诱导为 Treg 细胞。高表达免疫球蛋白样转录物 4 的 DC，其配体为 MHC-Ⅰ类分子，当受到抗原通路刺激后，通过募集含 SH2 结构的磷酸酶 SHP-1 而抑制胞外信号传递及胞内钙离子动员和酪氨酸磷酸化，最终下调依赖 NF-κB 的共刺激分子表达，抑制抗原特异性 T 细胞活化，从而诱导免疫耐受。此外，肠道 DC 高表达的 β-catenin 可通过 Wnt-β 信号通路诱导 Treg 细胞的产生。

在促炎条件下，树突状细胞通过刺激 T 细胞的增殖和使 T 细胞向 Th1、Th2 或 Th17 分化来促进有效的免疫反应。这一关键作用可控制细胞转化和使免疫系统有效清除病原体。但是，不受控制的 DC 激活可能导致耐受性消融，促进类风湿关节炎等自身免疫性疾病的发展。在耐受环境下，DC 获得抑制 T 细胞活化和增殖的调节功能，并提供信号使 Treg 和 Tr1 得以分化和扩增。这种功能可以维持肠道等器官对各种无害抗原的耐受性。然而，DCreg 功能可能被肿瘤和致病菌利用，导致肿瘤进展和慢性感染。通过 DC 双向调节 T 细胞的免疫激活和诱导免疫耐受可为治疗自身免疫性疾病和抑制器官移植反应提供新思路。

### 三、固有免疫应答机制

固有免疫应答是指抗原刺激机体免疫系统后，固有免疫细胞和固有免疫分子被迅速激活并发挥生物学效应将抗原清除，从而维持机体生理功能稳定的一种免疫机制。固有免疫应答是机体免疫防御的第一道防线，并在启动和参与适应性免疫应答中起着重要作用。

#### （一）病原体相关分子模式和损伤相关的分子模式

固有免疫细胞通过病原体相关分子模式（pathogen associated molecular pattern，PAMP）和损伤相关的分子模式（damage associated molecular pattern，DAMP）启动免疫应答。PAMP 指某些病原微生物（尤其是原核生物）及其产物共有的一些人体宿主所没有的，但在进化上高度保守且结构恒定的分子结构，多为多糖、多核苷酸，如革兰阴性菌表面的脂多糖、革兰阳性菌的脂磷壁酸（lipoteichoicacid，LTA）、肽聚糖（peptidoglyca，PGN）等，是外源性的危险信号。DAMP 指机体自身受损后或坏死组织及某些活化的免疫细胞所释放的内源性分子，即内源性危险信号，如热休克蛋白、高迁移率组蛋白 B1 和尿酸性结晶等。

固有细胞表面、内体、溶酶体、细胞质中存在的一类可识别 PAMP 或 DAMP 的非克隆性分布的识别分子称为模式识别受体 (PRR)。根据 PRR 的功能可将其分为可溶型 PRR、细胞吞噬型 PRR 和信号转导型 PRR。可溶型 PRR 是可识别 PAMP/DAMP 的游离于体液中的效应分子，主要包括甘露糖结合凝集素、C- 反应蛋白和 LPS 结合蛋白。细胞吞噬型 PRR 是可识别 PAMP/DAMP 并介导吞噬病原体的膜效应分子，如清道夫受体、甘露糖受体、补体受体等。信号转导型 PRR 是可与病原体结合，并启动细胞内信号转导导致效应分子分泌和表达的受体，如 Toll 样受体（Toll-like receptor，TLR）。

#### （二）Toll 样受体

TLR 是参与固有免疫（天然免疫）的一类重要蛋白质分子，也是连接非特异性免疫和特异性免疫的桥梁。机体最强的抗原呈递细胞——树突状细胞可表达 TLR。借助 TLR 可识别 LPS、GpG-DNA、肽聚糖、脂蛋白及分枝杆菌的细胞壁成分等具有 PAMP 的分子，树突状细胞被活化而成熟后可提供获得性免疫的共刺激信号。

TLR 是一类跨膜受体，仅识别表达于病原微生物上的高度保守的结构。TLR 通过识别并结合相应的 PAMP，传递活化信号，诱导活化细胞表达一系列免疫效应分子，在免疫应答和炎症反应中发挥重要作用。目前，在哺乳动物及人类中已经发现的人 TLR 家族成员有 13 个。TLR 分布广泛，在各种免疫细胞中均有表达，同一细胞能表达多种 TLR，同一 TLR 可表达于不同细胞。TLR1、TLR2、TLR4、TLR5、TLR6、TLR10 和 TLR11 表达于细胞表面，主要识别病原体的膜成分；TLR3、TLR7、TLR8 和 TLR9 主要位于细胞的内体或内体溶酶体膜上，主要识别病毒核酸成分。

根据 PAMP 的种类可将 TLR 分为三类：①主要识别脂类的 PAMP，包括 TLR1、

笔记

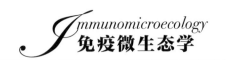

TLR2、TLR4 和 TLR6；②主要识别蛋白质的 PAMP，如 TLR5；③主要识别核酸类的 PAMP，包括 TLR3、TLR7、TLR8 和 TLR9（表 1-3-1-1）。

表 1-3-1-1　TLR 的分类、配体及功能

| | TLR | 配体 | 表达部位 | 功能 |
|---|---|---|---|---|
| 主要识别脂类的 PAMP | TLR1 | 分歧杆菌、细菌中的脂蛋白和三酰脂质肽 | | IL-8、TNF、iNOS 表达；GC 成熟；MUC2 分泌 |
| | TLR2 | 脂蛋白、脂多肽、脂壁酸、阿拉伯甘聚糖及酵母多糖 | 细胞表面，识别病原体的膜成分 | IL-8、TNF、iNOS 表达；MUC2 分泌；TFF3 分泌 |
| | TLR4 | 脂多糖、宿主坏死细胞释放的热休克蛋白 | | 产生 IL-12 p70，IFN-γ 介导蛋白（IP-10）及转录 IFN-β |
| | TLR6 | | | |
| 主要识别蛋白质的 PAMP | TLR5 | L 型细菌、铜绿假单胞菌、枯草芽孢杆菌和鼠伤寒沙门菌等的鞭毛蛋白 | 细胞表面，识别病原体的膜成分 | IL-8、TNF、iNOS 表达；CCK 分泌；MUC2 分泌；PC 脱颗粒 |
| 主要识别核酸类的 PAMP | TLR3 | 病毒复制的中间产物 | | 激活 NF-κB 和干扰素 IFN-β 前体 |
| | TLR7 | 咪喹啉家族低分子量的咪唑莫特、R-848 和 R-847 等 | 细胞的内体或内体溶酶体膜上 | |
| | TLR8 | | | 在细胞内涵体中起作用 |
| | TLR9 | CpG 岛非甲基化寡核苷酸 | | |

## 四、微生物区系塑造固有免疫

人体的固有免疫系统和特定区域的微生物之间存在相互依存关系，这两个系统相互影响，以协调整个有机体的生理。除了上述传统的固有免疫细胞外，新的证据表明以下细胞也在固有免疫系统中，发挥重要作用。

### （一）上皮细胞（epithelial cells）

虽然上皮细胞被公认不是固有免疫系统的细胞，但肠道上皮细胞配备了广泛的固有免疫受体。这些受体的表达和微生物识别的活性信号转导是肠道稳态的关键。上皮细胞特异性缺失这些受体会导致上皮屏障的破坏，从而破坏共栖细菌与肠固有层之间的空间分离，使组织容易发生自发性炎症。已经证明 TLR 信号通路成分参与上述信号传导，包括髓系分化初级反应蛋白 Myd88、TNF 受体相关因子 6（TRAF6）和 NF-κB 必需的调节因子（NEMO）。

含有 NOD 的蛋白质 2（NOD2）在小肠潘氏细胞中高表达，被微生物肽聚糖激活，

笔记

产生细胞反应，包括细胞因子的分泌、自噬的诱导、细胞内囊泡的转运、上皮再生和抗菌肽的产生，从而影响微生物的组成。上皮 NOD1 对 C-C 基序趋化因子 20（CCL20）介导的 TINE 和稳态细菌定植中分离的淋巴滤泡的产生都很重要。

上皮中的模式识别受体（PRRs）对消除致病性感染也很重要。炎症小体形成的 NLR 家族卡结构域蛋白 4（NLRC4）的上皮细胞表达，是鞭毛蛋白和细菌分泌系统的传感器，可促进感染的肠上皮细胞的排出，从而有助于消除肠道病原体。NLRC4 还保护宿主免受肠道癌变。上皮性 NLRC4 通过识别和移除损伤的细胞来保护上皮层。

综上所述，肠上皮细胞把微生物信号整合进宿主 – 微生物和谐界面中。这个界面包括黏液、抗菌肽和细胞代谢的动态调节。

### （二）髓系细胞（myeloid cells）

微生物区系在多器官，在细胞发生的不同时间点，影响宿主髓系细胞的发育和功能。在没有微生物的情况下，骨髓的髓系细胞发生减少，会导致全身细菌感染的清除延迟。髓系细胞生成水平与肠道微生物的复杂性相关，并根据存在于血清中 TLR 配体的水平进行调整。微生物产生的短链脂肪酸 SCFAs 也可驱动髓系细胞发生。微生物区系髓系细胞发生影响始于出生前。妊娠期间使用抗生素治疗的鼠的后代血液中中性粒细胞及其骨髓前体细胞减少，并且妊娠期微生物移植会增加新生小鼠肠道单核细胞数量。其次，微生物也会影响造血后髓系细胞的成熟。微生物产生 TLR 配体的持续存在驱动中性粒细胞的成熟、衰老。外周血嗜碱性粒细胞的数量同样也受微生物产生的 TLR 配体的影响。

除了影响循环系统中的髓系细胞外，微生物区系还会强烈影响组织内巨噬细胞的生物学特征。无菌小鼠的小神经胶质细胞、中枢神经系统的巨噬细胞，均显示形态学改变，这种表型改变部分是由短链脂肪酸 SCFAs 的缺乏导致的。在皮肤上，微生物影响着驻留皮肤的髓系细胞的组成和炎症潜能。在肺部，抗生素治疗会导致巨噬细胞由前列腺素 E2 介导的极化，增加过敏性气道炎症易感性。在肠道，微生物 SCFAs 可作为改变局部巨噬细胞基因表达谱的信号。这些微生物区系还能调节肠道中髓系细胞的转运。肠道微生物移植驱动着单核细胞持续地补充肠黏膜巨噬细胞。

共生微生物的存在，深刻地塑造了宿主的髓系细胞的特征，无论是在黏膜组织中，还是在系统中。微生物的代谢物在局部的浓度，以及系统水平，似乎通过 PRR 信号推动着髓系细胞的分化和功能。值得注意的是，这些微生物驱动的髓系细胞池的改变极大地影响了宿主对各种疾病的易感性，这些疾病包括感染、脓毒症、过敏、哮喘和移植抗宿主病。

### （三）固有淋巴样细胞（innate lymphoid cells，ILCs）

固有淋巴样细胞 ILCs 是最近发现的固有免疫系统的分支，通常在没有微生物的情况下发育正常。微生物区系的影响不仅限于固有免疫系统的髓系细胞，ILCs 的适当功能也依赖于共生微生物的定植，共生微生物似乎会影响组织特异性功能 ILCs 的成熟和获得。

ILC 家族由细胞毒性细胞（自然杀伤细胞）和非细胞毒性亚群（ILC1、ILC2 和 ILC3）组成。微生物对 ILCs 影响的研究多数都集中在 ILC3 上。ILC3 细胞在宿主 – 微生物相互作用中的重要性变得越来越明显，主要表现在当 ILCs 耗尽时（及由此导致不能产生 IL-22）会导致免疫系统失去对细菌在肠道生长的控制。微生物区系也影响 ILC3 与免疫系统的其他成分的相互反应。ILC3s 参与微生物抗原递呈，限制共生菌特异性 T 细胞反应，保持对共生细菌的免疫耐受。肠巨噬细胞参与微生物感知和产生 IL-1β，驱动 ILC3s 分泌粒细胞 – 巨噬细胞集落刺激因子（GM-CSF），它对于维持巨噬细胞功能和诱导口腔免疫耐受性是必需的。

此外，ILC3 细胞产生肿瘤坏死因子 -β（TNF-β）对 IGA 的产生和肠道微生物群稳态至关重要。微生物区系构建的 ILCs 可参与上皮细胞的信号传导，微生物诱导 ILC3s 产生的 IL-22 诱导肠道上皮细胞表达岩藻糖基转移酶 2 和表面蛋白的岩藻糖基化，这是宿主防御肠道病原体所必需的。

总体来讲，固有免疫系统的髓系和淋巴分支是由微生物塑造的，但其潜在机制不同。共生微生物定植的复杂性反映在循环 PRR 配体的数量和组织中微生物衍生代谢物的浓度上，这两者都在短期内调节髓系生成水平及系统抵抗炎症的能力。ILC 的发生可直接地预测微生物的定植情况，组织驻留的 ILCs 将整合来自微生物的信号，通过尚未完全理解的调节机制，在组织水平上微调节固有和适应性免疫反应。

### 五、固有免疫系统对微生物区系的作用

固有免疫系统可感知微生物代谢状态的信息，将信号传递给宿主，以适应组织水平的生理，并调整微生物的组成和功能。来自人类和小鼠的遗传证据表明，固有免疫系统随时间和个体之间的变化调节微生物组成。在几种小鼠固有免疫缺陷模型中已有微生物区系失调的报道，如缺乏基因 *NOD2*、*NLRP6* 或 *TLR5* 的模型小鼠。因此，固有免疫系统可以促进微生物区系有益成员的生长，并有助于维持稳定的微生物群落。在与肠道感染有关的饥饿过程中，脱落进入肠腔的岩藻糖基化蛋白是共生细菌的能量来源。因此，固有免疫系统资源可以调动起来以支持微生物生存。同样，在小肠结肠炎耶尔森菌感染后，需要 TLR1 信号维持微生物的组成。但是，模式识别受体 PRRs 似乎在抗生素治疗结束后的微生物区系发育中不发挥作用。然而，独立于 PRRs 的微生物区系的活动仍然有可能参与控制生态系统中灾难性事件后微生物定植的延续。

### 六、训练后固有免疫和固有免疫记忆

免疫记忆 (immune memory) 是获得性免疫系统的一个决定性特征，但固有免疫系统的激活也会导致对随后再触发的反应增强。这一过程被称为"训练免疫（trained immunity）"，这是一种事实上的固有免疫记忆（innate immune memory）。在过去的十年中，

研究证明了训练后的免疫对宿主防御的广泛好处，但也可能有免疫介导和慢性炎症性疾病的潜在有害作用。在这里，我们将"训练免疫"定义为一个生物学过程，并讨论先天刺激和表观遗传及代谢重新编程事件，这些事件决定了训练免疫的诱导（文末彩图 1-3-1-6 至彩图 1-3-1-9）。

而肠道微生物区系对先天免疫系统和适应性免疫系统的发育和功能有显著的调节作用。免疫记忆的属性长期以来被认为只与适应性免疫有关。最近的证据表明，记忆也存在于天然免疫细胞中，如单核细胞 / 巨噬细胞和自然杀伤细胞。这些细胞表现出模式识别受体（PRRs），识别微生物表达的微生物或病原体相关分子模式（MAPS 或 PAMPS）。PRRS 和 MAMPS 之间的相互作用是非常关键的，因为它触发了信号事件的序列和表观遗传重新分布，这不仅在调节固有细胞的激活和功能方面起着至关重要的作用，而且还能传递一种记忆反应的感觉。肠道微生物产物是微生物相关分子模式（MAPS）的来源，它结合了固有细胞，如单核 / 巨噬细胞和自然杀伤细胞上的模式识别受体（PRRs）。此外，这种细胞的激活伴随着表观遗传和代谢重编程，这导致在随后的致病性暴露时它们会增加细胞因子释放和增强免疫反应。此外，这些微生物配体通过血液循环到达骨髓，并对造血祖细胞进行条件调节，以诱导长期记忆性状，增强骨髓生成，从而在全身感染过程中获得有益的炎症反应（文末彩图 1-3-1-10 至彩图 1-3-1-11）。

# 第二节　适应性免疫的组成及特异性反应的机理

适应性免疫指机体在长期与外源性病原微生物接触过程中，识别特定病原微生物并发生活化、增殖、分化，最终将其清除体外的防御功能，仅针对该特定抗原（决定簇）发生反应，又称特异性免疫或获得性免疫，其具有特异性、多样性、记忆性和耐受性。

## 一、适应性免疫的组成

### （一）抗原提呈细胞对抗原的加工处理及提呈

1. 抗原提呈细胞概述

单核细胞、巨噬细胞和树突状细胞捕获抗原后，可将抗原信息传递给 T 淋巴细胞，该过程称之为抗原提呈（antigen presentation）。在免疫应答中能摄取、加工、处理抗原并提呈给抗原特异性淋巴细胞、启动免疫应答过程的细胞称之为抗原提呈细胞（antigen presenting cell，APC）。APC 最主要的特征是能处理摄入的蛋白质抗原和表达 MHC- Ⅱ 类分子，同时还表达协同刺激分子。APC 可分为专职性抗原提呈细胞、非专职性抗原提呈细胞和表达 MHC-Ⅰ类分子的靶细胞。专职性 APC 包括单核巨噬细胞、树突状细胞、B 细胞，其组成性表达 MHC-Ⅱ类分子和其他参与 T 细胞活化的共刺激分子，能主动摄取抗原并加工处理抗原将抗原提呈给 T 淋巴细胞。非专职性 APC，如内皮细胞、上皮细胞等，只有在一定条件下才能被诱导表达 MHC-Ⅱ类分子和共刺激分子，摄取、加工和提呈抗原的能力较专职性 APC 弱。在免疫应答的过程中，巨噬细胞是一种非常重要的抗原提呈细胞，外源性抗原物质通过吞噬、胞饮等方式被摄取到巨噬细胞中，在巨噬细胞中经过胞内酶的降解处理，形成许多具有抗原决定簇的抗原肽，随后这些抗原肽与 MHC-Ⅱ类分子结合形成抗原肽 MHC-Ⅱ类分子复合物，此复合物被提呈到细胞的表面供免疫活性细胞识别。

2. 抗原提呈的分类

抗原提呈于 T 细胞的识别有两类：MHC-Ⅰ类分子提呈的内源性抗原肽和 MHC-Ⅱ类分子提呈的外源性抗原肽，它们分别被 CD8$^+$T 细胞和 CD4$^+$T 细胞识别。外源性抗原（如病原微生物、异种蛋白等）由专职性 APC 通过吞噬、吞饮和受体介导的内吞作用经胞质包裹摄入胞内，称为内体，内体与溶酶体融合，抗原在溶酶体酶作用下，被降解成长度为 13 ～ 18 个氨基酸残基的免疫显性肽段，与 MHC-Ⅱ类分子结合表达在 APC 膜表面，提呈给 CD4$^+$T 细胞。内源性抗原是指肿瘤细胞、病毒感染细胞等自行合成的肿瘤抗原或病毒蛋白，靶细胞内合成的内源性抗原首先与泛素结合，打开空间结构，泛素化的蛋白由胞质进入蛋白酶体，在胞质蛋白酶体酶的作用下被降解成长度为 8 ～ 13 个氨基酸残基的免疫显性肽段，进入内质网，由宿主病毒感染细胞或肿瘤细胞等有核细胞加工处理后，与 MHC-Ⅰ类分子结合表达在其细胞膜表面提呈给 CD8$^+$T 细胞。

### （二）主要组织相容性复合体及人类白细胞抗原分子结构

1. 主要组织相容性复合体的分子结构

主要组织相容性复合体（major histocompatibility complex，MHC）是人和各种哺乳动物某一对染色体上某一特定区域呈高度多态性的基因群，其编码产物为主要组织相容性抗原分子，其表达于不同类型的细胞表面，不仅可引起强而快的排斥反应，而且与宿主的免疫应答和免疫调节有关。

依据其编码分子的结构、组织分布与功能差异，可分为 *MHC-Ⅰ类*、*MHC-Ⅱ类*、*MHC-Ⅲ类*基因，分别编码 MHC-Ⅰ类分子、MHC-Ⅱ类分子、MHC-Ⅲ类分子。其中，*MHC-Ⅰ类和 MHC-Ⅱ类*基因中还可分为经典与非经典 *MHC* 基因，经典的 *MHC* 基因编码的 MHC 分子主要参与抗原的加工与提呈，非经典的 *MHC* 基因和 *MHC-Ⅲ类*基因则参与免疫调节和炎症应答。关于 MHC 的发现、基因组成和功能的了解，多基于小鼠。从 20 世纪 30 年代起已确定小鼠的 MHC 位于第 17 号染色体上，称为 H2 复合体。H2 复合体由 K 区、D 区、L 区和 S 区组成，其中 L 区又分为 LA 和 LE 两个亚区，其基因编码产物称为 L 区相关抗原。

2. MHC 参与抗原提呈

MHC 最基本的生物学功能是参与抗原提呈，即将抗原肽提呈给 T 细胞识别，从而启动适应性免疫应答。此外，还可参与对免疫应答的遗传控制及 T 细胞在胸腺内的发育，也可引起器官移植的排斥反应。T 细胞必须与表达自身 MHC- Ⅰ 类、MHC- Ⅱ 类抗原的胸腺上皮细胞接触，才能分化成为具有免疫活性的 T 细胞。

MHC- Ⅰ 类和 MHC- Ⅱ 类可以分别将来源于不同细胞器的抗原肽提呈到感染细胞的表面，来源于细胞质的多肽与 MHC- Ⅰ 类分子结合并由 CD8$^+$T 细胞识别，而在小囊泡中产生的多肽则与 MHC- Ⅱ 类分子结合并由 CD4$^+$T 细胞识别，从而激活这两类功能性 T 细胞，并启动对这两类不同细胞器中病原体的杀伤作用。MHC-I 类分子位于细胞表面上，若该细胞遭受病毒感染，可将病毒外膜碎片的氨基酸链透过 MHC 提呈在细胞外侧，以供 CD8$^+$ T 细胞辨识和扑杀。MHC- Ⅱ 类分子只位于 APC 上，如巨噬细胞等。若组织中有细菌侵入，则由巨噬细胞进行吞噬，之后把细菌碎片利用 MHC 提呈给辅助 T 细胞，启动免疫反应。*MHC- Ⅲ 类基因*主要编码补体成分，如肿瘤坏死因子（TNF）、热休克蛋白 70（heat shock protein，HSP70）和 21 羟化酶基因（CYP21A 和 CYP21B）。此外，T 细胞对抗原的识别方式是通过分子复合物 MHC– 抗原肽 –TCR 进行的三元体识别，在识别的过程中需要辅助受体 CD4/CD8–MHC- Ⅱ /MHC- Ⅰ 的帮助，但辅助受体本身作为第一信号不能完全承担辅助作用，还需要第二信号协同刺激分子与多种黏附分子来共同参与。

3. 人类白细胞抗原的分子构成

人的 MHC 首先发现于外周血白细胞，称为人类白细胞抗原（human leukocyte antigen，HLA）。HLA 位于第 6 染色体的短臂 q21.31-q21.32 上，长约 3600 kb。根据编码分子的特性不同，可将整个复合体的基因分成三类：*HLA Ⅰ 类*、*HLA Ⅱ 类*和 *HLA Ⅲ 类*基因。

*HLA Ⅰ 类*基因区位于 6 号染色体着丝点的远端，该基因区含数十个基因座位：*HLA-A*、*HLA-B*、*HLA-C* 为经典的 *HLA Ⅰ 类*基因，编码经典的 HLA Ⅰ 类分子的重链，主要参与提呈内源性抗原；*HLA-E*、*HLA-F*、*HLA-G*、*HLA-H*、*HLA-K* 和 *HLA-L* 为非经典的 *HLA Ⅰ 类*基因，HLA-E 和 HLA-G 编码的蛋白分子可被 NK 细胞识别，与免疫调控有关；还有 MHC- Ⅰ 类相关链（MHC class Ⅰ related chain，MIC），包括 *MICA*、*MICB*、*MICC*、*MICD* 和 *MICE*，其中 *MICA* 和 *MICB* 基因表达功能蛋白，并呈现多态性。

*HLA Ⅱ 类*基因区位于着丝点的近端，该基因区也包含数十个基因座位，是结构最为复杂的一个区，主要由 HLA-DR、DQ、DP 三个亚区构成，为经典的 *HLA Ⅱ 类*基因。每个亚区又有若干个位点，DR 区包括 *DRA* 和 *DRB1-DRB9* 基因，DQ 区由若干个 *DQA* 和 *DQB* 基因构成，DP 区包括 *DPA* 和 *DPB* 基因。此外，还包括非经典的 *MHC- Ⅱ 类*基因（如 *DM、DO*，其编码产物能够调节抗原肽与 *MHC Ⅱ 类*基因分子的结合）及 LMP 和抗原转

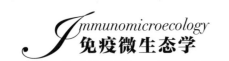
运肽（transporter of antigen peptide，TAP），其中 LMP 可参与内源性抗原的降解，TAP 可参与内源性抗原肽的转运。

*HLA* Ⅲ类基因区介于 *HLA* Ⅰ类基因和 *HLA* Ⅱ类基因之间，为基因分布密度最为集中的区域，含有编码补体成分和其他血清蛋白的基因，如 C2、C4、B 因子及 TNF、HSP70 和 CYP21。

4. 人类白细胞抗原的表达

HLA 复合体是人体最复杂的基因系统之一，呈现高度的多态性，其最根本的原因是 HLA 复合体中，大多数有功能的 HLA 经典基因位点为复等位基因。此外，HLA 还具有单体型遗传、共显性遗传和连锁不平衡的特征。HLA Ⅰ类分子广泛表达于体内各种有核细胞及血小板、网织红细胞表面，但在神经细胞、成熟的红细胞和滋养层细胞表面不表达，向 CD8$^+$T 细胞提呈内源性抗原，赋予免疫应答Ⅰ类 MHC 限制性。HLA Ⅱ类分子是由 α 链与 β 链非共价连接组成的跨膜异源二聚体，均具有多态性。HLA Ⅱ类分子分布局限，主要表达于免疫细胞表面，如 B 细胞、单核细胞、巨噬细胞、树突状细胞和活化的 T 细胞等，向 CD4$^+$T 细胞提呈外源性抗原，赋予免疫应答Ⅱ类 MHC 限制性。

（三）特异性 T 细胞的免疫应答

1. T 细胞发育成熟过程

骨髓中的淋巴样祖细胞必须进入胸腺，经历一系列分化过程才能发育为成熟的 T 细胞。T 淋巴细胞来源于骨髓淋巴样祖细胞分化发育的早期 T 细胞前体，早期 T 细胞前体进入胸腺皮质后至离开胸腺前，称为胸腺细胞。胸腺细胞发育成为成熟 T 细胞才可进入外周血液和外周淋巴组织。

T 细胞的发育依赖于胸腺的存在，未成熟的胸腺细胞进入皮质区域，在那里获得 T 细胞谱系发育倾向。早期胸腺细胞位于胸腺浅皮质区，不表达 CD4 和 CD8 分子，为双阴性细胞（double negative cell，DN）。随着胸腺细胞向皮质深层迁移，发生 TCR 基因随机重排和表达，并同时表达 TCR 的辅助受体 CD4 和 CD8，即为 CD4$^+$CD8$^+$ 双阳性细胞（double positive cell，DP），也称为前 T 细胞，其与 cTECs 的相互作用介导阳性选择。在此阶段中，每个胸腺细胞会发生 TCR 的 V 区基因重排，进而使每个胸腺细胞克隆表达其特有的 TCR。阳性选择由胸腺基质细胞所介导，若 DP 细胞表达的 TCR 能以适当亲和力与胸腺基质细胞表面表达的抗原肽 -MHC 分子结合，则保留下来继续分化成单阳性细胞。如果 DP 细胞被基质细胞表面 MHC- Ⅰ类 - 抗原肽复合物所选择，则 DP 细胞表达 CD8 的水平升高，CD4 表达水平下降直至丢失；如果 DP 细胞被基质细胞表面 MHC- Ⅱ类 - 抗原肽复合物所选择，则发育中的 DP 细胞将维持 CD4 的表达，CD8 表达水平下降直至丢失。经过阳性选择的胸腺细胞为 CD4$^+$CD8$^-$ 或 CD4$^-$CD8$^+$ 的单阳性细胞（single positive cell，SP）。表达对自身 MHC 分子具有高或低亲和力 TCR 的胸腺细胞则在胸腺皮质区发生凋亡而被清

笔记

除。只有约 5% 的 DP 细胞经阳性选择存活下来。阳性选择使成熟的 T 细胞能够识别自身 MHC 分子提呈的抗原肽，并使 T 细胞获得了抗原识别的 MHC 限制性。

经历阳性选择的胸腺细胞还必须通过阴性选择才能发育为成熟的可识别外来抗原的 T 细胞。阴性选择发生在胸腺髓质部分，胸腺髓质上皮细胞（medullary thymic epithelial cell，mTEC）的 DC 细胞和巨噬细胞高表达 MHC，这些 MHC 分子与自身抗原肽结合，在自身免疫调节因子的作用下形成外周组织特异性抗原，若通过阳性选择后的胸腺细胞能以高亲和力与之结合，则 T 细胞将发生程序性死亡或变为失能；只有与自身抗原呈中、低亲和力及不能识别自身抗原的胸腺细胞克隆被留下，进一步分化发育为成熟 T 细胞。存活的 SP 胸腺细胞作为成熟 T 细胞离开胸腺进入外周。因此，阴性选择确保了自身反应性 T 细胞克隆的清除，使胸腺细胞获得了对自身抗原的耐受性。

经过胸腺内发育后，T 细胞获得两个功能特征：①具有 MHC 限制性识别外来抗原的能力；②对自身 MHC- 抗原肽的低亲和力（天然免疫耐受性）。成熟 T 细胞的发育过程也是中枢免疫耐受的完成过程。只有具有免疫功能的成熟 T 细胞才能在抗原刺激下，发生活化增殖，进一步分化为效应性 T 细胞和记忆性 T 细胞。

2. T 淋巴细胞的表面分子标志及作用

T 细胞表面标志是指表达于 T 细胞表面的膜蛋白，是 T 细胞识别抗原、与其他免疫细胞相互作用及产生免疫应答的物质基础。T 细胞在其成熟过程中可形成许多重要的表面标志分子（受体和配体），不同亚群、不同分化阶段和不同功能状态的 T 细胞的表面分子标志存在差异，因此表面标志可作为鉴别和分离 T 细胞的依据。其中，最主要是 T 细胞抗原受体和 CD 分子。

（1）T 细胞抗原受体

T 细胞抗原受体（T cell receptor，TCR）负责识别由 MHC 所呈递的抗原，是 T 细胞特异性识别和结合抗原肽 -MHC 分子的分子结构。与 B 细胞受体不同，TCR 只能识别 APC 膜表面抗原肽 -MHC 分子复合物，不能直接识别天然状态的抗原分子。通常情况下，T 细胞受体与抗原间拥有较低的亲和力，因而同一抗原可能被不同的 T 细胞受体所识别，某一受体也可能识别许多种抗原。

T 细胞受体是由 α 亚基、β 亚基或 γ 亚基、δ 亚基两条肽链以二硫键连接组成的异源二聚体。95% 的 T 细胞抗原受体由 α 亚基和 β 亚基构成，另外 5% 的受体由 γ 亚基和 δ 亚基构成。这个比例会因为个体发育或是疾病而变化。每一个亚基都含有两个细胞外的结构域：可变区与恒定区。这些结构域属于免疫球蛋白超家族，由反向平行的 β 折叠所构成。恒定区靠近细胞膜，连接着跨膜区和胞内的末端，而可变区负责识别多肽 /MHC 复合体。每个亚基的可变区都包含三个高度易变的互补决定区（complementarity deter mining regions，CDR）。

T 细胞受体的抗原结合位极为多样，产生这种多样性的机理主要是免疫球蛋白基因的 V（D）J 重组。编码免疫球蛋白的基因位点由许多基因片段构成，包括可变段（V）、连接段（J）及之间可能存在的多样段（D）。α 和 γ 亚基由 VJ 重排产生，β 和 δ 亚基则由 VDJ 重排产生。不同基因片段之间的随机重排以及重排过程中的随机插入极大地丰富了 T 细胞受体的多样性，使 TCR 的群体数目高达 $10^{15} \sim 10^{18}$，构成容量庞大的 TCR 库。

T 细胞受体与特异抗原的结合需要协同受体同时结合到 MHC 分子上加以强化。总共有两种不同的 T 细胞协同受体：①辅助型 T 细胞表面的 CD4 分子，负责识别 MHC- Ⅱ；② 细胞毒性 T 细胞（cytotoxic T lymphocyte，CTL）表面的 CD8 分子，负责识别 MHC- Ⅰ。协同受体不仅提高了 T 细胞受体在功能上的特异性，而且延长了 T 细胞与抗原呈递细胞的作用时间。

（2）CD 分子

T 细胞表面表达多种 CD 分子，如 CD3、CD4、CD8、CD28、CTLA-4、CD2、CD45、CD40L（CD154）、CD152 等，在 T 细胞识别、活化及与其他免疫细胞相互作用中发挥重要作用，也是区分和鉴定 T 细胞亚群的主要工具。

CD3：CD3 分子是由 γ、δ、ε、ζ 和 η 五种肽链组成的六聚体，分布于所有成熟 T 细胞和部分胸腺细胞表面，共同完成将 TCR 接受的抗原刺激信号向细胞内传递的功能，也可促进 T 细胞的活化。CD4 分子是单链跨膜糖蛋白，在外周血和淋巴器官中，其主要为辅助 T 细胞（helper T cell，Th）。

CD4：CD4 分子可增加 TCR 对 MHC- Ⅱ类分子递呈的抗原的敏感性，促进 TCR 识别抗原后的 TCR-CD3 复合体介导的信号转导作用。此外，CD4 分子还可作为人类免疫缺陷病毒（human immunodeficiency virus，HIV）的受体，导致获得性免疫缺陷综合征的发生。

CD8：CD8 分子是由 α 链和 β 链通过二硫键组成的异源二聚体。在外周血中，其主要为细胞毒 T 细胞（cytotoxic T cell，Tc）。CD8 分子与 MHC- Ⅰ类分子的 α3 功能区结合，可增加 TCRαβ 对 MHC- Ⅰ类分子递呈的抗原的敏感性，促进 TCR 识别抗原后的 TCR-CD3 复合体介导的信号转导作用。CD4 分子和 CD8 分子是跨膜糖蛋白分子，他们分别能与 MHC- Ⅱ类和 MHC- Ⅰ类分子结合，增强 T 细胞与 APC 或 Tc 与靶细胞的相互作用并辅助 TCR 识别、结合抗原，故被称作 TCR 的共受体。

CD28 和 CTLA-4：CD28 和 CTLA-4 均是借二硫键连接的同源二聚体膜分子，都属于 IgSF 家族。两种分子高度同源，由密切连锁的基因编码，配体都是 B7 分子，B7 主要表达于 APC 表面。CD28 分子主要表达于人外周 T 细胞，几乎所有的 CD4$^+$T 细胞和 50% 的 CD8$^+$T 细胞表达 CD28 分子；CTLA-4 分子表达于活化 T 细胞。CD28 分子与表达在 APC 上的 B7 分子结合，为初始 T 细胞提供协同刺激信号，促使 T 细胞活化和增殖；CTLA-4 分子同 B7 分子结合提供抑制信号给活化 T 细胞，从而避免 T 细胞的过度激活。

CD2：又称淋巴细胞功能相关抗原 2 或绵羊红细胞受体，由单一肽链构成，表达于成熟 T 细胞、双阳性胸腺细胞、部分双阴性胸腺细胞及 NK 细胞表面。在活化的 T 细胞，其表达水平升高，配体为 LFA-3（CD58 分子）。CD2 分子可介导 T 细胞与抗原递呈细胞间的黏附作用，刺激 T 细胞的非特异性活化并参与胸腺细胞的发育成熟。

CD40L：又称 gp39 分子，是分子量为 33 kD 的 II 型跨膜糖蛋白，主要表达于活化 T 细胞表面。CD40L 同 APC 表面的 CD40 结合，可传递信号给活化 T 细胞，使其进一步增殖；T 细胞表面的 CD40L 与 B 细胞表面的 CD40 相互作用可使 B 细胞从合成 IgM 转换向合成其他同种型免疫球蛋白，如 IgE。

CD45：是单链跨膜蛋白分子，又称白细胞共同抗原（leukocyte common antigen，LCA），在所有白细胞上均有表达。用特异性单抗可将 CD45 异构型区分为 CD45RA、CD45RB、CD45RC 及 CD45RO 等，CD45RA 分子主要表达在初始 T 细胞上，而 CD45RO 表达于活化或记忆 T 细胞。CD45 分子通过与其他表面分子作用，调节白细胞的信号转导。

根据 TCR 双肽链的不同，可将 T 细胞分为 αβT 细胞和 γδT 细胞，成熟的 αβT 细胞多是 $CD4^+$T 细胞或 $CD8^+$T 细胞，是参与适应性免疫应答的 T 细胞，而 γδT 细胞多是 $CD4^-CD8^-$ 双阴性 T 细胞。根据 αβT 细胞的功能特征，又可将 T 细胞分为辅助性 T 细胞（Th 细胞，主要为 $CD4^+$T 细胞）、细胞毒性 T 细胞（Tc 细胞，主要为 $CD8^+$T 细胞）及调节性 T 细胞。根据 Th 细胞所产生细胞因子种类和介导免疫效应的不同，Th 细胞又可分为 Th1 细胞、Th2 细胞、Th17 细胞和 Tfh 细胞，这些细胞均来自 Th0 细胞。其中，局部微环境中 IFN-γ 和 IL-12 是促进 Th0 向 Th1 分化的关键因子，Th1 细胞主要分泌 IL-2、IL-12、IFN-γ 和 TNF-α 等，参与细胞免疫及迟发性超敏性炎症反应。局部微环境中 IL-4 是诱导 Th2 细胞分泌的关键分子，Th2 主要分泌 IL-4、IL-5、IL-6、IL-13 和 IL-25，可辅助 B 细胞的增殖并产生抗体，与体液免疫应答有关。Th17 细胞可特异性高分泌 IL-17，具有促炎症作用，诱导促炎性细胞因子、趋化因子和基质金属蛋白酶的表达，参与自身免疫和炎症反应，导致组织细胞的浸润和组织破坏，在感染和自身免疫性疾病的发生、发展中发挥重要作用。调节性 T 细胞是不同于 Th1 和 Th2 的、具有免疫调节功能的 T 细胞群体，具有免疫抑制功能。根据其表面标志，可分为 $CD4^+CD25^+$Treg 细胞、Tr1 和 Tr3 等亚型。$CD4^+CD25^+$Treg 细胞组成性高表达 CD25 分子和转录因子 Foxp3，具有免疫无能和免疫抑制两大功能。Tr1 和 Tr3 为诱导型 Treg 细胞，在诱导免疫耐受中起重要作用。此外，根据 T 细胞对抗原应答的阶段，又可将 T 细胞分为初始 T 细胞、效应 T 细胞和记忆 T 细胞。

（3）其他表面分子

T 细胞还可表达丝裂原受体、MHC 分子、细胞因子受体等表面分子。几乎所有的 T 细胞均表达 MHC-I 类分子，T 细胞有丝裂原受体可介导多克隆淋巴细胞的活化。多种细胞因子可参与 T 细胞的活化、增殖和分化，并通过与 T 细胞表面相应受体的结合发挥作用。

根据其参与成分和功能，适应性免疫应答可分为两种类型：体液免疫和细胞免疫。抗体是 B 细胞合成和分泌的免疫效应分子，存在于血液和黏膜分泌液中，可特异性识别病原微生物并与之结合，介导体液免疫应答。体液免疫主要发挥抗细胞外微生物感染及中和其毒素的防御功能。细胞内微生物可在吞噬细胞和其他宿主细胞内生存和繁殖，抗体不能与之结合，T 细胞可在抗原刺激下，发生活化、增殖及分化，形成效应 T 细胞，介导细胞免疫应答。

## 二、抗体介导的免疫应答和细胞介导的免疫应答

### （ ）抗体介导的体液免疫反应

成熟 B 细胞离开骨髓后进入外周，经抗原刺激后，可活化、增殖、分化为浆细胞，通过分泌抗体发挥免疫效应。由于抗体存在于体液中，故将 B 细胞介导的免疫应答称为体液免疫应答。其免疫应答过程因抗原种类不同而异：TD 抗原刺激 B 细胞产生的抗体依赖 Th 细胞的辅助；TI 抗原刺激 B 细胞产生的抗体，无须 Th 细胞辅助，可直接产生应答。

1. TD 抗原刺激 B 细胞的免疫应答

B 细胞对 TD 抗原的免疫应答分为三个阶段：识别抗原；B 细胞活化、增殖与分化；产生抗体并发挥免疫效应。B 细胞通过 BCR 识别抗原，BCR 不仅能识别蛋白质抗原，还能识别多肽、核酸、多糖类、脂类、小分子化合物抗原，还可特异性地识别完整抗原的天然构象或识别抗原降解所暴露的表位的空间构象。B 细胞识别抗原无须经 APC 的加工处理，无 MHC 限制性。

（1）B 细胞活化的第一信号

BCR 与抗原表位特异性结合，为 B 细胞的启动提供了第一活化信号，经由 Ig $\alpha$ /Ig $\beta$ 传导入胞内，其具体机制为：Ig $\alpha$ /Ig $\beta$ 的胞浆区存在 ITAM 基序，BCR 识别并结合抗原可导致 BCR 交联，使 ITAM 模体中酪氨酸磷酸化，募集并活化 Syk，活化细胞内信号转导的级联反应，经 PKC、MAPK、钙调蛋白三条途径激活转录因子，参与并调控 B 细胞的激活、增殖及相关基因的表达。此外，B 细胞表面的 CD19、CD21、CD81、CD225 以非共价键组合的形式构成了 B 细胞活化的共受体，BCR 与抗原的结合，促使 BCR 与共受体复合物交联，从而激活 CD19 胞内的酪氨酸残基，通过一系列级联反应，加强信号转导，使 B 细胞激活和增殖。B 细胞共受体可增强 B 细胞对抗原刺激的敏感性和其协助第一信号跨膜转导作用，B 细胞共受体可使 B 细胞活化信号增强 $10^3 \sim 10^4$ 倍。

（2）B 细胞活化的第二信号

B 细胞活化的第二信号主要由黏附分子对的相互作用所提供，最重要的是 CD40、CD40L。表达于 B 细胞表面的 CD40 与表达于活化的 Th 细胞的 CD40L 结合后可诱导静止期 B 细胞进入细胞的增殖周期，CD40 与 CD40L 结合也可导致 B 细胞表面 CD40 分子募

集，进一步启动经 CD40 的信号转导途径。B 细胞对 TD 抗原的应答必须有 Th 细胞的辅助，活化的 Th 细胞可以提供 B 细胞活化的第二信号，且 Th1 细胞分泌的 IL-2 和 IFN-γ，Th2 细胞分泌的 IL-4、IL-5 及 IL-6 等细胞因子也可协助 B 细胞的进一步分化。此外，通过 B 细胞表面 CD40 转导的信号也可上调 B 细胞 CD80、CD86 的表达，从而进一步刺激 T 细胞的活化。

（3）B 细胞的增殖分化

B 细胞的增殖和分化需 Th 细胞的辅助，一部分 B 细胞迁移至淋巴组织髓质，增殖分化成寿命仅有两周、可产生抗体的浆细胞，在机体抗感染免疫中发挥即刻防御效应；另一部分 B 细胞迁移至初级淋巴滤泡，继续增殖并形成刺激淋巴滤泡，即生发中心，在慢性感染或再次感染中可提供更有效的防御作用。生发中心是 B 细胞的增殖、分化成熟的场所，B 细胞在生发中心分化成熟。在外周淋巴器官的 T 细胞区激活的部分 B 细胞进入初级淋巴滤泡，分裂增殖，形成生发中心。成熟的生发中心分为明区、暗区和边缘区三部分，分裂增殖的 B 细胞称为生发中心母细胞，其紧密聚集于生发中心暗区，母细胞分裂增殖产生的子代细胞体积小，称为生发中心细胞。生发中心细胞与 Tfh 和滤泡树突状细胞（follicular dendritic cell，FDC）共同构成生发中心明区。生发中心内滤泡树突状细胞表面高表达 CD21 分子，抗原 – 抗体复合物可通过 C3d 与 CD21 分子结合，附着在 FDC 树突上，或与 FDC 树突上的 Fc 受体结合，聚集在一起，形成串珠样小体。串珠样小体可持续向 B 细胞提供抗原信号，B 细胞也可内化串珠样小体并加工提呈给 Th 细胞，使 Th 细胞激活，活化的 Th 细胞又通过其表面 CD40L 及分泌的细胞因子辅助 B 细胞的增殖及分化。在生发中心内的绝大多数 B 细胞发生凋亡，只有一小部分 B 细胞经历克隆增殖、体细胞高突变和 Ig 亲和力成熟、Ig 类别转换等过程最终分化为浆细胞及记忆细胞。Ig 抗体转换可为抗体发挥不同功能创造条件。离开生发中心后大部分浆细胞进入骨髓，并持续产生抗体，少部分进入红髓和淋巴结髓索。记忆 B 细胞不产生抗体，其特异性表面标志为 CD27，但再次遇同一抗原时可迅速活化产生大量高亲和力的特异性抗体。

2. TI 抗原刺激 B 细胞的免疫应答

某些抗原，如细菌多糖、多聚蛋白质及脂多糖，能激活初始 B 细胞从而刺激抗体分泌，而无须 Th 细胞的辅助，这类抗原称为胸腺非依赖性抗原（thymic non-dependent antigen，TI-Ag）。TI 抗原包括 TI-1 和 TI-2 两类。TI-1 抗原又称 B 细胞丝裂原，主要是细菌胞壁成分。高剂量 TI-1 抗原经丝裂原受体与 B 细胞结合，可非特异性激活非克隆 B 细胞，诱导其增殖和分化。低剂量的 TI-1 抗原的丝裂原和特异性抗原表位分别与其受体结合，激活表达特异性 BCR 的 B 细胞。此类免疫应答在抵御某些胞外病原体感染中发挥重要作用。TI-2，如细菌荚膜多糖，有高度重复性抗原表位，此类抗原仅能激活成熟 B 细胞，主要是 B1 细胞。TI-2 抗原通过高度重复的抗原表位使 B 细胞的 mIg 广泛交联而直接激活 B1 细胞，

笔记

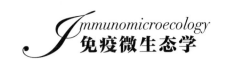

但过度交联使成熟 B 细胞产生耐受。B 细胞对 TI-2 抗原的应答对抵御某些病原体具有重要的生物学意义，为机体提供了抗某些病原体的快速反应。

### （二）细胞介导的细胞免疫反应

T 细胞在抗原刺激下，发生活化、增殖及分化，形成效应性 T 细胞，发挥效应作用的过程称为细胞介导的细胞免疫反应。抗原识别所致的 T 淋巴细胞特异性应答是一个连续过程。来源于骨髓的淋巴干细胞由胸腺发育成熟迁移至外周淋巴组织或器官后尚未与特异性抗原接触的这种成熟 T 细胞称为初始 T 细胞，处于生长周期的 G0 期，呈现静息状态，故又称静息 T 细胞。初始 T 细胞通过其表面的 TCR 与 APC 表面的抗原肽 -MHC 分子复合物特异性结合，在抗原刺激下，活化、增殖分化为效应 T 细胞和记忆 T 细胞，产生清除病原微生物等抗原的免疫应答效应。

1. T 细胞对抗原的识别

初始 T 细胞膜表面 TCR 与 APC 表面抗原肽 -MHC 分子复合物特异性结合的过程即为抗原识别。T 细胞表面的黏附分子与 APC 表面相应配体相互作用使二者紧密结合而形成的一个结构称为免疫突触。该结构以 TCR-MHC- 抗原肽三元结构为簇状中心，周围环形分布着黏附分子，这种结构提高了 TCR 与抗原肽 -MHC 分子复合物结合的亲和力，从而启动了 T 细胞的抗原识别与活化。免疫突触是 T 细胞抗原识别的结构基础，其黏附分子相互作用与 T 细胞的抗原识别、迁移、活化与功能发挥密切相关。研究表明，只有形成免疫突触的 T 细胞才能发生增殖。双重识别确保 T 细胞识别抗原的抗原特异性和 MHC 限制性，这是 T 细胞识别抗原的重要特征，抗原特异性决定了免疫应答的特异性，MHC 限制性决定了抗原识别与应答的类型。T 细胞表面 CD4 和 CD8 分子是 TCR 识别抗原的共受体，在 T 细胞与 APC 特异结合中，CD4$^+$T 细胞识别 MHC- Ⅱ类分子的 Ig 样区，针对细菌感染，通过细胞因子的产生与分泌，发挥 Th 细胞的功能，CD8$^+$T 细胞识别 MHC- Ⅰ类分子 α 链的 α3 区，针对病毒感染产生细胞毒效应，发挥 CTL 细胞的功能。

2. T 细胞活化的两个信号

初始 T 细胞的完全活化有赖于双信号的共同刺激。第一信号来自于 APC 表面的 MHC- 抗原肽复合物与 TCR 的相互作用和结合，该信号可确保免疫应答的特异性；第二信号为微生物产物或固有免疫针对微生物的应答成分，即协同刺激分子（如 CD28/B7、LFA-1/ICAM-1、CD2/LFA-3 等），该信号可确保免疫应答在需要的条件下才得以发生。其中，CD28/B7 是重要的协同刺激分子，其可促进 IL-2 基因转录和稳定 IL-2 mRNA，从而促进 IL-2 合成。正常组织及静止的 APC 不表达或低表达协同刺激分子（T 细胞只有第一信号，缺乏第二信号），可导致 T 细胞失能，使 T 细胞处于无应答状态，有利于维持自身免疫耐受。T 细胞表面的 TCR 与 CD3 分子构成的复合物及辅助受体 CD4、CD8、CD45 等膜分子发生聚集，活化 CD3 分子胞质区蛋白酪氨酸激酶（protein tyrosine kinase,

笔记

PTK），从而启动ZAP-70的活化和信号转导。适配蛋白的募集和活化可迅速聚集信号分子，从而加速酶促级联反应。T细胞活化信号转导以钙 – 钙调磷酸酶、蛋白激酶C和RAS-MAPK激酶三条信号途径为主。钙和蛋白激酶C介导的信号途径是以活化磷脂酶C为始动环节，通过其活化产物三磷酸肌醇和甘油二酯分别启动不同级联反应，活化钙调磷酸酶或蛋白激酶C，继而活化转录因子。钙调磷酸酶主要可激活T细胞核因子（NF-AT），促使其发生核转位从而调控基因的表达，蛋白激酶C使转录因子NF-κB活化，促进基因表达。RAS-MAPK途径可使核内转录因子活化，其中，最重要的转录因子即AP-1，AP-1与NF-AT、NF-κB共同作用于细胞染色体基因，启动新的基因转录表达，从而使T细胞的增殖、分化，发挥细胞效应。

3. T细胞活化的表现形式

细胞因子分泌是T细胞活化的主要表现形式。多种细胞因子可参与T细胞的增殖和分化过程，其中最重要的是IL-2。IL-2与IL-2受体结合发挥T细胞生长因子的作用。IL-2受体由α、β、γ链组成，静止T细胞只表达中等亲和力的IL-2受体（βγ二聚体），激活的T细胞可表达高亲和力的IL-2受体（αβγ三聚体）并分泌IL-2，故IL-2可选择性促进经抗原活化的T细胞的增殖。此外，IL-4、IL-6、IL-7、IL-12、IL-15、IL-18等细胞因子也在T细胞的增殖和分化中发挥重要作用。

伴随T细胞的增殖，初始CD4$^+$T细胞被活化后可分化为Th0细胞，Th0细胞最终可分化为Th1、Th2、Tfh、Th17和Treg细胞。CD4$^+$T细胞分化为Th1还是Th2细胞，取决于免疫应答早期存在的刺激因素，其中抗原性质和细胞因子类型尤为关键。Th1分化途径基于机体对感染或活化巨噬细胞和活化NK细胞的微生物应答的需求，局部微环境中IL-12可结合于Th0表面的IL-12受体，活化转录因子STAT4，从而促进Th0向Th1细胞的分化。此外，IFN-γ可刺激巨噬细胞产生IL-12来促进Th1分化。Th2分化出现在对寄生虫和应变原的应答之中，通常不伴随固有免疫应答和巨噬细胞活化，IL-4可活化转录因子STAT6，从而促进Th0向Th2细胞分化，主要介导体液免疫应答。Th0细胞在IL-6、TGF-β和IL-23作用下可分化为Th17细胞，主要产生IL-17、IL-22、IL-21等细胞因子，在机体感染早期募集中性粒细胞过程中发挥重要作用。IL-10、TGF-β等有利于Treg细胞的产生，对调节炎症反应并维持免疫耐受具有重要作用。CD8$^+$T细胞分化成细胞毒T淋巴细胞的过程实质是膜结合型细胞质颗粒的发育过程。这些颗粒包含穿孔素和颗粒酶，可杀伤靶细胞。在抗原刺激下部分初始T细胞可分化为TCR结构相对均一且有记忆能力的T细胞，称为记忆T细胞。记忆T细胞与初始T细胞表达不同的CD45异构体，记忆T细胞为CD45RA$^-$CD45RO$^+$，初始T细胞为CD45RA$^+$CD45RO$^-$。长寿命、功能静息的记忆T细胞的分化为启动快速而强烈的再次免疫应答提供了物质基础。根据CD45RO和CD62L的表达，记忆T细胞可分为中心记忆T细胞（central memory T cell）和效应记忆T细胞。

笔记

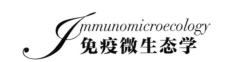

中心记忆 T 细胞表型为 CD45RO⁺CD62L⁺，可归巢到淋巴结，当受到抗原刺激时，可迅速增殖并产生大量效应细胞。效应记忆 T 细胞表型为 CD45RO⁺CD62L⁻，可归巢到外周组织，当受到抗原刺激时，可分泌 IFN-γ 等细胞因子发挥效应。

4. 效应 T 细胞应答

活化的巨噬细胞才可清除、吞噬微生物。Th1 和 CD8⁺ 效应 T 细胞通过分泌细胞因子 IFN-γ 和表达 CD40L 来触发巨噬细胞的杀伤活性。抗原活化的 Th1 和 CD8⁺ 效应 T 细胞表面表达 CD40L，并可产生大量 IFN-γ，IFN-γ 可激活转录因子 STAT-1 和 IRF-1，诱导巨噬细胞活化。CD40L 与巨噬细胞表面 CD40 结合触发细胞活化信号的转导，活化转录因子 NF κB。Th1 也可通过产生 IL-3 和 GM-CSF 促进骨髓造血干细胞分化为新的巨噬细胞。此外，Th1 细胞可分泌 IL-12 等细胞因子，促进 T 细胞及 NK 细胞的活化与增殖，放大免疫效应。Th2 细胞可分泌 IL-4、IL-5 和 IL-13 诱导 B 细胞产生抗体，继而介导由嗜酸性粒细胞和肥大细胞参与炎症反应，消灭感染的寄生虫和介导过敏反应。Th17 主要产生 IL-17、IL-6、IL-22、IL-21 和 TNF-α 等多种细胞因子，可募集和激活中性粒细胞并参与其增殖分化从而介导炎症反应，参与自身免疫性疾病的发生和发展。CD8⁺CTL 杀伤体内感染和恶变的靶细胞。CTL 的杀伤效应具有高度特异性和细胞接触依赖性，功能性 CTL 只杀伤 MHC-Ⅰ类分子携带特异性抗原肽的靶细胞。CTL 经抗原识别发挥接触性细胞毒效应，通过细胞毒颗粒释放、诱导靶细胞凋亡等机制杀伤靶细胞。其中，穿孔素和颗粒酶是杀伤靶细胞的两个最重要的颗粒蛋白。穿孔素可在高浓度钙离子存在下导致细胞裂解。颗粒酶可通过激活半胱氨酸蛋白酶 CPP-32 而介导靶细胞凋亡。此外，激活的 CTL 可表达膜型 FasL 并产生可溶性 FasL 与靶细胞表面的受体 Fas 结合，启动 caspase 信号转导途径，诱导细胞凋亡。当抗原为效应细胞所清除后，T 细胞应答水平下降至静息状态，其主要机制是大量抗原活化的 T 细胞死于细胞凋亡。

### 三、主动免疫和被动免疫

人体的免疫系统在防止各种微生物，如细菌、病毒、真菌、寄生虫，入侵和危害方面起着至关重要的作用。在这个过程中涉及许多层次的保护。物理屏障，如皮肤、黏膜和胃肠道（gastrointestinal tract，GI）的酸性环境提供了最初的防御。如果这些都失败了，固有或非特异性免疫系统就会做出反应，包括释放细胞因子、补体和趋化因子，以及中性粒细胞和巨噬细胞来消灭入侵的病原体。当这还不够时，抗原特异性或适应性免疫应答就会启动，根据宿主对抗原的作用方式，可将免疫分为主动免疫和被动免疫。

#### （一）主动免疫

主动免疫指经直接多次的抗原刺激而使机体主动产生的特异性免疫力。主动免疫在抗原再次暴露和疫苗利用的免疫反应中起重要的作用。主动免疫持续时间长，有时具有终生性，主动免疫又分两种：即自然主动免疫和人工主动免疫。自然主动免疫指患某种传染病或隐性感染后获得对该病的免疫，如麻疹、甲型肝炎等。例如，一个孩子得了水痘或水痘－带状疱疹感染，在患病期间，孩子的免疫系统会对病毒产生一种特定的反应，孩子就会获得免疫力，这是一种自然主动免疫反应。人工主动免疫是依靠接种疫苗、菌苗、类毒素而获得的免疫。个体也可以通过接种水痘减毒活疫苗获得免疫，此即人工主动免疫。

1. 疫苗的组分

疫苗是将病原微生物（如细菌、立克次体、病毒等）及其代谢产物，经过人工减毒、灭活或利用基因工程等方法制成的用于预防传染病的自动免疫制剂。疫苗保留了病原菌刺激机体免疫系统的特性。接种疫苗后免疫应答的产生依赖于主动免疫。疫苗主要包括抗原（免疫原）和佐剂，抗原（免疫原）是免疫反应最强的调节剂，其决定了免疫反应的特异性及疫苗的有效性。疫苗制备最重要的是选择合适的免疫原，免疫原的选择应遵循以下原则：优势表位、保护性表位、保守性强的表位及能引发长期记忆的表位。佐剂是具有增强抗原免疫反应的物质，能提高免疫原的免疫原性和疫苗效果，目前以提高体液免疫为主的Th2 极化佐剂和以提高细胞免疫为主的 Th1 极化佐剂为主。在人类疫苗制作中使用的佐剂有氢氧化铝、磷酸铝、磷酸钙等无机盐。此外，还有一些细菌及细胞产物（如胞壁酰二肽、脂质体）和细胞因子（如 IL-2、IL-4、IL-6、IL-12 等）等也可具有佐剂活性。

2. 疫苗的种类及临床意义

（1）灭活疫苗

灭活疫苗是通过选用免疫原性好的细菌、病毒、立克次体、螺旋体等，经人工培养，再用物理或化学方法将其灭活制成的，又称死疫苗。此种疫苗进入体内不能增殖，对机体刺激时间短，要获得持久免疫力需多次重复接种，但保留免疫原性。灭活疫苗可通过与 B 细胞和 Th2 细胞的相互作用诱导特异性抗体的产生，维持血清抗体水平。常用灭活疫苗有甲型肝炎、脊髓灰质炎、百日咳、狂犬病疫苗等。

（2）减毒活疫苗

减毒活疫苗是用人工定向变异方法或从自然界筛选出毒力减弱或基本无毒的活微生物制成。传统的方法是将病原体在培养基或动物细胞中反复传代，使其失去毒力，但保留免疫原性。接种后在体内有生长繁殖能力，接近于自然感染，可激发机体对病原的持久免疫力。活疫苗用量较小，一般只需接种一次，免疫持续时间较长。常用活疫苗有卡介苗（结核病）、麻疹疫苗、脊髓灰质炎疫苗（小儿麻痹症）等，其主要通过细胞内途径引起免疫应答。活的、被改变的病毒可通过受体介导的内吞作用进入细胞，并在细胞表面被MHC-Ⅰ分子降解和提呈。针对这些受体的细胞毒性 T 细胞可与之结合并促进细胞凋亡。当这些细胞毒性 T 细胞中的一些变成记忆细胞时，即可获得长期免疫。除了这种细胞毒性T 细胞反应外，Th 细胞和 B 细胞也会产生 IgG 和记忆 B 细胞。但活疫苗毒力可能发生回复突变，存在感染目标疾病的风险。

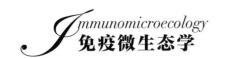

（3）类毒素

类毒素是细胞外毒素经甲醛处理后失去毒性但仍保留免疫原性的制剂。常用的类毒素有白喉类毒素、破伤风类毒素等。可激活类似于抗原的免疫反应，刺激 Th2 细胞和 B 细胞产生针对类毒素的免疫球蛋白。这种接种方法缺点是需要多次接种才能获得高的免疫原性；优点是不可能导致目标疾病或传播给免疫力低下的个体。

（4）亚单位疫苗

亚单位疫苗是去除病原体中与激发保护性免疫无关的，甚至有害的成分，保留免疫原成分制作的疫苗。多糖亚单位疫苗，如 23 多糖肺炎球菌疫苗，属 TI 抗原，可产生独立于 T 细胞的免疫应答。多糖分子结合特定的 B 细胞受体且具有高的亲和力，不需激活 T 细胞，即可刺激 B 细胞产生 IgM 类抗体。但 Th2 细胞只对蛋白质有反应，多糖疫苗无法激活它们，因此不能产生免疫球蛋白的类别转换和免疫记忆，限制了 IgG 和记忆 B 细胞的产生。将多糖疫苗偶联或附加到蛋白上即可制成结合疫苗，使其成为 TD 抗原，允许树突状细胞吞噬和 Th2 细胞的参与，促进 IgG 和记忆 B 细胞的产生，从而可明显增强免疫效果。

此外，随着基因工程技术的发展，基因工程疫苗已成为疫苗的发展方向，如重组抗原疫苗、重组载体疫苗、核酸疫苗及转基因疫苗等。当代疫苗的发展已不再是单纯的发展制剂，而且通过调整机体的免疫功能，已应用于抗肿瘤、生育和抑制免疫病理损伤等多个领域。

**（二）被动免疫**

被动免疫指机体被动接受抗体、致敏淋巴细胞或其产物所获得的特异性免疫能力，它与主动免疫不同，其特点是效应快，不需经过潜伏期，一经输入，可立即获得免疫力，但维持时间短。按照获得方式的不同，可分为天然被动免疫和人工被动免疫。前者是人或动物在天然情况下被动获得的免疫力，例如，母体内的抗体可经胎盘或乳汁传给胎儿，使胎儿获得一定的免疫力，但免疫时间通常较短。给机体输入含特异性抗体的免疫效应物质（如免疫血清、纯化免疫球蛋白抗体、细胞因子等细胞免疫制剂）使其获得特异性免疫而建立的免疫保护，称人工被动免疫，这种免疫力效应快，但维持时间短，一般用于治疗或特殊情况下的紧急预防。输入致敏的 T 细胞也可使机体被动获得免疫力，称为继承免疫，维持的时间比较长，已用于结核、麻风、某些病毒性和真菌性感染、红斑狼疮、恶性肿瘤和免疫缺陷病的治疗。

1. 被动免疫制剂的分类

抗毒素是用从致病微生物获得的细胞外毒素或类毒素多次免疫动物制备的免疫血清（常用的是马），待动物体内产生高效价抗该类毒素的抗体后，分离血清，从中提取出免疫球蛋白制成。常用的有白喉抗毒素、破伤风抗毒素和肉毒抗毒素。使用这种异种抗毒素时应做皮肤试验，防止 Ⅰ 型超敏反应的发生。

免疫球蛋白包括丙种球蛋白和胎盘球蛋白。从健康产妇胎盘提取的丙种球蛋白，称为胎盘丙种球蛋白，主要含 IgG；若从健康成人血浆中提制的称为丙种球蛋白，主要含 IgG 和 IgM。因大多数成人都经历过常见的消化道和呼吸道传播病原体的隐性感染，甚至曾患过某些传染病，故其血清（或胎盘）中可含有多种病原体的抗体。胎盘丙种球蛋白或丙种球蛋白不是专门制备的针对某一特定病原体的特异抗体，主要用于麻疹、甲型肝炎、脊髓灰质炎等毒素性疾病的紧急预防。特异性丙种球蛋白是从针对某种病原体的高免疫人群血清中提取的免疫球蛋白制剂，因其血清中含有针对某种病原微生物的高效价的特异性抗体，故可用于特定病原微生物感染的预防和治疗，如抗狂犬病毒的人免疫球蛋白。

免疫细胞制剂是一大类能够增强、促进和调节免疫功能的生物制品，对于肿瘤患者、艾滋病患者和某些处于免疫功能较弱状态的个体有较好的治疗效果，其包括转移因子、白细胞介素、胸腺素、干扰素等。

2. 被动免疫在抗细菌感染中的作用

抗体用于预防和治疗传染病已有一个世纪之久。在细菌性疾病中，抗体中和毒素，促进调理作用，并与补体一起促进细菌分解；在病毒性疾病中，抗体阻止病毒进入未感染的细胞，通过自然杀伤细胞促进抗体导向细胞介导的细胞毒性，并单独或在补体的参与下中和病毒。抗体可作为人或动物血浆或血清、静脉注射用人免疫球蛋白（inject intravenously immunoglobulin，IVIG）或肌肉注射用混合人免疫球蛋白、高滴度人免疫球蛋白及单克隆抗体使用。

由接种过肺炎球菌、脑膜炎球菌和 B 型流感嗜血杆菌多糖疫苗的献血者的血清制备的人免疫球蛋白，又称为细菌多糖免疫球蛋白，可降低儿童感染肺炎链球菌的概率。此外，白喉的许多不良后果是由于其强效毒素对心脏、中枢神经系统和其他器官的作用造成的。除抗生素治疗外，应立即使用马白喉抗毒素，其剂量取决于感染的严重程度和部位：对于持续 48 小时的咽部或喉部病变应给予 2 万～4 万单位；对于鼻咽部病变应给予 4 万～6 万单位；对于持续时间超过 72 小时或有颈部水肿的广泛疾病，应静脉注射 8 万～12 万单位。葡萄球菌感染是普遍存在的，严重程度不一，从浅表皮肤感染到深层蜂窝织炎、骨髓炎和严重的中毒性休克。抗生素在控制感染方面通常是有效的，但在某些情况下，病菌对抗生素有抗药性，或者疾病随着毒素的产生而迅速恶化。在这种情况下，IVIG 可能会起到辅助作用。葡萄球菌中毒性休克综合征可迅速引起发热、休克、黄斑脱屑皮疹和多系统器官衰竭，其发病机制为感染了中毒性休克综合征毒素 1。这种毒素是一种强效的超抗原，它通过释放多种细胞因子直接激活免疫系统。IVIG 含有对葡萄球菌和链球菌超抗原的抗体，已成功地用于中毒性休克综合征患者的治疗。IVIG 还可下调细胞因子的合成和作用，抑制免疫激活，除了毒素中和外，还有非特异性免疫作用。侵袭性 A 群链球菌感染，包括败血症、中毒性休克综合征、坏死性筋膜炎或肌炎。链球菌抗原，如致热性外毒素（如 SPE A、SPE B 和 SPEC）可能通过激活淋巴细胞和释放多种促炎性细胞因子参与这些疾病。

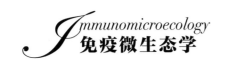

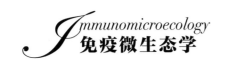
由于 IVIG 包含针对这些抗原的抗体的不同效价，因此能迅速中和链球菌毒素并下调免疫激活。

3. 被动免疫在抗病毒感染中的作用

免疫球蛋白可广泛用于甲型肝炎与丙型肝炎的预防与治疗。在暴露前或暴露后 2 周内给药，免疫球蛋白预防甲型肝炎的有效性为 85% ～ 90%，但疗效因暴露的严重程度和给药的延迟而不同。与在甲型肝炎预防中的价值相比，免疫球蛋白并不能预防乙型肝炎，因为它的抗 HBsAg 抗体滴度低。乙型肝炎也可以在婴儿出生时经母体传播给婴儿，而这种传播可以通过产后立即给婴儿服用乙型肝炎免疫球蛋白显著减少。呼吸道融合病毒感染是呼吸道疾病患儿住院的主要原因。由于没有疫苗，被动免疫治疗被用于预防和修饰 RSV 感染的高危婴儿。疱疹病毒科的病毒，包括单纯疱疹病毒、水痘带状疱疹病毒、EB 病毒和巨细胞病毒，可引起重大的人类疾病。它们都是包膜 DNA 病毒，可产生终身潜伏感染，如果宿主出现免疫缺陷，可重新激活。因此，免疫球蛋白已被用于预防和治疗这些病毒活化引发的疾病。

利用人单抗或人源化单抗对感染性病原体的关键表位进行检测，可能进一步明确具有显著治疗潜力的体液反应。由于目前许多感染是由对抗生素有耐药性的细菌（如金黄色葡萄球菌、各种肠球菌和肺炎链球菌）引起的，因此开发针对这些耐药微生物的免疫治疗可能会提供一种新的治疗策略。使用单克隆抗体可能产生更有效的暴露后预防，包括使用单克隆抗体治疗病毒性疾病。

# 第三节　免疫耐受

## 一、中枢免疫耐受

### （一）中枢免疫耐受的基本过程

1. T 细胞发育及 T 细胞的中枢耐受过程

造血干细胞可分化为髓系祖细胞（common myeloid progenitors，CMP）和共同淋巴祖细胞（common lymphoid progenitor，CLP）。CMP 通过表观遗传修饰，沉默细胞内淋巴分化程序，具有向红细胞、粒细胞和髓样细胞分化的潜力。而 CLP 细胞具有发育成 T 细胞、B 细胞、NK 细胞或 DC 的潜力。B 细胞、NK 细胞或 DC 分化发生在骨髓和胎儿肝脏中，不需要迁移。T 细胞的发育仅在进入胸腺后发生。表达趋化因子受体 CCR 7 和 CCR 9 及归巢分子 P- 选择素糖蛋白配体 -1 的 CLP 细胞可循环进入胸腺，进入胸腺的 CTL 细胞群的 B 细胞分化潜力消失，但它仍然保持一定程度的多向性，因为它可以分化为 NK 细胞和一些髓系细胞群体，也可以分化为 T 细胞。

T 细胞的发育依赖于胸腺的存在，胸腺为 T 细胞的发育提供独特的微环境。T 细胞在胸腺内的发育阶段主要分为三个阶段：双阴性期（主要表型为 CD4$^-$CD8$^-$，不表达 TCR 和 CD3，不具有抗原识别能力）；双阳性期（主要表型为 CD4$^+$CD8$^+$，经过 TCR 的基因重排和表达，获得 TCR 的多样性，仍不具有抗原识别能力）；单阳性期（主要表型为 CD4$^+$ 或 CD8$^+$，双阳性细胞经过阳性选择和阴性选择，发育为单阳性细胞，是具有抗原识别能力的成熟的 T 细胞）。通过胸腺皮质、髓质交界处的血管进入胸腺的 CLP 细胞成为胸腺细胞，胸腺细胞通过和胸腺皮质上皮细胞（cTECs）、胸腺髓质上皮细胞（mTECs）及胸腺中的 DC 的作用，完成阳性选择和阴性选择，而成为成熟 T 细胞进入外周循环中。成熟 T 细胞的发育过程也是中枢免疫耐受的完成过程。

2.T 细胞的阳性选择

未成熟的胸腺细胞进入皮质区域，在那里获得 T 细胞谱系发育倾向。随着 αβT 细胞受体重排，胸腺细胞分化经过双阴性阶段，双阳性胸腺细胞分布在皮质区，通过与 cTECs 的相互作用介导阳性选择。如果双阳性 T 细胞表达的 TCR 能以适度的亲和力与 cTECs 表达的自身抗原肽 -MHC 结合，将发育成单阳性细胞。如果胸腺细胞被 I 类 MHC- 肽复合物所选择，T 细胞将利用 CD8 共受体，成为 CD8 单阳性细胞。如果双阳性胸腺细胞被 II 类 MHC- 肽复合物所选择，则发育中的 T 细胞将维持 CD4 共受体的表达，成为 CD4$^+$ 单阳性细胞。否则，如果胸腺细胞与 cTECs 呈高亲和力结合，则胸腺细胞将凋亡而被清除。综上，T 细胞通过阳性选择获得 MHC 的限制性。

3.T 细胞的阴性选择

阴性选择发生在胸腺髓质部分，mTECs 在自身免疫调节因子的作用下表达外周组织特异性抗原，被 T 细胞的 TCR 所识别，若二者呈高亲和力，T 细胞将被凋亡或发育为非常规的 T 细胞，确保了自身反应性 T 细胞的清除。存活的单阳性胸腺细胞作为成熟 T 细胞离开胸腺进入外周，即 T 细胞通过阴性选择获得了自身耐受性。

4.B 细胞的中枢耐受

B 细胞的发育在骨髓及胎儿肝脏中完成。未成熟的 B 细胞通过重链和轻链基因重排后，将经历阴性选择。表达有合适受体的基质细胞将来自于凋亡细胞的自身抗原与 C1q 构成的免疫复合物及 IgM 和 C4b 所构成的免疫复合物提呈给 BCR 所识别。若二者间作用力较强，则 B 细胞将暂停发育，随后不再表达 CD62L，因而无法进入淋巴结。因其很难表达 B 细胞活化因子的受体，即使进入外周也很难生存，但它可持续表达重组活化基因 1 和重组活化基因 2，为后续的受体编辑做准备。一旦受体编辑失败，该 B 细胞将迅速死亡。相反，若二者间作用力较弱，则该 B 细胞将失能。

笔记

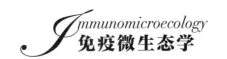

### （二）胸腺中参与免疫耐受各细胞的功能

#### 1. 中枢免疫细胞组成及其功能

在胸腺中，中枢免疫细胞主要由胸腺细胞、胸腺上皮细胞及 DCs 组成。胸腺细胞，即 T 细胞的前身，占胸腺皮质细胞总数的 85%～90%，可逐渐增殖为胸腺细胞，并表达 CD4 和 CD8 抗原。胸腺上皮细胞是胸腺基质中最丰富的细胞群，占胸腺基质成分的绝大部分，对胸腺细胞的产生和 T 细胞的发育有着很大的贡献。根据其在胸腺皮质或髓质中的定位，可进一步分为 cTECs 和 mTECs。cTECs（表面标记：$CD45^-EpCAM^+UEA1^-Ly51^+$）可产生多种细胞因子、趋化因子和配体，构成独特的微环境，对早期胸腺细胞发育至关重要。此外，cTECs 还可高水平表达核内溶酶体蛋白酶组织蛋白酶 L 和胸腺特异性丝氨酸蛋白酶，这两种分子生成 MHC-Ⅱ类结合肽，这是 $CD4^+T$ 细胞阳性选择所必需的。而 mTECs（表面标记：$CD45^-EpCAM^+Ly51^-UEA1^+$）在诱导对中枢耐受的 T 细胞的阴性选择中起主要作用，可对传统 αβT 细胞和胸腺内产生的 $Foxp3^+$ regulatory T-cells（Treg）进行阴性选择。DCs 分为淋巴源性 DCs 和髓源性 DCs。淋巴源性 DCs 又分为滤泡树突状细胞（follicular dendritic cell，FDC）和并指状树突状细胞（interdigiting dendritic cell，IDC）。FDC 能将抗原长期保留在细胞表面，并且可将抗原与 B 细胞表面结合，经加工处理后提呈给辅助 T 细胞，启动再次免疫应答；而 IDC 可通过提呈抗原发挥免疫刺激作用。成熟的淋巴源性 DC 可活化 $CD4^+T$ 细胞，也可通过 Fas/FasL 诱导其凋亡。髓源性 DCs 分为朗格汉斯细胞和间质性树突状细胞。成熟的髓源性 DC 可表达多肽 -MHC 复合物，促进 T 细胞的免疫应答，还可参与 Treg 的产生，Treg 细胞到达外周组织被激活后发挥免疫抑制作用，从而参与自身耐受。

#### 2. 抗原提呈细胞参与免疫耐受

中枢耐受可以在整个胸腺中发生，但这一过程的大部分发生在髓质中。中枢耐受的形成主要依赖一系列自身抗原的表达及各种抗原提呈细胞的提呈，胸腺髓质中常见两类抗原提呈细胞为 mTECs 和 DCs。

mTECs 可由自身免疫调节因子 Aire 调控（在诱导 mTECs 中组织特异性抗原的表达及 mTEC 的功能和发育过程中起着至关重要的作用），淋巴组织诱导细胞产生的 NF-κB 受体激活蛋白配体（receptor activator of NF-κB ligand，RANKL）介导的信号被认为可在胚胎胸腺中诱导 $Aire^+mTEC$ 发育成熟。成熟的 mTECs 高表达 MHC-Ⅱ类分子、共刺激分子（CD80、CD86、CD40）和大量 TRAs。mTECs 需要通过 MHC-Ⅱ类分子与胸腺细胞进行交互后，向 $CD4^+T$ 细胞提呈抗原。mTECs 还可通过巨噬细胞发挥抗原呈递的功能。最近的研究表明，mTECs 可特异性地将肽从靶向的自噬小体或线粒体的模型抗原（而不是细胞膜）上加载到 MHC-Ⅱ类分子上，也就是说，mTECs 将细胞内抗原呈递给 T 细胞的过程至少部分是通过自噬蛋白介导的。

髓质中成熟的 DCs 表达 MHC-Ⅱ-多肽复合物，能有效地将抗原呈递给 T 细胞，从而激活 T 细胞促进免疫应答。DCs 可将外源性的抗原通过 MHC-Ⅱ类分子进行呈递，还可通过内吞体 TAP 非依赖途径或胞质 TAP 依赖途径通过 MHC-Ⅰ类分子向 CD8⁺T 细胞进行抗原呈递。对于内源性的抗原，DCs 主要通过 MHC-Ⅰ类途径进行抗原呈递。

### 二、外周免疫耐受

免疫耐受是机体免疫系统在接触某种抗原后所产生的对该抗原的特异性免疫无应答状态，是免疫应答的一种特殊形式。在 T 细胞发育过程中，首先，会通过阳性选择获得 MHC 的限制性，其次，通过阴性选择将自身反应性 T 细胞清除。然而，少数自身反应性 T 细胞可逃避阴性选择到达外周淋巴器官。外周免疫耐受机制的作用通过克隆清除、克隆无能、免疫忽视、Treg 细胞的免疫抑制、DCs 等多种机制抑制这些逃逸出来 T 细胞的活性。

#### （一）克隆清除，克隆无能，免疫忽视

T 细胞活化需要双信号的刺激：第一信号是抗原呈递细胞将 MHC 复合物提呈给 T 细胞；第二信号由 T 细胞与 APCs 表面的多对免疫分子组成，即共刺激信号。如果 T 细胞遇到了高浓度的相应自身组织抗原，可通过 TCR 获得第一信号，由于 APCs 多为不成熟的 DCs，不能充分表达 MHC-Ⅱ类信号，使之缺乏第二信号，T 细胞接触抗原后则表现为无反应性，呈现克隆无能的状态，从而产生耐受现象。T 细胞通过 Fas/FasL 介导的凋亡进行克隆清除，也就是说，抗原经过提呈后，激活了 T 淋巴细胞，同时也诱导其表达 Fas 和 FasL，继而启动了凋亡反应。当 T 细胞接触抗原后经过 APCs 提呈，由于浓度过低不足以使相应自身反应性 T 细胞活化，故出现活化的自身反应性 T 细胞和抗原共存的现象，此即为免疫忽视。

#### （二）CD4⁺Treg 细胞的免疫抑制

调节性 T（regulatory T，Treg）细胞具有免疫抑制和抗炎功能。近年的研究已发现多种 Treg 细胞，其中对 CD4⁺ CD25⁺ FoxP3⁺Treg（CD4⁺Treg）细胞的研究最多。

CD4⁺Treg 细胞具有免疫抑制的功能特点，其中 CD4⁺ FoxP3⁺Treg 细胞具有最佳抑制功能。其发挥免疫耐受的机制可能包括以下几方面：①抑制免疫介质的释放，如 IL-10、TGF-β 等抑制性细胞因子，使细胞失活干扰抗原呈递，维持机体的免疫耐受；②高表达 IL-2R，IL-2 可促进 T 细胞的增殖分化，CD4⁺ FoxP3⁺Treg 通过 IL-2R 与 IL-2 结合，消耗周围环境中的 IL-2，而诱发 T 细胞的凋亡；③通过分泌穿孔素或颗粒酶，产生细胞毒效应诱导细胞的裂解死亡；④高表达淋巴细胞的基因相关无反应性 (Gene related to anergy in lymphocytes，GRAIL)，GRAIL 是一种与 T 细胞无能有关的 E3 泛素连接酶，通过介导 TCR-CD3 降解去泛素化实现耐受，还可以通过去泛素化酶 Otub1 和 USP8，使自身去泛素化从而维持 T 细胞的无应答状态；⑤高表达 CLTA-4，可下调 APCs 表面的共刺激分子的表达传递抑制信号。

Treg 细胞可分为天然 Treg 细胞（naturetreg cells，nTregs）和诱导 Treg 细胞（induced treg cells，iTregs）。自从 20 世纪 90 年代发现调节性 T 细胞以来，已发现胸腺中存在天然 Treg 细胞。在出生第 3 天后，nTreg 在胸腺中发育，并开始在外周循环，通过抑制常规 T 细胞池中存在的自体反应性 T 细胞，维持外周耐受和免疫稳态。

转录因子 Foxp3 对 Treg 的发育和功能至关重要。实验证明，在 TGF-β1 存在下，T 细胞受体可刺激常规 $CD4^+CD25^+T$ 细胞中 Foxp3 的表达上调，诱导 iTregs 形成。在体外实验中，这些 TGF-β1 诱导的 $FoxP3^+T$ 细胞具有抗炎和免疫抑制作用。

转录组分析证明，nTreg 转录组特征与 TGF-β1 诱导的 iTreg 细胞显著不同。有趣的是，尽管 Foxp3 表达与 nTreg 同样高，但 iTreg（>90%）在 TGF-h1 的影响下，一些"nTreg 特征基因"被上调，说明 TGF-β1 不能诱导完整的 nTreg 信号。

Tregs 可表达其他激活标记，如共刺激 / 共抑制分子（CTLA-4、ICOS、CD27、LAG-3、LAP、CD69、PD-1）、肿瘤坏死因子受体超家族（tumor necrosis factor receptor superfamily，TNFRSF）成员（OX40、GITR）、细胞黏附相关标记（CD49b、CD621）和引导周边目的地的迁移受体（CD103、CCR4、CCR5、CCR6、CCR7）。人 Th7 受体 α 链 CD127 与 Foxp3 表达呈负相关，$CD4^+CD127^{low}T$ 细胞在体外表现出与 $CD4^+CD25^{high}T$ 细胞相似的抑制能力。因此，人类 Tregs 更准确地定义为 $CD4^+CD25^{high}CD127^{low}/-Foxp3^+T$ 细胞。

Treg 细胞也可分为胸腺起源的 Tregs（tTregs）和外周来源的 Tregs（pTregs），这是 TCR 与高亲和力组织特异性自肽结合在由抗原提呈细胞和髓质胸腺上皮细胞呈现的 MHC-Ⅱ上触发的。细胞因子 IL-2 或 IL-15 刺激，结合 TGFβ1 信号，Treg 前体细胞分化为完全 tTregs。pTregs 可由次级淋巴器官和外周组织中的幼稚 $CD4^+Foxp3^-T$ 细胞产生，在抗原暴露时对各种细胞因子做出反应。此外，Treg 细胞还可以根据其激活程度分为中央静止的 $CD44^{low}CD62L^{high}Tregs(cTregs)$ 或效应 $CD44^{high}CD62L^{low}Tregs(eTregs)$。

### （三）组织 Treg 细胞（tissue tregs）

$CD4^+Treg$ 细胞是一种免疫细胞谱系，在广泛的环境中具有免疫抑制功能，包括抗致病反应和抗自我反应。在过去的几十年中，对循环或淋巴 Tregs 细胞功能多样性的理解呈指数增长。直到最近，在非淋巴组织中，如内脏脂肪组织、肌肉、肠道和皮肤 Tregs 的重要性才被认识到。

内脏脂肪组织( visceral adipose tissue，VAT )是指在各种器官周围定位的白色脂肪细胞，主要作为储能库。在稳态下，小鼠内脏脂肪组织 Tregs（visceral adipose tissue Tregs，VAT Tregs）占 $CD4^+$ 细胞的 50%。值得注意的是，VAT Tregs 独特地表达过氧化物酶体增殖物激活受体 γ（PPARγ），这是一种转录因子，通常仅存在于脂肪细胞中，以驱动脂肪组织的发育。敲除 Tregs 中的 PPARγ 会导致 VAT Treg 丰度降低 70%，并下调 VAT Treg 相关基因转录，如 CCR2、Gata3、Klrg1 和 CD69（早期激活和组织驻留标记）。这些发现表明，

PPAR γ 可以作为 VAT Treg 身份的特定诱导剂和调节因子。

肥胖的组织病理学是由慢性低度脂肪组织炎症定义的。肥胖与无法对胰岛素做出反应（称为胰岛素抵抗）密切相关，严重的肥胖可进一步表现为 2 型糖尿病的病理，包括空腹血糖和胰岛素抵抗升高、胰岛素受体活性降低、血糖清除延迟（葡萄糖耐受不良反应）和葡萄糖 – 胰岛素副产物增加。

在小肠和大肠内，大多数免疫细胞驻留在黏膜内、肠壁的最内层。黏膜壁由上皮层、固有层和薄的底层肌层（称为肌层黏膜）组成。小肠和结肠 Treg 细胞均定位于肠黏膜壁固有层，分别占 CD4$^+$T 细胞的 35% 和 25%。其中，Treg 在结肠中最丰富，在小肠十二指肠最低。

与内脏脂肪组织类似，肠道 Tregs 也适应其组织环境。其中，ROR γ t（Th17 谱系调节因子）在结肠 Tregs 中表达，但不在其他非淋巴组织或脾脏 Tregs 中表达。在结肠所有 Tregs 中，约 40% 是 ROR γ t$^+$Helios$^-$，30% 是 GATA3，10% 的 Tregs 在肠淋巴滤泡（Peyer's patches）或肠系膜淋巴结中。虽然 30% 的小肠 Tregs 表达 GATA3，但只有 15% 的为 ROR γ t$^+$ Helios$^-$。总的来说，肠道 Tregs 可以分为三个表型不同的群体：GATA3$^+$Helios$^+$、ROR γ t$^+$Helios$^-$、ROR γ t$^-$Helios$^-$。

结肠 Tregs 持续抑制肠道炎症，损害结肠 Treg 功能，会导致不缓解和持续的炎症，但他们对短期稳态维护的作用似乎不那么重要。在 Foxp3DTR 小鼠中，Tregs 的缺失不影响结肠淋巴细胞浸润或增殖。然而，Tregs（Foxp3CreIL10RAfl/fl）中 IL-10 受体缺乏在老年小鼠（18 ～ 20 周）的严重结肠炎中表现出来，而在年轻小鼠（8 ～ 10 周）则无。同样，患者 CTLA4 的单点突变与广泛的胃肠道炎症有关，表明 Tregs 在控制结肠长期病理状态中起着重要作用。

皮肤 Treg 细胞：人和鼠的皮肤都是由表皮和真皮组成的，毛囊在它们的连接处之间穿插。大多数小鼠 Tregs 定位于毛囊附近。同样，人类 Treg 细胞的丰度与头发密度也密切相关，在高头发密度区域（如头皮或面部）的皮肤 Tregs 更多。在稳定状态下，皮肤 Tregs 在小鼠中平均占成年皮肤驻留 CD4$^+$T 细胞的 50%，在人中占 20%。在小鼠新生 CD4$^+$ 细胞中，80% 是表达高水平 CTLA4 和 ICOS 的小鼠 Tregs 细胞，但在成年期，它们的数量减至原来的 50%。虽然小鼠皮肤 Tregs 的转录组与结肠 Tregs 相似，但它们独特地表达了 *Dgat2*（与皮肤脂质合成有关）等基因。背侧皮肤和淋巴结 Tregs 的 RNA-seq 显示皮肤 Tregs 细胞中 Notch 信号配体 Jagg1（Jag1）优先表达。在人类中，皮肤 Tregs 线粒体蛋白精氨酸酶 2（Arg2）表达也高于皮肤 Teffs 或循环 Tregs。

### （四）DCs 致 T 细胞耐受的机理

DCs 是一类专职的 APCs 细胞，不仅能激活免疫应答，还与免疫耐受的建立和维持有关。通过胸腺的阳性选择、阴性选择及胸腺产生的 Treg 细胞，形成了外周 T 细胞 TCR 的

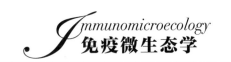

特性及抵抗自身免疫反应的特性。而 DCs 可通过呈递抗原时共刺激分子不足，以及细胞因子产生偏向诱导 T 细胞的沉默、清除。它还可诱导 Treg 细胞产生，并影响 Treg 向局部组织和外周淋巴器官归巢。

### （五）其他免疫调节细胞

B 细胞主要通过以下几方面发挥免疫耐受：①抗原受体编辑：Ig 基因二次重排；②通过 Fas-FasL 途径进行克隆清除；③克隆失能：缺乏共刺激信号 CD40-CD40L；④调节性 B 细胞（Breg）的抑制作用。Breg 是一群可以降低炎症诱导免疫耐受的 B 细胞新亚群。Breg 主要通过分泌白细胞介素 10（IL-10）、肿瘤生长因子-β（TGF-β）等细胞因子或与其他细胞相互作用来发挥免疫调节作用。Breg 还可以抑制效应 T 细胞的增殖及炎症因子分泌并支持调节 T 细胞（Treg）的分化，从而抑制自身免疫性疾病的发生或缓解病情。

此外，研究表明 CD8+Treg 在移植物及脾脏内聚集并发挥免疫抑制作用。在 CD40Ig 诱导 CD8+Treg 介导大鼠心脏移植免疫耐受模型的过程中发现，CD8+CD45RC^low Treg 及浆细胞源性 DC 仅在脾脏及移植物内聚集，脾脏对于免疫耐受的诱导和维持都是必需的。CD8+Treg 细胞还可通过分泌具有免疫抑制效应的胞因子、直接杀伤靶细胞、调节靶抗原或抗原提呈细胞协同刺激信号来调节免疫应答，从而发挥免疫耐受的作用。

### （六）外周免疫耐受和自身免疫病的关系

免疫耐受的诱导、维持和破坏与许多临床疾病的发生、发展有关。因此，目前人们通过诱导和维持免疫耐受来防治自身免疫性疾病。机体免疫系统不仅存在正性调节性免疫细胞，也存在负性调节作用的免疫细胞。Treg 细胞、调节性树突状细胞（耐受性树突状细胞）是外周免疫耐受的关键。

Treg 细胞在免疫稳态和诱导免疫耐受中发挥重要作用，通过多种机制发挥免疫抑制作用，如产生抑制性细胞因子、高表达 IL-2R、破坏靶向 T 细胞的代谢、细胞溶解和高表达 CLTA-4。有研究表明，系统性硬化症的患者与健康对照组相比，外周血中存在 CD4+CD25+Treg 和 CD8+CD28-Treg 亚型数量减少和功能缺陷，Treg 细胞的抑制功能减弱且与疾病活动早期的严重程度密切相关。在系统性红斑狼疮（systemic lupus erythematosus, SLE）患者中，越来越多的证据提示 Treg 细胞存在显著异常，研究发现在 SLE 患者外周血中 Treg 细胞数目明显降低。所有这些均提示 Treg 细胞减少将导致免疫耐受减弱或下调，进而出现自身免疫性疾病。

调节性树突状细胞在维持免疫中枢和外周耐受中有重要作用，它通过多种机制诱导抗原特异性 T 细胞的消除、无能及 Treg 细胞的产生，导致免疫耐受。在类风湿关节炎中，调节性树突状细胞可以表达具有免疫抑制作用的酶 IDO。IDO 通过促进色氨酸分解，导致色氨酸耗竭，缺少色氨酸的 T 细胞，其增殖被抑制，并且色氨酸代谢物有细胞毒性作用，可导致 T 细胞凋亡从而导致自身免疫性疾病的发生。在 1 型糖尿病中，调节性树突状细胞可通过参与效应 T 细胞的增殖分化促使效应 T 细胞持续激活同时抑制 Treg 细胞的增殖，使 1 型糖尿病患者病情恶化。

目前，研究发现传统 B 淋巴细胞通过产生特异性抗体、提呈抗原产生共刺激分子而活化 T 细胞并通过细胞因子发挥免疫作用。而调节性 B 细胞（Berg）细胞具有抑制免疫应答的重要功能，一方面，Breg 细胞通过分泌 IL-10 下调细胞表面类 MHC- Ⅱ 分子的表达，从而降低肿瘤坏死因子等细胞因子的表达，发挥负向调控作用；另一方面，Breg 细胞可促进 Treg 的分化，若分泌不足会影响到 Th1/Th2 的平衡，Treg 细胞分化出现障碍，导致机体炎性反应亢进。最新研究表明，在免疫性血小板减少症患者外周血中，Breg 细胞数量明显低于正常人，且治疗前 IL-10 mRNA 水平较低，经过糖皮质激素治疗后，IL-10 mRNA 明显上升，进一步说明 Breg 细胞可对免疫系统的稳定产生直接影响，从而造成自身免疫性疾病的发生。

总之，研究免疫耐受可以在理论上很好地解释免疫系统识别自身和非己的区别，也可通过诱导免疫耐受来治疗某些自身免疫性疾病。

### 三、后天免疫耐受

根据免疫耐受的形成及表现可分为先天免疫耐受和后天免疫耐受。先天免疫耐受是指在胚胎期及新生期接触抗原所致的免疫耐受，可以维持终身。而后天免疫耐受则是指后天接触抗原所致的免疫耐受，可由多种因素引发。例如，在抗原方面可通过抗原剂量的大小、抗原类型、免疫途径、抗原表位特点、抗原变异来引发；在机体方面，可通过种属和品系及机体免疫系统状态来引发。目前，对免疫耐受的诱导是器官移植免疫领域的重要组成部分。

针对这一领域，科学家实施了许多可操作性的免疫耐受方案。例如，通过干扰抗原特异性 T 细胞或 APC 表面某些黏附分子或其配体的表达，阻断受者体内同种抗原特异性 T 细胞的共刺激信号，诱发相应 T 细胞失能而建立移植耐受；或使用树突状细胞、新型免疫抑制剂、Treg 细胞诱导移植后受者的免疫耐受。然而，如何对器官移植受者实施个体化免疫耐受诱导，从而使免疫抑制剂和个体化治疗措施实现最优化的搭配，来达到预防和治疗排斥反应的效果最佳、不良反应最小的理想状态，仍然是移植工作者需不断探索和未解决的难题。

# 第四节　病理免疫

## 一、过敏反应

过敏反应是指已产生免疫的机体在再次接受相同抗原刺激时所发生的组织损伤或功能紊乱的反应。反应的特点是发作迅速、反应强烈、消退较快；一般不会破坏组织细胞，也不会引起组织严重损伤，有明显的遗传倾向和个体差异。过敏反应主要由过敏原、肥大细胞、嗜碱性粒细胞和 IgE 介导。过敏反应的发生是一个复杂和抽象的过程，可以将过敏反应发生的机制划分为三个阶段。

### （一）病因

大多数过敏反应的发生是通过免疫球蛋白 E（immuroglobulin E，IgE）的免疫机制引起的，相同的过敏原再次进入机体时，免疫球蛋白 E 会活化肥大细胞和嗜碱性细胞，使其脱颗粒释放生物活性介质，如组胺、血小板活化因子、白三烯、胰蛋白酶和前列腺素等。通过不同途径进入体内后能引起 IgE 类抗体产生，并导致过敏反应的抗原性物质称为过敏原，是诱发过敏反应的始动因素。多数天然变应原的分子量为 10 ～ 70 kDa，有些为半抗原如青霉素，有些为完全抗原如花粉蛋白。

### （二）参与过敏反应的分子

1. IgE

IgE 的产生和调节是发生过敏反应的关键因素，其主要由鼻、咽、扁桃体等器官及胃肠道黏膜等处固有层淋巴组织中的浆细胞产生。正常人血清 IgE 含量极低，健康受试者血液循环中的总 IgE 浓度为 50 ～ 200 ng/ mL，过敏体质者血清中 IgE 含量可为正常人的 $10^3$ ～ $10^4$ 倍。此外，研究表明细胞因子与 IgE 的产生密切相关，Th2 细胞活化后释放的 IL-4、IL-6 和 IL-13 可诱导 B 细胞的 *Ig* 基因发生类别转换产生 IgE，而 Th1 细胞分泌的 IFN-γ 能抑制 IL-4 所诱导的 IgE 合成；IL-10 可通过抑制 T 细胞产生 IFN-γ，从而间接上调了 IgE 的合成；NK 细胞刺激因子 IL-12 由 B 细胞产生，也是 IgE 抗体合成的强抑制剂。

2. 肥大细胞和嗜碱性粒细胞

肥大细胞和嗜碱性粒细胞表面有高亲和力的 IgE Fc（FcεRⅠ），是介导Ⅰ型超敏反应的重要分子。FcεRⅠ由 α、β、γ、γ 四条多肽链构成，α 的胞膜外区含有两个免疫球蛋白样结构域，与 IgE Fc 段高亲和力结合，β 链为四次跨膜蛋白，两条 γ 链经二硫键组成同源二聚体，β 链和 γ 链各含一个免疫受体酪氨酸活化基序（immunoreceptor tyrosine-based activation motif，ITAM），发挥细胞活化信号转导作用。除此之外，还有一种低亲和力的受体 Fc ε R Ⅱ，其除能与 IgE 结合外，还可结合 CD21，对 IgE 的合成发挥重要作用。单核细胞和巨噬细胞表达高水平的激活 FcgRs，也可以对过敏原做出反应。此外，中性粒细胞表达多种活化 Fc γ Rs 可产生组胺，并释放血小板活化因子（platelet-activating factor，PAF）介导过敏反应。

3. 组胺

组胺长期以来被认为是过敏反应的重要介质，是引起早期反应的主要介质。它是肥大细胞和嗜碱性粒细胞颗粒中的小分子胺类，具有多种生物活性，可引起支气管收缩、小静脉和毛细血管扩张、通透性增强，引起皮肤发红、头痛、气道阻塞和系统性低血压、心动过速和左心室功能增强等表现，引发过敏性休克。组胺与靶细胞上的受体特异性结合，组胺受体有 H1、H2、H3、H4 四种。组胺的系统性影响，包括气道阻塞和心动过速，主要是通过 H1 受体介导，而皮肤的红肿和头痛，则通过 H1 和 H2 受体介导的。

4. LTs

LTs 最初称为过敏反应的慢反应物质，由生物活性 LTB4、LTC4、LTD4 和 LTE4 组成。LTs 是由花生四烯酸经脂氧合酶途径通过多种细胞（包括肥大细胞、嗜碱性细胞和巨噬细胞）合成的。LTC4 和 LTD4 可引起支气管强烈而持久的收缩，其效力是组胺的 1000 倍。LTs 也可引起毛细血管扩张、通透性增强、黏膜腺体分泌增加。

5. PAF

PAF 是一种强效的磷脂衍生介质，在多种免疫和炎症反应及其过敏反应中发挥重要作用。PAF 可由多种人类细胞释放，包括经体内抗 IgE 抗体刺激后的肥大细胞和嗜碱性粒细胞，以及经热聚集型人 IgG 体外孵育后的纯化中性粒细胞。许多产生 PAF 的细胞群也能对 PAF 产生反应，包括血小板、肥大细胞、中性粒细胞和巨噬细胞。PAF 可聚集和活化血小板，使之释放组胺、5- 羟色胺等血管活性物质，引起毛细血管扩张和通透性增强，PAF 有直接收缩支气管的作用，主要参与晚期反应。

6. 其他分子

过敏反应还可引起许多其他介质水平的变化，包括胰酶、前列腺素（prostaglandin，PG）和细胞因子 / 趋化因子。PG 是由花生四烯酸经脂氧合酶途径代谢合成的介质，与过敏反应相关的有 PGE2、PGH2、PGI2、PGD2 和 PGF2。PGD2 与平滑肌细胞上的特异性受体结合，可刺激支气管收缩，使血管扩张、通透性增强。此外，在发生过敏反应的患者中，可以观察到慢激肽前体高分子量激肽原的减少，也会经历凝血因子的耗竭，包括 Ⅴ 因子和 Ⅷ 因子，在极端情况下会经历弥散性血管内凝血。虽然大多数速发型过敏反应患者得到及时治疗后无明显后遗症，但有些患者会遗留反复出现的体征和症状，需要继续使用肾上腺素进行治疗，并配合使用皮质类固醇激素。这样的后遗症反映了由过敏反应的效应物释放的一些介质的晚期后果，如 LTs、细胞因子和趋化因子，或在这种情况下被激活的结构细

笔记

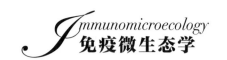

胞。最后，肥大细胞可通过 IgE 依赖性激活释放腺苷，腺苷可通过多种功能不同的腺苷受体发挥复杂的介导作用，有可能影响过敏反应的病理生理学。多种证据表明，在人类过敏反应中可以观察到补体水平的降低和 C3a、C5a 的产生。此外，研究表明，血液中 C3a、C4a 和 C5a 的水平与人体过敏反应的严重程度相关。

### （三）病理过程

初次应答产生的 IgE 抗体与膜表面 FcεRⅠ高亲和力地结合，使肥大细胞和嗜碱性粒细胞致敏，这时如果不再接触相应的过敏原则不会出现任何临床症状。一旦再次接触相应过敏原，则过敏原与致敏的肥大细胞和嗜碱性粒细胞表面的 IgE 发生特异性结合，从而使膜上两个相邻近的 FcεRⅠ发生桥联。交联聚集 FcεRⅠ通过 γ 链 C 端 ITAM 的磷酸化发挥作用，使 Syk 和 Fyn 酪氨酸激酶经 γ 异构型磷脂酰肌醇特异性磷脂酶 C 信号链活化，使胞浆内肌球蛋白轻链磷酸化，从而导致肥大细胞和嗜碱性粒细胞脱颗粒、释放组胺等生物活性介质，也可通过活化丝裂原启动蛋白激酶，使膜磷脂胆碱分解产生花生四烯酸，进而通过环氧合酶、脂氧合酶途径合成前列腺素 D2 和白三烯。肥大细胞和嗜酸性粒细胞脱颗粒释放的生物活性介质作用于效应组织或器官，可引起局部或全身性过敏反应，即导致血管通透性增强、腺体分泌增加、平滑肌痉挛等病理表现。

然而，IgE 水平本身并不能解释受试者对过敏反应的易感性。尽管循环中的过敏原特异性 IgE 水平较低或无法检测到，但一些患者仍可能出现接近致命的过敏反应。相反，在许多接触过敏原时没有临床症状的受试者的血浆中可以检测到过敏原特异性 IgE。一些患者尽管在循环中未检测到过敏原特异性 IgE，但仍出现过敏反应，这提示存在与过敏反应无关的通路。除 IgE 外，我们已知小鼠 IgG 也可引起被动的全身过敏反应（passive systemic allergic，PSA），其生理表现与依赖 IgG 的 PSA 患者相似（主要表现为体温过低、血管舒张和心肺功能改变）。正如在小鼠身上所证明的，IgG 介导的过敏反应通常需要比 IgE 介导的过敏反应大得多的抗原剂量，全身过敏反应也需要全身吸收摄入的抗原。IgG 抗体是否也介导人体过敏反应仍有待证实，这需要更进一步的证据。

### （四）常见过敏反应及其诊断与防治

#### 1. 实验室诊断

过敏性休克、支气管哮喘、过敏性鼻炎、特异性皮炎、荨麻疹和食物过敏为常见的过敏反应。其实验室诊断主要有变应原皮试和特异 IgE 测定。血清 IgE 测定是体外检测过敏原特异性 IgE 的重要手段。此外，过敏反应发生后 5～10 分钟血浆组胺水平升高，也可进行检测。但是，血浆组胺水平只是短暂升高，在 60 分钟内恢复正常，如果患者在症状出现后超过 1 小时进行评估，血浆组胺水平几乎没有作用。血清总胰酶是一种广泛应用于回顾性诊断过敏性休克的生物标志物。少量未成熟的胰酶（β-丙胰酶）被组成性地分泌到体循环中。肥大细胞和嗜碱性粒细胞脱颗粒后，血清胰酶总水平因释放成熟的胰酶而显著升高。理想情况下，血清胰酶水平应在症状出现后 1～2 小时内测定，因为胰酶水平通常在症状出现后 60～90 分钟内达到峰值，但可持续 6 小时。但是，研究表明，血清组胺和胰酶水平并不总是升高，即使在出现皮肤、胃肠、呼吸、心血管损害等严重过敏反应的患者中也是如此。因此，越来越多的人关注于识别其他的血清生物标志物，如血小板活化因子或羧肽酶 A3，这些标志物与严重程度相关，能更准确地明确过敏反应的诊断，但这些标志物还没有被应用于临床。

2. 防治措施

预防过敏反应的主要措施为过敏原特异性脱敏。一是采用异种免疫血清脱敏治疗，二是采用小剂量多次注射过敏原进行特异性脱敏治疗。此外，还可采用药物治疗，抑制生物活性介质的合成和释放、拮抗其效应。过敏反应被认为是一种医学急症，发病迅速（几秒至几分钟），并迅速发展为心血管重症和（或）呼吸衰竭，在发病后几分钟内导致死亡。无论患者是在门诊、急诊还是手术室，最初的治疗原则都是一样的：立即给予 0.3～0.5 mg 的肾上腺素（1 ：1000）于大腿外侧正中（股外侧前外侧、腹中肌），这是最基本的过敏反应干预措施。去除潜在的触发抗原，使患者仰卧位，并迅速处理循环 – 空气 – 呼吸是至关重要的。因主动呕吐、呼吸窘迫或妊娠而有禁忌者，左侧卧位更合适。过敏反应以血管扩张和低血容量为主，因此，患者对液体移位非常敏感，突然的姿势变化可能导致致命的心脏骤停。在发生呼吸窘迫时，应将患者置于舒适的位置，脱下或松开限制性衣物，使用短效 β2 激动剂支气管扩张剂（沙丁胺醇），直到症状缓解。阿司匹林、色氨酸二钠等可通过升高细胞内 cAMP 水平而抑制靶细胞脱颗粒或生物活性介质释放。苯妥拉明、氯苯那敏和异丙嗪等抗组胺药（H1 和 H2 拮抗剂）可通过与效应器官竞争组胺受体而发挥作用。随着对过敏反应机制的不断认识，一些免疫新疗法也被开发，如人源化抗 -IgE 单克隆抗体单抗已进入临床。

## 二、自身免疫

### （一）自身免疫及自身免疫性疾病概述

正常情况下，机体能识别"自我"，对自身的组织、细胞成分不产生免疫应答，或仅产生微弱的免疫应答，这种现象称为自身免疫耐受。

在某些情况下，自身耐受遭到破坏，机体免疫系统对自身成分发生免疫应答的现象称为自身免疫。自身免疫的发生是机体免疫系统产生了针对自身成分的自身抗体或自身反应性 T 淋巴细胞（又称为致敏 T 淋巴细胞），导致自身抗体或自身反应性淋巴细胞与相应的自身成分产生免疫应答。在正常机体内，存在一定量的自身抗体或自身反应性 T 淋巴细胞，可协助清除机体内衰老的成分，维持机体内环境的稳定，此属生理性自身免疫。免疫系统对外来物和自身的区分并不是绝对的，在某些情况下，这个系统可能会被其所要保护的实体所误导。因此，对自身的异常反应涉及大于80%的炎症性疾病，统称为自身免疫性疾病（autoimmune disease，AID）。AID是指自身免疫应答过强或持续时间过久所产生的自身抗体或自身反应性T淋巴细胞对表达靶抗原的自身细胞和组织发动攻击，导致的组织器官病理性损伤或功能障碍。

### （二）自身免疫及自身免疫性疾病特征

自反应性范围包括对淋巴细胞选择和免疫系统稳态至关重要的低生理水平的自反应性，表现为循环自身抗体和轻微组织浸润而无临床后果的中等水平的自反应性，以及与免疫器官损伤相关的致病性自反应性。自身免疫性疾病在人群中患病率较高（7%～9%），主要发生在女性、青壮年，发病率和死亡率均较高。基于组织受累的程度，这些疾病可分为器官特异性自身免疫性疾病，如1型糖尿病、多发性硬化症、炎症性肠病；以及重症肌无力和系统性自身免疫性疾病，如系统性红斑狼疮、类风湿关节炎、干燥综合征等。大多数自身免疫性疾病表现为临床异质性、多基因型和多因素共同作用。虽然自身免疫性疾病的种类很多，但存在一些共同特征：①可以有诱因，也可以无诱因，但多数病因不清。无诱因者多称为"自发"性或"特发"性；②血清中有自身抗体或体内有针对自身组织细胞的致敏T淋巴细胞；③患者可检测到高效价自身抗体；④患者以女性居多，并随年龄增加发病率有所增加，一般病程较长，多迁延为慢性；⑤有遗传倾向，已发现有些特定基因与自身免疫病的发病有密切关系；⑥免疫抑制和免疫调节治疗多可取得较好的疗效。

### （三）自身免疫性疾病的相关因素

1. 自身抗原

一系列因生物、物理、化学因素引起的自身组织细胞结构与成分发生改变后能进一步引起机体免疫系统针对这些自身组织细胞成分产生免疫应答反应的抗原物质称为自身抗原。自身抗原主要相关的因素有隐蔽抗原的释放、自身抗原的改变和共同抗原引发的交叉反应。隐蔽抗原是指体内某些组织成分，如精子、眼内容物、脑等，在正常情况下从未与免疫细胞接触过，但其对应的淋巴细胞克隆仍存在，并具免疫活性；一旦因手术、外伤、感染等原因破坏隔绝屏障，隐蔽抗原释放入血或淋巴液，便与免疫系统接触，免疫系统将其误认为是"异物"，引发自身免疫应答。自身成分在受到物理、化学因素或生物因素作用后，抗原性发生变化，改变的自身成分可刺激免疫系统引起自身免疫应答。变性的IgG可刺激机体产生抗变性IgG抗体或IgM（类风湿因子），并与自身变性IgG抗体结合形成中等大小的免疫复合物，沉积于关节滑膜上，引起自身免疫性疾病——类风湿关节炎。某些细菌、病毒与正常人体某些组织细胞上有类似的抗原决定簇，针对这些细菌、病毒抗原决定簇产生的自身抗体和致敏淋巴细胞可与自身组织细胞发生交叉反应，引起自身免疫性疾病，如A型溶血性链球菌的多种抗原蛋白与人心肌内膜和肾小球基底膜有共同抗原，感染链球菌后产生的抗体可与心肌及肾小球基底膜起交叉反应，引起风湿性心脏病和急性肾小球肾炎。

2. 免疫调节异常

免疫应答多个环节功能失常均可诱发自身免疫病。第一，识别外来抗原载体决定簇的 Th 细胞能被微生物抗原激活发生反应，从而使缺乏 Th 辅助信号而处于失活状态的自身反应性 B 细胞被克隆激活产生免疫应答，从而引发自身免疫应答，即称为 Th 细胞旁路活化。第二，某些多克隆刺激剂，如 EB 病毒和超抗原，可激活处于耐受状态的 Th 细胞或者直接向 B 细胞发出辅助信号刺激其产生自身抗体，引发自身免疫应答。第三，抗原提呈细胞表面辅助刺激因子的异常表达，可激活自身免疫应答的 T 细胞，引发自身免疫性疾病。第四，Th1、Th2 和 Th17 细胞的功能失衡和自身免疫性疾病的发生也有一定关系。Th1 细胞功能亢进可促进某些器官特异性自身免疫病的发展，如 1 型糖尿病和多发性硬化症；Th17 细胞的激活，可介导某些全身性自身免疫性疾病，如 RA、银屑病和多发性硬化症等。第五，调节性 T 细胞的免疫抑制功能异常是自身免疫性疾病的一种发病原因，并可参与疾病的发生、发展。此外，Toll 样受体途径可激活自身反应性 B 细胞，产生抗 DNA 抗体，进而引发自身免疫性疾病。MHC-Ⅱ类分子的异常表达也与自身免疫性疾病的发生相关。

3. 遗传因素

遗传因素与自身免疫病发生的易感性相关。一般来说，遗传易感性是由几种常见的风险变异的叠加效应导致的，每一种变异的影响都很小，单独的影响是不够的。携带某些 HLA 等位基因或单体型的个体患特定自身免疫性疾病的频率远高于正常人，以 *HLA II* 基因最为明显。携带 DR3 抗原的个体，患重症肌无力、系统性红斑狼疮、胰岛素依赖型糖尿病的概率较不带 DR3 抗原的个体高；携带 B27 抗原的个体患强直性脊柱炎概率较高；DR4 与类风湿关节炎、寻常型天疱疮，DR5 与桥本甲状腺炎的发生均有明显关系。非 HLA 连锁基因的缺陷与自身免疫性疾病的发生有关，如 *HLA-III* 类基因中补体 *C4* 基因的缺失、*Fas/FasL* 的基因缺陷与 SLE 均有明显关系。

### （四）自身免疫性疾病的损伤机制

1. 自身抗体介导的组织损伤

自身抗体和（或）自身反应性 T 淋巴细胞介导的对自身成分的免疫应答是导致 AID 发生的原因。自身抗体可通过破坏细胞、阻断分子结合、激活或阻断受体、结合分子等机制导致自身免疫性疾病。

（1）抗细胞表面抗体破坏细胞所致的自身免疫病

体内产生抗红细胞表面抗原的自身抗体，抗人球蛋白试验阳性可引起自身免疫性溶血性贫血（autoimmune hemolytic anemia，AIHA）；产生抗血小板表面成分抗体可引起免疫性血小板减少性紫癜（immunologic thrombocytopenic purpura，ITP）；体内产生抗中性粒细胞抗体可引起自身免疫性中性粒细胞减少症。在这些疾病中，自身抗体可通过以下方式引起自身细胞的破坏：自身抗体识别和结合细胞膜上的抗原性物质后，激活补体系统，

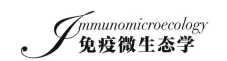

在膜表面形成膜攻击复合物而破坏细胞；结合自身抗体的细胞在脾脏中由表达 Fc 受体的吞噬细胞清除；NK 细胞等通过 ADCC 杀伤自身抗体包被的细胞；自身抗体与细胞的自身抗原结合，激活补体系统，在此过程中产生有趋化作用的细胞因子 C5a，招募中性粒细胞，后者释放蛋白水解酶和介质，引起细胞损伤。脾是清除包被自身抗体的红细胞、血小板和中性粒细胞的主要场所，因此，脾切除是治疗 AIHA、ITP 和急性间质性肾炎（acute interstitial nephritis，AIN）的主要方法。

（2）抗细胞表面受体抗体引起的自身免疫性疾病

有些自身抗体可阻断细胞受体的功能引发自身免疫性疾病，如重症肌无力。重症肌无力是一种由乙酰胆碱受体自身抗体引起的以骨骼肌进行性无力为特征的自身免疫性疾病。患者体内存在神经肌肉接头乙酰胆碱受体的自身抗体，该抗体在神经肌肉接头处结合乙酰胆碱受体，内化并降解该受体，致使肌肉细胞对运动神经元释放的乙酰胆碱反应进行性降低。该疾病可发生于任何年龄，最先出现的症状是眼肌无力，进而累及机体的其他部位，常呈进行性加重。有些自身抗体可通过激动细胞表面的受体引发自身免疫性疾病。毒性弥漫性甲状腺肿（Grave's disease）患者血清中有抗促甲状腺激素受体（throid stimulating hormone receptor，TSHR）的 IgG 型自身抗体，该抗体作用于 TSH 受体后，刺激甲状腺细胞分泌过多的甲状腺激素。当毒性弥漫性甲状腺肿患者体内该自身抗体持续存在，可刺激甲状腺激素持续分泌，造成甲状腺功能的亢进。细胞外抗原的自身抗体也可引起的自身免疫性疾病，如肺出血肾炎综合征，患者血液中可检测到抗肾小球基底膜IV型胶原抗体，该抗体的效价与肾组织损害的严重程度呈正相关。

2. 抗原-抗体免疫复合物介导的组织损伤

某些自身抗体与自身抗原在血液循环中可形成中等分子大小的免疫复合物，沉积于相应部位的组织间隙，造成组织损伤。系统性红斑狼疮（SLE）患者体内可产生针对核酸、核蛋白和组蛋白的抗核抗体及其他自身抗体，这些自身抗体与相应抗原结合形成的免疫复合物可沉积在心血管结缔组织、肾小球基底膜、浆膜、关节滑膜及多种脏器的小血管壁上，免疫复合物在局部激活补体，吸引中性粒细胞浸润，造成局部组织的慢性炎性损伤。SLE患者常有多系统、多器官的损害。根据损害的器官不同，患者可出现发热、皮疹、关节痛、肾损害，心血管病变、浆膜炎、贫血、精神症状等多种临床表现。类风湿关节炎（RA）患者体内产生的变性 IgG，其作为自身抗原刺激免疫系统产生多种抗变性 IgG 的自身抗体，即类风湿因子（rheumatoid factor，RF）。变性 IgG 与 RF 结合，形成的免疫复合物沉积于关节滑膜等部位，激活补体，在局部引起慢性渐进性免疫炎症性损害，导致关节组织损伤，部分病例可累及心、肺及血管等。

3. 自身反应性 T 淋巴细胞介导的组织损伤

体内针对自身抗原的自身反应性 T 淋巴细胞通过活化巨噬细胞、淋巴细胞，攻击局部靶组织，造成局部炎症，引发自身免疫性疾病。在 *Fas/FasL* 基因缺陷的患者体内，激活诱导自身免疫应答的淋巴细胞凋亡机制障碍，T 淋巴细胞、B 淋巴细胞克隆性增殖失控导致 T 细胞的调节效应功能紊乱，也可引发由 T 细胞介导的自身免疫性疾病。1 型糖尿病就是由于 Fas 与 FasL 相互作用，使表达 Fas 的 $\beta$ 细胞受到破坏，患者体内产生了针对胰岛 $\beta$ 细胞的 CD8$^+$CTL，并对胰岛 $\beta$ 细胞发生免疫应答，损伤胰岛 $\beta$ 细胞，致使胰岛素分泌严重不足而引发疾病。髓鞘碱性蛋白（myelin basic protein，MBP）作为自身抗原致敏 Th 细胞，当 Th 细胞进入中枢神经系统后，再次与 MBP 接触而发生免疫应答反应，导致脊髓鞘破坏，引起脑脊髓膜炎。

4. 固有免疫导致自身免疫性疾病

长期以来，对自身免疫性疾病的研究主要集中在适应性免疫系统方面。然而，固有免疫细胞对外来和自身配体表现出广谱的感受器，这一发现使近年来的研究重点转向固有免疫系统，且固有免疫系统的参与先于并激发适应性反应。自身免疫性疾病的初始触发可能包括先天传感器对自身或外来分子（尤其是核酸）的识别。这种识别进而触发炎症反应，并使之前处于静止状态的自身反应性 T 细胞和 B 细胞参与其中。因此，识别外源性及自身核酸的内体和胞质传感器直接参与了自身免疫性疾病的发病机制。这些内体传感器包括识别 dsRNA 的 TLR3、识别 ssRNA 的 TLR7 和 TLR8、识别 DNA 的 TLR9；而胞质传感器包括识别无帽 5'- 三磷酸 RNA 的解旋酶 RIG-Ⅰ和识别长链 dsDNA 的 MDA5，以及多个 DNA 传感器。这些传感器可诱导Ⅰ型干扰素（IFN-Ⅰ）和促炎性细胞因子（如 IL-1、IL-6、IL12、TNF）的产生。

血清中高浓度 IFN-Ⅰ和狼疮患者外周血单核细胞中 IFN-Ⅰ诱导的转录物表明固有传感器在自身免疫中发挥作用。在特定的病理生理条件下，机体损伤细胞释放的 DNA 和 RNA 可刺激抗 DNA 和 RNA 抗体的产生。狼疮血清 IgG 与坏死或凋亡细胞释放的 DNA 和 RNA 的复合物可被 pDCs 表面的 Fc 受体识别结合，在 pDCs 细胞内，该复合物中的自身 DNA 被 TLR9 识别，自身 RNA 被 TLR7 识别，进而 TLR9/TLR7 信号通路被激活而引起自身反应性 B 细胞的活化。该复合物还可诱导 pDCs 产生 IFN-$\alpha$，促进自身反应性 B 细胞的增殖分化成能产生自身抗体的浆细胞。这些复合物可沉积在机体导致 SLE 疾病的发生。同时研究表明，TLR9 的缺失可降低抗 -DNA 自身抗体的滴度，但不会降低整体疾病的活动，而 TLR7 的缺失可同时降低抗 -RNP 自身抗体和肾病的活动，这表明 TLR7 比 TLR9 具有更强的致病性，可能是由于细胞死亡释放的 RNA 信号更强或更易被识别。这一机制适用于广泛的系统性和器官特异性自身免疫性疾病，如 RA、SS、多发性肌炎 / 皮肌炎、牛皮癣、自身免疫性甲状腺炎、视神经脊髓炎。核酸感应作为自身免疫的初始触发，在某些情况下可作为一个主要介质介导自身免疫性疾病。

笔记

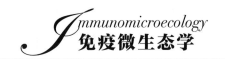
5.非编码 RNA 作为自身免疫的调节因子介导自身免疫

哺乳动物基因组中只有约 2% 编码蛋白质，而绝大多数（75%～90%）转录为非编码 RNA，包括 microRNAs（miRNA，18～23 个核苷酸）和长链非编码 RNA（lncRNA，≥200 个核苷酸），这些非编码 RNA 对先天免疫系统和适应性免疫系统均有显著影响。在功能上，miRNA 主要通过翻译抑制和转录本降解与 mRNA 靶标结合并介导基因沉默，多种 miRNA 可参与炎症和自身免疫过程。转基因过表达多顺反子 miR-17-92 簇在小鼠体内引起淋巴细胞的增殖和狼疮样自身免疫，以 Tfh 细胞的积聚和肿瘤抑制因子磷酸酶 PTEN 和抗凋亡 Bim 的表达降低为特征。进一步 miR-19 可抑制 PTEN 的表达，并在调节 B 细胞中枢耐受方面发挥关键作用，miR-17 则可控制早期 B 细胞的发育。在小鼠模型中，miR181a、miR185 或 Dicer（miRNA 生物发生所需的分子）缺失可促进自身免疫。此外，某些 miRNAs 和 lncRNA 的增加或减少，与疾病的严重程度相关。

### （五）常见自身免疫性疾病的自身抗体检测

1.常见的抗核抗体荧光图形及临床意义

（1）抗核抗体概述

某些自身抗体因对疾病的判断具有高度特异性，已成为诊断相应疾病的血清指标或特异性抗体，有些自身抗体与疾病的活动性相关。抗核抗体（antinuclear antibodies，ANA）是一组将自身真核细胞的各种细胞核成分作为靶抗原的自身抗体的总称。ANA 的性质主要是 IgG，也有 IgM、IgA 和 IgD，其无器官和种属特异性。ANA 主要存在于血清中，也可存在于胸腔积液、关节滑膜液和尿液中。按细胞内分子理化特性与抗原分布部位，可将 ANA 分为四大类：抗 DNA 抗体、抗组蛋白抗体、抗非组蛋白抗体、抗核仁抗体。目前最常用间接免疫荧光法作为总 ANA 的筛选试验。

（2）ANA 分型

①均质型 ANA：细胞核均匀着染荧光，有些核仁部位不着色，分裂期细胞染色体可被染色出现荧光。与均质型相关的自身抗体主要是抗不溶性 DNP 抗体，抗组蛋白抗体、抗 dsDNA 抗体也可产生均质型。高效价均质型主要见于 SLE 患者，低效价均质型可见于 RA、慢性肝脏疾病、传染性单核细胞增多症或药物诱发的狼疮患者。②斑点型 ANA：细胞核内出现颗粒状荧光，分裂期细胞染色体无荧光显色。与斑点型 ANA 相关的自身抗体涉及抗核糖体核蛋白颗粒抗体，如抗 Sm、抗 Ru1 RNP、抗 SSB/La 等抗体。高效价的斑点型 ANA 常见于混合性结缔组织病（mixed connective tissue disease，MCTD），同时也见于 SLE、硬皮病、干燥综合征（sjogren syndrome，SS）等自身免疫性疾病。③核膜型 ANA：荧光着色主要显示在细胞核的周边，形成荧光环，或在均一的荧光背景上核周边荧光增强，分裂期细胞染色体区出现荧光着色。相关抗体主要是抗 dsDNA 抗体。高效价的周边型 ANA 几乎仅见于 SLE，特别是活动期 SLE。④核仁型 ANA：荧光着色主要在核仁区，

分裂期细胞染色体无荧光着色。相关抗体是抗核仁特异的低分子量 RNA 抗体，即抗 RNA 聚合酶 -1 抗体、抗 U3 RNP 抗体、抗 PM-Scl 抗体。核仁型 ANA 在硬皮病中出现率最高，尤其是高效价核仁型对诊断硬皮病具有一定特异性，但核仁型 ANA 也见于雷诺现象者，偶尔也出现于 SLE 患者。

（3）抗 dsDNA 抗体

抗 dsDNA 抗体与细胞核的反应位点位于 DNA 外围区脱氧核糖磷酸框架上。检测抗 dsDNA 抗体最特异和最敏感的方法是用马疫锥虫或绿蝇短膜虫作为抗原基质进行间接免疫荧光检测，这是目前国内外临床常规检测抗 dsDNA 抗体最常用的方法，具有高度特异性。抗 dsDNA 抗体在 SLE 的发病机制中起重要作用，SLE 并发的狼疮性肾炎是由该抗体介导的免疫复合物病，抗 dsDNA 抗体可形成多种冷沉淀而致血管炎，SLE 肾炎及典型的蝶形红斑均与该抗体有关。

（4）抗核小体抗体

核小体是真核生物细胞核染色质的基本单位。凋亡细胞是核小体的重要来源，当 SLE 患者的吞噬细胞对凋亡细胞的清除能力受损或降低时，核小体会在患者体内大量存积，多聚核小体与活化的单核细胞结合后被抗原提呈细胞呈递给 CD4$^+$Th2 细胞，Th2 细胞的增殖活化，激活 B 细胞产生抗核小体抗体（AnuA）。AnuA 的检测通常采用 ELISA 检测法。

2. 抗可提取性核抗原抗体谱的检测及其临床意义

可提取性核抗原（extractable nuclear antigens，ENA）可用盐水或磷酸盐缓冲液从细胞核中被提取。ENA 属非组蛋白的核蛋白，为酸性蛋白抗原，是由许多小分子 RNA 与各自对应的特定蛋白质组成的核糖核蛋白颗粒，这种组成使其各自的抗原性得以增强，分子中不含 DNA。ENA 抗原中主要包括 Sm、RNP、SSA、SSB、Jo-1、Scl-70 抗原。目前临床检测最常用的方法有免疫印迹技术。其中，抗 Sm 抗体是 SLE 的血清标志抗体，已被列入 SLE 的诊断标准。抗核 RNP 抗体是诊断 MCTD 的重要血清学依据，抗 SSA/Ro 抗体和抗 SSB/La 抗体是 SS 患者最常见的自身抗体。抗 Jo-1 抗体最常见于多发性肌炎（polymyositis，PM），故又称为 PM-1 抗体。抗 Scl-70 抗体是原发性干燥综合征（primary Sjögren syndrome，PSS）的特征抗体。

3. 与小血管炎相关的自身抗体检测与应用

抗中性粒细胞胞浆抗体（Antineutrophil cytoplasmic antibody，ANCA）主要有两型：胞浆型（cANCA）和核周型（pANCA）。总 ANCA 检测通常采用 IFF，特异性 ANCA 检测最常用的是 ELISA 法。ANCA 被认为是原发性小血管炎的特异性血清标志物，最常见的疾病如韦格纳肉芽肿、原发性局灶节段坏死性肾小球肾炎、新月形肾小球肾炎、结节性多动脉炎等均可检出 ANCA。

抗磷脂抗体是一组针对含有磷脂结构抗原物质的自身抗体，这些抗体主要包括抗心磷

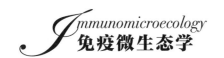

脂抗体、抗磷脂酸抗体和抗磷脂酰丝氨酸抗体。抗心磷脂抗体最常用 ELISA 法进行检测。ACL 抗体阳性或持续升高与患者的动静脉血栓形成、血小板减少、反复自发性流产及神经系统损伤为特征的多系统受累的抗磷脂综合征密切相关。

4. 与 RA 相关自身抗体的检测与应用

RF 在 RA 患者中的阳性检出率很高，是 RA 患者血清中常见的自身抗体。高效价 RF 阳性支持早期 RA 的诊断，在 RA 患者中，RF 的效价与患者的临床表现呈正相关，即随症状加重而效价升高。但 RF 不是仅在 RA 患者中出现，在 SLE、进行性全身性硬化症等自身免疫性疾病患者和部分老年人中也可阳性。因而 RF 对 RA 患者并不具有严格特异性，RF 阳性不能作为诊断 RA 的唯一标准。尽管在多种疾病中可有 RF 阳性，但效价均较低（< 40 IU/ mL），随着 RF 效价增加，RF 对 RA 的诊断特异性增高。目前，多采用 ELISA 法对 RF 进行检测，其可以测定不同 Ig 类型的 RF。而胶乳颗粒凝集试验和速率散射比浊法只能检出血清中的 IgM 型 RF。

抗角蛋白抗体主要见于类风湿关节炎患者，常采用间接免疫荧光分析法检测。抗环瓜氨酸肽（cyclic citrullinated peptide，CCP）抗体在 RA 早期阶段就可以出现阳性，具有很高的阳性预测值。ELISA 为目前最常用的检测方法。

5. 与其他疾病相关自身抗体的检测与应用

抗平滑肌抗体（Anti-smooth muscle antibody，ASMA）和抗线粒体抗体（Anti-mitochondrial antibody，AMA）与自身免疫性肝病相关。ASMA 是自身免疫性肝炎的血清学标志抗体，原发性胆汁性肝硬化患者几乎都有 AMA，AMA 抗原组中 M2 型对诊断原发性胆汁性肝硬化最具有诊断意义。ASMA 和 AMA 主要采用间接免疫荧光法进行检测。桥本甲状腺炎患者常可出现抗甲状腺球蛋白抗体及抗甲状腺微粒体抗体阳性，但这些抗体不是造成桥本甲状腺炎的直接原因。

StrAb 常见于年龄大于 60 岁的重症肌无力（myasthenia gravis，MG）患者（55%）及成年后发病的 MG 患者（30%），较少见于小于 20 岁的 MG 患者。约 90% 的 MG 患者有胸腺异常，15% 有胸腺瘤。同时患有 MG 与胸腺瘤的患者，其抗 StrAb 阳性率可达 80%～90%。抗 StrAb 检测对成年以上 MG 患者是否并发胸腺瘤有很好的鉴别诊断价值。约 90% 的 MG 患者抗乙酰胆碱受体抗体（Anti-acetylcholine receptor antibody，AChR）阳性。抗 AChR 抗体常用 ELISA 法进行检测，抗 StrAb 的检测主要采用间接免疫荧光法。

在进行自身抗体检测时，由于有些自身抗体在自身免疫性疾病中的敏感性高，但特异性不强，仅具有筛选意义而不具有诊断价值。而有些自身抗体的敏感性低，但对某一种自身免疫疾病诊断的特异性很高，相关性强。因此，通常以抗核抗体作为筛查试验，因为在许多自身免疫性疾病中，抗核抗体均可呈阳性，而其他针对特异性靶抗原成分的自身抗体应根据临床需要进行选择性检测，以进一步明确诊断。

6.其他相关检测

自身免疫性疾病患者血清中免疫球蛋白含量往往高于正常值，其中 IgG 升高较明显，IgM、IgA 也有所升高。免疫球蛋白含量的波动，与疾病的活动与稳定呈一定的相关性，动态观察血清或局部体液中免疫球蛋白量的变化，可辅助分析疾病的变化。在以Ⅱ型、Ⅲ型超敏反应机制为主的自身免疫性疾病中，补体可通过经典或替代途径参与反应。这类患者由于疾病活跃期时消耗了大量补体，检测其总补体活性（CH50）及单一补体含量均可表现出明显降低。淋巴细胞亚群的数量与功能的改变是介导免疫病理损伤的重要因素。检测淋巴细胞亚群数量及功能可反映出患者体内免疫细胞状况。此外，在自身免疫性疾病患者体内 T 细胞亚群的平衡失控会导致许多细胞因子的活化表达异常，这些异常表达的细胞因子在介导免疫病理损伤中起重要作用。因此，检测细胞因子对某些疾病的诊断、发病机制的探讨、疗效观察和预后判断等具有重要意义。

### 三、炎症

#### （一）炎症概述

炎症是对抗入侵病原体的一种基本的生物反应，有助于修复损伤和防止进一步的组织或细胞损伤。然而，当炎症反应不能适当减弱时，就会出现多器官功能衰竭或慢性炎症。先天性免疫是抵御入侵病原体的第一道免疫防线，与 T 淋巴细胞和 B 淋巴细胞介导的适应性免疫相比，先天性免疫反应几乎是在感染后立即产生的，它们针对的是有限的一组分子，一般不会导致记忆细胞的产生。先天免疫可激活多种通路，有助于抵御感染。抗菌肽、细胞的吞噬作用和自噬都参与了入侵病原体的直接清除。许多细胞因子和趋化因子，募集在感染部位并激活免疫细胞，以此增强其抗菌活性。特异性免疫细胞迁移到淋巴结，并呈递抗原，通过 T 淋巴细胞和 B 淋巴细胞刺激适应性免疫反应，从而抵御病原体。

#### （二）线粒体参与炎症应答

已有研究表明，线粒体与炎症反应有关。线粒体作为细胞的动力源，通过氧化磷酸化（oxidative phosphorylation，OXPHOS）、三羧酸循环或脂肪酸氧化将营养转化为能量，可与其他细胞交换多种信号，因此它们能很好地调节代谢的稳态，使其在免疫应答中发挥重要作用。在免疫应答中，线粒体功能可能更容易在 Treg 和记忆 T 细胞中被发现。Treg 可调节免疫系统，维持机体的免疫耐受，在细胞分化时，会通过 OXPHOS 作为产生能量的主要途径。记忆 T 细胞在免疫应答时，不经历广泛的增殖，只产生少量或不产生细胞因子。所以，记忆 T 细胞的代谢基本上是分解代谢，依赖氧化和脂肪酸氧化。$CD8^+$ 记忆 T 细胞呼吸能力偏高且线粒体质量增加，这使它们再次暴露于同源抗原时能够迅速重新激活。而激活的 T 细胞也会增加糖酵解来支持它们的增殖和分化。

而受损的线粒体则可通过以下两个机制参与到炎症应答中：一是受损的线粒体可激活

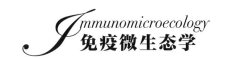

氧化还原敏感炎性通路诱发炎症；二是激活 NLRP3 炎性小体，NLRP3 炎性小体激活后可分泌 IL-18 和 IL-1β 引发炎症反应。

### （三）单核巨噬细胞与炎症反应

单核细胞 / 巨噬细胞也与大多数急慢性炎性疾病有关，M1 型单核 / 巨噬细胞杀菌活性强，可产生多种促炎性细胞因子消灭病菌，形成第一道防线，然而，M2 型单核 / 巨噬细胞与之相反，可产生多种抑炎物质，促使炎症消退。因此，充分了解炎症反应的发生机制对于恢复机体内外环境稳态至关重要。

## 四、免疫缺陷

### （一）免疫缺陷概述

免疫缺陷是免疫系统先天发育不足或后天受损，导致机体免疫功能低下，不能抵御外来病原微生物的入侵，常表现为反复感染或某些感染性疾病。免疫缺陷分为先天性（原发性）和继发性两种。由先天发育不良所致的免疫功能缺陷称为原发性免疫缺陷病。原发性免疫缺陷病主要是由于遗传因素、感染因素、染色体畸变或基因突变造成。很多原发性免疫缺陷病与父母染色体异常有关，属遗传性疾病，如 X- 连锁低丙种球蛋白血症、慢性肉芽肿等。若在妊娠早期发生病毒感染，病毒会影响胎儿原始干细胞的分化发育，进而导致胎儿的免疫缺陷，如严重联合免疫缺陷病等。

### （二）原发性免疫缺陷病

不同的原发性免疫缺陷病有不同的自身免疫表现，产生自身免疫的原因主要是感染与免疫耐受的异常，其他的机制还包括细胞生长缺陷、信号通路缺陷等。

在一些原发性免疫缺陷病中，T 细胞和 B 细胞的异常发育，导致明显的免疫缺陷。DiGeorge 综合征是一种常染色体显性遗传疾病，其胸腺发育缺乏或有缺陷引起阴性选择异常使 T 细胞发育部分或完全失败，进而导致自身反应性 T 细胞克隆性增殖。据报道，有 5%～30% 的患者会合并包括炎性肠病、肝炎、银屑病、类风湿关节炎、自身免疫性溶血性贫血、白癜风和自身免疫性甲状腺炎在内的自身免疫性症状。此外，胸腺缺陷也会使 Treg 细胞的合成不足从而促进自身免疫性疾病的发生。

普通可变型免疫缺陷（common variable immunodeficiency disease，CVID）是原发性免疫缺陷疾病最常见的形式，以低丙种球蛋白血症为特征。而丙种球蛋白减少可能与淋巴细胞减少、淋巴细胞的增殖受损和 T 细胞缺陷有关。研究发现，一些 CVID 患者的 T 细胞凋亡增加，伴随 Fas 分子表达增加，这将会导致细胞死亡的增加。此外，在 CVID 患者中，T 细胞对由记忆抗原、超抗原或抗 T 细胞受体（T-cell receptor，TCR）单克隆抗体激发的 TCR 介导的活化反应能力降低，这一障碍有可能是在 T 细胞对抗原识别水平上的缺陷。

### （三）继发性免疫缺陷病

由后天某些因素，如理化因素刺激、疾病、手术、外伤、烧伤及某些药物作用，导致的免疫功能低下称为继发性免疫缺陷病。感染是继发性免疫缺陷病的常见原因。人类免疫缺陷病毒感染所致免疫缺陷，称为获得性免疫缺陷病，它可能会导致不可逆转的免疫缺陷。

### （四）免疫缺陷病的治疗

目前，对于原发性免疫缺陷病的治疗主要有替代治疗、免疫重建、干细胞移植、骨髓移植、基因治疗、免疫增强剂治疗等。而对于继发性免疫缺陷病的治疗原则是积极治疗原发病，去除致病因素，以阻止继发性免疫缺陷病的发生、发展。

## 五、适应性免疫稳态中微生物区系的作用

微生物群通过调节宿主免疫系统，与宿主建立相互关系并影响其多种生理功能。生长在特定环境中的细菌种群传递不同的信号，影响固有免疫系统和适应性免疫系统的功能，其不仅作用于局部，往往从远端微生物定植地点，引起系统反应。例如，分段丝状细菌（segmented filamentous bacteria，SFB）在小肠中诱导 T 辅助 17（Th17）细胞，并触发易感小鼠自身免疫性关节炎；双歧杆菌可增强阻断程序性死亡 1（PD-1）途径的 T 细胞依赖性抗肿瘤作用；由细菌诱导的调节性 T（Treg）细胞可以具有全身抗炎功能。目前，只有少数的单一菌种或明确的细菌群落，可以用来研究不同的淋巴细胞亚群被激活和极化的机制。不同种类的微生物在调节适应性免疫系统的不同分支中起着重要作用。抗原特异性适应性免疫反应影响肠道微生物与宿主之间的相互关系。

### （一）IgA 与微生物

黏膜 IgA 通过多聚免疫球蛋白受体与微生物、饮食的各种成分和肠腔中的抗原结合。IgA 覆盖并凝集其目标，以防止它们与宿主的直接相互作用，避免了肠腔内容物对黏膜免疫系统的潜在有害刺激，也有助于调节微生物的组成。除了提供物理屏障外，IgA 还可以控制肠道微生物的基因表达。例如，缺乏 Toll 样受体 5（TLR5）的小鼠表现出针对鞭毛蛋白的 IgA 水平降低，从而导致广泛的共生微生物对鞭毛相关基因的异常表达。

此外，细菌可以侵入肠内黏膜层，并在上皮细胞附近生长，诱导高亲和力 T 细胞依赖的 IgA 反应。特别是，SFB 和 *Mucispirillum* 与肠上皮密切相关，可引起 T 细胞依赖的 IgA 介导的反应，并被 IgA 严重包覆。SFB 具有诱导 Th17 细胞产生的倾向，从而产生强烈的 Th17 细胞依赖的高亲和力 IgA 反应，SFB 也可诱导卵泡辅助细胞（Tfh）的产生，其表型不同于其他共生细菌诱导的 Tfh 细胞。诱导产生 IgA 的 B 细胞克隆可持续很长一段时间，因此肠道微生物群的复杂性增加导致 IgA 池的多样性增加。这一过程主要依赖于 B 细胞克隆重新进入生发中心，以及 B 细胞克隆的进一步高突变。肠道浆细胞可以通过 T 细胞依赖和 T 细胞非依赖机制影响 IgA 的产生，这些机制涉及上皮细胞、树突状细胞和固

笔记

有淋巴样细胞（ILCs）的相互配合。肠道微生物群可以影响这两种途径表达 IgA 的细胞的积累及 IgA 在管腔中的水平和多样性。例如，微生物区系的 *Sutterella* 菌，与粪便中 IgA 的水平成反比。这些细菌降解 IgA 和一种肽，并在肠腔内稳定 IgA。微生物诱导的 IgAs 针对微生物抗原，因此很大一部分微生物被 IgA 包覆，可以通过流式细胞术和 16S 核糖体 RNA 基因测序进行检测。

### （二）微生物区系诱导 Th17 细胞

高亲和力分泌 IgA 反应在很大程度上取决于表达 ROR γ t 的 Th17 细胞。这些细胞在小肠固有层中最为丰富，占分化记忆 CD4[+]T 细胞的 30% ～ 40%。Th17 细胞的特征细胞因子为 IL-17a、IL-17f 和 IL-22，可刺激肠上皮细胞产生抗菌蛋白，并在这些细胞之间形成紧密连接。它们还介导 IgA 的转运和粒细胞的聚集。因此，Th17 细胞在防止细胞外致病菌和真菌感染方面起着不可或缺的作用。事实上，IL-17 受体轴和人类 ROR γ t 的遗传缺陷与慢性皮肤黏膜念珠菌病的易感性有关，小鼠 IL-17a 和 IL-17f 的缺乏可导致金黄色葡萄球菌机会性感染。致病性 Th17 细胞可表达促炎性细胞因子 IFN- γ 和粒细胞 – 巨噬细胞集落刺激因子（granulocyte-macrophage colony stimulating factor，GM-CSF/ CSF2），并加重自身免疫性和炎症性疾病。IL-23 是将表达 IL-17 的 T 细胞转化为脑源性和结肠性 T 细胞所必需的细胞因子，其在结肠炎和实验性自身免疫性脑脊髓炎小鼠的发病中发挥作用。稳态 Th17 细胞和致病性 Th17 细胞依赖与其他因子结合进行分化，但其中促进肠道屏障稳态防御的 Th17 细胞与参与致病性炎症的 Th17 细胞的区别是一个主要的未知问题。

微生物区系是环境对 Th17 细胞分化最突出的影响。微生物群是宿主免疫细胞功能的有效调节因子，细菌与小肠上皮细胞结合，并以宿主特异性的方式诱导 Th17 细胞。在无菌小鼠的肠固有层和皮肤中，Th17 细胞是很稀少的。除了诱导 Th17 细胞外，它们还通过激活固有淋巴样细胞（ILC3s）刺激上皮的 IgA 合成和岩藻糖基化。

### （三）微生物区系诱导调节性 T 细胞（Treg 细胞）

#### 1. 肠道中的 Treg 细胞

表达 CD4 和 Foxp3 的 Treg 细胞可以存在于身体的每个器官，在肠固有层 T 细胞中占很高的比例。肠道 Treg 细胞在维持对饮食抗原和肠道微生物的免疫耐受，以及抑制由效应 T 细胞（Teff 细胞）介导的对致病菌（如 *C. Rodentium*）的免疫反应所造成的组织损伤方面起着重要的调节作用。肠道中含有胸腺衍生的 tTreg 细胞和外周分化的 pTreg 细胞；pTreg 细胞在结肠中大量富集，主要表达 ROR γ t，通常缺乏锌指蛋白 Helios 和受体神经蛋白 1（NRP1）。pTreg 细胞在无菌条件下消失，故可能由微生物诱导产生。与此相一致的是，表达 ROR γ t 的 Treg 细胞显示了对外周刺激有增殖作用的有限的 TCR 库，但它们的 TCR 序列与缺乏 Foxp3 的 CD4[+]T 细胞重叠。跟踪从结肠 Treg 细胞中克隆的转基因 TCR 的未成熟 T 细胞命运的实验表明，转基因 T 细胞向 Treg 细胞的扩增和分化发生在结

笔记

肠中，而不是胸腺，存在同源共生细菌。相当一部分 ROR γ t⁺ Treg 细胞表达 IL-10，在维持肠内稳态方面起着重要作用。表达 ROR γ t 的 Treg 细胞也表达高水平的细胞毒性 T 淋巴细胞蛋白 4（CTLA-4）。在结肠炎模型中，ROR γ t 阴性的 Treg 细胞在抑制免疫发病机制方面发挥作用。在 Foxp3⁺ 小肠 T 细胞中使用 CRE-LOX 重组系统对 ROR γ t 进行条件失活，可导致 Th2 细胞介导的炎症或 Th17 细胞的扩增。

2. 肠道微生物对肠 Treg 细胞的调控

肠道微生物的特定区系在肠道 Treg 细胞积累和功能成熟过程中发挥作用。梭菌菌株能够增加小鼠结肠固有层中 Treg 细胞的数量。梭菌菌株还可通过发酵膳食纤维来协同生产短链脂肪酸。例如，Treg 细胞诱导梭菌的基因组中含有许多预测参与短链脂肪酸生物合成的基因，短链脂肪酸可通过抑制组蛋白去乙酰化酶（HDACs）和激活 G- 蛋白偶联受体（GPR）109a（也称为 HCAR2）来抑制树突状细胞促炎性细胞因子的表达。它们还能通过激活 GPR43（Ffar2）直接刺激 Treg 细胞的增殖。诱导 Treg 细胞的信号通路也可以被微生物区系的非梭菌成员激活。鲁特氏菌和鼠乳杆菌（*Lactobacillus murinus*）已被证明能增加小鼠中 Treg 细胞的比例。肝螺旋杆菌感染可诱导产生 IL-10 的 Treg 细胞，以肝肠抗原特异性方式抑制结肠炎的发展。脆弱拟杆菌通过结肠的 Treg 细胞促进 IL-10 的产生，这种活性是由来自细菌的多糖 A 介导的。含有脆弱拟杆菌释放的多糖 A 的外膜囊泡也可能被肠道树突状细胞吸收，通过 TLR-2 信号刺激其产生 IL-10。这些树突状细胞的 IL-10 随后可诱导 Treg 细胞产生 IL-10。总之，诱导和维持 Treg 细胞可能是维持微生物与宿主之间稳态和有益关系的关键机制。

（罗　静　武艳瑶　秦　艳）

## 参考文献

[1]　IBERG C A, JONES A, HAWIGER D. Dendritic cells as inducers of peripheral tolerance. Trends in immunology, 2017, 38（11）: 793-804.

[2]　SCHMIDT S V, NINO-CASTRO A C, SCHULTZE J L. Regulatory dendritic cells: There is more than just immune activation. Frontiers in Immunology, 2012, 3: 274.

[3]　LUKAS A, CHRISTIAN H K, LUKAS H, et al. The ontogenetic path of human dendritic cells. Molecular Immunology, 2020, 120: 122-129.

[4]　REBER L L, HERNANDEZ J D, GALLI S J. The pathophysiology of anaphylaxis. J Allergy Clin Immunol, 2017, 140（2）: 335-348.

[5]　ZHAO B J, CHANG L, FU H Y, et al. The role of autoimmune regulator （AIRE） in peripheral tolerance. Journal of Immunology Research, 2018, 2018: 1-6.

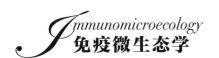

[6] PERRY J S A, HSIEH C S. Development of T-cell tolerance utilizes both cell-autonomous and cooperative presentation of self-antigen. Immunological Reviews, 2016, 271（1）: 141-155.

[7] PERRY J A, LIO C W, KAU A, et al. Distinct contributions of aire and antigen-presenting-cell subsets to the generation of self-tolerance in the thymus. Immunity, 2014, 41（3）: 414-426.

[8] KOBLE C, KYEWSKI B. The thymic medulla: A unique microenvironment for intercellular self-antigen transfer. Journal of Experimental Medicine, 2009, 206（7）: 1505-1513.

[9] DOMOGALLA M P, ROSTAN P V, RAKER V K, et al. Tolerance through education: How tolerogenic dendritic cells shape immunity. Frontiers in Immunology, 2017, 8: 1764.

[10] THAISS C A, ZMORA N, LEVY M, et al. The microbiome and innate immunity. Nature, 2016, 535（7610）: 65-74.

[11] CHEN F D, STAPPENBECK T S. Microbiome control of innate reactivity. Curr Opin Immunol, 2019, 56: 107-113.

[12] ESTERHÁZY D, JAKOB L, MARIYA L, et al. Classical dendritic cells are required for dietary antigen-mediated peripheral regulatory T cell and tolerance induction of peripheral T（reg）cells and tolerance. Nature immunology, 2016, 17（5）: 545-555.

[13] LUAN R, LIANG Z, ZHANG Q, et al. Molecular regulatory networks of thymic epithelial cell differentiation. Differentiation, 2019, 107: 42-49.

[14] WANG H X, PAN W R, ZHENG L, et al. Thymicepithelial cells contribute to thymopoiesis and t cell development. Frontiers in Immunology, 2020, 10: 3099.

[15] OH S A, LIU M, NIXON B G, et al. Foxp3-independent mechanism by which TGF-β controls peripheral T cell tolerance. Proc Natl AcadSci USA, 2017, 114（36）: E7536-E7544.

[16] KLANN J E, KIM S H, REMEDIOS K A, et al. Integrin activation controls regulatory T cell-mediated peripheral tolerance. Journal Immunology, 2018, 200（12）: 4012-4023.

[17] KESSEL A, HAJ L, PERI R, et al. Human CD19[+]CD25[high] B regulatory cells suppress proliferation of CD4[+] T cells and enhance Foxp3 and CTL[-]4 expression in T-regulatory cells. Autoimmun Rev, 2012, 11（9）: 670-677.

[18] ROUCE R H, SHAIM H, SEKINE T, et al. The TGF-β/SMAD pathway is an important mechanismfor NK cell immune evasion in childhood B-acute lymphoblastic leukemia. Leukemia, 2016, 30（4）: 800-811.

[19] JOFFRE O P, SEGURA E, SAVINA A, et al. Cross-presentation by dendritic cells. Nature Reviews Immunology, 2012, 12（8）: 557-569.

[20] YANG S, FUJIKADO N, KOLODIN D, et al. Regulatory T cells generated early in life play a distinct role in maintaining self-tolerance. Science, 2015, 348（6234）: 589-594.

[21] KLEIN L, KYEWSKI B, ALLEN P M, et al. Positive and negative selection of the T cell repertoire: What thymocytes see（and don't see）. Nature Reviews Immunology, 2014, 14（6）: 377-391.

[22] SAHAY B, OWEN J L, YANG T, et al. Activation of B cells by a dendritic cell-targeted oral vaccine. Current Pharmaceutical Biotechnology, 2013, 14（10）: 867-877.

[23] WANG P, ZHENG S G. Regulatory T cells and B cells: Implication on autoimmune diseases. International journal of clinical & experimental pathology, 2013, 6（12）: 2668-2674.

[24] VAAMONDE-GARCÍA C, LÓPEZ-ARMADA J M. Role of mitochondrial dysfunction on rheumatic diseases. Biochemical Pharmacology, 2019, 165: 181-195.

[25] LÓPEZ-ARMADA J M, RIVEIRO-NAVEIRA R R, VAAMONDE-GARCÍA C, et al. Mitochondrial dysfunction and the inflammatory response. Mitochondrion, 2013, 13（2）: 106-118.

笔记

[26] SENA L, LI S, JAIRAMAN A, et al. Mitochondria are required for antigen-specific T cell activation through reactive oxygen species signaling. Immunity, 2013, 38（2）: 225-236.

[27] GRAINGER J R, KONKEL J E, ZANGERLE M T, et al. Macrophages in gastrointestinal homeostasis and inflammation. Pflügers Archiv European Journal of Physiology, 2017, 469（3/4）: 527-539,

[28] KRISTA T, JESSICA B, KOONTZ D M, et al. Autoimmunity in Immunodeficiency. Current Allergy and Asthma Reports, 2013, 13（4）: 361-370,

[29] FISCHER A, PROVOT J, JAISJ P, et al. Autoimmune and inflammatory manifestations occur frequently in primary immunodeficiencies. J Allergy ClinImmunol, 2017, 140（5）: 1388-1393.

[30] SOUTO F J T D, RIBEIRO H A A, FASSBENDER I P B, et al. Bernard-Soulier syndrome associated with 22q11. 2 deletion and clinical features of DiGeorge/velocardiofacial syndrome. Blood Coagul Fibrinolysis, 2019, 30（8）: 423-425.

[31] ABBOTT J K, GELFAND E W. Common variable immunodeficiency: Diagnosis, management, and treatment. Immunology & Allergy Clinics of North America, 2015, 35（4）: 637-658.

[32] JOLLES S. The variable in common variable immunodeficiency: Adisease of complex phenotypes. Journal of Allergy & Clinical Immunology in Practice, 2013, 1（6）: 545-556.

[33] CHOVANCOVÁ Z. Secondary immunodeficiency as a consequence of chronic diseases. VnitrLek, 2019, 65（2）: 117-124.

[34] LOVERDE D, IWEALA O I, EGINLI A, et al. Anaphylaxis. Chest, 2018, 153（2）: 528-543.

[35] HONDA K, LITTMAND R. The microbiota in adaptive immune homeostasis and disease. Nature, 2016, 535（7610）: 75-84.

[36] LIU Q, YU Z, TIAN F, et al. Surface components and metabolites of probiotics for regulation of intestinal epithelial barrier. Microb Cell Fact, 2020, 19（1）: 23.

[37] NETEA M G, DOMÍNGUEZ-ANDRÉS J, BARREIRO L B, et al. Defining trained immunity and its role in health and disease. Nat Rev Immunol, 2020, 20（6）: 375-388.

[38] NEGI S, DAS D K, PAHARI S, et al. Potential role of gut microbiota in induction and regulation of innate immune memory. Front Immunol, 2019, 10: 2441.

[39] HADASCHIK E N, ENK A H. TGF-β 1-induced regulatory T cells. Hum Immunol, 2015, 76（8）: 561-564.

[40] LUI P P, CHO I, ALI N. Tissue Tregs. Immunology, 2020, 16（1）: 4-17.

笔记

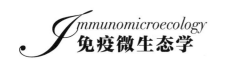

# 第四章　微生态与免疫

　　人类自出生后就处于外界环境的包围之中。外界环境是由气候、水、动植物、微生物等形成的，且各组分处于平衡与失衡的动态变化中。人类自身的微生态系统是由人体和寄居人体的微生物共同组成的，包括原籍菌、共生菌、过路菌。在漫长的进化过程中，生长在体表、体腔的微生物与机体的不同发育阶段处于动态的生理组合，即微生态平衡状态。微生态平衡具有动态性和生理性，其仅在一定的时期内保持相对的平衡和稳定，在宿主营养、免疫及外界各种环境因素的影响下进行生理范围内的自我调节，建立新的平衡趋势，周而复始，不断循环。微生态平衡是系统的平衡，构成微生态系统的不同层次的生态空间均有其特定的生态平衡，且彼此之间交互作用，共同维持系统平衡的稳态，但当机体内环境改变或者受到外界因素的侵袭时，这种生理性组合就会转向一种病理性的组合状态，即出现微生态失衡。免疫系统的发育、功能的维持和稳态均与体内的微生态密切相关。本章将从微生态平衡与免疫、微生态失衡及影响因素、微生态失衡的防治三个方面进行阐述。

## 第一节　微生态平衡与免疫

### 一、微生态平衡概述

#### （一）微生态平衡的概念

　　对微生态平衡的认识，是一个从单纯的"微生物"平衡到"微生物－宿主"整体平衡的逐渐深入的过程。1962年，Haenel提出了一个微生物群落（microbial community）的生态平衡的定义："一个健康器官的、平衡的、可以再度组成的、能够自然发生的微生物群落的状态，叫作做微生态平衡。"这个定义只从微生物本身来看待微生态平衡，它强调的是微生物群落的状态，以及判断是否是生态平衡主要看微生物群落的表现，对宿主的表现未予以提及。它的着眼点是微生物，是指微生物群落的生态平衡，而对宿主的作用与反作用，以及对微生物与宿主统一体的意义则尚缺乏足够的认识。因此，此定义也被称为微生态平衡的狭义概念。

　　在人体体表和与外界相通的腔道中，寄居的对人体无损害作用的微生物，通称为正常微生物群或正常菌群，它们构成了人体的菌群微生态系统，对人体有益无害，而且是必需的。在长期进化过程中，通过适应和自然选择，正常菌群不同种类之间，正常菌群与宿主之间，正常菌群、宿主和环境之间始终处于动态平衡状态，形成一个相互依存、相互制约的系统。随着研究的深入，我们对微生态平衡的认识已从单一微生物生态学，进入了一个从微生物与宿主相互关系中看待微生态平衡的崭新阶段。这个阶段的着眼点是从微生物与宿主统一体的生态平衡出发，来考察与研究微生物与微生物、微生物与宿主、微生物与宿主和外环境的生态平衡问题。我国康白教授总结了前人的相关论述，进而提出了微生态平衡概念："微生态平衡是在长期历史进化过程中形成的正常微生物群与其宿主在不同发育阶段的动态的生理性组合。这个组合是指在共同宏观环境条件影响下，正常微生物群各级生态组织结构与其宿主（人类、动物与植物）体内、体表的相应的生态空间结构正常的相互作用的生理性统一体。这个统一体的内部结构和存在状态就是微生态平衡。"

简而言之，本书所述的微生态平衡指的是寄居在人体内的多种微生物之间所保持的比例的动态和相对的平衡。这种平衡既包括了微生物的平衡，也涵盖了宿主和外环境的平衡。这种平衡是人体保持正常功能的必需因素，也是维持人体免疫系统平衡的重要条件。

### （二）微生态平衡的具体内涵

不同种属、不同年龄、不同发育阶段、不同生态空间都有特定的微生态平衡，也就是说，不同的生物个体发育阶段或群体发育阶段都有特定内容的生理性组合状态，即微生态平衡。

1. 微生态平衡的动态性

实际上，微生态系统始终处于不断地运动和演变之中，但在一定阶段存在着相对的均衡和稳定，即微生态平衡。当此平衡在宿主免疫、营养、代谢、精神或外界物理、化学、生物等因素影响下，被暂时打破时，新的平衡又会建立，这样周而复始地进行着自我调节过程的相对平衡。这种相对稳定的平衡趋势是生态系统运动的特点。这是由生物物种的繁多和生物变异的无限潜能所决定的。

2. 微生态平衡的生理性

这个过程是以宏观环境为条件，微生物与宿主相互作用的结果。虽然宿主不同年龄、不同发育阶段存在着生态演替，但是仍然处于生理性微生态平衡状态。生态系统在演进的过程中总有适应具体条件自然走向平衡的趋势。这意味着环境因素很重要，"物竞天择，适者生存"，所以自然宏观环境都没有偏离任何现存生物的环境标准阈限，那么处于这一空间内的正常微生物群与宿主的统一体可能处于非生理性组合状态，即微生态平衡被破坏。

3. 微生态平衡的系统性

微生态平衡均与总微生态系、大微生态系或微生态系相联系。局部生态平衡，受总体生态平衡影响，而总体生态平衡又是由各个局部生态平衡构成的。因此，确定任何一个微

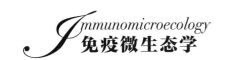

生态平衡都应综合、全面、相互联系地进行分析与判断。生态系统各个环节对整体系统都能发生反馈作用，这是生态系统的自动调节功能，借以调整各个部分的消长。当然这种自动调节功能是有一定限度的，当受到大的干扰和破坏、超过自动调节限度时，就会出现微生态失调。

4.微生态平衡与免疫密切相关

在正常情况下，菌群按一定的比例组合，各菌群间互相制约、互相依存，在质和量上形成一种生态平衡。当菌群紊乱时，机体内环境发生变化，自身组织或抗原失去正常的免疫耐受能力，各淋巴组织的动态平衡被打破，导致一些新的炎症介质分泌或原本分泌的炎症介质数量增多，最终引发一系列局部乃至全身的病理性免疫应答，而大量自身抗体错误识别并攻击自身组织，则导致免疫系统出现障碍、代谢发生改变，以及发生各种疾病。

## 二、微生态平衡的标准

微生态平衡是指正常微生物与其宿主的动态的平衡状态。具体而言，是指各级生态组织与其相应的生态空间的相互制约、相互依赖的动态的微生态平衡状态的表现。微生态平衡的具体标准大致可从微生物和宿主两个方面来概括。

### （一）微生物方面

微生态平衡之微生物平衡的标准，包括定位、定性、定量和定主四方面内容。

1.定位

就像我们每个人都有祖籍一样，细菌微生物也有"籍贯"，即微生物生存的位置。对正常微生物进行检查，首先要确定检查的位置。同一种群，在原位是原籍菌，在异位就是外籍菌。原籍菌和外籍菌在生物学上是相同的，但在生态学上是不同的，原籍菌在原籍是有益的，但如果转移到外籍，变成了外籍菌，就是有害的。例如，甲烷氢呼气试验阳性的患者，其体内的菌群可能与正常人无差异，但原本在消化道下游的细菌"易位"至小肠中上段，就会对机体产生不良的影响。

2.定性

就是判断属于哪一种微生物。检查对象应包括微生物群落中的所有成员，如原虫、细菌、真菌、支原体、衣原体、螺旋体和病毒等。新分类法，如核酸分类、气相色谱技术及数据分类法等，为微生态平衡的定性标准的精确确定创造了有利条件。

3.定量

就是定数量，是指对生存环境内的总菌数和各种群的活菌数进行定量检查。

4.定主

指微生态平衡的标准必须与宿主的不同发育阶段和生理功能相对应。肠道内的"居民"（细菌）虽然作用不同，但正常情况下都是有益的。人类把这些细菌贴上致病菌或非致病菌的标签是错误的。

### （二）宿主方面

微生态平衡的标准必须与宿主不同发育阶段和生理功能相适应。这就是微生态平衡的生理波动。

1. 年龄

人类、动物和植物都存在年龄的生理性改变，因此确定标准时必须考虑年龄的特点。已于前述，肠道的微生物群在婴儿、青少年、壮年和老年存在着有规律的动态变化。动物也存在着同样的变化。

2. 生理功能

宿主一定内生理功能的变化都伴随着微生态平衡的变化。在人类的哺乳、断乳、出牙、换牙、妊娠或分娩期都有正常微生物群的变化。例如，哺乳期，特别是天然喂养儿，其肠道内的双歧杆菌都有定性与定量的变化。在出牙、换牙时，口腔链球菌的种类和数量也有改变。

有意思的是，在孕妇的齿龈下菌群有明显变化。产黑色素类杆菌，在妊娠的 $4 \sim 6$ 个月明显增加，与此时孕妇多发齿龈出血相吻合，可能与产黑色素类杆菌大量消耗维生素 K 有关。在妊娠初期与妊娠 $7 \sim 9$ 个月，口腔厌氧菌明显增加，与这两个时期雌二醇和黄体酮的水平有关。上述事实说明，微生态平衡的标准明显受宿主生理功能的影响。

3. 宿主的免疫平衡

宿主的免疫平衡与微生态平衡相互影响。宿主的免疫系统肩负免疫防御、免疫监视和免疫自稳三大功能，这三大功能的实现必须依赖免疫系统的平衡。免疫系统的平衡可以简单理解为效应性免疫细胞（如 Teff 等）和调节性免疫细胞（如 Treg）之间的动态平衡。效应性细胞过强，虽然可有效抵御外界病原体入侵，但极易造成宿主机体的自我损伤，形成自身免疫性炎症；而调节性免疫细胞过强或者效应性免疫细胞应答不足，宿主将难以抵抗外界病原微生物的入侵，同时自身衰老和突变的细胞也不能被有效识别，宿主受病原微生物的感染和罹患肿瘤的风险将大大增加。

### 三、免疫系统与微生态平衡

免疫系统的发育、功能的维持和稳态均与体内的微生态密切相关。

有些人比其他人更易受到感染，有些人会患自身免疫性疾病，而有些人却不会。研究人员希望通过研究发现基因、环境因素及肠道菌群如何影响免疫系统，如何影响人们对疾病的易感性及如何影响免疫系统对不同病原体的应答。一项研究表明，人体免疫细胞在不同细菌的刺激下，可表达不同的细胞因子。研究免疫应答与微生物群落之间的关系，有助于了解微生物群落与免疫应答之间的相互作用模式，其中部分相互作用依赖于特定病原体，也有一些依赖于细胞因子，还有的相互作用同时依赖于两者。此外，由双歧杆菌和乳酸杆

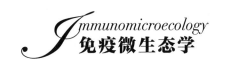

菌等组成的膜菌群通过占位保护，产生细菌素、有机酸和过氧化氢等物质，阻挡或抑制致病菌或条件致病菌侵袭肠黏膜而产生非特异性免疫效果，肠道菌群作为抗原可刺激和促进免疫系统的发育及其功能的成熟，使机体获得对许多致病菌及其毒素的抵抗能力，发挥特异性免疫功效。

正常胃肠道淋巴细胞有着一定的分布规律，该分部特征和肠道菌群的分布密切相关：从十二指肠到结肠，Th17 细胞数量逐渐减少，CD103$^+$ CD11b$^+$ 树突状细胞的分布与 Th17 细胞的分布相似，这种树突状细胞可以促进 Th17 细胞的分化；相反，Treg 细胞数量从十二指肠到结肠逐步升高，结肠部位 Treg 细胞数量最多，CD103$^+$ CD11b$^-$ 树突状细胞的分布与 Treg 细胞的分布相似，这种树突状细胞可以促进 Treg 细胞的分化，提示结肠可能是机体免疫耐受产生的重要场所；无菌小鼠肠道免疫系统发育欠佳，淋巴组织中 Th17 和 Treg 细胞的数量均很少，给予小鼠细菌喂食后，肠道淋巴组织开始增殖，Th17 细胞和 Treg 细胞也明显增多，说明肠道菌群的建立与免疫系统的成熟和维持有密切关系。

除了肠道菌群自身之外，菌群的代谢产物可参与免疫系统的调节：人体肠道微生物可代谢多种宿主或食物来源的前体分子，从而产生大量具有生物活性的代谢产物，其中短链脂肪酸（SCFAs）为细菌的主要代谢产物。这些细菌在肠道中的分布决定了肠道不同部位 SCFAs 浓度的不同，从十二指肠到结肠 SCFAs 的梯度逐步下降，和 Treg 细胞在肠道中的分布相似。SCFAs 诱导 Treg 细胞生成主要有以下 3 个方面的机制：①诱导上皮细胞产生 TGF-β1 刺激外周 Treg 细胞分化；② SCFAs 能够与 CD103$^+$ CD11b$^-$ 树突状细胞上的 G-蛋白偶联受体 43（G-protein-coupled receptor 43，GPR43）结合，激活的树突状细胞可促进 Treg 细胞生长；③ SCFA 可以通过抑制组蛋白去乙酰化酶（HDAC）活性，使 Treg 细胞 *Foxp3* 基因启动子乙酰化增加，促进 Foxp3 的表达和 Treg 细胞的成熟或延长存活期，增强 Treg 细胞的免疫抑制活性。因此，肠道菌群的变化造成的局部微生态紊乱可能是导致自身免疫反应发生的重要因素，所以如何维持免疫微生态平衡就显得非常重要。

总之，菌群及其代谢产物与免疫系统的发育、功能维持密切相关，微生态的平衡是免疫系统平衡和正常功能运转的必要条件。

# 第二节　微生态失衡及影响因素

微生态失衡是指在外环境条件作用下，正常微生物群之间、正常微生物与其宿主之间的微生态平衡由生理性结构转变为病理性结构的状态。广义的微生态失衡不仅包括微生物本身的失衡，也包括微生物与宿主、微生物和宿主与外环境的失衡的全部内容。此外，微生物与其宿主之间的微生态平衡与失衡状态不是一成不变，可随着内、外部环境的变化而相互转换。

## 一、微生态失衡表现形式

微生态失衡的表现形式包括菌群失调和定位转移两个方面。

### （一）菌群失调

菌群失调是指由于宿主、外环境的影响，机体某一部位的正常菌群中的各种细菌出现数量和种类的变化，原来在数量和毒力上处于劣势的细菌或耐药菌株居于优势地位，在临床上发生的菌群失调症也可以称为菌群交替症。

1. 菌群失调的分度

（1）一度失调：也称为潜伏型菌群失调，只能由客观检查手段发现其变化，临床上无明显表现，去除诱因后可自行恢复。

（2）二度失调：称为局限型菌群失调，即使在去除诱因后仍不可逆。在临床上表现为慢性感染性疾病，如慢性肠炎、慢性肾盂肾炎、慢性口腔炎或咽峡炎等。

（3）三度失调：可称为菌群紊乱症，又称菌群交替症或二重感染。正常菌群大部分被抑制，只有其中的少数菌种成为优势菌，出现急性临床表现，甚至凶险病情。这样的情况大多发生在长期使用抗生素、激素、免疫抑制剂的患者中，自身免疫性疾病患者此情况多见。

2. 数量

菌群失调也可以表现在菌群数量的变化上，正常机体中有长期存在的原籍菌，如果原籍菌的菌群结构出现改变或数量减少，会减弱原籍菌的屏障功能而诱发疾病。如双歧杆菌是一种非致病性细菌，可以形成生物保护屏障协助代谢肠道内容物产酸或分泌抗生素类化合物阻止病菌的入侵，具有益生与调节免疫功能的作用。有研究发现，类风湿关节炎患者肠道中的双歧杆菌和脆弱类杆菌数量较健康人明显降低，说明双歧杆菌和脆弱类杆菌数量减少能够对黏膜免疫系统的发育成熟产生阻碍作用，使机体自身免疫应答激活，而发生类风湿关节炎。在其他自身免疫性疾病的发病过程中也可以观察到菌群数量的改变。

3. 种类及多样性

菌群种类的改变也是菌群失调的表现方式。机体微生态环境包括住在我们身体里的细菌、古细菌、病毒、真菌和其他微生物。它们可以影响包括营养、免疫、激素活性、肠通透性和神经化学等机体的生命现象。自第二次世界大战后，人类对于自身免疫性疾病的认识越来越多，这些疾病的发病率上升与微生物的种类及多样性改变有密切关系。已有研究者发现，类风湿关节炎患者肠道微生物的多样性降低，但放线菌门却呈现增加趋势。还有学者研究发现，类风湿关节炎患者粪便中的产气荚膜梭菌含量显著多于正常组对照人群，且其含量与类风湿关节炎病情活动程度相关，活跃期的类风湿关节炎患者的梭状芽孢杆菌含量显著高于稳定期，提示产气荚膜梭菌可能参与了疾病的发生、发展。此外，在抑郁症患者肠道中，微生态菌群结构也存在显著差异。与健康人群相比，抑郁症患者肠道菌群 α 多样性指数显著增加。在门的水平上，抑郁症患者肠道菌群中拟杆菌门、变形菌门、放线菌门细菌比例明显升高，厚壁菌门细菌比例显著降低。

### （二）定位转移

定位转移又称易位。正常菌群由原籍位置转移到外籍位置或在本来无菌的部位出现菌群定植或定居。形式上有横向转移与纵向转移之分。

**1. 横向转移**

如下消化道菌向上消化道转移、上呼吸道菌向下呼吸道转移、泌尿道菌转移到肾盂等，均称为横向转移。

**2. 纵向转移**

如口腔黏膜表层是需氧菌，中层是兼性厌氧菌，下层是厌氧菌，若上层细菌转移到深层，尽管没有比例失调也会引起疾病。如条件致病菌仅在体表定植时不会产生症状与体征，进入上皮细胞就会表现出水肿与炎症；侵入到淋巴组织、胸腺、骨髓、肝、脾时则表现为胸腺、淋巴结、脾、肝的肿大；一旦侵入关节、胸膜、心包膜、腹膜、脑膜、血管内皮，就会出现关节炎、胸膜炎、心包炎、脑膜炎等。

## 二、微生态失衡的影响因素

正常生理状态下，机体与微生物群落及各种微生物群落之间保持着一种动态平衡关系，包括营养竞争、协同作用、拮抗作用、毒力因子等。影响人体微生态平衡的因素有很多，很复杂。可以说各种疾病的发生、发展和治疗转归均伴随着微生态菌群的变化或失衡。几乎所有造成疾病的原因都可能导致微生态失衡，如饮食结构不均衡、缺乏锻炼、熬夜等不健康的生活方式对宿主及微生态菌群均会有负面影响，会破坏微生态平衡引起微生态失衡。微生态失衡既是疾病发生的结果，也可能是导致疾病的原因。总的来说，影响微生态失衡的因素主要来自于宿主本身和外环境两大方面。

### （一）外源性原因

**1. 饮食**

越来越多的研究揭示肠道细菌在我们的健康中扮演着重要角色，它们数万亿的细胞数目大大超过我们自身的细胞数。幸运的是，它们中的大多数是"友军"，因为它们帮助我们消化食物并且排出引起疾病的病原体，发挥免疫调节的重要功能。机体摄入的饮食进入消化系统后，可直接改变肠道正常菌群的定植环境，影响其生长繁殖，进而对肠道微生态的平衡产生影响，所以饮食不当也是造成人体微生态失衡的重要因素。加州大学旧金山分校的特恩伯教授在《细胞宿主与微生物》杂志中报道了一项新的先天对后天肠道微生物与健康之间的联系的研究结论——饮食对肠道细菌组合的决定作用可能比基因更强。

饮食不当使得肠道菌群的自然稳态环境遭到破坏可引起很多疾病。例如，有害菌的生长是有赖于碳水化合物的，摄入过多的主食、甜食及含淀粉高的食物（如土豆、红薯和粉条）容易促进有害菌生长。有害菌产生的毒素是造成机体免疫功能紊乱的根源，它们促进免疫活性细胞的增殖、细胞因子的产生，造成肠道慢性炎症。水果中含的糖分较多，过多的食入等于摄入了碳水化合物，有利于有害菌的生长，影响益生菌的生长，会导致微生态的失衡。健康的肠道菌群不但要看数量还要看种类，健康细菌种类越丰富，对健康越有利，而高膳食纤维的食品则可以促进肠道菌群的多样性。含膳食纤维多的食物，如各种蔬菜可以促进益生菌的生长，益生菌可以消化膳食纤维产生短链脂肪酸，促使机体免疫耐受，维持机体免疫平衡，有利于人类和自身免疫性疾病的治疗。

2. 锻炼

研究表明肠道菌群的多样性是人类微生态平衡的必要条件，运动员的肠道菌群门数最多为22门，瘦人为11门，肥胖人为9门。因此，积极的锻炼可以增加肠道菌群的门数，即肠道菌群的多样性，是维持肠道微生态平衡的重要手段。研究认为，运动可减少粪便在肠道停留时间，减少病原体与胃肠道黏膜层的长期接触，运动鼠盲肠直径增加，盲肠丁酸浓度增加，肠道微生物含量改变，运动能同时改变高脂和低脂饮食鼠的肠道菌群，并使高脂饮食鼠肠道菌群在主要门水平上趋于正常。所以，运动可以从肠道菌群丰度、种类等方面改变肠道菌状态。

3. 睡眠

睡眠有明显的昼夜节律特点，而肠道菌群也具有昼夜节律，睡眠障碍对肠道菌群的影响主要是影响其昼夜节律，破坏肠道微生物稳态。睡眠不足与肠道菌群失衡存在循环关系：睡眠缺乏增加感染易感性和食物摄入，减少身体活动、激活 HPA 轴从而影响菌群，菌群又通过调控血清素（褪黑素前体）或免疫途径来影响睡眠。此外，睡眠不足还可致肠屏障损伤和细菌移位，LPS 等细菌成分可诱导影响睡眠的细胞因子表达。睡眠改变包括睡眠不足、睡眠过长、失眠、生物钟紊乱（如夜班工作者）等。在对轮班工人的研究中，发现睡眠和昼夜节律紊乱会改变肠道菌群的多样性。在动物实验中也发现，长期的睡眠中断会导致小鼠肠道微生物群的选择性改变。

4. 肥胖

肥胖已经是当今人类的重要健康问题，并与微生物群密切相关。在肥胖动物模型中，优势肠道菌、类杆菌和硬壁菌之间的相互作用，随着前者的显著减少和后者的相应增加而改变。在一项对缺乏 TLR5 的转基因小鼠的研究中，发现其肠道菌群的显著变化，推测肠道菌群的改变会引起一种低级的干扰信号，最终导致代谢综合征的发生。而肥胖可使体内瘦素水平升高,抑制Treg细胞的功能和活性,导致机体免疫功能紊乱,造成机体进一步损害。目前,对肥胖确切机制的解释仍然是一个复杂的问题,但这些研究证明了不平衡的肠道微生物群与肥胖及疾病状态之间的联系,并提出了在未来研究中有待验证的假设。

5. 气候因素

气候因素也可影响微生态系统,致其失衡。有研究发现,随着海拔的升高,大鼠肠道中大肠埃希菌含量显著上升,双歧杆菌显著下调,菌群易位至血液、肝、脾及肠系膜淋巴结的比率亦逐渐增高。这样的情况可能是由于高原低氧气候可诱发交感神经兴奋,促使肠黏膜下动静脉开放,从而导致流经肠黏膜的血流减少,加剧肠黏膜的缺血、缺氧,造成肠黏膜损伤,发生通透性增强,发生菌群失调,导致细菌及其产生的内毒素穿透肠黏膜而发生易位。

（二）内源性原因

微生态失衡的根本原因主要在于机体内部,即内源性因素导致的机体免疫力下降或局部损伤,内源性因素影响微生态的平衡,继而与外源性因素相互作用发生机体微生态紊乱。

1. 基因组成

个体的基因组成往往是众多疾病的发病根本,已有研究证明肠道微生物群的丰度在一定程度上受到了宿主基因组成的影响,并且微生物组可作为宿主遗传表型之间的重要媒介。一项对双胞胎队列（54 对和 87 对双胞胎）进行的研究表明,每对单卵双胞胎和双卵双胞胎遗传相似性较高,但在不同的生长环境中,单卵双胞胎和双卵双胞胎的总体微生物群落组成没有显著差异且 20 个细菌分类群在经过多次检测后被发现是可遗传的。所以有理由相信肠道菌群的组成是可遗传的,并受到宿主遗传学的影响。

2. 免疫功能

免疫功能异常是许多非感染性人类疾病,如自身免疫疾病、过敏和癌症的主要原因。随着科学的发展,越来越多的证据将机体的免疫功能和微生态环境联系起来,在免疫系统相关的疾病中,往往伴随菌群失调,当菌群失调得到改善或再次恢复菌群平衡时,这些疾病得以改善或康复。美国芝加哥大学科学家在《免疫学杂志》中曾提出"身体内的免疫系统可能是健康肠道菌群'卫士'"。他们发现,白细胞中的一种单一结合蛋白质可能影响小鼠的肠道菌群平衡。如果没有该蛋白质,小鼠更容易感染有害菌,免疫系统能以某种方式感知到微生态环境的变化。所以,不仅微生态环境会对机体免疫功能产生影响,机体免疫功能的变化也会导致微生态环境的改变,二者互为因果。

3. 感染

感染是宿主对微生物异常侵袭导致的微生物与宿主之间相互作用的一种生态学现象。引起感染的微生物可以是致病菌或病原体,此外,正常微生物群易位或易主也可以引起感染。微生物的病原性不仅仅取决于微生物物种的特性,更重要的是取决于宿主、环境及微生物三方面优势转化的结果，也是微生态失调过程的表现。因此，感染是微生态失衡的原因也是微生态失衡的结果。Santos 等研究结果表明，病毒感染提高了宿主的免疫力及产丁酸盐菌群的丰度。也有研究表明，人感染 H7N9 流感后肠道微生物的多样性降低，柔嫩梭菌、双歧杆菌等的数量减少，而大肠杆菌和屎肠球菌等细菌则过度生长，这也可以解释为何流感患者常伴有胃肠道症状，以及流感病毒感染导致肠道菌群改变的原因。

### （三）医源性原因

随着抗生素及免疫抑制剂等药物在感染性疾病及自身免疫性疾病治疗中的临床应用，由用药造成的微生态失衡也引起了越来越多学者的关注。

**1. 免疫抑制剂**

在肿瘤及自身免疫性疾病的治疗中会不可避免地用到免疫抑制剂，免疫抑制剂的种类很多，每一种免疫抑制剂的作用机制也都不一样，但它们的共同特点是都可以抑制免疫细胞，减少炎症因子，长期服用免疫抑制剂会造成正常菌群数量和种类的改变，打乱微生态的平衡。有研究表明，经环孢素治疗 6 天后，细菌分离株的发生率增加，主要表现为金黄色葡萄球菌和凝固酶阴性葡萄球菌的细菌谱向致病菌株（如大肠埃希菌、屎肠球菌、微球菌和假单胞菌）转变。还有临床医生观察了甲氨蝶呤化疗方案对急性淋巴细胞白血病患儿化疗后肠道双歧杆菌和大肠埃希菌的影响，与健康儿童相比双歧杆菌和大肠埃希菌数量显著下降，益生菌明显减少。

**2. 抗生素**

抗生素的使用也是影响微生态群组成的主要因素之一。有证据表明，抗生素治疗后微生态群发生了明显变化。抗生素治疗不一定降低肠道菌群的总量，但却可以改变某些微生物种群的相对数量。此外，抗生素的暴露通常可以改变微生物群落的多样性，有可能是多样性的增加，抑或减少。抗生素对人类肠道菌群的影响可持续数年之久，细菌多样性会长期下降。Jakobsson 等报道，服用克拉霉素与甲硝唑治疗后，患者肠道菌群的构成可持续变化达 4 年以上。人类在婴幼儿阶段使用抗生素治疗后，虽然有些肠道微生物类群的构成和数量可以恢复到治疗前的水平，但某些微生物类群的丰度可能出现永久性的改变。

在过去的 50 年中，大量的抗生素产品在世界各地被研究开发用于人类及动物的临床医疗。由于各类抗生素不能完全被人类和动物吸收，摄入后将会有大部分通过粪便或尿液排泄到环境中。越来越多的研究显示，我国及其他国家的自然环境（包括河流、湖泊沉积物、地表水、农业土壤及废水等）中均检出各种抗生素，且浓度较高。自然环境中的高浓度抗生素可通过多种途径进入人类和动物体内，即使较低浓度的抗生素也可引起微生态的失衡。

# 第三节  微生态失衡的防治原则

在肠道中下端有大量的细菌，占肠道微生物 95% 以上，还有少量病毒、支原体和真菌等，它们共同构成了肠道菌群且相互依存、相互制约，并和肠道黏膜细胞及其分泌的物质共同构建了肠道微生态系统。肠道中的各种微生物、肠黏膜上皮细胞和肠黏膜下的淋巴细胞共同构成了机体的防御机制，是保障机体对外来物质反应和耐受的主要场所。任何原因导致微生态失衡，都可以造成机体免疫功能的失衡和紊乱，引起疾病的发生和发展，所以机体微生态与免疫密切相关。同时，免疫平衡是指增强免疫和调节抑制免疫的机制是相互制约和平衡的，这是保障我们健康的基础，简单地说就是 Th17 和 Treg 细胞之间的平衡。Th17 细胞过高或 Treg 细胞过低，尤其是 Treg 细胞的减少是发生疾病的主要因素，一旦肠道微生态遭到破坏，就可造成 Treg 细胞下降，免疫功能失衡。因此，通过调节肠道微生态平衡，促进 Treg 细胞生长，纠正免疫耐受缺陷，恢复免疫平衡，就成为治疗自身免疫疾病的关键。

## 一、饮食

饮食结构的不合理是造成肠道微生态紊乱和菌群失调的重要因素。

1. 饮食的多样性

饮食的多样性决定了菌群的多样性，而菌群的多样性是人体健康的必要条件，因此现在推崇的地中海饮食就明显增加了细菌的多样性，地中海饮食的特点就是多种食物种类的摄入，每周多达 30 多种，但对每种食物的摄入量加以限制，地中海饮食对减肥、糖尿病、心脑血管病及风湿病都有一定益处。菌群多样性的增加，避免了某些细菌的过度生长和易位，有效地减少了小肠细菌过度生长的发生。

2. 进食过多高糖食物的影响

大量进食高糖食物容易促进糖消化菌的生长，造成肠道菌群多样性下降，过度生长的细菌可以抑制益生菌的生长，减少益生菌产生短链脂肪酸，从而导致 Treg 细胞减少，这是造成机体免疫紊乱的根源，同时有害菌产生的毒素也是造成疾病发生、发展的主要因素，如高糖食物中的大量碳水化合物促进小肠革兰阴性菌的生长，甚至引起小肠细菌过度生长，这些菌群产生的内毒素通过激活 TLR9 和 TLR4 导致免疫反应，造成炎症。因此，主食要严格限制。水果中虽含有丰富的维生素等人体所必需的营养物质，但水果中的高糖量可以促进小肠细菌的过度生长，从而导致免疫功能紊乱，且水果中的这些营养物质可以通过大量的蔬菜来摄取，因此水果摄入要严格控制。当然，包括含淀粉较高的食物，如土豆、红薯、粉条和南瓜也要严格控制。

笔记

3. 膳食纤维的摄入

膳食纤维多的食物，如各种颜色的蔬菜，不仅可以补充大量维生素，还可以补充大量膳食纤维。膳食纤维是益生菌生长的主要原料，可促进益生菌的生长。高膳食纤维饮食经肠道菌群发酵后可以产生短链脂肪酸，如多食含有果胶和高膳食纤维的食物，通过肠道细菌，尤其是结肠细菌的发酵会产生大量的 SCFAs。SCFAs 不仅给肠道上皮细胞提供能量，而且可以加强肠黏膜的屏障作用防止细菌进入血液引起感染，最重要的是可以通过改变免疫细胞的基因表达、分化、趋化性、增殖和凋亡，参与机体的免疫调节。一旦这一过程失衡，免疫耐受功能便会受到影响，则会造成自身免疫疾病的发生、发展。所以，提倡适当多摄入蔬菜，最好是不同种类、各种颜色的蔬菜搭配为宜。

## 二、运动

运动不像其他防治形式（如微生态调节剂），能针对某一特定菌群的失衡做出调节，但人们已经逐渐认识到运动在微生态失衡防治中的重要作用。研究表明肠道菌群的多样性是人类健康的必要条件，运动员的肠道菌群门数最多为 22 门，瘦人为 11 门，肥胖人为 9 门。因此，积极的锻炼可以增加肠道菌群的门数，即肠道菌群的多样性，是维持肠道微生态平衡的重要手段。锻炼也是治疗，这是一个新理念，在疾病治疗及维持缓解中起着关键作用。锻炼可以增加肠道的运动，促进肠蠕动，有利于清除小肠细菌的过度生长。因此，在诊断和治疗由于菌群易位和菌群失调导致的风湿免疫疾病的同时辅以规律的锻炼，可以达到意想不到的治疗效果。临床研究表明，坚持锻炼可以减少药物用量，部分患者甚至可以完全停药。坚持运动还能够帮助入睡，良好的睡眠可以使肠道蠕动增强，减少结肠细菌向小肠反流，更有利于对小肠细菌过度生长的治疗，所以经常运动锻炼可以使身心尽快地放松，加之适度的疲倦感，更容易使人进入梦乡，对微生态失衡的恢复非常有益。

运动与肠道菌群的研究还在初期，运动是靠代谢提供的能量来支撑的，而机体代谢与肠道菌群又密不可分，那么运动又是如何影响肠道菌群的呢？橄榄球运动员肠道菌群多样性增加，厚壁菌门、瘤胃球菌、*Akkermansia*、琥珀酸弧菌科含量增加，拟杆菌门、乳酸杆菌科含量下降。肠道菌群多样性的增加对于维持肠道这个生态系统的稳定和功能是十分重要的，因此运动是可以对肠道菌群进行调整的。

Lambert 等研究表明，运动可以使粪便中厚壁菌门含量增加，拟杆菌门含量减少，这与前面研究结果是一致的。研究表明，在糖尿病患者及肥胖病患者中也发现了厚壁菌门含量增加，拟杆菌门含量下降的现象。丁酸盐对代谢性疾病是十分有益的，而厚壁菌门中很多菌属，如梭菌属等能够产生丁酸盐，表明运动对代谢性疾病的益处不仅仅在影响代谢上，可能对相关代谢性疾病的菌群也有调节作用。除了上述运动和代谢性疾病菌群的相似点之外，运动可以使正常大鼠肠道内双歧杆菌含量增加，而使糖尿病大鼠肠道双歧杆菌含量下降。

笔记

同样，低脂喂养并且运动的大鼠粪便中双歧杆菌的含量比不运动大鼠粪便中低，而运动对高脂喂养大鼠粪便中双歧杆菌的含量则无影响。运动对高脂喂养大鼠粪便双歧杆菌的抑制作用以前也有过报道。但从运动对双歧杆菌的总体影响来看，运动对双歧杆菌的影响对健康人是有益的，而对于有代谢性相关肠道疾病患者来说可能是有害的。我们可以通过服用益生菌剂或益生元等来弥补运动对代谢性疾病患者（如糖尿病患者）双歧杆菌含量减少的现象。

既然运动可以影响代谢的同时又影响着菌群，那么代谢性疾病患者可以通过运动来辅助药物治疗以延缓疾病的进程；健康人也可以通过运动来调节机体健康，预防代谢性疾病发生或过早的发生。虽然运动对肠道菌群的影响的研究还处在初期，机制尚不十分清楚，但可以肯定的是，运动是大众而又节约成本的可延缓代谢性疾病发生、发展的最好方式之一，期待未来研究能揭示运动对肠道菌群的作用机制，更好地为不同健康状况的人做运动指导。

**（一）运动的益处**

1. 适度运动是维持机体免疫微生态平衡的重要方法

研究表明肠道菌群的多样性是人类健康的必要条件，因此积极的锻炼可以增强肠道蠕动功能，增加肠道菌群的门数，即肠道菌群的多样性，是维持肠道微生态平衡的重要手段。

2. 运动可促进机体内源激素的分泌

一定强度的运动对机体来说是一种应激状态，可以促进肾上腺皮质分泌激素，这种内源性激素在一定程度上有抗炎作用，可以减少口服激素的剂量。

3. 运动可预防和治疗骨质疏松

钙在肠道的吸收是按需吸收的，如果不锻炼，单纯补钙是无益处的。锻炼能增加骨质对钙的需求，进而增加肠道对钙的吸收。一般来讲，食物中的钙基本可以满足需要，不需特殊补钙。已经出现骨质疏松的患者，在锻炼的基础上可以适度补钙。

4. 适度运动可保护和维持关节的功能

适度运动可以使肌肉强壮，肌肉的张力是保护关节，尤其是膝关节的重要环节。另外，关节和脊柱的活动能延迟关节和脊柱畸形的进程，最大限度地保持关节功能。

5. 坚持运动可促进睡眠

因为坚持运动能够帮助入睡，良好的睡眠可以使肠道蠕动增强，减少结肠细菌向小肠反流，有利于对小肠细菌过度生长的治疗，所以经常运动、锻炼身体，可以使身心尽快地放松，加之适度的疲倦感，所以更容易使人进入梦乡的，对健康是非常有益的。

**（二）运动的强度**

运动要有一定的强度才能达到目的，循序渐进，持之以恒，逐步增加锻炼强度，持续的时间越长，受益越大，所以应当终生锻炼。

世界卫生组织针对 18 ～ 65 岁的成年人给出的推荐是，每周至少 150 分钟的中等强度的有氧运动，即每天运动半小时，一周 5 天。如果要达到最优的健康效果，需要 300 分钟，也就是每天 1 个小时，每周 5 天。何为中等强度？其计算标准为：中等强度 = 最大心率的 60% ～ 70%。最大心率 =220 – 年龄。比如某人 30 岁，其最大心率就是 220 –30=190；190 的 60% ～ 70% 大概就是 115 ～ 133 次 / 分，每天如果运动，心率能达到 120 的时间超过半个小时就是合适的运动强度。

具体的运动项目和类型可根据自己的实际情况进行选择，具体可以参考如下。

1. 游泳

游泳是最好的锻炼方式，是一种全身运动，不损害关节，是优先推荐的运动方式。推荐运动量为每天 1000 米，连续完成。

2. 步行

一开始可以不足 1 小时，逐步达到 1 小时，速度由慢到快，以身体微微出汗为度。推荐运动量为每天 1 小时，连续完成。

3. 跑步

每天半小时，连续完成。适合年轻人选择。

4. 卧式健身车

卧式健身车同样可达到锻炼身体的目的，适合老年人和行动不方便的患者，每天 1 小时，连续完成。一开始可以不足 1 小时，逐步达到 1 小时，速度由慢到快，以身体微微出汗为度。

（三）运动的时间和注意事项

1. 一天中的任何时间都可以锻炼，不一定是晨练，尤其是冬天。

2. 日常劳动和干家务不是锻炼。

3. 风湿病是免疫功能紊乱引起的，不是冷和湿引起的，因此不怕寒冷和凉水。

4. 要有时间的保障，时间是挤出来的，工作忙不是借口。

5. 任何场合，包括家中都可以成为锻炼的场所。

6. 锻炼贵在持之以恒，不提倡过度的运动，达到上述锻炼强度足矣。

### 三、睡眠

睡眠不足或睡眠相关疾病会引起肠道菌群紊乱，破坏微生态平衡。倒班引起的睡眠不足和昼夜节律紊乱是人体重大的生理压力源。已有研究发现生理压力与肠道菌群的改变相关，如肾上腺素和去甲肾上腺素水平的升高可能导致大肠杆菌的增多，另外睡眠剥夺、睡眠限制、睡眠片段化等都会引起肠道菌群的改变，同时导致皮质醇的升高，从而引起糖异生减少，导致外周胆固醇利用减少、血液胆固醇含量整体升高，进而引发代谢疾病等。人和大鼠在的睡眠剥夺后均出现了肠道菌群紊乱。Benedict 等用 16S rRNA 多样性分析，结果显示部分睡眠剥夺 2 天后，成年正常体质量男性粪便中厚壁菌门与拟杆菌门的比例增加，红蜡菌科和韦荣球菌科丰度增加，软壁菌门丰度下降。李云等用荧光定量聚合酶链式反应（polymerase chain reaction，PCR）的方法检测肠道菌群，表明间歇性睡眠剥夺大鼠的大肠杆菌、拟杆菌及有益菌双歧杆菌和乳酸杆菌减少，有害产气荚膜梭菌增多。

睡眠是大脑调节的一个重要生理过程，有研究者发现肠道菌群可能是睡眠机制的关键调节者。深入研究肠道菌群参与睡眠调节的相关途径和作用机制，将为睡眠障碍的治疗提供新思路。睡眠障碍是由于人体的睡眠-觉醒周期与昼夜节律失调所致的一类睡眠疾病，主要包括失眠和嗜睡。睡眠有明显的昼夜节律特点，有研究发现肠道菌群也具有昼夜节律，睡眠障碍对肠道菌群的影响主要是影响其昼夜节律，破坏肠道微生物稳态，使菌群失调，从而改变肠道菌群的丰富程度。

在一项对轮班工人的研究中，也发现了睡眠和昼夜节律紊乱会改变肠道菌群的多样性。在动物研究中，研究人员发现长期的睡眠中断会导致小鼠肠道微生物群的选择性改变。另一项研究则发现，短期的睡眠限制使大鼠体内肠道菌群的丰富程度减少，而大多数微生物种群未改变，但在人类的微生物群落中，睡眠限制导致的丰富性和成分无明显变化。此外，不同中医证型的失眠患者中，肠道菌群的优势菌属也存在差异，这种差异可能影响着不同中医证候的发生、发展及结局。这些研究均表明，睡眠-觉醒周期和昼夜节律失调可影响肠道菌群的构成及其多样性。

脑-肠轴是联系脑与肠的重要中介，睡眠障碍与胃肠道疾病可相互影响，其机制可能与脑-肠轴有关。失眠是最常见的睡眠障碍，研究发现失眠患者中伴随胃肠道功能异常的比例最大，且胃肠道疾病的患者比健康人更容易发生失眠，如功能性消化不良、胃食管反流病和肠易激综合征等，相反，失眠也会增加胃肠道疾病发生的风险。失眠对人体消化系统的影响主要是刺激体内自主神经系统，影响相关激素分泌，从而影响胃肠道功能的正常运转，且胃肠道功能与失眠之间也可以相互影响，消化道疾病症状往往加重睡眠质量损害。影像学研究中，失眠患者的觉醒系统、情绪调控系统及认知系统等出现了异常信号，包括下丘脑、海马区、前扣带皮层等区域。这些研究均表明了脑-肠轴在睡眠调节机制中发挥了重要作用。

肠道菌群可产生某些激素和神经递质，通过迷走神经途径传入中枢神经系统，对相应的神经元产生抑制或兴奋作用，促进睡眠-觉醒的转换，也可经过肠上皮屏障，部分脑肠肽甚至可以透过血脑屏障作用于大脑，从而影响睡眠结构。

肠道菌群也可调节肠道内分泌细胞的分泌功能，通过分泌相关激素直接或间接作用于中枢，实现大脑和胃肠道之间的信息交流，进而调节大脑的活动，影响睡眠。研究发现，失眠状态下，促肾上腺皮质激素（adrenocorticotropic hormone，ACTH）、皮质酮

（corticosterone，CORT）水平较正常增多，下丘脑 – 垂体 – 肾上腺（the hypothalamic-pituitary-adrenal axis，HPA）轴激活可促进 ACTH、CORT 的合成和分泌，提高大脑皮层应激性，增加觉醒，是引起失眠的一个重要环节。在生理条件下的正常睡眠可能受到肠道微生物的影响，而微生物群也会因为昼夜节律、压力、饮食和锻炼等因素而发生变化。

肠道菌群作为人体的"微生物器官"，参与了机体的各种生理病理过程，通过神经、内分泌、免疫和代谢等途径参与了睡眠觉醒机制的调节，既往研究发现睡眠障碍患者的肠道菌群发生改变，而肠道菌群改变也会影响睡眠，从脑 – 肠轴探索肠道菌群与睡眠调节之间的关系是目前研究的主要方向，多数研究认为肠道菌群对睡眠的调节是通过脑 – 肠轴内多种途径综合作用的结果。这些研究表明失眠与肠道菌群是互相影响的。

### 四、益生菌

定植于宿主体内的益生菌可以调节系统免疫功能或肠道菌群平衡，是影响微生态平衡的重要因素。肠道菌群分为益生菌、有害菌和中性菌，正常情况下它们之间保持着平衡状态，互相制约。益生菌的生长及自身代谢作用，可促进肠道菌群正常化，维持微生态平衡。益生菌的生长可以抑制有害菌的生长，同时益生菌可以消化膳食纤维产生短链脂肪酸，促进 Treg 细胞分化，促使机体免疫耐受增强，恢复机体免疫平衡，有利于健康和疾病的控制。其与肠黏膜共同构成保护屏障，可阻止细菌、病毒和食物抗原的入侵。同时，其自身结构，如肽聚糖、脂磷壁酸等成分可作为抗原发挥免疫激活作用。除此之外，益生菌也可通过自分泌免疫激活剂，刺激宿主免疫系统，提高免疫力。许多国家将益生菌、益生元、维生素及矿物质等列为功能食品的功能因子。

大量科学研究表明，摄入活的微生物对机体有潜在益处，这些活的微生物被称为"益生菌"。益生菌通过调整肠道菌群的构成，改善其"微生态平衡"对机体产生益处，尤其是通过修饰肠道相关淋巴组织的免疫应答。肠道正常菌群对肠道黏膜屏障功能和肠道成熟有着重要影响，而且是人体最大淋巴组织和肠相关淋巴组织发育所必需的。动物实验研究表明，最初定植新生儿肠道的细菌能够调整宿主肠道上皮细胞的基因表达，导致肠道微生态环境发生改变，影响随后菌群的定植。肠道最初的定植菌对于刺激免疫正常发育至关重要，若生命早期缺乏微生物刺激或刺激不足可导致肠道屏障功能障碍、炎症应答减少、IgA 应答障碍和口服耐受缺陷。在无菌环境中生存的小鼠不能产生口服耐受，没有持久的 Th2 免疫应答。对于新生儿，免疫紊乱可以通过重建肠道微生物群而得到校正，对新生儿微生态学研究表明，生命早期暴露于微生物环境及健康的肠道菌群可刺激小儿免疫的正常发育。

某些益生菌通过直接调整免疫应答、加强肠上皮屏障功能、抑制病原体生长来协助维护肠道免疫的肠内稳定状态。益生菌像原籍菌那样，通过与上皮细胞和树突状细胞相互作用影响天然免疫和获得性免疫应答，益生菌对免疫应答的效应表现为免疫调节而不是免疫活化。动物和人体实验研究显示，益生菌可重点调节树突状细胞和调节性 T 细胞的活性，而不是调节辅助性 T 细胞应答本身。

通过幼鼠模型研究了肠道屏障完整性和免疫应答的关系，鼠李糖乳杆菌 GG（*lactobacillus rhamnosus GG*，*LGG*）可以逆转因牛奶而引起的肠道高渗透状态，益生菌可能通过与 Toll 样受体 2 的相互作用来调节上皮屏障功能。益生菌通过调节上皮细胞信号转导途径及细胞因子的产生，抑制全身性炎症应答。肠道其他细菌通过抑制转录因子 NF-κB 途径对肠道上皮细胞产生免疫抑制性效应。

益生菌对辅助性 T 细胞和调节性 T 细胞的效应具有菌种特异性，乳酸杆菌的某些菌种刺激 Th1 细胞因子产生，而其他菌种增强 Th2 应答或诱导混合 Th1 /Th2 应答。

肠道双歧杆菌诱导的细胞因子模式具有菌株特异性，不同双歧杆菌菌株可以诱导不同的甚至相对的免疫应答。牛乳过敏和湿疹婴儿给予 *LGG* 治疗后，外周血单核细胞产生 INF-γ 增加，含 *LGG* 的 4 种益生菌混合物对 INF-γ 没有影响，却会增加 IL-24 的产生。

在自身免疫性关节炎模型中，某些益生菌可以抑制 Th1 应答产生有益效应，而其他益生菌菌株通过诱导 Th1 细胞因子应答使疾病恶化。

益生菌针对口服疫苗表现出增强 IgA 免疫应答效应，给生后 6 个月的婴儿益生菌混合物后，针对 B 型流感嗜血杆菌菌苗表现出增强 IgG 应答效应。

一些益生菌，如乳糖双歧杆菌可以抑制体内 TGF-β 的产生。研究结果表明，益生菌对天然免疫应答和获得性免疫应答会产生不同效应，尤其是与树突状细胞的相互作用可能是益生菌对免疫应答的重要效应。树突状细胞可受益生菌调节，诱导调节性 T 细胞应答 / 耐受应答或辅助性 T 细胞免疫应答。为临床应用选择益生菌时，应该考虑对免疫应答的特异效应，重视临床试验特异的靶向功能和靶向人群的重要性。

益生菌有益效应依赖于以活菌的形式摄入。细菌必须在宿主消化过程中存活，能定植于肠道，接触并且附着于肠道上皮细胞以调节它们在体内的效应。另外，热灭活的益生菌可以引起胃肠道症状，益生菌产生细菌素、过氧化氢和生物表面活性剂，有助于细菌在肠道中存活。它们也可以上调黏蛋白编码基因，这种基因刺激黏液产生、形成一个保护性屏障。有效的益生菌将会适应健康菌群，不会替代原来的细菌。经研究表明，口服益生菌 *LGG* 可以在胃肠道传代，黏附于肠道黏液和上皮细胞。*LGG* 在口服后可以在肠道存活 1 周，口服后采集粪便标本进行检测用来作为细菌定植的标记。成人结肠活组织检查的研究显示，*LGG* 定植持续时间比粪便标本所表明的时间更长。产生乳酸的微生物能够降低肠道 pH 值，有利于更多有益生物的生长，研究显示，*LGG* 通过创造一个可以促进双歧杆菌生长的环境来改变肠道微生态环境，并且 *LGG* 会增加总的厌氧菌的水平，尤其是双歧杆菌、拟杆菌和梭状芽孢杆菌。*LGG* 不替代其他种类的乳酸杆菌或增加乳酸杆菌的总数。细菌定植是短暂的，在使用 *LGG* 中断 7 ～ 10 天后 *LGG* 不能从大便中培养出来。

益生菌的不同菌种、不同菌株在体内外有着不同的效应。益生菌的临床效应和实验室效应不能由一种益生菌所承担，甚至不能由相同菌种的不同菌株所承担。例如，在一项双盲安慰剂试验中比较 *LGG* 和 4 个益生菌混合物治疗婴儿湿疹的效应，仅发现 *LGG* 有有益效应，而益生菌混合物却没有。另外，*LGG* 可以针对轮状病毒增强 IgA 应答，这在不同菌种、不同菌株中没有发现。例如，罗伊乳杆菌的一个菌株特异性地抑制干酪乳杆菌诱导的 IL-12、IL-6 和 TGF-β 的产生，抑制干酪乳杆菌诱导的对树突状细胞共刺激标记的上调作用。

总之，除了以上对益生菌的研究外，还应当重新思考的是补充益生菌是必不可少的。这是由于人类的进化，饮食越来越洁净、过度的烹饪，再加上卫生条件的改善，我们很少有机会摄入适当的细菌，这就减少了肠道菌群的多样性，对人类健康是不利的。膳食纤维摄入减少造成菌群多样性下降后，再补充膳食纤维也不易增加菌群多样性。补充益生菌是调节肠道微生态平衡必不可少的步骤。

## 五、益生元

益生元是微生态调节剂的重要组成部分，最早由 Giboson 和 Robefroid 在 1995 年提出，它是一种不被上消化道消化的营养物质，直达结肠，能选择性刺激一种或数种生理性细菌生长增殖，从而增进宿主健康。益生元主要包括低聚果糖、低聚异麦芽糖、大豆低聚糖、低聚木糖、低聚半乳糖、水苏糖等数百种低聚糖类，以及抗性淀粉。益生元使用较益生菌在某些方面有更多优点，其通过胃肠道后具有更高的存活性，在食品或药品中具有长期的稳定性，以双歧杆菌为例：由于双歧杆菌对氧、热、酸等的敏感性及外源性双歧杆菌和内源性双歧杆菌的性质和功能存在本质差别，加之经胃酸和胆汁的破坏，服用的双歧杆菌到达肠道后，存活率会大大降低；而益生元的消化可引起肠道原有有益菌双歧杆菌的增殖，从而抑制了其他病原菌的生长，减少有毒发酵产物的形成。此外，不能够被消化的低聚糖已被证明可以促进钙的生物利用度，降低大肠癌的前期病变的风险，改善众多肠黏膜炎症，降低体内甘油三酯水平等。体外实验结果表明，多数细菌对低聚糖不易利用。当胃肠道黏膜微生态屏障功能损伤时，添加益生元制剂可促进肠道微生态功能的恢复。因益生元具有非消化性，易在肠道内形成高渗环境，诱发高渗性腹泻，临床则根据患者大便次数调节剂量使用。

简言之，通过合理的饮食、规律的运动、充足的睡眠、益生菌和益生元的补充可有效地调节肠道微生态，重塑免疫平衡。

（张升校　李娜）

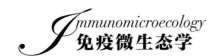

## 参考文献

[1] 李兰娟.感染微生态学.北京：人民卫生出版社，2002.

[2] 康白.微生态学原理.大连：大连出版社，1996.

[3] 杨景云.医用微生态学.北京：中国医药科技出版社，1997.

[4] BELKAID Y，HARRISON O J. Homeostatic immunity and the microbiota. Immunity，2017，46（4）：562-576.

[5] SCHIRMER M，SMEEKENS P S，VLAMAKIS H，et al. Linking the human gut microbiome to inflammatory cytokine production capacity. Cell，2016，167（4）：1125-1136，e8.

[6] MOWAT M A，AGACE W W. Regional specialization within the intestinal immune system. Nat Rev Immunol，2014，14（10）．667 685.

[7] CLEMENTE J C，URSELL L K，PARFREY L W，et al. The impact of the gut microbiota on human health：An integrative view. Cell，2012，148（6）：1258-1270.

[8] GOODRICH J K，WATERS J L，POOLE A C，et al. Human genetics shape the gut microbiome. Cell，2014，159（4）：789-799.

[9] MOSCICKA M，OLSZEWSKI L W，ZOLICH D. The effect of cyclosporine and tacrolimus on indigenous bacterial flora in human skin grafts. Transplantation Proceedings，2003，35（6）：2361-2362.

[10] KOLODZIEJCZYK A A，ZHENG D，ELINAV E. Diet-microbiota interactions and personalized nutrition. Nat Rev Microbiol，2019，17（12）：742-753.

[11] MAEDA Y，TAKEDA K. Host-microbiota interactions in rheumatoid arthritis. Exp Mol Med，2019，51（12）：1-6.

[12] PADDOCK C. Diet may influence gut bacteria more than genes，say scientists. Medical News Today，2014.

[13] 骆杰伟，吴永希，黄昉萌，等.不同中医证型原发性失眠患者肠道菌群差异研究.中国中医药信息杂志，2018，25（4）：28-34.

[14] 甄建华，于河，谷晓红.肠道微生态医学研究进展概述.中华中医药杂志，2017，32（7）：3069-3075.

[15] 张海滨，田雪文，王清路，等.运动干预肠道菌群对代谢性疾病的改善及其机制.生理科学进展，2019，50（2）：107-111.

[16] ROCHAC S C，HIRAO A L，WEBER G M，et al. Subclinical cytomegalovirus infection is associated with altered host immunity，gut microbiota and vaccine responses. J Virol，2018，92（13）：e00167-18.

[17] MATENCHUK A B，MANDHANE J P，KOZYRSKYJ L A. Sleep，circadian rhythm，and gut microbiota. Sleep Medicine Reviews，2020，53：101340.

[18] EVANS C C，LEPARD J K，KWAK W J，et al. Exercise prevents weight gain and alters the gut microbiota in a mouse model of high fat diet-induced obesity. PLoS One，2014，9（3）：e92193.

[19] CARMODY N R，BISANZ E J，Bowen P B，et al. Cooking shapes the structure and function of the gut microbiome. Nat Microbiol，2019，4（12）：2052-2063.

[20] BELKAID Y，HARRISON J O. Homeostatic immunity and the microbiota. Immunity，2017，46（4）：562-576.

[21] LAMBERT J E，MYSLICKI P J，BOMHOF R M，et al. Exercise training modifies gut microbiota in normal and diabetic mice. Appl Physiol Nutr Metab，2015，40（7）：749-752.

[22] BUTEL M J. Probiotics，gut microbiota and health. Med Mal Infect，2014，44（1）：1-8.

笔记

# 第五章 肠漏与免疫相关性疾病

## 第一节 肠漏和肠漏综合征

肠道屏障功能破坏，肠黏膜通透性增加称为肠漏。肠漏是一种严重的肠黏膜屏障损伤，包括抗菌肽的产生缺陷、肠黏液层厚度或组成的改变、模式识别受体的改变、自噬过程中的缺陷及内质网应激等，肠漏会破坏肠内稳态，导致肠黏膜通透性增加。

肠漏或"漏肠综合征（leaky gut syndrome）"的概念最早来自营养学家和替代医学的从业者，在过去一直没有得到主流医学界的认可。根据 PubMed 数据库的检索，第 1 篇关于肠漏的文章发表于 1973 年，之后直到 2007 年间断有相关文章发表，年发表文章数不超过 6 篇。直到 2008 年后，年发表文章数开始达到 2 位数，2014 年后相关文章发表呈快速增长趋势，至 2019 年达到 85 篇。近年来，随着对肠道微生态和小肠细菌过度生长相关研究的深入，肠漏的概念开始逐渐被主流医学接受。

### 一、肠漏与多种疾病有关

#### （一）肠黏膜屏障与肠漏

肠黏膜屏障对维持肠内稳态和机体健康至关重要。正常的肠黏膜屏障是由机械屏障、免疫屏障、化学屏障和微生物屏障等组成，它除了具有消化食物，吸收营养物质、水、电解质及蠕动功能外，还具有物理屏障、分泌激素和免疫调节等作用。肠黏膜屏障的完整性依赖于肠黏膜上皮细胞和上皮细胞间细胞连接的完整性。肠上皮细胞间存在多种连接结构，从顶端到基膜依次为紧密连接、黏膜连接、桥粒和缝隙连接。这些连接结构是肠道抵御病原体和有害物质入侵、维持肠黏膜选择通透性的结构基础，近年来的研究发现，紧密连接在其中发挥着极为重要的作用。

肠上皮的通透性有两大途径，即跨上皮细胞途径和细胞旁路途径。被肠黏膜所吸收的蛋白质分子，绝大部分（高达 90%）是通过溶酶体酶降解为分子量小且不具有免疫活性的多肽，然后通过跨细胞途径被肠黏膜吸收。其余蛋白质分子则以完整的形式通过细胞旁途径被吸收，而这一途径主要由紧密连接所控制。紧密连接封闭肠上皮细胞间隙，形成选择性渗透屏障。在正常情况下，肠上皮的紧密连接允许肠道中人体需要的营养物质、水、电解质选择性通过肠黏膜，而对有害物质和抗原，如细菌、细菌内毒素、细菌产物和食物残渣等发挥着有效的隔离、屏障作用。当紧密连接被破坏，肠黏膜屏障的完整性受损（如在辐射、化疗、毒素等作用下），肠黏膜屏障对大分子物质的通透性增加，肠道中的抗原物质可以穿过肠黏膜屏障引起机体免疫反应，从而导致食物过敏和自身免疫反应的发生。肠道通透性增加可诱发或促进多种疾病的发生、发展，如炎症性肠病、肠易激综合征、乳糜泻、糖尿病、类风湿关节炎、脊柱关节炎、精神分裂症、某些类型的癌症、肥胖、脂肪肝、过敏性疾病等。当出现肠漏时，细菌和毒素进入机体血液循环，则会导致系统性炎症和异常的免疫反应。恢复肠道屏障功能可为自身免疫病的治疗提供潜在的替代或补充策略。

### （二）连蛋白参与炎症和免疫相关疾病

连蛋白（zonulin）是一种参与调节上皮和内皮屏障功能的蛋白质，其基因序列和结构分析显示表皮生长因子样基因序列，可引起表皮生长因子受体磷酸化，其通过激活表皮生长因子，进而调节肌动蛋白细胞骨架来分解紧密连接，是目前唯一已知的细胞间紧密连接的生理调节分子，它还参与大分子的运输及免疫调节过程，在多种慢性炎性疾病的发生、发展中发挥作用。连蛋白含量增加可导致肠黏膜通透性增强。

在正常情况下，肠道共生菌及其代谢产物作用于肠黏膜固有层的免疫细胞，在特定的细胞因子微环境中，引起黏膜下的固有免疫反应，并在肠黏膜部位形成黏膜免疫耐受。若过量细菌长期存在，如小肠细菌过度生长，细菌产生的毒素和其他代谢产物刺激连蛋白释放量增加，则导致屏障功能受损，出现肠漏。细菌及其代谢产物等抗原物质通过肠黏膜屏障进入固有层，激活肠黏膜固有层的免疫细胞，导致干扰素-γ（interferon，IFN-γ）和肿瘤坏死因子-α（tumor necrosis factor，TNF-α）的释放增加，进一步加剧肠道通透性增加和异常免疫反应的发生，并最终导致遗传易感个体的慢性炎性疾病和自身免疫疾病的发生。

乳糜泻、1型糖尿病、克罗恩病和溃疡性结肠炎、肠易激综合征、多发性硬化、代谢性疾病、多囊卵巢综合征、哮喘、肺病、心脏病、多种神经系统疾病、白血病、艾滋病、坏死性小肠炎等多种疾病患者均可检测到连蛋白含量增高。

## 二、调控肠黏膜通透性的因素

### （一）醇溶蛋白

醇溶蛋白（gliadin）是一种存在于小麦中的糖蛋白，可引起连蛋白的合成分泌，导致肠黏膜通透性增加。醇溶蛋白肽能够结合肠上皮细胞顶端表面的趋化因子C-X-C基序受体3（C-X-C motif chemokine receptor 3，CXCR3）和髓样分化因子88（myeloid differentiation factor 88，MyD88）。MyD88是Toll样受体（toll-like receptors，TLRs）信号通路中的关键适配器分子。醇溶蛋白也能促进巨噬细胞释放连蛋白和促炎细胞因子，类似于细菌暴露后的反应。巨噬细胞释放连蛋白也依赖于 MyD88，但与 TLR2 和 TLR4 无关。连蛋白还可以通过蛋白酶激活受体 2 激活表皮生长因子受体，导致蛋白激酶 C-α 依赖性紧密连接的分解。肠道通透性增加导致食物大分子、肠道代谢废物、微生物及毒素等进入固有层的细胞旁路途径，进而与免疫系统相互作用。

（二）结合珠蛋白

结合珠蛋白（haptoglobin，Hp）是一种古老的蛋白质，由甘露糖结合凝集素相关丝氨酸蛋白酶（mannose-binding-lectin-associated serine proteinase，MASP）进化而来。它的主要功能是结合游离血红蛋白（hemoglobin，Hb），以防止由游离血红蛋白引起的氧化应激。通过清道夫受体 CD163 与单核细胞 / 巨噬细胞结合来清除结合珠蛋白 – 血红蛋白复合物。人类的结合珠蛋白存在 2 种基因变体：结合珠蛋白 1（Hp1）和结合珠蛋白 2（Hp2）。连蛋白是 Hp2 的前体，当其以成熟的前 Hp2 形式裂解时，会失去对细胞旁通透性的影响。Hp2 与乳糜泻、克罗恩病、神经系统疾病、癫痫症、精神分裂症、糖尿病等多种疾病相关。

（三）封闭带毒素

封闭带毒素（zonula occludens toxin，Zot）是霍乱弧菌分泌的一种肠毒素，参与对细胞旁路途径的调节。封闭带毒素可与胃肠道上皮细胞相互作用，激活细胞内信号导致细胞间紧密连接的解体，增加肠黏膜通透性，该作用具有可逆性。Zot 可引起靶细胞肌动蛋白聚合和肌球蛋白 -1C 磷酸化，通过蛋白激酶 C（protein kinase C，PKC）依赖性机制导致紧密连接复合物的分解，可使连接复合体发生重新排列，最终导致短暂的紧密连接分解。

此外，许多定植于肠道的病原体都能产生肠毒素，影响宿主肠道的紧密连接。小肠细菌过度生长可能是通过上述机制导致肠漏的发生。

# 第二节　肠漏的原因

很多原因均可导致肠漏的发生，如细菌和病毒的局部感染、毒素或物理损伤及各种系统性疾病。药物、化学物质和慢性压力也可导致肠漏的发生。这些因素可以是轻微的，且容易修复，也可能是致命性的。促炎症物质增加（如脂多糖）、血脂异常、高血糖、胰岛素抵抗、与肥胖有关的因素、晚期疾病严重程度、共病和西式饮食被认为是改变肠道完整性的危险因素。当多种疾病状态共存或与其他环境危险因素共同作用时，肠道通透性增加的风险增加。

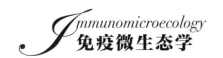
## 一、肠道感染导致肠漏

在肠黏膜屏障中，免疫系统起着维持组织内稳态的作用。肠道组织中存在多种同时具有促炎和抗炎功能的免疫细胞群，这些免疫细胞协同作用，对肠腔中来自微生物的抗原物质进行免疫应答，并调节肠道功能和机体健康。上述调控系统功能失调可破坏肠黏膜屏障功能。当机体发生致病菌、真菌和寄生虫长期感染时，就会导致肠漏。最常见的感染原因是细菌或假丝酵母过度生长、肠道寄生虫或病毒感染。

### （一）小肠细菌过度生长

小肠细菌过度生长（small intestinal bacterial overgrowth，SIBO）为小肠内细菌数量异常升高和（或）菌群种类改变，其实验室检查标准为每毫升小肠液细菌数目超过 $10^5$ CFU/ mL（CFU，指菌落形成单位），临床上可表现为营养吸收不良、腹胀、腹痛等症状。小肠细菌过度生长是导致肠漏的一个常见原因，其主要机制是过度生长的细菌产生的代谢产物通过作用于连蛋白，增加肠黏膜通透性，影响肠道的屏障功能。肠道细菌释放的脂多糖又称内毒素，可损伤肠黏膜，导致肠漏。

黄嘌呤氧化酶生成的氧化剂在内毒素诱导的黏膜损伤和细菌移位中发挥重要作用。动物实验表明，脂多糖诱导的肠黏膜损伤降低了肠上皮电阻，增加了葡聚糖的通透性，降低了空肠紧密连接蛋白 claudin-1 的表达，抑制空肠中超氧化物歧化酶（superoxide dismutase，SOD）和谷胱甘肽过氧化物酶（glutathione peroxidase，GSH-Px/GPx）的活性，增加丙二醛的含量。脂多糖还可增加 TNF-α、白细胞介素 -6（interleukin 6，IL-6）、IL-8 和 IL-1β mRNA 的表达。此外，脂多糖还诱导线粒体中有丝分裂相关蛋白、PTEN 诱导的假定激酶 1（PTEN-induced putative kinase 1，PINK1）和 Parkin 的表达增加，以及空肠黏膜轻链3-Ⅱ（LC3-Ⅱ）与 LC3-Ⅰ 含量比值的增加。这些结果提示脂多糖可引起肠损伤，同时破坏机体的抗氧化平衡。

紧密连接蛋白是构成肠上皮细胞紧密连接的一类跨膜蛋白，对肠道屏障的调节和功能至关重要。脂多糖可诱导肠黏膜上皮细胞之间的紧密连接蛋白功能发生改变，使得肠黏膜的通透性增加。肌球蛋白轻链激酶（myosin light chain kinase， mLCK）是一种钙/钙调素激活酶，可催化肌球蛋白轻链磷酸化，引发肌动蛋白/肌球蛋白收缩和随后的肌肉收缩，在肠紧密连接通透性的生理和病理功能中发挥重要作用。脂多糖通过 TLR-4/MyD88 信号转导途径上调 mLCK 表达，破坏紧密连接蛋白，从而诱导肠黏膜通透性增加。

脂多糖导致 TNF-α、IL-1β、IL-6、IL-8、IL-10、血管内皮生长因子水平升高，导致 IL-12、IFN-γ 水平中度升高。血液中血管内皮生长因子和 IL-10 水平与内皮通透性增加显著相关。促炎细胞因子（TNF-α 或 IL-1β）也可通过诱导 mLCK 激酶活性增加，进而破坏肠上皮细胞之间的紧密连接，导致通透性增加。

### （二）酵母过度生长

酵母自然存在于肠道中，但酵母过度生长也可导致肠漏的发生。白假丝酵母是人类胃肠道固有微生物群的一部分。在健康个体中，这种真菌的种群对宿主没有威胁。然而，当过度使用抗生素或免疫功能低下时，白假丝酵母会在胃肠道过度定植，然后通过 IgE 的介导导致肠道通透性增加，并导致食物过敏原的渗透增加及食物过敏的表现。

### （三）传染性微生物感染

定植于肠道的病原体通常可改变紧密连接的结构和功能，病原体可通过分泌蛋白酶来增加肠黏膜屏障的通透性，因其可以切割紧密连接蛋白或通过改变细胞骨架来进入人体。许多细菌会改变紧密连接状态，如霍乱弧菌会分泌多种毒素，破坏闭合小带（zonula occludens）进而增加了上皮细胞的通透性。此外，病毒或寄生虫感染也可导致肠道通透性的增高。益生菌和共生菌、sIgA 和益生菌之间协同作用，可改善屏障功能。通过抑制病原体黏附亦可以逆转人类肠上皮细胞的屏障功能障碍。

## 二、炎性食品导致肠漏

饮食对肠道通透性的影响取决于个体因素，如宿主的遗传易感性和肠道微生物群。某些食品中含有致炎成分，也是造成肠漏的主要原因，如乳制品、谷物、鸡蛋，以及糖、酒精和转基因食品等。不健康的高糖饮食，糖摄入过多（特别是果糖），会损害肠壁的屏障功能。当食物抗原与人体组织抗原同源时，可能引发或加重自身免疫病。食物中不同的抗原性物质可以突破肠道屏障，吸收进入人体，对食物蛋白的化学修饰可能通过"分子模拟"机制导致机体免疫系统对自身组织抗原的交叉反应，从而引发自身免疫反应的发生。

### （一）含麸质饮食

麸质是一种在小麦和其他谷物中（黑麦和大麦）发现的蛋白质，属于一种致炎性物质，可影响肠黏膜上皮细胞之间的紧密连接蛋白。麸质通过其主要的蛋白质成分——麦醇溶蛋白发挥对肠黏膜的直接毒性作用，并导致或促进肠道通透性增加。麦醇溶蛋白可活化乳糜泻患者肠上皮组织中的连蛋白，连蛋白被激活后，会导致肠漏发生。麸质可导致部分易感人群发生乳糜泻。乳糜泻是一种免疫介导的肠病，在美国的患病率接近 1%。麦醇溶蛋白具有免疫原性，活化 T 细胞可介导针对麦醇溶蛋白的免疫应答，并与人类白细胞抗原（human leucocyte antigen，HLA）等位基因 DQA1*0501/DQB1*0201 遗传相关。

### （二）高脂饮食

在高脂饮食的代谢过程中，肠道通透性增加与肠道微生物群的改变有关，故高脂饮食是肠道菌群失调的有效诱因。高脂饮食引起的肠道菌群紊乱通过诱导 IL-17A 产生和肠道通透性增加而引起小肠炎症，导致吲哚美辛引起的小肠损伤加重。用抗 IL-17A 的中和抗体可以防止非甾体抗炎药——吲哚美辛引起的损伤加重。

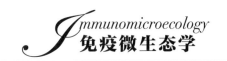

高脂饮食促进肠道通透性增加，导致肝脏、白色脂肪组织、大脑和其他器官的炎症反应，从而引发胰岛素抵抗等代谢改变。这种病理生理级联反应与代谢性疾病（包括 2 型糖尿病、心血管疾病和非酒精性脂肪肝）的发生、发展有重要关系。调节肠道微生物群（如食品益生元成分或益生菌）的策略可能是肠道屏障相关疾病有前景的治疗方法。

### （三）高糖饮食

长期摄入富含果糖的饮食与小肠上部紧密连接蛋白的丢失相关，摄入富含脂肪、果糖或两者结合的饮食可导致小鼠十二指肠（而不是回肠）中的紧密连接蛋白显著丢失。果糖诱导的非酒精性脂肪肝的发生与肠道细菌过度生长和肠道通透性增加导致的内毒素血症有关，并会进一步导致肝脏 Kuptter 细胞的激活。

### （四）酒精

过量饮酒会增加肠道通透性。中度乙醇摄入可改变肠黏膜上皮的屏障功能，结肠中的菌群可将乙醇氧化为乙醛，并导致肥大细胞激活。若这种改变持续更长时间则可能导致过量的内毒素被吸收入血液，上述机制与酒精性肝病患者的内毒素血症相关。酒精还可促进肠道内革兰阴性菌的生长，进而导致乙醛的积聚，增加肠道对内毒素的通透性。此外，酒精诱导的一氧化氮生成也可导致肠黏膜通透性增加。

### （五）食品添加剂

加工食品中的食品添加剂会降低肠道对细菌、毒素和其他有害分子的抵抗力，增加自身免疫病发生的风险。近几十年来，传染病的发病率有所下降，与此同时，过敏性疾病、癌症和自身免疫疾病的发病率持续上升，这与广泛食用加工食品有一定关系。

1. 肉胶

肉胶是一种谷氨酰胺转氨酶，来源于一种非致病性的莫巴拉链霉菌菌株。这种特殊的酶可将蛋白质结合在一起，经常被用来做仿蟹肉、鱼丸，改善火腿和鱼糜等肉类的口感。它还被批准用作酶黏合剂，把较小的肉块合成一个大的肉块，甚至包括一些牛排。

2. 乳化剂

乳化剂，如聚山梨酯 80 和羧甲基纤维素（纤维素胶），用于泡菜、冷冻烘焙食品、非乳制品奶油等的加工。大多数加工食品中均添加乳化剂以改善食品质地和延长保质期。乳化剂可引发慢性、低度炎症，破坏肠黏膜层，与代谢功能障碍、肥胖和炎症性肠病有关。

## 三、疾病和创伤导致肠漏

### （一）系统性炎症

机体系统性炎症可影响肠道屏障功能。有研究表明，使用 2 ng/kg 的大肠杆菌脂多糖，在实验性内毒素血症期间，肠道通透性增加。内毒素血症可引起受试者的炎症反应，并且在研究期间尿液中聚乙二醇的回收率增加，也提示肠道通透性增加与系统性炎症相关。

### （二）慢性疾病

慢性疾病患者健康状况不佳常与肠漏有关。很多慢性疾病是肠道屏障功能紊乱的危险因素，如糖尿病、肥胖症和长期高血糖可能是肠道屏障功能紊乱的主要原因。代谢综合征是多种代谢成分异常聚集的病理状态，包括肥胖、超重、血脂异常、高血压、胰岛素抵抗或葡萄糖耐量异常，此外，还包括微量白蛋白尿、高尿酸血症、炎性时相反应物 C- 反应蛋白增高以及促血栓因子纤维蛋白原和纤溶酶原抑制物 -1 增高等。

### （三）乳糜泻和肠道炎症

乳糜泻是一种自身免疫病，遗传易感人群在食用小麦、大麦和黑麦时，其中的关键蛋白成分麸质可导致小肠黏膜的炎性改变和绒毛萎缩。

炎性肠道疾病或溃疡性肠道疾病可导致肠漏。肠黏膜损伤，包括感染、缺血和化学物质损伤等，可诱导白三烯、白细胞介素和活化补体成分等炎性介质的生成，从而趋化中性粒细胞，促进中性粒细胞的浸润。中性粒细胞在趋化因子的作用下向毛细血管外迁移，趋化至黏膜上皮下，在迁移过程中，中性粒细胞可能会破坏上皮细胞之间的连接复合体。当损伤程度较轻时，连接处可进行可逆性闭合，但大量中性粒细胞的迁移则会对肠道屏障功能造成明显损伤。

### （四）急性腹内高压

腹腔内高压是危重患者的常见严重并发症。实验大鼠急性腹腔内高压（20 mmHg 持续 90 分钟）可对黏膜屏障造成明显损伤，导致肠黏膜通透性增加。同时也诱导肠道内菌群紊乱，表现为厚壁菌相对丰度减少以及拟杆菌从结肠向空肠的迁移，此外，还有乳杆菌种类减少，而乳球菌水平保持不变。

### （五）创伤和缺血

在某些情况下，创伤患者的肠屏障功能可能丧失。中重度烧伤患者的肠通透性增加，乳果糖的吸收明显增加。缺血再灌注损伤可造成肠道屏障功能障碍。

缺血导致的肠黏膜损伤主要是由于活性氧的产生，包括超氧化物、过氧化氢和羟自由基。这些氧化剂是在缺血过程中由黏膜局部激活的大量白细胞所产生的。再灌注期间产生的氧自由基通过系列级联反应，导致黏膜损伤和屏障破坏。它们通过形成脂质过氧化物直接损伤细胞膜，并产生大量来自磷脂的炎症介质，进一步趋化中性粒细胞至黏膜部位，释放自身的活性氧代谢物，并对固有的上皮屏障造成进一步损伤。缺血 – 再灌注损伤包括血管通透性增加、上皮下水肿及上皮细胞和绒毛大量丢失。肠上皮细胞的轻微损伤也可破坏屏障功能，并导致细菌和毒素从肠腔到全身循环的易位。

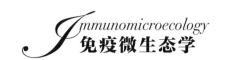

### （六）长期处于压力状态

各种类型的心理和生理压力可能会通过促肾上腺皮质激素释放激素介导的肥大细胞活化而导致肠屏障功能障碍。压力是对体内平衡稳态的严重威胁，长期的慢性压力/应激状态，会通过脑-肠相互作用，对胃肠道功能产生短期和长期的影响，包括导致肠道通透性增加和机体炎症，引起炎症性肠病、肠易激综合征、其他功能性胃肠疾病、食物抗原相关的不良反应、消化性溃疡及胃食管反流等疾病。

肥大细胞将压力信号转化为广泛的神经递质和促炎性细胞因子释放，从而影响胃肠生理功能。随着时间推移，持续的压力会导致免疫系统功能低下，对有害细菌和病毒的防御功能降低，导致炎症和肠道渗漏。压力造成的应激反应调节多种激素和细胞因子，对神经系统信号传递产生显著影响。压力对肠道生理功能的影响主要包括：①胃肠动力的改变；②内脏感觉的增强；③抑制胃肠黏膜再生能力，减少黏膜的血流量，抑制胃肠道的分泌功能，损害黏膜屏障的完整性，导致肠道通透性增加；④肠道菌群紊乱。慢性早期生活应激可以改变断奶时的基础皮质酮、肠道通透性和粪便微生物群结构及功能，且对雌性的影响大于雄性。肠道微生态特征表现为：革兰阳性球菌数量增加，膳食纤维降解、丁酸盐产生和黏液驻留微生物减少。

## 四、某些药物导致肠漏

### （一）抗生素

应用抗生素治疗感染可能会影响肠道菌群。肠道微生物失调会导致某些胃肠道疾病，并引起肠漏。抗生素引起的肠道紧密连接功能障碍与肠道微生态失调、活化的 NLRP3 炎性小体及自噬有关。抗生素显著改变了健康小鼠肠道微生物群的组成，同时降低了短链脂肪酸的水平。此外，抗生素治疗可破坏肠紧密连接，如增加肠黏膜上皮细胞对 FITC 葡聚糖的通透性、减少紧密连接蛋白表达和破坏 ZO-1 形态。抗生素治疗可激活 NLRP3 炎性小体和自噬。动物实验亦证实，抗生素治疗可影响大鼠肠道通透性和肠道微生物组成。口服抗生素可影响共生肠道微生物群落，破坏微生态系统中特定菌群之间的平衡，导致肠道菌群的多样性下降、变形杆菌相对丰度增加。阿莫西林和头孢噻肟均能提高血浆结合珠蛋白水平，影响肠道的完整性。

### （二）非甾体抗炎药

非甾体抗炎药是有效的止痛药和解热药，但它可损伤肠上皮细胞，导致肠黏膜糜烂、穿孔和溃疡。短期使用（24 小时内）和长期使用（6 个月内）非甾体抗炎药均可导致肠道通透性增加。传统的非甾体抗炎药在摄入 24 小时内就可增加肠道通透性，而且长期服用的作用更明显。非甾体抗炎药双氯芬酸（diclofenac，DCF）具有一定的细胞毒性，因其可解偶联线粒体氧化磷酸化并产生活性氧，诱导肠屏障通透性增高，促进化合物从肠腔向黏膜基底外侧移位。长期使用布洛芬等非甾体抗炎药可增加肠道通透性，导致肠道渗漏。在活动性类风湿关节炎患者中，未服用非甾体抗炎药的患者中有 86% 肠道屏障功能正常，而服用非甾体抗炎药的患者中，79% 的患者肠道通透性增加。

## 五、维生素缺乏

### （一）维生素 A 缺乏

维生素 A 及其衍生物可以调节肠上皮细胞的生长和分化，维生素 A 缺乏会增加人体对病原体的易感性，并在几周内引起共生菌的改变，导致肠道菌群失衡。此外，还可通过改变黏蛋白 2（Mucin 2，MUC2）和防御素等分子的表达，导致小肠绒毛高度降低和双糖活性降低，引起肠道屏障损伤。对亚临床维生素 A 缺乏率高的儿童进行的横断面调查表明，血清维生素 A 浓度与肠道通透性呈负相关。

### （二）维生素 D 缺乏

维生素 D 可调节免疫系统功能，保护黏膜屏障稳态。维生素 D 缺乏会导致肠上皮屏障功能障碍和肠道炎症的发生，可通过组织学分析、肠道通透性检测、炎性细胞因子水平和微生物组学分析来评估疾病的严重程度。维生素 D 是肠上皮抵抗感染性疾病的重要介质。维生素 D 缺乏可能损害黏膜屏障，导致黏膜损伤易感性增加和炎性肠病（inflammatory bowel disease，IBD）风险增加，并与疾病的严重程度相关。

## 六、环境因素

### （一）环境毒素

1. 镉

镉（cadmium，Cd）广泛低剂量存在于食品和饮用水中，可引起健康风险。低剂量 Cd 可引起小鼠肠道菌群失调和肠道通透性增加。

2. 锌

膳食中过量的锌（zinc，Zn）可引起氧化应激反应，增加杯状细胞数量和黏液生成，并与肠通透性增加和全身炎症反应有关。过量的 Zn 对肠道上皮细胞信号转导途径、肠道屏障功能和肠道微生态有着明显影响，并可能影响肠道健康。

3. 铜

低铜（copper，Cu）和高 Cu 饮食均导致高果糖喂养的大鼠肠屏障功能障碍，表现为紧密连接蛋白显著减少，肠通透性增加。肠道微生物群发生明显改变，厚壁菌数量增加和阿克曼菌数量减少。

4. 钠

食用加工食品可以导致过量的钠（sodium，Na）摄入。高 Na 饮食会导致肠上皮细胞

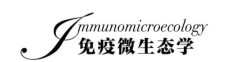

间的紧密连接松弛,造成肠漏,是促进自身免疫病发生、发展的可能诱因。过量的 Na 还可影响先天免疫系统,导致巨噬细胞功能障碍。

此外,汞、杀虫剂和塑料中的双酚基丙烷(bisphenol A,BPA)也可导致肠漏。

### (二)农药

有机磷农药氯吡硫磷可以导致肠道菌群紊乱,并破坏肠上皮细胞系紧密连接基因的表达,导致肠漏的发生。

### (三)其他因素

微重力或失重状态下会导致消化道结构和功能的病理生理改变。失重可破坏动物模型的肠黏膜屏障功能,损伤肠绒毛和紧密连接结构的完整性。化学疗法和放射线均可影响肠屏障功能,并可导致腹痛、腹泻和细菌感染等。

# 第三节　肠漏的诊断和治疗

## 一、肠漏的诊断

### (一)乳果糖 – 甘露醇试验

乳果糖 – 甘露醇试验是检测肠漏的最常用方法之一。乳果糖和甘露醇是 2 种代谢惰性碳水化合物。患者吞服乳果糖和甘露醇溶液后,收集其尿液,评估乳果糖和甘露醇的吸收情况。在健康肠道中,甘露醇(一种单糖)的平均吸收量为给药剂量的 14%,而乳果糖(一种双糖)的平均吸收量小于 1%。尿中乳果糖 – 甘露醇的正常回收率低于 0.03%,比率升高表明肠道通透性增高。影响实验结果的因素包括患者之间的个体差异和地域的差异,之前有研究发现热带地区人群肠道渗透性增高。此外,患者年龄和尿液收集的持续时间也可能会影响检测结果。

### (二)$^{51}$Cr- 乙二胺四乙酸试验

患者摄入放射性核素 $^{51}$Cr 标记的乙二胺四乙酸(ethylenedia-minetetraacetic acid,EDTA),并在一个设定的时间间隔内监测尿液中排出的化学物质的百分比,应用伽马照相机示踪体内放射性核素的吸收代谢路径,可揭示肠道通透性是否发生改变。该方法主要用于科学研究。

## 二、肠漏的治疗

### （一）肠漏治疗的 5R 策略

肠漏治疗的理念源于功能医学。随着对肠道微生态研究的深入，主流医学也开始接受这种理念。肠漏的 5R 治疗策略是指去除（remove）、替换（replace）、再接种（reinoculate）、修复（repair）和再平衡（rebalance）。5R 方案包括：去除导致肠漏的因素；替换或补充缺乏的因素；应用补充益生菌等方法重建肠道微生态平衡；修复受损肠黏膜屏障；达到再平衡状态。

肠漏患者根据损伤情况不同和原因不同，症状也各不相同。如果渗漏较轻，症状通常会局限于胃肠道，主要表现为腹胀、腹痛。严重的肠漏则容易产生全身症状，如疲劳、关节疼痛、皮疹、哮喘和自身免疫病等。

1. 去除

首先确定并清除导致肠道损伤的因素。对发生肠道感染者，确定感染的病原体，根据具体感染采取抗微生物治疗。采用氢和甲烷呼气试验以明确是否存在小肠细菌过度生长。避免食用容易引起肠道炎症的食物，如麸质（又称面筋、谷蛋白）、乳制品、小麦、大麦、黑麦、大豆、玉米、糖、精制淀粉、鸡蛋、饱和脂肪酸、反式脂肪酸、转基因食品和含有食品添加剂的加工食品等。避免饮用刺激性饮料，如咖啡、酒精等。避免服用可引起肠道损伤的药物，如布洛芬等非甾体抗炎药等。

2. 替换

替换是指通过添加或更新任何有助于正常消化或补充消化吸收所缺乏的物质。消化不良是肠漏常见的原因。通过补充足够的盐酸和消化酶可帮助分解和消化食物。消化酶有助于脂肪、蛋白质和碳水化合物的分解，并可能有益于消化功能受损、食物不耐受（如乳糖不耐受）或乳糜泻患者。胆汁酸补充剂还可以通过乳化脂质帮助营养吸收。补充富含Omega-3 的冷水鱼、野生鱼、坚果、种子、鳄梨、马齿苋、浓缩鱼油等，可促进损伤修复。

3. 再接种

再接种是用有益的细菌、益生元等重建肠道微生态。益生菌补充剂可以通过促进抗炎物质的分泌，降低肠道通透性，并有助于肠道内维生素的生成和矿物质的吸收。选择益生菌时需要关注菌株的特异性、菌株与益生元的匹配、益生菌的种类和活性。益生菌也存在于酸奶、发酵豆制品、发酵茶、泡菜等发酵食品中。膳食纤维和高纤维素的益生食品，如菊苣根、菊芋、水果、坚果、蘑菇、蒲公英、鸡血藤等均含有益生元，结合益生菌使用可更好地发挥益生菌的功效。虽然食品中的益生菌属于过路菌，不易在人体肠道中定植，但是此类益生菌仍然可以改善肠道微生物群的多样性和功能，并通过合成分泌维生素类物质，影响人类健康。

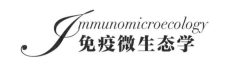

4. 修复

修复肠黏膜是肠漏治疗的必需步骤。需要采用特定的营养物质、肠道微生态制剂和草药等修复受损的肠黏膜，降低肠道通透性和减少炎症反应。富含胶原蛋白和 L- 谷氨酰胺的食物、锌、鱼油、维生素 A、维生素 C、维生素 E、维生素 D、脱甘草酸甘草、芦荟、希俄斯乳香胶、棉花糖根、富含 Omega-3 脂肪酸的深海鱼油、含多酚的植物（如槲皮素、杨梅素、姜黄素）等均具有修复肠黏膜的功能。

5. 再平衡

再平衡包含 2 个层面的含义。狭义的再平衡是指保持肠道微生态内部的平衡，以及肠道微生态和肠黏膜屏障的平衡。广义的再平衡包括身心再平衡，是指从精神和生活方式等多方面重建机体健康。广义的再平衡提倡日常生活中平衡与放松，从而辅助治疗慢性疾病和调节机体亚健康状态。

（二）谷氨酰胺

1. 谷氨酰胺具有多种生理功能

谷氨酰胺是血液中最丰富的氨基酸，属于“条件必需”氨基酸，可为肠上皮细胞和其他多种组织细胞提供营养，在氮平衡、糖代谢调节和酸碱平衡中发挥多重作用，并参与维持肠道黏膜的完整性。在快速分裂的免疫细胞中，谷氨酰胺的利用率很高。谷氨酰胺对肠上皮细胞、成纤维细胞和淋巴细胞等分裂活跃细胞的生长、存活至关重要，可促进免疫细胞的多种功能，如 T 细胞的增殖、B 细胞分化、吞噬、抗原提呈、细胞因子产生和中性粒细胞超氧化物产生。谷氨酰胺是合成细胞内少量肽、氨基糖、嘌呤、嘧啶、核酸和其他含氮化合物的前体。谷胱甘肽是一种主要的内源性抗氧化剂，可保护机体组织细胞免受氧化损伤，其合成需要谷氨酰胺作为前体。

2. 谷氨酰胺对胃肠黏膜的保护作用

在小肠黏膜中，谷氨酰胺是一种独特的营养物质，可为细胞的增殖和组织修复提供必要的能量，在维持和恢复肠道屏障功能中发挥重要作用。

在生理条件下，蛋白酶、膳食成分、药物、微生物等因素可对肠道黏膜造成轻微损伤，肠上皮细胞通过增殖分化、迁移、修复，迅速恢复和维持肠黏膜完整性。此外，有多种生长因子和肽类物质也参与肠黏膜的保护和愈合过程。唾液分泌物、胃肠黏膜分泌物和肠腔内菌群因子共同维持内环境平衡。谷氨酰胺是肠黏膜上皮细胞重要的能量来源，是维持肠道黏膜完整性的重要营养成分，可保护肠上皮细胞免受氨诱导的细胞死亡。

放化疗可导致肠道损伤和黏膜淋巴细胞减少，谷氨酰胺可预防这种放射性胃肠道损伤。故补充富含谷氨酰胺的食物可保护肠道黏膜免受辐射造成的损伤和溃疡形成，提高黏膜和血浆中谷胱甘肽水平。肠内谷氨酰胺还可刺激脓毒症时的黏膜蛋白合成，抑制泛素依赖性蛋白的水解，改善肠道蛋白质平衡。口服谷氨酰胺可增加蛋白合成速率，并抑制蛋白的分解，从而参与饥饿、应激、创伤、辐射和其他病理条件下对肠黏膜的保护作用。

胃肠道黏膜中谷氨酰胺的需求量大于 15 g/d。胃肠道黏膜中谷氨酰胺合成酶活性较低，所需谷氨酰胺主要从饮食中获取。补充谷氨酰胺可显著改善肠道形态和功能，促进肠道屏障功能恢复，并改善肠道免疫功能。

### （三）维生素和矿物质

#### 1. 维生素 D

维生素 $D_3$ 的活性形式 1, 25- 二羟维生素 $D_3$[1, 25 (OH) $_2D_3$] 进入细胞内，与维生素 D 受体结合，促发相关基因的表达。1, 25 (OH) $_2D_3$ 是一种多效性类固醇激素，其与核内受体相互作用，影响包括肠道、骨骼、乳腺、前列腺、大脑、骨骼肌和免疫系统等多种组织细胞的转录过程。1, 25 (OH) $_2D_3$ 可以保护肠黏膜免受酒精等化学物质的损伤。

多种自身免疫病，包括多发性硬化、1 型糖尿病、系统性红斑狼疮和类风湿关节炎等，均与维生素 D 缺乏有一定关系。维生素 D 可能在预防和治疗此类疾病中发挥重要作用。

维生素 D 是重要的免疫调节因子，可抑制 Th1 和 Th17 细胞介导的免疫反应，并通过诱导巨噬细胞和树突状细胞分泌产生 IL-10，间接抑制炎性反应过程，参与维持肠道免疫稳态，避免组织损伤。维生素 D 及其受体与肠道微生物群之间的相互作用可能参与了自身免疫病和过敏性疾病的发生。

#### 2. 维生素 A

维生素 A 可影响肠道黏膜的完整性和免疫功能，在化学性或感染性肠道损伤中发挥抗炎作用。sIgA 在黏膜中的运输和（或）分泌需要维生素 A 的参与。维生素 A 具有多效性和功能复杂性，它参与肠黏膜树突状细胞和巨噬细胞的表型极化，引导 T 细胞和 B 细胞的肠道归巢，诱导效应 T 细胞和 Treg 细胞亚群分化，调节 Th1 和 Th2 细胞的适应性反应。维生素 A 的代谢产物视黄酸可以增加肠道内乳酸杆菌的相对丰度，并通过与不同免疫细胞和分子之间的相互作用促进免疫功能。在不同的微环境下，视黄酸信号参与驱动不同细胞谱系的分化发育及效应性免疫细胞的功能。视黄酸在黏膜内稳态、调控非淋巴组织的耐受性和免疫功能中具有重要作用。维生素 A 可影响肠道菌群的组成和功能，从而调节肠道内稳态和黏膜免疫反应。

#### 3. 维生素 A 和维生素 D 的协同作用

维生素 A 和维生素 D 缺乏可导致微生物群落的多样性降低，增加胃肠道感染或损伤的发生。维生素 A 和维生素 D 介导对肠上皮细胞和黏膜免疫细胞的调节，进而影响微生物群的组成和功能，以维持体内平衡。两者还可调节肠上皮细胞紧密连接蛋白的表达，参与维持肠道屏障功能。维生素 A 和维生素 D 还可促进合成分泌 IL-22 的固有淋巴细胞的功能，抑制 IFN-γ 和 IL-17 的生成，诱导黏膜组织中 Treg 细胞的分化发育。此外，维生素 A 和维生素 D 还具有一些各自不同的功能，如维生素 A 可诱导 T 细胞表面肠道归巢受

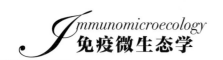

体的表达，而维生素 D 则可抑制 T 细胞表面肠道归巢受体的表达和功能。

4. 锌

锌是人体中仅次于铁的第二丰富的微量元素，在维持机体新陈代谢、信号转导、细胞生长和分化等生理功能中发挥重要作用。锌通过诱导紧密连接蛋白基因的表达，抑制肠上皮细胞之间紧密连接蛋白的解体，从而参与调节胃肠道屏障功能。此外，锌通过促进乙醛脱氢酶（ALDH）相关基因的表达，增加肠道 ALDH 的表达和活性，从而抑制酒精等对肠黏膜上皮细胞的损伤。锌可以抑制产生内毒素的细菌，降低肠腔内毒素浓度，进一步预防内毒素血症的发生。

在克罗恩病、溃疡性结肠炎、营养不良和肠道炎症等多种疾病条件下，口服补充锌可以减轻肠漏，保持肠屏障功能。酒精诱导的锌缺乏可造成小鼠肠道屏障功能的严重障碍，并导致内毒素血症和肝损伤的发展。补充锌可恢复锌指转录因子 HNF-4α 和 PPARα 的表达和功能，逆转酒精性脂肪变性。

炎症和营养不良是已知的锌缺乏的危险因素，补充锌对急性腹泻和实验性结肠炎有效。补充锌可缩短腹泻持续时间，抑制包括沙门菌、致病性大肠埃希菌和志贺菌等革兰阴性病原菌的生长。口服锌疗法还可以通过增强肠上皮细胞间的紧密连接，降低乳糜泻患者的肠道通透性，恢复肠道屏障功能。

5. 膳食纤维和短链脂肪酸

短链脂肪酸是由肠内厌氧菌发酵膳食纤维形成的，其中乙酸、丙酸和丁酸是结肠内含量最丰富的短链脂肪酸。细菌发酵抗性淀粉、菊粉、燕麦麸、麦麸、纤维素、瓜尔胶和果胶等可产生短链脂肪酸。类杆菌主要生成乙酸和丙酸，而厚壁菌主要生成丁酸。这些短链脂肪酸也可能来自有机酸和氨基酸代谢。

短链脂肪酸参与肠上皮细胞的能量代谢（如脂质代谢）、上皮细胞的发育和增殖，对上皮细胞的基因表达等过程有直接或间接的影响，对肠黏膜产生保护作用。丁酸是结肠上皮细胞的主要能量来源，并通过抗炎作用维持肠道内稳态。丁酸盐通过诱导编码紧密连接成分的基因，激活转录因子，促进相关蛋白表达，进而参与维持肠上皮屏障功能。

丁酸通过抑制组蛋白去乙酰化酶，激活肠上皮细胞和免疫细胞中的 G 蛋白偶联受体（G-protein-coupled receptors，GPCRs），促进组蛋白乙酰化，影响细胞的增殖、分化和炎症相关基因的表达，在肠黏膜上皮中发挥抗炎作用。此外，短链脂肪酸还可以通过 PTX 敏感的 GPCRs 诱导前列腺素 E2 的释放和抗炎细胞因子 IL-10 的表达，从而抑制单核细胞的炎症反应。

**（四）微生物的作用**

1. 益生菌的作用

补充益生菌是增强肠上皮屏障功能的可行方法。益生菌通过竞争性抑制的方式调节屏障功能，如与肠道病原体竞争碳水化合物抑制病原体的繁殖，维持肠内稳态，保护肠黏膜。益生菌还可通过竞争共同的黏附受体，抑制外来病原体在肠黏膜的定植。补充乳酸杆菌对饮食诱导的代谢紊乱有积极影响，包括改善肠屏障功能，减少内毒素血症。长双歧杆菌通过增加肠道 REG 家族蛋白的表达，参与维持肠道屏障功能。双歧杆菌可竞争性抑制病原菌与黏膜的结合，提高了紧密连接的完整性。益生菌还可促进肠上皮细胞的增殖和迁移，减少凋亡和促进上皮细胞保护反应，促进黏附连接蛋白的表达，恢复肠黏膜和肌层的厚度。

此外，宿主模式识别受体（如 TLR 和 NLR）通过识别益生菌表面的病原体相关分子模式，激活机体的免疫防御功能。TLR 信号通过激活 NF-κB，介导抗菌肽产生的 MyD88 活化，诱导肠上皮细胞防御素和 Paneth 细胞抗菌因子的表达。通过感知共生菌的刺激信号，可促进三型固有淋巴细胞分泌 IL-22，IL-22 与肠上皮细胞表面受体（IL-22R）结合，可促进岩藻糖基转移酶和黏蛋白的表达。节段丝状菌（segmented filamentous bacteria，SFB）可刺激 B 细胞和 T 细胞的成熟，促进 B 细胞分泌 IgA 及血清淀粉样蛋白 A（SAA）依赖的 T 辅助细胞 17（Th17）的分化。Th17 细胞产生炎性细胞因子和 IL-22，增强机体固有免疫防御机制以对抗感染。益生菌还可以发酵益生元产生丁酸盐，调控调节性 T 细胞的功能。

益生菌通过多种机制影响肠道屏障功能，提示益生菌在肠屏障功能失调中的治疗潜能。然而，需要注意的是，大多数益生菌屏障效应是在体外实验和动物模型研究中证实的。益生菌在高危人群或患病人群中应用的有效性还需进一步探索。目前只有极少数益生菌的研究直接评估了健康志愿者的黏膜屏障功能。

2. 布拉酵母

非致病性布拉酵母（saccharomyces boulardii）CNCM Ⅰ-745 在预防和治疗抗生素相关性腹泻、感染性腹泻和功能性腹泻中有效。布拉氏酵母可改善不同病理状态下肠道菌群的组成，维持肠上皮屏障功能，在多种疾病的肠道屏障功能的保存和（或）恢复中起着至关重要的作用。

布拉酵母 CNCM Ⅰ-745 是 1923 年法国微生物学家在中南半岛发现的一种非致病性酵母菌株。此后，它作为益生菌被广泛应用于胃肠道疾病的预防和治疗。作为一种酵母菌，布拉酵母不同于其他益生菌，主要是因为它对抗生素治疗有内在的抵抗力。布拉酵母能够适应并存活在胃肠道中，对胃酸和胆汁酸有抵抗力。服用后在 2 天内达到最高浓度，并在口服后 3～5 天在粪便中清除。

布拉酵母可纠正肠道致病菌导致的肠道通透性改变，恢复肠道屏障功能，促进受损肠组织的再生。布拉酵母可减少氯化物分泌，降低 TNF-α 等促炎性细胞因子水平，通过分泌碱性磷酸酶调节细菌对肠上皮细胞的附着，抑制 NF-κB 和 ERK1/ERK12 磷酸化介导的 IL-8 分泌，恢复肠道屏障完整性。

N

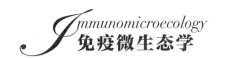

#### （五）草药

**1. 甘草根**

甘草是一种有助于平衡皮质醇水平和改善胃酸分泌的草本植物。甘草根可促进维持胃和十二指肠黏膜完整性，尤其适用于由情绪压力引起的肠漏。

**2. 棉花糖根**

棉花糖根也是草本植物，具有抗氧化和抗组胺特性，可促进保护性黏液的产生，抑制胃肠黏膜炎症，是良好的肠黏膜修复剂。

**3. 槲皮素**

槲皮素是一种黄酮类化合物，能稳定肥大细胞，抑制其释放组胺，从而显著抑制炎症和对肠壁的进一步损伤，并增强肠道屏障功能。

**4. 喜来芝**

喜来芝是一种类似焦油的药草，可预防胃溃疡，并抑制由肠漏导致的炎症。

**5. 姜黄素**

姜黄素是一种在姜黄中发现的抗炎分子，具有抑制炎症和抗氧化应激的功能，可用于肠漏治疗。但需要注意，高剂量姜黄素会增加氧化应激反应。

#### （六）肠漏患者的营养建议

肠漏患者在治疗和康复期间饮食需要注意以下事项。

**1. 避免致炎食物**

不要食用富含麸质、可导致肠上皮细胞炎症的食物，如谷物、豆类、燕麦，甚至糙米等。尽量不吃或少吃工业加工的食品，避免食物添加剂对肠上皮细胞的破坏。购买加工食品注意阅读标签，避免可以引起肠漏的食品添加剂。提倡尽可能自己烹饪食物，减少对加工食品的依赖，远离食品添加剂。

凝集素（lectin/agglutinin）存在于许多食物中，如小麦、大米和大豆等。食用量较小时机体可以耐受，食用量大则有可能引起肠漏。发芽和发酵的谷物能减少其中植酸盐和凝集素含量，使这些食物更容易消化。转基因和杂交食品中凝集素含量较高，尽量减少或避免食用。

乳品中含有 A1 酪蛋白，可损伤肠道。巴氏杀菌过程会破坏重要的酶，使乳糖等碳水化合物很难被消化。如果对乳制品过敏，特别是乳糖不耐受时，需尽量食用低乳糖的乳制品。发酵的乳制品可以降解乳糖。

**2. 食用健康食物**

多食用能减轻和治愈炎症并恢复肠道健康的食物，如发酵茶、泡菜、酸奶、健康的脂肪（如椰子油）、鳄梨、橄榄、黄油、肥鱼（如鲑鱼）和骨头汤等。这些食物对于缓解因肠漏引发的炎症有良好的作用。

骨头汤富含胶原蛋白、脯氨酸、甘氨酸和谷氨酰胺等，是对抗肠漏综合征、克服食物不耐受和过敏、改善关节健康的重要食品。另外，骨头汤还富含容易被身体吸收的矿物质，如钙、镁、磷、硅、硫等。骨头汤还含有硫酸软骨素和葡萄糖胺，这些化合物也有助于减少炎症、关节炎和关节疼痛。

注意保持摄取足够的蔬菜和水果，特别是含纤维素丰富的蔬菜和水果。所有椰子制品对肠胃都特别有益。椰子中的中链脂肪酸比其他脂质更容易消化，对肠漏有很好的疗效。发酵蔬菜，如泡菜等，含有可平衡肠道 pH 值和支持益生菌生长的有机酸。

草饲牛肉、羊肉和野生鱼类含有抗炎的 Omega-3 脂肪酸，有利于修复和保护肠黏膜屏障。

3. 服用促进肠道愈合的食品补充剂

膳食补充剂可促进肠漏愈合，其中谷氨酰胺具有抗炎的特性，可保护肠黏膜屏障，促进消化和营养吸收，同时抑制炎症反应，可能是最有效的膳食补充治疗剂，如 L- 谷氨酰胺、椰子油、酥油和鱼油，以及多种维生素等均是修复肠黏膜有益的补充剂。

4. 合理补充益生菌

合适的益生元和益生菌有助于促进肠道健康，对肠漏患者有益。选择益生菌需要注意菌株的特异性、菌株和益生元的匹配。注意益生菌的菌株多样化、充足的活性（建议每天500 ～ 1000 亿个活性单位）。双歧杆菌、乳酸杆菌、克劳芽孢杆菌、枯草芽孢杆菌、布拉酵母和凝结芽孢杆菌等是比较好的选择。

奇亚种子、亚麻种子和已发芽的大麻种子是纤维素的重要来源，有助于支持益生菌的生长，促进肠上皮细胞修复。

5. 补充助消化制剂

消化酶、盐酸、胆汁盐制剂等可以帮助有效地消化食物，减少部分未消化的食物颗粒和蛋白质对肠壁的刺激和损伤，并可防止小肠细菌过度生长。

（丁文京）

## 参考文献

[1] ABDELHAMID L, LUO X M. Retinoic acid, leaky gut, and autoimmune diseases. Nutrients, 2018, 10（8）：1016.

[2] AMIT-ROMACH E, UNI Z, CHELED S, et al. Bacterial population and innate immunity-related genes in rat gastrointestinal tract are altered by vitamin A-deficient diet. J Nutr Biochem, 2009, 20（1）：70-77.

[3] ANDERSON R C, COOKSON A L, MCNABB W C, et al. Lactobacillus plantarum MB452 enhances the

function of the intestinal barrier by increasing the expression levels of genes involved in tight junction formation. BMC Microbiol, 2010, 10: 316.

[4] ANTONI L, NUDING S, WEHKAMP J, et al. Intestinal barrier in inflammatory bowel disease. World J Gastroenterol, 2014, 20（5）: 1165-1179.

[5] ASSA A, VONG L, PINNELL J L, et al. Vitamin D deficiency predisposes to adherent-invasive escherichia coli-induced barrier dysfunction and experimental colonic injury. Inflamm Bowel Dis, 2015, 21（2）: 297-306.

[6] ASSA A, VONG L, PINNELL J L, et al. Vitamin D deficiency promotes epithelial barrier dysfunction and intestinal inflammation. J Infect Dis, 2014, 210（8）: 1296-1305.

[7] BARTLEY J. Vitamin D: emerging roles in infection and immunity. Expert Rev Anti Infect Ther, 2010, 8（12）: 1359-1369.

[8] BHAT A A, UPPADA S, ACHKAR W I, et al. Tight junction proteins and signaling pathways in cancer and inflammation: A functional crosstalk. Front Physiol, 2019, 9: 1942.

[9] BRON A P, KLEEREBEZEM M, BRUMMER R, et al. Can probiotics modulate human disease by impacting intestinal barrier function? Br J Nutr, 2017, 117（1）: 93-107.

[10] CANTORNA T M, MAHON D B. D-hormone and the immune system. J Rheumatol Suppl, 2005, 76: 11-20.

[11] CANTORNAT M, SNYDER L, ARORA J. Vitamin A and Vitamin D regulate the microbial complexity, barrier function, and the mucosal immune responses to ensure intestinal homeostasis. Crit Rev Biochem Mol Biol, 2019, 54（2）: 184-192.

[12] CHANG V P, HAO L M, OFFERMANNS S, et al. The microbial metabolite butyrate regulates intestinal macrophage function via histone deacetylase inhibition. Proc Natl Acad Sci USA, 2014, 111（6）: 2247-2252.

[13] CHEN H L, LU R, ZHANG Y G, et al. Vitamin D receptor deletion leads to the destruction of tight and adherens junctions in lungs. Tissue Barriers, 2018, 6（4）: 1-13.

[14] CHEN J J, WANG R, LI X F, et al. Bifidobacterium longum supplementation improved high-fat-fed-induced metabolic syndrome and promoted intestinal Reg I gene expression. Exp Biol Med( Maywood ), 2011, 236( 7): 823-831.

[15] CHEN W S, MA Y Y, ZHU J, et al. Protective effect of 1, 25-dihydroxy Vitamin $D_3$ on ethanol-Induced intestinal barrier injury both in vitro and in vivo. Toxicol Lett, 2015, 237（2）: 79-88.

[16] CLARK A, MACH N. Role of Vitamin D in the hygiene hypothesis: the interplay between Vitamin D, Vitamin D receptors, gut microbiota, and immune response. Front Immunol, 2016, 7: 627.

[17] COËFFIER M, CLAEYSSENS S, HECKETSWEILER B, et al. Enteral glutamine stimulates protein synthesis and decreases ubiquitin mRNA level in human gut mucosa. Am J Physiol Gastrointest Liver Physiol, 2003, 285（2）: G266-G273.

[18] DE MEDEIROS P H Q S, PINTO D V, DE ALMEIDA J Z, et al. Modulation of Intestinal immune and barrier functions by Vitamin A: implications for current understanding of malnutrition and enteric infections in children. Nutrients, 2018, 10（9）: 1128.

[19] DUGGAN C, GANNON J, WALKER W A. Protective nutrients and functional foods for the gastrointestinal tract. Am J ClinNutr, 2002, 75（5）: 789-808.

[20] DUNAGAN M, CHAUDHRY K, SAMAK G, et al. Acetaldehyde disrupts tight junctions in Caco-2 cell monolayers by a protein phosphatase 2A-dependent mechanism. Am J Physiol Gastrointest Liver Physiol, 2012, 303（12）: G1356-G1364.

[21] EVERARD A, BELZER C, GEURTS L, et al. Cross-talk between Akkermansiamuciniphila and intestinal

epithelium controls diet-induced obesity. Proc Natl Acad Sci USA，2013，110（22）：9066-9071.

[22] FAIZ U，BUTT T，SATTI L，et al. Efficacy of zinc as an antibacterial agent against enteric bacterial pathogens. J Ayub Med Coll Abbottabad，2011，23（2）：18-21.

[23] FASANO A. Zonulin and its regulation of intestinal barrier function：the biological door to inflammation，autoimmunity，and cancer. Physiol Rev，2011，91（1）：151-175.

[24] FUCHS B C，BODE B P. Stressing out over survival：Glutamine as an apoptotic modulator. J Surg Res，2006，131（1）：26-40.

[25] FURUSAWA Y，OBATA Y，FUKUDA S，et al. Commensal microbe-derived butyrate induces the differentiation of colonic regulatory T cells. Nature，2013，504（7480）：446-450.

[26] GONCALVES F L L，SOARES L M M，FIGUEIRA R L，et al. Evaluation of the expression of I-FABP and L-FABP in a necrotizing enterocolitis model after the use of Lactobacillus acidophilus. J Pediatr Surg，2015，50（4）：543-549.

[27] GUTHRIE G J，AYDEMIR T B，TROCHE C，et al. Influence of ZIP14 （slc39A14）on intestinal zinc processing and barrier function. Am J Physiol Gastrointest Liver Physiol，2015，308（3）：G171-8.

[28] HEWISON M. Vitamin D and immune function：autocrine，paracrine or endocrine? Scand J Clin Lab Invest Suppl，2012，243：92-102.

[29] HOLLON J，PUPPA E L，GREENWALD B，et al. Effect of gliadin on permeability of intestinal biopsy explants from celiac disease patients and patients with non-celiac gluten sensitivity. Nutrients，2015，7（3）：1565-1576.

[30] KELLY C J，ZHENG L，CAMPBELL E L，et al. Crosstalk between microbiota-derived short-chain fatty acids and intestinal epithelial HIF augments tissue barrier function. Cell Host Microbe，2015，17（5）：662-71.

[31] KLAENHAMMER T R，KLEEREBEZEM M，KOPP M V，et al. The impact of probiotics and prebiotics on the immune system. Nat Rev Immunol，2012，12（10）：728-734.

[32] LIMA M A A，SOARES A M，LIMA N L，et al. Effects of vitamin A supplementation on intestinal barrier function，growth，total parasitic，and specific Giardia spp infections in Brazilian children：A prospective randomized，double-blind，placebo-controlled trial. J Pediatr Gastroenterol Nutr，2010，50（3）：309-315.

[33] MASSEY L V，ARTEEL E G. Acute alcohol-induced liver injury. Front Physiol，2012，3：193.

[34] MICHIELAN A，D'INCÀ R. Intestinal permeability in inflammatory bowel disease：pathogenesis，clinical evaluation，and therapy of leaky gut. Mediators Inflamm，2015，2015：628157.

[35] NG K M，FERREYRA J A，HIGGINBOTTOM S K，et al. Microbiota-liberated host sugars facilitate post-antibiotic expansion of enteric pathogens. Nature，2013，502：96-99.

[36] PENDYALA S，WALKER J M，HOLT P R. A high-fat diet is associated with endotoxemia that originates from the gut. Gastroenterology，2012，142：1100-1101.

[37] PREIDIS G A，SAULNIER D M，BLUTT S E，et al. Probiotics stimulate enterocyte migration and microbial diversity in the neonatal mouse intestine. FASEB J，2012，26（5）：1960-1969.

[38] SAVARESE D M，SAVY G，VAHDAT L，et al. Prevention of chemotherapy and radiation toxicity with glutamine. Cancer Treat Rev，2003，29（6）：501-513.

[39] SELLMANN C，PRIEBS J，LANDMANN M，et al. Diets rich in fructose，fat or fructose and fat alter intestinal barrier function and lead to the development of nonalcoholic fatty liver disease over time. J Nutr Biochem，2015，26（11）：1183-1192.

[40] SERINO M，CHABO C，BURCELIN R. Intestinal MicrobiOMICS to define health and disease in human and mice. Curr Pharm Biotechnol，2012，13（5）：746-758.

[41] SERINO M，LUCHE E，GRES S，et al. Metabolic adaptation to a high-fat diet is associated with a change in the gut microbiota. Gut，2012，61（4）：543-553.

[42] SIRISINHA S. The pleiotropic role of Vitamin A in regulating mucosal immunity. Asian Pac J Allergy Immunol，2015，33（2）：71-89.

[43] SONG H Z，XIAO K，KE L Y，et al. Zinc oxide influences mitogen-activated protein kinase and TGF-beta1 signaling pathways，and enhances intestinal barrier integrity in weaned pigs. Innate Immun，2015，21（4）：341-348.

[44] TERCIOLO C，DAPOIGNY M，ANDRE F. Beneficial effects of saccharomyces boulardii CNCM I-745 on clinical disorders associated with intestinal barrier disruption. Clin Exp Gastroenterol，2019，12：67-82.

[45] ULITSKY A，ANANTHAKRISHNAN A N，NAIK A，et al. Issa M，Vitamin D deficiency in patients with inflammatory bowel disease：Association with disease activity and quality of life. JPEN J Parenter Enteral Nutr，2011，35（3）：308-316.

[46] YAMAMOTO E A，JØRGENSEN T N. Relationships between Vitamin D，gut microbiome，and systemic autoimmunity. Front Immunol，2020，10：3141.

[47] ZHONG C，ZHENG M Z，ZHU J F. Lymphoid tissue inducer-A divergent member of the ILC family. Cytokine Growth Factor Rev，2018，42：5-12.

[48] ZHONG W，LI Q，SUN Q，et al. Preventing gut leakiness and endotoxemia contributes to the protective effect of zinc on alcohol-induced steatohepatitis in rats. J Nutr，2015，145（12）：2690-2698.

[49] VALIATHAN R，DEEB K，DIAMANTE M，et al. Reference ranges of lymphocyte subsets in healthy adults and adolescents with special mention of T cell maturation subsets in adults of South Florida. Immunobiology，2014，219（7）：487-496.

[50] CANTORNA M T，ROGERS C J，ARORA J. Aligning the paradoxical role of Vitamin D in gastrointestinal immunity. Trends Endocrinol Metab，2019，30（7）：459-466.

笔记

# 第六章　微生物标本的检测与培养

人体微生态体系包括皮肤微生态、口腔微生态、食管与胃微生态、肠道微生态、阴道微生态和呼吸道微生态等。以肠道微生态系统最为主要和复杂。肠道菌有 400～500 种，这些数量巨大的肠道菌群主要寄生在消化道的黏膜表层，形成微生态保护层。

根据研究技术类型，微生物多样性的检测方法大体上可分为两类：①基于生物或化学的方法，包括直接观察（检测）、微生物培养及代谢产物的检测；②基于现代分子生物学技术的方法。

## 第一节　微生物标本的取样

微生物检测方法中最重要的原则是定性、定量和定位检查。一般微生物检测方法主要是定性查找感染致病菌，查出某感染部位病原菌种类和寻找敏感的抗生素药物即可，而微生态学是研究正常微生物群的结构、功能及其与宿主相互依赖和相互制约关系的科学，因此微生态学检测定位、定性和定量的"三定"标准是极其重要的。根据研究和检测的生境不同，第一关键问题是标本采集的定位，即确定采集部位，就生境的定位来说，需先对生境进行层次化定位，就是简化生境为不同特定部位的方法，这样可使微生物群的定性和定量检测更易于进行。不同生境需采取不同的取样方法，下面根据生境部位介绍取样方法。

### 一、直接取样方法

实验动物活杀后，在特定解剖部位取样，或者在行外科手术或特定检查时根据特定解剖位置取样，如插胃管可检测胃中或上消化道生境中的胃液、肠液，或者对分泌物进行直接取样检测。

### 二、生境层次化取样方法

1. 口腔取样

口腔可根据划分的部位（舌、齿、颊、齿龈、咽和喉）不同进行定位取样。采集前让受试者用温开水轻轻漱去口中的食物残渣，然后进行不同生境取样。操作程序及方法如下。

（1）用无菌棉拭子擦取样部位。

（2）把棉拭子上的微生物直接接种在平板培养基上或液体培养基中。

（3）让患者含漱 10 mL 0.1 mol/L 的无菌磷酸缓冲盐溶液（phosphate buffer saline，PBS）（pH 为 7.2）或生理盐水，1 分钟后吐于无菌小烧杯内。

（4）将收集的漱口液以 4000 rpm 离心 10 分钟后，去除上清液，再用 1 mL 0.1 mol/L PBS（pH 为 7.2）重悬后，菌液用于接种培养。

### 2. 消化道取样

消化道既可划分上、中、下消化道 3 段，又可根据解剖部位分成胃、十二指肠、空肠、回肠、结肠等。可经口或鼻导管取样，也可用双导管的纤维内窥镜取样，或使用遥控传感多阀检测器吞服后取样。一般肠道菌群分析多是指下消化道菌群，或采集新鲜粪便标本放置无菌杯即可（粪便取样方法详见本章第二节相关部分）。

### 3. 皮肤取样

皮肤可分为面额部、颈、四肢、胸、腹、背、腋窝、腹股沟、会阴部、手背、手掌、脚趾、脚背和脚掌等部位，以及附属器毛发、汗腺、毛囊和皮脂腺等处。一般使用灭菌棉签蘸生理盐水（湿后）按面积采集，也可用刮取、擦拭和吸附或手术取样。

### 4. 阴道取样

阴道可分为上、中、下 3 段，又可按解剖部位分成宫颈、穹隆、壁（前、后、左、右）。一般是使用棉签蘸取采集部位一定范围内的分泌物，也可用双导管充气定位、定点取样。

### 5. 呼吸道取样

呼吸道也可分为上、中、下 3 段，可用纤维支气管镜取样，或在利多卡因麻醉情况下使用双层聚四氟乙烯套管毛刷取样，取样后抽回双导管内过口腔不致污染。上呼吸道使用棉签擦拭或胸腔穿刺用注射器抽取采样，也可用 0.5% 甲硝唑溶液 + 0.2% 氯己定液混合液漱口后取一次咳痰样本，此样本易污染口腔正常菌群。

### 6. 尿道取样

尿道也可分上、中、下 3 段，可以经耻骨联合上穿刺取样或插导尿管取样，当然也可用清洁中段尿作标本。

取样的原则是不混杂非定位的菌群，并反映所研究对象生境的自然状态为好。取好样后应立即送检，如肠道等标本厌氧菌培养需要隔绝空气尽快送检。

# 第二节　微生物标本直接涂片观察法

标本的直接涂片观察是将标本制作成涂片，不染色或染色后使用显微镜进行微生物形态、数量、比例和染色结果等的观察。

## 一、不同显微镜涂片观察的特点

微生物形态学观察是微生态检查中极为重要的方法之一，显微镜检查可以迅速了解标本中微生物的数量，且根据其形态、结构和染色结果有助于对菌种的判断。

### （一）普通光学显微镜

普通光学显微镜利用光学原理，以可见光作为光源，利用油镜可以观察微生物形态、染色特点，初步判断其种类。

### （二）荧光显微镜

荧光显微镜根据免疫学原理用荧光抗体处理的标本，可用于直接鉴定生境中微生物种群、检测种群数量、观察微生物的结构及形态。通过荧光免疫染色还可以区别活的和死的微生物，因此在微生态学研究中较为常用。

### （三）相差显微镜

相差显微镜是利用物体不同结构成分之间的折射率和厚度的差别，把通过物体不同部分的光程差转变为振幅（光强度）的差别，通过带有环状光阑的聚光镜和带有相位片的相差物镜实现观测的显微镜。主要用于观察活细胞或不染色的组织切片，有时也可用于观察缺少反差的染色样品。

### （四）电子显微镜

电子显微镜可用以直接观察生境中微生物与微生物之间、微生物与宿主之间的关系如黏附关系，以及细胞内线粒体等微细结构，是微生态研究中较为有用的工具。目前还有透射电子显微镜和扫描电子显微镜，前者具有高分辨力，一般可达 2 nm 左右的超微结构观察，由此而发展起来的超导电镜可分辨 0.2 nm 以下的生物标本，可用以观察生境中菌群黏附到黏膜上皮细胞的情况，其综合立体感强。

## 二、直接涂片法优缺点

由于肠道微生物数量最多，与疾病关系研究最热，因此本节将以肠道微生态标本为例进行涂片观察的讲解。

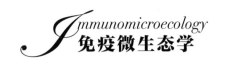

（一）优点

1. 设备简单，仅需一台显微镜、载玻片和革兰染色液。

2. 操作方法简单，只需将标本制片、染色、观察即可。

3. 花费时间短，一般 20 分钟即可得出结果。

4. 形象直观，可直接了解肠道菌群的特点，熟练者可较准确地了解肠道微生态及诊断菌群失调。

（二）缺点

1. 检验者必须熟练掌握取材、制片、染色和阅片的技巧，需有一定经验，否则易判断错误。

2. 主要是定性检查，若要对菌群分布和失调进行分度，初学者往往难以区分，导致确定分度较困难。

为了克服上述缺点，检验者可以根据资料和图谱介绍的方法，使操作标准化，并要亲自多做、多看正常人与菌群失调患者的粪便涂片，经过一段时间就能掌握自如，对患者也要定期进行随访性涂片检查，这样才能了解其菌群的动向和变化。

## 三、直接涂片法的操作技术

（一）涂片的制作

将新鲜粪便直接涂抹在洁净的载玻片上，取推片在新鲜粪便上多处蘸取标本直接涂抹在洁净的载玻片上，以 30°～40° 角匀速推片，其粪膜厚度如血膜为宜，面积（1～1.5）cm×2 cm 为宜，自然干燥后在酒精灯火焰上通过 3 次固定，制涂片 2 张，1 张做染色检查，另 1 张备用。

（二）科氏改良法（Kopeloff modification）介绍

1. 染色液

其特点是在碱性条件下结晶紫极容易进入菌细胞，染色清晰。

A 液：结晶紫染色液，结晶紫 0.2 g 加 95% 乙醇 2～4 mL 研磨，用纱布过滤至容器中加蒸馏水至 100 mL。

B 液：碳酸钠 1.25 g 加蒸馏水 100 mL 溶解即可。

2. 媒染液

鲁氏碘液（Lugol's iodine solution）即氢氧化钠 0.1g 加 2.5 mL 蒸馏水溶解，加碘 2.0 g、碘化钾 4.0 g，加蒸馏水至 100 mL，边加物质边搅拌，混合均匀后，用纱布过滤，贮于棕色瓶中。

3. 脱色液

丙酮 30 mL 加入 95% 酒精 70 mL 中混合均匀，这种科氏改良染色法第二个特点是脱

笔记

色液作用较强，因其加入了有机溶剂丙酮，故其涂片上很少出现似阴、似阳的染色情况。

4.复染液

沙黄 2.5 ～ 3.0 g 加入 95% 乙醇 10 mL，溶解后再加蒸馏水至 100 mL，或用 10% 石炭酸复红溶液作复染液。

### （三）粪便涂片检查注意事项

1.涂片前，粪便性状的肉眼观察不能忽视。

（1）颜色：按实际情况以棕黄色、黄色、绿色、红色、灰色等词描述。

（2）性状：软便、硬便、稀水样便、黏液便、脓性及脓血便、细条状便、柏油便、胨状便、食糜样或稀汁样便、黄绿色稀汁样便等。

2.粪便标本要求新鲜，涂片厚薄要适宜。涂片时取菌量要适宜且要涂抹均匀，避免造成菌体堆积而难以看清细胞个体形态，同时，也应避免菌体太少而难以在显微镜视野中找到细胞。

3.染色技术是诊断准确、成功的关键，需革兰阳性菌或革兰阴性菌对比鲜明。这就需要在染色时同时做好质量控制。

4.涂片的粪便不可稀释，以防微生物变形。

5.遇黏液便、胨样便或水样便等，尚可用牙签或滴注涂抹均匀且不可过薄。

6.镜检时应将涂片视野全面观察，切不可只看几个视野就计数或报告，以防误差。

7.掌握各年龄组正常粪便菌群像，有助于对异常菌群像的正确诊断。

### （四）染色过程

粪标本最好自然干燥或稍加热固定。先将 A 液淹没标本，加等量 B 液，染色 1 min 后细水冲洗，加脱色媒染液 1 ～ 2 min 后细水冲洗，加脱色液约半分钟后细水冲洗或晾干，再用复染液染色 1 min 后用吸水纸吸干即可，结果革兰阳性菌染成紫色，而革兰阴性菌染成淡红色（如使用商品化试剂参照说明书）。

### （五）标本的直接观察

1.观察涂片合格情况和染色情况

1 张合格的涂片应厚薄均匀，菌体不变形，涂片着色反差好。

2.总览微生物总数

先使用低倍镜观察涂片和染色质量，找到厚薄均匀、菌体染色合格的视野，使用油镜直接观察粪标本情况。

观察菌群涂片时首先需总览细菌总数。了解涂片上细菌的数量是增多还是减少，有无优势菌或真菌等。粪便中细菌的数量与肠道菌群处于平衡还是失衡状态有着密切的关系。对于粪便细菌总数的评估，可参考表 1-6-2-1 进行。

表 1-6-2-1　微生物总数评定标准

| 每油镜视野细菌数（数视野的平均值） | 评价 |
| --- | --- |
| ＜ 10 | 显著减少 |
| 11 ～ 100 | 明显减少 |
| 101 ～ 500 | 略微减少 |
| 501 ～ 5000 | 正常 |
| ＞ 5000 | 显著增多 |

引自：张秀荣.肠道菌群粪便涂片检查图谱.北京：人民军医出版社，2000.

### 3. 观察球菌及杆菌的比率改变

粪便涂片根据革兰阳性杆菌、革兰阴性杆菌、革兰阳性球菌和革兰阴性球菌的比率来反映粪便菌群的质素，它一般不受粪便稀释或浓缩的影响，所以较微生物总数有更大的意义，更能反映菌群的本质。由于粪便微生物过多，选定有代表性视野中的部分区域做微生物分类计数，一般需要数 100 ～ 200 个微生物，以求得其比率（表 1-6-2-2）。

表 1-6-2-2　肠道菌群各类微生物的比例

| | 革兰阳性杆菌（%） | 革兰阴性杆菌（%） | 革兰阳性球菌（%） | 革兰阴性球菌（%） |
| --- | --- | --- | --- | --- |
| 正常范围 | 50.2 ～ 74 | 23.5 ～ 44 | 2 ～ 13 | 0.5 ～ 9 |
| 较正常增多 | 75 ～ 85 | 45 ～ 50 | 25 ～ 30 | 5 ～ 10 |
| 较正常明显增多 | ＞ 86 | ＞ 50 | ＞ 30 | ＞ 10 |
| 较正常明显减少 | 35 ～ 40 | 30 ～ 35 | ＜ 10 | ＜ 5 |
| 较正常显著减少 | ＜ 20 ～ 30 | ＜ 15 ～ 20 | ＜ 2 | ＜ 1 |

注：本表主要适用于成年人。请注意如下几点说明：①粪标本中一般杆菌和球菌比为 75 ：25；②类酵母真菌占比 0.25% ～ 2%；③芽孢菌（梭菌）占比＜ 5%；④粪标本中发现染色紫色或紫红色，尖如梭状，3 ～ 5 成束，这是脂肪酸或其他无机盐结晶体，既非梭菌也非其他菌。

引自：张秀荣.肠道菌群粪便涂片检查图谱.北京：人民军医出版社，2000.

### 4. 粪标本中常见微生物的染色和形态

（1）双歧杆菌属革兰阳性无芽孢杆菌，菌体长短和形态很不一致，比较常见的形态是直或稍有弯曲，尤其一端变粗大呈棒状，多有分叉，常形成 Y、V 或栅状排列。

（2）真杆菌属革兰阳性无芽孢杆菌，菌体形态小而纤细，呈球杆状，少数菌种菌体较大两端稍肿胀，如黏性真杆菌。

（3）乳酸杆菌属革兰阳性杆菌，多数菌种菌体稍大，直或微弯，两端圆钝，成双或短链排列。

（4）类杆菌属革兰阴性杆菌，菌体呈现多态，如长、短杆菌，两端染色稍深，中间染色浅似有空泡样（注意是空泡而不是芽孢，芽孢仅见于革兰阳性杆菌，芽孢多有明显的壁样结构）。

（5）消化链球菌属革兰阳性球菌，一般不同菌种形态差异较大，但多数为小球菌成双、成链或成堆排列，大消化链球菌菌体稍大，呈现椭圆形。

（6）梭杆菌属革兰阴性杆菌，多数见菌体形长，两端尖，中间稍膨大，形如书画竹叶形，少数菌种菌体中有紫色颗粒，呈现球杆状。

（7）梭状杆菌属简称梭菌，营养细胞形态具有多形性，为革兰阳性粗大杆菌，形成菌体短，有荚膜，芽孢呈现椭圆形，位于次极端或极端一般小于菌体。难辨梭菌，菌体稍粗长，芽孢多呈现卵圆形，末端大于菌体，使菌体呈现球拍状，梭菌老化菌种易染成革兰阴性菌。

（8）肠杆菌科为革兰阴性杆状细菌，无芽孢，一般为中等大小杆菌，端圆，有长短不一形状。多数肠杆菌科细菌有鞭毛，能运动，少数菌属细菌有荚膜或包膜。

（9）肠球菌属革兰阳性球菌，菌体圆形或椭圆形，单个、成对或短链状排列。

（10）葡萄球菌属革兰阳性球菌，菌体呈现球形或多呈现椭圆形，常排列成不规则的葡萄串状。

（11）韦荣球菌属革兰阴性球菌，球体多数细小，成双、成堆排列，也有球体较大的椭圆形球菌，成双、成链或成堆排列，此多数为氨基酸球菌或巨球菌属的革兰阴性球菌。

（12）酵母菌菌体圆形，与细菌相比，真菌的大小、形态、结构和化学成分均有很大的差异。革兰阳性菌菌体较大（2 mm×4 mm），常见有一端出芽现象（芽生孢子）。

5.关于直接粪标本镜检几个有争议的问题说明

在涂片镜检观察中，需要注意两点：其一，粪标本涂片制作过程中尽量制备成如血涂片厚薄的粪膜片即可，若粪标本过干，可适当用生理盐水稀释，最好是用灭菌玻珠打碎制成均匀浆液涂片，其稀释过程几乎不影响革兰阴性菌和革兰阳性菌所占比例；其二，粪标本的革兰染色方法应该强调使用科氏改良染色法，尤其是脱色时间不应少于30秒，否则易造成脱色不足，而人为造成显示革兰阳性菌占优势的假象。尽管粪标本直接涂片法简易、操作方便，但从准确性来说，它还是不能替代平板活菌计数培养法，粪标本直接涂片可以满足定性和定位检测，但从定量来说还是很不足的，需要其他方法作为补充。

# 第三节　肠道菌群的培养方法

不同系统微生物检测的培养方法大致相同，主要是根据其可能存在的微生物选择不同的培养基和培养条件，本节以粪便标本为例进行阐述。

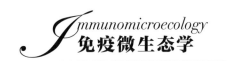

人的下消化道菌群即结肠菌群基本上与粪便菌群无异。因此，采集粪便标本可以进行肠道菌群分析，尤其能反映下消化道菌群的变化情况。

## 一、粪便标本的采集和运输

一般是采集新鲜的自然排便，用乙烯树脂袋或专用树脂无菌标本盒取全便最好，考虑粪标本各段差异，可各段采集 0.1～0.2 g 混匀后分析。标本尽量采集自然新鲜排便，不要暴露在空气中，可注入含高纯 $CO_2$ 或 $N_2$ 的容器中，也可直接床旁接种。标本一般在常温下运送，固体标本可在低温下输送（不低于 4℃）。

## 二、粪便标本的称量和稀释

迅速称取 0.1 g 以上粪便标本于 50 mL 试管中，加入 9 倍量的稀释液，试管上端剩余部分用 $CO_2$ 气体填充，试管封口后旋转振荡，或加入 2～4 粒灭菌玻璃珠，震荡成匀浆，标本稀释成系列浓度分别为 $10^{-1}$、$10^{-2}$、$10^{-3}$……$10^{-9}$ 加原液共 10 个稀释度，备用。

## 三、粪便的接种和定量培养

### （一）粪便的接种

此法将新鲜粪便直接定量接种于多种不同的培养基上，然后对生长出来的菌落进行鉴定（一般鉴定到种）。定量接种的方法有直接画线法和倾注平板法两种。直接画线接种法的关键是应保证接种量的准确性，可使用 1 μL 或 10 μL 的定量接种环，方法是将接种环校准后，以垂直方向持拿，使环圈刚好浸入混匀的标本表面，取标本进行接种。无定量接种环的实验室，可使用无菌的微量移液器吸取标本加于琼脂平板上呈一条直线，后用接种环沿直线左右画线，从上而下一次完成，不可来回画线或分区画线，避免菌落重叠或重复接种使计数结果不准确，或直接用灭菌"L"型玻璃棒涂布接种以计数。

### （二）粪便定量培养法

培养方法需根据我们所选择的目的菌不同而选择不同的方法，一般来说类杆菌、双歧杆菌、真杆菌、普氏杆菌、卟啉单胞菌、梭杆菌、梭菌、韦荣球菌及多数乳酸杆菌宜选择厌氧培养方法，因为它们大多数是绝对厌氧菌。而肠杆菌、肠球菌、酵母菌等过路菌是兼性厌氧菌或需氧菌，普通需氧培养即可。

粪便微生物定量培养法即为肠道菌群分析，具体过程为：收集新鲜粪便标本，定量稀释后接种于各种细菌的选择性培养基（表 1-6-3-1）上，进行厌氧和需氧培养 24～48 小时，然后通过菌落形态和涂片染色进行初步鉴定，最后通过生化反应、自动化鉴定仪器、飞行时间质谱仪进行准确的菌种鉴定，最终计算出每克粪便中含有某种细菌的菌落形成单位（colony for ming unit，CFU）数量。通过比较各种细菌的 CFU，可以精确地得出粪便中各种细菌的数量和比例。

表 1-6-3-1 肠道菌群分析时选择性培养基

| 培养基名称 | 选样的目的菌的特征 | 可能存在非目的菌 |
|---|---|---|
| EMB | 肠杆菌以紫色菌落、红色菌落为主，少数为灰白色菌落 | 透明菌落可能为假单胞菌不动或产碱杆菌，乳白粗糙菌落为酵母菌 |
| EC | 肠球菌为中心（红色）菌落，乳白色菌落为链球菌 | 肠杆菌有时也见红色菌落多为 S 型，经染色镜检可鉴别 |
| TATAC | 生长红色、灰色、乳白色菌落几乎全部是链球菌属，不是肠球菌 | 红色混浊的菌落可能是肠杆菌，经染色可鉴别 |
| LBS | 白色 S 型菌落及半透明 R 型菌落几乎都是乳杆菌 | 稀少、半透明、S 型大菌落是片球菌属，生长小的菌落是双歧杆菌属，由染色和 LBS 琼脂是否需氧生长确认 |
| BS | 0.2 ～ 0.5 mm 褐色、隆起的菌落多数是双歧杆菌属 | 有时可能有灰色的链球菌属和黄褐色的唾液乳杆菌生长 |
| ES | 1.0 ～ 2.0 mm 灰褐色的扁平、中央略隆起的菌落是真杆菌属 | 其中也有梭杆菌属、拟杆菌属生长 |
| NBGT | 生长的菌落几乎全部是拟杆菌 | 在含韦荣球菌属多的标本中，本菌形成隆起的灰色菌落 |
| VS | 正圆形、隆起略带黄色的乳白色菌落为韦荣球菌属 | 也生长肠杆菌科、拟杆菌科等，应注意观察菌落形态 |

引自：李兰娟 . 感染微生态学 .2 版 . 北京：人民卫生出版社，2012.

## 四、培养结果初步判断

### （一）总菌数的判定

根据平板上的活菌计数和稀释度，按活菌计数公式计数总厌氧菌和需氧菌数（表 1-6-3-4）。

### （二）各种菌群的判定

1.原则上是任何选择性培养基都不可能具有 100% 的选择作用，因此根据表 1-6-3-1 提示，对每类选择性平板所生长的特征性菌落计数，并最好从各特征性菌落都挑出菌落进行涂片染色和镜检，如某一特征性菌落不是目的菌，那么在计数时宜减去其菌落数，初学者还宜进行随机抽样菌株的生化鉴定，若不是目的菌宜在计数菌落数中减去它，使目的菌数尽可能准确。

2.目的菌的确定主要根据前面介绍的革兰染色和菌的形态特征、生化反应、自动化仪器、飞行时间质谱仪、测序等方法来确定的，并根据表 1-6-3-2 至表 1-6-3-4 来分析培养结果。

表 1-6-3-2 肠道菌群中主要的厌氧菌

| 属名 | 芽孢 | 基本形态 | 革兰染色 | 代表 |
|---|---|---|---|---|
| 梭状芽孢杆菌 | 有 | 杆菌 | 革兰阳性 | 产气荚膜梭菌、破伤风梭菌、艰难梭菌、肉毒梭菌 |

笔记

续表

| 属名 | 芽孢 | 基本形态 | 革兰染色 | 代表 |
|------|------|----------|----------|------|
| 双歧杆菌属 | 无 | 杆菌 | 革兰阳性 | 分叉双歧杆菌、青春双歧杆菌、长双歧杆菌、婴儿双歧杆菌 |
| 丙酸杆菌属 | 无 | 杆菌 | 革兰阳性 | 痤疮丙酸杆菌 |
| 优杆菌属 | 无 | 杆菌 | 革兰阳性 | 迟缓优杆菌 |
| 乳杆菌属 | 无 | 杆菌 | 革兰阳性 | 嗜酸乳杆菌、保加利亚乳杆菌 |
| 放线菌属 | 无 | 杆菌 | 革兰阳性 | 衣氏放线菌 |
| 拟杆菌属 | 无 | 杆菌 | 革兰阴性 | 脆弱拟杆菌、多形拟杆菌 |
| 梭杆菌属 | 无 | 杆菌 | 革兰阴性 | 核梭杆菌、坏死梭杆菌 |
| 普氏菌属 | 无 | 杆菌 | 革兰阴性 | 产黑色素普氏菌 |
| 卟啉单胞菌属 | 无 | 杆菌 | 革兰阴性 | 牙龈卟啉单胞菌 |
| 消化链球菌 | 无 | 球菌 | 革兰阳性 | 口腔消化链球菌、大消化链球菌 |
| 消化球菌 | 无 | 球菌 | 革兰阳性 | 黑色消化链球菌 |
| 韦荣球菌属 | 无 | 球菌 | 革兰阴性 | 小韦荣球菌 |

引自：张秀荣.肠道菌群粪便涂片检查图谱.北京：人民军医出版社，2000.

### 表 1-6-3-3　肠道菌群中主要需氧菌、兼性厌氧菌和微需氧菌

| 属名 | 芽孢 | 基本形态 | 革兰染色 | 代表菌种 |
|------|------|----------|----------|----------|
| 芽孢杆菌属 | 有 | 杆菌 | 革兰阳性 | 枯草芽孢杆菌、蜡样芽孢杆菌 |
| 棒杆菌属 | 无 | 杆菌 | 革兰阳性 | 假白喉棒状杆菌 |
| 乳杆菌属 | 无 | 杆菌 | 革兰阳性 | 植物乳杆菌 |
| 埃希菌属 | 无 | 杆菌 | 革兰阴性 | 大肠埃希菌 |
| 变形杆菌属 | 无 | 杆菌 | 革兰阴性 | 普通变形杆菌 |
| 沙门菌属 | 无 | 杆菌 | 革兰阴性 | 肠炎沙门菌 |
| 克雷伯菌属 | 无 | 杆菌 | 革兰阴性 | 肺炎克雷伯菌、臭鼻克雷伯菌 |
| 志贺菌属 | 无 | 杆菌 | 革兰阴性 | 福氏志贺菌 |
| 肠杆菌属 | 无 | 杆菌 | 革兰阴性 | 阴沟肠杆菌 |
| 沙雷菌属 | 无 | 杆菌 | 革兰阴性 | 黏质沙雷菌 |
| 产碱杆菌属 | 无 | 杆菌 | 革兰阴性 | 粪产碱杆菌 |
| 假单胞菌属 | 无 | 杆菌 | 革兰阴性 | 铜绿假单胞菌 |
| 葡萄球菌属 | 无 | 球菌 | 革兰阳性 | 表皮葡萄球菌、腐生葡萄球菌、金黄色葡萄球菌 |
| 链球菌属 | 无 | 球菌 | 革兰阳性 | α、β、γ 链球菌 |
| 奈瑟菌属 | 无 | 球菌 | 革兰阴性 | 干燥奈瑟菌 |
| 布兰汉球菌属 | 无 | 球菌 | 革兰阴性 | 卡他布兰汉菌 |
| 弯曲菌属 | 无 | 弯曲菌 | 革兰阴性 | 空肠弯曲杆菌 |

引自：张秀荣.肠道菌群粪便涂片检查图谱.北京：人民军医出版社，2000.

表 1-6-3-4　人类各年龄组粪便菌群定量（$\log 10^n$ cfu/g）

| 菌组 | 年龄组 | | | | |
|---|---|---|---|---|---|
| | 1～4 d<br>（17 例） | 5～90 d<br>（60 例） | 4～6 岁<br>（29 例） | 20～64 岁<br>（29 例） | 65～86 岁<br>（72 例） |
| 总数 | 10.1 ± 0.5 | 10.1 ± 0.6 | 10.8 ± 0.3 | 10.8 ± 0.4 | 10.5 ± 0.5 |
| 类杆菌 | 8.6 ± 1.7（41） | 8.2 ± 2.3（57） | 10.4 ± 0.4（100） | 10.3 ± 0.6（100） | 10.0 ± 0.8（100） |
| 优杆菌、厌氧<br>乳杆菌 | 0（0） | 9.7 ± 0.5（7） | 9.9 ± 0.4（24） | 9.9 ± 0.8（93） | 9.5 ± 0.9（76） |
| 厌氧革兰阳性<br>球菌 | 0（0） | 9.0 ± 0.6（5） | 8.1 ± 0.9（14） | 8.9 ± 1.8（52） | 7.7 ± 2.2（35） |
| 双歧杆菌 | 9.3 ± 2.5（47） | 9.9 ± 1.5（90） | 10.1 ± 0.6（97） | 9.8 ± 0.7（100） | 9.4 ± 0.8（85） |
| 链球菌 | 8.5 ± 1.7（100） | 8.1 ± 1.9（100） | 7.8 ± 1.3（100） | 7.7 ± 1.3（100） | 8.2 ± 1.3（100） |
| 肠杆菌 | 9.3 ± 1.3（100） | 8.8 ± 2.0（100） | 8.0 ± 1.4（100） | 8.2 ± 1.3（100） | 7.8 ± 1.3（100） |
| 乳杆菌 | 6.4 ± 1.9（53） | 7.3 ± 2.4（7.5） | 7.0 ± 1.8（93） | 6.7 ± 1.8（100） | 8.0 ± 1.5（99） |
| 韦荣小球菌 | 5.6 ± 2.2（29） | 6.3 ± 2.7（55） | 5.2 ± 1.9（86） | 4.8 ± 2.3（50） | 6.1 ± 2.0（64） |
| 梭菌 | 5.9 ± 3.0（35） | 6.9 ± 2.0（32） | 5.7 ± 2.0（79） | 4.8 ± 1.7（52） | 6.6 ± 1.9（92） |
| 葡萄球菌 | 6.2 ± 1.7（100） | 6.8 ± 1.7（100） | 4.0 ± 1.3（86） | 4.4 ± 1.8（90） | 4.3 ± 2.1（60） |
| 酵母菌 | 3.5 ± 1.3（41） | 4.0 ± 1.6（28） | 4.2 ± 1.3（86） | 3.7 ± 1.2（69） | 4.6 ± 1.5（71） |

引自：张秀荣.肠道菌群粪便涂片检查图谱.北京：人民军医出版社，2000.

## 五、培养方法的局限性

由于影响此方法结果的因素很多，如标本的采集和运送、送检时间、稀释过程中的无菌状态、稀释度的准确性、接种时标本量的精确性等。另外，肠道菌中 90.0% ～ 99.9% 是厌氧菌，培养条件苛刻，费时长，一般实验室只能检测可培养的细菌，不能鉴定未培养的细菌，所以使检测的正常菌群数量和种类明显低于实际值。

# 第四节　微生物的其他检测技术

## 一、分子生物学技术

传统的细菌学检测方法包括显微镜技术、培养和鉴定技术，这些技术存在着很大的限制，首先是它们的敏感性不高，对不能培养的细菌和未知的菌种无法检测；其次是需要的时间长，受多种因素的影响，如重复性和定量准确性差；此外，由于各个菌种的生长速率

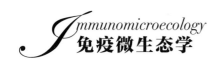

和需要的条件不同，定量的准确性不高。为了克服这些障碍，基于检测细菌 16S rDNA 基因的分子生物学技术应运而生，目前已经成为微生态学研究的主要方法之一。

目前的检测技术主要包括聚合酶链式反应技术、基因测序技术、指纹图谱技术、基因芯片技术、实时荧光定量 PCR 技术、末端限制性片段长度多态性分析技术、FISH 荧光原位杂交技术，以及宏基因组学技术。

### （一）聚合酶链式反应技术

聚合酶链式反应技术（polymerase chain reaction，PCR）即聚合酶链式反应，是 1985 年由美国化学家 Kary Mullis 发明的，由此他获得了 1993 年诺贝尔化学奖。PCR 是指在 DNA 聚合酶催化下，以母链 DNA 为模板，以特定引物为延伸起点，通过变性、退火、延伸等步骤，体外复制出与母链模板 DNA 互补的子链 DNA 的过程。PCR 技术的基本原理类似于 DNA 的天然复制过程，由变性 - 退火 - 延伸三个基本反应步骤构成。①模板 DNA 的变性（denaturation）：模板 DNA 经加热至 93℃ 左右一定时间后，模板 DNA 双链或经 PCR 扩增形成的双链 DNA 会解离，成为单链，可与引物结合，为下轮反应作准备；②模板 DNA 与引物的退火（复性）（annealling）：模板 DNA 经加热变性成单链后，温度降至 55℃ 左右，引物与模板 DNA 单链的互补序列配对结合；③引物的延伸（extension）：DNA 模板 - 引物结合物在 Taq DNA 聚合酶的作用下，以 dNTP 为反应原料，靶序列为模板，按碱基互补配对与半保留复制原理，合成一条新的与模板 DNA 链互补的半保留复制链。上述三个步骤为一个循环，每一循环的产物均可作为下一个循环的模板。每完成一个循环需 2～4 分钟，2～3 小时就能将待扩增的目的基因扩增放大几百万倍。

参加 PCR 反应的物质主要有五种，即模板 DNA（Template）、引物（Primers）、四种脱氧核糖核苷酸（dNTP）、Taq DNA 聚合酶（Taq polymearse）和含有 $Mg^{2+}$ 的反应缓冲液。其中，引物是 PCR 特异性反应的关键，所谓引物就是与待扩增 DNA 片段两翼互补的寡聚核苷酸，PCR 产物的特异性取决于引物与模板 DNA 的互补程度。理论上，只要知道任何一段模板 DNA 序列，就能按其设计互补的寡核苷酸链作引物，利用 PCR 就可将模板 DNA 在体外大量扩增。模板即扩增用的 DNA，可以是任何来源，但有两个原则：第一，纯度必须较高；第二，浓度不能太高以免抑制。模板核酸的量与纯化程度是 PCR 成败与否的关键环节之一。

PCR 是一种选择性体外扩增 DNA 或 RNA 片段的技术，能快速特异地在体外扩增任何目的 DNA 片段，具有特异性强、灵敏度高、对标本的纯度要求低等特点。已经广泛用于基因分离克隆、序列分析、基因表达调控、基因多态性研究等许多方面，也广泛地应用于临床诊断。以 PCR 技术为基础针对 16S rRNA 基因的检测已经被用于粪便中各种细菌的检测和研究。

### （二）指纹图谱技术

基因指纹图谱是以电泳和 PCR 技术为核心的一项技术，是用 PCR 扩增环境微生物样品总 DNA 的标记序列，然后用合适的电泳技术将其分离成具有特定条带特征的图谱。基因指纹模式的不同反映种群结构的不同。根据分离目的不同，基因指纹图谱可分为变性梯度凝胶电泳图谱和 DNA 长度多态性分析图谱。

1. 聚合酶链式反应技术 – 变性梯度凝胶电泳

变性梯度凝胶电泳（denaturing gradient gel electrophoresis，DGGE）技术是由 Fischer 于 1979 年提出的用于检测 DNA 突变的一种电泳技术。1993 年，国外学者 Muyzer 等将 DGGE 技术应用于微生物生态学研究，证实了该技术在研究自然界微生物群落的遗传多样性和种群差异方面具有明显的优越性。DGGE 通过核酸信息对微生物群落进行鉴定，较传统的菌种分离培养技术更快捷并能鉴定出不可培养的细菌，是研究肠道菌群的最普遍的指纹方法。其原理是从胃肠道标本中提取总 DNA，在引物的 5'端加入 30 ～ 50 bp 的 GC 片段（GC-clamp），对 16S rRNA 基因进行 PCR 反应，把带有较高解链温度 GC 片段的扩增产物放到有梯度的尿素和甲酰胺作为变性剂的聚丙烯凝胶中进行电泳，部分解链的双链 DNA 分子的电泳迁移率降低，而且序列不同的 DNA 分子的解链速度和程度不同，它们在凝胶的不同位置停止迁移，从而使不同序列的 DNA 分子分开，由此便会产生细菌群体的图谱。理论上，在恰当的条件下，只要有一个碱基对的差异即可将细菌群体相互分开。Jens W 等用 PCR-DGGE 法分析人类粪便中的乳酸菌（*Lactobacillus*）、微球菌（*Pediococcus*）、明串珠菌（*Leuconostoc*）及魏斯菌（*Wessella*），实验表明，lacl、lac2 GC 这对引物可以很好地分离不同的 DNA 片段，该法提供了检测肠道微生物菌群状态及演替的简便、快捷又可靠的方法。但 Vallaeys 等发现，DGGE 并不能对样品中所有 DNA 片段进行分离，只能对微生物群落中数量超过 1% 的优势种群进行分析，但是通过使用属或种的特殊引物可检测到胃肠中数目较少的菌属，如双歧杆菌，尤其是对乳酸杆菌的敏感性大大提高。

2. 聚合酶链式反应技术 – 温度梯度凝胶电泳

温度梯度凝胶电泳（temperature gradient gel electrophoresis，TGGE）是利用不同构象的 DNA 分子具有不同的变性温度来进行分离的。与 DGGE 不同的是，凝胶中所采用的是温度梯度及在引物的 5'端加入 30 ～ 50 bp 的 GC 片段。16S rRNA 基因进行 PCR 后，将其扩增产物中带有较高解链温度的 GC 片段，在不同温度梯度的聚丙烯酰胺凝胶中进行电泳时，由于序列不同的 DNA 分子的解链速度和程度不同，它们在凝胶的不同位置停止迁移，从而使不同序列的 DNA 分子分开并留下指纹印迹。Lionett 等运用该技术对克罗恩病患儿的肠道营养和微生物群落进行了研究。

3. 限制性片段长度多态性

限制性片段长度多态性（restriction fragment length polymorphism，RFLP）是利用特

定的限制性内切酶切割扩增产物，再将切割后长短、种类和数目不同的片段，用琼脂糖凝胶电泳分开，从而生成一系列特征性的多态性限制性片段。由某一限制性内切酶产生的片段大小和数目在不同个体中即表现出差异，对每一个 DNA 限制性内切酶组合来说，所产生的片段都是特异性的，该方法适合于复杂菌群的研究，是一种快捷且具有可重复性的方法，可以被用于跟踪复杂菌群如肠道中特定细菌的动力学变化。末段限制性长度多态性（terminal-restriction fragment length polymorphism，T-RFLP）与 16SrDNA 相结合进行分析的方法已经广泛应用于粪便菌群的分析。柳欣源等收集 18 名成年志愿者新鲜粪便采用 T-RFLP 技术特异性地分析柔嫩梭菌类群的组成，其结果与 DGGE 的分析结果具有较好的一致性，而且显示 T-RFLP 方法重复性高，最低能检测到群落中 1% 的细菌，能够对大量肠道样品中柔嫩梭菌类群的结构进行快速有效的筛查和比较。Leser 等采用 T-RFLP 的方法对饲喂不同日粮的生长猪的肠道菌群进行指纹分析发现，给猪饲喂标准日粮或补充高纤维的日粮，2 周后不同处理的猪结肠中菌群的结构不同。同时，这项技术还用于人类粪便中的双歧杆菌的鉴定、益生菌乳酸菌种的示踪观察及抗生素介导的肠道菌群的变化。

4. 随机扩增多态性技术

随机扩增多态性技术（random amplified polymorphic DNA，RAPD）是通过随机设计的短的引物来随机扩增基因组 DNA 片段，由于非特异的引物可以结合在模板 DNA 的多个位点，产生多个 PCR 产物，经电泳分离开后用溴化乙啶染色，即可直接检测 DNA 多态性，用于 DNA 指纹分析。一些研究认为 RAPD 适合于作为筛查工具，而 RFLP 适合于确诊方法。

5. 扩增片段长度多态性

扩增片段长度多态性（amplified fragment length polymorphism，AFLP）是一种新的指纹图谱技术。AFLP 是利用 PCR 技术扩增基因组 DNA 限制性片段，基因组 DNA 先用限制性内切酶切割，然后将双链接头连接到 DNA 片段的末端，接头序列和相邻的限制性位点序列，作为引物结合位点。限制性片段用二种酶切割产生，一种是罕见切割酶，一种是常用切割酶。它结合了 RFLP 和 PCR 技术特点，具有 RFLP 技术的可靠性和 PCR 技术的高效性。由于 AFLP 扩增可使某一品种出现特定的 DNA 谱带，而在另一品种中可能无此谱带产生，因此，这种通过引物诱导及 DNA 扩增后得到的 DNA 多态性可作为一种分子标记。

（三）16S rRNA 靶探针杂交技术

16S rRNA 靶寡核苷酸探针杂交已成为对天然样品中个体细胞鉴定非培养的直接方法，该项技术提高了人们对复杂的微生态系统细菌汇编程序和菌群的动力学的认识。16S rRNA 分子具有遗传稳定性，由保守区和可变区组成，其高保守区域可用于设计特异性区域探针，如 EUB338、EUB Ⅱ、EUB Ⅲ 可以用于绝大多数细菌，是最常用于杂交技术的生物标记物，而针对每个分类学的特定探针，在细菌和原核生物之间，以至属特异性和种特异性均可按照 16S rRNA 高度可变区进行设计，随着 16S rRNA 序列的可用性增加，其非常有助于杂合方法的发展和在不同微生态系统中的应用。

1. 斑点杂交

斑点杂交（dot-blot hybridization）是检测未经分离核酸样品中特异 DNA 序列的简便方法。目的 DNA 通过加热和碱变性后将其水溶液（如基因组 DNA 和总 RNA）直接点样于硝酸纤维膜或尼龙膜上，使之干燥。然后与含有单链标记探针的杂交液杂交适当的时间，洗去游离探针后，放射自显影。若检测其放射强度，则可定量检测标本中目的 DNA 的量。在一项细菌 RNA 的研究中，应用分离的粪便 RNA 标本，与两张尼龙膜上一系列的放射性标记的寡核苷酸探针的混合物进行杂交（每一个探针代表一个特殊的菌群），总的标本的 RNA 的量用能杂交到大多数细菌的保守 rRNA 序列的通用探针作为参考，与其他探针的杂交结果相比较，这个方法提供了一个计算不同细菌在所有细菌中的占比的方法。

2. 荧光原位杂交

荧光原位杂交（fluorescent in situ hybridization，FISH）是将带有荧光标记的寡核苷酸探针直接与固定在载玻片上的经过处理后的细胞进行杂交，固定过程中要使短的探针渗透到细胞内的核酸，用荧光显微镜即可观察到带有杂交荧光标记探针的细胞，荧光原位杂交为研究肠道菌群的组成提供了新的更为方便的方法。Franks 等设计了 6 种针对人的粪便中主要几种细菌的 16S rRNA 的寡核苷酸探针，采用 FISH 方法定量检测了几种细菌的数量。该方法优点是在保持组织结构和细胞原貌的情况下，能特异性显示检测目标与组织细胞的结构关系，为研究肠道细菌之间、肠道细菌与肠道组织之间的结构功能提供了途径。FISH 在应用中也存在一些问题，探针对于不同类型细胞壁的穿透能力不同，可能会对革兰阳性细菌的检测出现低估情况，并且探针结合目标位点的特异性依赖于杂交和洗涤的条件。

（四）DNA 芯片技术

DNA 芯片（DNA microarray，DNA chips）技术为检测和评价复杂微生态系统中微生物的多样性提供了快速高效的方法，其原理是基于分子杂交技术，从样品中分离出总 DNA 或 rRNA，粉碎后采用 PCR 方法与已经标记的核苷酸同时进行扩增或直接进行化学标记，标记的片段与固定于表面的探针进行杂交，杂交片段经洗膜后进行荧光标记。将芯片技术应用到人肠道菌群的研究正在进行中。徐晓静等利用 16S rRNA 的保守区和可变区设计制备的基因芯片在 4 小时内就能完成沙门菌属、志贺菌属、葡萄球菌属和耶尔森菌属共 4 个菌属的 23 株肠道菌及相关细菌的杂交检测，每种细菌均呈现出具有各自特征的杂交结果，而且无其他探针产生阳性信号。

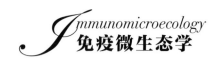
（五）定量 PCR 检测技术

1. 竞争性 PCR

竞争性 PCR（competive PCR）的原理是通过在模板中加入一种特殊的已知浓度的模板一起进行 PCR 扩增，根据两者扩增产物的长度不同，利用琼脂糖电泳检测灰度，从而达到定量的目的。Pintado 等发现将竞争性 PCR 与 DNA 指纹技术（DGGE）结合也可用于菌群定量分析，这种技术的优点是待测模板与竞争性模板的 PCR 扩增产物可以有相同的长度，而且可以在菌株水平上定量。

2. 荧光定量 PCR

荧光定量 PCR（FQ-PCR）是美国于 1996 年推出的一种新的核酸定量技术。它可以在 PCR 反应体系中加入荧光基团，利用荧光信号的变化实时检测 PCR 扩增产物量的变化，再通过最后得到的 CT 值和建立的标准曲线，对起始模板进行定量分析。目前最常用的方法是 SYBR Green 荧光染料和 Taqman 荧光探针两种方法。FQ-PCR 技术融合了 PCR 技术和 DNA 探针杂交技术的优点，直接探测 PCR 过程中荧光信号的变化使 PCR 的扩增及其分析过程均在同一封闭系统下完成，并在电脑分析软件支持下实现对 PCR 扩增产物的动态监测和自动定量，具有良好的灵敏性、特异性、精确性和重复性，且降低了标本和产物的污染，无复杂的产物，后续处理过程高效快速。有学者对 SYBR Green 荧光染料和 Taqman 荧光探针两种方法在灵敏性方面进行比较，并没有发现明显差异，在特异性方面 Taqman 荧光探针因为具有特异性引物和特异性探针表现出了更高的特异性。另外，Taqman 探针结合不同的荧光基团，用于一个反应体系的多重检测，也表现了较高的特异性，且步骤简洁高效，可以用于大规模样本的研究。

（六）16S rRNA 基因克隆文库技术

克隆文库分析法是用 PCR 扩增环境微生物样本 DNA 中带有进化信息（或其他标记基因）的片段，将这些片段克隆进合适的载体，构建克隆文库以分离不同的序列，然后对分离的序列采用测序技术或 PCR/RFLP 进行定性分析。对于测得的序列，可以通过与 GeneBank 数据库中已有数据的对比鉴定其分类地位，许多序列可以鉴定到种的水平。通过分析 rRNA 片段的类型和出现频率，可以得到微生物群落结构和多样性的信息。克隆文库分析法只有在分析的克隆数目足够多的情况下才可以比较完整地认识种群组成的情况，并且 PCR 和克隆策略引入的误差会对克隆出的 rDNA 序列及其鉴定产生重要影响。因此，种群多样性从总体上讲并不真实。另外，克隆文库分析法成本高，工作量大，分析时间长，不适合对微生物群落结构变化进行动态跟踪研究。

## 二、宏基因组检测技术

### （一）肠道微生物的宏基因组学方法

宏基因组学是指直接从样品中提取全部微生物的 DNA，然后根据提取出的 DNA 信息构建一个宏基因组文库，运用基因组学的方法来研究样品所包含的全部微生物的遗传组成及其群落功能。宏基因组学是在微生物基因组学的基础上发展而来的，它的诞生为微生物多样性的研究、新的生理活性物质的研究提供了新的理念和方法。具体步骤包括：①从环境中提取宏基因组 DNA；②用核酸内切酶切割成一定长度的 DNA 片段并连接到合适的载体上；③转化宿主菌，形成一个重组的 DNA 文库，即宏基因组文库；④宏基因组文库筛选。该技术的优点是不依赖于特定基因的克隆和测序，而是对存在于某一特定微生物群落中的所有基因的研究，同时着眼于微生物群落的结构组成和功能。

### （二）宏基因组测序

宏基因组测序是高通量测序在微生物研究中的一个重要应用，是对环境样品中的微生物遗传物质进行高通量测序，该方法能够快速、准确、高效地获得整个微生物群的基因组信息，且不依赖于微生物的分离培养，而是直接从环境中提取微生物的遗传物质，通过基因分析鉴定微生物类型，又称为二代测序技术（Next-Generation Sequencing Technology，NGS）。二代测序主要有 Roche 公司的 454，Illumina 公司的 Solexa、Hiseq 和 ABI 公司的 Solid 等测序平台，其原理分别为焦磷酸测序、边合成边测序和连接测序。二代测序技术既大大降低了测序成本又大幅提高了测序通量，同时保持了高准确性。但二代测序技术的主要局限在于测序读长短，而且由于测序的系统偏好性，导致有些序列可能被测多次或者无法有效扩增，造成信息丢失。

肠道微生态研究与胃肠病学、微生物学、免疫学、生物化学及分子生物学都密切相关。通过准确检测肠道微生态状况，我们可以找到某些疾病的肠道微生物构成和代谢特征，为一些疾病的早期发现、预防和治疗带来全新的思路。

# 第五节　其他微生态系统的微生物检测

正常人体腔道如口腔、呼吸道、肠道和阴道等处，以及皮肤、尿道等处有大量厌氧菌寄居，它们与需氧菌和兼性厌氧菌一起组成人体正常菌群。在口腔中，如牙齿表面厌氧菌与需氧菌几乎相等，唾液、齿龈或齿垢中厌氧菌比需氧菌多得多，有链球菌、奈瑟菌、梭杆菌、拟杆菌等 30 多种细菌。在胃内厌氧菌差不多与需氧菌相等，主要有乳杆菌、链球菌、酵母菌等。在结肠内，厌氧菌几乎比需氧菌多 1000 倍以上，主要有拟杆菌、双歧杆菌、真杆菌、梭形杆菌等。在阴道内，厌氧菌比需氧菌多，主要有乳杆菌、拟杆菌、消化球菌、消化链球菌及金黄色葡萄球菌、甲型链球菌等 27 种类的细菌。在皮肤上，厌氧菌也比需氧菌多，主要有痤疮丙酸杆菌、表皮葡萄球菌、梭状芽孢杆菌、皮肤癣菌、真菌群（如酵母、酵母样菌、白假丝酵母、马拉色菌等）。这些微生物的检测方法和步骤与本章其他节介绍类似，这里不再赘述。

在人体微生态检测中，各系统、各生境标本的正确取样是结果准确至关重要的前提。以肠道微生态检测为例，尽管研究人员花费了大量精力来获取准确的样本，但当前抽样方法的缺点是无法克服的，我们将无法从不准确的样本中获得准确的结果。粪便由于其便利性和非侵入性而成为大多数细菌学研究的样本来源，但即使是最接近粪便的下消化道中的微生物群含量也与粪便有很大不同，其余大多数采样方法都是侵入性的，不适合健康人使用。未来采样方法要解决的问题应包括减少侵入性操作，在固定点进行非交叉污染采样及将对正常肠道生理的干扰降至最低。样品的准确性对肠道菌群的研究价值具有显著影响，需要更精确的采样方法以确保研究的可靠性。

（段金菊　康建邦）

## 参考文献

[1] 李兰娟 . 感染微生态学 . 2 版 . 北京：人民卫生出版社，2012.

[2] 黄志华，郑跃杰，武庆斌 . 实用儿童微生态学 . 北京：人民卫生出版社，2014.

[3] 朱美利，张剑青，赵芝焕 . 宏基因组测序在感染性疾病诊治中的应用进展 . 实用医学杂志，2020，36（2）：131-135.

[4] 刘树滔，张海玲，陈菁，等 . 现代分析方法在肠道菌群和发酵食品微生物分离、分析中的应用 . 海峡药学，2016，28（11）：1-4.

[5] 武庆斌，郑跃杰，黄永坤 . 儿童肠道菌群——基础与临床 . 北京：科学出版社，2012.

[6] 李兰娟 . 医学微生态学 . 北京：人民卫生出版社，2014.

[7] 孙淑娟，龚燕 . 抗菌药物治疗学 . 北京：人民卫生出版社，2008.

[8] 贾文祥 . 医学微生物学 . 北京：人民卫生出版社，2001.

[9] 陈蓓 . 人体肠道菌群的 LDR 检测分型及定量方法的研究 . 苏州：苏州大学，2007.

[10] 于静 . 用 PCR 法快速定量人类粪便中双歧杆菌的研究 . 大连：大连医科大学，2004.

[11] 张秀荣 . 肠道菌群粪便涂片检查图谱 . 北京：人民军医出版社，2000.

[12] 康白 . 微生态学原理 . 大连：大连出版社，2002.

[13] MCBAIN J A, O'NEILL A C, AMEZQUITA A, et al. Consumer safety considerations of skin and oral microbiome perturbation. Clinical microbiology reviews, 2019, 32（4）: e00051-19.

[14] 熊德鑫 . 厌氧菌分离和鉴定方法 . 南昌：江西科学技术出版社，1986.

[15] WANG Z, KLIPFELL E, BENNETT B J, et al. Gut flora metabolism of phosphatidylcholine promotes cardiovascular disease. Nature, 2011, 472（7341）: 57-63.

[16] DOU H J, GUO W T, WANG T T, et al. Progress on the research technology of intestinal flora. Chin J Microecol, 2014, 26（1）: 119-121.

[17] ZHAI H Q, FAN H, GENG J W, et al. Gutflora and gut-derived endotoxin in minimal hepatic encephalopathy. Chin J Hepatol, 2014, 22（2）: 104-107.

[18] WILLIAM T, JEREMIE D, FAOUZI J, et al. The human gut chip "HuGChip", an explorative phylogenetic microarray for determining gut microbiome diversity at family level. PLoS One, 2013, 8（5）: e62544.

[19] LU H F, WU Z W, XU W, et al. Intestinal microbiota was assessed in cirrhotic patients with hepatitis B virus infection. Intestinal microbiota of HBV cirrhotic patients. Microb Ecol, 2011, 61（3）: 693-703.

[20] TANG Q, JIN G, WANG G, et al. Current sampling methods for gut microbiota: a call for more precise devices. Frontiers in cellular and infection microbiology, 2020, 10: 151.

笔记

# 第七章　基因测序技术与微生物组学

　　微生物传统的研究方法以从自然界分离纯化菌株培养为主，但由于培养技术及生存环境要求的限制，大多数微生物无法在实验室中培养，导致微生物结构和功能多样性的研究一直发展缓慢。例如，1928—1987 年科学家们陆续发现了 100 多种抗生素，但是由于无法有效地分离培养新的菌种，1987 年起新抗生素就鲜有问世。微生物基因组从相对复杂的真核微生物基因组到结构简单的病毒基因组，都表现出高度多样性，加之微生物的生命活动，如 RNA 病毒基因组的易突变性、病毒对细胞的入侵、细菌通过质粒在细胞间进行遗传物质交换等，都使微生物的基因组并不像动植物那么稳定。近年来的研究表明，即使是同一种细菌，其基因组也表现出广泛的多样性。为了更加深入地认识微生物，宏基因组和泛基因组等新的概念先后被提出，传统的微生物研究手段显然已经无法满足当今的科学研究需求。

　　随着测序技术的发展，微生物学特别是微生物组学的研究进入了新的领域，高通量测序技术、宏基因组学的发展和应用，使科学家有机会探讨和研究那些无法分离培养的微生物，并从单一实验室环境的研究，转向对微生物在自然生存环境下的生理、遗传及群体的相互作用的研究。目前，16s RNA 测序、全基因组测序已经成为微生物基因组研究中不可或缺的重要工具，高通量测序技术大大降低了微生物基因组研究的成本，缩短了研究周期，也更加适合宏基因组和泛基因组等新研究思路在微生物上的应用，为越来越多的科研人员提供了便利。

## 第一节　微生物基因组概述

　　早在 1977 年，Walter Gilbert 和 Frederick Sanger 发明了第一台测序仪，并完成了第一个基因组的测序——噬菌体 ΦX174，全长 5836 bp。由此开始，人类获得了探索生命遗传本质的能力，生命科学进入了基因组学的时代。20 世纪 90 年代后期开始，世界进入了微生物基因组研究的热潮。1994 年，微生物基因组计划（microbial genome program，MGP）启动，这被认为是继人类基因组计划后生命科学领域的又一项巨大工程，其主要研究内容为阐明微生物的基因序列，并在此基础上认识微生物的完整生物学功能。1995 年第一个独立生活的细菌（流感嗜血杆菌）全基因组测序完成，1996 年第一个自养生活的古菌（詹氏甲烷球菌）全基因组测序完成，1997 年第一个真核微生物（酿酒酵母）全基因组测序完成。病毒作为最小的一种微生物，至 1998 年，全球已完成了 572 株病毒基因组的序列测定，覆盖了主要病毒科的代表株。2007 年 12 月，人体微生物计划正式启动，由美国主导，包括欧盟成员国、中国、日本等十几个国家参加的人类微生物组计划使用新一代 DNA 测序仪进行人类微生物组 DNA 的测序工作，是人类基因组计划完成之后的一项规模更大的 DNA 测序计划，目标是通过绘制人体不同器官中微生物元基因组图谱，解析微生物菌群结构变化对人类健康的影响。截至 2020 年 3 月 3 日，美国国家生物信息中心（National Center for Biotechnology Information，NCBI）基因组数据库中已收录的病毒基因组数据为 22 763 条，包括 6 个群，153 个亚群；原核生物为 81 151 条，包括 29 个群，134 个亚群；真核微生物中原生生物为 859 条，真菌为 4473 条。

随着大规模微生物基因组测序的完成，微生物基因组的研究已经步入了后基因组时代。功能基因组学、比较基因组学、药物基因组学、转录组学、代谢组学和生物信息学技术等后基因组学方法和技术，为微生物基因组的研究提供了全新的视角和广阔的空间。利用大规模测序所提供的信息和产物，通过在基因组或系统水平上全面分析基因的功能。从静态基因组结构研究转至对动态的基因组生物学功能的研究。例如，对病毒基因组的研究中，从基因组结构的研究转至对病毒与宿主细胞相互作用的功能性研究。

# 第二节　微生物基因组的测序技术

## 一、第一代测序技术

第一代测序技术（Sanger 法）开始于 1977 年，Sanger 法即双脱氧末端终止法（chain termination method），是指在含有四种脱氧核苷三磷酸（deoxynucleoside triphosphate，dNTP）的反应体系中加入一种不同的荧光标记的双脱氧核苷三磷酸（dideoxy nucleoside triphosphate，ddNTP）。由于 ddNTP 缺乏延伸所需要的 3-OH 基团，DNA 的合成随机在 A、C、T、G 处终止。第一代测序技术的测序读长在 1000～1500 bp，但一次只能测一条单独的序列，导致测序成本高、通量低。

Sanger 测序技术作为一种经受住长期测序应用考验、在人类基因组计划中广泛应用且不断改进的技术，其成熟性、高精度和读长上具有很大的优势。虽然新的测序技术不断出现，但 Sanger 测序技术的改进和策略的发掘从未停止，测序流程开始向自动化及高通量化不断发展。

笔记

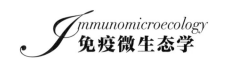

### （一）基于靶基因测序的 16S rRNA 基因测序

核糖体 RNA（ribosomal RNA，rRNA）基因普遍存在于微生物的基因组中，细菌编码 rRNA 的基因与细菌整个基因组相比，有高度的保守性。现有细菌的 rRNA 基因虽然在进化过程中由于突变而有所变化，但其突变周期较长，菌种 rRNA 基因变化的痕迹能够较为全面地保留在其核苷酸序列中。这就为细菌的系统进化研究提供了可能，因此 rRNA 基因被称为细菌的"化石"。

细菌的 rRNA 基因按照沉降系数分为三种类型：5S rRNA（120 bp）、16S rRNA（约 1540 bp）和 23S rRNA（约 2900 bp）。5S rRNA 基因序列较短，包含的遗传信息较少，不适于细菌种类的分析鉴定，23S rRNA 基因的序列太长，且其碱基的突变率较高，不适于鉴定亲缘关系较远的细菌种类，而 16S rRNA 基因核苷酸序列长度适宜，结构完整，且拷贝数较多（占细菌 RNA 总量的 80% 以上），便于获取模板，遗传信息量适中，在结构与功能上具有高度的保守性，同时又包含可变区，既能体现不同菌种之间的差异，又能利用测序技术较容易地得到其序列，是微生物分类鉴定中最常用的标记分子。和传统的生化鉴定方法相比，DNA 测序不依赖菌种特征，所有菌种均可使用，而且更加快捷、准确，随着 Sanger 测序技术的兴起，16S rRNA 基因测序在细菌分类学中被广泛应用，由此发现了大量新的微生物门类。

16S rRNA 基因测序就是指从微生物样本中提取 16S rRNA 的基因片段，通过克隆、测序或酶切探针杂交获得 16S rRNA 基因序列信息，由于 16S rRNA 基因包含保守区和可变区，可利用其保守区设计引物，将 16S rRNA 基因扩增出来，再与 16S rRNA 数据库中的序列或其他数据比对其可变区，利用可变区的差异来对不同菌属、菌种进行分类和鉴定，确定其在进化树中的位置。

### （二）基于鸟枪法的宏基因组测序

由于 Sanger 测序技术的限制，一次测序反应长度不能超过 1000 bp，因此不能直接对大片段序列进行测序分析，此时可以采取全基因组鸟枪法测序的策略，将基因组序列打断成小片段，再连接到质粒中构建基因组文库，随机挑选带有基因组 DNA 的质粒测序，测序结果在计算机的帮助下，使用近似算法进行拼接。在测序过程中，未测碱基与已测碱基总数相关，并随已测碱基的增加而减少。当测定碱基达到基因组大小的 5 倍时，基因组未测碱基数占总碱基数 0.67%。

为了得到较为完整和高质量的全基因组序列，研究人员提出四个策略：①基因组文库建立须保证测序的克隆片段达到基因组的 5 倍，且高度随机；②改良序列拼接算法，排除错误的序列匹配；③建立 λ 文库作为补充；④采用双端测序。

1998 年提出的宏基因组学方法，是直接从环境样品中获取总的遗传物质来研究微生物群落的组成和结构，发现新的功能基因的方法。宏基因组学的方法不仅解决了微生物分离培养的难题，而且可以全面分析微生物群落的多样性和丰度，研究微生物之间、微生物和环境或宿主之间的关系。

宏基因组测序（metagenomics sequencing）是对环境样品中全部微生物的总DNA（也称宏基因组）进行测序，主要研究微生物种群结构、基因功能活性、微生物之间的相互协作关系及微生物与环境之间的关系。宏基因组测序研究摆脱了微生物分离纯培养的限制，扩展了微生物资源的利用空间，为微生物群落的研究提供了有效工具。

## 二、新一代测序技术中16S rRNA基因测序和宏基因组测序

### （一）第二代测序技术

二代测序技术（next-generation sequencing technology，NGS）在保持测序准确度的前提下，主要解决了第一代测序通量低的问题，可以同时对几万到几百万条DNA分子进行测定，因此也被称为高通量测序技术。与第一代测序技术相比，二代测序技术采取体外构建文库、体外扩增测序模板或边合成边测序、高密度阵列化测序，可以大大提高测序的自动化程度，减少单位碱基试剂消耗量，降低测序成本。二代测序主要有Roche公司的454，Illumina公司的Solexa、Hiseq和ABI公司的Solid等测序平台，其原理分别为焦磷酸测序、边合成边测序和连接测序。二代测序技术既大大降低了测序成本又大幅提高了测序通量，同时保持了高准确性。但二代测序技术的主要局限在于测序读长短，而且由于测序的系统偏好性，导致有些序列可能被测多次或者无法有效扩增，造成信息丢失。

1.Roche 454焦磷酸测序平台

Roche 454焦磷酸测序是在DNA聚合酶、ATP硫酸化酶、荧光素酶和双磷酸酶的协同作用下，将引物上每一个dNTP的聚合与一次荧光信号释放偶联起来，通过检测荧光信号释放的有无和强度，就可以达到实时测定DNA序列的目的。Roche 454焦磷酸测序直接检测核苷酸整合时的光信号，基于合成实时测序。

Roche 454焦磷酸测序需要使用PTP平板。这种平板上有大量直径约为44 μm的小孔，每个小孔仅能容纳一个磁珠，通过这种方法来固定每个磁珠的位置。测序反应以磁珠上大量扩增出的单链DNA为模板，每次反应加入一种dNTP。如果dNTP能与待测序列配对，则会在合成后释放焦磷酸基团。释放的焦磷酸基团会与反应体系中的ATP硫酸化酶反应生成ATP。生成的ATP和荧光素酶共同氧化，使测序反应中的荧光素分子并发出荧光，同时由CCD照相机记录，最后通过计算机进行光信号处理而获得最终的测序结果。

2. Illumina测序平台

Illumina测序平台应用了边合成边测序（sequencing by synthesis）的原理，加入改造过的DNA聚合酶和带有4种荧光标记的dNTP。这些核苷酸是"可逆终止子"，因为3'羟基末端带有可化学切割的部分，它只容许每个循环掺入单个碱基。此时，用激光扫描反

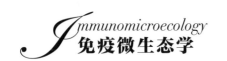

应板表面，读取每条模板序列第一轮反应所聚合上去的核苷酸种类。之后，将这些基团化学切割，恢复3'端黏性，继续聚合第二个核苷酸。如此继续下去，直到每条模板序列都完全被聚合为双链。这样，统计每轮收集到的荧光信号结果，就可以得知每个模板 DNA 片段的序列。

3. ABI Solid 测序平台

ABI Solid 测序平台独特之处在于没有采用 DNA 聚合酶，而用了 DNA 连接酶。Solid 连接反应的底物是 8 碱基单链荧光探针混合物。连接反应中，这些探针按照碱基互补规则与单链 DNA 模板链配对。探针的 5' 末端分别标记了 CY5、Texas Red、CY3、6-FAM 这 4 种颜色的荧光染料。探针 3' 端 1 · 5 位为随机碱基，可以是 A、T、C、G 四种碱基中的任何一种碱基，其中第 1、第 2 位构成的碱基对是表征探针染料类型的编码区，而 3～5 位的 "n" 表示随机碱基，6～8 位的 "z" 指的是可以和任何碱基配对的特殊碱基。单向 Solid 测序包括五轮测序反应，每轮测序反应含有多次连接反应。第一轮测序的第一次连接反应由连接引物 "n" 介导，由于每个磁珠只含有均质单链 DNA 模板，所以这次连接反应掺入一种 8 碱基荧光探针，Solid 测序仪记录下探针第 1、第 2 位编码区颜色信息，随后的化学处理断裂探针 3' 端第 5、第 6 位碱基间的化学键，并除去第 6～第 8 位碱基及 5' 末端荧光基团，暴露探针第 5 位碱基 5' 磷酸，为下一次连接反应做准备。因为第一次连接反应使合成链多了 5 个碱基，所以第二次连接反应得到模板上第 6、第 7 位碱基序列的颜色信息，而第三次连接反应得到的是第 11、第 12 位碱基序列的颜色信息，几个循环之后，引物重置，开始第二轮的测序。由于第二轮连接引物 n-1 比第一轮错开一位，所以第二轮得到以 0、1 位起始的若干碱基对的颜色信息。五轮测序反应后，按照第 0 位、第 1 位、第 2 位……的顺序把对应于模板序列的颜色信息连起来，就得到由 "0、1、2、3……" 组成的 Solid 原始颜色序列。

二代测序平台相对于一代测序大幅降低了成本，保持了较高准确性，并且大幅降低了测序时间，使高通量测序技术能够被更多的科研人员使用，但在序列读长方面比起第一代测序技术则要短很多。由于读长较短，对 16S rRNA 基因的测序一般选择 V3V4、V4 或 V4V5 进行细菌多样性注释。这些区域在细菌和古菌的覆盖率较高，我们可以利用它同时检测细菌和古菌的多样性分布。二代测序技术的低成本，99% 以上的准确度，1 次可对几百、几千个样本的几十万至几百万条 DNA 分子同时进行快速测序分析等优势非常适合宏基因组测序，但其读长较短的局限，可能会出现不同物种间的同源序列错误组装，无法真实呈现菌群组成，导致基因信息的丢失。

（二）第三代测序技术

第三代测序技术主要有 Pacific Biosciences 公司的单分子实时测序系统（single molecule real time，SMRT）技术和 Oxford Nanopore Technologies（ONT）公司的 Nanopore

技术。三代测序技术的主要特点是单分子实时测序、长读长，但错误率偏高。

1. Pacific Biosciences 公司的 SMRT 技术

Pacific Biosciences 公司研发的 SMRT 技术应用了边合成边测序的原理，并以 SMRT 芯片为测序载体。2013 年，Pacific Biosciences 公司成功推出商业化的三代测序仪 PacBio RS Ⅱ后，三代测序开始被广泛应用于微生物基因组研究中。经过不断的改良和升级，又在 2015 年 10 月推出全新的 PacBio Sequel 测序系统，测序技术的准确性和通量不断提高。SMRT 技术测序系统主要有 SMRT Cell、零模波导孔（zero-mode waveguides，ZMW）和 DNA 聚合酶。其基本原理是聚合酶捕获文库 DNA 序列，锚定在零模波导孔底部，4 种不同荧光标记的 dNTP 随机进入零模波导孔底部，荧光标记的 dNTP 被激光照射发出荧光，测序仪检测荧光，荧光 dNTP 与 DNA 模板的碱基匹配在酶的作用下合成一个碱基，统计荧光信号存在时间长短，区分匹配碱基与游离碱基，获得 DNA 序列，在酶反应过程中，一方面，使链延伸；另一方面，使 dNTP 上的荧光基团脱落。聚合反应持续进行，测序同时进行。PacBio SMRT 的单分子测序和超长读长的两点关键创新分别是零模波导孔（zero-mode waveguides，ZMWs）和荧光标记在核苷酸焦磷酸链上（phospholinked nucleotides）。SMRT Cell 含有纳米级的零模波导孔，每个 ZMW 都能够包含一个 DNA 聚合酶及一条 DNA 样品链进行单分子测序，并实时检测插入碱基的荧光信号。ZMW 是一个直径只有 10 ～ 50 nm 的孔，当激光打在 ZMW 底部时，只能照亮很小的区域，DNA 聚合酶就被固定在这个区域。只有在这个区域内，碱基携带的荧光基团被激活从而被检测，大幅地降低了背景荧光干扰。

2. Oxford Nanopore Technologies 公司的 Nanopore 测序技术

Nanopore 测序技术采用电信号进行测序。Nanopore 测序系统主要包括纳米孔、薄膜和马达蛋白（motor protein）。纳米孔是一种跨膜蛋白形成的纳米孔道。不同版本的测序芯片使用不同的跨膜蛋白。薄膜是人工合成的具有高电阻的膜，膜的两侧浸在含有离子的水溶液中，通过对膜上施加电势，离子通过薄膜上的蛋白纳米孔产生电流。马达蛋白是一种 DNA 解旋酶，在构建文库时，马达蛋白和引导接头（leading adaptor）一同加在 DNA 分子上，在测序过程中，马达蛋白会对双链 DNA 解螺旋使其变为单链，使得单链 DNA 以一定速度通过纳米孔。

Nanopore 技术有 3 种不同的建库方式：①在 1D 建库中，仅有引导接头，在测序过程中，马达蛋白对双链 DNA 解压和解链，引导接头通过纳米孔，随后模板链通过；②在 2D 建库中，既有引导接头，还有连接双链 DNA 分子的发夹接头（hairpin adaptor）。在测序过程中，首先是马达蛋白对双链 DNA 解螺旋使其变为单链，引导接头通过纳米孔，随后模板链通过，然后发卡接头和互补链通过；③在 1D$^2$ 建库中，DNA 双链分别通过纳米孔，但并未如 2D 测序中通过发卡接头进行连接。当模板链完成测序后，纳米孔会捕获互补链的马达蛋白进行互补链测序。1D 测序建库的优势在于文库构建更便捷，可低至 10 min。

相对 1D 测序，2D 测序中可以得到更长的读长，但因为其发卡接头的专利问题已不再使用。$1D^2$ 同时对模板链和互补链进行测序，可以得到高质量的一致性序列。

在纳米孔测序中，读长长度可以等于输入片段长度。读长长度不受限于测序设备，用户可以通过所使用的文库制备实验方案来控制片段长度。目前，报道出的 DNA 片段长度最高纪录为 > 2 Mb，直接 RNA 测序读长最长为 26 kb。长读长提供了一个更明确的方法来比对和匹配 DNA 或 RNA 序列，提供高质量、更完整、更连续的基因组组装。在类如植物基因组和具有大型结构变异和高水平重复区域的基因组中优势显著。就像拼图一样，读长越长，组装越容易。

三代测序技术由于超长的测序读长，在微生物的分类鉴定和群落多样性的研究中更具有优势。使用 PacBio SMRT 技术直接读取和覆盖 16S rRNA 基因的 V3 ～ V7 区，研究表明相对于二代测序技术，SMRT 测序数据可以鉴定出更多的分类操作单元（operational taxonomic unit，OTU）。Cusco 等将 Nanopore MinION 应用于 16S rRNA 基因测序，在犬类的皮肤微生物群体中发现了新的细菌门类。在另外一项针对已知菌种混合组成的模拟菌群的研究中，Nanopore MinION 的测序数据使得一些物种能鉴定到种的水平。因此，当三代测序技术的读长可以覆盖到更多基因片段时，测序结果能够更准确地检测到微生物群体多样性组成。

二代测序应用于宏基因组学时，由于读长过短会导致一些基因信息的丢失，宏基因组三代测序结果可以更加真实地反映菌群的组成情况，较为准确地挖掘出新的功能基因。研究人员使用二代和三代测序平台分别对同一微生物发酵池样品进行了宏基因组测序分析，发现基于 Illumina 测序数据的组装，由于读长较短，结果存在大量不同物种间的同源序列错误组装，无法真实呈现菌群组成；而 PacBio RS Ⅱ 得到的结果真实反映了两种优势菌株的组成情况。Tsai 等也采用了 PacBio RS Ⅱ 和 Illumina HiSeq 两种测序平台对人类手部和足部的菌群进行宏基因组分析，结果表明三代测序技术显著减少了 contigs 的数量，大大降低了序列拼接和基因组组装的难度，而且从人的皮肤菌群样本中组装、注释、构建获得一例未知微生物的高质量基因组。在对 Sakinaw Lake 水体微生物的研究中，Singer 等发现 SMRT 和 Illumina 的测序数据在门的水平上没有太大差别，但是随着群落复杂度的增加，二代和三代的测序数据在群落结构和系统发育分辨率上显示出显著差异。

### （三）16S rRNA 测序与宏基因组测序的比较

1. 应用领域

（1）16S rRNA 基因测序在微生物领域的应用主要包括对微生物多样性、微生物种群、重要基因发现、遗传物质在微生物之间或微生物与非生物环境之间的关系的分析。

（2）宏基因组测序在微生物领域的应用主要包括环境微生物多样性、基因挖掘、改造工程菌、疾病关联分析、药物开发。

二者虽然在应用领域有所不同，但是整个研究过程是相辅相成的，可以互相补充验证，从而达到最终的研究目的。整个研究流程如图 1-7-2-1 所示。

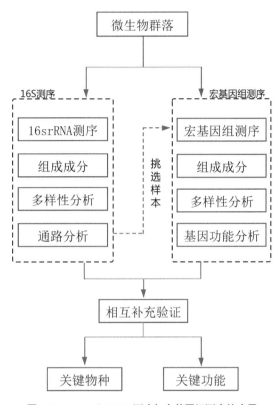

图 1-7-2-1　16S rRNA 测序与宏基因组测序的应用

2. 测序原理

基于 16S 的微生物基因测序即是利用 16S rRNA 保守区域的基因序列设计引物，扩增测序所需的基因片段。具体步骤包括基因组 DNA 的提取、设计标准引物对 16S rRNA 基因的一个或多个区域进行扩增测序，对得到的序列信息进行聚类，按照一定的相似性将扩增得到的序列进行分组。细菌的分类操作单元（OTU）是基于序列 97% 相似性的分类，然后通过数据库比对为 OTU 的代表性序列提供分类学注释。

16S rDNA 基因存在于所有细菌的基因组中，该序列包含 9 个高变区和 10 个保守区（图 1-7-2-2），通过对某一段高变区序列（V4 区或 V3 ~ V4 区）进行 PCR 扩增并测序得到 1500 bp 左右的序列，其中 V4 ~ V5 区其特异性好，数据库信息全，是细菌多样性分析注释的最佳选择。

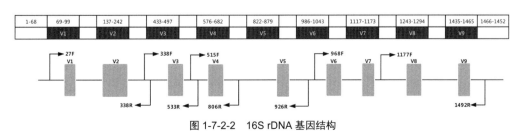

图 1-7-2-2　16S rDNA 基因结构

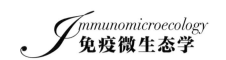

由于需要扩增分析，16S 测序属于扩增子测序，相对于 16S 测序分析，宏基因组测序则以环境中所有微生物基因组为研究对象，通过对环境样品中的全基因组 DNA 进行高通量测序，获得单个样品的饱和数据量。基于 denovo 组装进行微生物群落结构多样性、微生物群体基因组成及功能、特定环境相关的代谢通路等分析，从而进一步发掘和研究具有应用价值的基因及环境中微生物群落内部、微生物与环境间的相互关系。构建的环境微生物基因集，能够对微生物群体基因组成及其功能、微生物群体的多样性，以及微生物与环境、微生物与宿主之间的关系进行全面解读。

3. 物种鉴定程度

16S rRNA 测序得到的序列在很多情况下鉴定不到种水平。对于 16S rRNA 测序而言，任何一个高变区或几个高变区尽管具有很高的特异性，但是某些物种（尤其是分类水平较低的种水平）在这些高变区可能非常相近，能够区分它们的特异性片段可能不在扩增区域内。宏基因组测序通过对微生物基因组随机打断，并通过组装将小片段拼接成较长的序列，因此在物种鉴定过程中，宏基因组测序具有较高的优势。但是宏基因组测序的弊端就在于 DNA 的纯化提取过程较难实现。

通常情况下，在微生态研究中，建议同时结合宏基因组测序和 16S rRNA 测序两种技术手段，以便更高效、更准确地研究微生物群落组成结构、多样性及功能情况。其实在实际工作中我们可以根据自己所需进行测序方法选择，如研究实验室无法鉴定的细菌或是细菌是否具有同源性可以使用 16S rRNA 测序方法。与 16S 分析相比，宏基因组学能够对微生物群体基因组成及其功能、微生物群体的多样性，以及微生物与环境、微生物与宿主之间的关系进行全面解读。如果是有感染但无法获得病原菌或者是探讨某一种细菌是否和疾病有关系的研究就需要用到宏基因组测序。

# 第三节　泛基因组

早期对微生物基因组的研究，通常用一种类型的基因组来描述物种，但是随着高通量测序技术的飞跃，越来越多的微生物全基因组测序的完成，人们发现，同种微生物基因组间存在着丰富的遗传多样性。某一细菌株系的基因组至少有 20% 的 DNA 序列为该株系所特有，而不存在于同种的其他株系中。

特定环境下，面对自然选择的压力，微生物基因组通常会通过一定的分子策略对自身的基因进行筛选从而对环境做出相应的应答。基因水平转移和基因缺失是微生物基因组应对环境压力的主要机制，也就造成了"同种"微生物的遗传多样性。

2005 年，科学家首次将泛基因组（pan-genome）的概念引入细菌的研究中，指出细菌的遗传多样性不仅表现在不同菌种之间，同一菌种的不同株系间也常常存在着明显的差异，因此单一菌株的基因组信息不能完整地描述一个菌种的全部遗传信息和生物学特性。泛基因组是指同种细菌不同菌株所有遗传信息的集合，可分为核心基因组（core genome）和附属基因组（accessory genome）两部分（图 1-7-3-1）。其中核心基因组是包括了一个细菌种内绝大多数菌株中都存在的所有基因，多数为管家基因，这些基因决定了这一菌种内几乎所有个体都具有的基本功能和表型特征。

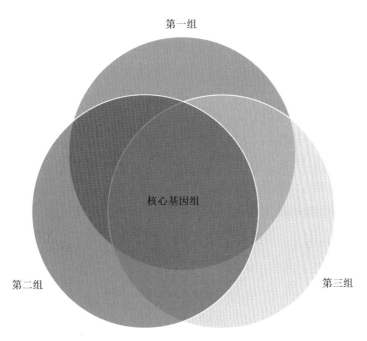

图 1-7-3-1　同一菌种不同株系细菌基因的多样性及核心基因组

## 一、多菌株测序

高通量测序高覆盖率的特点，使测序的全基因组序列即刻揭示基因组 98% 的 DNA 信息，研究人员通过对这样的多株菌的测序信息进行共线性分析就可以对细菌的泛基因组做相关的研究，包括基因的组成和多样性等，相对于由不同的实验分别进行单菌株测序再进行分析的现象，多菌株测序在实验设计上也更科学合理，减少了不必要的实验误差。

## 二、多基因组的宏基因组学

宏基因组学是以环境样品中的微生物群体基因组为研究对象，它的研究对象包含了可培养和还不能培养的微生物的基因组，以功能基因筛选和生物信息学为研究手段，可以在一定程度上预测核苷酸多态性及基因组中微小的插入和缺失突变，在研究细菌群体的遗传多样性和基因组上的高变区域等方面发挥作用，是泛基因组研究的有力支撑。

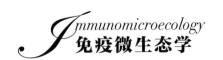

# 第四节 生物信息学在微生物组学中的应用

随着新一代测序技术的广泛应用，巨量的微生物组学数据不断被检测并积累，从基因层面到蛋白层面，各种生物学数据库被系统地建立。进入组学时代后，生物学就成了真正的大数据科学，大规模的组学数据依赖于生物信息学的分析方法得以解读，生物信息学技术成为后基因时代的核心技术。

生物信息学是一门涉及生物学、计算机科学、数学、物理学等的交叉学科，通过对生物学数据的获取、加工、存储、检索与分析，揭示数据所蕴含的生物学意义，解读生命活动规律。生物信息学不仅是一门科学学科，更是一种重要的研究开发平台与工具。

## 一、生物信息学编程工具

生物信息学作为一种数据分析工具，必然离不开编程语言。目前，主流的生物信息学编程语言包括 Shell、R 和 Python 等。

## 二、数理知识及组学算法

生物信息学领域的绝大多数优秀的算法和程序都是开源的，可以在开源网站 GitHub 上下载和学习。生物信息学所使用的数学方法与技术主要包括统计学方法、机器学习、数据库与数据挖掘、神经网络技术、生物分子的计算机模拟等，这些内容也是数学建模领域的核心理论与知识。在比对分析、变异检测、高通量测序中基因组的组装、基因的注释等过程中，常常会用到假设检验、贝叶斯推断、随机森林、回归分析、主成分分析等统计学知识。由此可见数学和计算机学在生物信息学中的重要性。

生物信息学的快速发展，推动了微生物信息学的建立。模式微生物基因组学的研究，极大地丰富了生物信息学的内容。借助生物信息学的手段，用微生物结构基因组学和功能基因组学研究可以揭示基因结构与功能的内在联系，绘制出基因调控网络图。通过大规模的测序，结合生物信息学的手段，我们能够更加深入地探索微生物基因组世界，认识和利用 95% 尚未被人类研究的未培养微生物。相信在不久的将来，基于更加先进测序技术的微生物组学研究能够获得更多高质量的基因组结果，使我们可以全面地从基因组水平分析微生物多样性、种群结构、进化关系、功能活性、相互协作及与环境之间的关系。

# 第五节 微生物组学与精准医疗

2015 年 1 月 20 日，前美国总统奥巴马在国情咨文中提出"精准医学计划"，希望精准医学可以引领一个医学新时代。临床疾病特异性诊断、预防和治疗是现代医学的重要研究方向。个体化差异与疾病的临床表现及治疗方案存在很大的相关性。

在不同的环境下，同种微生物基因组通常会通过一定的分子策略，对自身的基因进行筛选，从而对环境做出应答。由此产生一定的基因水平转移和基因缺失，这就造成了同种微生物也具有丰富的遗传多样性。人体内的微生物与人体相互协调、和谐一致，从而保证人体的健康。所以，人体内微生物的遗传多样性也应视作人类个体化差异的重要组成部分。而人体微生物组学与人类代谢组学关联的研究，是微生物组学在精准医疗方面的研究热点。

## 一、16S rRNA 测序与 PICRUSt2

16S rRNA 测序可用来用来分析样本中菌群的组成和丰度。16S rRNA 分析能获得的信息比较有限，一般只能分析到差异 OTUs。PICRUSt2 （Phylogenetic Investigation of Communities by Reconstruction of Unobserved States，PICRUSt2）是一款基于标记基因序列来预测功能丰度的软件，其原理是通过已测微生物基因组的 16S rRNA 全长序列，推断它们共同祖先的基因功能谱，利用综合微生物基因组和微生物系统（Integrated Microbial Genomes with Microbiomes，IMG/M）对未测物种的基因功能谱进行推断，将测序得到的菌群组成映射到数据库中，对菌群代谢功能进行预测。

## 二、16S rRNA 测序与代谢组学联合分析

16S rRNA 测序可以用来分析样本中菌群的组成和丰度。代谢组可以用来分析样本中代谢产物的表达谱。通过相关性分析，揭示样本中菌群的种类或丰度与代谢产物丰度的关联。

## 三、宏基因组测序与代谢组学联合分析

宏基因组测序可得到样本中更准确的微生物种类、基因丰度和功能性信息。对已获取的代谢物浓度数据和微生物含量数据进行归一化处理，使用 Pearson 系数计算二者相关系数，可以得到微生物代谢通路与基因功能和代谢产物的关联。

随着新一代测序技术的不断发展、微生物组学研究的不断深入，越来越多的证据表明，对人体内微生物数量、种类和位置变化的研究，有利于推动精准医学、个性化诊疗的发展。人类微生物组研究将帮助人类在健康评估与监测、药物研发和个体化用药、疾病的早期诊断与治疗等方面取得突破性进展。

（李亚峰 张升校）

# 参考文献

[1] STODDARD S F, SMITH B J, HEIN R, et al. rrnDB: improved tools for interpreting rRNA gene abundance in bacteria and archaea and a new foundation for future development. Nucleic Acids Research, 2015, 43（Database issue）: D593-8.

[2] GREEN J E, MCLEAN F, SMITH L P, et al. ProbeBase: An online resource for rRNA-targeted oligonucleotide probes: New features 2007. Nucleic Acids Res, 2007, 35（Database issue）: D800-4.

[3] RASKO D A, ROSOVITZ M J, MYERS G S A, et al. The pangenome structure of escherichia coli: comparative genomic analysis of E. coli commensal and pathogenic isolates. Journal of Bacteriology, 2008, 190（20）: 6881-6893.

[4] RENO M L, HELD N L, FIELDS C J, et al. Biogeography of the Sulfolobus islandicus pan-genome. Proc Natl Acad Sci USA, 2009, 106（21）: 8605-8610.

[5] PEÑA A, TEELING H, HUERTA-CEPAS J, et al. Fine-scale evolution: Genomic, phenotypic and ecological differentiation in two coexisting Salinibacter ruber strains. ISME J, 2010, 4（7）: 882-895.

[6] LEGAULT B A, LOPEZ-LOPEZ A, ALBA-CASADO J C, et al. Environmental genomics of "Haloquadratum walsbyi" in a saltern crystallizer indicates a large pool of accessory genes in an otherwise coherent species. BMC Genomics, 2006, 7: 171.

[7] ALLEN E E, TYSON G W, WHITAKER R J, et al. Genome dynamics in a natural archaeal population. Proceedings of the National Academy of Sciences, 2007, 104（6）: 1883-1888.

[8] EDWARDS R A, RODRIGUEZ-BRITO B, WEGLEY L, et al. Using pyrosequencing to shed light on deep mine microbial ecology. BMC Genomics, 2006, 7: 57.

[9] 沈萍, 陈向东. 微生物学. 北京: 高等教育出版社, 2009.

[10] CUSCO A, VINES J, D'ANDREANO S, et al. Using MinION™ to characterize dog skin microbiota through full-length 16S rRNA gene sequencing approach. bioRxiv, 2017: 167015.

[11] BENÍTEZ-PÁEZ A, PORTUNE K J, SANZ Y. Species-level resolution of 16S rRNA gene amplicons sequenced through the MinION™ portable nanopore sequencer. Gigascience, 2016, 5: 4.

[12] FRANK J A, PAN Y, TOOMING-KLUNDERUD A, et al. Improved metagenome assemblies and taxonomic binning using long-read circular consensus sequence data. Scientific reports, 2016, 6（1）: 1-10.

[13] TSAI Y C, CONLAN S, DEMING C, et al. Resolving the complexity of human skin metagenomes using single-molecule sequencing. mBio, 2016, 7（1）: e01948-15.

[14] SINGER E, BUSHNELL B, COLEMAN-DERR D, et al. High-resolution phylogenetic microbial community profiling. The ISME journal, 2016, 10（8）: 2020-2032.

笔记

# 第八章　免疫微生态与信息化系统

## 第一节　免疫微生态信息系统概述

20世纪80年代后期以来，信息化技术的发展对医疗卫生产业的发展和管理模式产生了重大的影响，随着自动化、电子化、机器学习和人工智能的不断发展，大数据环境下的免疫微生态已经不再是传统意义上单纯的治疗与研究，越来越多的信息化手段加入到这一研究中来，为免疫微生态诊疗系统的建立提供技术支持。更确切地说，现有的信息化技术不仅可以为患者提供饮食、睡眠等日常行为记录功能，还可以对患者的医疗信息开展智能化管理，为临床研究和治疗提供有效的数据支持，实现有针对性的个性化精准治疗。

### 一、定义

医院信息系统（hospital information system，HIS）是计算机技术、通信技术和管理科学在医院信息管理中的应用，是计算机技术对医院管理、临床医学长期影响、渗透及相互结合的产物。如今医院信息系统的开发和应用正向广度和深度发展，达到了前所未有的新高度和新水平，这主要表现在建立大规模一体化的医院信息系统，并形成计算机区域网络，这不仅包括一般信息管理的内容，还包括以计算机化的患者病历［也称电子病历（electronic medical record，EMR）］、医学图像档案管理和通信系统（picture archieving and communication system，PACS）为核心的临床信息系统（clinical information system，CIS），以及医疗管理上的决策支持系统、医学专家系统、图书情报检索系统和远程医疗等。

医院要强化自身的管理，医院的管理决策需要完整可靠信息的支持，临床医疗、护理、教学和科研也需要有效的信息系统的支持，这对医院管理现代化提出了更高的要求。大量的有关患者的诊断、治疗、用药和资源消耗等的信息，不仅要在医院内部而且要在社会的许多部门之间流通传递，而且要及时可靠，这就要求建立广域医疗信息网络，而各个医院的信息系统是这个广域网络的基础。因此，医院信息系统的建立和实际应用，已成为中国医院现代化建设中一项十分紧迫的重要任务。

免疫微生态信息系统（immuno-microecological information system，IMIS）是指利用大数据、计算机、人工智能等技术，通过对与免疫微生态相关的微生物组学、基因组学、蛋白组学、转录组学数据及临床治疗、患者随访等信息的采集、治理、存储、分析，向医生提供辅助诊断、精准治疗和科学研究支持，向患者提供健康管理干预和指导，促进医疗流程规范、治疗方案科学、治疗成效显著的信息系统。IMIS 是 HIS 的重要延伸拓展，近年来越来越受到关注。

IMIS 是结合免疫微生态治疗的日常工作需求，按相应工作流程设计，把过去有关各部门负责的分散业务连接成一个共同体系，集数据记录、分析测算、综合管理于一体的模块化、开放化的信息平台，即是为免疫微生态治疗提供全面自动化的管理及各种服务的信息管理系统。

临床上免疫微生态研究治疗工作的客观局限在于：①手工操作步骤多，从接种到细菌的鉴定及体外药物敏感性试验、报告发送（结果判读、历史查询）等工作有些仍需手工完成，容易出现差错；②临床微生物检验流程中质量控制点的操作均由人工完成，且操作过程的原始证据无法实时和长期保存，故一般实验室均无法有效监控和管理操作过程的质量；③临床微生物样本的处理周期比较长，操作环节多，无法确保样本与培养基自始至终精准匹配，也无法实时监控操作过程及状态，追溯困难。

标本种类多样，存在标本处理后的信息累加、更新、存储、提取和传递等多个难点，使得免疫微生物研究在质量控制和新药研发方面十分困难。目前，二维条形码技术在患者行为信息记录、药品管理、病案管理等方面已有不少实践应用，在临床质量控制的关键环节中，信息化管控使得质量控制能实现记录方便、实时监控与分析，保证了检测报告和记录数据的及时性、准确性。

建立一套较为完善的免疫微生态信息系统需要借鉴目前国际上较为有效的感染微生态系统、肿瘤微生态系统的管理方法与制度，结合当地的实际情况，改变以往管理、查询和统计的工作模式，不断优化关键质控点的操作流程、控制方式、控制路径，提高信息的共享性和有效性。

## 二、功能及特征

我国医疗卫生信息化产业正处于一个加速发展的时期，医院信息化市场的发展势头汹涌。医院信息化系统改变了传统医务人员的工作方式，提高了工作效率。医院信息系统的应用，既提高了信息资源的利用率，又减轻了医护人员的劳动强度，还能加强过程控制，提高医护工作质量。在自动化作业的方式下，可随时掌握全院的医疗动态情况，将事后管理变成事前管理。强化医院的科学管理可为医院管理者提供管理和决策信息，并为决策者及时调整部署提供可靠依据。

一个复杂的医院信息化系统主要有五大特征：可扩充性、可靠性、连通性、适应性和安全性。根据一般信息系统应具备的功能属性和医院自身的特点及其需求，医院信息系统应具备以下基本功能：①收集并永久存贮医院所需全部数据。由于医院信息尤其是患者信息具有动态数据结构和数据快速增加的特性，医院信息系统应具有大容量的存贮功能。②数据共享。要能快速、准确地随时提供医院工作所需要的各种数据，支持医院运行中的各项基本活动。③具有单项事务处理、综合事务处理和辅助决策功能。④具备数据管理和数据通信的有效功能，确保数据的准确、可靠、保密、安全。⑤为了保证医疗活动和医院动作不间断地运转，系统应具备持续运行的功能。⑥具有切实有效的安全维护措施，确保系统的安全性。⑦具备支持系统开发和研究工作的必要软件和数据库。⑧具有良好的用户环境，终端用户的应用和操作应简单方便，易学易懂。

### （一）免疫微生态信息系统

实施免疫微生态信息系统的主要目标是为开展免疫微生态防治工作提供更加有效的系统支持。一方面，免疫微生态信息系统将尽量减少以人工操作的方式来实现的信息转移，减少在接收检验要求、报告结果和保存记录等工作中可能会出现的人为误差，为检验结果查询提供更有效的方法，以便节省生成管理信息所需的索引时间和精力；另一方面，免疫微生态信息系统将人工智能和大数据技术运用到免疫微生态的治疗中，除基本信息数据记录外，还进行智能推送个性化精准治疗建议。

1. 免疫微生态信息系统具备的功能

（1）办公自动化

办公自动化（office automation，OA）即在办公过程中结合计算机网络功能和现代化办公形成新型的一种更便捷、高效的办公方式，是未来信息化办公的发展趋势。近年来，我国在医疗卫生体制方面不断进行深化改革，通过 OA 系统办公自动化可更方便员工交流沟通，实现信息采集、处理，达到资源共享、办公自动化处理，从传统手工办公转向无纸化办公模式，形成弹性灵活、集成化、电子化办公，更好地对日常工作中事宜进行处理。

（2）远程医疗

远程医疗是指医学专家通过利用通信技术及计算机网络技术等实现远距离医学教育、医学诊断、治疗及信息管理等内容。医生通过通信技术及医学信息技术等技术手段可以对患者实现动态的远程监护、远程咨询、远程诊断与治疗及远程手术等服务，特别是第五代移动通信系统 5G 的加速应用，进一步推动了远程医疗各项应用研究的加速发展。

（3）智能慢病管理

对患者饮食、锻炼、睡眠等日常行为实时记录，化验和基因检测实时报告。然后经大数据分析通过手机直接指导患者的饮食、锻炼和睡眠管理，实现智能慢病管理，以辅助治疗和预防复发。

（4）个性化精准医疗

人工智能与免疫微生态理念相结合，一方面，提高了自身免疫疾病的临床诊疗水平；另一方面，也为患者带来了更好的就医体验。

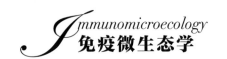

2. 免疫微生态信息系统的具体特征

（1）专业性

专业人员易于上手操作，数据规范、准确、灵活（可自行增减）。

（2）开放性

与 HIS、WHONET、EXCEL 连接，便于数据交换。

（3）全面性

完整的报告格式，结果显示逻辑合理，清楚明了。

（4）实时性

实时记录患者的各项筛查、检验、行为等信息，及时上报。

（5）智能化

对各项数据进行智能化管理，分析测算得出数据挖掘分析结果，有针对性地对患者进行个性化精准医疗。

### （二）免疫微生态信息系统数据特征

建立患者数据库是免疫微生态信息系统的基础，在数据库中可以方便地获取患者的信息及人口统计数据、病理统计数据等。因此，数据库中数据字典编码标准化和归一化十分重要，免疫微生态患者数据库中的数据需要遵照以下要求。

1. 数据必须准确、可信、可用、完整、规范及安全可靠。

2. 数据的安全性、保密性应符合国家的有关规定。在国家没有制定电子文档合法性相关法律之前，必须保留纸张文档作为法律依据。

3. 系统数据技术规范要求数据输入、数据共享、数据通信、数据备份、数据恢复、数据字典编码标准。

4. 系统保密安全防范措施权限设置、有痕迹的更正功能、国家保密制度、数据加密。

## 三、组成

免疫微生态信息系统不是一个单一的系统，它与几个主要的模块结合在一起，这些模块提供不同的服务和功能，每个部分又由多个组成部分共同运作，形成了可运行的信息化系统。

免疫微生态信息系统在硬件方面，要有高性能的中心电子计算机或服务器、大容量的存贮装置、遍布医院各部门的用户终端设备及数据通信线路等，来组成信息资源共享的计算机网络。在软件方面，需要具有面向多用户和多种功能的计算机软件系统，包括系统软件、应用软件和软件开发工具等，要有各种医院信息数据库及数据库管理系统。

从功能及系统的细分讲，免疫微生态信息系统既要满足管理要求，还要满足医疗要求。各分系统又可划分为若干子系统。此外，有些还需承担临床教学、科研、社会保健等任务，

笔记

因此也应设置相应的信息系统。

　　免疫微生态信息系统是一个复杂的大系统，它的具体构型、分系统和子系统的划分、功能和规模的大小及实施途径可以是多种多样的。免疫微生态信息系统可以用一个简单的模型来描述其基本组成。该模型由 5 个层次所组成（图 1-8-1-1）：第 1 个层次是用户；第 2 个层次是用户实际使用的终端层，可根据用户的应用作业给予不同功能的终端；第 3 个层次被称为应用环境，也就是免疫微生态信息系统的硬件和系统软件提供给用户应用时的各种装置的混合体，诸如窗口操作、屏幕表格处理、键盘上的功能键、打印工具、辅助设备等；第 4 个层次是数据处理层，主要是完成对存储数据的分析测算、推送等操作，达到实时监测、宏基因检测、药物发现等个性化健康管理目的；第 5 个层次是数据库管理系统，大量存贮着医院各部门有关管理、患者诊疗等各类数据，这些数据来自用户、应用程序并通过 DBMS 而获得，数据库中的所有数据也能被各种应用程序访问、共享，并符合一致性的要求。

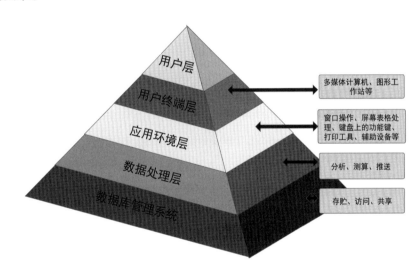

图 1-8-1-1　免疫微生态信息系统模型

# 第二节　免疫微生态信息系统案例

　　在免疫微生态相关疾病诊断与治疗过程中，运用信息化系统，可以有效提高诊断准确率和治疗效果，并且可以通过信息系统的运用，构建免疫微生态相关疾病的闭环管理。本节以自身免疫性疾病信息系统为例，介绍信息化技术在免疫微生态相关疾病管理中的应用。

## 一、门诊管理信息系统

门诊是医生进行疾病诊断的首要场所，医生与患者的首次接触基本也都是在门诊完成。在门诊，医生可以获知患者的个人基本情况，通过问诊、查体了解疾病的基本情况，在完成初步判断后，开具进一步支持确诊的相关检查、检验申请单，或者直接对症状明确可以准确诊断的患者开具药品处方。门诊分诊管理系统工作流程如图1-8-2-1所示。

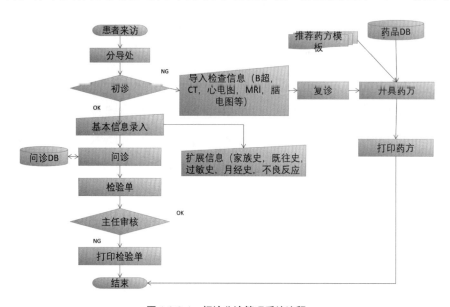

图 1-8-2-1 门诊分诊管理系统流程

按照基本的流程，自身免疫性疾病门诊管理信息系统具备和实现了以下功能。

### （一）分诊功能

患者完成预约挂号或线下挂号后，个人基本信息会通过数据交互或身份证读卡器直接导入系统中，系统以身份证号作为患者就诊的唯一标识。分诊人员核对患者信息无误后，可以将诊断需要的相关信息，如居住地、疾病史、家族史、过敏史等信息和患者事先携带的非本医疗机构完成的各类检查、检验资料录入系统中，供医生诊断参考，同时将患者分配至指定的医生或医生团队，等候医生接诊。门诊信息化平台登录及部分分诊界面如图1-8-2-2至图1-8-2-4所示。

### （二）问诊功能

医生或医生团队接诊患者后，可以直接从系统中调阅此前录入的患者个人信息，了解患者的基本情况，查阅历史检查检验结果，如果是本医疗机构复诊患者，可以直接调阅历史就诊资料。问诊采用结构化功能模板，按照国际标准的自身免疫性疾病症状字典逐项罗列患者在眼、耳、鼻、口、淋巴、黏膜等各个器官的表现，每种表现指征提前设定选项，方便医生查体后选择，对于一些特殊的描述，如疾病发生时间跨度、患者特别的主诉内容

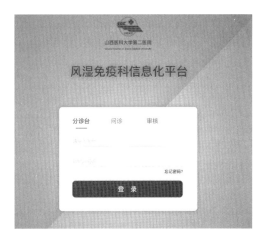

图 1-8-2-2　门诊信息化平台登录界面

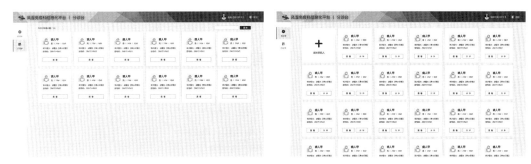

图 1-8-2-3　门诊信息化平台分诊界面

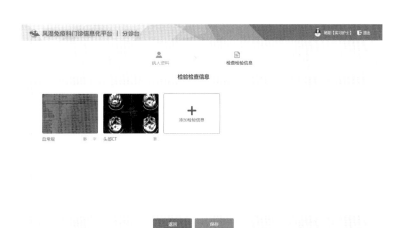

图 1-8-2-4　门诊信息化平台分诊检验检查信息界面

可以由医生自行填写或修改。诊断结果在大数据分析和机器学习的支持下，可以实现智能提示，并按相似度列出排列靠前的三种供医生判断。医生做出诊断后，系统可以直接推荐相关的检验、检查及药物处方，支持增减、修改和自定义模板。门诊信息化平台部分问诊界面如图 1-8-2-5 至 1-8-2-7 所示。

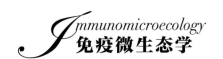

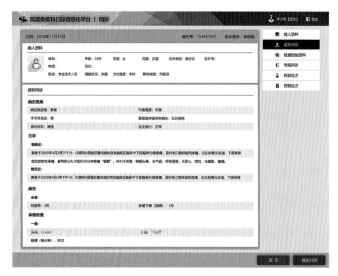

图 1-8-2-5 门诊信息化平台症状问诊界面

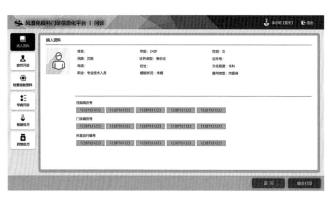

图 1-8-2-6 门诊信息化平台患者资料问诊界面

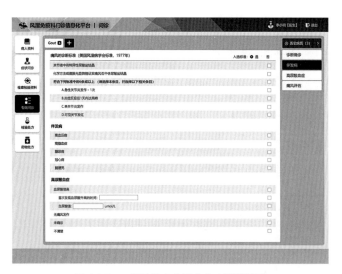

图 1-8-2-7 门诊信息化平台专病问诊界面

（三）审核功能

对于团队门诊的接诊模式，系统支持下级医生诊断经由上级医生审核从而最终确定的功能。下级医生按照流程完成患者问诊，审核历史检查、检验资料之后会根据系统推荐和个人判断形成初步诊断意见，并结合诊断意见开具需要进一步完善的检查、检验项目及治疗药物，这份结果会通过系统自动流转至上级医生，上级医生通过审核功能，可以详细看到患者就诊的所有资料和问诊记录，从而判断是否支持初步诊断，所列检查、检验项目是否准确，必要时，可以重新诊查患者。如果审核没有问题，直接通过，下级医生可以在自己的工作站打印出相关内容交予患者；如发现诊断需要修改，上级医生可以直接对结果进行修改，包括对检查、检验项目，以及药品名称、剂量、用法等内容的修改，形成最终意见。未经审核通过的诊断不能进行打印。修改内容下级医生在工作站可以看到，通过这种方法上级医生可以对下级医生进行指导，这对于基层医疗机构有很强的帮扶作用。具体审核界面如图 1-8-2-8 所示。

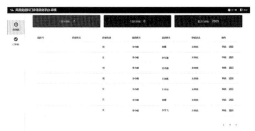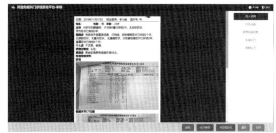

图 1-8-2-8　门诊信息化平台审核界面

该功能也可以用于会诊和远程指导，通过网络专线，将发起会诊医院的门诊病历资料上传至接收会诊医院，在问诊资料准确的情况下，上级医院可以就问诊病历情况指导下级医院。

### 二、免疫筛查信息系统

由于免疫微生态失衡导致的疾病必然会出现免疫功能的紊乱，这种紊乱通过生物化学、免疫学、微生物学、细胞学等多种检测方式可以直观了解，免疫筛查信息系统可实现标本管理和检验结果数据库构建功能。患者的免疫筛查结果不仅具有诊断价值，也具有科研价值，往往需要在今后的某段时间再次分析使用，该系统支持将患者的检测标本实时动态管理，包括对每个标本生成包含患者信息的条码、详细记录该患者的基本情况、并且标识标本存储位置和存储时间，支持分类查找，并可对所需标本进行扫码确认。

基于宏基因组测序和 16S rRNA 测序会产生大量数据，该系统支持对测序结果的数据库建设，并提供部分数据分析功能。

### 三、个性化诊疗信息系统

基于大数据和基因组学的精准医疗已经成为未来诊疗的新模式，自身免疫病信息系统支持在免疫筛查的基础上，结合临床问诊数据对患者进行个性化治疗方案推荐。

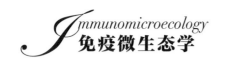
### 四、慢病管理信息系统

自身免疫病是一类慢性疾病，除了对症治疗，也需要科学管理。自身免疫病信息系统支持对患者的慢病管理，基本架构如图 1-8-2-9 所示。

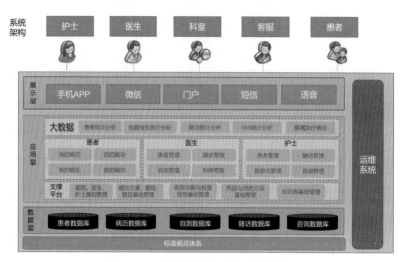

图 1-8-2-9　慢病管理信息系统基本结构

慢病管理系统可以实现以下功能（包含但不局限）。

#### （一）疾病自测

通过对各类自身免疫病，如干燥综合征、系统性红斑狼疮、类风湿关节炎等基本诊断指标的分析，提取那些可以由患者自行获取的信息，如晨僵状况、次数、关节肿胀程度等，患者录入各类可自测的基本数据后，系统会根据大数据模型自动给出疾病活动情况，并做出相应提示。

#### （二）疾病随访

慢性疾病的治疗是一个长期过程，科学规范执行治疗方案必不可少。系统支持患者记录每日三餐饮食、锻炼情况、睡眠时间、用药情况等内容，提供预先设计好的模板，如三餐中主食与菜奶肉蛋的比例、锻炼的项目及时长、睡眠的时间及时长等内容，支持定时提醒功能，支持记录结果可视化呈现，便于观察和分析。这些信息通过 APP 上传至中心系统。

#### （三）健康教育

患者可以通过 APP 实现的慢病管理健康教育，系统会定期推送各类资讯，包括疾病治疗的科研进展、疾病预防的有效方法、生活方式的专业指导等内容，医生签约后，医生除可通过中心系统了解患者的治疗情况外，还可以就患者的情况给予及时咨询指导。

# 第三节　基于大数据的免疫微生态信息系统展望

当今世界，大数据无处不在，人类将迈向数据技术（data technology，DT）时代。近年来，以统计分析、数据挖掘、机器学习为代表的大数据分析技术正在全球范围内掀起新一轮科技和产业变革。尤其在健康医疗领域，利用大数据分析技术可以推动医疗理念更新，优化行业业务流程，提升医疗服务水平，促进人类健康事业快速发展。人工智能和医疗卫生形成了一种相互促进、共同发展的关系，二者相结合促进了精准医疗的产生和发展。精准医疗对现代医学的发展具有重大意义，精准医疗模式的实行，有望提高人类的总体健康水平。免疫微生态信息系统在大数据技术的支撑下，未来有望在智能疾病预防、智能辅助诊断、智能疾病治疗、智能疾病管理等方面发挥巨大作用。

## 一、基于大数据的智能医疗进展

### （一）精准医学

精准医学的出现为人们降低疾病风险、提高诊断准确性、加强治疗及预防疾病提供了可能性。而大数据时代的到来，海量的生物信息和临床数据为精准医疗的深入发展提供了重要的基础。总的来说，精准医疗的内容可以分为疾病的精准诊断、精准治疗和精准预防。

1. 精准诊断

精准诊断是精准医疗最重要的部分，只有实现精确诊断，才可能实现精准治疗。精准诊断的精准首先体现在从分子水平划分疾病亚型，疾病的分子诊断可通过基因测序、蛋白质分析实现。目前，测序技术已经进展到了第四代，在几小时内就可完成人类的全基因组测序。蛋白质分析也发展了高通量分析的蛋白质芯片，使得快速对疾病进行分子诊断成为可能。分子影像学技术的应用则可实现疾病的准确定位，这些技术推动了精准医疗的临床应用。目前，精准诊断多应用于肿瘤的分型，遗传性疾病的诊断，产前筛查及其他疾病的诊断、分型。

2. 精准治疗

在精准医疗模式下，疾病的治疗将以分子靶向治疗为主。与传统的治疗相比，分子靶向治疗具有特异性高、不良反应小的优势。分子靶向治疗的关键是寻找合适的靶点，通过基因测序，可明确待测分子的 DNA 序列，发现突变位点。二代测序技术就成功地发现了大量的生物标志物，除了基因测序，还可通过比较细胞在不同生理或病理条件下蛋白质表达的异同，以及对相关蛋白质进行分类和鉴定、分析蛋白质间相互作用和蛋白质的功能，实现寻找疾病分子标志和药物靶标，从而应用于疾病的诊断、靶向治疗、疗效监测。精准治疗方案的制订除了需要核酸、蛋白质大数据外，还需要临床大数据及环境暴露、日常生

笔记

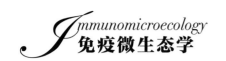
活习惯、地理位置信息等数据的支持。临床资料的电子信息化，使得临床大数据的收集和分析成为可能，而现代分子病理学、分子影像学、循环肿瘤基因检测等新技术的开展，则为临床抉择的正确执行提供了技术支撑。

3. 精准预防

随着医学大数据，包括临床数据和基因组、蛋白组、代谢组、转录组数据及环境暴露、日常生活习惯、地理位置信息、社交媒体及其他多种多样数据的广泛应用，精准预防的实施条件日趋完善。基于流行病学的信息，绘制特定人群的疾病谱系，制订出亚人群的疾病预防策略，可有效降低发病风险、早期诊断疾病、提高国民健康水平。例如，予以 HPV 疫苗例行接种，可有效预防宫颈癌的发生；接种乙肝疫苗，可用于预防慢性乙型病毒性肝炎的发生，并下调肝脏恶性肿瘤的发生率。

无论是精准诊断、精准治疗，还是精准预防，都要通过大数据精确计算每个个体的具体变化，进而给出不同的个性化方案。现在人们普遍认为微生物菌群在药物代谢中起到了重要的作用，未来医药的发展应该充分考虑微生物菌群在药物代谢、吸收、疗效和毒性等方面的独特作用，依此开展精准用药研究，以实现更安全、更有效的治疗结果。

（二）大数据与精准医学

想要了解大数据技术为免疫微生态领域研究带来的变化和突破，首先要理清大数据与精准医学的关系，以下列举四类数据供参考。

1. 肠道菌群（微生物组）与精准医学

人体肠道微生物数量多达 $10^{14}$ 个，大量研究表明，人体微生物组在体内环境层面上反映了人体的健康程度，特别是慢性疾病的状况。人体内微生物的种类和定居部位如果发生改变，将导致"微生态失调"，如葡萄糖耐受不良、老龄化相关疾病和风湿免疫病等。新一代 DNA 测序技术表明，对人类微生物组群的数量、种类和位置的变化研究都有利于推动精准医学、个性化诊疗的发展。现有研究显示，肠道菌群与人体各大系统疾病息息相关，其中肠道菌群与消化道的关系最为密切，几乎所有的消化道疾病均与肠道菌群有着相关的联系。此外，微生物菌群与患者神经系统、内分泌系统、呼吸系统等方面的疾病也有着千丝万缕的联系。因此，微生物菌群表征的分析可以实现对部分患者疾病的诊断及评测患者的预后工作。

2. 基因组学与精准医学

人类基因组计划（HGP）启动至今，在科学家寻找致病基因和探究发病机制的过程中发挥了关键性作用，完全的基因组序列测定将会加强所有疾病相关基因的鉴定。基因组学，特别是 HGP 的实施，人们对疾病有了新的认识。从疾病和健康的角度考虑，人类疾病大多直接或间接地与基因相关，故有"基因病"概念产生，基因组学的发展将改变当前病理学的格局和发展方向。环境基因组学开展的环境因素与人体基因多态性之间的交互作用研究将使病因学研究进入一个全新的领域。基因组学还为药理学的发展开辟了新领域，药理基因组学将推动"新一代药物"开发。这方面的进展推动了疾病发病机制研究、临床疾病诊断、病因学和治疗学的进步。此外，基因组基因功能分类与疾病关系探索还可揭示发病严重程度和遗传方式，甚至可对生命周期进行预测。

3. 蛋白组学与精准医学

随着基因组测序工作的进展，人们开始越来越关注一个问题，那就是所有这些基因编码的蛋白的功能是什么？这个问题的提出使得蛋白组学变得越来越重要。疾病的产生可能仅仅是因为基因组中一个碱基对的变化，如 β - 血红蛋白第六位上的 Glu 变为 Val 就导致了镰刀型细胞贫血症的发生。蛋白质作为细胞中的活性大分子，无疑是与疾病相关的主要分子，其蛋白表达水平的改变是与疾病、药物作用或毒素作用直接相关的。因此，基于蛋白质整体水平的蛋白质组学在人类疾病研究中无疑将发挥重要作用。随着精准医疗时代的到来，蛋白质组学将成为寻找疾病分子标志物和药物靶标最有效的方法之一，可以让人们突破过去研究的束缚，以全新的、更精确、更完善的视角去认识疾病的发生和发展，精确寻找疾病原因和治疗靶点，最终实现个性化精准诊疗的目的。

4. 代谢组学与精准医学

代谢组学通过组群指标分析，进行高通量检测和数据处理，研究生物体整体或组织细胞系统的动态代谢变化，特别是对内源代谢、遗传变异、环境变化乃至各种物质进入代谢系统的特征和影响的研究。代谢组学主要研究的是作为各种代谢路径的底物和产物的小分子代谢物（MW ＜ 1000），是继基因组学、转录组学和蛋白质组学之后，系统生物学的重要组成领域。近年来，代谢组学迅速发展并渗透到多项领域，常常用在疾病诊断、医药研制开发等领域中。

### （三）大数据支持精准医疗的应用领域

近年来，肠道菌群、转录基因、蛋白组学和代谢组学等数据的检测方法不断发展，使我们对疾病的认识达到了一个新的水平。"通过大数据分析应用，推动覆盖全生命周期的预防、治疗、康复和健康管理的一体化健康服务，这是未来健康服务管理的新趋势。"中国工程院李兰娟院士曾讲到，按照规划，我国将建立覆盖 13 亿人的电子健康档案，这将是世界上独一无二、最大规模的健康大数据。通过基因测序、居民健康档案、电子病历、可穿戴设备、公共卫生流行病调研等方式获取到的个人健康数据汇聚到患者的个人数据库后，除了开展自我健康管理的同时，还可以通过大数据分析更好地找到疾病的相关性及规律，开展精准医疗，具体应用领域如下。

1. 开展辅助诊断

随着医学的进步，源于个体的数据越来越丰富，包括组学数据、健康监护数据、影像数据等。目前，整体医疗大数据市场应用度较高地集中在数据挖掘、机器深度学习领域，大数据分析为许多医学难题的解决提供了新途径，如构建临床诊断数据分析预测模型等，这改变了一些疾病诊断方式。例如，心理问题一般是通过临床观察或自我就医的方式被发现并诊断的，现实中缺乏客观有效的诊断方法，而基于说话模式的数据挖掘，能够发现患者条理表达能力的下降，进而成功预警心理问题，在小样本人群试验中达到了 100% 的准确度。通过机器学习对一些复杂信息进行处理，也能对心脏病、哮喘、癌症等疾病做出诊断和预测，能够达到或超越专家的诊断水平。据了解，目前我国已经有借助手机和云端的糖尿病管理平台和高血压病管理平台，专家可以实时分析个体的血糖波动、药物疗效等情况，给出诊断及用药建议，这就意味着我国依靠大数据在健康管理领域迈出了重要一步。

2. 指导精准治疗

在我国，过度诊疗的现象也不同程度地存在，这就需要大数据的参与来实现适度医疗或精准医疗。过度诊疗最重要的原因是个体的差异性，同一种药物对不同人有不同的效果。大数据技术可以帮助我们从实验样品和活组织切片中获取大量的数据，这就使我们有机会发现与疾病相关的未知因子，并用来当作药物靶点或疾病分子标志。大数据还可以用来帮助揭示疾病尤其是癌症的复杂性，从而为每个患者找到不同的药物及治疗方案。此外，来自临床结果、遗传图谱和组织形态的大数据分析将是个性化医学的一大动力。我们对不同来源的数据对比整合，使为每个患者量身定制治疗方案也将成为可能。

3. 判断疾病预后

疾病的预后评估是对疾病发病后发展为各种不同结局的预测，在临床很有必要。同一种疾病，由于患者的年龄、体质、合并疾病、接受治疗的早晚等诸多不同因素，即使接受了同样的治疗，预后也可能有很大的差别。如果能对不同术后患者的预后做出准确预测，那么就可以对不同的患者有针对性地采用不同的治疗手段，进一步提高患者的生存率。此外，还可以利用图像处理技术，将数据建模成为一个虚拟实体，通过设置不同的参数，模拟观察各类手术或者药物对患者身体功能造成的影响，从而在诊疗之前就对诊疗后疾病可能的走势做出预测，为获取疾病诊治方法提供手段。

4. 智能慢病管理

基于慢病患者个人数据和诊疗数据来进行慢性疾病管理。一方面，通过智能硬件和软件实时收集用户行为感官数据，智能应用或医生可将用户数据与慢病数据库进行比对分析，从而识别患者疾病进展情况，进而判断慢性疾病患者对医嘱的依从性和慢病管理效果，对于管理不好的高危群体及时进行健康教育或提供防止疾病进一步进展的治疗支持，如制订个人用药提醒、运动提醒、复查提醒、知识推送等。此外，大数据还可以从患者身边的联系人或可穿戴设备入手，帮助精准管理慢性病。例如，通过慢病健康管理应用的社交功能，患者数据可分享至亲人、朋友，由亲人或同伴监督、鼓励，提高其对的医嘱依从性。将患者分享数据或智能可穿戴设备自动聚集的数据与大数据进行比对和匹配后，由智能设备提醒患者按时依规进行治疗。患者治疗依从性的提高可将疾病危害降到最低程度。通过信息共享平台，除可对慢性病患者进行全病程管理外，卫生部门还将依托于大数据，创新慢性病管理模式，促进慢病诊治更科学化和精准化。

5. 监测药物不良反应

大数据在未来不仅能够将医生从繁重的工作中解放出来，让他们减轻重复性劳动而专攻疑难杂症突破医学难题，还能够在检测药品不良反应方面崭露锋芒。在药物不良反应的研究中，大数据技术可以避免传统方法，如临床试验法、药物不良反应报告分析法等样本量小、样本分布有限的问题。与药物有关的不良反应可以从数百万患者的数据中找到。由于样品尺度大、分布广，所得结果更具说服力。此外，还可以从社会网络中搜索大量服用某种药物的人的不良反应记录，通过比较分析和数据挖掘方法，更科学、更全面地获得药物的不良反应，为科学、安全、高效使用药品提供指导。

6. 促进诊疗模式转变

大数据增强了"自主健康"服务体验，让健康数据"多跑路"，让人民群众"少跑腿"已成为现实。从现在已有的实践看，互联网健康咨询、网上预约分诊、移动支付和检查检验结果查询、随访跟踪等应用，都给老百姓带来更加便捷的应用服务，患者可在网上完成预约挂号、远程会诊，并通过智能终端实现诊间支付、报告查询、慢病续方等功能。随着健康医疗大数据的应用与发展，大数据技术与健康医疗服务深度融合应用，使得高级别医院和高水平医生的知识和能力通过数字化的手段传递到基层、偏远和欠发达地区，促进分级诊疗制度的有效落实。同时，通过分级诊疗平台和协同平台及区域影像中心、区域心电中心、区域病理中心、区域检验中心、区域远程中心的建立，有效提升了基层医疗机构的服务能力。运用"互联网＋"和健康医疗大数据的支撑，可方便患者获得优质、高效、便捷的服务。事实上，人们现在感知最为深刻的远程会诊、预约挂号、移动支付等现代化就诊服务仅仅是大数据应用的小小"一角"。

7. 完善医保监管

医保监管部门一般通过住院病历数据对医疗机构和医务人员的医疗服务进行监测。虽然单看一个项目和单次发生费用很难判断是否合理，但通过就医频次、就医费用、治疗方案等大数据分析后，对于常规的诊疗可以指定规范治疗路径和费用标准，对于发现的一些特异情况及时进行监管和纠正，以此达到节约医保基金、规范诊疗行为、提高诊疗质量的目的。未来可以通过医疗、医保、医药三方数据的互联互通，实现联动监管。例如，通过追踪医生每一张处方和医嘱，进行用药安全的提示，实时提供各类用药安全的警示信息。基于合理用药知识和临床路径知识，分析诊疗过程的数据，针对异常情况进行自动派单稽查等。

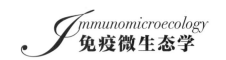

8.加强循证医学研究

实际上，随着大数据在医疗行业应用程度的不断深入，其在循证医学领域的应用价值也逐步显现出来。总体来看，大数据在循证医学领域的应用价值主要体现于临床操作、药物研发等医疗环节中。大数据在临床操作方面所具有的价值，已经得到了诸多研究人员的认可。借助大数据的技术优势，医生可以根据既往病历评估治疗方案，使治疗方案的制订变得更加科学合理，治疗效果也可以得到进一步提升。此外，医务工作者通过全面分析患者的各项医疗数据，对比多种干预措施的有效性，可以找到针对特定患者的较适宜的治疗途径，并可降低过度治疗（如避免那些不良反应比疗效明显的治疗方式）、治疗不足等情况的发生。

## 二、免疫微生态信息系统功能展望

大数据与免疫微生态的交叉结合为明确致病微生物和有效治疗药物的范围提供了可能，为相关领域的研究者提供了前所未有的机遇，同时大大节省了过去漫长的研究实验时间，为疾病患者带来福音。

免疫疾病的治疗至今尚无特异的手段，传统治疗方案为激素联合免疫抑制剂，另外还有生物制剂，但是传统方案面临感染、骨髓抑制、性腺抑制及肿瘤等不良反应，其中感染是导致患者死亡的首要原因。研究微生物菌群特征不仅有助于疾病的预防，而且利用微生物菌群特征和已知与临床疾病的关系，将有利于提高临床疾病的诊断。近年来，更多的研究发现，人体微生物组可以从人的内环境层面反映出人体的健康情况，特别是一些慢性疾病的状况。由于肠道微生物的功能、组成和生长情况与机体的多种生理和病理状态有关。因此，充分运用大数据与人工智能技术，通过对患者肠道中微生物种群的分析可以达到对疾病风险评估的目的。非侵入性的取样方法可极大地降低患者的痛苦，降低成本，使得对疾病的早期诊断和疾病的风险评估变得可行，进而还可对患者的饮食、生活习惯进行指导，达到精准诊断、精准治疗和精准营养的目的。

免疫微生态信息系统的建设极大地助力了免疫微生态学科的发展，一个好的免疫微生态信息系统至少应包含以下模块。

### （一）疾病智能诊断及交互模块

针对患者自然语言描述的病情，智能诊疗系统可以自动录入和识别临床表现的关键词，在全医学信息数据库里进行大数据分析，迅速匹配并排序最有可能的疾病及其鉴别标准。医生参考并结合自己的分析给出初步诊断后，智能诊断功能会再次验证该诊断路径是否合理并给出进一步的辅助检查建议。同时智能助手也可以对医生的决策进行验证，并提醒风险。医生和智能助手的双重验证，可确保医生在全面分析并证据充足的情况下得出更准确的结论，这其实是"专家团＋大数据库"的诊疗模式。同时系统能够提供常见问题及自动回复模块，对于患者在自我健康管理时提出的一般问题进行自动答复，有很好的交互界面和功能。

### （二）多组学大数据扰动模块

免疫微生态与各类组学数据密切相关。因此，系统应当具备利用基因组学、转录组学、蛋白质组学、代谢组学和药物组学等多组学数据进行多维分析、挖掘预测的功能。根据多组学数据与疾病、药物之间的关系预测出可能的致病机理和疾病与药物之间的潜在关联，为更多的疾病预测出潜在的治疗药物，进而提供个性化的治疗方案，特别是对于老药新机制的发现和新药的研发提供更加精准的依据，探索新的治疗和研究方向。

### （三）生活方式和饮食指导模块

众所周知，疾病的产生与生活方式、饮食习惯都有很大的关联，饮食、生活方式和环境对表观基因组、肠道微生物有着重要的影响，并影响转录组、蛋白质组，直至代谢组。当遗传基因的影响与营养、生活、环境不能得到适当的平衡，人体健康就会受到影响。疾病治疗的效果除药物外还依赖于生活方式的干预。系统应能够结合患者各项健康数据提出个性化生活方式和饮食指导建议，从源头上治疗疾病，以"食疗"辅助"药疗"。同时，系统还应当能够收集患者的锻炼、睡眠、饮食、社会关系和社会活动等信息，实时跟踪用户身体状况，根据检测数据为用户实施个性化的健康管理方案，为每位患者提供科学的生活方式指导建议，并具备提醒和信息告知功能。

### （四）科研数据管理模块

免疫微生态信息系统另一个必备的功能是科研数据收集和分析，这是免疫微生态学科得以不断发展和完善的必要条件。科研数据管理模块主要承担着数据的收集、分类和监测功能。首先，实时记录并存储临床数据（患者的个人信息、遗传学信息、检查检验信息、治疗信息等）、随访数据、生活方式数据、外部合作数据等；其次，进行数据的统一清洗整理，统一数据接入存储，以及数据标准治理；最后，定期进行数据整体报告和监测，有条件时增加数据分析和挖掘模块，为后续的研究立项、研究设计、课题分析跟踪等研究提供研究基础。

精准医学的发展才刚刚开始，未来大数据在免疫微生态系统中的应用将可以让人们突破过去研究的束缚，以全新的、更精确、更完善的视角去认识疾病的发生和发展，精确寻找疾病原因和治疗靶点，最终实现个性化精准诊疗的目的。

（贺培凤　刘鸿齐　张昕瑞）

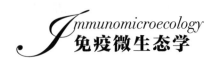

# 参考文献

[1] 宋立华.精准治疗 检测先行.中国企业报，2019-07-16（13）.

[2] 徐哲，李佳霄，徐琳娜，等.蛋白质组学技术在畜禽遗传育种中的应用与展望.中国牛业科学，2018，44（6）：48-52，95.

[3] 孙爱婷，张海平.大数据技术在医疗领域应用的发展前景.中国管理信息化，2017，20（19）：193-195.

[4] 刘伟，张阳，黄姣祺，等.检验组学在精准医疗中的应用价值.国际检验医学杂志，2018，39（9）：1025-1028.

[5] 马雨，赵霞.精准医疗的起始与范畴.实用妇产科杂志，2017，33（6）：400-401.

[6] 刘厚明，韩红星，吕宁，等.混合式多级条形码在微生物检验全程无纸化和全流程管理中的应用.临床检验杂志，2015，33（4）.310-312.

[7] 林雪峰，陈晓军，江丹英，等.基于数字化管理的临床微生物实验室信息管理平台再造.中国现代医生，2015，53（28）：106-110.

[8] NG M，FLEMING T，ROBINSON M，et al. Global，regional，and national prevalence of overweight and obesity in children and adults during 1980-2013：A systematic analysis for the Global Burden of Disease Study 2013. Lancet，2014，384（9945）：766-781.

[9] 刘伟，王腾蛟，唐海琳，等.高通量细菌鉴定方法研究进展.微生物学通报，2014，41（12）：2501-2509.

[10] 刘健，万磊，黄传兵，等.代谢组学检测方法及其在中医药系统的应用.中国临床保健杂志，2013，16（5）：449-452.

[11] 张立平.军队医院管理学.3版.人民军医出版社，1997.

笔记

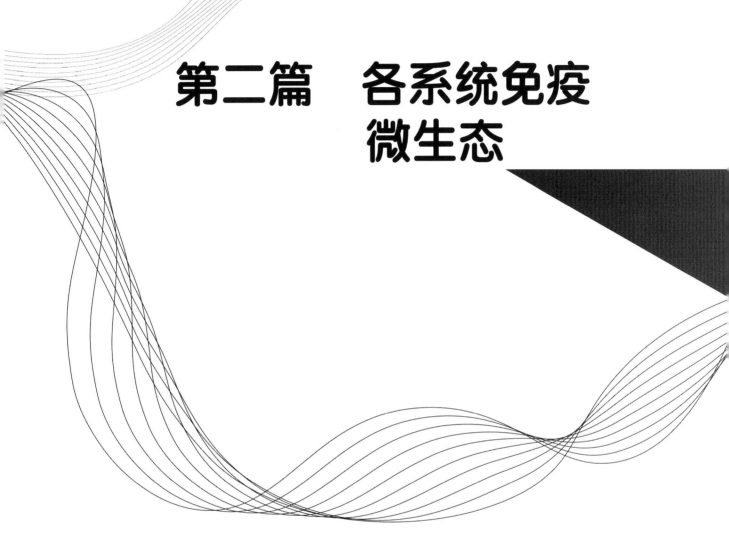

# 第二篇　各系统免疫微生态

# 第一章　口腔免疫微生态

## 第一节　正常口腔微生态

口腔是人体五大菌库（口腔、肠道、皮肤、鼻腔和阴道）之一，人类口腔中生活着以细菌为主的数千亿微生物，目前已知的细菌种类已经有 750 多种。这些微生物分布在口腔的不同部位，与宿主口腔一起构成了复杂的口腔微生态系统。

### 一、口腔微生态系统

人的口腔具有适宜的温度、湿度、酸碱度及营养源，且口腔解剖结构复杂，结合其他理化及生物因素，口腔给其内的各种定植微生物提供了黏附、生长和繁殖的有利条件。在长期进化过程中，这些常驻微生物与宿主口腔生态区形成了口腔微生态系统。口腔微生态系统主要包括三个部分：口腔生态区、口腔微生物群和口腔微生态因子。

生态区是生态系的空间层次，是生物体定植的空间环境。口腔微生态区因其特殊的解剖结构及其所处的位置包括了多个生态小区，以及多个生境和生态位点。这些生态小区和生境、生态位点有其相同的或不同的特性，从而构成了口腔微生态区的复杂性。

在口腔微生态学研究中，基于口腔的结构特点，以生态区为基础将口腔微生态系划分为牙生态系、牙周生态系、黏膜生态系（唇、舌、颊、腭黏膜）、唾液生态系及存在于口腔中的特殊生态系（包括修复体、种植牙、咬合矫治器等）。

#### （一）牙生态系

1. 组成

牙齿是口腔内的重要组成部分，承担着咀嚼、辅助发音和美观等重要功能。正常人一生先后有两副牙齿：乳牙和恒牙。牙齿与定植于其表面的微生物群共同形成牙生态系。

2. 特性

牙齿是口腔中非再生的高度矿化的组织，是人体唯一暴露在外的硬组织，也是人体唯一无脱屑的组织，表面非常适合微生物定植。每颗牙齿包括裸露在口腔的牙冠和包埋在牙槽骨中的牙根两个生境。牙冠又包括光滑面和窝沟两个生态点。光滑面又可分为唇颊面、舌腭面等生态位。这些光滑表面属于口腔的自洁区，容易受到唾液、食物摩擦和口腔卫生措施（含漱、刷牙等）的影响，凡能在光滑面上定植的微生物群必须具有特殊的抗脱离力。光滑平面属于有氧环境，定植微生物以需氧和兼性厌氧者为主。牙冠的邻面及咬合面的窝沟点隙处各种生理或机械性的作用难以达到，属于非自洁区。这些部位为微有氧环境，定植微生物以兼性厌氧、微需氧和厌氧者为主。

3.定植微生物

所有萌出的牙齿表面都有细菌定植。细菌借助被覆在牙面的获得性膜形成特殊的生物膜，称为牙菌斑。通过牢固附着在牙面的牙菌斑实现了微生物的定植，从而形成了附着在牙面上以细菌为主体的生态系统。

牙齿表面菌斑中，以链球菌克隆K048、血链球菌、格氏链球菌等链球菌和龋齿罗斯菌、溶血孪生球菌、毗邻颗粒链球菌、放线菌克隆BL008、缺陷乏养菌为主要优势菌。

牙齿不同部位牙菌斑的菌群组成有明显差异。血链球菌和变异链球菌只能在牙齿萌出的口腔中检出。

光滑面菌斑以需氧和兼性厌氧的球菌为优势菌群成分，包括以血链球菌为主的口腔链球菌和奈瑟菌。随着菌斑增殖成熟，在菌斑深层氧气密度下降，厌氧的革兰阴性杆菌检出率增高。殆面点隙裂沟菌斑中血链球菌、变异链球菌、黏性放线菌和韦荣球菌等为正常菌成分。

邻面菌斑优势菌群为黏性放线菌、内氏放线菌及以血链球菌为主的链球菌。同时，革兰阴性无芽孢的厌氧杆菌定植数量明显高于光滑面和窝沟点隙处菌斑。两颗邻牙之间的根方有一个生理性薄弱区——龈谷，该部位无上皮角化，易受损伤，易受感染形成慢性炎症，以革兰阴性厌氧菌为主。

牙石是牙菌斑矿化形成的钙化团块，是口腔微生物在牙面定植的生态环境，以血链球菌、米勒链球菌、内氏放线菌和咽奈瑟球菌为优势菌群。厌氧菌有月形单胞菌、具核梭杆菌、小韦荣球菌等。

### （二）牙周生态系

1.组成

牙周组织包括牙龈、牙周膜、牙槽骨和牙骨质，这些解剖关系复杂、组织结构和理化性质不同的软硬组织，形成从有氧到无氧各种氧张力的特殊微环境，加之口腔适宜的理化环境及营养，给微生物的定植和生长繁殖提供了良好的条件。牙周微生物与牙周组织及其中多种生态因子，如龈沟液（gingival crevicular fluid，GCF）、龈上菌斑及龈下菌斑构成牙周生态系。

2.特性

牙周组织各组成部分，具有结构不同，性状多样，功能各异的特点，比较复杂。与免疫微生态关系密切的特性主要有以下几方面。

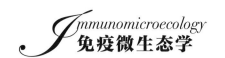

（1）牙龈上皮

牙龈是覆盖在牙槽突表面和牙颈部周围的口腔黏膜上皮及其下方的结缔组织。由游离龈、附着龈和龈乳头三部分组成。牙龈上皮按照形态和功能可划分为三个区：口腔上皮、沟内上皮、结合上皮。其中，口腔上皮被覆在游离龈和附着龈表面，为角化或不全角化的复层鳞状上皮；沟内上皮为牙龈沟的衬里上皮，为薄的非角化复层鳞状上皮，具有半透膜的作用，龈沟内细菌产物、牙龈结缔组织液和防御细胞可以经沟内上皮流动。结合上皮附着于釉牙骨质界处，其冠端构成龈沟底。由非角化复层鳞状上皮构成，无角化层，无钉突，靠基底板和半桥粒与牙釉质相附着。

现代观点认为，口腔上皮细胞不仅是口腔防御的物理屏障，其与细菌的相互作用，在先天性宿主免疫防御反应中也发挥着积极作用。例如，上皮细胞可以通过加速细胞的增殖、改变细胞信号转导、改变细胞分化和细胞死亡等多种方式抵抗细菌感染，最后改变组织的自我稳态。

（2）龈沟和牙周袋

正常情况下，游离龈呈颈圈状包绕牙体颈部，宽约 1 mm，菲薄而紧贴牙面。将牙根、牙槽骨及牙周膜等与口腔环境隔绝，微生物不易侵入。游离龈与牙面之间形成的 V 形间隙，称为龈沟，健康龈沟组织学深度为 1.8 mm，临床正常牙周探诊深度不超过 3 mm。龈沟是牙周生态系最重要的生态区，也是口腔微生物主要的定植生境。龈沟菌群是健康口腔种类最多的菌群。龈沟液是牙龈结缔组织通过沟内上皮和结合上皮渗入到龈沟的液体，是龈沟的主要生态因子，有机械清除龈沟内细菌和异物的作用，牙周有炎症时，龈沟液会增多，是机体防御反应的表现。龈沟液多来自血清，含丰富的营养成分和多种活性蛋白质，也是龈沟微生物很好的培养基。当各种原因导致龈沟内生态平衡被打破时，龈沟将出现病理性加深，形成牙周袋。牙周袋的加深及牙龈炎症和渗出的加剧，更有利于微生物的聚集和滞留。局部的氧化还原电位随着牙周袋深度增加而进一步降低，成为专性厌氧菌定植数量最多的生态区，可进一步加重炎症，形成恶性循环。

（3）龈上菌斑和龈下菌斑

按照牙菌斑与龈缘之间位置关系的不同，牙菌斑分为龈上菌斑和龈下菌斑。位于龈缘以上者为龈上菌斑，主要分布在近牙龈 1/3 牙冠处和其他不易清洁部位牙面，与龋病发生和牙石形成有关。位于龈缘处的龈上菌斑可造成牙周组织损害，如牙龈炎，通常以革兰阳性兼性厌氧菌为优势菌，包括链球菌、丝状菌、放线菌、乳杆菌和酵母菌等。

龈缘以下者为龈下菌斑，是牙周微生态重要的生态因子，与牙周疾病的发生关系密切。龈下菌斑主要有两种形式：附着在牙根面的称附着性龈下菌斑；位于其表面或直接与沟内上皮、袋内上皮接触的称非附着性龈下菌斑。附着性龈下菌斑菌群多为龈上菌斑延伸而来，与龈下牙石的形成、根面龋、根面吸收及牙周炎有关。非附着性龈下菌斑结构较附着性者松散，在牙周炎快速进展期时明显增多，与牙槽骨的快速破坏有关，与牙周炎的发生、发展关系密切，被称为牙周炎的"进展前沿"。

3. 定植微生物

在牙周健康部位的龈沟，存在少量比例平衡的细菌，优势菌为革兰阳性球菌和杆菌，约占可培养菌总数的 70% 以上，包括内氏放线菌、黏性放线菌、马氏棒杆菌、血链球菌和缓症链球菌等。厌氧的韦荣球菌和其他革兰阴性厌氧杆菌（如口腔普雷沃菌、具核梭杆菌）也偶尔能从正常龈沟中分离出，但螺旋体数量不多。正常情况下，这些微生物与宿主之间以共栖的方式，保持着牙周微生态的平衡。

有学者对牙周炎患者和牙周健康受试者的龈下菌斑样本做检测发现，按照龈下细菌聚集特性及与牙周状况的关系，分为红、橙、黄、绿、紫、蓝 6 个主要微生物复合体：①第一复合体（红）：与牙周炎紧密相关的菌群，包括牙龈卟啉单胞菌、福赛坦菌（原名福赛拟杆菌）、齿垢密螺旋体；②第二复合体（橙）：与牙周炎紧密相关的核心群，包括中间普氏菌、变黑普氏菌、微小微单孢菌（原名为微小消化链球菌）、具核梭杆菌和直肠弯曲菌（原名为直肠沃廉菌）、缠结优杆菌和昭和弯曲菌；③第三复合体（黄）：由血链球菌、口腔链球菌、轻链球菌、戈登链球菌和中间链球菌等组成；④第四复合体（绿）：包括 3 种二氧化碳噬纤维菌、简明弯曲菌、侵蚀艾肯菌和伴放线聚集杆菌；⑤第五复合体（紫）：由小韦荣球菌和溶齿放线菌构成；⑥第六复合体（蓝）：由放线菌构成。其中，红色复合体与牙周临床参数，特别是牙周袋深度和探诊出血紧密相关，橙色复合体也与牙周袋深度相关，这两种复合体之间联系密切，在牙周病诊断方面富有意义。

（三）黏膜生态系

1. 组成

口腔黏膜被覆在唇、颊、舌和腭等口腔组织表面。根据其部位和功能可分为三类：咀嚼黏膜、被覆黏膜和特殊黏膜。其中舌背黏膜为特殊黏膜，表面有许多乳头，还有味蕾。硬腭和牙龈黏膜为咀嚼黏膜，可承受咀嚼压力和摩擦。其余口腔黏膜均为被覆黏膜。不同部位的口腔黏膜具有不同的结构和功能，所定植微生物也有所不同。

2. 特性

与皮肤和胃肠道上皮细胞一样，口腔上皮完整性的维持也是通过不断的上皮更新过程完成的，牙龈为41～57天，颊部为25天，更新速度介于皮肤和胃肠道之间（表皮52～75天，肠道4～14天）。与之对应，黏膜表面定植的微生物也随之不断经历吸附－脱落－再吸附的过程。这些过程还会受到唾液流动、局部氧化还原电势变化、口腔清洁措施及外界空气的影响。

3. 定植微生物

口腔黏膜表面定植微生物以需氧和兼性厌氧微生物为优势菌，正常情况下，构成了抵御外来菌侵袭的菌群屏障，对口腔黏膜有保护作用。

（1）唇：唇的内侧为唇黏膜，外侧为皮肤，二者之间为唇红。唇红上皮薄，有角化，与皮肤相邻，是口腔与外界相通的门户，此处定植微生物常与外界环境和皮肤表面相同，以皮肤表面微球菌和表皮葡萄球菌为主。唇内侧黏膜无角化层，主要与牙齿唇面及唾液接触，最常见的定植微生物是口腔链球菌。口角炎及角化唇炎则可检出白假丝酵母，唇痈病原菌多为金黄色葡萄球菌或化脓性链球菌。当局部菌群改变时，该处也常受到 Ⅰ 型疱疹病毒侵害。

（2）颊：颊黏膜是口腔中面积最大的软组织，表面平滑，少有皱褶，为有氧环境，适于需氧菌生存。草绿色链球菌是颊黏膜优势定植菌，其中缓症链球菌占该部位可培养菌总数的 60%，其次是唾液链球菌和血链球菌，革兰阳性丝状菌和其他细菌检出率很低。因颊黏膜与唾液接触密切，唾液菌群如嗜血菌属、奈瑟菌属等也可能在此处短暂停留。

（3）舌：舌背黏膜含丰富的乳头，解剖结构有利于微生物的滞留，定植微生物以唾液链球菌、缓症链球菌、口腔链球菌、奈瑟菌属和嗜血菌属为优势菌，黏滑罗斯菌（原名黏性葡萄球菌）及少量白假丝酵母也常被检出。小韦荣球菌是舌背最常见的厌氧菌，其次为乳杆菌和放线菌。

舌腹黏膜表面光滑，又与唾液接触密切，易受唾液菌群的影响，且其解剖位置特殊也使其局部氧化还原电势低，而成为微需氧和厌氧微生物的定植生境。具核梭杆菌、二氧化碳噬纤维菌属和普雷沃菌属检出率明显高于舌背。

（4）腭：腭黏膜包括软腭和硬腭两个生境。位于口腔前部的硬腭黏膜表面角化层较厚，与咀嚼和食物摩擦有关。优势菌群为链球菌菌种，如唾液链球菌和缓症链球菌等。由于生理性接触，唾液及舌尖的菌群也可以在硬腭检出，如奈瑟菌、嗜血菌、乳杆菌和小韦荣球菌等。佩戴义齿的口腔，因基托覆盖上腭形成滞留区，可见白假丝酵母及乳杆菌检出增加。软腭因与咽部相延续，所以除唾液菌群外，还常有呼吸道细菌定植，如嗜血菌、棒杆菌、奈瑟菌和草绿色链球菌等。

### （四）唾液生态系

#### 1. 组成

唾液是口腔内大、小唾液腺共同分泌的混合液的总称。正常人每天分泌唾液 1000～1500 mL。唾液的主要成分是水，占 99.4%，有机物占 0.5%，无机物占 0.2% 左右。主要有机成分包括蛋白质、尿素、氨基酸、唾液淀粉酶、溶菌酶和麦芽糖酶等。无机物主要有钾、钠、钙、氯化物、碳酸氢盐和无机磷酸盐等。

#### 2. 特性

唾液进入口腔后，脱落的黏膜上皮细胞、白细胞、细菌和食物残渣混入其中，使之成为口腔微生物群定植的又一重要生态区。唾液中的黏蛋白，占唾液蛋白的 75%，具有黏稠性质，是早期牙菌斑形成的重要基质。唾液中的溶菌酶和分泌性免疫球蛋白具有杀菌和抗菌作用。唾液具有流动性，对口内的食物残渣、微生物、脱落上皮有冲刷、清洁作用，也是口腔微生物的运输器和储存库。唾液的组成复杂多样，不仅为口腔微生物的黏附、增殖和定植提供了营养和其他必要条件，也同时影响着口腔微生物的种类和数量。唾液还有消化、辅助咀嚼、润滑、保护、缓冲稀释、体液调节和内分泌等很多作用。

3. 定植微生物

成人唾液可培养菌总数为 $6 \times 10^9$/ mL 唾液，其中口腔链球菌约占 50%，以唾液链球菌和缓症链球菌最多见，革兰阳性的丝状菌和棒杆菌、诺卡菌和放线菌也是唾液的正常菌群成分。此外，唾液中还含有少量的韦荣球菌、奈瑟球菌、乳杆菌、梭杆菌、拟杆菌、酵母菌和原虫。

（五）特殊生态系

1. 组成

在口腔中还存在着一些比较特殊的生态区。由于天然牙的缺失、牙列错颌畸形、颌面部组织缺损、咬合异常等一些原因，需要在口腔内佩戴人工材料制作而成的修复体、矫治器、赝复体、种植体修复体等装置。这些装置的材料性质、形态结构、安放位置及与口腔组织的接触方式都不相同，其表面定植的微生物种类和数量也就不尽相同。

2. 特性

这些矫治器和修复体等装置一经安装大多数都是需要长期佩戴在口腔之中的。这样就在口腔当中形成了新的生态环境或滞留区，很容易引起菌群的动态变化。例如，可摘局部义齿结构复杂，卡环、人工牙、基托、连接体和𬌗支托等均与相邻天然牙体、牙龈和黏膜等组织密切接触，给局部自洁造成困难，同时有利于局部菌斑堆积，为微生物的定植和增殖提供了便利条件，客观上增加了患龋病、牙周病和黏膜感染等疾病的风险。

3. 定植微生物

这些修复矫治装置的存在促进了白假丝酵母、变异链球菌及多种厌氧菌的定植和增殖，但不同装置表面定植微生物并不相同。传统的可摘局部义齿应用甲基丙烯酸甲酯来制作基托和人工牙。由于树脂材料表面无法达到与现代的金属和陶瓷材料一样的抛光程度，更容易造成牙菌斑的沉积。临床制作的较大面积树脂基托长期覆盖黏膜表面，局部氧化还原电势低，同时舌体、唾液的机械清洁和流动冲刷等作用受到义齿的阻碍，兼性和专性厌氧的白假丝酵母和乳杆菌很容易在其表面附着和定植，最终可发展为"义齿性口炎"。

（六）口腔微生态系的环境因子

口腔微生态系长期稳定的维持，除了与宿主口腔组织和定植微生物之间的动态平衡、相互适应有关以外，还受到许多环境因素的影响，这些生态因子能够影响生态空间中生物的生长发育、繁殖和群落分布。

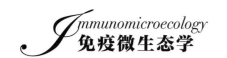
### 1. 温度

多数细菌可在 –5 ～ 55 ℃的温度生长，但许多细菌酶的有效活力需要最佳温度。医学重要细菌多数属于嗜温微生物，适宜的生长温度在 25 ～ 40 ℃，人体口腔温度恒定维持在37℃左右，恰好为微生物的生长提供了最适温度。人和动物的体温存在周期性变化，口腔不同部位的温度也不一致。Fedi 在 1992 年用温差电偶测到牙周袋内平均温度无论病变还是健康，均低于舌下温度，后牙的袋内温度较前牙高，健康部位龈袋内温度较低，与舌下温度相差较大，牙周健康与病变部位温度有显著差异。温差电偶可能成为诊断牙周病变的有效工具，关于温差对于牙周微生物生态系的影响尚未做深入研究。

### 2. 氧化还原电位

氧化还原电位（oxidation-reduction potential，Eh）指的是两个电极的电位差，一个体系中 Eh 的大小取决于氧化物和还原物的比例。氧化还原电位可以反映局部环境中的氧浓度，氧化物浓度高于还原物时，Eh 为正值，反之，Eh 为负值，二者相等时，Eh 为零。口腔不同生态区、不同生境的氧化还原电位有所不同，一般唾液和黏膜表面 Eh 较高，唾液（+240 ～ +350）mV，黏膜表面（+60 ～ +120）mV，正常龈沟（+75 ～ +100）mV。随着牙周袋的加深，Eh 逐渐下降，可从 +100 mV 降至 –300 mV。不同微生物在不同氧浓度环境中的生存能力不同，对氧的敏感度也不一样，需氧菌要在 Eh +300 mV 环境中生长，厌氧菌要在 Eh（+100 ～ –200）mV 环境中生长，而兼性菌在 Eh 高于 + 100 mV 环境中进行有氧呼吸，在低于 +100 mV 环境中进行无氧酵解。在菌斑发展过程中，Eh 在7 天后，可以从最初的 +200 mV（高度氧化）降至 –141 mV（高度还原）。这样的波动，有利于不同细菌群的生长。

### 3. pH 值

大多数口腔微生物要求的生存环境 pH 为 7.0 左右，口腔的 pH 值在唾液和龈沟液的缓冲体系作用下，相对恒定在 5.0 ～ 8.0，适合大多数定植微生物生存。有一些因素，如食糖量、唾液流率、机体系统性疾病及菌群失调等会影响唾液 pH 值，使微环境酸碱度发生较大幅度的改变，进而影响定植微生物的种类和数量。牙周炎时龈沟液的 pH 值常会升高，当菌斑中产酸菌占优势时 pH 值可降低，一般 pH 下降 1 则 Eh 上升 60 mV。当 pH 降到 4.6 以下时，只有乳杆菌和酵母菌能生存，pH 为 5.0 时放线菌和一些链球菌（如轻链球菌）可以生长，pH 为 6.0 ～ 8.0 时几乎所有菌斑菌都能生长，pH 为 9.0 时乳杆菌、奈瑟菌和血链球菌不能生长，pH 为 9.5 时放线菌、韦荣球菌、梭杆菌、酵母菌和一些链球菌（如变形链球菌）可以生存，但数量较少。因此，pH 值也是口腔微生态系的重要环境因子。

### 4. 营养物质

微生物的增殖主要利用基质作为自身的营养物质和能量来源。口腔微生物有一系列的食物来源，如宿主食物残渣（如蔗糖、淀粉）、唾液成分（如糖蛋白、矿物质、维生素）、龈沟分泌物（如蛋白质）和气体微环境（如氧气），以及微生物来源的邻近细菌的胞外产物（如菌斑）和细胞内储存的营养颗粒（如糖原）。

细菌可利用溶解于唾液的食物的可溶性成分，也可通过细菌胞外酶的作用将滞留在口腔的食物碎屑水解成可溶性物质加以利用。食物中碳水化合物的增加被认为最大的作用可能是增加口腔细菌，特别是链球菌的数量，如摄入大量的蔗糖可使口腔中变异链球菌的数量明显增高，形成大量胞外多糖，使其更易于在牙面附着，从而有导致龋病的可能，而产生的胞内多糖则作为能源储备。

5. 局部解剖

口腔微生态环境中容易潴留食物和细菌的区域称为滞留区。滞留区是口腔微生态环境的一个重要特点，包括龈沟、牙邻面间隙和𬌗面的窝沟，以及义齿卡环和基托与牙面、牙龈和颊黏膜的接触区等。在滞留区，唾液的冲洗作用较弱，口腔卫生措施也不易到达或不够完善，致使食物容易滞留，加上滞留区氧化还原电位较低，也有益于厌氧菌的生长繁殖。

二、口腔微生物多样性

微生物的多样性是微生物受到外界或内部多种因素影响产生的从表型到基因型的变化，是微生物为适应环境的自我调节机制。微生物多样性表现在多个方面，目前对口腔微生物多样性研究多限于其种群和分布的多样性，其他方面的研究尚待深入。

（一）种群及分布多样性

口腔是人体仅次于胃肠道的第二大微生物群落生态区，口腔定居的微生物数量庞大且种类复杂。更新于 2017 年 11 月 22 日的人类口腔微生物组扩展数据库（expanded human oral microbiome database，eHOMD）中包含了约 772 个原核物种的信息，其中 70% 原核物种是可培养的，30% 还不可培养，在 70% 的可培养物种中，57% 的已经被命名。

1. 细菌

细菌是目前人类了解最多的、口腔最具优势的，也是多样性最丰富的口腔微生物。同时，被认为是与口腔感染性疾病关系最为密切的一类微生物。仅唾液细菌就有 185 个属，5600 个种系，菌斑细菌有 267 个属，10 000 多个种系。eHOMD 数据显示，在健康口腔的 13 门细菌中，96% 为厚壁菌门、放线菌门、变形菌门、梭杆菌门、拟杆菌门和螺旋体门等六大门类。

2. 古细菌

古细菌通常生活在极端生态环境中，是比较特殊的一种细菌。口腔甲烷菌和史密斯甲烷菌是近年来从人口腔分离出来的古细菌。使用 16S rRNA 序列检测方法，在健康人群龈袋内、牙周病患者的牙周袋和牙髓病患者的根尖周炎性组织中都发现了古菌。有研究表明，产甲烷类古菌能促进牙周组织的破坏，促进牙周病的发展，但不参与感染的发生。在一项调查中，16S rDNA PCR 探测到龈下菌斑中甲烷短杆菌阳性率 77%，进而 16S rDNA 测序发现 36% 受试人群的牙周损害位点存在甲烷短杆菌属，同时其相对数量与古菌活跃位点的牙周病严重程度呈正相关。

3. 真菌

真菌是口腔常见的真核微生物。Ghannoum 等首次应用内源转录间隔区（internally transcribed spacer，ITS）引物在健康人口腔检测出 74 种可培养的真菌属和 11 种不可培养的真菌属，假丝酵母菌属是检出率最高的菌属，其中白假丝酵母最多，约占 40%，毒力也最强。其次检测出的是近平滑假丝酵母、热带假丝酵母和似平滑假丝酵母。除假丝酵母菌属外，口腔真菌依次还有曲霉菌属、镰孢菌属和隐球菌属等。

4. 病毒

病毒是重要的感染源，也是生态系统多样性的重要驱动者。相比环境中病毒的多样性，人体病毒组多样性相对较低，约有 1500 种基因型，高达 90% 的病毒未知，8% 以噬菌体形式存在，2% 是真核细胞病毒。运用荧光显微技术直接计数病毒，发现口、鼻、咽部位，每毫升液体中有 $2.1 \times 10^8$ 个病毒样颗粒（viral-likeparticles，VLPs），总共有 $1.2 \times 10^{10}$ 病毒，包括 250 种基因型，牙周组织总共有 $3.0 \times 10^9$ 病毒，基因型数量尚不清楚。唾液中的病毒主要以噬菌体形式存在，其成分瞬时不同。绝大多数人类口腔的病毒噬菌体具有溶源性作用，表明这些病毒可能帮助塑造人口腔微生物的多样性。唾液病毒可能作为口腔环境的病原基因功能库。除噬菌体外，口腔当中还有相当数量的真核病毒。健康人每毫升唾液包含 $3.6 \times 10^2 \sim 1.6 \times 10^9$ 拷贝的 EB 病毒，疱疹病毒是口腔最常见病毒，其中 HSV-1 是口腔黏膜和唾液中最常见单纯疱疹病毒，是唇疱疹的主要病原体。

5. 支原体

肺炎支原体、唾液支原体、口腔支原体、人型支原体和溶脲脲原体是可在口腔检出的支原体。

6. 原虫

牙龈阿米巴和口腔毛滴虫是已知的两种口腔原虫微生物。主要定植在龈沟，12 岁以下儿童口腔中很难检出。

7. 分布

口腔微生态系组成复杂，不同生态小区、生境、位点的理化性质、表面结构、位置特点各不相同，而不同的微生物需要在适合自身生存的生态环境下才能生长繁殖，两者互相作用形成了口腔微生物分布的多样性。有实验发现，健康个体口腔中，牙邻面微生物多样性最高，颊黏膜微生物多样性最低。牙光滑面兼性厌氧菌，如血链球菌、奈瑟菌属、放线菌属和罗斯菌属为优势菌，牙邻面和点隙裂沟则以厌氧菌为优势菌种，龈沟微生物则为革兰阴性厌氧菌，其种类和丰度呈明显多样性。舌背部链球菌的种类和丰度具有多样性。

（二）行为多样性

微生物群落行为多样性是生态系动力学的主要表现形式和动力学机制之一，包括微生物群落的演替、共生、竞争和拮抗等。

1. 演替

因生态环境改变或在宿主不同发育阶段引起口腔微生物种群和数量发生变化，并转变成另一类型的过程，称为演替。分为生理性演替和病理性演替两种。

（1）生理性演替

正常微生物在宿主正常生理状况下，如唾液分泌、食物咀嚼和常规的口腔卫生措施，以及宿主不同发育阶段，因牙列变化及激素分泌表现出的群落数量和类型的变化，称为生理性演替，这是一种生理性的动态变化特性。因年龄增长引起的微生物组成和数量的改变是最典型的生理性演替。

①无牙期：研究者在剖腹产的新生儿口腔中未检出细菌，而在正常分娩的新生儿口腔中则能检出肠球菌、乳杆菌、表皮葡萄球菌等少量细菌，由此认为人出生时口腔是无菌的，母亲生殖道的细菌可以一过性出现在新生儿口腔，但随着时间推移，这些过路菌都会逐渐消失。新生儿出生后 1 天，即可在其口腔中检出早期定植菌群，包括唾液链球菌、米勒链球菌、口腔链球菌、表皮葡萄球菌、奈瑟菌、芽孢杆菌和乳杆菌等菌种。新生儿口腔检出最多的，也是最早定植的厌氧菌为韦荣球菌。在一些新生儿口腔也会检出真菌，包括白假丝酵母、克鲁斯假丝酵母和热带假丝酵母等。新生儿出生后一个月左右，出现定植高峰，应预防口腔假丝酵母感染。

②乳牙期：幼儿期的乳牙萌出，使口腔解剖结构发生了变化，尤其是牙邻面间隙、咬合面窝沟、龈沟等滞留区增多，给微生物提供了更多更复杂的定植生境。血链球菌、变形链球菌、放线菌和乳杆菌在牙面的定植和增加是乳牙期幼儿菌群的特点。血链球菌被认为只有在牙萌出后才能检出，变形链球菌则必须在血链球菌定植后的生境定植，变形链球菌的定植增加使得幼儿期成了龋病高发期。

③恒牙期：少儿期随着磨牙的萌出和恒牙牙列的建立，口腔微生态区中滞留区增多，给厌氧菌的大量定植提供了有利的生态环境，拟杆菌门细菌明显增加，普雷沃菌属、卟啉单胞菌属和梭杆菌属等成为口腔的优势菌成员。青春期时，恒牙完全萌出，口腔解剖结构相对稳定，口腔微生物群也达到了演替的顶峰。通常在 15 岁左右口腔菌群处于持续和相对稳定的高峰群落期。此时，口腔内微生物数量最多，种类最复杂，唾液细菌数量可从幼儿期的 $10^9 \sim 10^{11}$ CFU/L，升高到 $10^{13} \sim 10^{16}$ CFU/L，细菌种类可达 600 多种，又被称为演替的峰顶群落。厌氧菌的大量定植和数量增加是青春期菌群的另一特点，普雷沃菌、卟啉单胞菌、梭杆菌、二氧化碳噬纤维菌、螺旋体、消化链球菌、放线菌和优杆菌是最常见的厌氧菌。同时与之相关的青春期龈炎、青春期牙周炎、成人牙周炎发病率增多。进入成

人期，菌群的复杂性和个体之间差异增大是此期演替的主要特点。老年期，由于牙列松动、缺失、咀嚼功能和唾液分泌功能下降等因素，口腔微生物群也会发生变化，不仅数量有所下降，种类也有所改变，革兰阴性厌氧杆菌和假丝酵母增高是其重要特点。假丝酵母增多是 Newton 氏 II 型和 III 型义齿性口炎的主要病因，而产黑色素厌氧杆菌增多，则是老年人牙周炎和冠周炎多发的重要原因。

在特定生态空间，口腔菌群生态演替的一个典型例子是牙菌斑从形成、发育到成熟和老化。牙菌斑细菌从少到多，种类从简单到复杂。在早期菌斑中兼性厌氧的球菌（如唾液链球菌、轻链球菌、血链球菌）是主要细菌成分，而在成熟菌斑中各种专性厌氧的革兰阳性和革兰阴性厌氧杆菌成为主要的细菌成分，其演替变化是一种生理性演替过程。

（2）病理性演替

与生理性演替不同，因非生理因素，如外环境因素或病理因素引起的口腔微生物群落类型的变化，表现为过度生长或减少、优势种群的转换及菌群易位等，称为病理性演替。这种病理性演替是导致口腔疾病发生的重要原因和表现。

口腔微生物的病理性演替在口腔内很多见，是以口腔定植微生物为主的演替过程，表现为正常微生物组成和数量的异常变化和易位。例如，健康牙髓本来是无菌的，因为各种原因导致感染后，牙髓中可定植各种兼性厌氧及专性厌氧的球菌和杆菌。健康的牙周本来微生态是保持平衡的，但牙周卫生差、糖尿病和激素分泌变化等各种原因可导致细菌积聚和厌氧菌过度生长，打破生态平衡进而引发牙周疾病，或致龋菌过度生长，酸蚀牙面，脱矿引起龋病等，这些均为口腔微生物的病理性演替。口腔微生物的病理性易位还可能引起口腔微生态区以外的病理改变。如龋病、慢性根尖周病变和拔牙等都可能发展成菌血症，在患者血液中检出变形链球菌及血链球菌。病理性演替可以是永久性的、不可逆的，也可以是暂时性的。牙周的清洁刮治术和龋洞的充填等可以减缓或中止这一病理性演替。

2. 共生、竞争与拮抗

口腔微生物间存在正相关关系和负相关关系。正相关关系即共生关系，包括中生、栖生（单利共生）、互生和助生（互惠共生），而负相关关系即拮抗共生关系，是微生物之间为了获得生态空间、营养物质及生长因子而产生的争夺关系，包括竞争、偏生、寄生、吞噬和拮抗。共生、竞争和拮抗是口腔微生态系微生物群落行为的另一种表现形式。

在口腔微生态系中，共生关系广泛存在，表现为相互集聚黏附、相互营养和通讯联系等。生物膜是由微生物细胞间聚集生长形成的而非随机分散分布，这与共生在生物膜内的"先驱菌"的共生作用有关。另外，一种微生物对另一种微生物在初始定植时的拮抗作用会导致两种微生物彼此分离，各自聚集生长，而生物膜内微生物聚集生长是由细菌间共聚作用介导的，是黏附素－受体特异性结合的一种特殊行为方式。例如，牙龈卟啉单胞菌能够与口腔链球菌聚集，定植在口腔链球菌初始定植的生物膜内。口腔齿垢密螺旋体在多数惰性表面不形成生物膜，但可通过细菌间聚集作用定植在牙龈卟啉单胞菌的生物膜内。口腔牙菌斑样本中经常检出成对的微生物，表明共聚效应在口腔牙菌斑生物膜形成过程中具有重要地位。

微生物间的食物链是典型的营养关系，包括相互提供生长所需的营养物质或生长因子。例如，血链球菌可以提供变形链球菌生长所需的对氨基苯甲酸，放线菌可提供产黑色素厌氧杆菌生长所需的萘醌类（维生素 K 等）物质，产黑色素普雷沃菌和放线菌还能为生痰弯曲菌提供增殖所需的甲酸。

细菌产生的密度感应信号系统被认为是行为多样性的典型范例。细菌间通过分泌信号分子，调控特定基因的表达，随着细菌的生长，分泌的信号分子浓度不断增加，达到一定阈值时，细菌细胞内密度感应的受体蛋白会与信号分子结合后被激活，这称为密度感应系统。密度感应系统是细菌间存在的重要信号交流系统，对细菌生物膜的形成和生理功能有重要影响。比如韦荣球菌和戈氏链球菌共培养时，前者可促进后者 α - 淀粉酶的表达。嵴链球菌的表面蛋白能抑制牙龈卟啉单胞菌鞭毛基因的表达，影响生物膜形成和其他厌氧微生物的致病性。

口腔微生物之间的负相关关系可以有多种表现。菌斑中一种细菌可以产生不利于另一种细菌生存的代谢物质，从而改变细菌的生长环境，如改变氢离子浓度、渗透压、氧和二氧化碳张力，或通过产生毒素等产物干扰细菌的代谢活动，抑制细菌的生长繁殖。例如，链球菌和乳杆菌等产酸菌可产生大量有机酸，使菌斑生态系 pH 值降低，对非耐酸菌生长有明显抑制作用。过氧化氢是一种非特异性抗菌物质，低浓度时可抑菌，高浓度能杀菌。血链球菌产生的 $H_2O_2$，能抑制同一生态中的变形链球菌、牙龈卟啉单胞菌和具核梭杆菌的生长。菌斑中的触酶阴性链球菌、乳杆菌、口腔中的唾液链球菌和轻链球菌等均能代谢产生 $H_2O_2$，并竞争性地抑制其他微生物的生长。

细菌素是由具有染色体外基因的细菌合成的一种杀菌性蛋白质。它通过抑制蛋白质合成，影响 DNA 代谢和能量代谢等作用杀伤细菌细胞，是口腔微生态平衡中的拮抗因子之一。变形链球菌合成的细菌素对血链球菌、黏性放线菌、格氏链球菌和肺炎链球菌等均有抑制作用。副干酪乳杆菌 HL32 产生的分子量为 56 kDa 的细菌素能抑制牙龈卟啉单胞菌、中间普雷沃菌、唾液链球菌和血链球菌的生长。

### 三、口腔微生物的相互关系

口腔微生态系是一个庞大而复杂的系统，在这个系统中，微生物之间也存在着复杂的相互关系，它们通过相互集聚、相互营养、相互通讯、相互竞争与拮抗维持着口腔微生态平衡。

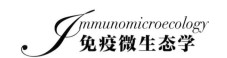
## （一）生物群落及共位群

生物群落又称群落，是指在特定空间即特定生境内，生物种群有规律的组合。在复杂的生态系中，微生物种群无论以游离态还是以生物膜形式存在，其群落方式永远是其定植和生存的基本特点和形式，并形成相对稳定的定植状态。复杂的群落行为并不是由单一细菌行为决定，而是通过微生物菌群间的相互作用来决定的。在微生物生物学中，将代谢上相关并具有互补生理作用的种群称为共位群。这不仅是口腔微生态系相互营养关系的典范，也是菌斑生物膜形成的基础。

## （二）牙菌斑生物膜

牙菌斑生物膜是目前已经明确的龋病和牙周病发生、发展的始动因子，也是口腔微生物复杂的相互关系的集中体现。口腔微生物在牙体和牙周以菌斑生物膜的形式黏附定植。膜中微生物以种群、群落和共位群的方式共栖互生，竞争拮抗。

1. 概念

牙菌斑生物膜是口腔中不能被水冲去或漱掉的细菌性斑块，是由基质包裹的互相黏附或黏附于牙面、牙间或修复体表面的软而未矿化的细菌性群体，它们构成较多互相有序生长的建筑式样生态群体，是口腔细菌生存、代谢和致病的基础。

2. 形成

牙菌斑生物膜的形成是一个十分复杂的生态学过程，在这个过程中通过细菌、唾液和食物等生态因子的相互作用，会在牙面上最终形成一个有形态、有结构、有代谢活动的、独立的微生态系。整个形成过程大致分为以下三个主要阶段。

（1）获得性膜的形成

获得性膜是唾液糖蛋白选择性黏附在牙齿表面形成的一薄层无细胞、无结构的有机膜。当牙面被彻底清洁并排除可能存在的有机物质后再接触唾液，唾液糖蛋白可在几秒钟内就黏附上去。1～2小时迅速成层增厚，厚度为1～20 μm，其主要成分有碳水化合物（50%来自葡萄糖）、蛋白质和脂类物质（糖脂占多数）。获得性膜是牙菌斑生物膜形成的基础，有多种生物学作用，能为细菌黏附提供特殊受体，选择性吸附细菌至牙面，能确定首先定植到牙面的细菌种类，决定细菌附着顺序，可以作为黏附在其表面细菌的代谢底物，还可以保护牙面釉质。

（2）细菌黏附、聚集和共聚

获得性膜一旦形成，细菌会很快黏附上去，并陆续在膜表面定植，然后在其中生长繁殖，相互聚集或共聚，为牙菌斑的成熟构造物质基础。黏附的机制复杂，尚未完全清楚，目前普遍认为细菌利用静电、氢键结合和疏水作用等实现在介质表面的非特异性黏附是第一步，进一步的黏附是特异性的黏附素－受体结合在起作用。细菌表面与宿主组织表面存在高度选择性，仅少数细菌具有直接黏附于薄膜表面的能力。最初附着的主要是一些革兰阳性球菌，如链球菌和放线菌等细菌通过其表面的黏附素，可与薄膜内含脯氨酸的酸性蛋白质的不同位点（受体）相结合，从而实现牢固的特异性黏附和定植。这些早期定植菌又可以提供全新的结合位点，介导其他口腔细菌的定植，如此反复，不断演替，最终形成稳定的生物膜群落。相同种属间细菌的黏附称为聚集，不同种属细菌表面分子间的特异性识别黏附称为共聚。

（3）菌斑的成熟

大量的细菌通过不断地黏附、聚集和共聚，动态调整着菌斑的结构、组成和细菌比例，最终形成成熟的牙菌斑微生态系。一般12小时的菌斑就可以被显示剂着色，9天后便可形成各种细菌的复杂生态群体，10～30天菌斑成熟达到高峰。

菌斑成熟过程中，细菌的定植有一定的顺序。首先吸附到牙面的是革兰阳性球菌，其中链球菌占优势，然后是放线菌、丝状菌或乳杆菌。随着菌斑大小和厚度的增加，革兰阴性厌氧菌、能动菌和螺旋体增加，如梭杆菌、月形单胞菌、优杆菌和密螺旋体比例上升。随着厌氧菌数目增加，早期菌斑中占优势的兼性厌氧菌相对比例下降，菌斑渐趋于成熟。

刚形成的牙菌斑结构比较疏松，随着菌斑逐渐成熟，细菌在羟基磷灰石表面有序持续地附着、聚集。菌斑的厚度和密度增加，渗透性下降。在激光共聚焦显微镜下观察，牙菌斑生物膜显示为有着三维立体结构的生态系。

细菌群体被获得性膜和（或）胞外基质所包裹，中间被水性通道间隔，通道内有液体流动，充满复杂的信号分子，可满足菌间信息交流、输送营养物质、清除代谢产物，其功能类似于原始的循环系统。水性通道内含有效浓度的溶解氧，临近通道的细菌可以有氧生存，而细菌群体内部几乎无氧，为厌氧生存。2010年，有学者采用原位杂交荧光技术首次识别了体内形成的牙菌斑生物膜中牙周炎有关细菌的位置，提供了多种有序建筑式样的牙菌斑生物膜图像。这些独特的结构可能与口腔疾病中相关的细菌作用和分子多样性有关。

成熟的菌斑生物膜具有较强的抵抗力，高黏度的基质具屏障作用，可耐受干燥、抵抗宿主防御成分或药物入侵，使菌斑对抗菌药物敏感性降低，还可抵御流水冲刷。

（三）相互关系

口腔微生态系中微生物的相互关系主要表现为相互聚集与黏附、相互营养、相互通讯联系与信息交流、相互竞争－拮抗与生态平衡。

1. 相互聚集与黏附

黏附是细菌在组织表面附着定植的基础和行为方式，相互聚集则是细菌种群间的一种特殊行为方式。根据聚集者是否为同种细菌，又分为聚集和共聚。不能直接聚集的菌种之间，则可通过具有桥梁中介作用的"集聚桥"，借助其他细菌完成聚集。有报道称，具核梭杆菌ATCC10953作为共聚桥，能与除表兄链球菌外的大多数链球菌产生共聚，对牙龈卟啉单胞菌、福赛斯坦纳菌和螺旋体也有很高的共聚力。洛氏普雷沃菌可作为集聚桥介导

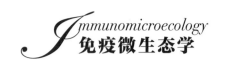

衣氏放线菌与血链球菌的聚集。黄褐二氧化碳噬纤维菌作为集聚桥可介导衣氏放线菌与龋齿罗斯菌的聚集。

2. 相互营养

营养供给是决定微生物群落组成的一个重要因素，而微生物之间复杂的营养关系是细菌增长的重要影响因素。短链脂肪酸是大多数口腔细菌的终末代谢产物，也是一些口腔细菌必要的碳来源。链球菌属细菌主要代谢产物乳酸，可以被韦荣球菌利用，而韦荣球菌提供的甲基萘醌不仅是普雷沃菌属和卟啉单胞菌的重要生长因子，也是其他营养缺陷型微生物从生物膜中获取维生素 K 的主要途径。

3. 相互通讯联系与信息交流

口腔微生物群落间复杂的通讯关系包括能量流、物质流、信息流。密度感应系统是细菌通过感应特定的自诱导分子来判断菌群密度和周围环境变化，并启动相应的基因调节表达和调节菌体的群体行为，影响生物膜形成及生物膜细菌毒力因子和酸耐受度等功能。感受态刺激肽（competence stimulating peptide，CSP）能介导细菌之间的信号传导，包括生物膜的形成、细菌素的产生和毒力因子的产生。多种口腔链球菌被证明可以产生 CSP。

4. 相互竞争 - 拮抗与生态平衡

微生物之间的竞争 - 拮抗是维持生态系平衡的重要行为方式。对营养物质和定植生境的争夺在不同种属和同一种属的微生物之间都存在。此部分内容在前文已有论述，具体请参阅本节第二部分口腔微生物多样性。

# 第二节　口腔免疫体系

口腔作为消化道和呼吸道的入口，是微生物和外来异物侵入机体的重要途径。所以口腔免疫功能尤为重要，它既是全身免疫的一部分，又有其自身的特点。

## 一、口腔免疫器官

口腔免疫器官是机体外周免疫器官的组成部分，主要包括口内淋巴样组织和口外淋巴结两大部分。

### （一）口内淋巴组织

1. 黏膜相关淋巴组织

黏膜相关淋巴组织（mucosal-associated lymphoid tissue，MALT）也称黏膜免疫系统，指广泛分布于消化道、呼吸道、泌尿生殖道黏膜固有层的淋巴组织，可分为器官型 MALT （organized MALT，O-MALT）和弥散型 MALT（diffuse MALT，D-MALT）。后者指的是黏膜固有层中分布广泛且分散的淋巴细胞、浆细胞及自然杀伤细胞（natural killer，NK）等。口腔 MALT 主要指的是 D-MALT，上皮层内散在的淋巴细胞及朗格汉斯细胞也参与其中。舌根部、口底部、软腭及牙龈的 MALT 最丰富，是具有独立中心陷窝的淋巴样组织，在组织学上与扁桃体组织相似，属于口腔黏膜免疫的诱导区。散在的免疫细胞属于效应细胞，包括固有层淋巴细胞和上皮间淋巴细胞。在抗原刺激下，口腔 MALT 趋于活跃，黏膜固有层淋巴细胞增生，在上皮下形成淋巴滤泡结构，即可称为 O-MALT。

2. 咽淋巴环

咽淋巴环是口腔特有的免疫防御形式。前下部为舌扁桃体，两侧为腭扁桃体及咽鼓管扁桃体，后上部为咽扁桃体。各个扁桃体之间还散在分布着淋巴组织。扁桃体内包含诱导和表达黏膜抗体反应所需的所有结构成分，包括滤泡 B 细胞区、T 细胞区，以及包含 M 细胞的网状隐窝上皮细胞、抗原提呈细胞（antigen presenting cells，APCs）和浆细胞。扁桃体内聚集大量 T 淋巴细胞、B 淋巴细胞，比例高于外周血和淋巴结，同时可以向远端黏膜输送 IgA 型 B 细胞。B 细胞产生的抗体以 IgG 为主，IgA 较少，其他 Ig 更少。

3. 涎腺淋巴组织

涎腺淋巴组织分布于大唾液腺（腮腺、下颌下腺和舌下腺）和黏膜下散在分布的小唾液腺中，它们成簇分布于导管周围或散在分布于腺泡间，称为导管相关淋巴组织，是黏膜反应的效应部位，包含淋巴细胞、浆细胞、肥大细胞和巨噬细胞，其中浆细胞占多数，主要合成 SIgA，还有少量 IgG 和 IgM。唾液 SIgA 有 30% ～ 35% 是由小唾液腺分泌的。

4. 牙龈淋巴组织

正常牙龈受到菌斑的刺激，会出现以中性粒细胞和淋巴细胞为主的白细胞。淋巴细胞受抗原刺激后，转化为浆细胞，进而产生以 IgG 为主的各种抗体，而分泌的抗体渗出到 GCF 中。此外，在龈组织中还发现了巨噬细胞，这种细胞能吞噬经结合上皮入侵的细菌，并辅助 B 细胞产生相应抗体。

### （二）口外淋巴结

淋巴结是淋巴循环的中继环节。主要功能是过滤淋巴液、截获抗原，并且是 B 细胞和 T 细胞活化启动免疫应答的重要部位。与口腔组织淋巴回流相关的口外淋巴结包括腮腺淋巴结、下颌下淋巴结、颏下淋巴结及颈深淋巴结等。在舌、口底、腭、颊和唇部黏膜及牙龈和牙髓中，分布着大量的毛细淋巴管网，及其汇聚而成的较大淋巴管，它们把口腔黏膜、牙龈连同其他组织结构，如舌部的淋巴循环组成一个网络，最终融汇到颌下、颏下、颈上及咽后淋巴结。当外来抗原（如微生物等）突破先天免疫防御，穿透完整的口腔黏膜上皮侵入固有层 MALT 时，可直接经淋巴管或由吞噬细胞携带进入相应引流淋巴结，引起机体的免疫应答。

## 二、口腔免疫细胞

免疫细胞存在于中枢神经系统以外的几乎所有组织中，其中在淋巴器官中分布最多。口腔免疫细胞和机体其他部位的免疫细胞一样，通过识别外来微生物或抗原，启动天然或获得性免疫应答，杀灭微生物或清除抗原，保护机体健康。

### （一）淋巴细胞

淋巴细胞分为 B 细胞、T 细胞、NK 细胞三大类，B 细胞和 T 细胞参与获得性免疫应答，NK 细胞作为具有天然杀伤力的细胞参与天然免疫活动。

1.B 细胞

口腔组织的 B 细胞分布于淋巴器官的非 T 细胞依赖区及黏膜固有层中，在口腔获得性体液免疫应答中起重要防御作用。

2.T 细胞

口腔组织中的 T 细胞主要分布在淋巴器官的 T 细胞依赖区，正常黏膜固有层及上皮层也可见。

（1）辅助性 T 细胞

辅助性 T 细胞（helper T cell，Th）通常称 $CD4^+$ T 细胞，细胞表型标志为 $CD3^+$、$CD4^+$、$CD8^-$ 和 $CD2^+$，只能识别由 MHC-Ⅱ/抗原肽复合物形式递呈的外源性抗原。Th 细胞又分为 Th1、Th2、Th17 三个亚群。Th1、Th2 可分别分泌 IL-2、IFN-γ 及肿瘤坏死因子（tumor necrosis factor，TNF）和 IL-4、IL-5、IL-6、IL-10 及 IL-13 等。Th17 是新发现的一个 T 细胞亚群，被鉴定为 $CCR2^+CR5^-$ 记忆性 $CD4^+$ 细胞，生物学特性与 IL-23 有关，分泌 IL-17A、IL-17F、IL-21 及 IL-22 等细胞因子。IL-17 是最早参与抗感染的免疫效应细胞，是促炎细胞因子，它的分泌触发大量细胞因子分泌，导致中性粒细胞和巨噬细胞募集，并且行病理清除过程。

（2）细胞毒性 T 细胞

细胞毒性 T 细胞（cytotoxic T lymphocyte，CTL/Tc）通常称 $CD8^+$ T 细胞，细胞表型标志为 $CD3^+$、$CD4^-$、$CD8^+$ 和 $CD2^+$。只能识别由 MHC-Ⅰ/抗原肽复合物形式递呈的内源性抗原。主要作用是直接杀死被病毒感染的细胞及肿瘤细胞，排斥、溶解同种异体移植物，攻击体内产生非己物质（自身抗原）的靶细胞。

（3）调节 T 细胞

调节 T 细胞（regulatory T lymphocyte，Treg）细胞表型标志为 $CD3^+$、$CD4^+$ 和 $CD25^+$。可以分泌 IL-10 和 TGF-β，具有抑制 $CD4^+$ 和 $CD8^+$ 细胞活化与增殖的功能，起到免疫负调节和免疫耐受的作用。

（4）自然杀伤 T 细胞

自然杀伤 T 细胞（natural killer T cell，NKT）可识别不同靶细胞表面 CD1 分子递呈的共有脂类和糖脂类抗原，且不受 MHC 限制，属天然免疫细胞。

3.NK 细胞

NK 细胞属于淋巴细胞一类，又称大颗粒淋巴细胞。属于天然免疫细胞，其抗原识别不受 MHC 限制，无须抗原致敏过程便天然具有对肿瘤及病毒感染靶细胞的杀伤作用。同时，能识别宿主正常细胞而不产生细胞毒作用。

### （二）巨噬细胞

正常口腔组织中巨噬细胞较少，多分布于黏膜固有层、黏膜下层的结缔组织内，也游离出现在龈沟液中。发生炎症时，组织内的巨噬细胞数量增多、体积增大，胞浆内细胞器丰富、移动范围扩大，有时可见巨噬细胞从固有层侵入上皮的现象。

### （三）树突状细胞

上皮内的树突状细胞称为朗格汉斯细胞，口腔黏膜上皮内的朗格汉斯细胞分布于深棘层和基质胶层细胞间。它们有移动能力而吞噬能力较弱，是上皮内唯一的抗原递呈细胞，能表达高水平的 MHC-Ⅱ 分子，并产生 IL-1，激活上皮内或固有层的 T 淋巴细胞而启动获得性免疫应答，其细胞表面还表达 CD1、DR 抗原、IgG 的 Fcγ R 及 C3 补体受体等与免疫活动相关的分子。

### （四）粒细胞

粒细胞具有清除侵入微生物和衰老死亡组织的作用。还能被 T 细胞分泌的细胞因子激活和吸引，吞噬经过调理的异物颗粒。可根据 Giemsa 染色分为中性、嗜酸性和嗜碱性粒细胞三种。

### （五）肥大细胞

口腔黏膜固有层中可见肥大细胞分布。胞浆内嗜碱性颗粒含有肝素、组胺和 5- 羟色胺等炎症介质。细胞表面表达高亲和性的 IgE 受体 Fcε R，使细胞能高效能结合 IgE，肥大细胞被激活后，释放胞浆颗粒，各种炎症介质进入组织引起炎症。

## 三、口腔免疫体系

口腔免疫体系由口腔局部免疫器官组织、免疫细胞、免疫分子及酶等生物活性分子组成。它们以天然免疫或获得性免疫方式各自或交汇地构成口腔免疫防御体系。

### （一）口腔天然免疫系统

口腔天然免疫体系主要由以下四部分组成。

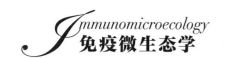

1. 口腔黏膜上皮

正常情况下，健康完整的口腔黏膜连续覆盖整个口腔，构成天然免疫的一道物理屏障。口腔黏膜上皮分为四层结构。在牙龈、硬腭等处表层为角化的鳞状上皮，其中的角蛋白能阻止异物或微生物通透。颗粒层中上皮细胞分泌的大量膜被颗粒充填于细胞间隙，构成阻止抗原物质穿通上皮的屏障。基底层由致密的基板和网板组成，主要成分为Ⅳ型胶原和一些非胶原物质，具有超滤功能，可限制大分子物质自由通过，但允许像免疫球蛋白这样的大分子自由通过基底膜。另如前文所述，口腔黏膜上皮定期生理性脱落更新，也起到了机械清除有害微生物的屏障作用。

2. 化学屏障

多种非特异性抗原防御分子参与口腔的天然免疫，包括钙卫蛋白、防御素、唾液、龈沟液（gingival crevicular fluid，GCF）及黏蛋白等。它们通过聚集或凝集微生物、促进或抑制微生物黏附、直接杀死或抑制微生物的生长、为微生物提供营养等方式影响口腔微生态，构成了口腔天然免疫的化学屏障。

（1）钙卫蛋白：是一种来源于单核细胞和中性粒细胞的钙-锌结合蛋白。生理情况下，钙卫蛋白在正常机体的 GCF、血清、唾液中都有少量表达，可增强口腔上皮的屏障保护作用和牙龈上皮细胞的免疫功能。钙卫蛋白在调节炎症反应中发挥关键作用。当炎症发生时钙卫蛋白被主动释放，在牙周炎患者的牙龈组织和血清中，钙卫蛋白的表达高于牙周健康者的牙龈组织和血清。

（2）防御素：是一类富含精氨酸的阳离子多肽，唾液中的防御素可以抗真菌和病毒，引起肥大细胞脱颗粒，趋化中性粒细胞、树突状细胞和记忆 T 细胞，具有广谱、高效、无耐药性的抗微生物活性。

（3）唾液：唾液由口腔三大唾液腺和黏膜下的许多小唾液腺的分泌物、脱落的上皮细胞、口腔微生物和 GCF 组成。唾液在牙面和口腔黏膜表面积聚，形成一层保护性薄膜，构成液相天然防御系统。唾液在口腔当中的流动及吞咽动作，可以帮助清除一些非附着性微生物。涎腺不断地分泌补充口腔中的唾液，可以稀释和清除菌斑中的细菌和酸性产物。唾液当中含有的嗜中性粒细胞和其他一些非特异性抗原提呈物均参与口腔天然免疫应答。

①溶菌酶：溶菌酶是全身天然免疫的重要组成部分，唾液中含量为（18.6±4.6）μg/mL。它可以通过裂解细菌细胞壁多聚糖，直接杀死细菌。口腔中不少的微生物可以耐受胞壁酸酶，所以溶菌酶在口腔当中对细菌的破坏性较全身其他部位弱，但是溶菌酶还可以通过激活细胞壁中内源性细菌酶（自溶素）从而杀灭细菌。另外，如果溶菌酶与其他防御分子协同作用，溶菌作用便会增强，能够溶解口腔内常见的 G⁻ 菌、韦荣球菌、轻型链球菌等，以及多种 G⁺ 菌，如葡萄球菌、奈瑟菌等。此外，还可以杀伤口腔真菌，如丝状菌。

②过氧化物酶：唾液中的过氧化物酶包括由唾液腺上皮细胞产生的氧化物酶和中性粒

细胞、嗜酸性粒细胞产生的髓过氧化物酶。它可以在口腔正常菌群有氧代谢产生的过氧化氢（$H_2O_2$）作用下，催化硫氰酸和卤化物的过氧化反应，形成次硫氰酸。而次硫氰酸为强氧化剂，可通过多种途径抑制微生物的生长代谢。过氧化氢具有真核细胞毒性，唾液过氧化物酶的减少有利于保护口腔黏膜。唾液乳过氧化物酶可以产生过氧化自由基，杀灭微生物。唾液过氧化物酶系统对口腔链球菌及乳杆菌有较强的抗菌作用，若与 IgA 或溶菌酶协同，其抗菌作用明显增强。

③糖蛋白和黏蛋白：是含多糖侧链的蛋白质分子，分子中氨基己糖含量在 4% 以下为糖蛋白，在 4% 以上者为黏蛋白。在黏蛋白中分子量 > 1000 KD 者为 MG1，分子量为 200 ~ 250 KD 者为 MG2。在口腔表面，黏膜层以黏性、湿滑、胶状的屏障层形式存在，而糖蛋白和 MG1 就是唾液稳定黏附于黏膜形成完整薄膜屏障的物质基础。它可以包绕微生物通过腐化将其移出口腔环境。MG2 中含大量神经氨酸，通过调理血链球菌表面凝集素，促进血链球菌和轻链球菌的聚集，减少菌斑中变异链球菌的比例，减弱菌斑的酸化作用而有防龋作用。

糖蛋白中的富组蛋白参与构成获得性薄膜，防止细菌酸性产物对牙釉质的侵蚀。富足蛋白还有抑制变异链球菌生长和杀死白假丝酵母及其芽生孢子的作用。分子量越小的富足蛋白对白假丝酵母的抑制作用越强。蛋白分子中的组氨酸被分解后，形成多胺类碱性物质中和细菌产生的酸，提高菌斑 pH 值，抑制龋病发生。

④乳铁蛋白：是由涎腺浆液细胞合成的铁结合性蛋白。通过螯合 $Fe^{3+}$，降低唾液 $Fe^{3+}$ 浓度，干扰需铁离子的微生物代谢，如口腔假丝酵母、变异链球菌和放线共生放线杆菌等。此外，乳铁蛋白直接作用于细菌表面的羟基而抑制细菌的生长，也有人认为乳铁蛋白能增强 SIgA 的抑菌作用。

⑤抗病毒成分：包括分泌性白细胞蛋白酶抑制剂（secretory leukocyte protease inhibitor，SLPI）和多种被证实具有对抗人类免疫缺陷病毒 HIV 活性的其他蛋白。SLPI 是一种由黏膜被覆上皮细胞、巨噬细胞和中性粒细胞分泌的非糖基化阳离子蛋白，广泛分布于唾液等黏膜分泌液中，可以抑制 HIV-1、A 型流感和仙台病毒在内的多种病毒。同时发挥蛋白酶抑制剂活性，防止在炎症状态下黏膜屏障受到中性粒细胞衍生酶的影响。还有一组唾液抗病毒蛋白是人类腮腺的富含脯氨酸蛋白，其多数通过干扰病毒与宿主细胞表面反应从而抑制 HIV 活性。另外，由颌下腺及舌下腺分泌的细胞外基质糖蛋白——血小板应答蛋白 1，可抑制单核细胞和 T 细胞相关的病毒感染。

（4）GCF：龈沟内的液体即龈沟液。由龈沟上皮渗出的液体、无机盐和蛋白质构成，成分与血清相似。血液中多种成分能够从牙龈结合上皮进入龈沟，通过龈沟液到达口腔菌斑聚集区域，参与免疫。主要包括中性粒细胞、单核细胞、T 淋巴细胞、B 淋巴细胞、IgG、IgM、IgA 等抗体。与天然免疫相关的信号分子和炎性介质主要有中性粒细胞胞浆中

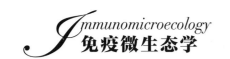
的许多酶,其中20%为髓过氧化物酶,在有氧环境下产生大量氧原子和$H_2O_2$等强氧化物质,发挥较强杀菌作用。厌氧环境下,中性粒细胞会释放蛋白水解酶和溶菌酶等破坏细菌细胞壁的肽聚糖而杀菌,是GCF中酶的主要作用方式。GCF中的乳铁蛋白及其他物质能抑制细菌生长的蛋白质成分。这些GCF的抗菌性能影响了口腔微生物的克隆和生存。

3. 细胞、细胞因子及补体系统

（1）细胞

如前文所述,口腔里有多种和全身其他部位一样的经典免疫细胞,通过递呈抗原或直接杀灭微生物等途径参与天然免疫反应。另外,作为构成口腔黏膜上皮主体的角质细胞,除了起到物理屏障作用以外,还能够合成分泌一些细胞因子,发挥刺激淋巴细胞活化效应、增强黏膜屏障作用。主要位于黏膜固有层、黏膜下层、牙周膜及牙髓等组织间质的成纤维细胞中,也可以产生一些细胞因子,参与天然免疫。

（2）细胞因子

细胞因子是由免疫细胞及组织细胞分泌的,在细胞间发挥相互调控作用的一类小分子可溶性蛋白质,通过结合相应受体,调节细胞分化和效应,调控免疫应答,在一定条件下也参与炎症等多种疾病的发生。

目前,已发现的细胞因子种类有200余种之多。根据其结构和功能可分为6大类:白细胞介素（interleukin, IL）、集落刺激因子（colony-stimulating factor, CSF）、干扰素（interferon, IFN）、肿瘤坏死因子（tumor necrosis factor, TNF）家族、趋化因子（CXCL1-16、CCL1-28、XCL1-2和CX3CL1）及生长因子。其中生长因子包括转化生长因子-β（transfor ming growth factor-β, TGF-β）、血管内皮细胞生长因子（vascular endothelial growth factor, VEGF）、表皮生长因子（epidermal growth factor, EGF）、成纤维细胞生长因子（fibroblast growth factor, FGF）、神经生长因子（nerve growth factor, NGF）和血小板源性生长因子（platelet-derived growth factor, PDGF）等。

（3）补体系统

补体系统是由血液和其他体液中30多种蛋白质分子组成的级联反应体系。其中包括9种固有成分（补体C1～C9）、10种以上补体调节蛋白及补体受体。在抗原-抗体复合物、微生物等物质的活化作用下,通过经典途径、替代途径、甘露糖结合蛋白途径等三种途径启动补体活化的终末步骤,生成C5b6789膜攻击复合体（membrane attack complex, MAC）,导致细菌或其他靶细胞的膜穿孔,最终细胞渗透性裂解。口腔补体系统主要是血液补体系统和唾液、龈沟液中含有的补体C3、C4及C5等成分。

4. 生物屏障

生物屏障实质上就是口腔微生物的竞争拮抗作用。正常情况下,口腔常驻菌群之间的相互拮抗、竞争作用,可保持口腔微生态系的平衡稳定。当有外来致病微生物时,正常菌群与之竞争、拮抗，抵御外来致病菌的入侵，从而发挥生物屏障作用。口腔常驻菌在黏膜上皮中的增殖是重要的先天免疫防御形式。这些常驻菌通过降低 pH 值、降低氧化还原电势、分泌代谢副产物、占据空间位置等方式抑制潜在致病菌的生长增殖，如口腔血链球菌产生的 $H_2O_2$ 能抑制白喉杆菌和脑膜炎球菌，乳酸杆菌产生的乳酸盐能抑制白假丝酵母。而当正常菌群失调时，口腔黏膜和定植菌丛间的平衡被打破，为潜在病原体提供了致病机会，如不当使用广谱抗生素后，正常菌群大部分被杀灭，就会造成白假丝酵母菌的感染。

（二）口腔获得性免疫系统

抗体是介导体液免疫的重要效应分子。血液中各类 Ig 均参与了口腔体液免疫。唾液中含有 sIgA、IgA、IgM 和 IgG。龈沟液中含有 IgM、IgG 和 IgA。其中以唾液 sIgA 和龈沟液 IgG 尤为重要。

1. sIgA

sIgA 是唾液中的主导 Ig。

①来源：唾液腺中产生 IgA 的细胞主要来源于韦氏环（口咽、舌根、鼻咽扁桃体组成的咽淋巴环），也有部分来自于口腔黏膜淋巴组织、导管相关淋巴组织和小唾液腺淋巴组织，小部分来自于肠相关淋巴组织。

②产生：当诱导部位的 APC 将抗原提呈给 T 细胞，T 细胞活化并产生转化生长因子，诱导 IgM 型 B 细胞转化为 IgA 型 B 细胞。IgA 型 B 细胞在 Th 细胞和细胞因子，如 IL-5、IL-6 和 IL-10 的刺激下，进一步增殖成熟并分化成分泌 IgA 的浆细胞，产生特异性 sIgA。

③合成：唾液腺腺泡之间的浆细胞首先合成 IgA 单体，并由 J 链将两个 IgA 单体连接成双聚体型 IgA。双聚体型 IgA 与腺上皮细胞基底膜和侧壁膜上的联会复合体（synaptonemal complex，SC）结合，经胞饮作用摄入胞内。在细胞内通过二硫键转换酶作用，使二聚体和分泌片结合为完整的 sIgA 分子，经上皮细胞的胞吐作用分泌到腺腔中，并随唾液排入口腔。

④功能：sIgA 分子结构较 IgA 更为稳定，SC 可以使易感性的 sIgA 铰链区对口腔中的蛋白酶和酸性条件产生抵抗。口腔每天所产生的 IgA 比其他四种 Ig 加起来还要多，在口腔环境中发挥着多种免疫功能：a. 阻止微生物黏附和抑菌、溶菌作用，sIgA 和口腔组织表面的黏蛋白结合成复合体，形成一层对口腔黏膜和牙的保护性被膜。sIgA 可以抑制细菌和真菌对口腔黏膜的黏附。sIgA 与细菌表面黏结素或凝集素结合，诱导细菌发生凝集，直接影响其增殖生存，阻断其特异结合位点，减少细菌在口腔组织表面，尤其是牙菌斑的黏附。sIgA 可以抑制细菌酶的活性，干扰细菌代谢。sIgA 还能增强溶菌酶的抗菌活性和乳铁蛋白的杀菌作用。b. 抗病毒、抗毒素作用，sIgA 可以直接与病毒表面受体结合，抑制病毒与宿主细胞膜的融合，阻止其进入人体细胞。还可以中和细菌和病毒产生的毒素。c. 免疫清除作用，sIgA 能够与进入黏膜表面和黏膜下的抗原结合，阻止抗原与上皮细胞结

合,同时增强黏液蛋白酶对抗原的降解,从而直接将抗原排出体外,这种功能称为免疫清除。人群中大约有 1.25% 的个体先天缺乏 IgA,这些人会产生高水平的针对食物抗原的血清抗体,因而会增加患免疫复合物病的风险。

### 2. IgG

IgG 是血液中含量最高的抗体,也是机体体液免疫应答中最重要的抗体。由浆细胞产生,分布于各类体液中。GCF 的抗体中 IgG 含量最高。健康牙龈 GCF 的 IgG 主要来源于血清,患牙周病时 IgG 主要来源于局部炎症组织中的浆细胞分泌。

# 第三节 口腔疾病与免疫

## 一、龋病与免疫

龋病是在以细菌为主的多种因素影响下,牙体硬组织发生慢性进行性破坏的一种疾病。关于龋病的病因,从公元前 2 世纪至今,在人类与之斗争的漫长历史中,世界各地的研究人员先后提出了体液学说、活体学说、内源性学说、外源性学说等多个学说理论。1890 年,W.D.Miller 首次提出化学细菌学说,为现代龋病病因理论奠定了基础。随着口腔微生物学、免疫学及生物化学研究的发展,1955 年,Orland 著名的诱龋实验证实了龋病是一种细菌性疾病,没有细菌就没有龋齿。Keyes 在 1962 年提出了三联因素理论,认为龋病是由细菌、食物及宿主三方面因素共同作用产生的,形成了现代龋病病因学的雏形。在此基础上,1976 年,Newbrun 提出了龋病病因的现代学说——四联因素学说,即龋病是含糖食物(尤其是蔗糖)进入人体口腔后,在牙菌斑中的变形链球菌等致龋菌的作用下,利用底物,发酵产酸,经过一定的时间将牙齿的无机物溶解破坏所致。这一学说较全面解释了龋病发生过程中宿主、细菌、食物及时间的相互作用关系,成为到目前为止公认的现代龋病病因理论。

从龋病病因理论,我们可以看出龋病的发生过程,既有病原菌的侵犯,又有机体免疫体系的防御,是宿主与微生物之间的免疫博弈的过程。它既遵循着免疫学基本规律,又有着自身特点:相关病原菌种类众多;病原菌以牙菌斑的形式存在是龋病发展的先决条件;病菌附着的牙体表面为无机物,几乎无生物活性。

### (一)龋病的主要抗原

如前文所述,在牙生态系中,不同牙面定植着不同的微生物。致龋微生物种类很多,但对于是一个或多个特定细菌群体参与龋病——特异性菌斑假说,还是多种多样的非特异性细菌引起龋病的发生——非特异性菌斑假说，目前仍存争议。不过其中被公认最重要的是变形链球菌和表兄链球菌（又称为远缘链球菌或茸毛链球菌），其次还有乳杆菌和放线菌等。当这些细菌附着在牙面形成牙菌斑，并产生大量的酸性物质时才有致病作用。这些致龋菌都具有强黏附能力、强产酸能力、强耐酸能力，其细胞结构、代谢产物及衍生物中具有抗原性的成分，可作为龋病免疫的抗原引起机体免疫反应。

1. 细菌细胞壁成分

细菌的抗原性与其细胞壁结构相关。细胞壁上分布着许多具有抗原性的物质，变形链球菌群细胞壁的主要抗原成分有肽聚糖、多糖、脂磷壁酸、表面蛋白抗原（surface protein antigen，SPA）AgⅠ/Ⅱ、葡聚糖结合蛋白（glucan-binding proteins，Gbps）及脂质等。其中 AgⅠ/Ⅱ和 GBP 参与介导细菌的黏附集聚，是致龋的主要抗原成分。

（1）表面蛋白抗原

表面蛋白抗原是一类存在于细菌菌体表面和细胞壁中的糖蛋白，变形链球菌群细胞壁所表达的表面蛋白抗原，主要包括变形链球菌表面的 AgⅠ/Ⅱ黏附素和表兄链球菌表面的 SPaA。AgⅠ/Ⅱ和 SPaA 基因有 66% 同源性，在功能上不完全相同，分别结合不同的受体。

AgⅠ/Ⅱ多肽结构复杂，包含多个功能区域，有不同的结合特性和多种活性。作为一种黏附素它能与唾液富脯氨酸蛋白发生选择性结合。AgⅠ/Ⅱ分子中存在唾液结合区，功能上呈蔗糖非依赖性黏附，可介导宿主唾液中凝集素、纤维结合蛋白和胶原的相互作用，与其他细菌共聚及活化单核细胞等，与可溶的细胞外基质糖蛋白及宿主细胞受体结合。SPaA 的受体是膜结合葡聚糖。

表面蛋白具有良好的免疫原性和反应原性。AgⅠ/Ⅱ是防龋疫苗的有效抗原，SPaA 抗体可以有效抑制龋病的发生和发展。在免疫防龋的研究中表面蛋白是被关注点之一。

（2）葡聚糖结合蛋白

葡聚糖是由变形链球菌产生的葡萄糖基转移酶（glucosyltransferases，Gtfs）利用蔗糖合成的细胞外多糖，它通过与位于细菌表面的特异性蛋白结合，介导细菌在牙面上黏附和集聚，促进牙菌斑的成熟。而通常所说的 Gbps，就是位于细菌表面的，仅具有葡萄糖结合活性而无 Gtfs 活性的一组同源蛋白质。

变形链球菌属的 Gbps 种类很多，每种蛋白具有不同的生物功能，彼此间差异很大。变形链球菌产生至少 4 种 Gbp（Gbpa、Gbpb、Gbpc、Gbpd），表兄链球菌至少产生 5 种 Gbp。Gbpa 和 Gbpd 的序列具有高度同源性，具有葡聚糖结合活性和脂肪酶活性，在生物膜形成及细菌间的竞争中发挥作用。Gbpb 的氨基酸序列和其他 Gbps 差异明显，具有很强的免疫原性，可能与细胞壁形成及肽聚糖水解酶的活性相关，能够促进变形链球菌形成生物膜。Gbpc 与 AgⅠ/Ⅱ及链球菌表面蛋白具有同源结构。Gbpa 和 Gbpc 参与变形链球菌黏附到牙面的过程，与变形链球菌的致龋性相关。

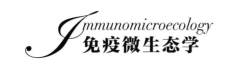

Gbps 的缺失可能导致细菌失去葡聚糖依赖的凝集功能。动物实验表明，Gbps 能诱导大鼠产生免疫应答，并且干扰变形链球菌在牙面上的积聚，降低了变形链球菌诱发的龋齿数。基于此，人们利用 Gbps 作为又一重要的抗龋免疫原。

2. 细菌胞外酶

细菌要存活，就需要从周围环境中获取营养物质。细菌胞外酶就是致龋菌产生的多种可以把环境中的营养物质转为己用的活性物质。这些酶大都具有很强的黏附性，在菌斑代谢中起主导作用。与变形链球菌黏附有关的胞外酶主要有 Gtfs、果糖基转移酶、葡聚糖酶和蔗糖酶等。其中人们研究最多、被认为最重要的是 Gtfs。

变形链球菌的 Gtf，可以合成不同类型的葡聚糖：水不溶性葡聚糖 Gtf-I、可溶和不溶性混合葡聚糖 Gtfs、水溶性葡聚糖 GtfS（分别由 *Gtfb*、*Gtfc*、*Gtfd* 三种基因产生）。Gtfs 均以蔗糖和葡萄糖作为底物，合成各种葡聚糖，调节变形链球菌在牙面的黏附与聚集，对于致龋生物膜的形成和成熟及龋蚀的进展都非常重要。利用唾液特异性抗体干扰 Gtf 的活性或葡聚糖的合成过程被认为是有效的防龋措施。免疫防龋实验也证实了抗 Gtf 抗体对变异链球菌的黏附力及合成葡聚糖能力有抑制作用，从而可以降低龋病的发病率和严重程度。

### （二）龋病免疫机制

在龋病发生、发展过程中，口腔天然免疫和获得性免疫两大体系同时发挥着重要的作用。

1. 天然免疫

（1）物理屏障

如同口腔黏膜上皮一样，结构完整、光滑清洁、矿化良好、排列整齐的牙体就是防龋免疫的一道物理屏障。可以减少致龋菌及代谢底物在牙面的滞留，增强牙面抗酸能力，降低龋病易感性。

（2）唾液

唾液的流动，可以机械冲刷和清洁牙面，减少细菌的黏附聚集，阻碍菌斑形成。

唾液当中含有的磷酸盐缓冲系统和碳酸盐 / 重碳酸盐缓冲系统，可以中和菌斑中的酸性产物，阻碍牙面 pH 值的下降，进而降低患龋风险。其中，重碳酸盐的含量对唾液缓冲能力影响较大。

唾液中具有抑菌、抗菌的成分，如无机离子氟，有机成分酸性富脯蛋白、富组蛋白、富酪蛋白、黏蛋白，抗菌蛋白质溶菌酶、乳铁蛋白、唾液过氧化物酶，龈沟液中的非特异性抗菌成分，如中性粒细胞、淋巴细胞、单核细胞、巨噬细胞和补体等各自发挥其功效，共同起到溶菌杀菌、趋化调理、促进抗感染获得性免疫建立等作用。如果口腔缺少这些非特异性免疫成分（如口干症）常会发生猖獗龋。

（3）生物屏障作用

口腔常驻菌之间存在拮抗－竞争关系，维持着口腔微生态系的平衡，也保持着对致龋菌的生物屏障作用。然而，一旦局部生态发生变化，导致这种平衡被打破，如内分泌异常、放射线治疗或不合理使用抗生素等造成菌群失调，致龋菌占据优势，常会导致龋病发生。

2. 获得性免疫

细胞免疫主要对抗胞内菌，体液免疫主要对抗胞外菌，在龋病免疫中，体液免疫起主要作用。

（1）体液免疫

龋病体液免疫主要表现在 sIgA、IgA、IgG、IgM 等免疫球蛋白的作用中。

① sIgA

当致龋菌进入涎腺导管，其抗原成分经 APC 提呈给 T 细胞，T 细胞活化并产生转化生长因子，诱导 IgM 型 B 细胞转化为 IgA 型 B 细胞。IgA 型 B 细胞在 Th 细胞和细胞因子，如 IL-5、IL-6 和 IL-10 的刺激下，进一步增殖成熟并分化成分泌 IgA 的浆细胞，在涎腺中产生 IgA，随后在腺上皮表面结合分泌片后被导入细胞合成抗该致龋菌的特异性 sIgA，随唾液分泌入口腔。sIgA 还可以抑制葡聚糖转移酶活性，减弱致龋菌的黏附能力。

sIgA 是唾液中最重要的免疫球蛋白，成年人全唾液中免疫球蛋白以 sIgA 为主，未刺激唾液中 sIgA 的含量为 0.2 ～ 0.3 mg/ mL。多数学者认为，sIgA 担负着口腔特异性免疫保护作用的重要角色。出生 42 天的婴儿唾液中即可检测到抗轻链球菌和唾液链球菌的 sIgA。4～6 个月龄乳牙开始萌出后，血链球菌和变形链球菌开始相继定植于牙面。1 岁左右，在唾液中即检测到变形链球菌特异性的 sIgA，如抗变形链球菌葡糖基转移酶、表面蛋白抗原 Ag I／Ⅱ、脂磷壁酸和葡聚糖等特异性 sIgA。大多数的研究显示，唾液中 sIgA 的含量与龋病程度呈正相关，与患龋率呈负相关。龋活跃期，sIgA 的浓度升高。唾液中 sIgA 水平降低，会增加牙患龋的易感性。

② IgG 和 IgM

这两种来自于血清的抗体主要经由龈沟液进入口腔，发挥免疫效应。龋病患者血清中针对变形链球菌的 IgG 和 IgM 增多。IgG 是龈沟液中的主要抗体，在补体（C3b）参与下，起到溶解病原菌的作用，对牙颈部、牙根部细菌的黏附、增殖、产酸有一定的抑制作用。IgM 具有抑制细菌、中和毒素的作用。

（2）细胞免疫

龋病的细胞免疫效应表现为被致龋菌致敏的 CD4$^+$T 细胞释放细胞因子，辅助 B 细胞和巨噬细胞活化，不会发生激活 CD8$^+$T 细胞所产生的细胞毒作用。

（三）龋病预防免疫

世界卫生组织早在 20 世纪 60 年代初，就将龋病列为继心血管疾病和肿瘤之后，危害人类健康的、需要重点防治的第三大慢性非传染性疾病之一，但是在我国龋病的受重视程度却远低于前两种疾病。2017 年发布的《第四次全国口腔健康流行病学调查报告》显示，我国 12 岁儿童恒牙龋患率为 34.5%，比 10 年前上升了 7.8 个百分点，5 岁儿童乳牙龋患率为 70.9%，比 10 年前上升了 5.8 个百分点。龋病预防免疫成为口腔预防保健的一项重要工作。

基于龋病的病因及感染后免疫反应的过程，目前龋病预防主要通过以下几个途径：①抗微生物制剂；②增加牙的抵抗性；③改善饮食结构；④采取公共防龋措施。其中抗微生物免疫制剂为首要的防龋手段。免疫防龋主要包括主动免疫（active immunization）和被动免疫（passive immunization）。

1. 主动免疫

龋病主动免疫就是用人工接种的方法给机体输入致龋抗原性物质，刺激机体免疫系统产生免疫应答，从而增强机体抗龋能力的方法。其特点是维持时间长、特异性强。

用于主动免疫的人工生物制品称为疫苗。主要包括全菌细胞疫苗、纯抗原亚单位疫苗、基因工程疫苗（重组亚单位疫苗、重组载体疫苗）、多肽疫苗、细菌活载体疫苗、核酸疫苗、转基因植物疫苗和抗独特性抗体疫苗等种类，针对不同的致龋菌有不同的疫苗，其中变形链球菌疫苗是研究的重点。值得注意的是变形链球菌与人心肌共有异嗜性抗原，链球菌细胞壁 C 抗原（糖蛋白）引起的抗体可与心脏瓣膜发生交叉反应，链球菌细胞壁 M 抗原（蛋白质）引起的抗体可引起心肌交叉反应，鉴于此，采用全细胞疫苗可能会导致心内膜炎、肾小球肾炎等比龋病更严重的疾病，所以变形链球菌全菌疫苗防龋基本不用。

纯抗原亚单位疫苗是使用物理或化学方法，去除病原体中对激发免疫应答无用或有害的成分，将天然或人工重组的病原体抗原或抗原蛋白的重要功能区和免疫原性区保留制作而成的疫苗。亚单位疫苗抗原成分单一，无致病性，免疫效果明确，是防龋疫苗研究的重要方向。Gtfs 或 Gbps 等均可经技术提取纯化制成亚单位疫苗。目前，已有用于动物实验或健康志愿者的表面蛋白抗原 Ⅰ / Ⅱ 和 GTF 蛋白抗原的疫苗，取得了明显的抗龋效果。

重组亚单位疫苗是指运用基因重组技术将 PAg、Gtf 等特定抗原蛋白编码基因片段克隆到细菌或酵母菌等原核高效表达载体中，经提纯后得到只含免疫原性"单一"抗原蛋白的纯化疫苗。

重组载体疫苗是指将致龋菌的抗原基因片段克隆到原核表达载体质粒中，再将质粒克隆到安全无毒的载体菌中，由载体菌在人体内携带及表达。这种方式可以在保持免疫原性的前提下，更加精准、更加安全、更加高效。

核酸疫苗是将携带抗原基因的真核表达载体直接导入宿主细胞，诱导输注免疫系统对抗原基因所表达的蛋白发生免疫应答。所以，核酸疫苗又称 DNA 疫苗或基因疫苗。此法产生的免疫力全面持久。

诸多的免疫产品也有着多种免疫途径：经口腔免疫、鼻腔接种、经扁桃体途径免疫、经小唾液腺免疫等。不过，龋病并非单一菌种感染所致的疾病，致龋与多种病菌有关，疫苗防龋还存在许多不便，如需要接种针对不同病菌的多种疫苗，接种年龄和次数等均存在一些实际障碍。所以，目前免疫防龋尚未在人群中推广应用。

2. 被动免疫

人工被动免疫是给机体输入由其他个体产生的针对致龋菌或细菌亚单位的免疫效应物质，使机体产生获得性免疫的方法。这种免疫力非自身免疫系统产生，易被清除，持续时间较短，但是起效迅速，而且可以避免主动免疫可能发生的不良反应。有研究表明，被动给予抗变异链球菌亚单位（GTF 或 Ag Ⅰ / Ⅱ等）的多克隆或单克隆抗体 IgG、牛乳或鸡卵黄 IgY 都能抑制变异链球菌在牙面上黏附和定植，减少龋齿形成。还有将变形链球菌表面蛋白抗原基因片段转入番茄基因，以此转为基因番茄提供被动免疫。

被动免疫的局部应用方式主要为牙面涂抹和口腔含漱。

## 二、牙周病与免疫

牙周病是指发生在牙支持组织（牙周组织）的疾病。广义上包括牙龈病和牙周炎，狭义上，牙周病专指发生在牙周组织的炎症性、破坏性疾病。本文内容专指狭义上的牙周病，即通常所说的牙周炎。

牙周炎是一种多因素性疾病，牙菌斑为其发病的始动因素，宿主的遗传基因及后天获得性因素是牙周炎发展、加重的决定因素。对于牙周病的发病机制，目前公认是由于牙周病原菌和宿主免疫防御系统长期相互作用所致，是免疫体系发生超敏反应的结果。超敏反应是指免疫系统在发挥免疫防御作用的同时，也给机体带来炎症性损伤的现象。Ⅳ型超敏反应（T 细胞介导的迟发型超敏反应）在牙周病发病机制中起主导作用。Ⅲ型超敏反应（抗原－抗体复合型超敏反应）也与牙周病的发病机制有关。组织病理学研究表明，牙周炎在免疫病理过程上经历了 4 个阶段：初期、早期、确立期和晚期。

### （一）牙周病的抗原

1. 病原菌

目前，得到公认的牙周病始动因素是龈下牙菌斑，但是在为数众多的菌斑微生物中，究竟哪一种或哪一群微生物是牙周病的致病菌，尚无明确答案。主流学说主要有以下三种。

（1）非特异性菌斑学说

19 世纪 90 年代到 20 世纪 60 年代的主流学说。该学说认为菌斑中各种细菌的聚积是牙周病发生、发展的根本原因，牙周病是菌斑内总体微生物联合效应的结果，而非某些特异性菌种造成。

（2）特异性菌斑学说

20世纪70年代初期提出的学说。该学说认为在牙菌斑中检出的数百种细菌中，只有少数几种革兰阴性厌氧菌与牙周病的发生、发展有关。当它们在菌斑中的数量达到一定程度时即可致病。也就是说菌斑中细菌种类是牙周病致病的根本原因。该学说可以较圆满地解释局限型侵袭性牙周炎中分离出的特异性细菌——伴放线聚集杆菌，与其发病密切相关。

（3）菌群失调学说

20世纪80年代提出的基于前两种学说的一个折中的观点。该学说认为牙周炎实质上就是菌群失调的结果。在特定的菌斑生物膜环境下，菌群间代谢及信号传导相互作用使某些毒力较大的细菌出现的频率高，所占的比例和绝对值也高，成为菌斑中的优势菌群，并具有干扰宿主防御系统的能力，在发病中作用也较其他细菌更大，也就是说，牙周炎是菌群失调导致的一种机会性感染。

虽然菌斑学说尚无定论，但目前的研究结果认为革兰阴性厌氧杆菌、兼性厌氧杆菌是牙周病的主要病原菌，最为密切相关的是牙龈卟啉单胞菌、福塞斯坦纳菌、中间普氏菌、变黑普氏菌、具核梭杆菌、伴放线杆菌及齿垢密螺旋体。

2.抗原成分

牙周病原菌自身成分中与免疫相关的抗原成分包括：内毒素、肽聚糖、脂磷壁酸、表面蛋白抗原、菌毛（主要抗原成分是菌毛蛋白）、血凝素、白细胞毒素（伴放线杆菌产生的可以裂解白细胞的一种蛋白质）等，其中内毒素的抗原性和毒性最强。

牙周病原菌所释放的多糖和类脂酶类也具有很强的抗原性，包括蛋白酶、胶原酶、溶纤维蛋白酶、透明质酸酶、硫酸软骨素酶及DNA降解酶等。来自宿主和病原菌的蛋白酶在牙周炎组织破坏中起着重要作用。它们可以破坏牙龈上皮细胞间桥粒连接，降解细胞外基质分子，如胶原、凝胶、弹力蛋白等，破坏牙周组织完整性，进而侵入组织深部，以更适应于厌氧环境和逃避唾液、龈沟液等的杀灭，引起组织进一步损伤。

**（二）牙周病的免疫反应**

1.天然免疫反应

牙周病的天然免疫反应包括牙龈黏膜屏障、细胞浸润、细胞因子及补体等途径，这些免疫因素，一方面，以炎症反应积极对抗病原菌的入侵；另一方面，对宿主自身组织产生损伤。目前已经清楚地认识到，牙周病的大多数组织损害是由于宿主对感染的应答所引起的，而不仅是感染的微生物直接引起的。

（1）牙龈上皮

完整、连续、健康的牙龈上皮和口腔黏膜上皮一样是人体抵御外来病原菌入侵的重要物理屏障。牙龈沟内上皮菲薄，具有半透膜作用，使得沟内上皮和结合上皮内的免疫细胞、免疫球蛋白、细胞因子等方便地进入龈沟。

牙龈及龈沟上皮、结合上皮细胞表面有一组糖蛋白，是细胞之间和细胞与基质之间黏附的重要组成，又称细胞黏附分子（cellular adhesion molecules，CAM），参与了牙周炎的发生、发展，主要通过参与细胞信息传导、炎症反应、免疫反应及创伤愈合等发挥作用。沟内上皮和结合上皮内的趋化细胞因子 IL-8 和细胞间黏附分子 -1（intercellular cell adhesion molecule-1，ICAM-1），形成膜结合 ICAM-1 和可溶性 IL-8 的趋化梯度，其表达沿结缔组织向龈沟内递增，可以趋化中性粒细胞进入龈沟或牙周袋内，发挥杀菌、抑菌作用。CAM 是判断牙周炎炎症程度的一项客观指标。

另外，牙龈上皮细胞本身还可以产生 IL-1α、IL-5 和集落刺激因子等细胞因子。

（2）免疫细胞浸润

①中性粒细胞

中性粒细胞是结合上皮和龈沟内的主要防御细胞，通过组织学观察得知，中性粒细胞沿结合上皮、龈沟及牙周袋形成屏障是牙周病最重要的特征。其功能包括从血管内皮间隙移出、趋化，从上皮移出、吞噬细菌，将吞噬的细菌在溶酶体内杀死，其表现相当于急性炎症反应。

每天有 1% ～ 2% 的中性粒细胞沿趋化梯度穿越沟内上皮和结合上皮移至龈沟。病原菌入侵后，龈沟上皮最早的变化就是中性粒细胞在 CAM 趋化下聚集、吞噬并杀灭病菌，同时释放各种细胞因子和酶。研究表明，在牙周病早期，中性粒细胞占结合上皮浸润白细胞的一半以上，龈沟液中 90% 的渗出白细胞为中性粒细胞。在轻度的牙龈炎中浸润到牙龈结缔组织和结合上皮中的中性粒细胞的密度分别为 $2.5 \times 10^7$/cm 和 $1.7 \times 10^8$/cm，显著高于血液中中性粒细胞的平均密度（4 ～ 8）$\times 10^6$/ cm。

中性粒细胞表面还具有与细胞吞噬有关的 Fc 受体。IgG 亚类的特异性抗体通过与中性粒细胞的 Fc 受体直接结合有利于细胞吞噬。中性粒细胞不仅是直接的抗菌细胞，而且可以通过促进龈沟微生态非致病菌的增殖间接保护宿主，如中性粒细胞释放自身贮存的糖原，促进包括某些革兰阳性菌在内的糖分解型微生物的增殖。

中性粒细胞合成并释放的多种细胞因子、酶等生物活性物质可破坏牙周组织结构，导致牙周组织损伤，如中性粒细胞产生的胶原酶就可以破坏牙周组织中的Ⅰ型、Ⅱ型和Ⅲ型胶原，使基质降解。测量龈沟内胶原酶的浓度，可以反映进入龈沟内的中性粒细胞数量。

在牙周炎天然免疫中，中性粒细胞不仅是宿主抵御牙周菌斑微生物的第一道防线，而且起到了中心的作用。中性粒细胞发生任何质或量的缺陷，都会加速牙周炎的发生和发展。有研究发现，在局部侵袭性牙周炎的患者中，绝大多数患者的中性粒细胞功能存在缺陷，表现为趋化性减弱、黏附性升高。尽管其对趋化因子仍有反应，但参与反应的细胞数量及反应速度均低于健康正常人。重度牙周破坏的患者中多数存在中性粒细胞趋化和吞噬功能障碍。患有慢性中性粒细胞减少症、周期性粒细胞减少症的青少年常出现重度牙周炎及其

笔记

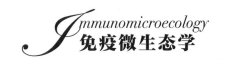

他口腔外的感染。中性粒细胞功能轻度受损与牙周组织早期损伤有关。这些研究均表明，功能正常的中性粒细胞对于牙周组织健康及抗菌斑微生物屏障的完整性具有重要意义。

②巨噬细胞

在中性粒细胞向龈沟移出的同时，巨噬细胞也和单核细胞、淋巴细胞等其他白细胞一起向龈沟移动，但是相较于中性粒细胞，巨噬细胞较迟到达病原菌入侵部位，且数量少很多，其直接吞噬、杀灭病原菌的作用也较弱。其作用主要包括：a. 接触、吞噬并杀伤致病菌；b. 消化颗粒性和可溶性抗原物质，通过细胞因子，如转化生长因子-β启动信号处理过程，将抗原信息以MHC-Ⅱ分子/抗原肽复合体的形式提呈给CD4$^+$T淋巴细胞，使其活化，随之启动获得性免疫应答，表现相当于亚急性炎症反应；c. 巨噬细胞是龈沟内仅有的能够吞噬死亡和正在死亡的中性粒细胞，并将之移走的细胞。巨噬细胞的这一清扫功能，可以减轻炎症，减少因正在死亡或被过度激活的中性粒细胞脱颗粒，无控制地释放酶而造成的宿主组织的损伤；d. 通过合成IL-I促进T细胞的增殖，并促进骨吸收。通过释放前列腺素调节宿主免疫反应。产生的胶原酶、蛋白水解酶等可以引起牙周结缔组织的破坏。

③NK细胞

NK细胞的主要功能是杀灭被病毒感染的宿主细胞，但是在重度牙周病或活动期牙周病病灶中的NK细胞较轻症或静止期牙周病时要多，表明NK细胞可能参与了牙周病的天然免疫应答。

④其他细胞

在牙周病变静止期和修复期，成纤维细胞和血管内皮细胞功能尤其活跃。它们能分泌IL-6和IL-8而介入牙周免疫反应的调控。在牙周病变的活动期，成纤维细胞分泌PGE2和基质金属蛋白酶，与疾病进展有关。

牙龈上皮细胞内的朗格汉斯细胞也具有将MHC-Ⅱ/抗原复合物递呈给CD4$^+$T细胞的功能。

（3）细胞因子和酶

致病菌及其毒性产物刺激机体，引起初期的炎症反应，同时激活宿主的防御细胞（T细胞、B细胞、中性粒细胞、吞噬细胞、成纤维细胞、血管内皮细胞、角质细胞及各种结缔组织细胞等），这些细胞产生并释放多种细胞因子，这些内源性炎症介质又会导致组织的继发性损伤。参与牙周天然免疫的细胞因子很多，在龈沟或局部组织内或相互协同或相互制约，形成了复杂的细胞因子网络，引起及维持着免疫反应及炎症反应，调节细胞生长、分化等。其中IL是主要的一组因子，与白细胞和其他细胞在免疫与炎症反应中的相互联系密切相关。

①白细胞介素IL

IL是牙周炎及牙槽骨吸收的重要致炎因子。a.IL-1：具有促炎作用；可以分解、代谢、诱导 PGE2 合成，活化破坏骨细胞及通过介导 IL-6 从而诱导破骨细胞形成、促进骨吸收；可诱导结缔组织中的间质细胞产生金属蛋白酶，促进基质中的胶原降解、破坏，同时能降解Ⅰ～Ⅴ型及Ⅶ型胶原、明胶、黏蛋白及纤维蛋白。牙周炎患者牙周袋中的 IL-1 浓度，随治疗的成功而降低，有望将 IL-1β 测定作为牙周炎活动期的诊断指标之一。b.IL-4：是活化的 T 细胞和肥大细胞合成分泌的一种细胞因子，可调节糖蛋白代谢，是促 B 细胞的生长因子；可以诱导巨噬细胞表达 MHC-Ⅱ分子；可以通过抑制促炎因子的转录从而发挥阻止牙周炎进展的作用；可以抑制破骨细胞形成，阻碍牙槽骨吸收。c.IL-6：具有促进炎症发展、刺激 T 细胞分化等多项功能。尤其是在介导破骨细胞性骨吸收中起着重要要作用，具有明显的促进骨吸收作用，与牙周炎的牙槽骨吸收密切相关。d. IL-8：对白细胞特别是中性粒细胞、淋巴细胞、巨噬细胞等具有强力的趋化作用；可以促进牙槽骨吸收。e. IL-10：具有抗炎作用，通过抑制辅助性 T 细胞、NK 细胞、巨噬细胞等的活性，抑制牙周炎的严重程度。

②肿瘤坏死因子 -α（TNF-α）

可增强血管通透性，促进基质金属蛋白酶和 PGE2 的分泌，具有促炎作用；可激活前破骨细胞成熟为破骨细胞，促进骨吸收。

③前列腺素 E2（PGE2）

是强力促进骨吸收的介质。检测 PGE2 水平可作为牙周炎炎症程度及疗效判断的一项客观标志。

④干扰素 -γ（IFN-γ）

由 Th 细胞分泌而来，与炎症性细胞因子和趋化因子的产生相关。可刺激破骨细胞形成，促进牙槽骨吸收。

⑤骨保护因子（osteoprotegerin，OPG）及破骨细胞分化因子（osteoclast differentiation factor，ODF）

OPG 是肿瘤坏死因子受体超家族的一员，可阻断破骨细胞形成，OPG 分泌增高可增加骨量。ODF 存在于成骨细胞表面，可刺激破骨细胞分化成熟，ODF 分泌增加可促进骨吸收、降低骨量。ODF 过度表达可导致骨质疏松。

⑥基质金属蛋白酶

牙周组织中多种免疫细胞（中性粒细胞、巨噬细胞、上皮细胞及成纤维细胞）均可大量分泌的一组酶的统称，包括胶原酶、弹力酶及酸性蛋白酶等。可降解个性较原组织、纤维蛋白、层粘连蛋白等，与牙周组织重建息息相关，是牙周破坏的最重要的介质。病变活动期，该酶浓度显著增高，是判断牙周病处于活动期还是静止期的重要指标之一。

⑦碱性磷酸酶

是与骨代谢、中性粒细胞脱颗粒有关的酶，其活性与牙周袋深度、牙槽骨丧失程度显著相关。

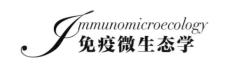
⑧天冬氨酸基转移酶

是反映组织或细胞坏死的标志酶。它在龈沟液的含量与牙周病的活动有显著相关性，反映了病变组织坏死的程度。

（4）补体

健康龈沟液中可测得 C3、C4 完整片段，牙周病患者的龈沟液中 C3、C4 减少，C3a、C3b、C4a 及 C5a 等片段增多，说明补体系统被激活。活化的补体片段最终生成 C5b6789 膜攻击复合体，造成细菌胞膜穿孔而杀灭细菌。另外，某些补体片段，如 C3a，对宿主细胞可以产生损伤。

（5）Toll 样受体

Toll 样受体（Toll-like receptor，TLR）是位于巨噬细胞、单核细胞及树突状细胞表面的一类富含亮氨酸重复序列的跨膜蛋白，可以识别与细菌致病相关的特异性成分，如脂蛋白、肽多糖、DNA 及 LPS 等，从而激活炎症细胞因子 TNF-α、IL-1 及炎症调节因子的表达。重度牙周病局部组织中有较高的 TLR2 和 TLR4 表达。

2. 获得性免疫反应

病原菌首次入侵牙周组织，有效的天然免疫应答可以快速消除炎症病损，或根本不发生损害，无效反应则可能导致慢性病损或是破坏性病损，当第一道免疫防线被突破，获得性免疫系统将被激活，识别感染病原菌，产生获得性免疫反应。

（1）免疫细胞

① T 细胞

牙周病损早期，病原菌侵袭牙周组织，巨噬细胞被激活，捕获细菌抗原物质，将 MHC-Ⅱ/抗原肽复合物递呈给 CD4⁺T 细胞，CD4⁺T 细胞被激活后增殖分化为效应细胞和记忆细胞。分泌的细胞因子作用于 B 细胞，启动体液免疫。牙周病早期浸润细胞以 CD4⁺ 细胞为主，免疫效应以细胞免疫为主。T 记忆细胞在抗原被清除、CD4⁺T 细胞凋亡后，潜伏在体内，一旦特异性抗原再次出现，便迅速活化，启动更为激烈的再次免疫。

2018 年的一项实验研究发现，Th17 细胞随着年龄的增长自然地在口腔黏膜中积累。在局部牙周病相关微生物组的触发作用下，Th17 细胞在牙周炎组织中增殖，并发生与牙周炎相关的骨丢失。Th17 细胞诱导免疫病理的主要介质是 IL-17，IL-17 已被证明是机体自身的免疫环境改变后，牙周免疫病理的主要介质。该实验在不中断其他 IL-17 来源的情况下对 Th17 细胞进行基因定位，靶向作用，发现抑制 Th17 分化可显著减少骨丢失（50% ～ 70%）。该研究结果提示，Th17 细胞是牙周病发病机制的驱动因素和合理的治疗靶点。

牙周病感染源是细菌，宿主细胞不产生内源性抗原，不递呈 MHC-Ⅰ/抗原复合肽复合物，所以 CD8⁺T 细胞在牙周病免疫活动中作用不大。但是在免疫病理检测中发现，成

笔记

人牙周炎组织中 CD4$^+$ 和 CD8$^+$T 细胞的比例由血液循环中 2：1 降低为 1：1。这种改变更多的原因是 CD4$^+$ 辅助性 T 细胞亚群数量减少，提示机体的免疫功能减弱。

②B 细胞

正常牙周组织中的 B 淋巴细胞处于休眠期，在牙菌斑大量微生物及其抗原性、促有丝分裂原性物质的刺激及 CD4$^+$T 细胞和巨噬细胞等分泌的细胞因子的双重刺激下，快速增殖、分化成浆细胞和记忆 B 细胞。在确立期及晚期牙周病损处可出现大量 B 淋巴细胞及浆细胞。浆细胞产生的针对牙周病原菌抗原的特异性抗体，以 IgG 为主，也有 IgA 和 IgM，移入龈沟液里，发挥体液免疫作用。

淋巴细胞大量聚集，使炎症趋于缓和，进入慢性炎症阶段，但是体内的 Tm 和 Bm 细胞会在再次遇到相同抗原后启动再次免疫应答。这样，宿主－微生物相互作用，牙周致病菌、危险因素和宿主来源的炎症细胞因子及酶调控着牙周的微生态平衡：宿主免疫炎症反应不足或活性过度则牙周稳态失衡，向疾病倾斜；危险因素得到调控，炎症受到抑制则牙周恢复稳态，向健康倾斜。

（2）细胞因子

T 细胞对牙周组织破坏作用的重要机制是产生细胞因子。细胞因子的产生、类型及其定位是由宿主遗传、环境等个体差异及细菌与宿主细胞相互作用所调控的。在牙周疾病中，由 Th 细胞（相关介绍见本章第二节）产生的细胞因子负责调控获得性免疫防御反应中的多项功能，Th1 及 Th2 型反应的共同作用。牙周病早期，以 Th1 型反应为主。其所分泌的细胞因子 IFN-γ 能够激活巨噬细胞，增强吞噬细胞的吞噬能力；IL-2 可以促进 B 细胞活化。随着病变的发展，在牙周病确立期及晚期则以 Th2 型反应为主，细胞因子 IL-4、IL-10 及 IL-13 大量合成。IL-4 和 IFN-γ 一样能够激活巨噬细胞，增强吞噬细胞的吞噬能力；IL-10 可以促进其他淋巴细胞亚群增殖分化。实验发现，Th2 型反应与慢性牙周炎组织损伤密切相关。

B 细胞分泌 IL-1 和核因子 κB 受体活化因子配体等细胞因子，前者有诱导 CD4$^+$ 细胞分化、调节细胞介导免疫及促进 T 细胞和 NK 细胞的增殖的功能，后者刺激破骨细胞分化。

### 三、口腔黏膜病与免疫

发生在口腔黏膜及软组织上的类型不同、种类众多的疾病统称为口腔黏膜病。主要包括口腔黏膜感染性疾病、口腔溃疡类疾病、变态反应性疾病、肉芽肿性疾病、口腔潜在恶性疾病及系统疾病的口腔表征等。这些疾病的发病机制、临床表现、病理特征等各不相同，但大多数疾病的发病与全身状况有密切关系，且都与人体免疫有关。

#### （一）复发性阿弗他溃疡

复发性阿弗他溃疡（recurrent aphthous ulcer，RAU）在口腔黏膜病中发病率最高，与遗传、免疫失调、病毒和细菌感染、自身免疫、精神紧张、胃肠疾病、贫血、营养缺乏、

笔记

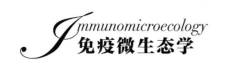

内分泌紊乱等因素有关。主要是好发于唇、舌、颊、口底、牙龈及软腭等部位。溃疡仅限于口腔黏膜，具有周期反复发作性和自限性的特点，该病病程短，通常 7～10 天可自愈。

RAU 病因目前尚不完全明确，多数研究认为 RAU 的发病与淋巴细胞毒性反应、抗体依赖的毒性反应、淋巴细胞亚群不平衡及 CD4/CD8 比例变化有关。研究表明，细胞免疫异常在 RAU 发病中具有重要作用。有研究结果显示，在溃疡各期具有转导 TCR 识别抗原所产生的活化信号功能的 CD3$^+$T 细胞有所下降，溃疡期含有大量 CD8$^+$T 细胞和少量 CD4$^+$T 细胞，CD4/CD8 比例下降，恢复期则以 CD4$^+$T 细胞为主，CD4/CD8 比例恢复。其发病机制可能是原发（先天、遗传）或继发（病毒等）原因导致的全身或局部免疫调节功能紊乱，使淋巴细胞亚群不能维持动态平衡，比例严重失调，使免疫活性细胞之间、免疫细胞与非免疫细胞之间协调失控，使 Tc、Ts 细胞把自身上皮细胞作为靶细胞进行攻击，导致局部组织的坏死、溃疡。

有学者发现，RAU 患者病变组织周围上皮基底膜区可有免疫球蛋白和补体沉积，外周血清中可检出抗口腔黏膜上皮抗体 IgA、IgG 增多，补体水平高于正常人，唾液中的 sIgA 含量在发病期升高、缓解期降低。但也有研究结果显示，RAU 患者体液免疫多在正常范围。

2019 年的一项关于 355 例 RAU 患者的研究发现，RAU 患者血清抗胃壁细胞抗体（anti-parietal cell antibody，PCA）、甲状腺球蛋白抗体（thyroglobulin antibody，TgAb）和甲状腺微粒体抗体（thyroid microsome antibody，TmAb）的阳性率均显著高于健康对照者。而血清 PCA、TgAb、TmAb 阳性率的存在对患者健康有特殊影响。PCA 阳性的患者如果没有适当的早期诊断和治疗，更容易发生恶性贫血，发生自身免疫性萎缩性胃炎，继而进展为胃癌。TgAb/TmAb 阳性患者可能发生自身免疫性甲状腺疾病，最终导致甲状腺功能障碍。除了 PCA、TgAb 和 TmAb 之外，许多的文献还报道了 RAU 患者体内不同类型的抗体或自身抗体，如抗肌内菌（或抗谷氨酰胺转氨酶）IgA 和 IgG 抗体、抗网状蛋白 IgA 和 IgG 抗体、抗肌内肌氨酸 IgA 抗体、抗内皮细胞自身抗体、抗中性粒细胞胞浆自身抗体、抗黏膜抗体和抗细胞间物质抗体。

虽然 RAU 病因及发病机制目前尚未完全明确，但是这些实验结果均高度提示，自身免疫应答在 RAU 的发病中具有重要意义。

### （二）口腔扁平苔藓

口腔扁平苔藓（oral lichen planus，OLP）是一种发生在皮肤和黏膜，以细胞免疫介导为主的、较常见的慢性炎症性疾病。其是口腔黏膜病中仅次于 RAU 的常见疾病。世界卫生组织已将其列为癌前状态，提示可能转化为鳞状细胞癌，恶变率为 0.4%～2.0%。同时出现皮肤病变的病例约占 28%。约 44% 的皮肤扁平苔藓患者伴有口腔黏膜病变。口腔黏膜病变表现为白色或灰白色的网状或线状条纹，条纹之间黏膜发红，有的表现为糜烂、溃疡。病理特征表现为上皮不全角化，棘层可增生，上皮钉突延长呈锯齿状，基底细胞层液化变性。上皮棘层、基底层或黏膜固有层可见胶样小体，可能是细胞凋亡的产物。固有层可见淋巴细胞密集浸润带是其典型病理表现。

关于本病病因，目前尚未完全明确，研究资料显示，可能与多种因素有关，全身因素有免疫因素、遗传因素、内分泌因素、精神紧张及系统性疾病等。局部因素有慢性物理性损伤、化学物质刺激等。也有学者认为可能与病毒或细菌感染有关。目前多数研究表明，免疫调节异常与本病的发生关系密切。

OLP 发病部位不出现与天然免疫相关的急性炎症表现，也没有中性粒细胞浸润。肥大细胞脱颗粒释放的细胞因子、趋化因子和被激活的基质金属蛋白酶可通过肥大细胞 /T 细胞在 OLP 病变中的相互作用，促进 T 细胞的活化、迁移、增殖和分化。

T 细胞介导的细胞免疫应答在 OLP 的发生、发展中具有重要作用。研究发现，在疾病早期阶段 INF-γ 或 TNF-α 等 Th1 型细胞因子分泌增加。T 淋巴细胞在 ICAM-1 和 VCAM 等细胞黏附分子、上调的基底膜细胞外基质蛋白成分（包括Ⅳ型和Ⅶ型胶原、层粘连蛋白、整合素等）及 CXCR3 和 CCR5 等趋化因子受体作用下，迁移至口腔黏膜并于角质细胞结合，最终导致角质细胞凋亡破坏。

OLP 固有层淋巴细胞浸润带主要是 CD8$^+$T 细胞，说明 OLP 是 CD8$^+$T 细胞介导的以细胞毒作用为主的细胞免疫。OLP 时，正常上皮内唯一的抗原提呈细胞——朗格汉斯细胞，数量成倍增多，细胞突起明显延伸，通过淋巴管移行至淋巴结，发挥提呈抗原作用。巨噬细胞突破基膜向上皮内移动，吞噬机体自身变性损伤的上皮组织，同时发挥抗原提呈作用。角质细胞是黏膜上皮主体，平常主要发挥物理屏障作用，但是在一些细胞因子，如 IL-1、TNF 的刺激诱导下，提升了细胞黏附分子 -1 和 MHC- Ⅱ分子的表达，而这两种分子分别可以活化 T 细胞和 CD4$^+$T 细胞。活化的 CD4$^+$T 细胞分泌 IL-2 等细胞因子激活 CD8$^+$T 细胞，CD8$^+$T 细胞增生、聚集，形成固有层浸润带。CD8$^+$T 淋巴细胞的细胞毒作用，造成上皮基层细胞液化变性与基膜损伤。

固有层浸润带也可见少量的 B 细胞，且病变部位上皮基膜可见抗原抗体复合物沉积现象，说明本病也发生了体液免疫。

研究表明，PCA 存在于几个不同的 OLP 患者组中，PCA 水平的降低与颊黏膜病变的改善一致。因此，血清 PCA 水平是诊断 OLP 的一个潜在的生物标志物。此外，与对照组健康人相比，OLP 患者唾液中丙二醛（malondialdehyde，MDA）和 8- 羟基脱氧鸟苷（8-OHdG）等过氧化产物水平升高、维生素 C 和维生素 E 等抗氧化剂水平降低，维生素 C 和维生素 E 作为抗氧化剂的水平，可能是预测像 OLP 这样的癌前状态的合适的生物标志物。

（三）寻常型天疱疮

天疱疮是一种累及皮肤及黏膜的、严重而少见的、可能危及生命的慢性自身免疫性大疱性疾病。寻常型天疱疮（pemphigus vulgaris，PV）是 4 种临床类型中最常见的，也是最严重的一型。本病与口腔黏膜关系密切，约有 70% 的患者初发损害位于口腔，然后才波及皮肤发生松解性大疱。约有 90% 的患者累及口腔黏膜，50% 患者病损终身仅累及口腔。口腔病损好发于唇、舌、腭、颊和牙龈等处，咽旁、翼下颌韧带等易受摩擦处也较易发生。主要表现为 1～2 个或者广泛发生的直径从几毫米到 1 厘米以上不等的水疱。

天疱疮的病因目前尚未完全明确，但是医学界公认它是一种自身免疫性疾病，而环境因素（如药物、紫外线照射、食物、病毒感染等刺激因素）在基因易感性群体中可诱发天疱疮。

许多研究显示，黏膜上皮细胞间的桥粒蛋白为本病的抗原。桥粒是上皮细胞特有的黏着连接结构，通过钙黏着蛋白将两相邻细胞结合起来。构成桥粒的蛋白质主要有两组，其中桥粒芯蛋白（desmoglein，Dsg）为一组桥粒钙依赖性黏附蛋白，包括桥粒芯糖蛋白和桥粒芯胶黏蛋白，它们是跨膜蛋白，在黏膜上皮细胞间的黏附上起着重要作用。另一组蛋白是位于细胞膜内侧的蛋白，属于连接蛋白，功能是连接桥粒钙依赖性黏附蛋白和角蛋白丝。桥粒对于维持上皮完整性具有重要意义，当这种桥粒结构遭到破坏时，上皮角化细胞就会分离，出现上皮内疱性病变。

40% 以上的患者在病变活动期都可检测出自身循环抗体，主要为抗上皮细胞间桥粒蛋白抗体，抗体滴度随病情进展和恶化而增高。研究表明，上皮细胞的 Dsg3 和 Dsg1 可能是自身抗原，其中 Dsg3 被认为是 PV 的主要自身抗原。而抗 Dsg3 和 Dsg1 的特异性抗体 IgG4、IgG1 是自身抗体，可引起桥粒功能障碍、结构破坏，出现以上皮内棘细胞层松解和上皮内疱形成为特征的组织病理学改变。

除此之外，蛋白质组学研究发现，PV 患者体内还存在大量非 Dsg 自身抗体，这些自身抗体主要针对几种毒蕈碱和烟碱乙酰胆碱受体亚型、线粒体蛋白、桥粒斑菲素蛋白 3、上皮细胞钙黏蛋白、斑珠蛋白、人类白细胞抗原分子、甲状腺过氧化物酶和 hSPCA1（由 ATP2C1 编码的，在家族性良性慢性天疱疮中发生突变的 $Ca^{2+}/Mn^{2+}$-ATP 酶）等产生。这些抗体在角质形成细胞生理和细胞黏附中发挥作用。

诱导共刺激因子（inducible co-stimulator，ICOS）是一种在 T 细胞上表达的共刺激受体，在多种自身免疫性疾病中影响 T 滤泡辅助细胞（T follicle helper cells，TFH）的活性。有研究通过实验发现，小鼠的 Dsg3 特异性 $ICOS^+TFH$ 细胞和人类 $ICOS^+CXCR5^+PD-1^+T_H$ 细胞与 PV 抗 Dsg3 抗体反应相关。在 $CXCR5^+PD-1^+T_H$ 细胞上表达的 ICOS 可能是 PV 的治疗靶点。

### （四）过敏性口炎

过敏性口炎是遗传易感人群，即过敏体质的人通过再次直接接触（含漱、涂布、贴膜）、口服、注射等途径接触全身或局部抗原、半抗原刺激后所引发的口腔黏膜过敏反应，能引起过敏反应的物质称变应原。临床表现有两种类型：一般物质引起的过敏性口炎称接触性口炎；药物引起者称药物性口炎。

1. 接触性口炎

接触性口炎属于 T 细胞介导的Ⅳ型超敏反应，即迟发型超敏反应。某些小分子半抗原物质与黏膜上皮角蛋白结合，形成完全抗原，经由上皮朗格汉斯细胞加工处理，以 MHC- Ⅱ/抗原肽复合物形式递呈给 CD4$^+$T 细胞，同时通过 CD4$^+$T 细胞激活 CD8$^+$T 细胞，在 IL-2 和 IFN-γ 等细胞因子作用下，T 细胞活化、增殖。其中一部分分化为 Tm 细胞，当机体再次接触相同变应原时，Tm 细胞被重新激活，分化增殖为新的效应细胞，对黏膜上皮细胞等发挥细胞毒作用，直接杀伤靶细胞，或者分泌 TNF、IFN-γ 等细胞因子，引起以单核细胞浸润和细胞变性坏死为主的局部超敏反应。此类型超敏反应，发生较迟缓，接触变应原后至少 7 ～ 10 天才在局部形成抗体，再次接触后一般经 48 ～ 72 小时才发生反应。

接触性口炎的接触物本身并不具有刺激性，仅超敏体质者发病。最近的一项观察性研究发现，过敏性口炎最常见的过敏原是金属，多见于修复充填材料的合金成分，其中镍和钴是最常见的过敏原。还有许多过敏是针对化妆品或复合材料中的某些成分，如涂于唇红部的唇膏，含有甲基丙烯酸酯的义齿树脂成分的过敏排在第 5 位。此外，进食含有某些色素和调味剂的食品糖果等，也可成为变应原，引起接触性口炎。

像涂抹抗生素软膏这样的口腔局部用药引起的过敏性口炎，大多数表现为Ⅳ型超敏反应。免疫机制与接触性口炎相同。

2. 药物性口炎

全身用药可引起不同的药物特异性免疫炎性超敏反应，包括Ⅰ型（IgE）介导、Ⅱ型（IgG）介导、Ⅲ型免疫复合物介导和Ⅳ型 T 细胞介导的反应。每一种反应都可能引起药物性口炎。其中血清 IgE 介导的Ⅰ型超敏反应，即速发型超敏反应，最为常见。

IgE 介导的过敏反应是由组织肥大细胞或循环嗜碱性粒细胞或两者共同释放的炎症生物介质引起的。CD4$^+$T 细胞在变应原（如血清制剂、菌苗疫苗、组织匀浆、酶制剂等）及具有半抗原性的诸多药物（如磺胺、阿司匹林、氨基比林等）刺激下产生 IgE。肥大细胞和嗜碱性粒细胞表达对 IgE 的高亲和力 Fc 受体，即 FcεRI。特异性过敏原 IgE 与 FcεRI 的结合使这些细胞敏化，也使效应反应得以发生。当该变应原再次进入机体内时，特异性过敏原就会结合与致敏的肥大细胞和嗜碱粒细胞表面 FcεRI 结合的 IgE 分子，刺激这些免疫细胞几乎能立即释放预先形成的生物介质，如组胺、5- 羟色胺、白三烯、前列腺素、缓激肽及肝素等具有强生物活性的介质，这些介质驱动 IgE 介导的超敏反应发生，导致出现以血管通透性明显增加、口腔黏膜充血、肿胀、渗出甚至糜烂等为主要表现的血管性炎症。

血管性水肿是药物诱导、IgE 介导的过敏反应的一种。主要表现为局部的皮肤/黏膜

笔记

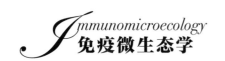

水肿，唇黏膜是口腔最常受影响的部位。是由药物诱导肥大细胞/嗜碱性粒细胞释放血管活性生物制剂介导的暂时性血管通透性增加引起的。组织病理学上可见嗜酸性粒细胞和淋巴细胞浸润血管周围、内皮细胞间隙增加、血管周围胶原束分离，最终导致血管性水肿。

针对过敏原特异性IgE的刺激，肥大细胞还可能重新产生和释放多种细胞因子、趋化因子和生长因子，这些因子具有募集和激活先天免疫细胞的能力，包括激活嗜酸性粒细胞、中性粒细胞和嗜碱性粒细胞。肥大细胞在不同解剖部位的功能活性不同，由细胞因子和特定局部微环境中的细胞所决定。

某些药物有直接触发肥大细胞/嗜碱性粒细胞脱颗粒的能力，从而通过非免疫激活效应通路导致假过敏/类过敏反应。这些假过敏/类过敏反应可在第　次接触该药物时发生，并在几分钟内发展。

### （五）艾滋病

艾滋病，即获得性免疫缺陷综合征（acquired immunodeficiency syndrome，AIDS），是人感染人类免疫缺陷病毒（human immunodeficiency virus，HIV）后导致细胞免疫缺陷，并发一系列机会性感染及肿瘤，严重者可导致死亡的综合征。

1. AIDS的口腔表征

大多数口腔病损发生在$CD4^+T$细胞计数低于$300/mm^3$时，目前已知与AIDS有关的口腔疾病如下。

（1）念珠菌感染

致病菌以白假丝酵母为主，是与AIDS相关的口腔疾病中最为常见的一种，是免疫抑制的早期征象。

（2）细菌感染

主要有牙龈线性红斑、HIV相关性牙周炎、急性坏死性龈口炎等，急性坏死溃疡性牙周炎可作为疾病进展的一个标志。

（3）病毒感染

主要有口腔毛状白斑、疱疹性口炎、带状疱疹等。其中，口腔毛状白斑发生率虽仅次于念珠菌感染，但对于诊断AIDS，更具特异性。

（4）肿瘤

主要有卡波西肉瘤、非霍奇金淋巴瘤等。其中，卡波西肉瘤对于AIDS具有诊断意义。

2. AIDS的免疫反应

（1）体液免疫

在病毒感染早期，能够检测到低水平的抗核心抗原p24及p17的IgA、IgM抗体。由于多克隆B淋巴细胞被激活，血清中各种免疫球蛋白均有所增加。但是，患者不能产生针对某一特定抗原的特异性抗体。巨噬细胞和NK细胞功能异常、活性下降，其趋化能力及杀菌作用均下降。

（2）细胞免疫

CD4/CD8 比值明显下降，甚至倒置。CD4⁺T 淋巴细胞显著减少，导致细胞免疫反应受损。外周血淋巴细胞对有丝分裂原及抗原的免疫反应减弱。NK 细胞活性及特异性细胞毒反应减弱。

### （六）慢性盘状红斑狼疮

慢性盘状红斑狼疮（chronic discoid lupus erythematosus，CDLE）是结缔组织病的一种。临床分为六个亚型，发生在口颌面部者是狼疮病中最轻的一个亚型，主要累及口颊部的皮肤和黏膜，一般无全身性损害。先发生于皮肤和黏膜外露部分，面部鼻梁两侧皮肤表现为鲜红色蝴蝶斑，其上有白鳞屑覆盖；在口腔内多发生于唇、颊黏膜，特征为红斑样病损，可有糜烂、出血，在唇部可有血痂。

病理特征为上皮表面过度角化或不全角化，角化层可有剥脱；颗粒层明显；棘层变薄，可见上皮钉突增生、伸长；基底细胞液化、变性，基底膜不清晰；血管扩张，血管内可见玻璃样血栓，血管周围有类纤维蛋白沉积等，这些变化对诊断本病有一定意义。

目前，认为本病是受一定的诱导因素与遗传因素的影响而产生的自身免疫性疾病。多数病变活动期的患者，都可以检测出自身循环抗体（如抗核抗体、抗天然 DNA 抗体等），属于非器官特异性自身免疫病。研究显示，上皮基底区有免疫球蛋白、补体沉积，免疫球蛋白主要为 IgG；上皮下结缔组织内可见淋巴细胞浸润，主要为 T 细胞；血清中备解素和 C3 水平升高。

细胞间黏附分子 -1 和淋巴细胞功能相关抗原 -1 所介导的角质细胞或内皮细胞与活化的 T 细胞的黏附可能是效应细胞和靶细胞识别的一种机制；人类白细胞 DR 抗原阳性细胞作为抗原提呈细胞介导 MHC 限制性细胞毒反应；真皮层中的炎症细胞为 T 细胞，主要是 Th 细胞亚群，表达 IL-2 受体比较弱，表明有 T 细胞的非特异性活化。

最近的研究发现，树突状细胞、NK 细胞和 Toll 样受体在 DLE 发生、发展的过程中起主导作用。其他证据也表明，与健康的、未被累及的 DLE 皮肤相比，在 DLE 损害处有几个与 Th1 相关的信号通路。然而，对于关键致病通路的了解还很不清楚。

# 第四节　口腔免疫微生态与风湿性疾病

人类口腔是仅次于消化道的第二大微生物库，口腔菌群与龋病和牙周疾病的发病密切相关，同时口腔菌群也是一些慢性炎症疾病，如细菌性心内膜炎、动脉粥样硬化及糖尿病的病因。随着微生物组学研究技术的进展，越来越多的证据表明口腔菌群也参与了风湿性疾病的发病过程。风湿性疾病的发病机制目前尚不明确，普遍认为是在遗传和环境因素的共同作用下使得体内的自身免疫炎症反应被激活或免疫耐受缺陷导致了疾病的发生。大约700多种口腔微生物，包括细菌、真菌、支原体、原生动物和病毒等定植于口腔环境中，组成了一个极其复杂而微妙的微生态系统。当口腔微生态发生失衡时，口腔菌群可以通过转移定植，进入血液系统激活免疫炎症反应，从而影响机体的健康。目前，并没有流行病学研究表明，风湿性疾病是由单一微生物导致的，针对微生物群落结构及组成的微生态研究为风湿性疾病的发病机制、诊断及治疗带来了新的视野。

## 一、口腔免疫微生态与类风湿关节炎

类风湿关节炎（rheumatoid arthritis，RA）是最常见的风湿性疾病之一，全球的发病率为 0.35% ~ 0.45%。它是一种以关节滑膜炎为主累及全身多系统的自身免疫性疾病，其病因尚不确定，公认的疾病的自身免疫反应是在遗传易感性的个体中由环境因素触发的。

### （一）口腔菌群参与 RA 的发病过程

在风湿性疾病中，口腔菌群在 RA 中的作用阐述得最为清楚。RA 患者患严重牙周炎和牙齿脱落的概率显著高于健康对照组，且牙周病的严重程度与 RA 的疾病活动度相关。同时，牙周炎的治疗似乎可以降低 RA 的活动性。牙周病的发生代表了口腔微生态的失衡，牙周病原体可以在刷牙、咀嚼和牙科治疗时进入血液循环，进而有可能到达体内较远的部位参与病理过程。牙龈卟啉单胞菌（Porphyromonasgingivalis）、中间普雷沃特菌（Prevotella intermedia）、福赛斯坦纳菌（Tannerella forsythia）与其他牙周病原体，如齿垢密螺旋体（Treponema denticola）、黑色普雷沃特菌（Prevotellanigrescens）、具核梭杆菌（Fusobacterium nucleatum）等的 DNA 可在 RA 患者的滑膜液中被检测到。同时在 RA 患者的血液中可以检测到牙龈卟啉单胞菌、中间普雷沃特菌和福赛斯坦纳菌的高滴度特异性抗体。

RA 患者口腔微生物的种类与健康对照组存在明显的差异，在众多可能导致 RA 的口腔微生物中，牙龈卟啉单胞菌发挥的作用被探究得最为清晰。牙龈卟啉单胞菌是从龈下牙菌斑中分离出来的，也是目前证据最为充足的牙周致病菌之一。它可以产生促进蛋白原瓜氨酸化的肽酰精氨酸脱亚胺酶（peptidyl arginine deiminase，PAD），在牙周病变中发现的瓜氨酸化的蛋白量要远大于牙周健康组织。值得注意的是，牙龈卟啉单胞菌产生的 PAD 可以促进人内源性多肽——人 α - 烯醇酶肽（human α -enolase-peptide）和纤维蛋白（fibrin）的瓜氨酸化。因此，在易感个体中，牙龈卟啉单胞菌瓜氨酸化的内生性多肽可能损害自身瓜氨酸化蛋白质的免疫耐受，导致抗 CCP 抗体（anti-cyclic citrullinated peptide autoantibody）的产生。抗 CCP 抗体是 RA 的特征性抗体，其可与瓜氨酸化的蛋白质形成

笔记

免疫复合物，通过其 Fc 段受体与炎症细胞结合，产生补体激活的级联反应，导致炎症介质释放和关节的破坏。研究表明，RA 患者中抗 CCP 抗体的滴度与牙龈卟啉单胞菌特异性抗体的滴度显著相关，且 RA 特异性的抗 CCP 抗体在滑膜组织中针对的主要目标是脱亚胺形式纤维蛋白的 α 和 β 链，而人纤维蛋白正是牙龈卟啉单胞菌 PAD 的底物之一。

以上研究显示，口腔菌群成员，特别是牙龈卟啉单胞菌在 RA 的发病过程中发挥了重要作用。

### （二）口腔菌群可以用于 RA 的诊断

RA 管理的关键是早期诊断和治疗，以防止进一步的关节破坏和最大限度地保护关节功能，有效而非侵入性的早期检测和疾病识别策略在 RA 中仍迫切需要。越来越多的证据表明，RA 与口腔微生物群落有关，并受到其动态变化的影响。在 2018 年的一项研究中，研究者通过 16S rRNA 基因扩增测序，对 110 例 RA 患者、67 例骨关节炎患者和 155 例健康受试者唾液样本中的口腔微生物组进行了评估，分析了 RA 患者、骨关节患者与健康人群口腔微生物群落结构及组成差异，最后筛选出了可以鉴别 RA 和骨关节炎患者的含 8 种口腔细菌的生物学标记物模型（放线菌属、内塞菌属、内塞亚黄菌属、副流感嗜血杆菌属、嗜血杆菌属、细孔菌属、普里沃菌属和韦荣球菌属）。在另外一项比较 RA 患者、类风湿关节易感人群（抗 CCP 抗体阳性而无临床症状）及健康人群口腔菌群结构及组成的研究中，研究者同样建立了含 11 种唾液细菌属的生物学标记模型以鉴别 RA 患者。

目前，尚没有公认的诊断 RA 的口腔微生物生物学标记，相信随着口腔微生物相互间作用及其干预免疫系统机制研究的深入，口腔免疫微生态在 RA 的诊断与鉴别过程中将发挥更大的价值。

### （三）口腔菌群可以用于 RA 的治疗监测

改善病情抗风湿药物（disease-modifying antirheumatic drugs，DMARDs）治疗在改善 RA 症状及控制疾病进展方面起着至关重要的作用，其具有免疫调节特性，通过干扰多种促炎途径抑制免疫反应。2015 年，张煊等的研究显示，DMARDs 治疗可以部分恢复 RA 患者的微生态平衡，而且相较肠道微生态，DMARDs 治疗后牙龈及唾液微生态改善更为显著。在牙龈样本中，DMARDs 治疗后，RA 特征性的 RA-24803 下降，而健康人群特异性的普雷沃特菌显著升高，尤其是在 DAS28 评分改善更好的 RA 患者中。更进一步，在治疗前的样本中，基于肠道、牙齿和唾液宏基因组连锁群的交叉验证随机森林模型，能够区分 DMARDs 治疗后良好或中度改善的患者与没有改善的患者。

综上，口腔微生态有助于评估和预测 DMARDs 对于 RA 的治疗效果。

## 二、口腔免疫微生态与白塞病

白塞病（Behcet's disease，BD）是一种系统性自身免疫疾病，属于血管炎的一种，其

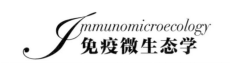

以反复的口腔及外生殖器溃疡为主要表现。

口腔溃疡可在 BD 被诊断前几个月甚至几年出现，提示口腔免疫微生态的失衡参与了疾病的发生。与 BD 发病相关的潜在病原体包括血链球菌（Streptococcus sanguinis）、酿酒酵母、分枝杆菌、伯氏疏螺旋体、幽门螺杆菌、大肠杆菌、金黄色葡萄球菌、发酵支原体，以及单纯疱疹病毒 1 型、丙型肝炎病毒、细小病毒 B19、巨细胞病毒、EB 病毒和水痘带状疱疹病毒等多种病毒。其中最受关注的微生物为血链球菌。目前，尚不清楚白塞病患者的易感性是否与血链球菌的感染相关，但研究发现罕见的口腔血链球菌血清型（KTH-1）和该细菌的特异性抗体在 BD 患者的口腔菌群和血清中明显高于健康对照组。在皮肤试验中，患者对链球菌抗原表现出强烈的迟发性过敏反应，有时皮肤注射这种抗原会引发疾病症状。新的 BD 诊断标准中将皮肤对链球菌的高反应性作为评价患者疾病活动的参考指标之一。血链球菌抗原与细胞膜上一种叫作热休克蛋白（HSPs）的蛋白质共享一段氨基酸序列。HSPs 通常在细胞膜受到生理或者微生物刺激时分泌。研究显示，从细菌中提取的 65 kDa（HSP-65）热休克蛋白多肽与人类 60 kDa 的多肽具有相当大的同源性（HSP-60）。在 BD 患者中，受到血链球菌刺激后，HSP-60 反应性 T 细胞可被抗原呈递细胞（APCs）提呈的细菌 HSP-65 多肽激活，后 APCs、T 细胞和中性粒细胞相互作用，诱导产生血管反应或者淋巴细胞性血管反应，导致了疾病的发生。此外，血链球菌基因 Bes-1 编辑的肽段氨基酸序列与人类眼内神经节肽（Brn-3b）有 60% 以上的相似性，Bes -1 可能是导致 BD 患者视网膜和神经病变的诱因。

综上所述，口腔菌群成员，特别是血链球菌，通过分子模拟机制，参与了 BD 的发病。然而，目前尚没有口腔微生态用于 BD 诊断和治疗监测的研究。

### 三、口腔微生态与干燥综合征

口腔菌群还可能参与了以口干为主要特征的原发性干燥综合征（primary Sjögren's syndrome，pSS）的发病。研究显示，中间链球菌、中间普雷沃特菌、具核梭杆菌、牙髓卟啉单胞菌、南氏普雷沃特菌、单宁菌属和密螺旋体属仅在 pSS 患者的口腔样本中检测到，而巴斯德卟啉单孢菌多见于健康对照组。两者的唾液微生物群存在明显差异，但有关口腔菌群参与 pSS 发病的具体机制尚不清楚。

## 第五节　口腔免疫微生态研究前沿和方向

分析口腔微生态的多样性、共生关系及其群落结构的经典方法是将口腔中的菌群进行分离培养鉴定，这需要进行一系列繁杂的形态学和生理生化实验，往往难以对分离培养的结果进行精确的鉴定，并且以培养技术为基础研究口腔微生物菌群有时会导致严重偏差。近年来随着分子生物学的发展，出现了一系列新的研究方法，如 16S RNA 测序技术、高通量指纹技术、宏基因组学技术、焦磷酸测序技术、转录组学技术和蛋白组学技术等，使微生态的研究进入了微生物组学研究领域。与人体其他部位相比，口腔微生物组研究具有取样快捷、宿主反应表征方便、干预手段直接有效等特点，使其在微生物组学研究领域中具备了作为模式研究体系与技术示范的重要优势。

### 一、细菌鉴定和功能研究

尽管新的研究技术，尤其是宏基因组学技术的快速发展使得高通量解析口腔微生物组的变化、发掘新的可疑致病菌成为可能。然而，对于特定微生物的毒力及致病机制的验证仍存在确切的需求，其中对新的、尚未被培养的致病菌的研究是目前主要的技术瓶颈。针对该难题，目前主要的研究策略包括：①"不可培养"的口腔微生物可培养化。目前开发的新一代的 SHI 培养基可最大限度还原口腔微生物群落多样性及组成。在此基础上，之前认为不可培养的 TM7 被成功地从口腔微生物组中分离了出来，并对其形态学特征、生长特点及致病性进行了研究。②菌群功能/状态的单细胞功能成像、分选与测序。既然菌群中大部分细胞难以培养，直接通过单细胞功能成像甚至分选技术，实现菌群功能/状态的实时识别也是一种策略。基于单细胞拉曼成像的拉曼组与元拉曼组技术，可无须标记、不依赖于细胞扩增，在单个细菌细胞精度快速测量针对特定底物的细胞活性、细胞中化合物种类与含量、细胞应激反应、药敏性与耐药性等关键表型。在此基础上，单细胞拉曼弹射分选技术、单细胞拉曼流式分选技术、单细胞微液滴分选技术等共同组成的"活体单细胞拉曼分选"技术体系可根据活体细胞的功能，在单细胞精度实现菌群功能及状态的实时识别，进而实现基于功能分选的单细胞测序和单细胞培养。

### 二、临床诊断模型的研究

当然口腔微生物的研究内容并不仅仅包括寻找和发现致病微生物，在致病微生物研究的基础上，口腔微生物在疾病风险及治疗效果预测中的作用也受到人们越来越多的重视。首先，口腔微生物组受到人体健康与疾病状态的精细调节，并可敏感地对这些调节因素迅速产生适应性调整，放大机体发生的临床前症状。此外，口腔微生物组在疾病状态下的改变具有渐进式、可重复性的特点。以上特点保证了其在疾病的风险预警及疗效预测中的巨大价值。以类风湿关节炎（rheumatoid arthritis，RA）为例，RA 患者的口腔及肠道微生物群落与健康人相比存在显著失调，这种生态失调可通过 RA 的治疗而恢复，且恢复程度与患者对治疗的反应密切相关。根据口腔及肠道微生物菌群宏基因组关联分析，构建的人群分类诊断模型区分健康人群及 RA 患者的诊断准确率接近100%，提示口腔微生物群落可根据机体的健康情况进行适应性调整，对全身疾病的发生、发展及预后具有极高的敏感性。除外口腔微生物结构及组成的研究，口腔代谢产物的分析也可对疾病风险起到提示作用。基于核磁共振氢谱的代谢组学研究显示，细菌对牙周炎患者口腔的定植造成了来自舌拭子和口腔冲洗液的8种代谢产物水平的显著改变，它们均可用于鉴别牙周炎患者和健康人群。而在另外一项研究中，研究者发现在口腔鳞状细胞癌患者和健康对照组之间两种口腔代谢产物（甘氨酸和脯氨酸）的水平存在显著差异，它们有望成为口腔鳞状细胞癌的诊断标记。

### 三、治疗干预的研究

根据已有的研究成果对口腔菌群进行干预也是目前研究的前沿方向之一。以微生物组学治疗技术目标特异性抗菌多肽（specifically targeted anti-microbial peptides，STAMPs）为例。每个STAMP由1个非特异性的杀菌模块和1个针对特定菌种的目标结合模块2个部分组成，其工作原理是目标结合模块特异性地结合病菌，进而通过与其连接的杀菌模块来杀灭该菌，如根据口腔致龋菌——变异链球菌的信息素（competence-stimulating peptide，CSP）蛋白序列设计的STAMP目标结合模块，可从诸多物种组成的微生物群落中清除变异链球菌，同时不影响种系关系相近却非致龋的其他口腔链球菌，具有在不破坏正常菌群结构功能的前提下选择性杀灭病原菌的潜力，是非常理想的治疗手段。

口腔微生态的研究、应用、干预取得了长足的进步，同时也仍存在相当大的探索的空间，其真正应用于临床、造福患者的时刻值得期待。

（马宇锋　张　燕　白云强）

## 参考文献

[1] 李兰娟.医学微生态学.北京：人民卫生出版社，2014.

[2] 周学东，施文元.口腔微生态学.北京：人民卫生出版社，2013.

[3] 孟焕新.临床牙周病学.2版.北京：北京大学医学出版社，2014.

[4] 华红，刘宏伟.口腔黏膜病学.北京：北京大学医学出版社，2014.

[5] 李兰娟.感染微生态学.2版.北京：人民卫生出版社，2012.

[6] 王美青.第7轮口腔本科教材口腔解剖生理学.7版.北京：人民卫生出版社，2012.

[7] SAMMARANAYAKE L.实用口腔微生物学.4版.北京：人民卫生出版社，2014.

[8] 周学东，胡涛.口腔生态学.北京：军事医学科学出版社，2000.

[9] DIGVIJAY V，PANKAJ K G，ASHOK K D. Insights into the human oral microbiome. Arch Microbiol，2018，200（4）：525-540.

[10] 曹雪涛.医学免疫学.7版.北京：人民卫生出版社，2018.

[11] 边专.口腔生物学.4版.北京：人民卫生出版社，2012.

笔记

[12] 张筱林.口腔生物学.2版.北京：北京大学医学出版社，2013.

[13] 刘利思，黄世光.钙卫蛋白在牙周病中的作用研究进展.热带医学杂志，2020，20（1）：137-141.

[14] SHABANI F, FARASAT A, MAHDAVI M, et al. Calprotectin （S100A8/S100A9）: a key protein between inflammation and cancer. Inflamm Res, 2018, 67（10）: 801-812.

[15] LEW J H, NARUISHI K, KAJIURA Y, et al. High glucose-mediated cytokine regulation in gingival fibroblasts and THP-1 macrophage: a possible mechanism of severe periodontitis with diabetes. Cell Physiol Biochem, 2018, 50（3）: 973-986.

[16] 周光炎.免疫学原理.4版.北京：科学出版社，2018.

[17] 周学东.龋病学.北京：人民卫生出版社，2011.

[18] 于世凤.口腔组织病理学.7版.北京：人民卫生出版社，2012.

[19] 高岩，李铁军.口腔组织与病理学.2版.北京：北京大学医学出版社，2013.

[20] NICOLAS D, TETSUHIRO K, LORETO A, et al. A dysbiotic microbiome triggers $T_H$ 17 cells to mediate oral mucosal immunopathology in mice and humans. Sci Transl Med, 2018, 10（463）: eaat0797.

[21] CHANG C P, JULIA CHANG Y F, WANG Y P, et al. Recurrent aphthous stomatitis - Etiology, serum autoantibodies, anemia, hematinic deficiencies, and management. J Formos Med Assoc, 2019, 118（9）: 1279-1289.

[22] NOSRATZEHI T. Oral lichen planus: an overview of potential risk factors, biomarkers and treatments. Asian Pac J Cancer Prev, 2018, 19（5）: 1161-1167.

[23] AMBER K T, VALDEBRAN M, GRANDO S A. Non-desmoglein antibodies in patients with pemphigus vulgaris. Front Immunol, 2018, 9: 1190.

[24] KIM A R, HAN D, CHOI J Y, et al. Targeting inducible costimulator expressed on CXCR5$^+$ PD-1$^+$ $T_H$ cells suppresses the progression of pemphigus vulgaris. J Allergy Clin Immunol, 2020, S0091-6749（20）30493-0.

[25] OLMS C, YAHIAOUI-DOKTOR M, REMMERBACH T W. Contact allergies to dental materials. Swiss Dent J, 2019, 129（7-8）: 571-579.

[26] KHAMMISSA R A G, CHANDRAN R, MASILANA A, et al. Adverse immunologically mediated oral mucosal reactions to systemic medication: lichenoid tissue reaction/interface dermatitis-stomatitis, autoimmune vesiculobullous disease, and IgE-dependent and immune complex reactions. J Immunol Res, 2018, 2018: 7645465.

[27] HSU D C, O'CONNELL R J. Progress in HIV vaccine development. Hum Vaccin Immunother, 2017, 13（5）: 1018-1030.

[28] XUAN J, XIONG Y, SHI L, et al. Do lncRNAs and circRNAs expression profiles influence discoid lupus erythematosus progression?a comprehensive analysis. Ann Transl Med, 2019, 7（23）: 728.

[29] YEOH N, BURTON J P, SUPPIAH P, et al. The role of the microbiome in rheumatic diseases. Curr Rheumatol Rep, 2013, 15（3）: 314.

[30] JAMS J, RAJAPAKSE S, WEERASINGHE I, et al. Oral hygiene and periodontal status in a group of patients with rheumatoid arthritis. Indian Journal of Rheumatology, 2011, 6: 111-115.

[31] AL-KATMA M K, BISSADA N F, BORDEAUX J M, et al. Control of periodontal infection reduces the severity of active rheumatoid arthritis. J Clin Rheumatol, 2007, 13（3）: 134-137.

[32] MARTINEZ-MARTINEZ R E, ABUD-MENDOZA C, PATINO-MARIN N, et al. Detection of periodontal bacterial DNA in serum and synovial fluid in refractory rheumatoid arthritis patients. J Clin Periodontol, 2009, 36（12）: 1004-1010.

[33] KLARESKOG L, RONNELID J, LUNDBERG K, et al. Immunity to citrullinated proteins in rheumatoid

笔记

arthritis. Annu Rev Immunol，2008，26（1）：651-675.

[34] CHEN B，ZHAO Y，LI S，et al. Variations in oral microbiome profiles in rheumatoid arthritis and osteoarthritis with potential biomarkers for arthritis screening. Sci Rep，2018，8（1）：17126.

[35] TONG Y，ZHENG L，QING P，et al. Oral microbiota perturbations are linked to high risk for rheumatoid arthritis. Front Cell Infect Microbiol，2020，9：475.

[36] ZHANG X，ZHANG D，JIA H. The oral and gut microbiomes are perturbed in rheumatoid arthritis and partly normalized after treatment. Nat Med，2015，21（8）：895-905.

[37] TURSEN U，PISKIN G，LOTTI T，et al. Pathological and immunological developments in Behcet's disease. Patholog Res Int，2012，2012：305780.

[38] DIRESKENELI H. Innate and adaptive responses to heat shock proteins in Behcet's disease. Genet Res Int，2013，2013：249157.

[39] KANEKO F，OYAMA N，YANAGIHORI H，et al. The role of streptococcal hypersensitivity in the pathogenesis of Behcet's Disease. Eur J Dermatol，2008，18（5）：489-498.

[40] RUSTHEN S，KRISTOFFERSEN A K，YOUNG A，et al. Dysbiotic salivary microbiota in dry mouth and primary Sjögren's syndrome patients. PLoS One，2019，14（6）：e0218319.

[41] STALEY J T，KONOPKA A. Measurement of in situ activities of nonphotosynthetic microorganisms in aquatic and terrestrial habitats. Annu Rev Microbiol，1985，39：321-346.

[42] TIAN Y，HE X，TORRALBA M，et al. Using DGGE profiling to develop a novel culture medium suitable for oral microbial communities. Mol Oral Microbio，2010，25（5）：357-367.

[43] HE X，MCLEAN J S，EDLUND A，et al. Cultivation of a human-associated TM7 phylotype reveals a reduced genome and epibiotic parasitic lifestyle. Proc Natl Acad Sci U S A，2015，112（1）：244-249.

[44] XU J，MA B，SU X，et al. Emerging trends for microbiome analysis：from single-cell functional imaging to microbiome big data. Engineering，2017，3（1）：66-70.

[45] GAWRON K，WOJTOWICZ W，ŁAZARZ-BARTYZEL K，et al. Metabolomic status of the oral cavity in chronic periodontitis. In Vivo，2019，33（4）：1165-1174.

[46] LOHAVANICHBUTR P，ZHANG Y，WANG P，et al. Salivary metabolite profiling distinguishes patients with oral cavity squamous cell carcinoma from normal controls. PLoS One，2018，13（9）：e0204249.

[47] ECKERT R，HE J，YARBROUGH D K，et al. Targeted killing of streptococcus mutans by a pheromone-guided "smart" antimicrobial peptide. Antimicrob Agents Chemother，2006，50（11）：3651-3657.

# 第二章　免疫微生态和肺部疾病

近年来，研究者们通过宏基因组学分析（metagenomics analysis）发现人体内存在包括细菌、真菌、病毒、原虫等在内数以百万亿计的微生物体，这些微生物体以群落形式定植于人体皮肤、肠道、阴道及呼吸道内，被认为是人体黏膜免疫重要的一环，广泛影响机体所必须的生理和免疫活动，与人体构成复杂的共生网络。其中肠道微生物群落相关研究进展最快。肠道菌群在宿主体内的作用包括：为宿主提供必需营养物质；影响新陈代谢；抵御病原体入侵；影响免疫调节。此外，人体肠道菌群失调还和自身免疫性疾病、肥胖、心血管疾病及恶性肿瘤等多种疾病的发生、发展相关。

然而，即使是举世瞩目的人类微生物组计划，在其进行初期似乎也遗漏了人体内一个至关重要部位的微生物群落——下呼吸道菌群，也被称为肺部菌群（lung microbiota）。

本章中我们将主要围绕被人们忽视了许多年的下呼吸道微生态，也就是肺部微生态进行阐述，以此为基础再延伸至肺部微生态与人体微生态大系统、免疫系统、呼吸系统疾病之间复杂联系的深入探讨。

## 第一节　肺部微生态基本介绍

### 一、呼吸系统结构概述

呼吸道是机体传导气体的通道，人们以喉部的环状软骨为界，将呼吸道分为上、下两部分。鼻、咽和喉部为上呼吸道，气管及气管以下的部分为下呼吸道。

上呼吸道直接与外界相通，是环境中粉尘、异物及病原体进入人体的主要门户。尽管上呼吸道内存在完整的黏膜免疫系统，机体也能通过喷嚏、咳嗽等反射排出入侵物，但仍有大量微生物定植于其中，与宿主和平共处。

下呼吸道始于喉部环状软骨，经颈部正中，下行入胸腔，在胸骨角平面，平对第4胸椎下缘水平分为左右主支气管。气管下端分叉处称气管隆突，是支气管镜检查的定位标志。左右主支气管在肺门处按照肺叶分为肺叶支气管，再分为肺段支气管，再依次分为细支气管、终末细支气管，呼吸性细支气管最后连接肺泡，终末细支气管以上为传导气道，呼吸性细支气管及肺泡等为呼吸区。支气管在肺内的这种分支被称为支气管树（图2-2-1-1）。

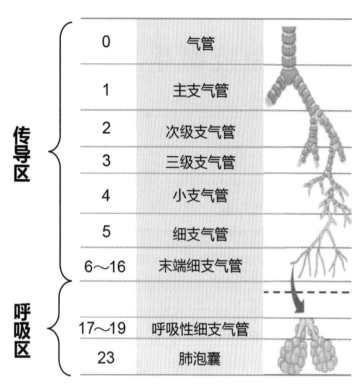

图 2-2-1-1　支气管分支示意
引自：BÉRUBÉ K, PRYTHERCH Z, JOB C, et al.Human primary bronchial lung cell constructs: The new respiratory models. Toxicology，2010，278（3）：311-318.

下呼吸道过去一直被认为是无菌环境。主要是因为人们认为呼吸道黏膜上皮细胞纤毛摆动、黏液分泌、咳嗽反射及黏膜免疫系统有足够能力清除进入其内的微生物并阻止其定植，且使用传统培养方法未在健康人下呼吸道标本中找到微生物。即便在下呼吸道标本中找到细菌大多数情况下也会被归类于污染或致病菌。早期研究者认为，除了类似于纤维支气管镜这样的侵入性操作，细菌很难进入下呼吸道。同时，基因测序技术的限制及其高昂费用也阻碍了对下呼吸道菌群结构的深入分析。

## 二、肺部微生物群落的来源

关于肺部微生物群落的来源，争论始于 2010 年，Hilty 等学者利用 16S rRNA 技术检测 43 例下呼吸道标本，发现超过 70% 的下呼吸道标本是有菌的，健康人和存在呼吸系统疾病（如慢性阻塞性肺疾病、哮喘）人群的呼吸道菌群结构存在差异。他认为微生物在环境中无处不在，下呼吸道与空气相通且承担人体与外界气体交换的重任，完全无菌反而不同寻常。

此观点在当时颠覆了多年形成的传统思路，遭到了许多人的质疑，人们认为是气管镜操作时造成的污染。有学者分析了 2 例健康人上下呼吸道菌群基因组，发现下呼吸道菌群丰度较上呼吸道少 2 ～ 4 个数量级，且与口腔菌群高度相关，因而反驳道："下呼吸道并无独立于其他部位的微生态环境。"当然该研究也存在实验样本少等问题，说服力不强。

笔记

如今 10 年过去了，随着 16S rRNA 基因序列技术、高通量测序技术（high-throughput sequencing）的发展和成熟，更多细致且完善的研究证明健康人下呼吸道内充斥着低密度（$10^2 \sim 10^3$ 个 / mL 细菌）但种类繁多的微生物种群，这些微生物从新生儿期就与宿主处于共生状态，共同维护宿主内环境稳态及免疫系统的构建。菌群种类和密度发生不正常变化与许多呼吸系统疾病的发生、发展有密切联系。

（一）微生物群在宿主生命早期便已成型

和人体其他部位菌群来源类似，下呼吸道微生物群落最早由新生儿自母体皮肤、阴道和肠道等部位获得，通过直接弥散和微吸入这些早期的微生物定植于新生儿下呼吸道，出生后 72 小时内便能在呼吸道内检出最早的原籍菌。新生婴儿在成长的过程中逐渐接纳环境中的微生物居民，和它们和平共处。新生儿体内微生物群落在整个身体分布相对均匀，但很快（几天或几周内）分化为器官特异性的群落。受多种因素，包括分娩、喂养方式、饮食、抗生素使用、外界环境和生活方式等的直接或间接影响，在出生后 2 ~ 3 个月初步建立多样化的菌群结构。幼儿的肠道菌群呈现高度动态，在大约 3 岁左右稳定下来，与成人类似。这种微生物群落养成模式，在上呼吸道微生物群落研究中已得到证实，但因采样手段的限制，健康婴儿出生后不久和生命最初几年的下呼吸道微生物群研究并不充分。通过对小鼠研究发现，小鼠肺微生物组在出生后的第一天内发育，随后肺部微生物负荷和多样性增加。在出生后的第一天，小鼠的下呼吸道主要被厚壁菌门和变形菌门占据，在断奶（14 ~ 21 天）和成年之前，拟杆菌门增加。

部分胎龄不到 35 周接受剖宫产的新生儿初期呼吸道菌群主要为葡萄球菌，表明剖宫产新生儿呼吸道微生物与母体皮肤定植菌群联系紧密，当然，这种影响主要局限于早产儿，其发育不全的肺和免疫系统可能缺乏选择性压力，因此更容易受到早期环境暴露的影响。

（二）有关胎儿期获菌的理念和意义

利用基因组测序技术检测母体羊水和胎盘组织样本人们发现，胎盘和羊膜囊并非完全无菌，且鉴于经阴道分娩和剖宫产新生儿呼吸道菌群结构差异不明显，推测新生儿呼吸道菌群可能最早来源于胎盘和羊膜囊。妊娠期羊水内可测得微生物产物，说明胎儿在子宫中即发生微生物的暴露。羊水内毒素暴露还会加速早产绵羊肺中单核细胞的成熟和向巨噬细胞样细胞的分化。因此，母体微生物及其产物可能经胎盘传播进而影响胎儿呼吸道先天性免疫系统（微生物相关分子模式）的初步建立。当然，吸入羊水也是胎儿从母体获取呼吸道菌群的途径之一。

以上这些证据是否意味着胎儿期已存在实际的微生物定植和稳定微生物群落的形成还需要进一步的研究。但可以明确的是母体微生态对子代的影响在胎儿时期已经发生，这对新生儿免疫系统的初步形成和后续完善具有深远的影响。

早产儿因为呼吸道过早暴露于子宫外，易出现支气管肺发育不良（broncho-pulmonary

dysplasia，BPD）的病理状态，在后续的生活中比健康人更容易罹患肺部感染、哮喘和肺动脉高压等疾病。存在 BPD 的婴儿其肺部菌群结构与健康婴儿有所差异，且菌群种属多样性下降。这可能与早产儿未在胎儿期建立足够的黏膜固有免疫相关。

由此可见，和传统观念不同的是，健康人体组织从来不是一个生态孤岛，而是作为一个复杂的共生系统存在。人体组织与其内的微生态小体系相辅相成、共生互利，维持体内生态体系的平衡。机体免疫系统也并非一味强调清除异己保持无菌，而是在大多数情况下处于"妥协""维稳"状态，这才是未来人体免疫－微生态－疾病模式的思想核心和研究重点。

### 三、健康人肺部微生物结构及演变

#### （一）健康人呼吸道菌群结构特点

人类呼吸道总表面积约为 70 平方米，相当于 1 套两居室公寓，在这套公寓中，不同种属微生物群落因其各异的数目和特质沿呼吸道与特定生态位环境相互作用。

上呼吸道作为呼吸道健康的第一道防线，其重要作用不言而喻。通过分析不同人群呼吸道标本细菌 16S rRNA 基因序列发现，健康人上呼吸道菌群包括葡萄球菌属、丙酸菌属、狡诈菌属、棒状杆菌属、莫拉克斯菌属、链球菌属、嗜血杆菌属、罗氏菌属、韦荣菌属、普氏菌属和纤毛菌属。此外，上呼吸道还存在包括鼻病毒、博卡病毒、腺病毒、冠状病毒、多瘤病毒等在内的病毒及一些真菌定植。

下呼吸道菌群种类与上呼吸道菌群有所不同，但有一定相关性，提示下呼吸道菌群是与人体其他部位微生物群落相关联但又独立存在的微生态群体。Segal 的研究团队经鼻腔进入支气管镜并进行细致操作，在排除气管镜污染后，于肺部发现丰富的菌群结构，而口腔定植菌群普鲁菌属和韦荣球菌属在下呼吸道标本中检出往往伴随肺泡灌洗液中较高的炎症细胞，这说明上述两种常见的口腔正常菌群不属于该宿主的肺部原籍菌，肺部菌群结构并不完全附庸于口腔和上呼吸道菌群。

在呼吸道的富氧环境下，肺部主要原籍菌中最丰富的门为厚壁菌门、拟杆菌门，最突出的菌属包括普氏菌属、韦荣菌属和链球菌属。相对于口腔，健康的肺中富含惠普尔养障体，这意味着特定位点的繁殖和选择性生长。除此之外，健康肺部微生物还包括变形菌门、梭杆菌门和放线菌门等。值得注意的是，乳杆菌属在肺部发育过程中的重要影响。

#### （二）健康人体如何获取肺部菌群

目前的共识是微量吸入口咽分泌物和胃食管反流物是健康人本身就有且频繁存在的正常生理现象。在人体成长过程中，口腔及上呼吸道菌群移行、血行传播、误吸及胃食管反流都会使健康肺部菌群组成及比例发生动态变化。肺部微生态更容易受上呼吸道（包括口咽）和上消化道影响。

肺部菌群与上呼吸道菌群有所区别，却和上消化道菌群有更多的相似，这种差异可能与食管反流、喉功能障碍和口腔卫生等有关。大多数生理微吸入发生在睡眠期间。因而有理由推测，口腔-肺微生物相似性也许是昼夜节律的，在夜晚达到高峰，在白天则逐渐减弱。

### （三）健康人体呼吸道微生态平衡维系方式

作为一个相对独立的微生态小系统，健康人体呼吸道菌群结构和密度自建立伊始便在一定程度内维持平衡。这主要取决于三个因素：菌群迁徙率、宿主清除率及菌群增殖率（图2-2-1-2）。

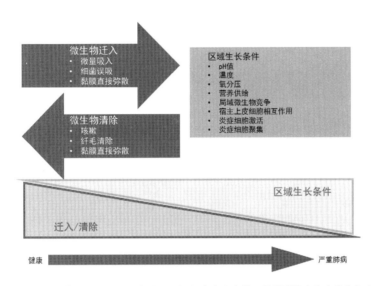

健康人体肺部微生物群落主要由迁入（微量吸入）和清除（咳嗽、黏膜清除和免疫防御）来决定。微生物生态位在健康肺部保持动态平衡，当受疾病等因素影响时，平衡被打破。

图 2-2-1-2 呼吸道微生物变迁因素

引自：DICKSON R P，ERB-DOWNWARD J R，CHRISTINE M F，et al.Spatial variation in the healthy human lung microbiome and the adapted island model of lung biogeography.ANN Am Thorac SOC，2015，12（6）：821-830.

菌群迁徙率如前所述，下呼吸道菌群主要来源于宿主频繁的微量吸入和胃食管反流。微生物通过空气、口腔分泌物等被吸入呼吸道，沿黏膜表面直接扩散，这是目前较为广泛接受的微生物群落迁入下呼吸道的理论途径。

肺部微生物清除是一个持续的过程。健康的呼吸道采用黏膜纤毛滚梯（mucociliary escalator），利用纤毛上皮细胞沿着薄薄的、基底层分泌的黏液层不断地、稳定地推动微生物将其排出呼吸道。即使在没有感染的情况下，健康个体每隔1小时大约咳嗽1次，推动微生物进入喉咽，在那里它们被吞咽或吐出。除了物理防御，肺和呼吸道拥有先天性和适应性免疫防御系统，通过选择性识别，利用抗菌肽、细胞因子和抗体这些机体免疫系统完成清除微生物的过程。

一般来说，微生物的增殖很大程度取决于定植部位的生理特性，如氧分压、温度、pH值、肺泡通气量、肺血流灌注、营养来源、上皮细胞结构、吸入颗粒的沉积及炎症细胞的浓度和行为等。这些与呼吸道内微生物生长有关的局部条件是不均匀的，在健康个体肺中显现出相当大的区域差异。但健康受试者肺内的微生物群落空间变化是适度的，这说明在健康个体中，肺部定植菌群结构和丰度的稳定性主要取决于下呼吸道微生物迁入－清除的平衡，而细菌生长的局部选择性压力对肺部微生物群落组成影响相对不大。

肺部生物地理岛屿模型借鉴生态学邻域的开创性概念模型（图2-2-1-3）。该模型提出，在健康肺中，呼吸道是从鼻孔延伸到肺泡的单一生态系统，包括连续的且持续不断变化的微生物地形，其受到来自单一来源群落（上呼吸道）微生物的不断迁入。呼吸树中某一特定地点的微生物种类数量是许多微生物迁入和消除的综合作用。

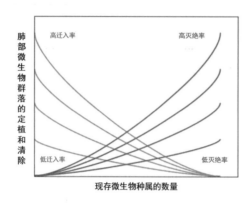

图 2-2-1-3　肺部生物地理学适合的岛屿模型

引自：DICKSON R P，ERB-DOWNWARD J R，FERNANDO J M，et al.The microbiome and the respiratory tract.Annu Rev Physiol，2016，78（1）：481-504.

健康人下呼吸道黏膜免疫系统并不能完全清除微量吸入的微生物，未被清除的菌群将定植于肺部黏膜，成为"常驻居民（原籍菌）"，在吸入和清除的动态平衡过程中肺部菌群种群密度维持在一个相对恒定的水平，菌群成员不同繁殖率影响相对较小。由于菌群自身存在的密度感应（quorum sensing，QS）系统和机体免疫的调节作用，各菌种群密度和结构在正常健康人体内不会发生较大变化。

随着取样技术的改进和生物信息学的发展，人们发现肺部菌群具有独特的生态位，如HIV感染者下呼吸道标本中能检测出惠普尔养障体，然而相应受试者的上呼吸道标本中并未发现该细菌，这说明惠普尔养障体到达肺部只可能通过血行播散或胃食管反流液微量吸入。对于肺部菌群和人体免疫系统如何能和平共处，可能有以下两个原因：许多细菌种群在肺部环境中有其独特而稳定的生态位，宿主的微生物相关分子模式（microbial-associated molecular patterns，MAMPs）起到了免疫调节作用，从而使菌群得以共生，相关内容会在第二篇第二章肺部菌群和人体免疫相关章节中详述。

## 四、肺部菌群和宿主免疫

呼吸道在生命早期就暴露于不同种属菌群中，对机体耐受过敏原、减少哮喘发病概率均有正面作用。肺部菌群能在婴幼儿时期协助建立机体免疫系统这一观念已为许多学者的共识。无论是对小鼠还是人体，在生命早期，免疫系统的成熟均与微生物菌群的形成同时发生。当然，对肺部生态系统需要进一步探究，以确定微生物定植于肺对宿主生理及免疫的影响。

**（一）呼吸系统黏膜免疫基本介绍**

人体黏膜覆盖于呼吸道、胃肠道、泌尿生殖道的内表面及一些外分泌腺，是微生物菌群定植及病原体进入人体的主要部位。黏膜免疫在机体免疫中占有非常重要的地位。完整的黏膜免疫系统包括组织、淋巴系统、黏膜相关的细胞和固有效应分子，如黏液素（mucins）、防御素（defensins）及获得性效应分子（如抗体等）。这些抗体分子通过与各种细胞因子（cytokines）、化学趋化因子（chemokines）及它们的受体（receptors）共同作用，并与固有免疫系统协同在黏膜免疫系统中发挥关键作用。根据功能与分布，可将黏膜免疫系统分为两部分，即黏膜免疫诱导部位（inductivesites）和黏膜免疫效应部位（effectorsites）。在免疫诱导部位可以发生抗原的摄取、处理及呈递，并诱导免疫应答，此部位包括由瓦尔代尔扁桃体环（Waldeyer's tonsillar ring）和腺体构成的呼吸道相关的鼻咽相关淋巴组织（nasal-associated lymphoid tissue，NALT）及高度发达的支气管相关淋巴组织（bronchal-associated lymphoreticular tissue，BALT）。肠道相关淋巴组织（gut-associated lymphoreticular tissue，GALT）是目前研究最广泛的黏膜淋巴结群。GALT、NALT及BALT构成完整的黏膜相关淋巴组织（mucosal-associated lymphoreticular tissue，MALT）网络。它们同属于第三淋巴器官（tertiary lymphoid organs，TLO），在机体局部免疫应答中起重要作用。

黏膜固有层的弥散淋巴组织及上皮内淋巴细胞（intraepithelial lymphocyte，IEL）则构成黏膜免疫的效应部位。在这里，抗原经呈递后与各种分化的免疫细胞相互作用，分泌抗体，产生细胞因子，并产生细胞毒性T细胞（cytotoxic T cells，CTL）的杀伤效应。黏膜诱导部位持续地产生抗原特异性的记忆性B细胞和T细胞，并扩散到黏膜的效应部位，这种淋巴细胞的迁移是整个黏膜免疫系统的基础。

**（二）鼻咽相关淋巴组织的结构**

NALT指的是由鼻腔至咽部黏膜的淋巴样组织，包括鼻咽扁桃体、双侧咽淋巴环、双侧咽鼓管、腭扁桃体和双侧舌扁桃体，其表面由特定的滤泡相关上皮细胞（follicleassociated epithelium，FAE）所覆盖。扁桃体中存在所有已知类型的抗原呈递细胞（antigen-presenting cells，APC），包括树突状细胞、朗格汉斯细胞、巨噬细胞、表达Ⅱ类分子的B细胞及生发中心的滤泡树突状细胞等。

NALT包括B细胞聚集的伴有很多生发中心的滤泡区域，以及T细胞富集的滤泡周围区域。滤泡明显存在于NALT的主体下面，含有大量的生发中心。这些生发中心包含很大部分的 IgA$^+$ 的 B 细胞，在这里，各种同型 B 细胞变成 IgA$^+$ 且经常发生亲和力成熟现象。然而，不同于外周淋巴结和脾脏等免疫器官，浆细胞在这里的生长效率很低。所有子类型的 T 细胞都存在于滤泡周围区域，这些 T 细胞都是成熟的 T 细胞，其中超过 97% 都具有 αβ 二聚体形式的 T 细胞受体（T-cell receptor，TCR）。大约 2/3 的 αβ 型 TCR 的 T 细胞是 CD4$^+$，且具有 Th1 和 Th2 型 T 细胞的特性，包括支持 IgA 抗体反应在内。

### （三）支气管相关淋巴组织结构和功能

BALT 被称为支气管相关淋巴组织，在支气管上皮细胞基底部形成，并常存在于主要血管周围。BALT 基本结构包括中心的淋巴滤泡，其上覆盖黏膜细胞及一些变异的上皮细胞。淋巴滤泡内主要为 B 细胞，周围存在成熟的小淋巴细胞，滤泡的边缘区域分布着高内皮静脉。滤泡内 B 细胞表型繁多，包括休眠期幼稚 B 细胞、亚型转换记忆 B 细胞、生发中心 B 细胞，以及抗体分泌浆细胞。T 细胞和树突状细胞存在于支气管上皮且有特色的围绕于 B 细胞滤泡周围。

上皮细胞不仅起黏液－纤毛系统的物理屏障作用，而且能对吸入的各种刺激因子产生相应的代谢反应。由于这些细胞处于呼吸系统和外界接触的第一道防线，其结构和功能异常在气道炎症形成中起重要作用。作为气道机械屏障的重要组成部分，上皮细胞首先受到吸入性异物的直接侵害，加上后期炎症细胞释放出的炎症介质刺激，上皮细胞会表现出损伤和脱落的病理改变。

### （四）参与呼吸系统免疫的主要免疫细胞

#### 1. 肺泡巨噬细胞

肺泡巨噬细胞是肺部防御的中心，而粒细胞－巨噬细胞集落刺激因子驱动胎儿肺单核细胞向肺泡巨噬细胞分化，至少部分原因可能是由于微生物早期在气道内定植。肺泡巨噬细胞和其他 CD11c$^+$ 标记免疫细胞的成熟，已经被证明是由新生小鼠暴露于微生物中提取混合物引发的。新生儿肠道微生物暴露对肺内不变的自然杀伤 T（iNKT）细胞的持续积累起重要作用。在早期（而非成年），用传统的肠道微生物群对无细菌小鼠进行再定植，通过诱导 CXCL16 趋化因子消除了小鼠肺部的 iNKT 细胞积累，从而保护小鼠不受严重的过敏性气道炎症的影响。在小鼠出生后 2 周内，CD11b$^+$ 传统树突状细胞数量在小鼠肺中增加，而肺部微生物群落通过在这些 CD11b$^+$ 树突状细胞上短暂表达程序性死亡配体 -1（PD-L1），促进调节性 T（Treg）细胞的诱导。此外，在出生后 2 周内对 PD-L1 的阻断导致室内尘螨提取物暴露后气道过敏性炎症反应加重，一直维持到成年。

#### 2. 膜性细胞

膜性细胞也称为微褶细胞（microfold cells，M 细胞）。膜性细胞形成口袋状，其内含有大量的淋巴细胞，如 B 细胞、T 细胞、树突状细胞（dendritic cell，DC）和巨噬细胞。

这类 M 细胞为特化的扁平上皮，具有特殊的细胞形态，形状无规则，纤毛短且稀疏，胞内富含囊泡小体和线粒体，但溶酶体少。M 细胞是一种抗原转运细胞，能特异性的通过上皮转运途径从肠道和支气管管腔转运大分子和微生物至上皮下层区域，这一过程被称为抗原胞吞转运。管腔抗原（包括可溶性蛋白和小微粒抗原性物质，如病毒、细菌、小寄生虫和微粒体等）被 M 细胞转运至积聚于上皮下圆顶区域的不成熟的树突状细胞。不成熟树突状细胞随后经历成熟，转而激活抗原特异性幼稚 T 细胞，促使 T 细胞依赖性 B 细胞成熟，并分泌二聚体免疫球蛋白。IgA 是抵抗病原体的关键蛋白。因此，M 细胞依赖的抗原转胞吞作用可能在诱导黏膜免疫应答中起到对抗原进行呈递和加工的关键作用，特别是 sIgA 的产生，以对抗特异抗原。

3. 肥大细胞

肥大细胞是起源于造血系统，分布于外周组织的炎症细胞。其外观为卵圆形或不规则狭长形，有卵圆形核，富含易染性的胞质颗粒。肥大细胞分为两个亚型：胞质颗粒含有胰蛋白酶的为 MCT 细胞，含有胰蛋白酶和肥大细胞特异性糜蛋白酶的为 MCTC 细胞。MCT 细胞主要位于呼吸道和胃肠道黏膜，黏膜炎症时其数量显著增加。MCTC 细胞主要位于结缔组织，如真皮层、胃肠道的黏膜下层。

肥大细胞起源于 CD34$^+$ 的多能造血干细胞，其分化成熟的场所为外周组织。当发生 IgE 相关的免疫应答或慢性炎症刺激时，肥大细胞在局部大量增殖。抗原通过抗原呈递细胞激活 T 细胞，而活化的辅助性 T 细胞（主要是 Th2 细胞）可产生 IL-4、IL-5、IL-13 等细胞因子进一步激活 B 细胞，后者合成特异性 IgE 并于肥大细胞表面的 IgE 受体结合。若变应原再次进入体内，可与肥大细胞表面的 IgE 发生交联，从而使其活化并释放多种炎症介质。在 IgE 介导的速发型变态反应，如鼻炎和哮喘中，肥大细胞的数量可增加 7 倍。

肥大细胞参与多种肺部疾病的发病，活化的肥大细胞可启动速发型变态反应及延迟型炎症反应。肥大细胞快速合成并释放效应介质、脂质介质，诱发速发型变态反应，从而导致上呼吸道喷嚏及卡他症状，产生下呼吸道咳嗽、痉挛、水肿及黏液分泌的症状。

4. T 辅助淋巴细胞

T 辅助淋巴细胞（Th）包括两型，即 T 辅助 1 型细胞（Th1）和 T 辅助 2 型细胞（Th2）。Th1 细胞分泌 IL-2、TNF-β 和 IFN-γ。Th2 细胞分泌 IL-4、IL-5、IL-10 和 IL-13。Th1 细胞在迟发性超敏反应中起重要作用，通过 IFN-γ 的产生，Th1 细胞是吞噬介导的宿主防御反应的主要效应细胞。Th2 细胞亚群是引起过敏性疾病的重要效应细胞。

Th2 细胞在慢性气道发病过程中起重要作用。Th2 细胞分泌的重要细胞因子，包括 IL-2、IL-4，IL-5，IL-6、IL-9、IL-10 和 IL-13、IL-16 和 GM-CSF。IL-5 能促进嗜酸性粒细胞的分化、活化并延长其存活时间。IL-4 和 IL-13 促进 B 细胞产生 IgE 并促进嗜酸性粒细胞向内皮细胞滚动和黏附。IL-5 和嗜酸性粒细胞趋化因子吸引嗜酸性粒细胞到靶器官。

IL-3、IL-4、IL-9 和 IL-10 等细胞因子是肥大细胞和嗜碱性粒细胞生成和成熟的关键因素。在哮喘患者气道重塑的发生中，IL-4、IL-9 和 IL-13 刺激黏液细胞化生和细胞外基质蛋白的合成；IL-5、IL-6 和 IL-9 通过转移生长因子 β（TGF-β）的联合作用引起哮喘患者气道上皮下纤维化和气道重塑。

5. 调节性 T 细胞和 Th17 细胞

调节性 T 细胞（Treg）和 Th17 细胞是 CD4$^+$T 细胞亚群中的两个种类，在黏膜免疫系统中也起到重要作用。黏膜免疫组织中存在大量 Treg 细胞，这些 Treg 细胞可以通过抑制效应性 T 细胞增生、细胞因子的产生和 APC 的成熟抑制免疫反应，在建立和维持机体自我免疫耐受、调节自身免疫性疾病及控制哮喘等慢性炎症性疾病中起到重要作用。

Th17 细胞是一种促炎的 T 辅助细胞，与自身免疫性疾病及哮喘、移植排斥反应关系密切。Th17 细胞主要分泌 IL-17，在不同疾病环境中发挥不同的免疫调节效应。

人体正常菌群可以通过调节 Th2 和 Th17 平衡影响哮喘的类型，如粪肠球菌能抑制 Th17 细胞免疫反应并抑制过敏性呼吸道疾病症状，通过上调 Th17 细胞相关基因，影响肺部某些定植菌群，如变形菌门能加重哮喘或其他过敏性疾病发作。

### （五）微生物相关分子模式和肺部菌群

健康成人肺部免疫系统复杂且完备，具有较强地对抗外源性物质入侵的能力，微生物群落为何能在生命最初就驻扎于健康人体呼吸道，并在其后一生紧密相随，且和宿主的健康及疾病状态息息相关呢？

1. 宿主生命的"机会之窗"

早期暴露于微生物及其产物中对长期肺部健康很重要。老鼠生命的起初 2 ～ 3 周内对过敏原的反应能力会降低，这一时期被称为"机会之窗"，是机体构建正常微生态系统的关键时期。Remot 等研究发现，新生小鼠暴露于最初从气道分离出来的特定菌株中，可以保护或增强小鼠对气道炎症的敏感性，这表明在生命早期接触某些微生物，可能是决定一个人走向或远离疾病的关键。

2. 微生物相关分子模式和模式识别受体

对于正常人体微生物群落和宿主免疫系统之间和睦相处的机制，目前认为主要与宿主的 MAMPs 相关。

传统观念认为，天然免疫系统的一个重要职责是在分子层面识别自我和非我。可被天然免疫识别的微生物分子，称为 PAMPs。这类分子被特定的宿主受体 PRRs 识别后，引发相应的免疫反应，清除病原微生物。动物体内存在极为多样和复杂的共生微生物群，他们也会产生 PAMPs，但这些 PAMPs 不会引起大规模炎症反应。因此，PAMPs 的定义也受到越来越多的质疑。有学者提出将其定义为微生物相关分子模式。共生微生物产生的大量 MAMPs 不仅不会引起免疫反应，还在宿主发育和增强宿主免疫等方面有重要作用，这种作用是借助宿主 PRRs 完成的。

PRRs 由 Toll 样受体（TLR）、NOD 样受体（NLR）、RIG-I 样受体（RLR）、C 型凝集素受体（CLR）组成，是先天性免疫系统中不可或缺的成分，且同时参与适应性免疫反应。PRRs 识别 MAMP，主要包括肽聚糖、鞭毛蛋白、脂多糖（LPS）和微生物的核酸结构。一些通过营养发酵的细菌代谢产物也被 PRRs 识别，如丁酸盐。

平衡环境中，MAMPs 会协同共生微生物调节细胞因子的产生，促进 DC 呈递启动 Treg 分化的信号，并分泌 IL-10。

在失衡环境下，微生物组成紊乱导致病原体增加。致病性 MAMP 分子会迫使上皮细胞分泌促炎症因子（IL-1、IL-6、IL-18），促进效应 T 细胞分化成 CD4$^+$ Th1、Th17 细胞，这两类 T 细胞会分泌促炎症因子，如 IL-17、肿瘤坏死因子（TNF-α）。这些促炎症因子会诱导中性粒细胞保护宿主免受病原体感染。

MAMPs 和 PRRs 相互作用为何能够引起两种完全不同的机体反应，目前尚不清楚。MAMP 刺激发生的环境对引起的结果有决定作用：如果 MAMP 刺激发生时存在其他感染信号，如细胞损伤，机体就会发生免疫反应以清除感染；在共生条件下，微生物群并未攻击宿主细胞，MAMP 刺激发生时不存在其他感染信号，宿主就会启动不同的机体反应。

3. 宿主 – 微生物相互作用和呼吸道疾病

在呼吸道中，宿主 – 微生物相互作用对各种呼吸道疾病的发病起着基础性作用。缺乏微生物菌落（无菌环境）将使早期从单核细胞到肺泡巨噬细胞的分化和成熟延迟，成年时树突状细胞和肺泡巨噬细胞的存在减少。无菌小鼠容易产生过敏性炎症可能是由肺免疫细胞的延迟成熟介导的。

囊性纤维化肺的特征是黏膜纤毛清除受损，导致黏液积聚，从而为某些类型细菌的生长和扩增创造了理想的环境。铜绿假单胞菌是囊性纤维化患者常见的肺部定植菌。囊性纤维化跨膜传导调节蛋白（cystic fibrosis transmembrane conductance regulator，CFTR）缺陷巨噬细胞能有效摄取铜绿假单胞菌，但对这种微生物的杀灭能力有限，从而导致细菌的外生生长。异体肺移植的微生物组成来源于不同的微生物群。肺移植患者肺泡巨噬细胞的免疫学特征与特定的微生物特征（促炎、中介和促重构）有关。促炎症反应与厚壁菌门和变形菌门的代谢失调有关，而由拟杆菌引起的代谢失调则与促重组活化有关。中介状态反映了一个更加平衡的环境。

肺部菌群和人体免疫是一个相互塑造的过程，菌群通过表型变化、生物膜形成、密度感应系统等控制自身种群数量，使其更好的定植于下呼吸道，避免机体免疫系统过度攻击和清除，机体免疫系统也通过 MAMPs 方法等识别原籍菌、过路菌，保护肺部微生态稳定性。

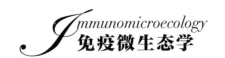

## 五、人体其他部位菌群和肺部关系——肺-肠轴

### （一）有关肺-肠轴的概念

人体微生态作为一个复杂的整体系统，不同部位微生物群落通过各种途径相互关联。健康成人下呼吸道菌群来自于微量吸入和反流，因此和口咽部菌群、鼻腔菌群及胃肠道菌群关系密切。有学者提出按照上呼吸消化道的范围来区分人体菌群结构。下消化道原籍菌群中占绝对生态优势的为专性厌氧菌，与相对富氧环境的上呼吸消化道有所区别。尽管已经有研究指出，下消化道菌群对于呼吸道菌群结构和丰度的影响贡献不大，健康状态下不会直接和肺部菌群发生遗传基因流的传递和交换，但仍有许多证据证明下消化道，也就是肠道菌群通过各种方式，直接或间接地影响肺部健康，和肺部疾病有密切的联系（图 2-2-1-4）。这种联系被称为肺-肠轴。

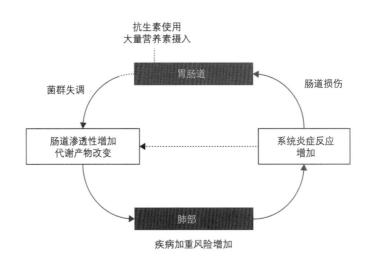

**图 2-2-1-4 肺-肠轴在呼吸系统疾病中的交互作用**

引自：UBAGS N J, BENJAMIN J M. Mechanistic insight into the function of the microbiome in Lung Diseases.EUR Respir J，2017，50（3）：1602467.

慢性阻塞性肺疾病（chronic obstructive pulmonary disease，COPD）、肺囊性纤维化和病毒感染等呼吸系统疾病往往伴随肠道表现，这可能与全身炎症相关。呼吸系统病毒感染时，淋巴细胞从呼吸道迁移到肠道黏膜诱导肠道损伤。抗生素或营养摄入导致的肠道菌群结构改变（菌群失调）将增加肠道的渗透性并改变肠道内代谢产物，最终导致呼吸系统疾病的发生或加重原先存在的肺部疾病。在一些比较严重的疾病过程中（如脓毒血症、急性呼吸窘迫综合征等），因肠道屏障功能受损，肠道菌群可能迁移至肺部，影响肺部本身微生态系统。

人体消化道总面积为 150 ~ 200 m²，是呼吸道总面积的 2 ~ 3 倍，显然能为更多不同种类的细菌长期定植或短暂居住提供场所。消化道每毫升腔隙居住着 10 万到 1 亿个细菌，远多于包括呼吸道微生物群体在内的机体其他部位微生态系统。其主要菌群包括 5 类：拟杆菌属、厚壁菌门、变形菌门、放线菌门、柔壁菌门。健康成人肠道内最常见的菌群为拟杆菌属、粪杆菌属和双歧杆菌属。这些定植菌群为宿主提供维生素，发酵食物，协助机体消化吸收铁元素，保护机体免受病原菌损害，增强免疫功能。

### （二）肠道和呼吸道的共同点可能是肺 – 肠轴形成的一个原因

肠道与呼吸道在胚胎时期来源于同一胚层，其黏膜表面由柱状上皮细胞覆盖，并且这两大系统均是与外界相通且频繁接触大量微生物的重要器官。在免疫方面，BALT 和 GALT 均为黏膜相关淋巴组织，担负调节局部免疫应答的作用，淋巴系统被认为是肺部和肠道传递信号的重要通路。GALT 和 BALT 产生 IgA 并将其分泌至黏膜表面，其功能还包括产生 Th 细胞及细胞毒性反应。这些在解剖、组织胚胎学和免疫学方面相似的特点使这两大系统在微生物模式识别和免疫细胞信号传递等方面相互联系。

### （三）一些肺 – 肠轴存在的证据

祖国传统医学典籍《黄帝内经·灵枢·经脉第十》提到："手阳明大肠经和手太阴肺经互为表里，大肠为腑，肺为脏；腑病轻于脏病。"证实中国古代人民已经发现肺部与肠道这两大器官相互联系。现代医学背景下人们关注肠道和肺部相互联系起源于对一些病理现象的观察。不同的肺部疾病常常受肠道微环境变化的影响，反之亦然。这两个部位存在的微生物群落对许多呼吸及肠道疾病的发生十分重要。

王等发现呼吸道流感病毒在鼻内感染后小肠中没有检测到病毒。而经胃直接灌注病毒到肠道，未导致肠道免疫损伤，因而证实在流感病毒感染后肠损伤不是由流感病毒直接作用引起的，而是通过激活趋化因子 CCL25/CCR9 表达使淋巴细胞从呼吸道迁移至肠黏膜并介导损伤。

囊性纤维化患者的肠道微生物群与健康人相比存在显著差异，然而这些变化与疾病的严重程度关联不大。此外，由于 *CFTR* 基因本身的功能障碍导致消化功能低下、胃胆汁中和作用不当，从而改变肠道的生态环境。

在脓毒症和急性呼吸窘迫综合征患者中，来自胃肠道的细菌可以转移到肺部，这很可能是由于胃肠道屏障功能受损导致细菌移行造成的。此外，脑卒中后患者的肺部感染很可能是由来自肠道微生物群的选择性菌株的传播引起的，小肠细菌被证实是小鼠脑卒中后肺部细菌的来源。这些研究表明，肺 – 肠轴在危重疾病中的重要作用，并强调了完整肠道屏障功能的重要意义。

许多胃肠道疾病在呼吸道也有表现，如多达 50% 的炎症性肠病（inflammatory bowel disease，IBD）患者的肺功能有所下降。呼吸道症状通常发生在 IBD 发病后，这提示某些呼吸道症状可能是肠道疾病的结果。当然，肺 – 肠轴是双向的，许多包括流感病毒感染在内的呼吸道感染，往往伴随着胃肠道症状，这一点也在动物模型中得到证实。在这些动物

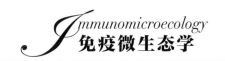

模型中，流感病毒的呼吸道感染或气管内注入 LPS 会导致肠道微生物菌群的改变。

### （四）肺 – 肠轴作用的具体机制及对机体免疫系统的意义

上文中提到了 BALT 和 GALT 这两大黏膜免疫系统的局部效应能通过影响全身免疫应答发挥作用，且它们也能独立于全身免疫系统之外发挥作用。在机体免疫体系中，上皮细胞、其他结构细胞和免疫细胞感应到来自内皮细胞的信号，形成局部细胞因子微环境，从而影响终末器官免疫应答。幼稚免疫细胞最初在肠道被激活，通过淋巴系统及血流输送到肺部，并在肺部发挥功能。GALT 的局部效应也可影响全身其他部位免疫反应。肺 – 肠轴调节是双向的，利用 LPS 刺激小鼠肺部导致其肠道菌群数量显著增加，且肺炎能诱导肠道损伤、减少肠道上皮增殖。

此外，还存在 COPD 的肠道 – 肺脏 – 肝脏轴。源自肠道细菌的短链脂肪酸（short-chain fatty acid，SCFA）对肺部的促炎性反应有抑制效应。其中一个可能的机制就是在肝脏 SCFA 和 G 蛋白受体结合从而减弱 SCFA 导致的固有免疫应答，或者通过 β - 羟 - β - 甲戊二酸单酰辅酶 α 还原酶抑制甲羟戊酸途径影响肺炎链球菌等革兰阳性球菌生长。此外，肺炎小鼠模型中的研究提示，空域巨噬细胞表达的细胞因子依赖于急性相蛋白（肝脏急性相反应的特征）在肺泡腔中溢出。这些资料提示，肝脏的反应增加了巨噬细胞活性及肺部炎症。

肺部和肠道相互作用，即所谓肺—肠轴，对保证体内稳态和宿主免疫系统完善非常重要。肠道生态失调和肺部疾病也有关系，如哮喘和肺部感染。肠道来源的可溶性微生物成分和代谢物通过体内循环传递，如肽聚糖和脂多糖，这些微生物相关的分子模式可被宿主识别。经抗生素处理的小鼠直肠内注射脂多糖可恢复其对流感病毒感染肺部的有效免疫应答能力。在室内尘螨治疗后小鼠产生 Th2 反应的能力降低，表明生物活性脂多糖对哮喘有保护作用。在丧失微生物菌群的小鼠体内并不存在这种效应，但通过直肠内注射脂多糖能恢复这种效果。这证实肠道微生物来源的脂多糖能影响肺对过敏原的反应能力。

SCFA 来源于肠道微生物群对膳食纤维的代谢，包括丁酸盐、丙酸盐和乙酸盐，由盲肠和结肠中的微生物群产生。在被释放到管腔后调节肠道局部免疫反应，并为结肠细胞提供能量来源。SCFA 在胃肠道中不能被代谢，而是以原型形式进入门静脉并被运输到肝脏进行代谢。未被代谢的 SCFA 进入外周循环和远端身体部位，包括骨髓，在那里它们影响免疫细胞的发育。另一种影响肺部反应的微生物代谢物是去氨基酪氨酸，它通过增加 I 型干扰素反应来保护小鼠免受流感病毒感染（文末彩图 2-2-1-5）。

肺和肠道的另一个联系就是肠道免疫细胞通过黏膜免疫系统迁移至肺部。简单来说，免疫细胞可以通过进入全身淋巴系统循环迁移并定植于诱导部位黏膜相关的淋巴组织。免疫细胞在肠道和肺部之间的迁移可能对增强宿主抵抗感染的能力起到有益的作用，如肠道树突状细胞对共生细菌的感知需要刺激产生 IL-22 的 ILC3 迁移到肺部，并发挥对肺炎的保护作用。

因此，肺部和肠道微生物相互作用的主要方式并不是肠道和肺微生物相互移行，也没有直接证据证明肠道和肺部微生物相互移行会引起肺部或肠道疾病。肠道或者肺部的微生物及其代谢产物通过影响宿主免疫系统相互作用。

# 第二节　肺部微生态和呼吸系统疾病

## 一、肺部微生态与呼吸系统疾病的相互关联

### （一）健康人和肺部疾病患者呼吸道内环境的差异描述

健康人呼吸道内充斥空气，气道所产生的黏液较少（每天约 100 mL）。在肺泡的表面有一层薄薄的富含脂质有选择性抑菌作用的表面活性物质覆盖，防止肺泡萎陷。相对于营养丰富的胃肠道环境，呼吸道内可供菌群利用的营养物质较为贫瘠，这可能为呼吸道局部正常菌群丰度较低、增殖较慢的原因之一。在某些疾病状态下，由于人体呼吸和吞咽功能协调性下降，微量吸入变得更为频繁，胃食管功能障碍和反流的出现也能加速微生物群的迁入，这在严重的肺部疾病患者中非常常见（＞70% 的患病率）。许多疾病（如囊性纤维化、支气管扩张和慢性支气管炎）具有黏膜纤毛清除障碍，这抑制了微生物清除速率。在肺气肿和肺纤维化等进展性破坏性肺疾病中，肺部的面积减少了 90%，即使细菌的迁移率没有改变，相同的微生物数量也会分配到一个更小的地区，这可能部分解释了在严重破坏性肺病患者中观察到的细菌负荷增加。

### （二）肺部疾病状态将导致肺部微生态失衡

在一些临床疾病状态，如肺炎和急性呼吸窘迫综合征，由于肺泡－毛细血管屏障损伤，肺泡内充盈着蛋白含量丰富的水肿液，这些环境均可能导致呼吸道菌群过度生长，菌群结构发生改变，微生物代谢物和宿主免疫相互作用，呼吸道和肠道微生态失衡。在生命早期肠道和肺部微生态失衡是许多呼吸系统疾病发生的重要危险因素，其中机制包括不完善的宿主免疫、无效的细菌定植清除及肺部结构的改变。胎儿在子宫内及出生后其体内菌群的定植及与宿主的相互作用会受到几个直接或间接的因素影响。这些因素包括母亲的健康状态及饮食、妊娠期抗生素或微生物相关分子透过胎盘、生产方式、哺乳方式和早期生活环境，还有宠物和居住场所、传统的农场粉尘、抽烟、抗生素和其他药物使用。

### （三）宿主微生态失衡与气道慢性炎症的相关性

肠道微生物在维持人体肠道免疫平衡与能量平衡中同样起到至关重要的影响，肠道微

生物不仅维持肠道免疫调节，还能影响包括肺在内的外周器官。肠道微生物结构的改变和免疫平衡的失调与多种肺部疾病发病相关，如抗生素的使用会造成肠道菌群的失调，最终会增加肺炎及 Th2 细胞诱导的哮喘。肠道微生物的失调与多种肺部疾病相关，其中就包括过敏反应、哮喘和囊性纤维化。肺与肠的双向调节（称为肺 – 肠轴）最好的例子就是在肺部疾病中可以观察到肠道内菌群紊乱，而如今研究表明，服用益生菌可以对肺部疾病的恢复起到正向调节的作用。

肺微生物组在维持肺内稳态中发挥着重要作用。与肠道菌群相似，肺部菌群也可能被模式识别受体识别，促进出生后肺部幼稚 T 细胞从 Th2 表型向 Th1 表型转化，从而避免新生儿患哮喘和过敏性疾病。动物实验也证明，肺部的金黄色葡萄球菌可以促进 M2 肺泡巨噬细胞分化，从而对流感引起的肺部致命炎症起到保护作用。而肺部菌群失调与 COPD 持续进展相关。

## 二、肺部微生态和慢性阻塞性肺疾病

### （一）COPD 定义及流行病学特征

COPD 是一组以气流受限为特征的肺部疾病，气流受限不完全可逆，呈进行性发展，但是可以预防和治疗的疾病。慢性阻塞性肺疾病是全世界疾病和死亡的主要原因，它影响了大约总人口的 10%，在重度吸烟者中发生率可以达到 50%。在大多数工业化国家中，慢性阻塞性肺疾病是第四大死亡原因。根据世界卫生组织（World Health Organization，WHO）估计，到 2030 年 COPD 预计将成为第三大死因，由于持续暴露于 COPD 危险因素和人口老龄化，在未来几十年全球 COPD 的负担预计将进一步增加。在我国，COPD 的疾病负担也不容忽视，据中国肺部健康研究结果显示，COPD 在一般人群中的患病率为 8.6%，在年龄≥40 岁的人群中患病率高达 13.75%，据此估计我国有近 1 亿的 COPD 患者。我国也是全球 COPD 相关死亡最高的国家，每年 COPD 导致约 89.5 万患者死亡。

### （二）COPD 发病机制的研究背景

吸烟是导致 COPD 发展的主要危险因素，但也有其他因素，如在许多发展中国家，燃烧生物质燃料进行烹饪和取暖也是造成 COPD 的重要原因。COPD 的主要特征是不能完全逆转的气流受限，并且与小气道和肺泡中异常的炎症反应有关。小气道的主要异常是炎性细胞浸润和重塑使气道壁增厚，从而减小气道直径并增加对血流的阻力。其他特征是肺泡壁中明显的炎性浸润、肺泡破坏和气隙增大。肺气肿的这些解剖特征降低了产生呼气气流的弹性压力。其他机制还包括因吸烟或活化的中性粒细胞和巨噬细胞增加而引起的氧化应激，以及内皮细胞和上皮细胞的凋亡，残留的细胞凋亡碎片还可促进进一步的炎症和免疫反应。这些机制会干扰肺部的维护和修复。

另一个可能的机制涉及病毒感染，在吸烟者中很常见。病毒会加剧吸烟引起的炎症环境。表观遗传改变、轻度慢性炎症和细胞衰老这些与年龄相关的因素也可通过增强炎症和损害组织修复来促进肺气肿的发展。所有这些机制都表明，对吸入颗粒和污染物的炎症反应在 COPD 发病机制中起着核心作用。

### （三）肺部微生态与 COPD

近年来，微生物组学的迅猛发展，扩宽了我们对呼吸道病原学的理解。相对于传统的细菌培养，新一代的测序技术能够在同一标本中同时检测到上千种不同类型的细菌且不依赖于培养。呼吸领域的研究者已经将这些技术应用于检测正常及呼吸系统疾病的肺或气道标本，包括慢性阻塞性肺疾病、支气管哮喘及囊性纤维化等。这些结果改变了我们对呼吸道病原学的认知，如在正常人的肺泡灌洗液及肺组织中可检测到微生物，其可能来源为口咽部菌群的迁移及胃食管反流。

尽管大家都知道 COPD 的发病和吸烟密切相关，但大约只有 15% 的吸烟者最终会发展为 COPD 患者，而且相当比例的 COPD 患者虽戒烟但气道炎症依然存在，这都提示存在某些因素放大了烟草的作用。通过对下呼吸道标本的微生物进行分析，人们发现非急性加重期 COPD 患者的痰及其他呼吸道标本中的流感嗜血杆菌、卡他莫拉菌及肺炎链球菌数量常常增加，这表明呼吸道菌群可能影响 COPD 疾病的发生、发展，具体表现在以下几方面。

#### 1. 正常人群和 COPD 患者下呼吸道微生物组的差异

Hilty 等采集了正常人、哮喘及 COPD 患者共 23 份左上叶肺气管镜刷检标本检测到 5054 个细菌 16S rRNA 序列，得出结论：下呼吸道最常见的是普雷沃菌属、链球菌、金黄色葡萄球菌、奈瑟菌属、棒状杆菌和嗜血杆菌，变形菌门在 COPD 患者中多见，厚壁菌门在正常人群中比较常见，嗜血杆菌属与 COPD 有较大的相关性。正常人和 COPD 患者的肺中存在共同的"核心微生物群"，如普雷沃菌属、鞘氨醇单胞菌属、假单胞菌属、不动杆菌属、梭形杆菌属、巨球形菌属、韦荣球菌属、葡萄球菌属和链球菌属；但在 COPD 患者下呼吸道中还发现了正常人所没有的其他菌属，如阿菲波菌属、短波单胞菌属、丛毛单胞菌属、莫拉菌属、奈瑟菌属、棒状杆菌属、噬二氧化碳细胞菌属、纤发鞘丝蓝细菌属等；在一些下呼吸道微生态失衡的 COPD 患者肺泡灌洗液中，铜绿假单胞菌占明显的优势。这表明不管是 COPD 患者还是正常人，下呼吸道均存在固定的核心微生物群，但随着疾病种类、病程、轻重程度的不同，优势菌属也不同，而且患病后某些菌属较正常人明显更多。

#### 2. 烟草对于 COPD 患者下呼吸道微生物组的影响

目前公认烟草是 COPD 的主要危险因素，且烟草对于 COPD 患者下呼吸道微生物组的影响意义重大。16S rRNA 测序分析结果，烟草可以降低正常人下呼吸道菌群的多样性，下呼吸道微生物组的多样性和肺功能呈正相关，中重度 COPD 患者的下呼吸道菌群仅为健康人的 28%，故吸烟会降低下呼吸道微生物组的多样性，从而增加 COPD 等气道慢性炎症疾病的概率。

笔记

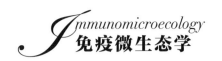
3. 药物对 COPD 患者下呼吸道微生物组的影响

对急性加重期 COPD 患者临床上常常采取抗感染、激素治疗。尤其对中重度 COPD 患者常采用广谱抗菌药物治疗。长期暴露在广谱抗菌药物下，患者下呼吸道微生物组多样性明显减少，而且临床治疗常用的吸入性激素也会影响下呼吸道微生物群落结构，进而增加发病风险。

即便是短时间使用系统性激素或抗菌药物，对呼吸道菌群也会存在持久的影响，可达数周甚至数月。激素会持续性增加下呼吸道细菌载量，而抗菌药物则会产生持久的抑制，尤以变形菌门的变化最为明显。

4. COPD 急性加重与气道微环境变化的关系

COPD 急性加重的过程不仅由一种或几种细菌所决定，更可能是气道微环境与菌群失衡的结果。既往认为细菌或病毒载量与 COPD 急性加重的发生密切相关，而且流感嗜血杆菌、肺炎链球菌及卡他莫拉菌在急性加重期患者的痰培养中常呈阳性。然而微生物组学的证据显示，仅部分患者在急性加重期表现为流感嗜血杆菌或卡他莫拉菌的数量显著升高，而更多的个体仅呈现微弱的增加甚至减少。鼻病毒感染可以造成 COPD 患者痰细菌总量、中性粒细胞数量及相关炎症因子水平显著升高，其中尤以流感嗜血杆菌增加最为明显。因此 COPD 急性加重期患者呼吸道微生态结构失衡是破坏气道微环境的始动因素，使之适应某些细菌的增长，表现为患者肺部菌群变化的个体化特征。

综上所述，目前认为 COPD 急性加重的过程是气道微环境与菌群失衡的结果，这种微环境的失衡可能与宿主免疫状态、病原体的入侵（细菌或病毒）及治疗干预密切相关。

## （四）Th17/Treg 细胞与 COPD

Th17 是现在公认的重要的炎性 T 细胞，在许多炎症和自身免疫疾病中发挥着重要的作用。Treg 具有抗炎的作用，在维持免疫耐受和免疫稳态中发挥着重要作用。免疫系统的稳态需要强有力的控制机制，来调节 T 细胞亚群中抗炎及促炎的平衡，若这种平衡被打破，那么疾病就可能发生或发展。Th17/Treg 失衡在呼吸道慢性疾病中发挥着致病作用。

COPD 患者体内存在 Th17/Treg 失衡，Th17/Treg 参与 COPD 疾病的发生、发展。COPD 患者体内 CD4$^+$、CD25$^+$、Treg 细胞数量下降，导致内环境失衡。在慢性阻塞性肺疾病急性加重期（acute exacerbation of chronic obstructive pulmonary disease，AECOPD）Th17 细胞的增殖更多，提示 Th17 细胞的持续增高和 Treg 细胞的相对减少所致的比例失衡影响了肺部急慢性炎症的免疫调节过程，在炎症急性期更加明显。

Th17 细胞还可能参与吸烟所致的肺部炎症反应，发挥促炎作用，Th17/Treg 比例在健康吸烟者体内是失衡的，此时健康吸烟者可能处于向 COPD 发展的危险阶段。喘息型支气管炎患儿发病初期就出现肠道菌群紊乱，而 Th17 参与喘息型支气管炎的急性炎症反应，因此肠道菌群失调可能是造成 Treg/Th17 失衡的因素之一，并参与了疾病的发病过程。

### 三、肺部微生态和支气管哮喘

#### （一）支气管哮喘的概念及发病机制概述

支气管哮喘是临床常见的气道慢性炎症疾病，是一种由多种细胞和细胞组参与的疾病，属于异质性疾病。诱发支气管哮喘的因素很多，目前认为主要与免疫、环境、宿主遗传等因素相关。支气管哮喘的诱发与早期微生物暴露相关，若支气管哮喘患者幼年生活在丰富的微生物环境中，可使支气管诱发风险降低，且在这一过程中先天免疫起到至关重要的作用。因此，目前临床上对支气管哮喘呼吸道微生态失衡与先天免疫学关系的相关研究十分关注。

#### （二）肺部微生态与哮喘发生

早期肺部的微生物定植是一个高度动态的过程，受外部环境因素影响很大，环境暴露和生活方式等各种因素均会影响肺部微生物的组成，从而导致成年后更容易患肺部疾病。这些因素的变化也可能导致疾病恶化和慢性化。微生物的存在已被证明是哮喘发展中的关键因素。对无菌小鼠的研究表明，在暴露于过敏原之前缺乏微生物定植会增加过敏性气道炎症，并且重新定植能够挽救这种表型。早期微生物暴露对于后期诱导对变应原的耐受很重要，而出生后使用抗生素能改变微生物暴露所带来的免疫耐受状态。富含微生物的室内环境，以高内毒素水平为特征，能保护儿童免受哮喘困扰。这些长期暴露于微生物环境中的儿童外周血白细胞中涉及对微生物先天免疫应答的基因表达上调。此外，将小鼠暴露于从室内环境收集的尘埃提取物会减弱卵白蛋白诱导的气道高反应性。这种保护作用依赖于MyD88-Trif通路。因此，微生物暴露刺激儿童先天免疫在防止哮喘发展中可能是至关重要的。

对哮喘患者气道微生物群特征的研究显示，哮喘患者呼吸道变形菌门丰度增加，而类杆菌属相对不足。在皮质类固醇抵抗型哮喘患者的呼吸道菌群中，副流感嗜血杆菌载量增加，这种细菌能通过增加 TAK1/MAPK 活化来抑制肺泡巨噬细胞对皮质类固醇的反应，因此呼吸道菌群改变能决定支气管哮喘的表型。

呼吸道微生态失衡在支气管哮喘发病和发展中起重要作用，能使肺部发生特异性免疫反应，这种免疫反应往往是恒定不利的，会加重支气管哮喘患者的病情，或使其出现支气管哮喘的特殊表型，使得临床诊治难度提升。并且呼吸道菌群可能参与支气管哮喘患者中性粒细胞气道炎症反应，其发生机制主要为呼吸道菌群通过诱发氧化应激反应使其释放出相应的细胞因子，从而诱发中性粒细胞气道炎症。

此外，肠道微生物在支气管哮喘发病中的作用也值得注意。Th17/Treg 的免疫失衡在支气管哮喘的发作中起到了关键的作用，而肠道微生物能够通过干预 Th17/Treg 免疫失衡机制来调控支气管哮喘疾病的发生与发展程度。可以根据肠道菌落结构的变化情况评估罹患哮喘的风险。

### （三）使用糖皮质激素治疗支气管哮喘对肺部微生态影响

目前，临床上常通过糖皮质激素对支气管哮喘患者进行治疗，该药物具有良好的抗炎作用和调节免疫系统的作用，给予支气管哮喘患者糖皮质激素治疗，可有效地对其呼吸道中的金黄色葡萄球菌进行抑制，并对巨噬细胞产生诱导作用，诱导其释放出抗肿瘤坏死因子，同时促进单核细胞微粒的吞噬过程，使其可在免疫介导后对其气道损伤进行修复，控制病情进展。

然而哮喘患者吸入糖皮质激素治疗会使气道细菌多样性增加，糖皮质激素药物本身也会增加机体对部分致病微生物的易感性，因此总的来说糖皮质激素长期大量使用会导致气道微生态失衡，将疾病引向不利的方向。

## 四、肺部微生态和肺部感染

### （一）有关肺炎的传统定义和观念

根据罹患地点和病原体来源的不同，肺炎被细分为社区获得性肺炎（community acquired pneumonia，CAP）、医院获得性肺炎（hospital associated pneumonia，HAP）及呼吸机相关性肺炎（ventilator associated pneumonia，VAP）。CAP 是指在医院外罹患的感染性肺实质（含肺泡壁，即广义上的肺间质）炎症，包括具有明确潜伏期的病原体感染而在入院后潜伏期内发病的肺炎。HAP 亦称为医院内肺炎（nosocomial pneumonia，NP）、医院相关性肺炎。HAP 是指患者住院期间没有接受有创机械通气、未处于病原感染的潜伏期，而于入院 48 小时后新发生的肺炎。VAP 是指气管插管或气管切开患者接受机械通气 48 小时后发生的肺炎，机械通气撤机、拔管后 48 小时内出现的肺炎也属于 VAP 范畴。

### （二）CAP 和 HAP 病原学特点

CAP 和 HAP 致病原的组成和耐药特性在不同国家和地区之间存在着明显差异，且随时间的推移而发生变迁。肺炎支原体和肺炎链球菌是我国成人 CAP 的重要的致病原，其他常见病原体包括流感嗜血杆菌、肺炎衣原体、肺炎克雷伯菌及金黄色葡萄球菌，而铜绿假单胞菌和鲍曼不动杆菌少见。我国社区获得性耐甲氧西林金黄色葡萄球菌（CA-MASA）肺炎仅有儿童及青少年的少量病例报道。2009—2010 年进行的中国成人社区获得性呼吸道感染病原菌耐药性监测未发现 CA-MRSA。对于特殊人群，如高龄或存在基础疾病的患者（如充血性心力衰竭、心脑血管疾病、慢性呼吸系统疾病、肾衰竭、糖尿病等），肺炎克雷伯菌及大肠埃希菌等革兰阴性菌更加常见。随着病毒检测技术的发展与应用，呼吸道病毒在我国成人 CAP 病原学中的地位逐渐受到重视。我国成人 CAP 患者中病毒检出率为 15% ～ 34.9%，流感病毒占首位，其他病毒包括副流感病毒、鼻病毒、腺病毒、人偏肺病毒及呼吸道合胞病毒等。在病毒检测阳性患者中 5.8% ～ 65.7% 可合并细菌或非典型病原体感染。

　　相比于 CAP，HAP 病原体革兰阴性菌占比增加（表 2-1-2-1），且大多数情况下需考虑多重耐药菌感染问题。病原体分离率鲍曼不动杆菌最多，其次为铜绿假单胞菌、金黄色葡萄球菌和肺炎克雷伯菌（占 8.3%～15.4%）等。二级医院铜绿假单胞菌和鲍曼不动杆菌的比例略低于三级医院，而肺炎克雷伯菌比例高于三级医院。大于 65 岁的患者是 HAP 的主要群体，约占 70%，铜绿假单胞菌比例高，鲍曼不动杆菌比例稍低。我国 VAP 患者主要见于 ICU。VAP 病原谱与 HAP 略有不同，其中鲍曼不动杆菌分离率高达35.7%～50%，其次为铜绿假单胞菌和金黄色葡萄球菌，两者比例相当（表 2-1-2-2）。在大于 65 岁的患者中铜绿假单胞菌的分离率高于其他人群。

表 2-1-2-1　不同年龄、不同级别医院 HAP 病原体占比分析

| 菌种 | 三级医院 | | 二级医院 |
| --- | --- | --- | --- |
| | ≥ 18 岁 | ≥ 65 岁 | |
| 鲍曼不动杆菌 | 20.6%～25.7% | 7.9%～14.6% | 18.0% |
| 铜绿假单胞菌 | 18.7%～20.0% | 23.8%～28.3% | 11.0% |
| 肺炎克雷伯菌 | 8.9%～14.9% | 5.3%～17.1% | 21.0% |
| 金黄色葡萄球菌 | 9.8%～12.0% | 8.6%～15.0% | 11.0% |
| 大肠埃希菌 | 3.8%～7.4% | 9.2%～11.8% | 8.0% |
| 阴沟肠杆菌 | 2.1%～4.3% | 2.5% | 无数据 |
| 嗜麦芽窄食单胞菌 | 4.3%～6.0% | 1.2%～2.6% | 无数据 |

引自：中华医学会呼吸病学分会感染学组 . 中国成人医院获得性肺炎与呼吸机相关性肺炎诊断和治疗指南（2018 年版）. 中华结核和呼吸杂志，2018，41（4）：255-280.

表 2-1-2-2　不同年龄 VAP 病原体占比分析

| 菌种 | ≥ 18 岁 | ≥ 65 岁 |
| --- | --- | --- |
| 鲍曼不动杆菌 | 12.1%～50.5% | 10.3%～18.5% |
| 铜绿假单胞菌 | 12.5%～27.5% | 27.7%～34.6% |
| 肺炎克雷伯菌 | 9.0%～16.1% | 5.1%～13.9% |
| 金黄色葡萄球菌 | 6.9%～21.4% | 5.8%～15.4% |
| 大肠埃希菌 | 4.0%～11.5% | 1.3%～6.2% |
| 阴沟肠杆菌 | 2.0%～3.4% | 3.1% |
| 嗜麦芽窄食单胞菌 | 1.8%～8.6% | 4.6%～9.6% |

引自：中华医学会呼吸病学分会感染学组 . 中国成人医院获得性肺炎与呼吸机相关性肺炎诊断和治疗指南（2018 年版）. 中华结核和呼吸杂志，2018，41（4）：255-280.

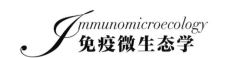

### （三）传统观念和新的免疫微生态理念的冲突

传统观念中，上呼吸道和下呼吸道被割裂为两个独立的微生态体系，上呼吸道包括鼻腔和咽部存在大量正常定植菌群，而隆突下则被认为是无菌的。对肺部感染性疾病的诊治和研究的主要思路是找到致病微生物，再针对性地使用抗微生物的药物。

然而，无论是 CAP 还是 HAP，对于肺部病原体的确认大部分情况是基于传统的培养法或病原体抗原检测，许多对培养环境有特殊要求的细菌，如军团菌和分枝杆菌属的分离相对困难，最终对肺部感染病原体确定率只有 50% 左右。

限制肺部病原体确诊率主要有以下几个因素：①来自上呼吸道菌群的污染导致培养结果无法确定；②病原体生长时间太长，不适于临床鉴定及指导诊疗；③肺部组织菌群载量较低，无法培养足够的、用于鉴定的菌落；④某些苛养菌培养较困难；⑤复杂微生物群落鉴定困难。

这些有关肺部病原体诊断的困难也为临床医生在治疗呼吸道相关疾病时带来困惑。因为据目前对于人体微生态和免疫系统交互作用研究的进展来看，健康人体组织从来不是生态孤岛，而是作为一个复杂的共生系统存在。所谓病原体和肺炎发病的相互联系也不能仅由一个简单的线性系统模型来概括（传统线性模型认为初始条件，如细菌接种物的大小、病原体的毒力、宿主防御力的小变化会产生相应的小的结果变化）。从现代生态学的角度来看，肺炎是基于呼吸道微生态的复杂适应系统中突然出现的难以预测的急性疾病。这种复杂适应系统并不适合使用简化的线性模型分析，而需通过计算技术建模分析其规律。肺炎的现代研究方法应该是尝试解释急性感染（高细菌生物量、低菌落多样性）突发的生态秩序是如何从发病前的生态稳态中出现的。

大多数呼吸道慢性疾病，如 COPD、支气管扩张和哮喘等进展过程中往往伴随反复发生的肺部感染。对确诊或怀疑肺部感染的患者均需运用敏感抗生素控制病原体，但认识到肺部微生态及其重要性之后，临床医生使用抗生素疗法时会更加顾虑重重。全身使用抗生素，特别是广谱抗生素的运用势必会影响肺部微生态，甚至导致菌群失调、机体免疫稳态的破坏，进而带来新的疾病风险。我们所认为的病原体是否真是病原体，还是仅仅只是肺部微生态失衡的一个环节，以及肺部微环境紊乱对免疫系统的影响这些问题均值得我们重新深入思考。

### （四）肺部菌群紊乱导致肺部感染发生

临床微生物培养是为了确定是否存在急性感染。尽管我们已经发现罕见的培养阴性的肺炎，但肺炎患者的支气管肺泡灌洗液（bronchoalveolar lavage fluid，BALF）培养和非培养的检测通常是一致的。虽然足够深度的测序可在肺炎患者的 BALF 标本中识别许多额外的微生物种类，但致病微生物仍在测序结果中占主要构成（74% 或 74% 以上），因此长期以来一些对肺炎微生物学的认识仍然是正确的。免疫功能正常患者的大部分肺炎病理状态仍被认为是由单一病原体引起，大多数（但不是全部）病原体可通过培养有效鉴定。然而，肺微生物组学的发展已经使我们对肺炎发病机制的认识有所改变。

随着测序技术的发展，医学工作者开始广泛应用新的微生物非培养鉴定技术（如高通量测序等）分析下呼吸道微生物群，我们对肺环境中复杂的微生物群落有了新的认识。如前所述，健康成人下呼吸道并非无菌，而是通过微量吸入、误吸和上呼吸道菌群迁移等方式获得定植微生物。流行病学的证据表明，在许多气道疾病中某些事件比健康中更经常发生，如胃食管反流病和微量误吸与慢性阻塞性肺疾病、支气管扩张、哮喘、囊性纤维化之间的关联。下呼吸道定植微生物群落在肺炎患者及肺炎发病率增加的慢性呼吸道疾病患者中具有潜在关键作用。

新的观念认为肺部是一个充满活力的生态系统，在一种特定的肺炎中确定的致病微生物仅仅是下呼吸道微生物群落组分之一，依靠自身的正向或负向生长因子调控在下呼吸道微生态环境中获得生长优势。在健康受试者下呼吸道中能鉴定出潜在的病原体，证实肺炎的发生不是病原体入侵无菌空间，而是由于下呼吸道微生态平衡遭到破坏、微生物多样性下降、单种或少数致病微生物丰度增高、内稳态失衡影响宿主免疫系统－微生物相互作用导致的。宿主免疫系统和微生物共同参与肺炎发病过程。肺炎病理状态或临床表现的出现是由于宿主发生损伤导致的，损伤可能来自于宿主的免疫反应或者微生物毒力因子的作用。因此，即使是常规共生菌在某些特定情况下也可能引发肺炎的病理状态。

### （五）下呼吸道菌群在肺炎患者体内所扮演的角色

在下呼吸道菌群失调的状态下，上下呼吸道复杂的交互作用不仅会影响微生物－宿主相互作用，还会影响微生物－微生物相互作用。这两种相互作用都可能参与致病过程。健康呼吸道中正常微生物群落能获取更多的必需营养物质及其副产品，相比于一部分有致病潜力的微生物群落更有生长优势，并能促进宿主免疫防御，增强其识别及消灭病原体的能力。

微生物－宿主免疫系统平衡被破坏将增加宿主对肺炎的易感性。鼻咽部罗氏菌属、乳酸菌属、链球菌属减少会增加肺炎发生的风险，在新生儿鼻咽部更易定植肺炎链球菌、流感嗜血杆菌、卡他莫拉菌、金黄色酿脓葡萄球菌。鼻咽部莫拉克斯菌属、链球菌属和嗜血杆菌属大量定植会增加急性呼吸系统感染发生。

下呼吸道菌群结构变化也能影响宿主对肺炎的易感性。肺囊性纤维化和COPD患者下呼吸道菌群的 α 多样性（同一份标本中多样性检测或检测一份样本中有几种不同类型分类群）下降，这两种疾病的终末期患者肺炎发生率增加，且预后更差。HIV感染患者即使接受治疗，其肺部菌群大多仍会失调，表现为普氏菌属和韦勇菌属的增加。相比于未感染HIV人群，HIV感染者表现出菌群多样性下降。因此，HIV感染者菌群失调与肺炎易感性增加相关。

笔记

### （六）下呼吸道菌群能增加肺炎的易感性

前文已提及鼻腔微生物多样性的减少和由罗氏菌属、乳酸杆菌和链球菌主导增加了肺炎的风险。鼻腔莫拉菌、链球菌和嗜血杆菌的富集会增加急性呼吸道感染的风险。下呼吸道微生物群也可通过细菌代谢物介导的免疫调节而影响患者对肺炎的易感性。短链脂肪酸为细菌厌氧代谢产物，其会增加 HIV 感染者对结核分枝杆菌的易感性，其中一个可能机制为丁酸盐能通过抑制 INF-γ 和 IL-17 产生而直接抑制 T 细胞功能。气道微生物组的改变还可能调节免疫应答，增加宿主对肺炎发生的易感性，如在接种了流感减毒活疫苗后，鼻腔微生物组中的厌氧菌群使鼻腔中抗流感病毒 IgA 增加。

### （七）微生物 – 微生物相互作用和肺炎的发生

在对存在于下呼吸道的复杂微生物群落深入了解后，临床研究者和医生开始重新审视肺炎发生时微生物与宿主相互作用。肺炎患者的肺部微生物群特征可能在发病机制中发挥作用，并可能帮助我们了解患者发生肺炎时预后的差异。一个富含假单胞菌属的"更健康"的菌群结构可能抑制潜在病原体的毒力、促进肺部健康菌群的恢复。相反，富含链球菌属或普雷沃菌属丰度较低的气道微生物群可能更倾向于促炎的类型，通过将营养物质驱动到肺泡空间或促进毒力因子来促进病原体的持续生长。

### （八）微生物 – 宿主相互作用和肺炎的发生

在迄今研究的每种肺部疾病中，肺部微生物组结构均有不同程度的改变。肺部微生物的改变是否会导致肺疾病的进展，还是仅仅是肺生长环境改变的次要结果？

目前，主流观点认为肺微生物群落和宿主反应之间具有双向性的作用。呼吸道中任何来源的炎症都会引发一连串的宿主反应，改变呼吸道的微生物生长状况。气道壁渗透性的增加和黏液产生的增加为贫乏的肺部环境提供营养供应。肺泡内儿茶酚胺和炎性细胞因子的产生促进了选择性细菌种类的生长（如铜绿假单胞菌、肺炎链球菌、金黄色葡萄球菌、洋葱伯克霍尔德菌群），而炎症细胞的募集和激活则杀死并清除具有变异特异性的细菌。黏液可以增加温度、降低氧张力，有选择地促进疾病相关微生物的生长。这些对微生物生长条件的多重影响导致呼吸微生物群落紊乱和失调，无序的生长条件导致了相对无序的微生物群落结构，其中具有增强免疫原性的菌种优势生长，进而使气道和肺泡细胞更频繁地暴露于 PAMP-PRR 的相互作用和微生物代谢产物中，从而引发进一步的炎症，改变气道生长条件，形成自我放大的反馈循环，呼吸炎症及推动它紊乱的微生物群得以持续存在。呼吸道主要共生菌落成员被抑制，微生物行为的改变及炎症反应失调都可以造成直接或间接气道和肺实质的组织损伤。

### （九）医院获得性肺炎和呼吸道微生态

暴露、环境、污染物、定植、宿主因素、宿主 – 微生物相互作用和医院抗生素谱的差异影响患者对肺炎的易感性。有些增加的风险可能是由于院内使用抗生素的选择压力，气管插管、纤维支气管镜、留置胃管等侵入性操作导致上、下呼吸道微生态失衡，影响上、下呼吸道的健康微生物，干扰免疫监测，由于药物、气管插管等干扰因素导致患者无法有效咳嗽，呼吸道清除能力下降，终末气道及肺泡内黏液增多，为病原体的生长提供营养支持。宿主的免疫特性决定了对微生物群的选择压力。

在医院获得性肺炎患者中很大比例与重症监护室气管插管及使用机械通气相关。其致病微生物的来源主要被认为是当进行气管插管操作后，微量或者大量吸入增加，呼吸道微生态平衡被扰乱。VAP 病原体部分来自于口腔菌群，还有部分来自于因长期平卧位导致胃食管反流的消化道菌群，这些菌群移位至声门下导致肺炎发生。进行气管插管机械通气患者较仅使用无创面罩机械通气患者的下呼吸道微生物菌群多样性明显下降，说明气管插管是 VAP 过程中扰乱呼吸道微生态的主要因素。

### （十）生物膜的形成在 VAP 致病中的重要意义

微生物可以黏附于气管所插入的热塑性塑料管表面并形成生物膜。生物膜的形成在对微生物定植于气管内插管表面并扰乱呼吸道正常菌群的过程中至关重要。拔出气管插管后分析管腔内生物膜形态，可以发现即使经过盐水冲洗，生物膜的厚度仍能达到 $0.8 \sim 5 \ \mu m$。通过 16S rRNA 分析发现，气管插管管壁生物膜结构复杂，其形成涉及多种微生物共同参与。这些微生物包括口腔正常共生菌，此外，耐甲氧西林金葡菌、铜绿假单胞菌及肺炎链球菌也十分多见，且是导致肺炎发生的主要致病细菌。这些不同菌群被生物膜包裹并黏附于管腔表面，难以被抗生素清除，导致治疗困难。生物膜内的菌群还起协同作用，增加致病风险，调控机体免疫，如生物膜内的缓症链球菌就可以促进铜绿假单胞菌黏附于气管插管管道表面，且减少 IL-8 和 TLR-2 的表达。

### （十一）其他肺部微生物群落

关于病毒或真菌对肺炎易感性的作用，人们所知甚少。由于技术上的困难，非细菌性微生物在目前的肺微生物组研究中大多被忽视。病毒在慢性肺部炎症性疾病，如哮喘、慢性阻塞性肺疾病和囊性纤维化中起主要作用。COPD 患者鼻病毒的感染，被证明与细菌负荷增加和呼吸道感染的细菌成分变化有关。鼻病毒感染导致许多致病菌和非致病菌的相对丰度发生变化，在第 15 天，嗜血杆菌和奈瑟菌科的物种数量增加。这些数据支持病毒与细菌的相互作用，可能影响受试者获得具有潜在致病性相关性微生物的易感性，并可能解释慢性炎症性气道疾病（如 COPD 或囊性纤维化）患者发生肺炎的倾向。

### 五、肺部微生态和肺间质纤维化

关于肺部菌群在生理及病理状态下的研究已有很多，其中部分探讨了肺部菌群与间质性肺疾病的关系。细菌负荷过大和（或）存在大量潜在致病菌均可促进特发性肺间质纤维

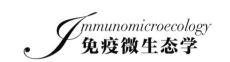

化（idiopathic pulmonary interstitial fibrosis，IPF）的进展、急性加重和死亡。肺部微生态与固有免疫系统的相互作用对 IPF 疾病发展尤为重要，在其他间质性肺疾病中宿主免疫反应和微生态系统相互作用也起到作用。

（一）肺间质疾病概述

间质性肺疾病是一组异质性疾病的总称，是主要累及肺间质和肺泡腔，导致肺泡－毛细血管功能单位丧失的弥漫性肺疾病。临床表现为进行性加重的呼吸困难、限制性通气功能障碍伴弥散功能降低、低氧血症及影像学上的双肺弥漫性病变，最终可发展为弥漫性肺纤维化和蜂窝肺，进而导致呼吸衰竭而死亡。

某些间质性肺疾病与结缔组织病有关，如类风湿关节炎和皮肌炎等，还有一些间质性肺疾病原因未明，为特发性的。微生物，包括病毒、细菌和真菌均在间质性肺疾病的发病过程中发挥着作用。给予抗生素或相应病原微生物的免疫治疗能改善 IPF 的预后。在与免疫系统激活相关的间质性肺疾病中，如结缔组织相关性间质性肺疾病和过敏性肺炎，宿主免疫系统与局部环境的相互作用形成了肺部微生物的不同作用。

（二）肺部微生态的变化预示 IPF 的进展

在 IPF 患者的肺部，普氏菌属、韦荣菌属、克罗诺杆菌属是最普遍和最多的菌群。当特定的链球菌或葡萄球菌含量高于指定的阈值，则会显著降低 IPF 的无进展生存时间。因此，潜在的致病菌，如链球菌及葡萄球菌与疾病进展的风险增加有关。

与 COPD 患者及正常健康者相比，IPF 患者的细菌负荷明显增加。在 IPF 和健康人中最多的菌属是链球菌属、普氏菌属和韦荣菌属。而与健康人相比，IPF 患者的菌属种类多样性明显减少，且更有可能携带潜在致病性嗜血杆菌、奈瑟菌属和链球菌属。在 IPF 患者中，细菌负荷越高，无进展生存时间越短。

病毒感染（包括丙型肝炎病毒、输血传播病毒和人类疱疹病毒）对 IPF 也有影响。IPF 患者肺组织中人类疱疹病毒（包括 EB 病毒、巨细胞病毒、单纯疱疹病毒和人类单纯疱疹病毒 -7 和人类单纯疱疹病毒 -8）的含量更高，说明病毒感染会促进肺纤维化的发生。

（三）IPF 患者宿主与肺部微生物的相互作用

宿主对肺部菌群变化的反应与 IPF 疾病发病机制之间也有密切联系。Molyneaux 等对 IPF 患者和匹配的健康对照组进行了支气管肺泡灌洗液微生物、外周血基因表达和 *MUC5B*、*TOLLIP* 基因多态性的检测评估。基因型多态性与基因表达谱的差异无关。经过分析，基因被分成五个模块，其中三个模块与 IPF 相关，两个模块与健康状态相关。一个 *IPF* 基因模块的过表达与死亡、生理疾病的进展、血液和支气管肺泡灌洗（bronchoalveolar lavage，BAL）液中性粒细胞标记的升高、支气管肺泡灌洗液细菌负担的增加及某个特定奈瑟菌属的相对丰度降低有关。该模块富含与宿主防御、细菌应答和免疫应答相关的基因，包括分泌性白细胞肽酶抑制剂（SLPI）和抗菌肽。SLPI 的过表达与较差的生存率相关。在疾病进展的 IPF 患者中，基因模块的过表达随着时间的推移保持不变，而且与病情稳定的患者相比，疾病进展快的 IPF 患者存在明显的差异。

Huang 和同事评估了 IPF 患者外周血单核细胞基因表达、BAL 微生物组特征和体外成纤维细胞对刺激的反应性。11 种基因信号通路的相对抑制与无进展生存时间的缩短有关，8 条通路涉及免疫/炎症反应和病原体感染，3 条通路涉及固有免疫反应的组成部分，包括 Toll 样受体（TLR）、节点样受体（NODs）和 RIG1 样受体（RIG1）信号通路。TLR9 在肌成纤维细胞中的激活与 IPF 的快速进展有关。Huang 等发现 TLR9 信号的激活可能依赖于肺部微生物群落。一种特异的葡萄球菌操作分类单元（operational taxonomic unit, OTU）也与参与 Th1 通路信号转导的 CXCR3$^+$ CD8$^+$ T 细胞的积累有关，且会降低 IPF 患者无进展生存期。这些数据为肺部微生物组改变、相关的异常宿主反应和 IPF 疾病发病机制之间的关联提供了依据。

### （四）间质性肺病肺内的微生物群

除了 IPF 外，已有多项研究对间质性肺疾病（interstitial lung disease，ILD）中的肺微生物组进行了评估。肺微生物组被认为是 IPF 损伤和宿主反应的潜在驱动因素，口腔病原体吸入（可能最初来自胃肠道）和异常解剖、黏液纤毛清除功能改变的假设形成了微生物组的改变。相反，在非 IPF 的 ILD 中，免疫系统或其他疾病特异性宿主因素可能对肺部菌群的形成有较大影响。肉芽肿性多血管炎（granulomatosis with polyangiitis，GPA）患者鼻腔中往往含有金黄色葡萄球菌，1/3 以上的 GPA 患者在支气管肺泡灌洗液中培养出了该菌。此外，GPA 患者的 BAL 上清液可作为培养金黄色葡萄球菌的生长因子，而 IPF 患者和正常对照组的 BAL 液不会促进生长。在评估早期类风湿关节炎（60% 胸部 CT 异常）、结节病和健康对照患者的肺微生物组组成发现，患病者的肺部菌群多样性减少，但类风湿关节炎组与结节病组微生物构成相似。因此，在自身免疫性/炎症性疾病中，气道黏膜炎症能协助塑造肺微生物结构。

### （五）从肺微生物群落改变到 ILD 治疗策略

迄今为止，我们所知的大多数关于纤维化肺病中微生物的影响均与 IPF 相关，可以概括如下：①细菌负荷增加和潜在病原体的过度存在与疾病恶化和发展有关；②似乎有一个特定的对肺微生物组改变的宿主免疫反应，且与预后相关；③免疫抑制药物对 IPF 患者存在明显的危害，可能与破坏肺部微生态环境，使有害菌群增殖有关。针对微生物本身的治疗可能包括使用抗生素来减少细菌负荷或特定的病原体，接种疫苗以减少特定病原体感染的风险，或采取干预措施来减少细菌进入肺部（如减少从口咽吸入的细菌）。

在合并感染时期积极使用针对特定病原体的抗感染药物能给 IPF 患者带来好处。IPF 患者在接受复方新诺明或大环内酯类抗生素治疗时，如同时接受有创通气和皮质类固醇治疗其预后要优于不接受这些治疗的患者。感染后立即使用抗生素可减轻 IPF 患者随后的纤维化恶化。针对肺炎球菌毒力因子肺炎溶菌素的免疫治疗也可防止纤维化恶化。

另外，我们还需要考虑胃食管反流在 IPF 形成肺微生物群中所起的作用。GER 很普遍，影响 88% 的 IPF 患者。前文已经述及，肺部微生物组的形成在很大程度上是由来自口咽部的细菌的微吸入完成的。IPF 肺中细菌负荷增加的一个合理原因是由于 GER 增加了口咽的细菌负荷，随后再通过微量吸入迁移至肺部。IPF 患者可从 GER 的药物及手术治疗中获益。然而，药物治疗的益处（如抑酸）也存在风险，抑酸治疗改变胃部 pH 值，会导致胃部菌群结构改变，这些菌群再经反流及微量吸入进入下呼吸道，可能影响 IPF 患者呼吸道菌群的稳态。

### （六）总结

在过去的十年中，分子测序技术的进步使研究健康和疾病中微生物的作用成为可能。健康状态下，肺内存在动态而恒定的微生物群落，当间质性肺疾病发生时患者肺部微生物群落组成出现紊乱，这种作用多为双向影响。IPF 患者肺部微生态系统可能作为一种预后生物标志物、一种治疗靶点。肺部微生态变化也能参与 IPF 疾病的发病机制。

## 第三节　肺部菌群研究前沿和发展

虽然"隆突以下无细菌"这一概念在教科书中仍然很常见，但它几乎总是在没有引用或论证的情况下陈述。事实上，超过 30 篇已发表的研究使用现代分子细菌鉴定技术检测健康受试者的下呼吸道，没有任何证据表明下呼吸道不存在细菌。

### 一、肺无菌这个概念的起源

在所谓的肺无菌论被公认之前，这是一个被讨论活跃的话题。人们反驳肺无菌的证据是空气中存在活的微生物，而健康成人每天要呼吸 7000 多升空气，完全将微生物摒弃于下呼吸道之外反而不同寻常。一个世纪以前，传统观点并不是"正常的肺不含细菌"，而是不断暴露于吸入空气和上呼吸道的微生物中。在随后的几十年，几个概念性错误导致了普遍的、没有证据的主张，即所谓"健康的肺没有细菌"。

第一个概念错误是对临床微生物学检验的误用和错误解读。应用于呼吸道标本的最常用的细菌鉴定试验是对临床微生物实验室的基于培养的鉴定方案。这些方案是为确定呼吸道病原体和区分急性感染的特殊目的而开发和优化的。他们没有开发出详尽地识别非感染性气道中存在的微生物群。这些检验选择性地不利于厌氧菌和最佳生长温度低于 37 ℃的细菌，其覆盖了许多现在描述为健康的肺微生物群。

第二个关键的概念错误是生态接触与污染混淆。肺部与上呼吸道黏膜直接相通，它们是微生物移入的主要来源，因此它们的微生物群存在相当多的重叠是不足为奇的。然而，通常并假设肺标本中的细菌鉴定必须反映来自上呼吸道的污染。

第三个也是最重要的，肺无菌的最终概念性错误是两个不同概念的混淆，即无菌和不存在常驻微生物。肺部是微生物不断移动的低水平移民的宿主。肺无菌的概念源自假定在肺部繁殖微生物的居民缺失。然而，即使在缺乏其成员繁殖的情况下，一个微生物（或非微生物）群体可以完全由移民迁入和迁出的平衡来定义。

## 二、不依赖于培养的微生物鉴定技术的革命

在 2001—2010 年间，非培养的微生物鉴定技术的出现引起了对人类微生物组兴趣的激增。第一个将该技术应用于呼吸道标本的是囊性纤维化（cystic fibrosis，CF）患者，这些早期研究表明，痰标本中的细菌种类繁多，未被传统培养技术检测到。2010 年，Hilty 等发表了非培养的微生物鉴定技术在健康受试者气道中的首次应用，他们在健康志愿者和哮喘患者中使用支气管肺泡灌洗和保护性毛刷，并进行了两项关键的随后被验证的研究：①健康呼吸道含有与上呼吸道相似但不同的细菌。②呼吸道疾病患者的气道菌群有所不同，更富含变形菌门的菌群。

### （一）16S rRNA 基因测序用于肺部微生态研究

研究细菌群落最常用的现代方法是对 16S rRNA 基因的扩增子进行高通量测序。当使用平台，如 454 焦磷酸测序和 Illumina MiSeq 进行测序时，从单个样本中分离出的 DNA 产生数千个短的基因组序列。这些序列根据公开可用的分类学数据库进行排列、排序和分类。序列按照相似性聚类，按照惯例，共有 97% 同源性的序列被归类为 OTU，可以在整个标本中进行细菌总数丰度（使用定量 PCR）的比较，相对丰度（一个标本的群体中有多少个单一的分类群组成）及群落特征（如多样性）。这些基于测序的技术不依赖于在传统培养技术苛刻的生长条件下的微生物繁殖，但这些技术未能鉴定出大多数与人类相关的微生物。

### （二）呼吸道采样技术的改进

尽管以上总结的测序技术和生物信息学分析在微生物组研究中是常见的，而不管身体部位如何，呼吸标本的研究提出了独特的技术挑战。由于粪便等标本的细菌负荷高，因此程序性采样或实验室试剂引起的任何潜在污染都不需考虑，当人们研究相对较低生物量的呼吸道标本时，必须对实验的设计和解释给予额外的考虑。

1. 试剂

由于健康肺中的细菌含量低，该领域的一个关键问题是实验室试剂中存在细菌 DNA

的潜在污染，无菌实验室试剂（包括 DNA 分离试剂盒中的试剂）含有少量细菌 DNA。这些发现强调了在肺微生物组分析中对程序控制标本进行深思熟虑的必要性。建议将多个突出的潜在污染源标本（如支气管镜清洗液、DNA 分离缓冲液）与呼吸道标本同时测序。

2. 上呼吸道

迄今为止，该领域的大多数研究都使用 BAL 液或保护性毛刷获得下呼吸道的微生物群。理论上，支气管镜通过上呼吸道有被咽部微生物群污染的风险，但多种证据表明这种影响很小。尽管嘴和鼻子的微生物群有显著差异，支气管镜插入（口腔与鼻腔）的路径对 BAL 微生物群没有可检测到的影响。

由于需要侵入性取样技术，早期人类下呼吸道微生物群的研究进展受到限制。来自上呼吸道的样本是研究呼吸道中宿主 – 微生物相互作用的宝贵资源，但由于下呼吸道具有不同的微生物生态位，因此上呼吸道样本的研究并不足以反映下呼吸道微生态和宿主相互作用。

诱导痰法是研究下呼吸道微生物群的另一种方式，但仍存在口腔污染问题。虽然使用痰标本有上呼吸道污染的风险，但在痰中所发现的微生物群的特征显著与许多生物学和临床意义的指标一致。因此，口咽微生物群的存在不会掩盖与确定的肺健康指数相关的痰中有意义的微生物信号。

在还未发现理想的用于对下呼吸道进行采样的非侵入性技术的情况下，研究仍然很大程度上取决于临床指示指标或支气管内镜探查。基于以上，还需要做进一步的研究，以更加清楚地描述健康和疾病中上、下呼吸道的定植模式。此外，从出生之时开始进行纵向样本采集，对于识别没有任何病理状况表现之前的微生物变化同样至关重要。

（三）未来呼吸道微生态研究方向

未来微生物学研究的重点应当是理解宿主和微生物之间的相互作用，不仅使用宏基因组学，而且使用代谢组学和宏转录组学，结合生物信息学，我们可以通过计算机和网络处理大量的组学数据信息，以此分析微生物和宿主的相互关联。这就需要我们扩展自己的知识，关于哪些副产物（代谢物）形成（代谢组学）和哪些微生物基因在疾病恶化期间差异表达。这种方法的一个重要挑战是确定信号是由宿主产生的还是由微生物本身产生的，以及寻找复杂生物信息网络关键作用位点。为了描绘和模拟一些特定的效果，我们可以先利用生物信息学知识分析宿主和微生物组学信息，构建模型找寻兴趣点，再根据相关的计算机分析结果进行体外或者体内实验进行验证，这是新的分析与特定宿主 – 微生物相互作用有关机制的研究思路。当然，将生物信息学分析结果转化为细胞或动物研究，再到临床应用时需异常谨慎，因为数据模拟分析不足以充分描述细胞 – 细胞和细胞 – 基质相互作用的环境的复杂性，还需要细致、全面的体内和体外实验验证结论。

### 三、人体微生态在呼吸保健中的应用

以膳食补充剂的形式使用特定的微生物菌株来促进人类健康这一方式已应用于临床和生活中。个体微生物对呼吸健康的影响主要局限于已知的乳杆菌属和双歧杆菌属，双歧杆菌的减少和梭状芽孢杆菌的增加与小儿哮喘的发生相关。由于特定物种可能会与宿主在不同的环境中进行不同的交互作用，因此如何合理的解释所获得的数据尤为重要。以白假丝酵母为例，它们栖息在大约30%的健康人的黏膜表面，但一旦宿主的先天免疫或适应性免疫遭到损害，这种微生物可能成为致病性的危害。此外，白假丝酵母的行为也可能取决于其他微生物的存在，经抗生素处理的小鼠中存在的某些菌株不仅失去了它们的毒力，而且还能保护它们的新宿主免受随后的真菌感染。这个例子表明，根据不同生态位特点，某种微生物对宿主可能是有害的，但也有可能是中性或是有益的。

在变态反应和哮喘的背景下，通过对微生物菌群与外周血单个核细胞基因表达网络的分析，发现不动杆菌属与正常人 IL-10 表达之间存在联系，而在特应性实验中则不然。在小鼠体内，皮下注射或鼻内给药鲁氏不动杆菌，可通过诱导 Th1 相关细胞因子或是 IL-10 表达减轻过敏性气道炎症。滴鼻给药后，小鼠实验性哮喘也得到改善，这与这些细菌诱导 Th1 极化细胞因子的能力有关。小鼠肺部接触大肠埃希菌改变了肺树突状细胞功能，并诱导了 γδT 细胞的募集，这对哮喘小鼠模型起到了很好的保护作用。此外，小鼠口腔感染致病性幽门螺杆菌（一种具有致病潜力的微生物），可以通过促进炎症体活化、诱导 IL-18 和促进 Treg 细胞分化，减轻哮喘症状。这种调节作用通过长期表观遗传重新编程传递给第一代和第二代后代。

微生物治疗用于肺部感染所表现出的益处已被广泛研究，如鼻内接种或口服特定菌株可以有效激活 Nod2 受体，保护小鼠免受肺炎链球菌或是肺炎克雷伯菌引起的呼吸道感染，其效果取决于这些菌株诱导细胞因子产生的能力。益生菌接种在临床环境中的应用可能成为改善呼吸道健康的一种新方法。

尽管乳杆菌属和双歧杆菌属在动物模型中具有良好的生物学特性，但由于特殊的生态位或者是菌株发挥作用的能力不同，其在人体中的效应让人大失所望。基于此，研究学者将眼光进一步聚焦在复合制剂上。这种制剂的经典例子是粪便微生物移植（fecal microbial transplantation，FMT），这是一种治疗人体艰难梭菌反复感染的有效方法。FMT 还有望用于治疗其他胃肠疾病患者，包括肠易激综合征或 IBD，而这种疗法对呼吸道健康的可能益处仍未得到探讨。对小鼠模型的研究表明，FMT 能逆转抗生素使用引起的肺炎链球菌感染后死亡率增加，为这种疗法在肺部疾病中的应用提供了理论依据。

（叶露　李建强　赵卉）

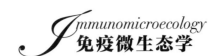
# 参考文献

[1] MARTIN R, MIQUEL S, ULMER J, et al. Role of commensal and probiotic bacteria in human health: A focus on inflammatory bowel disease. Microbial cell factories. Microbial Cell Factories, 2013, 12: 71.

[2] CHO I, BLASER M J. The human microbiome: at the interface of health and disease. Nature reviews Genetics. Nature Reviews Genetics, 2011, 13 (4): 260-270.

[3] TURNBAUGH P J, LEY R E, HAMADY M, et al. The human microbiome project. Nature, 2007, 449 (7164): 804-810.

[4] HILTY M, CONOR B, PEDRO H, et al. Disordered microbial communities in asthmatic airways . PLOS ONE, 2010, 5 (1): e8578.

[5] CHARLSON E S, BITTINGER K, HAAS A R, et al. Topographical continuity of bacterial populations in the healthy human respiratory tract. Am J Respir CRIT Care MED, 2011, 184 (8): 957-963.

[6] DICKSON R P, ERB-DOWNWARD J R, PRESCOTT H C, et al. Analysis of culture-dependent versus culture-independent techniques for identification of bacteria in clinically obtained bronchoalveolar lavage fluid. J CLIN Microbiol, 2014, 52 (10): 3605-3613.

[7] SZE M, DIMITRIU P A, HAYASHI S, et al. The lung tissue microbiome in chronic obstructive pulmonary disease. Am J Respir CRIT Care Med, 2012, 185 (10): 1073-1080.

[8] LAL C V, TRAVERS C, ZUBAIR H A, et al. The airway microbiome at birth. Scientific Reports, 2016, 6: 31023.

[9] BASSIS C M, ERB-DOWNWARD J R, DICKSON R P, et al. Analysis of the upperrespiratory tract microbiotas as the source of the lung and gastric microbiotasin healthy individuals. MBIO, 2015, 6 (2): e00037.

[10] MOURANI P M, HARRIS J K, SONTAG M K, et al. Molecular identification of bacteria in tracheal aspirate fluid from mechanically ventilated preterm infants. PLOS One, 2011, 6 (10): e25959.

[11] LOHMANN P, LUNA R A, HOLLISTER E B, et al. The airway microbiome of intubated premature infants: characteristics and changes that predict the development of bronchopulmonary dysplasia. Pediatr Res, 2014, 76 (3): 294-301.

[12] WASSENAAR T M, PANIGRAHI P. Is a foetus developing in a sterile environment? Letters in Applied Microbiology, 2014, 59 (6): 572-579.

[13] UBAGS N J, BENJAMIN J M. Mechanistic insight into the function of the microbiome in lung diseases. EUR Respir J, 2017, 50 (3): 1602467.

[14] WAGNER B D, SONTAG M K, HARRIS J K, et al. Airway microbial community turnover differs by BPD severity in ventilated preterm infants. PLOS One, 2017, 12 (1): e0170120.

[15] BARCIK W, ROZLYN C B, SOKOLOWSKA M, et al. The role of lung and gut microbiota in the pathology of asthma. Immunity, 2020, 52 (2): 241-255.

[16] DICKSON R P, ERB-DOWNWARD J R, CHRISTINE M F, et al. Spatial variation in the healthy human Lung microbiome and the adapted island model of lung biogeography. ANN Am Thorac SOC, 2015, 12 (6): 821-830.

[17] ALESSIO F, AMEDEO A, FEDERICO L, et al. The lung microbiome: clinical and therapeutic implications. Intern Emerg MED, 2019, 14 (8): 1241-1250.

[18] MARTIN J BLASER L S. A brave new world: the lung microbiota in an era of Change. ANN Am Thorac SOC, 2014, 11 (suppl 1): S21-S27.

笔记

[19] LOZUPONE C，COTA-GOMEZ A，PALMER B E，et al. Widespread colonization of the lung by Tropheryma whipplei in HIV infection. Am J Respir CRIT Care MED，2013，187（10）：1110-1117.

[20] KIMURA S，MUTOH M，HISAMOTO M，et al. Airway M cells arise in the lower airway due to rankl signaling and reside in the bronchiolar epithelium associated with ibalt in murine models of respiratory disease. Frontiers in Immunology，2019，10：1323.

[21] SILVA-SANCHEZ A，RANDALL T D. Role of ibalt in respiratory immunity. Current Topics in Microbiology and Immunology，2020，426：21-43.

[22] REMOT A，DESCAMPS D，NOORDINE M，et al. Bacteria isolated from lung modulate asthma susceptibility in mice. ISME J，2017，11（5）：1061-1074.

[23] MARIONA P，MARINA P G，TERESA C，et al. Microbiome and allergic diseases. Frontiers in Immunology，2018，9：1584.

[24] 钟南山，刘又宁. 呼吸病学. 北京；人民卫生出版社，2012.

[25] DANG A T，MARSLAND B J. Microbes，metabolites，and the gut–lung axis. Mucosal Immunology，2019，12：843-850.

[26] WANG J，LI F，WEI H，et al. Respiratory influenza virus infection induces intestinal immune injury via microbiota mediated Th17 cell-dependent inflammation. J EXP MED，2014，211（13）：2397-2410.

[27] DE LISLE R C，BOROWITZ D. The cystic fibrosis intestine. Cold Spring Harb Perspect Med，2013，3（9）：a009753.

[28] DICKSON R P，SINGER B H，NEWSTEAD M W，et al. Enrichment of the lung microbiome with gut bacteria in sepsis and the acute respiratory distress syndrome. Nat Microbio，2016，1（10）：16113.

[29] STANLEY D，MASON L J，MACKIN K，et al. Translocation and dissemination of commensal bacteria in post-stroke infection. Nat Med，2016，22（11）：1277-1284.

[30] HILL D A，SIRACUSA M C，ABT M C，et al. Commensal bacteria-derived signals regulate basophil hematopoiesis and allergic inflammation. Nat Med，2012，18（4）：538-546.

[31] ANAND S，MNDE S. Diet，Microbiota and gut-lung connection. Front Microbiol，2018，9：2147.

[32] LLOYD C M，HESSEL E M. Functions of T cells in asthma：more than just T（H）2 cells. Nat Rev Immunol，2010，10（12）：838-848.

[33] GOLLWITZER E S，SAGLANI S，TROMPETTE A，et al. Lung microbiota promotes tolerance to allergens in neonates via PD-L1. Nat Med，2014，20（6）：642-647.

[34] WANG J，LI F Q，SUN R，et al. Bacterial colonization dampens influenza-mediated acute lung injury via induction of M2 alveolar macrophages. Nat Commun，2013，4：2106.

[35] WANG L，HAO K，YANG T，et al. Role of the lung microbiome in the pathogenesis of chronic obstructive pulmonary disease. Chin Med J，2017，130（17）：2107-2111.

[36] HAN M K，HUANG Y J，LIPUMA J J，et al. Significance of themicrobiome in obstructive lung disease. Thorak，2012，67（5）：456-463.

[37] RABE K F，HURD S，ANZUETO A，et al. Global strategy for the diagnosis，management，andprevention of chronic obstructive pulmonary disease：GOLD executive summary. Am J Respir Crit Care Med，2007，176（6）：532-555.

[38] DICKSON R P. The microbiome and critical illness. Lancet Respir Med，2016，4（1）：59-72.

[39] HUANG Y J，ERB D J R，DICKSON R P，et al. Understanding the role of the microbiome in chronicobstructive pulmonary disease：principles，challenges，and future directions. Transl Res，2017，179：71-83.

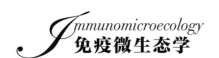

[40] FANER R, SIBILA O, AGUSTÍ A, et al. The microbiome in respiratory medicine：current challenges and future perspectives. Eur Respir J, 2017, 49（4）：1602086.

[41] ERB-DOWNWARD J R, THOMPSON D L, HAN M K, et al. Analysis of the lung microbiome in the "healthy" smoker and in COPD. PLoS One, 2011, 6（2）：e16384.

[42] TAGER I, SPEIZER F E. Role of infection in chronic bronchitis. N Engl J Med, 1975, 292（11）：563-571.

[43] FRANKLIN W, LOWELL F C, MICHELSON A L, et al. Chronic obstructive pulmonary emphysema：a disease of smokers. Ann Intern Med, 1956, 45（2）：268-274.

[44] PAPI A, BELLETTATO C M, BRACCIONI F, et al. Infections and airway inflammation in chronic obstructive pulmonary disease severe exacerbations. Am J Respir Crit Care Med, 2006, 173（10）：1114-1121.

[45] LIEBERMAN D, LIEBERMAN D, BEN YAAKOV M, et al. Infectious etiologies in acute exacerbation of COPD. Diagn MicrobiolInfect Dis, 2001, 40（3）：95-102

[46] ZAKHARKINA T, HEINZEL E, KOCAULLA R A, et al. Analysis of the airway microbiota of healthy individuals and patients with chronic obstructive pulmonary disease by T-RFLP and clone sequencing. PloS One, 2013, 8（7）：e68302.

[47] SLATER M, RIVETT D W, WILLIAMS L, et al. The impact of azithromycin therapy on the airway microbiota in asthma. Thorax, 2014, 69（7）：673-674.

[48] ALBERT R K, CONNETT J, BAILEY W C, et al. Azithromycin for prevention of exacerbations of COPD. N Engl J Med, 2011, 365（8）：689-698.

[49] WANG Z, BAFADHEL M, HALDAR K, et al. Lung microbiome dynamics in COPD exacerbations. Eur Respir J, 2016, 47（4）：1082-1092.

[50] MOLYNEAUX P L, MALLIA P, COX M J, et al. Outgrowth of the bacterial airway microbiome after rhinovirus exacerbation of chronic obstructive pulmonary disease. Am J Respir Crit Care Med, 2013, 188（10）：1224-1231.

[51] SETHI S, EVANS N, GRANT B J, et al. New strains of bacteria and exacerbations of chronic obstructive pulmonary disease. N Engl J Med, 2002, 347（7）：465-471.

[52] HUANG Y J, SETHI S, MURPHY T, et al. Airway microbiome dynamics in exacerbations of chronic obstructive pulmonary disease. J Clin Microbiol, 2014, 52（8）：2813-2823.

[53] MILLARES L, FERRARI R, GALLEGO M, et al. Bronchial microbiome of severe COPD patients colonised by Pseudomonas aeruginosa. Eur J Clin Microbiol Infect Dis, 2014, 33（7）：1101-1111.

[54] 李昌全. IL-17对口腔疾病作用的研究. 饮食保健, 2018, 5（21）：30-31.

[55] WIENKE J, JANSSEN W, SCHOLMAN R, et al. A novel human STAT3 mutation presents with autoimmunity involving Th17 hyperactivation. Oncotarget, 2015, 6（24）：20037-20042.

[56] COSIO M G, SAETTA M, AGUSTI A. Immunologic aspects of chronic obstructive pulmonary disease. N Engl J Med, 2009, 360（23）：2445-2454

[57] 方骞, 梁庆红, 郝明明, 等. 小儿喘息型支气管炎肠道微生态学变化与Treg/Th17作用关系的研究. 中国实用儿科杂志, 2014, 29（1）：34-38.

[58] YVONNE J H, NARIYA S, JEFFREY M H, et al. The airway microbiome in severe asthma：Associations with disease features and severity. J Allergy CLIN Immunol, 2015, 136（4）：874-884.

[59] CICCO M D, MAURO P, JACINTO T, et al. DOES lung microbiome play a causal or casual role in asthma?Pediatr Pulmonol, 2018, 53（10）：1340-1345.

[60] KONSTANTINOS L, BELLOS G, KOKOLATOU L, et al. Lung microbiome in asthma：current perspectives. J CLIN Med, 2019, 8（11）：1967.

[61] 中华医学会呼吸病学分会. 中国成人社区获得性肺炎诊断和治疗指南（2016 年版）. 中华结核和呼吸杂志，2016，39（4）：253-279.

[62] 中华医学会呼吸病学分会感染学组. 中国成人医院获得性肺炎与呼吸机相关性肺炎诊断和治疗指南（2018 年版）. 中华结核和呼吸杂志，2018，41（4）：255-280.

[63] BENJAMIN G W，LEOPOLDO N S. The lung microbiome and its role in pneumonia. CLIN Chest MED，2018，39（4）：677-689.

[64] FERNANDEZ-BARAT L，TORRES A. Biofilms in ventilator-associated pneumonia. Future Microbiol，2016，11：1599-1610.

[65] ROBERT P DICKSON M H，MOLYNEAUX P L. The microbiome in interstitial lung disease：From pathogenesis to treatment target. CURR OPIN PULM MED，2017，23（5）：404-410.

[66] MOLYNEAUX L P，MAHER M T. Respiratory microbiome in IPF：cause，effect，or biomarker. Lancet Respir Med，2014，2（7）：511-513.

[67] SPAGNOLO P，MOLYNEAUX P L，BERNARDINELLO N，et al. The role of the lung's microbiome in the pathogenesis and progression of idiopathic pulmonary fibrosis. INT J MOL Sci，2019，20（22）：5618.

[68] TONG X L，SU F，XU X M，et al. Alterations to the lung microbiome in idiopathic pulmonary fibrosis patients. Front Cell Infect Microbiol，2019，9：149.

[69] VARONE F，GIBIINO G，GASBARRINI A，et al. Evaluation of the lung microbiome as a therapeutic target in the management of idiopathic pulmonary fibrosis：role of antioxidant/antibiotic combination therapy. Eur Rev Med Pharmacol Sci，2019，23（14）：6379-6386.

[70] DICKSON R P，ERB-DOWNWARD J R，FERNANDO J M，et al. The microbiome and the respiratory tract. Annu Rev Physiol，2016，78（1）：481-504.

[71] KALLIOMÄKI M，KIRJAVAINEN P，EEROLA E，et al. Distinct patterns of neonatal gut microflora in infants in whom atopy was and was not developing. J Allergy Clin Immunol，2001，107（1）：129-134.

笔记

# 第三章　消化系统免疫微生态

## 第一节　肠道和胆道微生态

### 一、正常肠道微生态

#### （一）概述

正如总论中所述，在人体的微生态系统中，肠道微生态是最主要且最复杂的微生态系统。其中，肠道菌群与人类疾病和健康之间的关系得到了越来越多的认识。健康人肠道菌群最主要的两个门分别为拟杆菌门和厚壁菌门。从免疫学角度来说，微生物被视为病原体理应被宿主免疫系统识别并清除。然而，大部分的肠道菌群为非致病性，而且与肠上皮细胞处于共生关系。健康的肠道菌群主要在宿主营养代谢、药物代谢、维持肠黏膜屏障完整性、抵御病原微生物和免疫调节方面发挥重要作用。同时，免疫系统与肠道菌群相互协同、共同进化，促进免疫系统的发育成熟和功能完善。

#### （二）正常肠道菌群的组成

既往认为，人类肠道菌群是由 500～1000 个门的微生物组成，而最近一项大型研究发现，这一数目多达 35 000 个门。此外，如果从全体微生物基因角度分析，人类微生物组计划和人类肠道宏基因组（metagenome of the human intestinal tract，MetaHIT）研究发现，人类微生物组包括超过 1000 万个非冗余基因。一项关于肠道微生物及其功能的研究引入高基因数目（high gene count，HGC）和低基因数目（low gene count，LGC）2 个概念。HGC 微生物包括人结肠厌氧棍状菌（*Anaerotruncus coliho minis*）、穗状丁酸弧菌（*Butyrivibrio crossotus*）、阿克曼菌（*Akkermansia sp.*）和普拉氏梭菌（*Fecalibacterium sp.*）等。HGC 菌属的典型特征是促进消化系统的健康，包括增加产丁酸菌的比例、增加产氢的倾向、促进产甲烷/产乙酸生态系统的发育及降低硫化氢的产生。富含 HGC 微生物的个体具有更加健康的肠道菌群及较低的代谢性疾病和肥胖的发生率。另一方面，富含 LGC 微生物的个体具有较多的促炎性细菌，如拟杆菌属（*Bacteroides*）和活泼瘤胃球菌（*Ruminococcus gnavus*），目前认为这 2 种菌与炎症性肠病相关。LGC 菌的其他成员还包括副拟杆菌（*Parabacteroides*）、弯曲杆菌（*Campylobacter*）、小杆菌（*Dialister*）、卟啉单胞菌（*Porphyromonas*）、葡萄球菌（*Staphylococcus*）和厌氧棒状菌（*Anaerostipes*）。此外，LGC 菌中少部分关键代谢产物属于有害代谢产物，包括 β - 葡萄糖苷酸降解产物、芳香族氨基酸降解产物和异化硝酸盐还原代谢产物。

健康的肠道菌群主要由厚壁菌门和拟杆菌门组成，其次包括放线菌门和疣微菌门。尽管大致的菌群谱保持不变，但肠道菌群在属及属以下水平仍然存在着时间和空间分布差异。从食道远端到直肠，肠道菌群在多样性和数目上存在着明显差异，食道和胃每克内容物中含有 $10^1$ 个细菌，而在结肠和远端肠道则达到 $10^{12}$ 个细菌（图 2-3-1-1）。

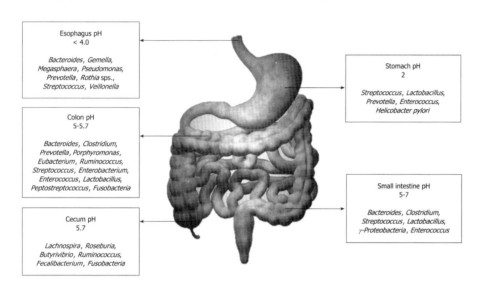

图 2-3-1-1　健康人肠道菌群的分布情况

引自：JANDHYALA S M, TALUKDAR R, SUBRAMANYAM C, et al.Role of the normal gut microbiota.World J Gastroenterol, 2015, 21（29）: 8787-8803.

（1）近端消化道菌群分布特点

链球菌属（*Streptococcus*）是食道远端、十二指肠和空肠中最主要的细菌。

螺杆菌（*Helicobacter*）是胃中最主要的细菌，决定了胃内菌群的分布状况，如当幽门螺杆菌（*H. pylori*）作为共生菌寄居于胃内时，胃内其他菌种的多样性增加，包括链球菌属（*Streptococcus*）、普氏菌（*Prevotella*）、韦荣球菌属（*Veillonella*）和罗氏菌属（*Rothia*），一旦幽门螺杆菌获得致病表型，上述菌群多样性将会明显降低。

（2）远端消化道菌群分布特点

人体内 70% 以上的微生物存在于大肠内，我们通常所说的与疾病状态相关的肠道菌群多指结肠菌群（特别是来源于粪便宏基因组的数据）。大肠内最主要的菌群为厚壁菌和拟杆菌。既往研究发现，厚壁菌与拟杆菌的比值和某些疾病的发生密切相关。然而近期研究表明，在健康人群中这一比值具有明显的变异。除了厚壁菌和拟杆菌外，人类结肠中还寄居着许多病原体，如在种水平以上包括空肠弯曲杆菌（*Campylobacter jejuni*）、肠道

笔记

沙门菌（*Salmonella enterica*）、霍乱弧菌（*Vibrio cholera*）、大肠埃希氏菌（*Escherichia coli*）和脆弱拟杆菌（*Bacteroides fragilis*），但它们的丰度较低（占整个肠道菌群的0.1%甚至更少）。变形菌门（*Proteobacteria*）的丰度明显偏低，同时某些属水平菌群丰度升高，如拟杆菌属（*Bacteroides*）、普氏菌属（*Prevotella*）、瘤胃球菌属（*Ru minococcus*），这些都是健康的肠道菌群特征。

（3）肠腔与肠黏膜菌群分布的差异

除了消化道纵向上菌群分布不同，从肠腔到肠黏膜菌群也不相同。肠腔内的菌群主要包括拟杆菌属、双歧杆菌属（*Bifidobacterium*）、链球菌属、肠杆菌科（*Enterobacteriacae*）、肠球菌（*Enterococcus*）、梭菌属（*Clostridium*）、乳菌属（*Lactobacillus*）和瘤胃球菌属，上述这些菌可通过粪便标本检测确定。而肠黏膜及黏膜相关菌群则主要为梭菌属、乳菌属、肠球菌和阿克曼菌（*Akkermansia*），这些菌可通过小肠的黏液层和上皮隐窝检测确定。

此外，肠道菌群还可以通过MetaHIT所提供的研究方法进行分类，这种分类方法是基于均衡的宿主菌群共生状态下的菌群组成，其在性别和地理上是稳定的，但对饮食和药物有不同，这些不同的集群被命名为肠型。广义上肠型可以分为3种：①肠型1，以高丰度的拟杆菌属为特征，有着广泛的糖分解潜能，目前已鉴定出编码相关酶的基因，如蛋白酶、氨基己糖苷酶和半乳糖苷酶。基于上述酶的作用，肠型1的菌群可能是通过分解碳水化合物和蛋白质获得能量。这类菌群可以合成生物素、核黄素、泛酸和抗坏血酸等代谢产物。②肠型2，以高丰度的普氏菌属为特征，参与了硫胺素和叶酸的合成。③肠型3，以高丰度的瘤胃球菌属为特征，除了跨膜糖转运外，还与黏液降解有关。

需要注意的是，肠型的概念并不能够充分解释不同个体间菌群分布的差异。由于拟杆菌属和普氏菌属在肠道内并非等比例存在，基于这两种菌群不同优势度提出的"肠梯度"概念可能更为准确，它在纲水平上更好地解释了不同个体间菌群的分布情况。

**（三）正常肠道菌群的功能**

在健康人体内，肠道菌群与肠黏膜维持一种共生关系，并且能够发挥代谢、免疫和黏膜屏障保护功能。肠道菌群从宿主膳食和脱落的上皮细胞中获取营养，它本身能够作为一种器官，具有广泛的代谢能力和多种潜在的功能。以下简要概述正常肠道菌群的主要功能。

1.营养代谢

（1）碳水化合物代谢

肠道菌群主要从膳食中的碳水化合物获取能量。经近端消化后未被消化的碳水化合物和不消化性低聚糖被结肠细菌酵解后生成短链脂肪酸（short-chain fatty acid，SCFA），如丁酸、丙酸和乙酸，这些都是宿主主要的能量来源。宿主能量平衡通常是由配体受体作用所介导，即SCFA与G蛋白偶联受体41（GPR41）相结合，另一个内分泌激素酪酪肽（peptide tyrosine tyrosine/pancreatic peptide YY3-36，PYY）也参与到其中。此外，丁酸能够防止有害代谢副产物 D- 乳酸的蓄积。拟杆菌属是参与碳水化合物代谢的最主要微生物，可通过多种酶发挥作用，如糖基转移酶、糖苷转移酶和多糖裂合酶。其中多形拟杆菌（*Bacteroides thetaiotaomicron*）最具有代表性，它的基因组能够编码超过 260 种水解酶，远远超过了人类基因组编码的水解酶数目。

（2）脂肪代谢

肠道菌群可以通过不同途径调节宿主的脂质代谢。第一，肠道菌群通过影响胆汁酸组成和胆汁酸受体信号来调节宿主的脂质代谢。肠道菌群与宿主胆汁酸之间存在双向相互作用，肠道菌群的改变可以改变胆盐水解酶的表达水平，进而改变胆汁酸的组成；胆汁酸也具有一定的细菌毒性，可以影响某些细菌的生长速度，改变肠道细菌参与脂质代谢的相关基因水平。第二，肠道菌群通过影响 SCFA 水平来调节脂质代谢。在肝脏中，乙酸和丁酸是脂肪从头合成的主要底物，同时也是胆固醇合成的底物，而丙酸是这两个过程的有效抑制剂。第三，肠道菌群通过调节肠内分泌细胞的激素分泌来调节脂质代谢。GLP-1 和 GLP-2 是由肠内分泌 L 细胞分泌的两种调节肠道脂质代谢的重要肠道激素，肠道菌群及其代谢产物可以调节肠内分泌 L 细胞功能，从而改变其激素释放的能力。第四，肠道菌群通过调节肠道屏障功能来调节脂质代谢。肠道黏膜屏障不仅帮助吸收水分和必需的营养物质，还能阻止有害物质的进入。脂多糖（Lipopolysaccharide，LPS）是革兰阴性细菌的细胞壁组分，也叫内毒素，正常情况下，它们仅局限于肠腔内，是不能穿过肠道屏障的，但是当肠道屏障功能减弱时，LPS 可进入血液循环，引发全身炎症。血液循环中 LPS 的浓度升高也可以增加动脉粥样硬化的风险。

（3）蛋白质代谢

肠道菌群通过微生物蛋白酶和肽酶，并与宿主蛋白酶一起参与蛋白质代谢过程。细菌细胞壁上的氨基酸转运子可促进肠腔内的氨基酸转运至细菌内，并进一步将氨基酸转化为小分子信号物质和抗菌肽，如细菌 *hdcA* 基因通过编码组氨酸脱羧酶，将 L- 组氨酸代谢为组织胺；细菌 *gadB* 基因通过编码谷氨酸脱羧酶，将谷氨酸代谢为 γ- 氨基丁酸（GABA）。

（4）维生素代谢

肠道菌群促进维生素 K 和维生素 B 的生物合成。拟杆菌属中的部分细菌能够合成共轭亚油酸（conjugated linoleic acid，CLA），CLA 具有抗糖尿病、抗动脉粥样硬化、抗肥胖、降血脂和免疫调节作用。肠道拟杆菌（*Bacteroides intestinalis*），尤其是脆弱拟杆菌（*Bacteroides fragilis*）和大肠杆菌（*E. coli*），可将初级胆汁酸代谢为次级胆汁酸。正常的肠道菌群还能够通过增加血清中丙酮酸、柠檬酸、延胡索酸和苹果酸的浓度，为机体提供健康的代谢组分。

（5）多酚代谢

肠道菌群还参与了对膳食中多酚类物质的降解。多酚次级代谢产物主要来源于各种植

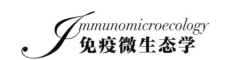

物、水果和植物提取物，包括黄烷醇、黄烷酮、黄烷 -3- 醇、花青素、异黄酮、黄酮、丹宁、木质素和绿原酸，其中，黄酮和黄酮亚科主要在肠道吸收。多酚作为糖基化衍生物，与葡萄糖、半乳糖、核酮糖、阿拉伯呋喃糖和阿拉伯吡喃糖结合。膳食中的多酚通常无活性，经过肠道菌群的去糖基作用后，转化为具有活性的化合物。多酚的结构专一性和个体内菌群丰度决定了肠道内的生物转化水平，最终活性产物被门静脉吸收并转运至其他组织器官，从而发挥抗菌和多种代谢过程，如非活性的异黄酮转化成糖苷配基代谢物，进而发挥抗雄激素和降血脂效应。

2. 异物和药物代谢

肠道菌群能够代谢异源性物质和药物，越来越多的研究证实了肠道菌群的此类作用，这也为将来利用菌群治疗某些疾病提供了重要依据。近期研究发现，肠道菌群代谢产物对甲酚可通过竞争性抑制肝脏转磺酶，从而降低肝脏对对乙酰氨基酚的代谢作用。

3. 宿主防御

维持内环境稳态需要健康的肠道菌群。宿主肠黏膜免疫系统既要对有益共生菌保持耐受，又要防止病原菌过度生长。

（1）大肠的防御机制

大肠中存在双层黏液层，从而阻止肠腔内微生物接触肠上皮。黏液由肠杯状细胞分泌的多种黏蛋白组成，黏液层内层较为密集且不含微生物；黏液层外层是动态的，且为微生物提供多糖作为营养物质。

（2）小肠的防御机制

与黏液在大肠中所起作用不同的是，由于小肠中黏液层的不连续性和数量不足，所以小肠中主要由抗菌蛋白（antimicrobial protein，AMP）发挥重要作用。肠道菌群利用其本身的结构性成分和代谢产物，通过模式识别受体（pattern recognition receptor，PRR）介导，诱导潘氏细胞合成分泌 AMP，如 cathelicidins、C 型凝集素和防御素。PRR 家族包括膜相关性 Toll 样受体（TLR）、C 型凝集素受体（CLRs）和胞浆核苷酸结合寡聚结构域样受体（NLRs）。PRRs 可被微生物相关分子模式（microorganism-associated molecular pattern，MAMPs）所激活，这些 MAMPs 包括微生物组分，如肽聚糖、LPS、脂质 A、细菌 RNA/DNA 和真菌细胞壁 β 葡聚糖。PRR-MAMP 相互作用可以导致多种信号通路的激活，这些信号通路活化对于促进黏膜屏障功能以及 AMP、黏糖蛋白和 IgA 的生成均为必需。由于潘氏细胞主要存在于小肠隐窝基底部，因此 AMPs 在该部位的浓度最高。健康的肠道菌群是 AMP 产生的先决条件，其中多形拟杆菌和英诺克乳杆菌（*Lactobacillus innocua*）是促进 AMP 产生的最主要菌种。另外，乳酸菌株（*Lactobacillus sp.*）能够产生乳酸，通过破坏细菌细胞壁外膜进而增强宿主溶菌酶的抗菌活性。

肠道菌群还可以通过诱导免疫球蛋白的生成，对局部病原菌（特别是革兰阴性细

笔记

菌）的过度生长发挥免疫防御作用，如拟杆菌能够激活肠道树突状细胞（dendritic cells，DCs），进而诱导肠黏膜浆细胞表达分泌型 IgA（sIgA）。而 sIgA 可覆盖在肠道菌群表面，其中最主要的是 sIgA2 亚型，更能抵抗细菌蛋白酶的降解。此外，肠上皮细胞通过 TLR 介导的细菌感应机制，促进增殖诱导配体（a proliferation inducing ligand，APRIL）的生成，进而诱导 sIgA 的合成分泌由系统性 sIgA1 转化为肠黏膜 sIgA2，这种机制限制了菌群从肠腔转位至循环系统，因此避免了系统性免疫反应的发生。

4. 免疫调节

肠道菌群通过协调固有免疫和适应性免疫系统，发挥肠道免疫调节作用。参与免疫调节过程的组分和细胞类型主要包括肠相关淋巴组织、调节性 T 细胞、3 型固有淋巴细胞和固有层内巨噬细胞及 DCs 等。

（1）肠相关淋巴组织

肠相关淋巴组织（gut-associated lymphoid tissue，GALT）作为肠道黏膜免疫的"第一道防线"，它的首要功能为非特异性识别杀伤侵入肠道的病原微生物，通过识别及提呈抗原，激活下游的适应性免疫应答。此外，GALT 在维持机体免疫耐受方面也具有重要作用。多项研究表明，GALT 的发生、发育依赖于肠道菌群，肠道菌群通过其表面的病原相关分子模式（pathogen associated molecular pattern，PAMP）与相应的 PRRs 结合，并激活下游信号通路。此外，肠道菌群代谢产物 SCFA 亦可影响 GALT 中免疫应答的激活或抑制过程。

（2）调节性 T 细胞

肠道菌群对于 Foxp3$^+$ 调节性 T 细胞（Treg）的正常发育和功能至关重要，但具体机制尚不清楚。有研究发现，脆弱杆菌（*Bacillus fragilis*）可通过多糖 A 介导 TLR2 信号通路进而诱导 Treg 细胞发育。SCFAs 尤其是丁酸也参与 Treg 细胞发育和功能，它通过激活肠上皮细胞（intestinal epithelial cells，IECs）上表达的 G 蛋白偶联受体（GPCR），增加 *Foxp3* 基因位点及其蛋白的表观修饰（增加乙酰化水平），进而调节 Treg 细胞分化发育和功能。

（3）树突状细胞

黏膜浆细胞可以在 DCs 诱导下产生 sIgA，推测这种功能是通过固有层和滤泡 DCs 上 MyD88 信号通路介导，而 MyD88 信号通路又可被肠道菌群所激活。除了在 APRIL 的介导下导致 sIgA 类别转换，肠道菌群还可以刺激派氏淋巴结(peyer's patches，PPs) 内的 DCs 分泌 TGF-β、CXCL13 和 B 细胞激活蛋白，进而刺激 IgA 的生成和类别转换。

（4）固有淋巴细胞

固有淋巴细胞（innate lymphoid cells，ILCs）作为固有免疫细胞能够对上皮来源细胞因子信号通路迅速做出反应。基于功能特性将 ILCs 分为 3 类：1 型 [ 表达 T-box 的 T 细胞（T-bet$^+$）]、2 型 [GATA 结合蛋白 3（GATA-3$^+$）]、3 型 [ 维生素 A 相关孤儿受体 γt

（RORγt⁺）]。其中，RORγt⁺ ILCs 与肠道免疫功能最为密切，推测肠道菌群能够直接或间接地调节 ILCs。细菌代谢产物吲哚 -3- 乙醛可通过芳香烃受体刺激 ILCs 进而诱导 IL-22 生成；此外，ILCs 可通过招募其他免疫细胞，如 CX3CR1⁺ 肠道巨噬细胞而发挥作用。

（5）固有层中的巨噬细胞

固有层中的巨噬细胞在稳态下表达 pro-IL-1β，当病原体入侵时，可快速产生成熟的 IL-1β 发挥免疫调节作用。肠道共生菌所介导的 MyD88 依赖机制对于上述作用至关重要。

5. 维持肠屏障和胃肠道结构的完整性

肠道菌群参与维持胃肠道结构和功能的完整性。多形拟杆菌可诱导富含脯氨酸的小蛋白 2A（sprr2A）表达，进而参与维持上皮绒毛的桥粒。另外，细菌细胞壁肽聚糖通过刺激 TLR2 介导的信号通路维持紧密连接。鼠李糖乳杆菌 GG 菌株（*Lactobacillus rhamnosus GG strain*）产生的可溶性蛋白 p40 和 p75，可通过内皮生长因子受体和蛋白激酶 C 依赖的方式，防止由细胞因子诱导的肠道上皮细胞凋亡。此外，内源性大麻素系统能够通过调节肠道菌群来维持肠屏障功能。阿克曼菌（*Akkermansia muciniphilia*）可通过增加内源性大麻素水平，降低代谢性内毒素水平，进而参与维持肠屏障功能。肠道菌群还能够通过诱导转录因子血管生成素 -3 促进肠黏膜结构的发育。无菌（germ-free，GF）鼠小肠表面积小、绒毛薄、细胞周期时间延长、蠕动变差，也提示肠道菌群具有维持肠屏障完整性的作用。

## 二、正常胆道微生态

胆汁是由肝脏合成的一种生理性体液，在胆囊中储存、浓缩，并在进食后释放到十二指肠中。胆汁的主要成分包括胆汁酸、胆固醇、磷脂和胆绿素，它们能够乳化和溶解脂质，是脂肪消化过程中的必备成分。胆汁还能够通过破坏细菌细胞膜而发挥抗菌作用。此外，胆汁中许多成分，如胆汁酸在控制小肠细菌增殖方面发挥重要作用，胆汁酸分泌减少与小肠细菌过度生长甚至感染显著相关。因此，胆囊曾被认为是无菌净区。

但近年来有研究发现，一些特殊的菌株，如沙门菌（*Salmonella spp.*）和产单核细胞李斯特菌（*Listeria monocytogenes*）能够在胆囊中生存，其可能与感染和胆囊结石有关。这些研究至少说明有些细菌能够在胆囊中聚集和繁殖，但是关于正常人胆囊和胆汁中整个菌群的分布目前尚不清楚。有学者使用可培养技术及 16S rDNA 基因型分析方法，证实了健康猪胆汁、胆囊黏膜存在微生物和细菌蛋白，胆囊微生态环境中主要以变形菌门、厚壁菌门和拟杆菌门为主。另外，通过荧光原位杂交技术和透射电镜能够观察到不同形态的细菌。

胆汁酸是胆汁中最主要的有机酸，具有较强的抗菌活性。大约 5% 的总胆盐成分能够逃避回肠末端的主动转运而进入结肠，进入结肠的胆盐组分对肠道菌群具有强烈的选择作用。越来越多的研究证明，胆汁的组成能够影响肠道菌群谱。近期有研究发现，膳食脂肪能够改变胆汁组成，其通过与肝脏胆汁酸结合，促进促炎性肠道菌群生长。目前有关胆汁微生物如何与肠道菌群相互作用尚不清楚，但有研究证实，胆汁相关微生物与肠道菌群数目相关。此外，肠道中的正常菌群能够通过十二指肠或肝门静脉血进入胆道，提示人体微生物的生态位并非孤立的环境，而是一个处于不断交换的相关群体网络。

由于胆汁酸盐具有抗菌活性，使得胆囊相关菌群多样性明显低于肠道菌群。因此，定植在胆道内的菌群组分必须具有特异性的抵抗机制，包括特异性的代谢特性以对抗毒性代谢产物的有害作用。除了特异的胆汁抵抗机制（包括胆汁外排系统和胆盐水解酶），某些细菌还能够吸收和代谢胆汁的部分组分。

胆汁的抗菌效应依赖于胆汁环境中的 pH 值。当胆汁 pH 在 7 时，能够促进包括革兰阴性和革兰阳性在内的广谱菌群的生长。然而，当胆囊中胆汁释放到十二指肠，与胃中食糜混合后局部 pH 降至 5.2 时，胆汁对细菌生长具有毒性作用。

目前，对于胆道菌群的认识还仅局限于与胆石症等疾病相关的已培养到的细菌，至于胆道菌群如何参与胆结石形成的机制尚不清楚。近期有研究发现，在急性胆囊炎和胆结石患者的胆道中，肠杆菌科（*Enterobacteriaceae*）是丰度最高的微生物。研究还发现，口腔和呼吸道菌群要比肠道菌群更普遍地存在于胆结石患者的胆道中，而在原发性硬化性胆管炎患者的胆道中则普遍存在着普氏菌、链球菌、韦荣球菌（*Veillonella*）、梭菌属和嗜血杆菌（*Haemophilus*）。上述研究都说明了在一些肝胆疾病的胆囊和胆道中确实存在着微生物。

近期，有一项研究对比了健康人与胆石症患者胆道菌群的分布和功能，由于伦理的限制，这里的"健康人"来自于没有肝胆疾病病史的肝脏捐献者。研究结果发现，在这些正常的胆道标本中存在 3 个主要的门，分别为放线菌门、拟杆菌门和厚壁菌门。此外，从这些肝脏捐献者的胆囊组织中提取 DNA 并进行 16S rRNA 测序，结果提示存在一些低丰度的细菌扩增子，主要属于厚壁菌门、拟杆菌门和放线菌门。由于样本数小，且存在偏倚，还需要更多研究来验证上述结论。

总之，目前关于胆囊菌群的研究非常有限，尤其是对胆道正常菌群的分布特点、代谢产物和酶的活性及与饮食和胆道相关疾病关系方面的认识都知之甚少。未来，关于胆道菌群在胆石症及其与饮食、胆汁和胆固醇代谢相关疾病方面的作用和影响值得深入研究，这将为一些疾病的早期诊断及治疗策略提供帮助。

### 三、消化系统微生态的影响因素

人体正常的肠道菌群始终处于动态的变化过程中，这种变化贯穿于生命的始终且受多种因素影响。

#### （一）年龄

既往普遍认为，机体在出生后肠道内才会有微生物定植。目前有研究表明，胎儿在子宫内时肠道即有微生物定植。16S rRNA 测序研究发现，婴儿第一次胎粪中富含志贺杆菌（*Escherichia-Shigella*）、肠球菌、明串珠菌属（*Leuconostoc*）、乳球菌（*Lactococcus*）和链球菌属。需要注意的是，第一次胎粪微生物谱会受分娩方式的影响。经阴道分娩的婴儿，其肠道定植的微生物主要来自于母体阴道，如乳杆菌和普氏菌；经剖腹产分娩的婴儿，其肠道定植微生物主要来自于母体皮肤菌群，如链球菌、棒状杆菌（*Corynebacterium*）和丙酸菌属（*Propionibacterium*）。婴儿肠道菌群的初始环境在首次定植后并不稳定且缺乏多样性，随着时间发展逐渐稳定及出现多样化，大约到 3 岁时，幼儿肠道菌群中的 40% ~ 60% 与成人类似（图 2-3-1-2）。肠道菌群在 30 ~ 70 岁期间总体上处于稳定状态。正常肠道菌群随着时间变化会出现少部分功能变化，包括合成维生素 $B_{12}$ 能力下降、微生物还原酶活性降低、DNA 改变趋势增加、应激反应增加和免疫紊乱。首次定植后的肠道菌群主要受到喂养类型的影响，如母乳喂养和配方食品喂养，但随着时间变化还会受到饮食模式、生活方式和环境因素等影响。

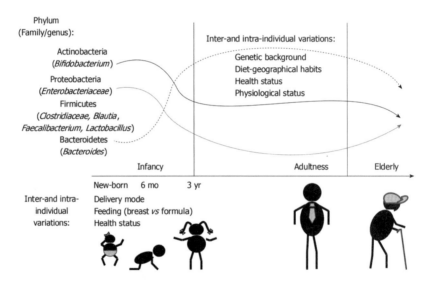

图 2-3-1-2 肠道菌群随年龄变化而进化

引自：TOJO R，SUÁREZ A，CLEMENTE M G，et al. Intestinal microbiota in health and disease：Role of bifidobacteria in gut homeostasis. World J Gastroenterol，2014，20（41）：15163-15176.

### （二）饮食

**1. 母乳喂养的影响**

在分娩之后，最早影响肠道菌群的因素就是早期婴幼儿饮食，如母乳和配方奶粉。有研究证实，母乳喂养和配方奶粉喂养的婴幼儿肠道菌群组成存在本质区别。除了满足婴幼儿营养和生理需求外，母乳中还含有一些配方喂养中所没有的活性分子，对营养物质的消化吸收、保护性免疫和抗菌防御等具有重要作用。母乳中含有的不易消化的聚糖称为人乳低聚糖（human milk oligosaccharides，HMO），HMO 可被肠道菌群消化，并为婴幼儿结肠细菌提供营养，为双歧杆菌提供选择性优势。与配方喂养相比，母乳喂养婴儿的肠道菌群具有更高的丰度，这些菌群能够酵解膳食低聚糖产生 SCFAs，促进婴幼儿健康，并调控免疫系统表达 IgG。

2. 饮食结构的影响

饮食是塑造肠道菌群组成、多样性和丰度的最重要决定因素。摄入富含水果、蔬菜和膳食纤维的饮食与更高的肠道菌群丰度和多样性密切相关。摄入此类食物的个体具有更高丰度的能够代谢不溶性碳水化合物的厚壁菌门微生物，如布氏瘤胃球菌（*Ru minococcus bromii*）、罗斯菌（*Roseburia*）和直肠真杆菌（*Eubacterium rectale*）。最近研究表明，给予 4 天动物性食物后可以导致厚壁菌丰度的降低、耐受胆汁的菌群丰度增加。上述结果提示，即使短期的饮食干预都能够对肠道菌群产生较大影响。

肠道菌群存在明显地域和季节的差异。然而，上述差异也均与不同的膳食方式相关，如非洲农村儿童具有较高丰度的普氏菌，而欧洲儿童具有更高比例的拟杆菌。尽管普氏菌和拟杆菌在分类和功能上都很类似，但更高丰度的普氏菌提示非洲儿童主要消耗农业性食物，而以高丰度拟杆菌为特征的欧洲儿童主要消耗富含动物蛋白、糖和淀粉的西式饮食，且缺乏膳食纤维。此外，有研究发现，与夏季相比，哈特人在冬季明显具有更高丰度的放线菌门，这主要归结于冬季会摄入更多的肉类食物，而夏季会更多地摄入以碳水化合物和膳食纤维为主的食物。

（三）抗生素

抗生素的使用对于正常肠道微生态具有短期和长期效应。健康的肠道菌群之所以能够对抗病原菌，主要是由于它们导致了竞争性排除。40 年前有研究就已经证明，抗生素的使用能够打破竞争排除机制进而引发沙门菌感染，其中可能的机制是由于微生物种群间相互作用网络的消失，促进了病原菌的生长。肠道菌群对于抗生素的反应主要是群落多样性的降低，且这种改变可长期存在。有研究表明，即使短期使用（7 天）针对厌氧菌的广谱抗生素（如克林霉素），上述效应就可持续 2 年，主要表现为拟杆菌属多样性降低。经过包括克拉霉素在内的三联短疗程方案清除幽门螺杆菌治疗后，放线菌的多样性急剧降低，而 *ermB* 耐药基因增加上千倍，该效应对于部分患者可持续超过 4 年之久，而部分患者则可完全恢复。环丙沙星作为一种主要针对革兰阳性菌的抗生素，能够短暂地导致瘤胃球菌丰度的急剧降低。而另一项研究发现，短期（7 天）使用环丙沙星和 β 内酰胺类抗生素能够导致肠道菌群多样性降低 25%，核心种类由 29 种降至 12 种，同时拟杆菌与厚壁菌的比例明显增加。需要注意的是，使用广谱抗生素不仅能够改变肠道菌群多样性，还能够通过水平基因转移促进抵抗菌株的繁殖。细菌群落可通过不同方式转移突变的基因信息，如细菌接合作用、噬菌体转导和自然转化。此外，细菌还可以通过转座子和整合素来实现基因转移，进而导致耐药菌株的扩增。

## 四、肠道微生态在维持正常消化系统功能中的作用

### （一）肠道微生态在维持肝脏功能中的作用

　　肝脏是人体最大的消化腺，是新陈代谢最旺盛的器官，主要功能是分泌胆汁，参与三大营养物质代谢，此外还具有解毒、凝血、造血等功能。而肠道菌群作为一种重要的"虚拟代谢器官"，通过与诸多肠外器官形成"轴系"关系来发挥调节作用，其中肝－肠轴无论从解剖上还是功能上关系都极为密切，胃肠道与肝脏之间可以通过门脉系统实现双向调节作用。肠道菌群与肝脏的共生关系受到体内复杂网络调控并维持稳定，这一网络由代谢、免疫和神经内分泌交联组成。肠上皮细胞内的紧密连接作为机体的天然屏障，能够阻止细菌及代谢产物透过肠上皮细胞进入循环系统。抗原（来自于病原微生物或食物）通过这些紧密连接，进而被 DCs 识别，或通过调节性 T 细胞应答来激活适应性免疫系统。最小浓度的 PAMPs，如脂多糖、肽聚糖、鞭毛蛋白，可通过 TLRs 和 NLRs 激活核因子 κB（NF-κB），导致促炎因子和趋化因子的产生并进入门脉循环，除了导致肝细胞损伤外，PAMPs 能够激活星形细胞促进纤维化的发生、发展。

　　肝－肠轴对许多慢性肝病的发病都有影响，如慢性乙型肝炎、慢性丙型肝炎、酒精性肝病、非酒精性脂肪性肝病、非酒精性脂肪性肝炎、肝硬化和肝细胞癌。总的来说，肠道通透性增加和细菌转位促使肠道菌群代谢产物可以到达肝脏，进一步损伤胆汁酸代谢和促进系统性炎症的发生，反之，胆汁酸代谢异常和系统性炎症也可导致肠道菌群失调，进一步增加肝脏损伤。现有研究表明，肝损伤程度与肠道菌群失衡的严重程度密切相关。肝损伤患者粪便中拟杆菌和厚壁菌门的组成发生改变，包括瘤胃菌科（*Ruminococcaceae*）、毛螺菌科（*Lachnospiraceae*）和梭菌目（*Clostridiales*），它们产生的 SCFA，一方面为肠道上皮细胞提供能量；另一方面能够调节次级胆汁酸代谢、诱导调节性免疫应答和 IgA 的生成。

### （二）肠道微生态在维持消化系统功能中的作用

　　消化系统的基本功能就是对食物进行消化和吸收，供应机体所需的物质和能量。人体摄入的食物在被消化吸收入血之前与肠道内菌群充分接触。小肠和大肠内菌群的组成与消化功能不同，这主要是由于局部微环境和能量供给不同。肠道菌群有助于食物的消化，并且可产生大量宿主本身不能产生的代谢产物，这些活性代谢产物通过正向和负向方式影响人体生理功能。不同微生物群具有产生不同代谢产物的潜能。

　　1.肠道菌群促进食物消化

　　肠道菌群参与食物的消化，尤其是宿主本身所不能消化的食物中含有的复杂碳水化合物，这些分子大部分都是植物细胞壁来源的多糖，如 β 葡聚糖和果胶，人体缺乏降解这类物质的酶或者不受酶的作用。肠道菌群能够编码许多不同的碳水化合物活性酶

（carbohydrate-active enzymes，CAZy），这些酶主要位于结肠，能够介导各种碳水化合物的消化。尽管许多碳水化合物降解酶在不同的菌群中共享，并且在大多数人体中存在，但是一些具有特殊功能的酶只存在于部分人群中，如日本人肠道菌群中产生的紫菜酶和琼脂水解酶能够消化海藻碳水化合物（日本人最常吃的食物），而欧洲人缺乏产生这种酶的菌群，因而不能消化这类食物。事实上，一种细菌携有一种基因并不意味着这种基因会表达。当面对不同的能量来源时，细菌可以表达编码一种、一组或几组酶，这依赖于不同的肠道环境。此外，细菌能够形成一个代谢网络，并且彼此之间相互供给能量。因此，胃肠道不同位置菌群组成的改变，意味着同一种细菌可能会因为不同的微环境而有不同的代谢谱，进而发挥不同的消化代谢作用。

2.肠道菌群调节食物吸收

肠道菌群通过胆汁酸池的大小和组成来影响人体生理和食物吸收。初级胆汁酸由肝细胞内的胆固醇生成，后释放到十二指肠中消化食物。在肠道，菌群通过去结合牛磺酸和甘氨酸及脱羟基作用而转化为次级胆汁酸，这导致了胆汁酸池异质性的扩大。胆汁酸的净化功能可通过将脂质、脂溶性维生素和其他疏水性化合物转运至肠上皮细胞刷状缘来促进脂肪的消化和吸收。此外，胆汁酸还是潜在的信号分子，通过法尼醇 X 受体（farnesoid X receptor，FXR）和 G 蛋白偶联胆汁酸受体 1（GPBAR1）传递信号，进而调节近乎所有组织中的代谢。胆汁酸还能够通过 FXR 信号调节葡萄糖和 6- 磷酸葡萄糖的吸收。具有不同肠道菌群和不同膳食结构人群的胆汁酸池组成也不同，进而导致了 FXR 和 GPBAR1 信号的不同及所吸收膳食成分的不同。

# 第二节　肠道微生态与免疫

宿主免疫系统具有两大主要的保护机制：第一种是固有免疫，其特点是对病原体的非特异性快速反应；第二种是适应性免疫，其特征是特异性和记忆效应。此外，肠道中还存在一种非常特殊的免疫系统，即黏膜免疫系统，其主要功能是清除通过黏膜表面入侵机体的病原微生物。近年来，有关肠道菌群与人体免疫系统相互作用机制的研究越来越受到人们关注，并且随着人们对于免疫学认识的进一步深入，适应性免疫、固有免疫和免疫耐受的生物学解释逐渐被完善，为肠道微生物和人体免疫系统相互作用机制的解释提供了众多细胞和分子水平的证据。近 10 年来，随着生物信息学的迅猛发展，肠道菌群与肠道免疫系统的基因组学、蛋白质组学和代谢组学等相关研究获得了爆发式增长，人们对于二者相互关系有了更为深入的认识。

笔记

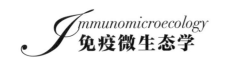

## 一、肠道微生态与固有免疫系统

### （一）概述

目前，对于宿主－微生物相互作用的认识已经发生了重大变革，有人提出了"哺乳动物共生功能体（mammalian holobiont）"的概念，这是生物体内真核部分和原核部分共同进化的结果。这一变革主要奠定在两大重要发现基础之上。第一次是在固有免疫系统中发现了PRRs，它通过保守的分子结构感知微生物。第二次是微生物非培养技术的进步，即利用新一代测序技术研究机体内定植的全部微生物及基因组信息。由于身体里寄居着大量微生物，包括皮肤、胃肠道、呼吸道和泌尿生殖道，固有免疫识别微生物后不会立即启动免疫反应来应对这些微生物，因而不会造成广泛器官明显的炎症和损伤效应。

现在已知，固有免疫和微生物群落之间的相互作用远远超出了对共生微生物的耐受和对病原体的免疫反应。微生物通过对固有免疫系统作用，进而影响机体内环境的稳定。因此，固有免疫系统作为"变阻器"，能够控制微生物代谢、应对饮食、异源物质暴露及黏膜感染，所有这些信息在不同生理水平上进行处理，并动态调整宿主活动以适应周围微生态系统。相反，固有免疫系统在塑造局部微生态的过程中起着重要作用，使其可以被宿主耐受并有利于宿主代谢活动。宿主与微生物群之间的相互作用在人类健康中起着至关重要的作用。许多之前被认为的特发性疾病，其实很可能是由于固有免疫系统和微生物群之间的关系改变所致。

### （二）固有免疫对肠道微生态的影响

固有免疫系统在感知微生物群代谢状态的同时，将信号传递给宿主以适应组织水平的生理变化，并调整微生物群的组成和功能。来自人类和小鼠的遗传证据表明，固有免疫系统在调节不同时间和不同个体之间微生物群组成差异方面起着重要作用。在一些固有免疫缺陷的小鼠模型中，如在缺乏 *NOD2*、*NLRP6* 或 *TLR5* 基因的小鼠中均存在微生态失调。因此，正常的固有免疫系统可以促进有益菌群的生长，有助于维持稳定的微生物群落。但是，固有免疫系统动态调控微生物群功能的具体机制尚不清楚。

### （三）肠道微生态对固有免疫系统的影响

1. 转录重编程

在无菌小鼠中植入单个共生菌或肠道病毒，结果发现肠道基因的表达被重新编程，包括参与宿主营养吸收、屏障功能、肠道运动、肠道免疫反应、血管生成和异种物质代谢等基因的表达。在研究无菌小鼠和正常菌群定植小鼠产后发育过程中发现，肠道转录重编程受到胃肠道不同部位菌群的作用，部分依赖于固有免疫系统的微生物感应受体。肠道微生物对转录的影响已经超出了对肠道本身的影响，如无菌小鼠肝脏中一系列具有代谢和非代谢功能的基因表达均发生了巨大改变。

2. 表观遗传编程

由于大部分转录组会受到微生物组以器官特异性方式的影响，因此，基因调控机制必须将微生物信号整合到基因表达中。虽然病原菌可以调节宿主的表观基因组学，但固有免疫系统对共生菌定植的表观遗传学研究才刚刚起步。由于无菌小鼠的染色质可接近性（大多数基因组中的染色质都紧紧盘绕在细胞核内，但也有一些区域经染色质重塑后呈现出松散的状态，这部分无核小体的裸露 DNA 区域被称为开放染色质或染色质可接近区域）与定植小鼠相似，因此，由染色质可接近区域介导肠内基因表达的转录重编程可以被排除。相反，微生物对宿主基因转录的调控可能是通过特异性转录因子的差异表达及与其结合的染色质实现的，如在固有免疫系统中，通过对无菌小鼠肠上皮细胞表观遗传修饰分析发现，编码脂多糖感应器 *TLR4* 基因的甲基化水平较低，说明共生菌可能通过对 PRRs 表观遗传抑制而诱导耐受。无菌乳鼠在微生物定植后可降低趋化激酶编码基因 *Cxcl 16* 甲基化水平，进而降低其基因表达水平，并减少恒定自然杀伤 T 细胞的募集，改善结肠炎和过敏性哮喘。对来自微生物定植小鼠和无菌小鼠单核吞噬细胞进行比较后发现，微生物群可以促进组蛋白 H3 在炎症基因位点赖氨酸 4 的三甲基化，包括编码 I 型干扰素的基因。类似地，组蛋白乙酰化也参与了微生物群和固有免疫系统之间的相互作用。当把肠上皮细胞中组蛋白去乙酰化酶 3 特异性删除后，基因表达发生了巨大改变，上皮屏障的完整性破坏。

虽然负责特定表观遗传学改变的微生物信号大多数仍未知，很可能并不依赖微生物的存在与否，而是微生物代谢产物影响组蛋白修饰的编辑，如微生物代谢产物 SCFA 中的丁酸可以通过抑制组蛋白去乙酰化酶来调节结肠巨噬细胞的免疫反应，进而维持对共生微生物的免疫耐受。因此，通过表观遗传修饰的转录重编程是微生物群影响宿主固有免疫的重要机制。

3. 分层反馈

宿主体内微生物生态系统的局部控制和功能维持对固有免疫系统是一个巨大的挑战。微生物群和宿主共同进化导致了复杂反馈回路的形成，这些环路可以由肠壁内不同层次的细胞调节，虽然它们通常局限于直接接触微生物群的上皮细胞，但有时也会延伸到固有黏膜下层，甚至淋巴和门脉循环。从进化角度来看，局限于上皮细胞的反馈环可能是最古老的宿主微生物群相互作用形式。这种循环只包括 3 个步骤：第一，由 PRRs 识别微生物；第二，宿主的转录反应；第三，效应分子的分泌。这种调节回路的优势是炎症反应可以局限于上皮层，而不涉及整个组织或多个器官，如 NLRP6 和 NOD2 对抗菌肽和黏液分泌的上皮自主调节及 NLRC4 对肠上皮细胞死亡的控制，这些都没有其他调节细胞层的参与。

固有免疫系统和微生物之间的相互作用还可以延伸到固有层。固有层髓样细胞为微生物感应提供调节信号，这些信号对维持共生菌互利共生和启动宿主体内的炎症反应至关重要。髓样细胞能够调节一些重要的通路，如 ILC3 产生 IL-22 进而诱导 Reg Ⅲ β 和

笔记

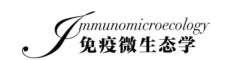
RegIII γ 的产生，这些抗菌肽对维持共生菌和肠上皮细胞层的空间隔离非常重要，同时对于局部共生菌的控制也非常重要。

到达淋巴和门脉循环的调节回路代表了微生物组和免疫系统之间更深层次的相互作用。抗原呈递细胞携带来自共生肠道微生物的物质向肠系膜淋巴结迁移，这是诱导共生菌特异性适应性免疫反应的关键。同样地，DCs 携带微生物抗原从定植的皮肤到引流淋巴结，在这里产生的细胞因子决定了抗共生菌免疫反应的特征。类似的"防火墙"可能也适用于肝脏，微生物产物通过门静脉进入肝脏。

因此，多层次的解剖学特点有助于固有免疫介导的菌群控制，并根据宿主 – 微生物群相互作用的组织特异性特征性地调整免疫应答。

## 二、肠道微生态与适应性免疫系统

### （一）概述

除了固有免疫外，肠道菌群对适应性免疫的建立也是维持免疫平衡的关键，特别是出生后的关键时间段为淋巴组织结构的发育、T 细胞和 B 细胞分化与成熟及对肠道共生菌免疫耐受的建立提供了重要的窗口期。根据不同肠道微生物的定植位置、抗原类型和代谢特性，CD4$^+$ T 细胞反应明显不同，导致其分化为不同的亚群。因此，某些细菌通过促进促炎细胞因子（如 IFN- γ 和 IL-17A）的产生引发效应性免疫反应，而另一些细菌则通过促进调节性 CD4$^+$ T 细胞的产生促进肠道内环境稳定。肠道菌群对 B 细胞同样有着重要影响。肠道菌群的暴露导致 B 细胞库的不断分化，产生 T 细胞依赖性和非依赖性抗体，特别是 IgA。肠道菌群的综合作用为适应性免疫网络提供了精细的培育过程。相反，这一过程缺失会导致肠道菌群稳态失衡，增加了肠道内外各种免疫紊乱的易感性。

与固有免疫系统不同的是，适应性免疫通过微生物抗原高度突变的细胞表面受体来识别微生物抗原，并且根据所遇微生物种类的不同，初始 T 细胞可以分化成效应 T 细胞对抗微生物，也可以分化成 Treg 细胞耐受这些微生物的存在并促进它们互利共生。尽管适应性免疫系统在第一次接触微生物抗原后需要时间去分化和增殖，但当再次遇到相同抗原时，由于记忆细胞的存在，机体可以产生快而强的再次免疫应答效应。

### （二）T 细胞与肠道菌群的相互作用

1. Treg 细胞与肠道菌群的相互作用

既往已知，T 细胞的驯化涉及胸腺选择，通过这种方式使得具有高度自主反应性的不成熟 T 细胞被淘汰或转化为 Treg 细胞以防止引发自身免疫反应。最近研究发现，肠道微生物抗原能够作为 T 细胞的一种外周驯化形式维持体内平衡。除了黏液、上皮层、抗菌肽和分泌性抗体能将微生物群与肠道免疫细胞进行物理隔离外，维持肠道内环境稳定的主要成分是 Treg 细胞，包括经典的 Foxp3$^+$Treg、表达 IL-10 的 Foxp3$^-$ Treg 1 型细胞和新近发现的调节性上皮内 CD4$^+$CD8α α$^+$T 细胞。

无论有无微生物定植，Treg 细胞在出生后就存在于肠黏膜中，但在成年小鼠中某些内源性细菌（如 *Clostridium clusters IV*，*XIVa* 和 *XVIII*）、细菌产物（脆弱微小杆菌多糖）或细菌代谢产物（SGFAs）可以诱导结肠固有层内功能性 Treg 细胞为免疫相关疾病提供局部或系统性的保护作用。对转录因子和 TCR 进一步分析发现，断奶前存在的肠道 Treg 细胞主要来源于胸腺（tTreg），因为它们表达了 tTreg 特异性转录因子 Helios 和表面标记物 Neuropilin-1。与此相反，由菌群定植诱导的 Treg 细胞表达 Helios 的水平较低，并且使用不同种类的 TCR，这表明它们是 pTreg 诱导的结果，而不是 tTreg 细胞的扩增。pTreg 细胞的诱导主要发生在肠系膜淋巴结，尤以 Foxp3$^+$ 细胞增殖显著。

对于食物抗原和肠道菌群的耐受性需要肠道 Treg 细胞，Treg 细胞与 CD45RBhi T 细胞共转移可缓解免疫缺陷小鼠结肠炎。在晚期结肠炎中，Th17 细胞转化为 Treg 细胞有助于缓解炎症。Treg 细胞 Myd88-STAT3 依赖性地感应肠道菌群对于肠内 IgA 的诱导及抑制肠道促炎性 T 细胞反应至关重要。Treg 细胞通过分泌抗炎细胞因子 TGF-β 和 IL-10，以抗原特异性和旁路方式实现其抑制功能，同时，直接或通过促进 T 滤泡辅助（Tfh）细胞和 T 滤泡调节（Tfr）细胞诱导 IgA 的分泌，进而维持肠道内环境稳态。

2.Th17 细胞与肠道菌群的相互作用

Th17 细胞是 T 细胞亚群中另一个重要的细胞。CD4$^+$Th17 亚群的特征是表达转录因子 Rorγt 及分泌 IL-17F、IL-17A、IL-21 和 IL-22。Th17 细胞通常被认为是致病性细胞，因为它们在各种炎症性疾病中普遍存在。然而，最近有研究发现，肠道中的 Th17 具有自我平衡的作用。在 SPF 小鼠中，Th17 细胞是健康肠道固有层中最丰富的效应 CD4$^+$T 细胞之一，与从炎症环境中分离的致病性 Th17 细胞的基因表达特征不同的是，促炎转录因子（包括 *Tnf*、*Ifng* 和 *Il23a*）水平显著降低，抗炎基因（如 *Ctla4*、*Icos* 和 *Il22*）表达上调。小鼠肠道大部分 Th17 细胞能对微生物抗原有反应，特别是对分节丝状菌（segmented filamentous bacteria，SFB）。GF 小鼠不携带 SFB，它们的肠道固有层中 Th17 细胞数量较少。与其他共生菌主要存在于黏液层或肠腔不同，SFB 可以附着并穿透回肠末端的上皮，这种独特的属性诱导了 Th17 细胞的分化、增殖。

虽然还不完全清楚在哪个部位及如何诱导 Th17 细胞发生，但有研究证明这一过程主要发生在小肠内，并需要表达 MHC-II 的肠 DCs 和巨噬细胞协助。ILC3 通过分泌 IL-22 也参与了 SFB 特异性 Th17 细胞的诱导。肠外的外周淋巴器官也发现了 SFB 特异性 Th17 细胞，它使具有遗传易感性的宿主更容易发生自身免疫性疾病。

3. Th1、Th2 细胞与肠道菌群的相互作用

与肠道 Treg 和 Th17 细胞诱导相比，关于特定共生菌群对 Th1 和 Th2 细胞分化的作用所知甚少。拟杆菌门丰度和多样性的降低与剖腹产婴儿的 Th1 应答降低有关。用表达

多糖的脆弱杆定植 GF 小鼠可以纠正 Th1 和 Th2 细胞之间的失衡。单核细胞增多性李斯特菌和刚地弓形虫（Toxoplasma gondii）感染能够引起宿主抗原特异性 Th1 应答。结肠驻留的幽门螺杆菌对 T 细胞效应具有双重作用，包括在稳态时诱导 pTreg 及在结肠炎时驱动 Foxp3 向效应 T 细胞分化。

4. 滤泡辅助性 T 细胞与肠道菌群的相互作用

肠道菌群对滤泡辅助性 T 细胞（Tfh）细胞数量和功能有影响，反过来 Tfh 又能够调节菌群。与 SPF 小鼠相比，GF 小鼠集合淋巴结中 Tfh 细胞明显减少。程序性细胞死亡 -1 缺陷小鼠缺乏 Tfh 细胞，导致肠道内厌氧菌显著减少。此外，Tfh 细胞能够通过 P2X7 受体感知细菌 ATP，重塑肠道微生物组成。SFB 促进 PPs 中 Tfh 细胞分化并扩散到全身各部位，导致自身抗体的增加和关节炎的恶化。

（三）B 细胞和肠道菌群的相互作用

T 细胞依赖和非依赖的 B 细胞作为适应性免疫系统的另一重要组成部分，通过产生抗体保护宿主免受微生物的入侵。T 细胞依赖性的 B 细胞抗体产生与微生物抗原暴露有关。虽然在出生前 B 细胞主要存在于 GALT 中，包括 PPs 和肠系膜淋巴结，但是微生物抗原和微生物代谢产物（如 SCFA）强烈促进浆细胞的分化。IgA 是黏膜表面分泌性抗体的主要形式，在维持肠道内环境稳定方面发挥重要作用，其潜在的机制包括结合和防止腔内微生物抗原的吸收、细菌破坏和凝集、细菌生长受限及致病性细菌毒素的中和。现在已有多种机制来解释 sIgA 与肠道菌群的互利共生。sIgA 可诱导多形拟杆菌等下调促炎性表位的表达。sIgA 覆盖某些腔内细菌并引导细菌进入 PPs，诱导生发中心反应，形成抗原特异性 IgA 产生，如此往复。

随着流式细胞术与 16S rDNA 测序的应用，一种被称为 IgA 测序（IgA-seq）的技术使得从肠道中分离出的 IgA 结合细菌与 IgA 非结合细菌的鉴定成为可能。在这种方法中，细菌表面被 IgA 结合的抗原主要是碳水化合物。在克罗恩病相关脊柱关节病患者中，大肠杆菌富集与高 IgA 覆盖层相关。另一项研究表明，将炎症性肠病患者体内 IgA 包被细菌定植到 GF 小鼠后，加重了硫酸葡聚糖钠诱发的结肠炎。然而，考虑到肠道内微生物群和细菌 - 宿主相互作用的复杂性，现在就将所有 IgA 包被的肠道细菌定性为病原微生物依据尚不充分。

肠道内 IgA 库是高度多样化的。随着小鼠年龄增长，它们的 IgA 库变得更加复杂，新的 B 细胞克隆不断产生以应对新的微生物抗原，然而，在生命早期诱导的 B 细胞克隆也依然存在，表明这是一种长期存在的记忆 B 细胞效应。无特定病原体（specific pathogen free，SPF）小鼠比单细菌定植小鼠或 GF 小鼠具有更丰富的肠道 IgA 储备。这些 IgA 转换的记忆 B 细胞在肠道内外多种淋巴组织间再循环，并分化为乳腺中的浆细胞，有助于母乳中抗体的产生，以保护并建立子代肠道中的微生物群。

笔记

除了肠内 IgA 外，IgM 和部分 IgG 亚型也能与肠道菌群结合，其中大部分是通过 T 细胞非依赖途径诱导出的。在小鼠中，B1 细胞是多克隆低亲和力抗共生菌 IgM 效应的主要来源。与小鼠相比，人类肠道中有更多的浆细胞，它们可以分泌 IgM 抗体，并与 IgA 协同维持黏液层中多种共生菌的多样性。此外，肠道还分泌大量 IgG2b 和 IgG3，这些抗体的产生主要通过 B 细胞依赖 TLR 识别信号而无须 T 细胞辅助。与其他抗体亚型相比，IgD 相对罕见，但最近发现，IgD 类别转换重组主要发生在黏膜且依赖多种肠道菌群。

### 三、肠道菌群与黏膜免疫系统

#### （一）黏膜免疫系统概述

黏膜免疫系统独立于全身免疫系统之外，又与全身免疫系统密不可分。人体黏膜表面积巨大，仅小肠黏膜表面积就达 400 $m^2$，是人体皮肤面积的 200 倍。黏膜是与外界抗原直接接触的门户，是病原体等抗原性异物入侵机体的主要途径。因此，黏膜免疫系统构成了机体防御外来有害物质入侵的第一道防线。

黏膜免疫系统的主要功能是抵御有害抗原入侵和启动适应性免疫。肠道黏膜表面存在着大量共生菌和食物抗原，它们对淋巴细胞进行持续刺激，绝大部分淋巴细胞表现出效应细胞和记忆细胞的特性，这些细胞在黏膜免疫系统中再循环并归巢至机体黏膜组织的不同部位发挥效应。正常情况下，黏膜免疫系统对无害抗原表现为无应答或低应答；当病原微生物入侵，启动保护性免疫应答，最终清除病原微生物。因此，黏膜免疫系统既具有固有免疫系统的特性，也具有适应性免疫系统的特性，还具有不同于其他免疫系统的特性，在机体免疫应答中所涉及的面积最大，细胞和抗原种类最多，是机体最大的免疫组织。

#### （二）肠黏膜免疫系统的组成

肠黏膜免疫系统由 3 种不同的黏膜淋巴样结构组成：小肠派氏集合淋巴结、固有层和上皮层。上皮细胞表面的黏液层是机体生理屏障的第一道防线。在小肠上皮细胞中，位于隐窝底部的潘氏细胞能够分泌 AMPs 应对肠道内病原体，为肠道先天宿主防御提供帮助。AMPs 包括 α- 防御素、Reg Ⅲ 和溶菌酶等。黏液层和 AMPs 共同构成了黏膜屏障，阻止共生菌的入侵。AMPs 在宿主黏膜防御中发挥重要作用，它们能够直接影响肠腔内的微生物群落，还可以在体外发挥抗菌活性杀灭微生物。Reg Ⅲ 可以特异性地靶向针对革兰阳性细菌，细菌和细菌抗原能够增加 Reg Ⅲ γ、cryptdin 和人 β- 防御素 2 的表达。Reg Ⅲ β 显著增加并释放到肠腔进而可以应对感染。此外，Reg Ⅲ γ 在隔离细菌与肠道上皮细胞方面发挥重要作用，缺乏 Reg Ⅲ γ 可以引起上皮细菌定植增加及启动适应性免疫。

上皮细胞是肠黏膜免疫系统的第二大物理屏障，直接参与了肠道的免疫监视。上皮细胞不仅参与微生物的直接防御，还通过产生细胞因子和趋化因子向黏膜免疫系统发送信号。当受到刺激时，位于上皮细胞内的 ILCs 可被激活并产生细胞因子，它们在炎症反应中起防御作用或致病作用，这与哺乳动物肠道内环境稳态的控制密切相关。ILCs 产生的 IL-22 在肠道感染过程中可以促进肠道稳态的恢复，还可以诱导上皮细胞产生 Reg Ⅲ α，进而结合细菌肽聚糖中的碳水化合物，杀死靶向革兰阳性细菌。微生物组产生的代谢产物，如丁酸盐和色氨酸分解代谢物可以增强肠道完整性，刺激 ILC3 产生 IL-22。上皮内淋巴细胞（intraepithelial lymphocyte，IELs）主要包括 $\alpha\beta^+$ 和 $\gamma\delta^+$ T 细胞，它们在炎症防御中发挥重要作用。当 IELs 被激活后，它们所表达的细胞因子，如 IFN-γ 和角化细胞生长因子可以保护上皮细胞免受损伤，其中 IELs 产生的 IFN-γ 水平与炎症性肠病（inflammatory bowel disease，IBD）密切相关。

免疫系统能够有效识别并消除外源性病原体主要依赖于 DCs，DCs 能够不断地通过屏障将抗原传递到黏膜相关淋巴组织或引流淋巴结。此外，DCs 还打开肠上皮细胞间紧密连接直接进入腔内，吞噬沙门菌和大肠杆菌。在稳定状态时，DCs 通过促进 $CD4^+$T 细胞向 Treg 细胞分化，并通过非经典的自噬途径激活 Treg 细胞调节肠道免疫耐受。有研究进一步证实，沙门菌鞭毛蛋白特异性诱导 CCL20 表达上调，导致了 DCs 的迁移。促炎性辅助性 T 细胞（pro-inflammatory T helper，Th）在机体自身免疫中发挥重要作用，这是由于其在宿主防御反应中清除病原体，诱导组织炎症反应，进而导致组织破坏。Treg 细胞是免疫耐受和炎症过程的主要调节成分。因此，肠道中的 Treg 细胞和促炎性 Th 细胞平衡失调与肠自身免疫密切相关，如 IBD。此外，上皮细胞层的分泌细胞通过合成和分泌蛋白多糖，形成黏液和其他参与辅助微生物防御的细胞。上皮细胞还表达多种 PRRs，包括 TLRs 和 NOD2，这些受体也在抗炎刺激下为骨髓细胞和淋巴细胞产生趋化因子。微生物可通过 PRR 识别趋化因子、促炎因子、抗炎因子等免疫调节因子，这些调节因子在自身免疫和适应性免疫中发挥重要作用。

固有层位于肠上皮细胞的下层，由 B 细胞和 T 细胞组成。T 细胞对来自肠腔内环境的信号迅速做出反应，引发炎症和抗炎反应。固有层 $CD4^+$T 细胞分泌的 IL-17 和 IL-22 均参与肠道炎症的发生。肠上皮细胞产生 IL-17，而 IL-17 又可诱导趋化因子的表达，如 CXC。小肠派氏集合淋巴结是产生 IgA 的 B 细胞成熟的位置，它沿着小肠分布，在人类中有 100～200 个，在小鼠中有 6～12 个，这些集合淋巴结有助于产生 B 细胞和浆细胞。在小肠派氏集合淋巴结中，激活的 B 细胞能够持续刺激产 IgA 的浆细胞的产生，这一过程以 T 细胞依赖和 T 细胞非依赖方式进行，分泌 IgA 是它们保护肠道屏障的主要功能。T 细胞和 B 细胞激活后回到固有层，作为特异性免疫反应的一部分发挥作用。肠微褶（microfold，M）细胞也是上皮细胞，它主要存在于小肠派氏集合淋巴结中，它能够将抗原携带到小肠派氏集合淋巴结中以获得适当的免疫应答。就在最近，在小鼠小肠 M 细胞中发现唾液酸结合免疫球蛋白样凝集素 F（siglec-F）的表达，siglec-F 在肠道抗原运输中发挥重要作用。

### （三）肠黏膜免疫系统的区域特化

肠黏膜组织是人体组织中免疫细胞数量最多的组织，它不断地暴露在各种抗原和潜在的免疫刺激中。近年来越来越多的研究者认识到，肠道内容物，如共生菌和膳食成分是如何影响整个身体的生理和病理过程的。由于肠道具有不同的解剖和生理特征区域，因此肠道的不同部位具有不同的免疫反应，而肠道菌群对于黏膜免疫系统具有重要的调节作用。

1. 肠道的解剖特征

小肠的特征是具有称为绒毛的指状突起，它延伸到腔内增加具有消化活性的上皮面积；与此相反，盲肠和结肠腔内表面没有绒毛，它们的表面是扁平的。在整个肠道，上皮细胞不断地被 Lieberkühn 隐窝内陷形成的不成熟细胞更新，在这里多能干细胞能产生几种不同类型的成熟上皮细胞。这些细胞绝大多数是吸收性肠上皮细胞，但也有潘氏细胞、杯状细胞和神经内分泌细胞。除了潘氏细胞外，其他新形成的上皮细胞沿着"扶梯"移动，即从隐窝底部到绒毛顶端，并在 4 ～ 5 天后从那里挤出。在这一过程中，只有当上皮细胞到达绒毛底部获得消化和吸收所需的所有酶和其他特性后，才能够成为成熟的上皮细胞。局部免疫系统必须适应并在这种不断变化的环境中发挥作用。

大部分免疫过程发生在黏膜，黏膜包括上皮细胞、固有层和黏膜肌层。固有层由疏松的结缔组织组成，这些结缔组织构成了绒毛的支架，同时也包含了黏膜的血液供应、淋巴引流和神经供应。此外，固有层还包括许多固有免疫和适应性免疫系统的细胞。淋巴细胞也存在于上皮细胞中，虽然它们之间只是被一层薄薄的基底膜所分隔，但是固有层和上皮细胞形成了完全不同的免疫区室，它们的组成和功能在整个肠道中有相当大的差异。

2. 肠道的生理功能

肠道的不同部位具有不同的生理功能。小肠吸收上皮细胞表面覆盖着一层微绒毛，这些微绒毛中含有消化食物所需的各种酶和营养转运蛋白。这些由微绒毛组成的刷状缘增加了可消化表面积，尤其是在十二指肠和空肠处的绒毛较长，这里是最主要的消化部位。大肠则缺乏绒毛和刷状缘，基本没有消化功能，其主要作用是重新吸收水分和排出未消化的食物。此外，大肠还是肠道内数以万亿计共生菌的主要储存库，这些肠道共生菌对人体健康至关重要。

3. 特化上皮细胞的区域差异

潘氏细胞只存在于小肠中，尤其集中在回肠中。它们与吸收性肠上皮细胞不同的是存活时间长，它们从干细胞分化后迁移到隐窝最底部，通过产生抗菌肽而发挥重要的抗菌作用，如溶菌酶、防御素和 Reg Ⅲ γ。

与潘氏细胞不同，具有分泌黏液功能的杯状细胞则是越往胃肠道远端数目越多。杯状细胞至少占远端结肠上皮细胞的 25%，而在小肠上段仅占 10% 或更少。相应地，富含糖蛋白的黏液层在结肠最厚，并且包括内层和外层两层：内层较致密，与肠上皮表面连接；

外层相对较疏松，与小肠类似。在结肠，肠道菌群主要存在于外层黏液层中，通常情况下不会穿透进入内黏液层。黏液的产生受免疫介质的调控，包括 IFN γ、IL-9、IL-3。黏液不但形成高电荷凝胶作为物理屏障，而且其含有的黏液糖蛋白对许多细菌具有直接毒性作用，因此黏液具有抗菌作用。而小肠中疏松的多糖蛋白复合物也为抗体和抗菌肽的黏附提供基质。黏液合成的缺陷导致了共生细菌可以渗透到结肠上皮表面，增加了对结肠炎和结肠癌的易感性。因此，大肠和小肠分别使用不同方式来维持功能上皮细胞和肠道微生物之间的安全距离。

4. 上皮细胞模式识别受体的区域差异

肠上皮细胞除了具有屏障和可吸收功能外，还能够表达 PRRs，它们被激活后产生调节因子，募集、激活和适应免疫系统的细胞。迄今为止，很少有研究直接评价肠上皮细胞 PRRs 表达的变异情况，但已经有一些关于 TLRs 及其协同受体的相关数据，如 TLR2 主要高表达于近端结肠上皮细胞，而到了远端结肠表达水平则逐渐降低。TLR4 和 CD14 在结肠中的表达水平远高于小肠。尽管这些差异在功能上的含意尚不清楚，但这些似乎都是由微生物群所驱动的。

5. 肠内淋巴结构

（1）组织样淋巴结构

GALT 和引流淋巴结的组织结构是肠内启动适应性免疫反应的主要部位。GALT 由位于黏膜和黏膜下层的上皮下淋巴组织组成，其特征是覆盖着滤泡相关上皮。GALT 最具特征的组织是位于小肠肠系膜游离侧的小肠派氏集合淋巴结。从空肠到回肠，小肠派氏集合淋巴结的大小和密度逐渐增大，尤其集中在回肠末段，而在十二指肠中少见。小肠派氏集合淋巴结由大量 B 细胞淋巴滤泡组成，其两侧是较小的 T 细胞区。与淋巴结形成不同的是，小肠派氏集合淋巴结并不是密闭的，它具有生发中心，能接受持续的免疫刺激，据推测可能是针对腔内抗原做出的反应。大肠中也发现了类似于 M 细胞样的结构，分别位于回盲瓣的盲肠结和整个结直肠的结肠结。除了作为 T 细胞启动和接受直肠内抗原产生 IgA 外，盲肠结对于浆细胞（产生 IgA）的分化至关重要，这些浆细胞能够迁移到结肠应对局部微生物群。与此相反，小肠派氏集合淋巴结是小肠产 IgA 浆母细胞的主要来源，小肠派氏集合淋巴结和结肠淋巴结的形成始于胚胎期，并在出生后完成。然而，B 细胞和 T 细胞的快速分离通常发生在小肠派氏集合淋巴结的发育过程中，而在结肠淋巴结中却出现了延迟，这表明不同组织的发育在某些方面存在差异调节。

（2）肠道淋巴引流

肠道引流淋巴结在整个机体中是最大的，这说明肠道不断地暴露于环境内容物中。既往认为，啮齿动物的肠系膜淋巴结会引流整个小肠和大肠。而现在发现，不同的淋巴结会引流不同的肠段。考虑到饮食和肠道菌群代谢物浓度在整个肠道的改变，从不同肠段引流出的淋巴液可能包含不同的成分，这可能赋予不同淋巴结特殊的免疫特性。

6.肠道中效应细胞的分布

固有层和上皮是肠免疫系统的主要效应部位，它们的组成截然不同。固有层含有 B 细胞、T 细胞和大量的固有免疫细胞（包括 DCs、巨噬细胞、嗜酸细胞和肥大细胞），而上皮则主要包含 T 细胞。两者共同的是，肠道固有层和上皮细胞包含了机体内数量最多的 T 细胞、浆细胞和巨噬细胞。此外，沿肠道纵向分布的免疫细胞群也存在明显的区域差异。

7.肠道淋巴细胞的分布

（1）上皮内淋巴细胞

所有哺乳动物的 IELs 都含有大量的 T 细胞，这些 T 细胞位于肠上皮细胞之间的基底膜上。IELs 具有广泛的调节和效应活性。IEL 的密度和组成随年龄、抗原暴露和种类以及肠道不同位置而变化很大。在小鼠身上，与结肠相比，小肠可分离出 10 ～ 20 倍以上的 IELs，从小肠近端到小肠远端，IELs 的数量逐渐减少。无菌小鼠中 IELs 数量显著减少，但这些小鼠细胞亚群组成的区域差异在很大程度上仍保持着。尽管在人结肠上皮中发现了较高比例的非 T 细胞，但大多数 IELs 也是 T 细胞。成人空肠中的大部分 IELs 是 a 型 αβTCR$^+$CD8αβ$^+$ IELs，代表组织常驻效应记忆 CD8$^+$T 细胞，而回肠和结肠则含有更多的 αβTCR$^+$CD4$^-$CD8$^-$ IELs。尽管 γδTCR$^+$T 细胞在人上皮细胞中的比例比在其他淋巴组织高，但它们在 IELs 中仅占很小的比例，且这一比例不随肠道位置改变。还有一小部分 TCR$^+$CD4$^-$ IELs 的特点也和 γδTCR$^+$T 类似。IELs 数量和组成的区域差异与肠道免疫平衡的相关性目前仍未明确。

（2）固有层 T 细胞

固有层中既有 CD4$^+$T 细胞，也有 CD8$^+$T 细胞，大致比例是 2：1，它们由次级淋巴器官中的传统 T 细胞（conventional T cells）分化而来。与此一致的是，人类和啮齿类动物的肠固有层 CD4$^+$ 细胞和 CD8$^+$ T 细胞大多表现出效应性记忆表型。固有层中 CD4$^+$ T 细胞具有高度多样性，包括了 IL-2$^+$、IL-2$^+$IFNγ$^+$、IL-17$^+$ 亚群，还有产 IL-10 的 Foxp3$^+$ 调节 T 细胞（Treg）和 Foxp3$^-$ T 细胞 1（TR1）。这些亚群的分布和功能在整个肠道中是不同的，至少部分是由于管腔内容物的变化所致。小鼠肠道中 Th17 数量与 Treg 细胞数量呈负相关关系，Th17 细胞数量从十二指肠到结肠逐渐减少，而 Treg 细胞则在结肠最多。虽然产 IL-10 的 CD4$^+$ T 细胞在整个肠黏膜中大量存在，但它们似乎更集中于结肠。此外，在小肠中，这些细胞中包括了等比例的 Foxp3$^+$ 和 Foxp3$^-$ CD4$^+$T 细胞，而结肠中产 IL-10 的细胞大多是 Foxp3$^+$ Treg 细胞。相反，在人结肠和回肠固有层中产 IL-17CD4$^+$ T 细胞的比例高于空肠。与回肠末端和大肠远端相比，盲肠中 Th17 细胞、Th22 细胞和 Foxp3$^+$ Treg 细胞的比例更高。相比之下，Th1 细胞和 Th2 细胞在人类肠道内并没有显著变化。

（3）肠 B 细胞

正常肠固有层含有大量浆细胞，其密度在胃肠道最近端和最远端最高。产 IgA 浆细胞在整个肠道中占主导地位，其在十二指肠中占所用浆细胞的 75%，到结肠这一比例达到 90%，其他浆细胞分泌 IgM。sIgA 的产生几乎完全依赖于微生物群，多聚 Ig 受体（pIgR，是将 IgA 运输到腔内所必需的物质）在大肠中表现出类似的依赖于微生物增强表达模式。人体内有两种 IgA 亚型，它们的相对比例随肠道部位不同而不同。大多数人十二指肠和空肠的浆细胞产生的是 IgA1。产 IgA2 的细胞比例由小肠的 25% 逐渐增加到远端结肠的 60%。通常小肠中的 IgA1 优势可以被细菌过度生长所逆转。IgA2 的短铰链区域使它比 IgA1 更能抵抗细菌蛋白酶，并使其具有更坚强的结构有利于与大颗粒结合。因此，IgA2 可能特别适应结肠细菌丰富的环境。

（4）固有淋巴细胞

ILCs 在肠道免疫、炎症和 GALT 发育中具有重要作用。在小鼠和人类中，ILC1s 在小肠和大肠中的数量大致相同，几乎没有解剖学上的差异。ILC2s 存在于小鼠和人类小肠中，似乎从出生之前就已存在，而结肠中是否存在目前尚不清楚。与它们在小肠位置一致的是，ILC2 的功能受到进食活动和昼夜节律依赖的进食周期的强烈影响，这主要是由神经内分泌激素——血管活性肠肽控制的。ILC3s 及其淋巴组织诱导物（LTi）细胞样前体在小肠中较结肠相对丰富。此外，与结肠 ILC3s 相比，更大比例的小肠 ILC3s 属于产 IL-22 的亚群，主要表达 NKp46（也称为 NCR1）。ILC3 的数量似乎也是从小肠近端到小肠远端逐渐增加，这与细菌密度差异一致，也与它们的许多功能是针对细菌防御的事实相一致。这些差异似乎都反映出肠道局部环境对它们的影响。然而，微生物群在肠道 NKp46⁺ ILC3 发育中的确切作用仍然存在争议，一些研究发现，在无菌小鼠中这些细胞数量增加，而另一些研究报道称，在无菌条件下 ILC3 细胞数量减少。对微生物群的依赖似乎与结肠中 NKp46⁺ ILC3s 的相对缺乏相矛盾，但这可能反映了小肠和大肠淋巴组织的解剖学差异。NKp46⁺ ILC3s 大部分存在于结肠 ILFs 和结肠结中，同时也存在于小肠固有层中。除了产生效应细胞因子外，ILC3s 可以表达 MHC-Ⅱ类分子，它们通过抑制 Th17 细胞对 SFB 的反应参与免疫调节。

（5）恒定 T 细胞

肠道内有一小群 T 细胞，它们表达固定形式的 TCR，可能具有先天免疫功能。这群细胞包括 CD3⁺ CD161^hiCD8αα⁺（或 CD4⁻ CD8⁻）黏膜相关恒定 T 细胞（MAIT 细胞）和恒定自然杀伤 T 细胞（iNKT 细胞）。MAIT 细胞仅在人空肠中被发现，占 IELs 和固有层 T 细胞的 2%～3%，在小鼠肠道中更少见。人类 MAIT 细胞表达单一 TCRα 链（包含 Vα7.2 和 Jα33）和有限的 TCRβ 链（包含 Vβ6 或 Vβ20），它们可以识别由高度保守的 MHC-Ⅰ类相关蛋白呈递的维生素 B 代谢产物。这些代谢物主要来源于微生物的核黄素代谢途径，而无菌小鼠的 MAIT 细胞则缺失。MAIT 细胞被感染细菌的细胞选择性激活，并迅速产生细胞因子发挥细胞溶解活性。肠道 iNKT 细胞具有效应记忆表型，它们在识别由 MHC-Ⅰ类分子 CD1d 呈递的保守糖脂后数小时内产生大量的 IL-4 和 IFNγ。它们的天然配体包括自身脂质和细菌脂质。在小鼠小肠固有层淋巴细胞中，iNKT 细胞约占 0.5%，在人空肠中也类似。在小鼠中，小肠 iNKT 细胞比结肠多，其中 IEL 中 iNKT 细胞比固有层中的少。在无菌小鼠肠道中，iNKT 细胞数量增加，这可能是由于趋化因子 CXCL16 在黏膜表达增强所致，它们在人类胎儿时期就已经在肠道中存在。最近研究表明，小鼠结肠中 iNKT 细胞相对缺乏，这可能是由于脆弱拟杆菌所产生鞘脂的抑制作用所致。

8.肠道区域性免疫的影响因素

（1）组织特异性的导向分子

免疫细胞进入淋巴组织和淋巴外组织是一个高度协同的过程，由循环免疫细胞亚群上的细胞黏附受体及其各自在不同血管床中的配体的选择性表达控制。有证据表明，不同的肠道部位有不同的趋化因子表达模式，有利于募集不同类型的免疫细胞，如 CCL25 是由小肠而非结肠上皮细胞表达，它可以特异性地促进 T 细胞和浆母细胞向小肠归巢。相比之下，CCR10 及其配体 CCL28 参与 IgA⁺ 浆母细胞募集到结肠，而 GPR15 已经成为结肠 T 细胞稳态的一种新调节器。GPR15 缺陷小鼠结肠中 Foxp3⁺ Treg 细胞数量减少，同时 GPR15 缺陷的 T 细胞向结肠的迁移减少，但向小肠固有层的迁移没有减少。这些发现表明，肠道不同部位腔内和宿主来源的 G 蛋白偶联受体配体表达水平的差异，可能在塑造肠道免疫组成的区域差异中起着核心作用。

（2）环境因素

肠道不同区域持续暴露在不同的环境因素中，这可能会显著影响免疫细胞的组成。从膳食维生素 A 中提取的视黄酸具有多种免疫功能，它可以调节肠道 ILC 稳态。由于维生素 A 在小肠和肠系膜淋巴结中的浓度明显高于结肠，因此，视黄酸的免疫调节作用可能在这些肠道部位最为显著。与此相比，具有免疫调节作用的 SCFAs，如丁酸、乙酸和丙酸，则是由结肠中常见的厚壁菌门和拟杆菌门对黏液和膳食纤维中寡糖的厌氧消化产生的。SCFAs 在结肠中浓度较高，因此可能在形成该部位的免疫反应中起更重要的作用。由于肠道不同部位中微生物群的组成和密度有很大差异，这可能对形成免疫细胞群的区域差异有特殊的影响。

**（四）肠道菌群与肠黏膜免疫的相互作用**

在进化过程中，肠道菌群始终与肠道微环境保持着共生关系。人类肠道为肠道菌群提供营养和繁殖环境；反过来，肠道菌群通过降低肠黏膜通透性及增强上皮防御机制来形成黏膜屏障，协助碳水化合物发酵和维生素的合成。肠黏膜免疫系统是脊椎动物最大的免疫组分，它与肠道微生物密切相关。肠黏膜免疫系统的平衡在宿主体内平衡和防御中起着关键作用。对 GF 小鼠的研究表明，肠道菌群在黏膜免疫的形成中起重要作用，与 SPF 动物相比，GF 动物产生的 IELs 更少，固有层分泌 IgA 的浆细胞明显减少，Treg 细胞也更少。血管生成素 -4（Ang-4）是潘氏细胞中的一类杀菌蛋白，它可被分泌到肠腔内对抗微生物。实时定量 RT-PCR 结果显示，与常规小鼠相比，GF 小鼠 Ang-4 mRNA 表达水平明显下降，这一结果表明，肠道微生物对于黏膜免疫必不可缺。此外，与普通小鼠相比，GF 小鼠的小肠派氏集合淋巴结生发中心更小。肠道黏膜是微生物与宿主相互作用的主要场所。最近的一项研究表明，经益生元处理后，粪便中的 IgA 明显增多，而肠系膜淋巴结和派氏集合淋巴结中的促炎性因子的表达明显减少。此外，回肠中 *IL-10*、*CXCL-1*、*Mucin-6* 基因表达上调，而 *INF-γ*、*GM -CSF* 和 *IL-1β* 基因表达下调。以上这些结果均提示肠道菌群影响肠黏膜免疫的平衡。

微生物与环境之间动态的相互作用塑造了黏膜免疫和系统免疫。饮食和外源性底物是肠道菌群的关键调控因素。在肥胖个体中，拟杆菌 / 厚壁菌的比例明显降低。高脂和高糖饮食改变了小鼠肠道微生物组的组成和多样性，进而导致 SCFA 产生的改变。在乳杆菌处理的小鼠中，LPS 诱导产生的 IL-6 和 GM-CSF 明显下降，这就提示乳杆菌是肠道炎症菌群失调的重要影响因素。脆弱拟杆菌是一种共生菌，通过抑制 IL-17 的产生和增强肠道 Treg 细胞活性，产生具有抗炎作用的多糖 A。多糖 A 以 TLR2 依赖的方式调控 CD4$^+$T 细胞向 Foxp3$^+$Treg 细胞转化。随后，Treg 细胞产生具有抗炎作用的 IL-10 以保护炎症损伤。大肠中梭状芽孢杆菌Ⅳ和ⅩⅣa 的定植能够提高 TGF-β1 的水平，促进表达 IL-10 的 Foxp3$^+$Treg 细胞的产生。在 IBD 患者中，梭状芽孢杆菌Ⅳ和ⅩⅣa 数目明显降低。总之，微生物与宿主之间复杂的相互作用保持了微生物与肠上皮细胞的空间分离，从而促进了宿主的稳态。

# 第三节 肠道免疫微生态与消化系统疾病

## 一、自身免疫性肝病

自身免疫性肝病主要包括自身免疫性肝炎（autoimmune hepatitis，AIH）、原发性胆汁性胆管炎（primary biliary cholangitis，PBC）及原发性硬化性胆管炎（primary sclerosing cholangitis，PSC）。三种疾病在发病机制、临床表现等方面均有各自特点。

（一）自身免疫性肝炎

1. 概述

AIH 是一种慢性进展性自身免疫性肝病，以女性多见，主要临床表现为血清转氨酶升高、高丙种球蛋白血症和自身抗体阳性等，组织病理学检查主要表现为界面性肝炎和门管区浆细胞浸润。若没能予以有效治疗，可逐渐进展为肝硬化，最终致肝功能失代偿导致死亡或需要进行肝移植。

AIH 大多隐袭性起病，临床症状及体征各异。早期大部分患者临床症状及体征不典型。常见症状包括乏力、恶心、呕吐、上腹不适或疼痛、关节痛、肌痛和皮疹等。部分患者无明显临床症状及体征，只有在生化检查出肝功能异常后才发现。少数患者表现为急性、亚急性甚至暴发性起病。部分患者伴发其他自身免疫性疾病，如自身免疫性甲状腺炎、毒性弥漫性 Grave's 病、SS、类风湿关节炎等。

AIH 的病理学表现以界面性肝炎为主要特征，较严重的病例可发现桥接坏死、肝细胞玫瑰花结样改变、结节状再生等组织学改变。随着疾病的进展，肝细胞持续坏死，肝脏出现进行性纤维化，最终可发展为肝硬化。

实验室检查中，AIH 患者以自身抗体阳性为主要特征，血清中主要自身抗体为抗核抗体和（或）sMA 抗肝肾微粒体 -1 抗体阳性滴度 ≥ l80，其他可能出现的自身抗体还包括核周型抗中性粒细胞胞质抗体、抗可溶性肝抗原抗体 / 肝胰抗原抗体、抗肌动蛋白抗体、抗肝细胞质型抗体和抗唾液酸糖蛋白受体抗体等。

2. 病因

关于自身免疫性肝炎的病因及发病机制并不明确。目前大部分学者认为基因与环境因素在其发病中起了重要作用。其发病机制为在环境因素 ( 如外源性生物和病原体 ) 激发下，遗传易感性个体针对肝脏抗原耐受性的丧失。有很多研究致力于揭示 AIH 的遗传结构，但只有主要组织相容性复合体 (HLA) 内的风险基因位点被证实具有易感性。而越来越多的证据表明，肠道微生物承载的基因远远多于人类基因组，它们通过肠 – 肝轴影响肝脏疾病的发生、发展，已经成为关键的环境因素。在动物模型中，已经证实肠道微生态是 AIH 的重要病原学因素。

3. 肠道微生态特点

对确诊 AIH 患者肠道菌群的研究发现，其肠道菌群失调发生率更高，主要表现为菌群多样性减少及菌群丰度降低，同时也发现菌群分布均匀度也是降低的。AIH 肠道菌群失调主要表现在韦荣球菌属、链球菌属、克雷伯菌属和乳酸菌属等相对增加。有趣的是，对 PBC 和 PSC 肠道菌群的分析，同样也发现这些菌属是增加的。其中韦荣球菌属与 AIH 的相关性更显著，并且与升高的 AST 和肝脏炎症程度密切相关。除了肠道，AIH 患者口腔中韦荣球菌属的分布也是增加的，这与在患者唾液中发现高表达 IL-1β、IL-8 一致。对心内膜炎等其他疾病的研究也发现韦荣球菌属与疾病的炎症程度相关。在小鼠模型中，发现肠道菌群在启动炎症反应和免疫失衡中具有非常重要的作用。所以，韦荣球菌属在肝脏炎症的发生中似乎起了重要作用，但并不是特异性的。

另一些研究发现，AIH 患者粪便中的专性厌氧菌下降，而兼性厌氧菌（包括链球菌属、克雷伯菌属、乳酸菌属）是增多的，提示肠道菌群更趋向于需氧菌。肠道厌氧菌，如瘤胃菌科、粪球菌属和颤螺菌属通过对饮食中纤维素的发酵生成短链脂肪酸，而短链脂肪酸具有抗炎作用，因此肠道维持厌氧环境对机体健康非常重要。小鼠实验中证实，肠道菌群生成的短链脂肪酸减少时，肠腔氧浓度增高，这时兼性厌氧菌的数量明显增加。肠道厌氧菌被兼性厌氧菌代替是很多慢性疾病的特征，其中也包括慢性肝病。AIH 患者除了明显增加的 LPS 生物合成途径外，还有以氨基酸生物合成和代谢相关模块为主的功能障碍，如 AIH 的微生物组显示色氨酸代谢发生改变，色氨酸在肠道菌群作用下降解为几种吲哚衍生物，吲哚是芳烃受体的配体，通过分泌 IL-22 增加肠道黏膜功能。此外，AIH 患者微生态精氨酸代谢降低，导致多胺类物质减少。多胺类作为免疫调节物质，在肠道黏膜和黏膜固有免疫细胞的发育和维持中具有重要作用。

除了肠道菌群失调，肠道细菌移位在自身免疫疾病中亦有作用。对小鼠模型的研究发现，鹑鸡肠球菌可以移位至肝脏，激发自身免疫反应，这个现象在 AIH 患者中也有发现。对 AIH 与对照组的比较发现，AIH 患者粪便中鹑鸡肠球菌的数量显著低于健康对照，进一步证实鹑鸡肠球菌移位在 AIH 中的作用。

组织病理学是诊断及管理 AIH 的可靠标准，但操作风险高，临床中并不能广泛应用。在目前研究中，发现由韦荣球菌属、乳酸菌、颤螺旋菌属、梭菌目组成的模型可以准确诊断 AIH。同时发现，随着慢性肝病由中度进展至重度，*V. dispar* 的丰度也显著增加。所以这为无创诊断及分层管路的 AIH 患者提供了一个思路。

4. 防治方法

单独应用泼尼松或联合硫唑嘌呤治疗 AIH 能明显缓解症状，改善生化指标异常及组织学改变，延缓病情进展并提高生存率，有效率可达 80% ~ 90%。起始剂量一般为泼尼松或泼尼松龙 20 ~ 60 mg/d，泼尼松或泼尼松龙 15 ~ 30 mg/d 联合硫唑嘌呤 1 mg/（kg·d），单用硫唑嘌呤一般无效。如患者治疗有效，即血清转氨酶恢复正常或 2 倍上限水平，IgG 恢复正常，如行肝脏病理检查无活动性炎症，此时激素剂量应逐步减少。一般认为免疫抑制剂应予最小剂量维持肝功能正常水平至少 2 年或 2 年以上。大多数患者停药后病情复发。对于复发患者有建议予终身小剂量激素或硫唑嘌呤以维持治疗。目前 AIH 倾向于使用联合方案，但激素与免疫抑制剂均有较大不良反应，在临床应用中受限，且大部分患者疾病容易反复发作，疗效不显著。

肠道菌群通过肠 – 肝轴参与 AIH 患者的发病，并与疾病严重程度密切相关，因此，调节肠道微生态可能改善 AIH 患者的病情及预后，但目前对肠道微生态制剂在 AIH 治疗中的应用研究尚有限，在今后的研究中可以予以关注。

### （二）原发性胆汁性胆管炎

#### 1. 概述

原发性胆汁性胆管炎（primary biliary cholangitis，PBC）是一种慢性自身免疫性的胆汁淤积性疾病，如不给予早期及规范治疗可进展为肝纤维化、肝硬化及失代偿期甚至终末期肝病及肝癌。近年来，PBC 的发病率越来越高，这与人类对 PBC 的认识深入、疾病诊断水平的提高，以及疾病缓慢进展有关。

疑似 PBC 的患者应仔细询问用药史，包括处方药和草药及各种辅助治疗用药，如保健品等，因为有 30% 的药物性肝损害患者酶学检查为胆汁淤积表现。体格检查可能发现肝脾大和肝外的表现，如黄色瘤、皮肤和巩膜黄染、因瘙痒而导致的四肢皮肤抓痕等。B 型超声是首选的影像学检查，可以排除肝内外肿块造成的机械性胆管梗阻，不足之处是检查结果与操作者水平相关且容易漏诊肝内胆管病变。抗线粒体抗体（anti-mitochondfial antibody，AMA）对于 PBC 的诊断有高度的特异性和敏感性。对于完善各项检查之后仍不能确诊的胆汁淤积患者，指南推荐进行肝脏活组织检查，并提出标本应包括至少 11 个汇管区方为足够合格的活组织检查标本。

#### 2. 病因及发病机制

PBC 病原学及发病机制尚未明确，且不能治愈。普遍认为，PBC 是具有遗传易感性的人群在环境因素作用下发生的。随着人们对 PBC 疾病认识的提高，尤其是 AMA 检测的广泛应用，越来越多的 PBC 患者在疾病的早期，即肝硬化发生之前得以诊断。PBC 是一种相对异质性较强的疾病，患者的临床表现和经过可有较大差异，因此必须给予患者长期的个体化治疗和随访。

与 PBC 相关的疾病包括：自身免疫性甲状腺炎、干燥综合征、麦胶性肠炎或系统性硬化症；而炎症性肠病则常与原发性硬化性胆管炎相关。

#### 3. 肠道微生态特点

相关研究证实，肠道微生态系统与 PBC 之间有紧密关系。一方面，肠道菌群诱发或加重 PBC。肠道菌群含有巨大的基因，几乎相当于人类基因组的 100 倍，可以产生许多物质干扰机体免疫。同时，肠道细菌在胆汁酸的肠肝循环中具有重要作用，而胆汁酸代谢异常就是 PBC 发病的主要病理生理机制。另一方面，PBC 会影响肠道动力，诱发机体免疫紊乱、胆汁分泌减少及区域性门静脉高压等，进一步导致肠道微生态的改变。一旦 PBC 与肠道微生态失衡同时出现，两者会形成恶性循环，疾病会进一步加重，甚至导致患者死亡。

在 PBC 患者早期阶段肠道中变形杆菌门、拟杆菌门和厚壁菌门的相对丰度未改变，但已经在功能上影响机体免疫和代谢产物。而链球菌属数量的改变与慢性肝病 Child-Pugh

分值呈正相关，毛螺菌科的细菌数量与 Child-Pugh 呈负相关。PBC 肝硬化患者肠道菌群的改变与乙肝后肝硬化和酒精性肝硬化不同，PBC 肝硬化患者肠道中以奈瑟菌属、克雷伯菌属、胸膜肺炎放线杆菌、双歧杆菌、产气柯林斯菌、阿斯布肠杆菌等为优势菌，而嗜酸杆菌属、脱硫弧菌属、巨单胞菌属等减少。总之，PBC 早期阶段肠道微生态的变化主要以益生菌减少，同时机会致病菌增加为主。这些改变的肠道微生态通过产生可导致肝脏损伤的炎症细胞因子和异常的代谢产物发挥作用，更值得注意的是，一些肠道细菌数量没有显著改变，提示我们更应该关注肠道细菌的分布和功能。积极治疗 PBC，对抑制活动性炎症反应、防止微生态失衡、维持肠道微生态与机体平衡有重要作用。

4. 防治方法

熊去氧胆酸（ursodesoxycholic acid，UDCA）是美国食品药品监督管理局（Food and Drug Administration，FDA）推荐用于 PBC 治疗的药物。目前，一项针对 UDCA 治疗 PBC 的主要肝脏并发症的研究结果显示，有多达 15% 的患者会在 15 年内发展成肝硬化等肝脏并发症，但这种概率会随着时间延长而下降。此外，该研究指出对 UDCA 生物化学不应答和 AST 与血小板比例指数是这些并发症的独立危险因素。针对部分 PBC 患者对 UDCA 不应答的情况，有研究显示联合使用苯扎贝特和 UDCA 能够增加生物化学缓解率。因肠道微生态对胆汁酸代谢及 PBC、PSC 等胆汁代谢性疾病的影响，调节肠道微生态的治疗方法对胆汁代谢障碍性疾病有治疗作用。近年来在 PBC 和 PSC 疾病中进行的新药临床研究均获得不错的结果，如法尼醇受体（奥贝胆酸、全反式视黄酸）、纤维母细胞生长因子 19 类似物、过氧化物酶体增殖物激活受体激动剂，但这些药物影响肠道微生态的机制尚不明确。

因肠道菌群与胆汁淤积性疾病之间的相关性，肠道微生态在 PBC、PSC 等胆汁淤积性疾病中有潜在应用价值，可以作为诊断疾病及判断疾病活动与严重程度的生物指标。在治疗方面，有研究发现应用利福昔明可有效减轻 PBC 患者的瘙痒症状，可能就是通过改变肠道微生态结构起作用。肠道菌群移植是当前研究热点之一，有相关研究证实肠道细菌移植后肠道菌群丰度增加，患者 ALP 水平得到显著改善，且几乎没有不良反应。这个结果为我们治疗 PBC 提供了新思路。但相关纵向研究仍较少，我们仍需要更多关于纵向研究的结果证实。现如今的疾病逐步迈入个体化治疗阶段，那我们就需要考虑不同的患者对肠道菌群制剂组成成分的需求和有效性，关于这方面的研究仍有很多空白。总之，肠道菌群为我们有效治疗 PBC 提供了一个新思路，并且利用患者肠道微生特点有效预测疾病预后。

（三）原发性硬化性胆管炎

1. 概述

原发性硬化性胆管炎（primary sclerosing cholangitis，PSC）以特发性肝内外胆管炎症和纤维化为特征，导致多灶性胆管狭窄，临床以慢性胆汁淤积病变为主要表现。多以中年男性为主，男女之比为 2 ：1。PSC 与炎症性肠病有非常强的相关性，尤其是溃疡性结肠炎（ulcerative colitis，UC），50% ～ 70% 的 PSC 患者伴发 UC。

2. 病因

特殊类型的人类白细胞抗原（human leukocyte antigen，HLA）遗传背景在 PSC 发病中起着重要作用。自身免疫性因素、感染、毒素或其他不明的病因入侵并攻击胆管上皮细胞，引起胆管损伤，都可能导致 PSC 发病。

PSC 的发病机制不明，但是胆管周围招募的巨噬细胞是 PSC 的一项特征，而该特征在 PSC 的两个动物模型里均有体现。通过动物模型证明阻断巨噬细胞招募到胆管周围可改善 PSC 动物模型的肝损伤和肝纤维化，因此巨噬细胞也可作为 PSC 的一个治疗靶点。另有研究发现，赖氨酰氧化酶样蛋白 2 在胆管上皮损伤时表达增加，同时通过使用赖氨酰氧化酶样蛋白 2 抑制剂，胆管上皮紧密连接的渗透性能被缓解，胆管的屏障功能也能因此得以保障，从而缓解 PSC 症状。因此也被认为可能是导致 PSC 发生的一个重要机制。

3. 肠道微生态特点

近几年肠道菌群是一个热门的研究领域，由于肠道菌群和肝脏胆管系统特殊的解剖和生理功能上的联系，使肠道菌群在肝脏疾病发生、发展中的作用也颇受关注。目前，已有研究显示包括非酒精性脂肪肝、PSC、肝硬化等诸多肝病的发生均与肠道菌群有紧密的联系。动物研究发现，小肠细菌过度生长的大鼠更容易发生门脉炎、胆管增生和类似于人类 PSC 的组织学破坏特点。当应用溶菌酶素减少大鼠肠道内细菌时，组织学和血清学均得到了改善。这说明肠道菌群似乎是胆汁淤积性肝病的病因，通过调节机体代谢与免疫反应参与胆汁淤积性肝病的发生。同时胆汁淤积性肝病的进展也影响机体肠道系统微生态，对 PSC 患者的研究发现其肠道中菌群丰度降低，通过 UDCA 治疗后患者的肠道微生态可部分恢复。所以，这两个过程在疾病发病过程及疾病进展中是相互促进的。但是胆汁酸代谢与肠道微生态之间的关系尚不明确，似乎胆汁酸能影响肠道微生态，而肠道微生物反过来可以改变胆汁酸池。总体说来，肠道微生态与胆汁酸代谢关系密切，两者一同参与了 PBC 与 PSC 的发生、发展。因此，肠道菌群与胆汁酸之间的相关性给我们提供了包括 PSC 在内的多种胆汁淤积性肝病治疗的新思路。

胆管细胞来源的外泌体 H19 在胆汁淤积性肝病中起着重要作用，并且血清中的 H19 有望成为 PSC 等胆汁淤积性肝病的新的非侵入式的标志物及治疗靶点。原发性硬化性胆管炎与溃疡性结肠炎相关性很高，但是对于鉴别原发性硬化性胆管炎有无合并溃疡性结肠炎仍是目前主要难点之一。瑞典学者认为高血清 sCD40 可作为 PSC-UC 患者的一个标志性指标。此外，根据不同疾病人群中唾液菌群的差异，可通过唾液菌群无创诊断 PSC。

4. 防治方法

治疗方面，最近一项多中心的二期临床研究证明，成纤维细胞因子 19 类似物可明显

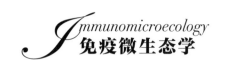

抑制胆汁酸合成、改善肝脏纤维化和肝脏炎症，不过对于碱性磷酸酶的水平没有显著影响。PSC患者预后不佳，好多患者对激素及免疫抑制剂反应差。因肠道菌群与胆汁淤积性肝病之间的相关性，许多研究关注于抗生素在PSC缓解中的应用效果。结果提示，米诺环素、甲硝唑、万古霉素等都可以改善PSC患者的肝生化学指标和临床症状。但是这些研究样本数太小，且没有足够长的观察时间，因此对于使用何种抗生素、药物剂量及疗程尚未明确。除了抗生素，益生菌也被应用于临床中，但目前尚无一致性实验数据。目前数据显示，粪菌移植将来可能会成为有效治疗胆汁淤积性肝病的新方法，在一期及二期临床试验中均取得了较好的疗效和安全性，应用于临床实践尚需进一步证实。

在PSC患者中有接近一半的患者有胆道严重狭窄，Ponsioen等学者通过一项前瞻性研究发现，短期使用支架相对于单气囊扩张不久没有优势，而且发生与治疗相关的严重并发症的概率更大，因此他们认为单气囊扩张应作为有严重胆道狭窄的PSC患者的首选治疗方案。

## 二、肝硬化

### （一）概述

肝硬化（liver cirrhosis，LC）是一种由不同病因长期作用于肝脏引起的慢性、进行性、弥漫性肝病的终末阶段。其是在肝细胞广泛坏死基础上产生肝脏纤维组织弥漫性增生，并形成再生结节和假小叶，导致肝小叶正常结构和血液供应遭到破坏。病变逐渐进展，晚期出现肝功能衰竭、门静脉高压和多种并发症，死亡率高。

### （二）病因及发病机制

常见的导致肝硬化的病因有病毒性肝炎、慢性酒精性肝病、非酒精性脂肪性肝病、长期胆汁淤积、药物或毒物、肝脏血液循环障碍、遗传代谢性疾病、免疫紊乱、血吸虫病等。

各种病因均可引起肝脏的持续损伤，肝星形细胞（hepatic stellate cell，HSC）激活，细胞因子生成增加，细胞外间质成分合成增加、降解减少，总胶原量增加，胶原在Disse间隙沉积，导致间隙增宽，肝窦内皮细胞下基底膜形成，内皮细胞上窗孔的数量和大小减少，甚至消失，形成弥漫性屏障，称为肝窦毛细血管化。肝细胞表面绒毛变平及屏障形成，肝窦内物质穿过肝窦壁到肝细胞的转运受阻，直接干扰肝细胞功能，导致肝细胞的合成功能障碍。肝窦变窄、肝窦血流受阻、肝内阻力增加影响门静脉血流动力学，造成肝细胞缺氧和养料供给障碍，加重肝细胞坏死，使始动因子得以持续起作用。肝细胞广泛坏死、坏死后的再生及肝内纤维组织弥漫增生，导致正常肝小叶结构破坏，最终因血液供应障碍、肝细胞坏死增加等因素，使得肝脏逐渐变形、变硬，功能进一步减退，形成肝硬化。

### （三）肠道微生态特点

肝硬化患者主要表现为肝功能减退和门静脉高压。肝功能减退，肝脏合成功能下降，血浆中白蛋白急剧下降，因此易产生水肿，如腹水。消化道症状明显，如恶心、呕吐、食欲减退，患者摄入减少，肠道菌群营养底物相对不足。肝硬化患者胆汁分泌相对减少，肠道内胆盐缺乏，肝脏结构改变，门脉高压形成，导致胃肠道淤血缺氧，出现门脉高压性胃病及肠病，且蠕动能力较正常状态下减弱，肠道黏膜内皮细胞间连接松散，对细菌的阻挡及冲刷能力相对受损。胃酸和胆汁的存在对有害菌有一定的杀灭作用，而肝硬化患者胆汁酸分泌减少，抑制肠道内有害细菌过度增殖的能力减弱。另外，肝硬化患者肠道内溶菌酶及抑制细菌增殖的分泌型 IgA 等都有一定程度的减少，这些都导致了肠道内微生物生理环境的变化，在诸多机制的共同作用下影响肠道微生态的平衡。此外，由于肝功能减退，凝血因子的合成减少，加之胃肠道淤血，临床上为了防止上消化道出血，预防性或治疗性应用抑酸剂，如奥美拉唑等。上述这些因素均可导致肠道微生态失衡。对肝硬化患者肠道菌群的分析研究发现，在肝硬化患者中，肠道菌群失调程度与其肝功能分级有一定相关性，在 Child 分级 C 级中，肠道微生态失调表现最为明显。多级焦磷酸测序结果显示：随着肝硬化的病程发展，肠道微生物会伴随着发生一系列变化。

"肝硬化生态失调比（cirrhosis dysbiosis ratio，CDR）"是指原生类群（属于良性种群，如瘤胃菌科、毛螺菌和梭菌科）与非原生类群（如肠杆菌和拟杆菌）的比例。这个比例在健康人群中最高，在 MELD 评分不佳和肝硬化失代偿期的个体中下降明显甚至出现倒置。

1.肝硬化影响肠道微生态

肝硬化失代偿期可出现各种并发症，其中与肠道微生态有明显关系的有继发性感染（自发性细菌性腹膜炎、肺炎、败血症等）、内毒素血症、肝昏迷、上消化道出血和肝肾综合征等。肝硬化患者一旦出现并发症，预后极差，因此在治疗肝硬化时，尚需从肠道微生态的角度预防治疗并发症。

（1）继发感染

肝硬化患者，尤其是失代偿期患者，容易发生继发感染。感染原因与肝脏清除肠道源性微生物和内毒素等有害物质功能下降，机体免疫力减退、中性粒细胞功能异常，血清补体、纤维连接蛋白和调理素等低下，治疗过程中侵入性诊疗操作等的增加有关。肠道菌群失调，肠杆菌科细菌、真菌过度生长，肠道屏障功能不全 / 衰竭，肠道细菌移位等在肝病继发感染中也起非常重要的作用，这一点目前已受到广泛重视。继发感染的病原体以肠道细菌为主，如大肠埃希菌、沙门菌、弯曲杆菌、铜绿假单胞菌，其次为肺炎链球菌、各型链球菌和葡萄球菌等，厌氧菌为难辨梭菌，真菌主要为白假丝酵母等。

继发感染的机制主要有：①补体缺损和血清调理作用下降，肝硬化患者肝脏合成补体减少，且补体活性下降，最直接的后果就是机体微生物易感性增加而出现感染；②血浆纤维结合蛋白缺陷和库普弗细胞功能下降，在正常情况下，肝脏含有丰富的库普弗细胞，可以清除通过门静脉进入肝脏的微生物、内毒素、异种抗原和免疫复合物等大分子物质，肝衰竭患者血浆纤维结合蛋白活性下降，库普弗细胞数量及其吞噬功能明显降低，从而使这些患者感染概率增加；③肠道细菌移位，肝衰竭时，机体免疫功能下降，肠道细菌过度繁殖和移位，增加了感染机会。研究发现，肝衰竭时肠道屏障功能受损，这也使得肠道细菌容易移位发生感染；④侵入性操作和广谱抗生素等的应用，用于诊断和治疗的侵入性操作、广谱抗生素和免疫抑制剂的使用等均可导致感染发生概率增加。细菌可随输入物直接进入血液循环引起菌血症、真菌血症等，抗菌药物除了抑制或杀灭致病菌，还可以抑制正常菌群中的敏感菌群，使正常菌群比例失调，未被抑杀的菌株趁机繁殖，外来菌也容易乘虚产生耐药性，使得肝硬化患者感染更难控制。

肝硬化患者继发感染常见类型有自发性细菌性腹膜炎（spontaneous bacterial peritonitis，SBP）、胆道感染、肠道感染、败血症、肺炎、尿路感染等。SBP 在慢性肝衰竭中更常见。发生感染的病原菌以肠道细菌为主，尤其是肠杆菌科细菌。厌氧菌与真菌亦有报道。应该注意的是某些条件致病菌与真菌引起的感染在很大程度上与抗生素的不合理应用及滥用糖皮质激素有关。

①自发性细菌性腹膜炎

临床表现差异很大，典型的有发热、畏寒、腹痛、腹部不适，查体会有腹部压痛、反跳痛及肠鸣音减弱等。

②胆道和肠道感染

肝硬化患者单核巨噬细胞系统功能低下，肠道细菌过度繁殖及移位，容易引起肠道感染。由于肝细胞核库普弗细胞功能低下，含菌的门静脉血液进入肝脏后不能被清除，容易引起胆道感染。这类患者往往有持续性右上腹痛及触痛，可不发热，或仅有低热。血白细胞可正常，也可升高。肠道感染有的能证实为病原微生物（如肠产毒性大肠杆菌），表现为小肠或结肠炎症。细菌继发感染又可加速昏迷的进程，这类继发性细菌感染在临床上表现为肝大、体温升高、凝血酶原指数和纤维蛋白原的缓慢下降，出现上述症状后如能证实为细菌感染或不能排除细菌感染时，应考虑使用抗生素治疗。

③败血症

血液感染也是肝硬化继发感染的常见类型之一，且常常在入院 3 天内发生。常见的感染来源包括肺炎、静脉插管和其他部位的脓肿等。常见的病原菌有金黄色葡萄球菌、表皮葡萄球菌、粪链球菌、无乳链球菌、大肠埃希菌、克雷伯菌及革兰阴性厌氧菌等。

④肺部感染

肝硬化肝性昏迷的患者因咳嗽反射消失或换气不足及气管插管，继发肺部感染的概率升高，最常见的致病菌为金黄色葡萄球菌和粪链球菌，其次为铜绿假单胞菌、副流感嗜血杆菌和链球菌。

⑤尿路感染

尿路感染在肝硬化患者中也较常见，尿道插管是常见的危险因素，最常见的致病菌为

笔记

大肠埃希菌，其次为粪链球菌、肺炎克雷伯菌和血链球菌。

⑥真菌感染

约30%慢性肝衰竭的患者可发生真菌感染，绝大多数为白假丝酵母感染，且常常同时发生多部位感染，如血液、呼吸道、心脏、肾脏和肝脏等，除血液感染外，其他部位的真菌感染在临床上不易及时发现。由于真菌感染常常伴有其他细菌的感染，所以在临床上常常无特异表现。加上肝衰竭患者凝血异常及真菌鉴定的特殊性与复杂性，所以真菌感染的诊治常常被延误。真菌感染是导致肝衰竭患者死亡的主要原因之一。

（2）肝性脑病

肝性脑病（hepatic encephalopathy，HE）为肝功能衰竭引起的大脑功能障碍。临床特点是从性格、行为异常转为嗜睡、睡眠倒错，甚至意识完全丧失或昏迷。病死率高，是肝功能衰竭的严重并发症和死亡主要原因之一。目前，对于肝性脑病的发生机制主要集中在氨中毒、假性神经递质、氨基酸失衡和抑制性神经递质增加等。

血氨的主要来源为肠道，肠道中未被消化吸收的食物蛋白或氨基酸在肠道细菌（韦荣球菌、梭菌、大肠埃希菌等）作用下生成胺、氨、酚、吲哚、硫化氢等物质。γ-氨基丁酸（GABA）是抑制性神经递质，主要来源于肠道，为谷氨酸经肠道细菌酶作用生成，肠道大肠埃希菌及脆弱拟杆菌在厌氧条件下能产生大量GABA。肝硬化患者肠道微生态失调，产尿素酶的细菌增加，肠道产氨增多，同时消化功能减退，因此血氨升高，GABA的生成增加，而且肝脏解毒能力降低，容易发生肝性脑病。因此，调节肠道微生态成为治疗肝性脑病的一个方向。

（3）上消化道出血

肝硬化患者容易出现上消化道出血，最常见的为食管下段、胃底静脉曲张破裂出血，与门静脉压力增高有关，而肝硬化门静脉高压与循环高动力有一定关系，内毒素可直接或间接通过细胞因子（如肿瘤坏死因子-α、白细胞介素-1等）诱导外周血管合成一氧化氮，最终导致门静脉压力增高。因此，肠道微生态在门静脉压力增高及上消化道出血中有重要作用。

（4）肝肾综合征

肝肾综合征是指由于严重肝病引起的肾衰竭，但临床试验检查和形态学无肾脏改变。慢性肝病时肠源性内毒素血症发生率增高，此时通过收缩肾脏血管，使机体产生施瓦茨曼反应（Shwartzman），造成肾小球和肾周毛细血管内纤维蛋白沉淀和血管阻塞。所以，肠道微生态改变对肝肾综合征的发生亦有重要作用。

2.肠道微生态对肝硬化的影响

肠道微生态的稳定也会影响到肝脏的健康。在微生态对肝脏疾病产生影响的各种潜在因素之中，小肠细菌过度生长（small intestine bacterial overgrowth，SIBO）一直是研究热

笔记

点之一。SIBO 是结肠型厌氧和（或）小肠需氧细菌的数量增加的状态，常见于肝硬化状态，并且在严重肝脏疾病及自发性腹膜炎患者更为常见。胃酸分泌减少、胃肠道蠕动障碍、缺乏胆盐和抗微生物肽杀伤能力降低，以及门静脉高压已被认为是促成 SIBO 的重要因素。细菌移位被定义为细菌或相关副产物从肠道向肠系膜淋巴结或其他部位的迁移。肝硬化门脉高压状态可造成小肠上皮细胞连接松散，促进细菌副产物流向静脉系统并被肝脏吸收，进而在肝脏及全身表现出毒性作用，如内毒素血症等。SIBO、肠道通透性受损及宿主本体免疫防御的缺陷被认为是有利于肠道细菌移位发生于肝硬化的主要机制。肝脏是胃肠道微生物群代谢产物的第一过滤器，能够有效滤过，如内毒素、细菌代谢物和细菌 DNA 等，因此被称为病原体相关分子模式（pathogen associated molecular pattern，PAMP）。肝硬化状态下，肠腔内局部免疫功能受损。肠道黏膜免疫系统的核心是黏膜表面受体对接触到的种类繁多的抗原进行识别并做出反应，既可以对大量无害抗原下调免疫反应或产生耐受，也能够对有害抗原或病原体产生高效体液和细胞免疫，进行有效免疫排斥或清除。这样的受体主要包括 Toll 样受体（TLR）和 Nod 样受体（NLR），它们可识别各种细菌产物，如脂多糖（lipopolysaccharide，LPS）、鞭毛蛋白、肽聚糖和细菌 DNA 等。LPS 水平在肝硬化患者中通常会增加，并且与肝功能异常的严重程度呈现出一定的相关性。网状内皮系统是针对感染和菌血症进行防御的主要机制。肝巨噬细胞代表了其主要成分。大量研究表明，像巨噬细胞一样，肝巨噬细胞能通过 NF-κB 的活化和促炎性细胞因子的产生对 LPS 进行应答。活化的 HSC 表达的 TLR4 对生理性低浓度的 LPS 也有高度响应。TLR4 将提供肠源性内毒素与肝纤维化之间的潜在通路，从而促进肝纤维化并导致肝硬化发展，长此以往将演变为肝癌。

### （四）肠道微生态在肝硬化治疗中的应用

尽管绝大多数肠道细菌存在于肠腔黏膜外的黏液层中，但因肠道微生态本身的复杂性，以及门静脉作为"高速公路"在肠道与肝脏间完成大量物质交换的情况来看，一些细菌及其产物到达肝脏并导致局部和全身病理生理改变的现象绝非偶然。由于肠道微生态与肝脏不但在解剖结构上，而且在功能上都有着密切联系，通过调整肠道微生态从而有效改善肝脏的健康并预防并发症的手段逐渐兴起。有研究者发现，应用针对革兰阴性杆菌的抗生素治疗后可延缓肝硬化的发展，并且有效降低了血清内毒素水平，肝功能也得到改善，自发性腹膜炎和肝性脑病等患者预后不佳的情况也有一定程度降低。因此，合理使用抗生素可以在一定程度上抑制肠道内的有害菌群，为有益菌的生存提供良好空间，维持肠道微生态平衡，减少肠道内有害菌群副产物经过门静脉进入肝脏，从而促进肝脏健康。但值得注意的是，过度使用抗生素也会抑制正常菌群的活动，进一步加重肠道微生态失调。

通过使用益生菌以改善肠道内菌群的比值，促进肠道微生态趋于稳定，从而有利于宿主肝脏健康并有效预防并发症的现象已被广泛认可。大多数益生菌是乳酸菌的两个属，即乳杆菌属和双歧杆菌，除此之外，肠球菌属、芽孢杆菌属、链球菌属和一些真菌酵母属菌株是较为熟知的益生菌。有研究结果显示，与常规肠内营养组相比，纤维素＋益生菌组感染的发病率显著降低，肝功能指标也有所改善。肠道黏膜屏障功能在肝脏的疾病与健康中也扮演不可忽视的角色。如前所述，肝硬化状态下肠道黏膜内皮细胞间连接松散，容易产生细菌移位，影响肝脏健康。谷氨酰胺、肠内营养剂等的使用可维持肠道黏膜内皮细胞间紧密连接，促进肠道内局部产生短链脂肪酸等物质，共同保证了肠黏膜的屏障功能，有效减少了细菌移位。有研究者证实，通过进行合理的粪菌移植可有效减少肝硬化患者肝性脑病的发生、提高患者认知程度，并改善肝硬化患者肠道微生态失调的状况。随着基因组学、代谢组学、蛋白质组学等技术的发展，肠道微生态的功能状态、遗传特性和代谢特点等生物学行为已经能比较清晰地呈现出来，并且能够指导临床医生进行更加精准的个体化治疗。

### 三、非酒精性脂肪性肝病

#### （一）概述

非酒精性脂肪性肝病（non-alcoholic fatty liver disease，NAFLD）是指除外饮酒和其他明确的肝损害因素所致的，以弥漫性肝细胞大泡性脂肪变为主要特征的临床病理综合征，包括单纯性脂肪性肝病及其演变的脂肪性肝炎、脂肪性肝纤维化和脂肪性肝硬化。

本病在西方国家常见，但近年来我国的患病率也呈上升趋势，已与西方国家相接近，超过病毒性肝炎及酒精性肝病的发病率，已成为最常见的慢性肝病。性别差异不显著，发病年龄以 40 ～ 50 岁最多见，且越来越有低龄化趋势。

#### （二）病因及发病机制

NAFLD 是脂代谢异常的疾病，大量研究发现，肥胖、高脂血症及 2 型糖尿病单独或共同成为 NAFLD 最常见的易感因素，但营养不良、胃肠道术后、全胃肠外营养、药物、工业及环境因素也可导致本病。在临床及研究中 NAFLD 常指前一种因素所致的脂肪肝。

本病涉及多种发病机制，其中"二次打击"学说被广泛接受。初次打击指胰岛素抵抗（insulin resistance，IR）引起的脂质在肝细胞内沉积；肝细胞内脂质特别是甘油三酯沉积是形成 NAFLD 的一个先决条件。脂质沉积的代谢异常机制并没有被完全知晓，研究认为，这可能与脂质摄入异常、线粒体功能障碍及极低密度脂蛋白在肝脏合成不足或减少有关。这些因素造成肝脏内脂质的合成、降解和分泌平衡失调，最终导致脂质在肝细胞内异常沉积，这对后续脂肪性肝病的进展有非常重要的作用。而"二次打击"主要指机体内反应性氧化代谢产物增多，从而使脂质过氧化形成脂质过氧化产物（lipid peroxide，LPO）及细胞因子、线粒体解耦联蛋白及 Fas 配体的活化，接下来会使已经脂肪变性的肝细胞进一步发生炎症和坏死。持续存在的肝细胞炎症会诱发细胞外基质的生成，最终发生脂肪性肝纤维化、脂肪性肝硬化。因肠道与肝脏不仅在解剖结构上有密切联系，而且在功能上也存在

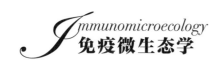

相关性，因此近年来对肠道菌群的研究发现，肠道微生态改变、小肠细菌过度生长和肠源性内毒素血症在 NAFLD 的发病中也发挥了重要作用，发生了脂肪变性的肝细胞对内毒素敏感性增强，除了上述原因，肝脏库普弗细胞激活等因素也都参与 NAFLD 的发生、发展。

### （三）肠道微生态特点

肝脏存在特殊的循环特点，肠道细菌及其代谢产物可通过门脉系统直接作用于肝脏，同时肝脏代谢特点的改变也可以影响肠道菌群结构变化。近年来，很多研究表明肠道菌群与 NAFLD 的发病密切相关，主要与以下几方面有关。

1.肠道微生态紊乱影响 NAFLD 的发生、发展

研究结果显示，NAFLD 的发病和较多饱和脂肪酸摄入呈正相关，肠道菌群紊乱时，通过多种机制促进甘油三酯在肝脏内的沉积。在高脂饮食诱发肝内脂质沉积的过程中同样有肠道菌群的参与。其机制可能为肠道益生菌与胆固醇结合，抑制其入血，同时肠道菌群产生的胆盐水解酶可干扰胆汁酸排泄，这在脂肪肝的发生中有一定作用。

众所周知，充足的膳食纤维有促进肠道蠕动的作用，但正常生理情况下机体并不能分解膳食纤维，当肠道中分解纤维素的细菌数量增加，则可产生纤维素酶和其他酶，部分降解膳食纤维为单糖及磷酸化产物，导致肠道摄入量增加，促进了脂质在肝内合成；肠道微生态改变除了促进热量和乙醇吸收，还能够生成 SCFA。生理状态下，SCFA 由正常肠道微生物发酵不易消化的碳水化合物（如抗性淀粉、膳食纤维及不易消化的多糖）生成，在 NAFLD 时表现出有益作用，如免疫调节、增强肠道屏障功能、减少脂质合成的基因表达和增加脂质氧化等。但另有研究认为过量产生的 SCFA 在调节食欲方面起着重要作用，从而影响脂肪肝的形成，过量的 SCFA 在肝脏中转化为甘油三酯。动物实验结果显示，肥胖小鼠盲肠部位具有丰富的 SCFA，同样在人体实验中也得到了证实。研究最多的是丁酸，丁酸盐就是 SCFA 的一种，是由革兰阳性厌氧菌生成，它可以通过激活游离脂肪酸受体3，上调肠内酪酪肽（peptide tyrosine-tyrosine，PYY）和胰高血糖素样肽 -1（glucagon-like peptide-1，GLP-1）的产生，这些肽类物质可以改变食欲信号，同时抑制胃排空，最终增加饮食中能量的摄取效率。SCFA 还可在脂肪组织中结合短链脂肪酸受体 GPR41，增加脂肪合成，抑制脂肪分解，诱导瘦素分泌，刺激甘油三酯的从头合成，最终导致肝内脂质堆积。因此，我们推测 SCFA 的生成调节与 NAFLD 的发生存在相关性，但其机制仍有待进一步探索。

大量研究表明，IR 与 NAFLD 的进展存在明确相关性，白色脂肪组织可分泌一种与 IR 密切相关的名为抵抗素的信号分子，进一步通过增强肝糖原异生与肝糖原分解，削弱肝脏的胰岛素作用来促进脂肪性肝炎症的发生。同时，肠道来源的 TLR 配体作用于机体脂肪细胞和巨噬细胞，进而触发全身炎症反应，引起脂肪组织巨噬细胞浸润、TNF-α 合成增加、胰岛素敏感性降低。因此，IR 与游离脂肪酸升高构成恶性循环，加重了 NAFLD

的发生、发展。此外，胰岛素抵抗还通过氧化应激反应与脂质过氧化、肝脏铁负荷超载、瘦素分泌量、血浆脂联素水平等机制共同影响 NAFLD 的发生、发展。

肠道菌群失调时，产生乙醇的变形菌门数量增加，导致内源性乙醇产量增加。体内乙醛含量升高，可以破坏肠道上皮细胞间的紧密连接，导致肠道上皮通透性增加。高度通透性引起 LPS 等细菌代谢产物入血，LPS 入血后可激活 TLRs，促进炎性因子瀑布式的分泌，激活促炎、促纤维化通路，最终诱发肝内炎症发生。另有研究发现，肠道菌群紊乱时，肠道内的内源性乙醇生成增加，与酒精性脂肪肝一样，促进了脂肪在肝脏的沉积。内源性乙醇在代谢过程中，一方面，具有肝毒性，可以导致二次打击；另一方面，能增加肠道通透性，进一步引发机体炎性反应。因此，肠道菌群失调在促进脂质在肝细胞内沉积有显著作用。

另外，随着社会进步，各种不同类型糖分摄入增加，高果糖玉米糖浆的消耗量较前增加了 1000%，这个增加量是非常显著的。现代社会中，高果糖谷物糖浆占所进食食品中甜味剂的 40%，在软饮料中也有大量添加的热量甜味剂。人们对于果糖的消耗大大增加，因而人们罹患肥胖症和 NAFLD 的比例也逐年攀升。那么果糖在 NAFLD 的发生中有什么样的作用？在动物脂肪肝模型中，证实大量摄入果糖后会触发肝脏脂质合成过程，此过程是通过肠道菌群将果糖代谢为醋酸盐，接下来再转化为乙酰辅酶 A，因此在肝脏脂质合成过程中提供了醋酸盐的原料。所以，肝脏代谢过程中的稳态是由饮食、肠道微生物及宿主器官代谢过程之间的相互作用维持的，任何一方失衡都有可能导致果糖诱导产生的NAFLD。

2. 肝脏疾病对肠道菌群的影响

NAFLD 的进展过程中常伴有肠道细菌过度生长，且与肝功能障碍的程度有关。研究发现，肝病患者肠道（特别是小肠）蠕动的改变，其程度与 Child-Pugh 评分相关。同时，肝硬化和门静脉高压症的产生会通过扩展紧密连接、破坏肌动蛋白骨架和减少三磷酸腺苷等途径改变肠黏膜通透性，进一步引起肠道损害。有学者指出，胆汁酸有强烈的抗菌成分，其成分改变会导致肠道菌群失调，肝硬化时胆汁酸的减少和门静脉高压均会影响肠道菌群的组成。

（四）防治方法

肝脏与肠道无论是从解剖结构还是代谢过程来看，都密切相关。很多相关研究也证实，人类肠道微生态失调与非酒精性脂肪性肝病的发生、发展具有密切联系，具体的因果关系及相关机制大多仍处于猜想和探索阶段。肠道菌群失调与 NAFLD 的发生往往伴随着营养物质吸收异常、肝脏代谢功能改变、炎性反应及胰岛素抵抗，通过对致病机制的探索，我们可以更好地干预疾病的进程甚至预防相关病理过程的发生。科研工作者们从不同角度出发，提出了多种针对 NAFLD 的治疗手段，但尚未应用于临床，在这个过程中仍然有很多细节需要进一步探索。

## 四、慢性胃炎

### （一）概述

慢性胃炎是由多种病因引起的胃黏膜慢性炎性病变，其发病率在各种胃病中居首位，主要由幽门螺杆菌（*H.pylori*）感染引起。自纤维内镜广泛应用以来，对本病认识有明显提高。常见的有慢性浅表性胃炎、慢性糜烂性胃炎和慢性萎缩性胃炎。胃黏膜层以淋巴细胞和浆细胞浸润为主，部分患者可出现黏膜肠上皮化生，常累及贲门，伴有 G 细胞丧失和胃泌素分泌减少，也可累及胃体，伴有泌酸腺的丧失，导致胃酸、胃蛋白酶和内源性因子的减少。

### （二）病因

#### 1. 幽门螺杆菌感染

慢性胃炎最常见的病因就是 *H.pylori* 感染，1983 年 Warren 和 Marshall 发现慢性胃炎患者在胃窦黏液层接近上皮细胞表面有大量 *H.pylori* 存在，大量研究表明，80% ～ 95% 的慢性活动性胃炎患者的胃黏膜内可以检测出 *H.pylori* 感染，以胃窦为主，其分布与炎症在胃内的分布完全一致。*H.pylori* 引起慢性胃炎的机制主要是通过分解尿素氨及毒素和酶等直接损伤胃黏膜上皮细胞，也可诱导上皮细胞产生炎症介质诱发炎症反应，进而间接损伤胃黏膜，还可以通过抗原模拟或交叉抗原机制诱发免疫反应，后者损伤胃黏膜上皮细胞。

#### 2. 自身免疫机制和遗传因素

免疫功能的改变在慢性胃炎的发病上已普遍受到重视，其中以胃体萎缩为主的慢性胃炎又称为自身免疫性胃炎，该型慢性胃炎患者的血液、胃液或在萎缩黏膜内可找到壁细胞抗体（parietal cell antibody，PCA），PCA 可使壁细胞总数减少，导致胃酸分泌减少或缺乏。胃萎缩伴恶性贫血患者血液中发现有内因子抗体（intrinsic factor antibody，IFA），IFA 可使内因子缺乏引起维生素 $B_{12}$ 吸收不良，以上说明自身免疫反应可能是某些慢性胃炎的有关病因，但胃炎的发病过程中是否有免疫因素参与尚无定论。此外，萎缩性胃炎的胃黏膜有弥漫的淋巴细胞浸润，体外淋巴母细胞转化试验和白细胞移动抑制试验异常，提示细胞免疫反应在萎缩性胃炎的发生上可能有重要意义。本病可伴有其他自身免疫性疾病，如慢性甲状腺炎、甲状腺功能减退或亢进、胰岛素依赖性糖尿病和慢性肾上腺皮质功能减退等，提示本病可能与免疫反应有关。

近年来，研究发现 *H.pylori* 感染后，可以启动机体的自身免疫反应，宿主免疫细胞可以分泌细胞因子乃至自身抗体损害感染细胞，产生一系列的免疫应答，其机制主要与 *H.pylori* 抗原模拟有关。

#### 3. 其他因素

胆汁及胰液的反流可以破坏胃黏膜屏障引发炎症，使胃黏膜遭到消化液损伤，产生炎症、糜烂、出血、腺体萎缩和黏膜肠上皮化生等。药物因素，非甾体类抗炎药、阿司匹林等药物也可以损伤胃黏膜。其他一些外源性因素，如长期食用麻辣烫、方便面、过热过咸食物、粗糙干硬食物、酗酒和吸烟等，也可以造成胃黏膜的慢性损伤，导致炎症持续不愈合。

### （三）慢性胃炎的免疫微生态特点

人体肠道内定植着数量巨大、种类繁多的复杂微生物群，这些肠道菌群在维持健康与疾病的平衡之间起至关重要的作用，主要位于小肠和结肠，在 H.pylori 被发现之前，因为胃内固有的强酸环境，导致人们一直认为胃内是无菌的环境，然而随着 H.pylori 被发现，加之采用了新的测序技术，证明胃内有一个庞大而多样的微生物群，H.pylori 以外的其他微生物也可以在胃黏膜上定居，非 H.pylori 菌属中主要检测到的有嗜血杆菌属、沙雷菌属、乳酸菌、链球菌、变形杆菌、奈瑟菌属和葡萄球菌属，绝大多数的慢性胃炎是 H.pylori 相关性胃炎。H.pylori 在胃内定植后可大大降低胃微生物的总体多样性，研究发现，H.pylori 阳性的胃炎患者较 H.pylori 阴性的胃炎患者胃内的变形杆菌明显减少，而与健康受试者比较发现，H.pylori 阳性的萎缩性胃炎患者胃内定植的链球菌属含量升高、普氏菌属含量降低。H.pylori 感染后，通过分解多种机制引发胃黏膜的炎症级联反应，进而发展为慢性胃炎、萎缩性胃炎和肠化生，胃黏膜萎缩后胃酸分泌能力下降，这导致在正常状态下会被胃内的强酸性环境杀死的一些微生物得以在高 pH 值环境中存活和繁殖，胃内正常的菌群分布发生了变化。有研究发现，在萎缩的胃黏膜内，最普遍存在的菌群由普氏杆菌转变成了链球菌属。

慢性胃炎中以胃体萎缩为主的胃炎，即自身免疫性胃炎（autoimmune gastritis，AIG）是发生在自身免疫基础上的，其发病率约 2%，以胃黏膜的慢性炎症为主，进而发展为萎缩性胃炎，引起必要元素的吸收不良，最终发展为微胞型缺铁性贫血或维生素 $B_{12}$ 缺乏引起的恶性贫血。在病因和组织学上与合并 H.pylori 感染的 B 型胃炎不同，AIG 主要是局限于胃体和胃底，然而，在感染 H.pylori 后，可能存在一种特殊形式的 AIG，20%～30% 的 H.pylori 感染者存在抗壁细胞抗体，自身免疫性胃炎患者存在抗 H.pylori 抗体，这提示 H.pylori 与自身免疫存在联系。研究表明，H.pylori 感染可通过分子模拟机制和（或）表位扩散机制参与 AIG 的发生，H.pylori 通过诱导自身反应性 T 细胞，激活胃的 $CD4^+T$ 细胞（Th1 型），在 $H^+$-$K^+$-ATP 酶的作用下增值，这些 T 细胞可交叉识别胃内 $H^+$-$K^+$-ATP 酶的 α 和 β 亚单位及 H.pylori 各种蛋白共享的表位，从而参与胃的自身免疫。由此可见，H.pylori 不仅通过定植在胃黏膜上诱发胃黏膜慢性炎症，还可通过诱发免疫反应诱导炎症的发生。

萎缩性胃底、胃体炎合并恶性贫血的发病机制目前被认为与存在胃底、胃体黏膜的壁细胞及内因子的自身抗体引发的自身免疫反应有关，有研究表明，60%～85% 的自身免疫性胃炎患者血清中 PCA 为阳性，30%～50% 的患者血清或胃液中内因子抗体（AIF）呈阳性。壁细胞抗原为壁细胞的微粒体，其抗体属于 IgG，具有器官特异性，但无种属特异型，在健康人、缺铁性贫血和甲状腺疾病患者中亦有阳性。内因子抗体具有特异型，几乎仅在恶性贫血患者中检出，内因子抗体也属于 IgG，可分为两型。Ⅰ型 AIF 抗体为阻滞抗体，可阻滞维生素 $B_{12}$ 与内因子结合，导致维生素 $B_{12}$ 缺乏性巨幼细胞性贫血；Ⅱ型抗体为结合抗体，虽然并不会干扰维生素 $B_{12}$ 与内因子的结合，但可与内因子结合形成不能被末端回肠上皮细胞所吸收的复合物。

（四）防治方法

慢性胃炎的治疗目的是缓解症状、改善胃黏膜组织学。在治疗上应针对病因制订个体化治疗方案，对于无症状、无黏膜糜烂和无幽门螺杆菌感染的慢性浅表性胃炎患者无须治疗。

1. 对症治疗

饮食规律，尽量避免刺激性食物、药物摄入，减少对胃黏膜的攻击因子，增强胃黏膜防御功能，抑酸或抗酸治疗，对于有胆汁反流的患者应用促动力药物可消除或减少胆汁反流，另外，还可使用胃黏膜保护剂、消化酶等对症治疗。

2. 根除 *H.pylori* 治疗

根除 *H.pylori* 可以消除炎症，减慢或停止胃黏膜萎缩的发生、发展，少部分的萎缩可得到逆转。根除 *H.pylori* 最主要的药物是抗生素，但随着时间的迁移，抗生素的耐药变成了根除 *H.pylori* 治疗失败的原因。近年来，随着对肠道微生态及自身免疫机制的研究，微生态制剂的应用为 *H.pylori* 的防治提供了新的思路。有研究显示，多种益生菌对 *H.pylori* 有直接或间接的抑制作用，传统的三联疗法或四联疗法联合益生菌制剂对 *H.pylori* 的根除率明显高于单纯三联或四联疗法。

3. 其他

对于自身免疫性胃炎，治疗方案为针对微量元素缺乏进行治疗，包括补充铁剂、维生素 $B_{12}$，对于已经有肠化生的 AIG 患者，若合并幽门螺杆菌感染，标准的治疗方法则是补充微量元素、根除幽门螺杆菌。另外，萎缩性胃体炎合并恶性贫血者发生胃癌的风险是正常人的 2.84 倍，因而需要定期复查胃镜。

（五）展望

肠道菌群的稳态对于宿主的健康起到至关重要的作用，因此通过调节肠道菌群来促进健康、预防疾病、改善症状已成为一种趋势，迄今为止，关于胃内微生物群的研究还仅限于一些实验的描述性结果，从而推测胃微生物群在慢性胃炎的发展中可能发挥的作用，因此我们需要更多的研究来阐明胃内微生态的特点及机制，从而为临床诊治提供参考。

### 五、肠易激综合征

#### （一）概述

肠易激综合征（irritable bowel syndrome，IBS）是以腹痛或腹部不适伴有排便习惯改变为特征的功能性肠病，可持续或间歇发作，是一种缺乏胃肠道结构和生化异常的肠道功能紊乱性疾病。全球范围内的发病率接近 11%，美国 IBS 的人群发病率为 7% ～ 16%，我国为 5.7% ～ 7.3%，消化专科门诊就诊的 IBS 为 10% ～ 30%，依据临床表现的不同，IBS 可以分为 3 种类型：便秘型、腹泻型、混合型。发病年龄多在 20 ～ 50 岁，西方女性的发病率高于男性，而在亚洲男女发病比例相近。

#### （二）病因

1. 精神心理因素

IBS 患者可有焦虑、敌意、悲伤、抑郁和睡眠习惯紊乱等精神异常，相当多的患者有负性事件的发生，如失业、性虐待、手术和婚姻破裂等，心理因素可造成胃肠道动力或感觉功能异常。同事精神心理应激也可诱发或加重 IBS 症状。

2. 肠道感染

肠道急性细菌感染后 10% ～ 30% 的患者发展为 IBS，病原体包括弯曲杆菌、志贺菌和沙门菌等，肠道感染引起的黏膜炎症反应、通透性增加、局部免疫激活与发病有关。

3. 自主神经功能异常

腹泻型 IBS 患者迷走神经活性显著升高，便秘型迷走神经张力降低，IBS 患者自述神经对伤害性刺激反应异常。

4. 遗传与饮食

部分 IBS 患者有家族性发病倾向，33% ～ 66% 的患者有食物不耐受，以碳水化合物不耐受为主，少数患者有食物过敏。

#### （三）肠易激综合征的免疫微生态特点

近年来有研究发现，IBS 的发生率在肠道感染后显著增加，使用抗生素后相关肠道症状常见，这提示 IBS 可能与肠道菌群失调有关，肠道菌群失调主要表现为肠道菌群数量及比例的改变、菌群种类的变化和微生物移位等。正常情况下，肠道菌群数量庞大，肠道内的有益菌和致病菌群维持一定的动态平衡以共同维持宿主的健康，而当发生炎症时，其内的菌群比例和构成发生改变，肠道菌群紊乱，致病菌大量繁殖，而有益菌相对减少，引起肠道功能紊乱，导致肠道功能失调，最终导致 IBS 的发生。有研究发现，IBS 患者的肠道菌群多样性降低了。国外学者发现 IBS 患者结肠产气明显增多或存在乳糖呼气试验异常，考虑可能存在肠道细菌过度生长或肠杆菌数量增多，有数据显示，有 4% ～ 78% 的 IBS 患者存在小肠细菌过度滋生。Malinen 等在一项病例对照研究中发现，IBS 患者存在肠道菌群失调现象，并且发现，不同临床表现的患者其肠道微生态的变化不同，该项研究结果显示，便秘型 IBS 患者肠道内链球菌及肠球菌属明显增加，而腹泻型患者则表现为乳酸杆菌和双歧杆菌属显著减少。我国学者通过对不同类型的 IBS 患者（其中腹泻型、便秘型、混合型、健康对照各 40 例）进行肠道菌群差异性研究发现，不同的 IBS 亚型患者肠道内菌群的多样性、菌群种类、菌群密集度及菌群的肠道定植抗力不同，各亚型患者中均发现肠杆菌和拟杆菌属增多，双歧杆菌和乳杆菌属减少，其中，腹泻型 IBS 患者的肠杆菌含量显著增高，双歧杆菌含量显著减少，便秘型 IBS 患者的拟杆菌含量显著增高，混合型 IBS 患者肠杆菌含量升高，双歧杆菌和乳杆菌等有益菌含量减少。除此之外，近年来已有大量临床研究证实，应用微生态制剂可有效改善 IBS 患者的肠道症状，Mezzasalma V 等通过对 150 例便秘型 IBS 患者进行的一项随机、双盲临床试验发现，益生菌治疗可有效缓解便秘型 IBS 患者的腹胀、腹胀和便秘症状，而我国的一项研究表明，腹泻型 IBS 患者在服用益生菌后，较对照组患者相比，在排便次数、大便性状、腹痛和腹胀等症状评分方面均得到了明显的改善，以上研究均可反应肠道微生态与 IBS 密切相关。

（四）防治方法

IBS 目前尚缺乏特效药物，因此主要是根据主要症状类型进行症状治疗和根据症状严重程度进行分级治疗，采用个体化治疗措施。

针对 IBS 患者常见的腹痛、腹胀、便秘和腹泻等症状，主要药物有解痉剂、容积性泻药，如甲基纤维素、渗透性轻泻剂（聚乙二醇、乳果糖等）、止泻剂（如哌罗丁胺或复方地芬诺酯哌啶）、吸附剂（如八面体蒙脱石），促动力剂适用于腹胀和便秘型患者，常用的有西沙比利和莫沙必利等，内脏止痛剂生长抑素和类似物（如奥曲肽）具有缓解躯体和内脏疼痛的作用。5-HT3 受体阻滞剂（如阿洛司琼），能改善腹泻型患者的腹痛及大便次数，对腹痛症状重而上述治疗无效，尤其是具有明显精神症状的患者，适当予以镇静剂、抗抑郁药、抗焦虑药对其有一定帮助。其他治疗包括中医治疗、心理治疗、生物反馈疗法等。

近年来，关于微生态制剂治疗 IBS 患者肠道症状的研究发现，益生菌可通过调整宿主肠道微生物群生态平衡而发挥生理作用。益生菌治疗 IBS 的依据是：① IBS 患者肠道益生菌数量减少；② IBS 患者肠道益生菌活性减低；③肠道微生态在胃肠道功能及疾病发生中有重要作用。益生菌改善 IBS 患者症状的机制目前尚不完全清楚，但一般认为主要可通过以下几种：①益生菌通过保护上皮细胞间的紧密连接促进肠道黏蛋白的分泌进而增强肠道黏膜的屏障功能，从而改善患者的腹泻、腹部不适等症状；②益生菌还可通过刺激免疫细胞产生的 IL-12、TNF-α、IL-1β 等细胞因子，调节 IBS 患者的肠道免疫功能，提高黏膜免疫水平；③益生菌可通过脑–肠轴免疫调节作用影响肠神经系统电冲动的发放传导，从而起到治疗 IBS 患者腹痛、腹痛的作用；④益生菌或可调节脑内 5-羟色胺水平进而改善伴有焦虑、抑郁等心理异常 IBS 患者的症状。总之，目前已有的研究表明微生态制剂具有调节肠道菌群失调、改善 IBS 患者症状的作用，可有效辅助治疗 IBS，且不良反应较少。

### （五）展望

IBS 病程长、反复发作，严重者可影响患者的生活质量。随着人类对肠道微生态的认识越来越深入，我们终将研发出更加安全、有效的微生态制剂，更好的辅助疾病的治疗，改善患者的生活质量及预后。

## 六、炎症性肠病

### （一）概述

炎症性肠病（inflammatory bowel disease，IBD）是一种反复发作的慢性炎性肠道病变，与免疫相关且目前病因尚不明确，病变主要累及回肠、直肠和结肠。主要包括溃疡性结肠炎（ulcerative colitis，UC）和克罗恩病（Crohn's disease，CD），溃疡性结肠炎是结肠黏膜层和黏膜下层连续性炎症，疾病通常先累及直肠，逐渐向全结肠蔓延，克罗恩病可累及全消化道，为非连续性全程炎症，最常累及部位为末端回肠、结肠和肛周。其发病率存在明显的地域差异及种族差异，且近年来发现 IBD 在世界范围内发病率有持续上升趋势。男女的发病率并无明显差异。

### （二）病因

IBD 的病因尚未明确，目前认为的病因主要包括环境、遗传、感染和免疫因素。

1. 环境因素

IBD 的发病有显著的地域差异，近几十年随着工业化和经济的发展，其发病率呈持续上升趋势，这一现象首先出现在北美、北欧等发达国家，继而在西欧、南欧，之后在日本和南美洲，城市发病率高于农村和山区，工业化国家发病率高于非工业化国家，提示各种环境因素，如感染、饮食、吸烟和肠道菌群等均可能参与了 IBD 的发病。"卫生假说"是目前认为 IBD 发生的一个潜在机制：随着环境卫生条件的改善，人类在儿童时期肠道免疫系统接受的外源性刺激减少，免疫系统未经锻炼导致形成"免疫耐受"不完善，其后对肠道抗原刺激发生免疫反应的自身调节就容易发生紊乱，进而产生异常的免疫应答，从而引起组织损伤。

2. 遗传因素

大量研究表明，遗传因素在 IBD 的发生中发挥重要作用，IBD 患者的亲属发病率显著高于普通人群，单卵双胎同胞发病率显著高于双卵双胎同胞，且患病一致性较高，HLA 抗原在 IBD 的遗传易感性方面有重要作用，IBD 的发病率有种族差异。目前认为，IBD 还是遗传一致性疾病，不同患者可能由不同基因引起，患者可在一定环境因素作用下由于遗传易感性而发病。

3. 感染与菌群因素

近年来的研究发现，IBD 是针对自身存在的肠道菌群诱发的过度肠黏膜异常免疫反应而引起的。动物研究表明，用转基因或基因敲除方法造出的免疫缺陷 IBD 动物模型，在无菌环境下不会发生肠道炎症，而当恢复正常的肠道菌群状态后，IBD 动物模型会出现肠道炎症。另外，有临床研究显示 IBD 患者病变部位针对自身正常细菌抗原的细胞和体液免疫反应增强，抗生素或微生态制剂治疗对某些 IBD 患者有效。

4. 免疫因素

肠道黏膜免疫反应的激活是导致 IBD 肠道炎症发生、发展和转归过程的直接原因。上皮细胞黏液产物是结肠黏膜上皮屏障的重要组成部分，黏蛋白的质和量决定了黏液层的厚度和特性。IBD 患者肠上皮的黏蛋白分泌量明显下降，黏蛋白在结构和数量均发生改变，这可能是 IBD 发病原因之一。另外，IBD 患者的肠黏膜中，TLR4 和 TLR2 在巨噬细胞及上皮细胞中表达增多，TLR 活化可以导致下游 NF-κB 的转录，多种促炎性因子表达增加，在肠道炎症发生中起重要作用。

（三）肠道微生态的特点

IBD 的发病可能与肠道微生态失衡有关，因为与健康受试者相比，IBD 患者即使在无炎性反应的黏膜中也检测到大量的细菌黏附于肠道上皮细胞表面。IBD 源于宿主对肠道内菌群失调的异常免疫反应，很早之前就有学者发现 IBD 患者肠黏膜组织切片中淋巴细胞产生的 IgG 数量与健康人相比显著增加，而 IgG 和组织抗原形成免疫复合物，可以激活补体，触发炎性反应，这表明 IBD 患者肠道中存在黏膜免疫的改变。正常情况下，肠道菌群按一定的比例和顺序定植在人体肠壁上，形成稳定的微生态平衡，构成致病菌定居和入侵的天然屏障，促进营养的消化和同化作用时，在黏膜-内腔表面发布免疫监视信号，对宿主产生生物屏障作用。但是当外界因素导致这一系统破坏，致肠道内菌群的种类、数量及定植位置发生改变后则可诱发疾病的发生。IBD 患者的肠道内 T 淋巴细胞也是高敏感性的。总的来说，肠道微生态失衡导致 IBD 发病的机制可能为：①病原微生物自身抗体经抗原提呈细胞的作用而激活 T 淋巴细胞，产生不同效应细胞因子，激发免疫损伤；②条件致病菌数量增多，产生许多能诱导肠道炎性反应的物质（如脂蛋白、脂多糖），激活肠黏膜免疫系统，从而诱发 IBD 遗传易感性个体肠道内产生异常免疫反应，导致 IBD 发病，这些肠道内的致病菌引起肠内免疫系统的无限制激活可能是导致疾病易复发的主要原因。

目前，随着研究的深入，越来越多的证据表明肠道菌群是参与启动肠道免疫反应和炎症过程的重要因素，肠道内菌群失调可以刺激肠上皮细胞，使肠壁通透性及黏膜免疫系统发生改变，引起炎症反应。回肠末端和结肠是 IBD 的主要发病部位，而回盲部远端细菌浓度急剧升高，结肠菌群的浓度为 $10^{11} \sim 10^{12}$ CFU/ mL。IBD 患者的肠道菌群有异于正常人，表现为乳酸菌和双歧杆菌减少，而致病性或可能有害的细菌增多。有研究表明，在

IBD患者的肠道内变形杆菌、侵袭性大肠埃希菌、巴斯德杆菌科、韦荣菌科、梭状芽孢杆菌和假丝酵母数量明显增加，梭状芽孢杆菌Ⅳ和ⅩⅣa组、拟杆菌、双歧杆菌属和普拉梭菌属数量减少。Gevers等学者对未经治疗的CD患者进行研究，该研究通过内镜活检获取肠道黏膜，并通过粪便采样法测定肠道内微生物含量，从而描述与CD相关的微生物群，结果显示，CD患者的巴斯德菌、韦荣菌科、奈瑟菌科、梭状杆菌和大肠埃希菌数量明显增加，拟杆菌、梭菌、粪杆菌属、罗斯菌属、布劳特菌、瘤胃球菌属和毛螺旋菌科数量明显减少，在该项试验中发现，新诊断的未经治疗的CD患者的肠道微生态较正常人发生了变化，这可能提示肠道内微生态的改变可能发生在疾病的早期，也可能发生在疾病发生之前，并且与是否接受药物治疗无关。CD和UC均属于IBD，但他们的肠道菌群变化却不相同，与UC相比，CD患者的肠道微生物组成变化更大、更不稳定。有研究显示，在CD患者中，可产生丁酸盐的有益菌（粪杆菌属、克里斯滕氏菌和颤螺旋菌属）都消失了。诊断CD的儿童患者肠道内有益菌双歧杆菌数量减少、大肠杆菌数量增多。

另一方面，越来越多的临床试验表明微生态制剂对IBD有较好的治疗效果，也进一步证实了肠道内微生态在IBD发生、发展中起到一定的作用，微生态制剂中含有特定的数量充足的活菌制剂，可以改变宿主肠道菌群的构成，参与致炎性微生物的竞争性代谢，还能在免疫水平上影响黏膜防御功能，并对宿主的健康产生有利影响。

（四）防治方法

治疗方针：予以抗炎、免疫抑制剂等药物治疗，主要药物有氨基水杨酸制剂、糖皮质激素、免疫抑制剂和生物制剂等，辅以饮食调整、休息和营养，给予高营养少渣饮食，适当补充多种维生素及微量元素，对于有并发症患者应积极手术治疗。

随着研究者们对微生态制剂与IBD作用的有关研究，证明了益生菌对治疗和预防IBD有效。其机制主要包括对免疫反应的调节、对肠道菌群组成及活性的修饰、增强肠黏膜屏障和抑制人T细胞增殖以减轻IBD症状或维持缓解。目前，已有很多临床试验证实微生态制剂可以使UC患者达到和维持缓解状态、预防CD术后复发、预防和维持缓解贮袋炎。

（五）展望

随着对肠道微生态的逐步认识，我们需进一步明确肠道菌群分布及构成导致炎性改变的具体机制，并通过实验和临床研究明确肠道菌群和宿主的相互作用机制及益生菌对IBD的抗炎作用，从而为IBD的微生态制剂治疗提供理论依据。

（李伟　范晓红　王琦）

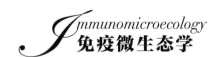

# 参考文献

[1] JANDHYALA S M, TALUKDAR R, SUBRAMANYAM C, et al. Role of the normal gut microbiota. World J Gastroenterol, 2015, 21（29）: 8787-8803.

[2] HOLLISTER E B, GAO C, VERSALOVIC J. Compositional and functional features of the gastrointestinal microbiome and their effects on human health. Gastroenterology, 2014, 146（6）: 1449-1458.

[3] TOJO R, SUÁREZ A, CLEMENTE M G, et al. Intestinal microbiota in health and disease: role of bifidobacteria in gut homeostasis. World J Gastroenterol, 2014, 20（41）: 15163-15176.

[4] MOLINERO N, RUIZ L, MILANI C, et al. The human gallbladder microbiome is related to the physiological state and the biliary metabolic profile. Microbiome, 2019, 7（1）: 100.

[5] SCHER J U, NAYAK R R, UBEDA C, et al. Pharmacomicrobiomics in inflammatory arthritis: gut microbiome as modulator of therapeutic response. Nat Rev Rheumatol, 2020, 16（5）: 282-292.

[6] LI X V, LEONARDI I, ILIEV I D. Gut mycobiota in immunity and inflammatory disease. Immunity, 2019, 50（6）: 1365-1379.

[7] ZHAO Q, ELSON C O. Adaptive immune education by gut microbiota antigens. Immunology, 2018, 154（1）: 28-37.

[8] THAISS C A, ZMORA N, LEVY M, et al. The microbiome and innate immunity. Nature, 2016, 535（7610）: 65-74.

[9] PHILIP P A, KEVIN J M. Understanding immune-microbiota interactions in the intestine. Immunology, 2020, 159（1）: 4-14.

[10] 中华医学会风湿病学分会. 自身免疫性肝病诊断和治疗指南. 中华风湿病学杂志, 2011, 15（8）, 556-558.

[11] European Association for the Study of the Liver. EASL clinical practice guidelines: autoimmune hepatitis. J Hepatol, 2015, 63（4）: 971-1004.

[12] MIELI-VERGANI G, VERGANI D, CZAJA A J, et al. Autoimmune hepatitis. Nat Rev Dis Primers, 2018, 4: 18017.

[13] MANNS M P, LOHSE A W, VERGANI D. Autoimmune hepatitis-update 2015. J Hepatol, 2015, 62（1 Suppl）: S100-S111.

[14] DE BOER Y S, VAN GERVEN N M, ZWIERS A, et al. Genome-wide association study identifies variants associated with autoimmune hepatitis type 1. Gastroenterology, 2014, 147（2）: 443-452.

[15] WEBB G J, HIRSCHFIELD G M. Using GWAS to identify genetic predisposition in hepatic autoimmunity. J Autoimmun, 2016, 66: 25-39.

[16] TRIPATHI A, DEBELIUS J, BRENNER D A, et al. The gut-liver axis and the intersection with the microbiome. Nat Rev Gastroenterol Hepatol, 2018, 15（7）: 397-411.

[17] KUMMEN M, HOLM K, ANMARKRUD J A, et al. The gut microbial profile in patients with primary sclerosing cholangitis is distinct from patients with ulcerative colitis without biliary disease and healthy controls. Gut, 2017, 66（4）: 611-619.

[18] SABINO J, VIEIRA-SILVA S, MACHIELS K, et al. Primary sclerosing cholangitis is characterised by intestinal dysbiosis independent from IBD. Gut, 2016, 65（10）: 1681-1689.

[19] TANG R, WEI Y, LI Y, et al. Gut microbial profile is altered in primary biliary cholangitis and partially restored after UDCA therapy. Gut, 2018, 67（3）: 534-541.

[20] YUKSEL M，WANG Y，TAI N，et al. A novel "humanized mouse" model for autoimmune hepatitis and the association of gut microbiota with liver inflammation. Hepatology，2015，62（5）：1536-1550.

[21] MANFREDO VIEIRA S，HILTENSPERGER M，KUMAR V，et al. Translocation of a gut pathobiont drives autoimmunity in mice and humans. Science，2018，359（6380）：1156–1161.

[22] WEI Y，LI Y M，YAN L，et al. Alterations of gut microbiome in autoimmune hepatitis. Gut，2020，69（3）：569-577.

[23] BONGAERTS G P，SCHREURS B W，LUNEL F V，et al. Was isolation of veillonella from spinal osteomyelitis possible due to poor tissue perfusion. Med Hypotheses，2004，63（4）：659-661.

[24] DE CRUZ P，KANG S，WAGNER J，et al. Association between specific mucosa-associated microbiota in Crohn's disease at the time of resection and subsequent disease recurrence：a pilot study. J Gastroenterol Hepatol，2015，30（2）：268-278.

[25] ROVERY C，ETIENNE A，FOUCAULT C，et al. Veillonella montpellierensis endocarditis. Emerg Infect Dis，2005，11（7）：1112-1114.

[26] TEDESCO D，THAPA M，CHIN C Y，et al. Alterations in intestinal microbiota lead to production of interleukin 17 by intrahepatic γ δ T-cell receptor-positive cells and pathogenesis of cholestatic liver disease. Gastroenterology，2018，154（8）：2178-2193.

[27] TENG F，KLINGER C N，FELIX K M，et al. Gut microbiota drive autoimmune arthritis by promoting differentiation and migration of Peyer's patch T follicular helper cells. Immunity，2016，44（4）：875-888.

[28] KRISS M，HAZLETON K Z，NUSBACHER N M，et al. Low diversity gut microbiota dysbiosis：drivers，functional implications and recovery. Curr Opin Microbiol，2018，44：34-40.

[29] ZELANTE T，IANNITTI R G，CUNHA C，et al. Tryptophan catabolites from microbiota engage aryl hydrocarbon receptor and balance mucosal reactivity via interleukin-22. Immunity，2013，39（2）：372-385.

[30] MICHAEL A J. Biosynthesis of polyamines and polyamine-containing molecules. Biochem J，2016，473（15）：2315-2329.

[31] LÖSER C，EISEL A，HARMS D，et al. Dietary polyamines are essential luminal growth factors for small intestinal and colonic mucosal growth and development. Gut，1999，44（1）：12-16.

[32] European Association for the Study of the Liver. EASL clinical practice guidelines：management of cholestatic liver diseases. J Hepatol，2009，51（2）：237-267.

[33] FLORES A，MAYO M J. Primary biliary cirrhosis in 2014. Curr Opin Gastroenterol，2014，30（3）：245-252.

[34] DYSON J K，HIRSCHFIELD G M，ADAMS D H，et al. Novel therapeutic targets in primary biliary cirrhosis. Nat Rev Gastroenterol Hepatol，2015，12（3）：147-158.

[35] SELMI C，BOWLUS C L，GERSHWIN M E，et al. Primary biliary cirrhosis. Lancet，2011，377（9777）：1600-1609.

[36] BAJAJ J S，HEUMAN D M，HYLEMON P B，et al. Altered profile of human gut microbiome is associated with cirrhosis and its complications. J Hepatol，2014，60（5）：940-947.

[37] BAJAJ J S，BETRAPALLY N S，HYLEMON P B，et al. Salivary microbiota reflects changes in gut microbiota in cirrhosis with hepatic encephalopathy. Hepatology，2015，62（4）：1260-1271.

[38] ZHANG Z，ZHAI H，GENG J，et al. Large-scale survey of gut microbiota associated with MHE Via 16S rRNA-based pyrosequencing. Am J Gastroenterol，2013，108（10）：1601-1611.

[39] DONIA M S，FISCHBACH M A. HUMAN MICROBIOTA. Small molecules from the human microbiota. Science，2015，349（6246）：1254766.

笔记

[40] VISSCHERS R G, LUYER M D, SCHAAP F G, et al. The gut-liver axis. Curr Opin Clin Nutr Metab Care, 2013, 16（5）：576-581.

[41] CHASSAING B, ETIENNE-MESMIN L, BONNET R, et al. Bile salts induce long polar fimbriae expression favouring Crohn's disease-associated adherent-invasive escherichia coli interaction with Peyer's patches. Environ Microbiol, 2013, 15（2）：355-371.

[42] KAKIYAMA G, PANDAK W M, GILLEVET P M, et al. Modulation of the fecal bile acid profile by gut microbiota in cirrhosis. J Hepatol, 2013, 58（5）：949-955.

[43] QIN N, YANG F, LI A, et al. Alterations of the human gut microbiome in liver cirrhosis. Nature, 2014, 513（7516）：59-64.

[44] LV L X, FANG D Q, SHI D, et al. Alterations and correlations of the gut microbiome, metabolism and immunity in patients with primary biliary cirrhosis. Environmental Microbiology, 2016, 18（7）：2272-2286.

[45] GUICCIARDI M E, TRUSSONI C E, KRISHNAN A, et al. Macrophages contribute to the pathogenesis of sclerosing cholangitis in mice. J Hepatol, 2018, 69（3）：676-686.

[46] POLLHEIMER M J, RAEEDO S, MIKELS-VIGDAL A, et al. Lysyl oxidase-like protein 2（LOXL2）modulates barrier function in cholangiocytes in cholestasis. J Hepatol, 2018, 69（2）：368-377.

[47] FUCHS C D, PAUMGARTNER G, MLITZ V, et al. Colesevelam attenuates cholestatic liver and bile duct injury in Mdr2-/-mice by modulatingcomposition, signalling and excretion of faecal bile acids. Gut, 2018, 67（9）：1683-1691.

[48] ADOLPH T E, GRANDER C, MOSCHEN A R, et al. Liver-microbiome axis in health and disease. Trends Immunol, 2018, 39（9）：712-723.

[49] IWASAWA K, SUDA W, TSUNODA T, et al. Dysbiosis of the salivary microbiota in pediatric-onset primary sclerosing cholangitis and its potential as a biomarker. Sci Rep, 2018, 8（1）：5480.

[50] MOCTEZUMA-VELAZQUEZ C, SAFFIOTI F, TASAYCO-HUAMAN S, et al. Non-invasive prediction of high-risk varices in patients with primary biliary cholangitis and primary sclerosing cholangitis. Am J Gastroenterol, 2019, 114（2）：361-362.

[51] BOONSTRA K, WEERSMA R K, VAIL ERPECUM K J, et al. Population-based epidemiology, malignancy risk, and outcome of primary sclerosing cholangitis. Hepatology, 2013, 58（6）：2045-2055.

[52] CARPINO G, CARDINALE V, FOLSERAAS T, et al. Neoplastic transformation of peribiliary stem cell niche in cholangiocarcinoma arisen in primary sclerosing cholangitis. Hepatology, 2019, 69（2）：622-638.

[53] BANALES J M, IFIARRAIRAEGUI M, ARBELAIZ A, et al. Serum metabolites as diagnostic biomarkers for cholangiocarcinoma, hepatocellular carcinoma and primary sclerosing cholangitis. Hepatology, 2019, 70（2）：547-562.

[54] ALI A H, TABIBIAN J H, NASSER-GHODSI N, et al. Surveillance for hepatobiliary cancers in patients with primary sclerosing cholangitis. Hepatology, 2018, 67（6）：2338-2351.

[55] BYUN S, KIM D H, RYERSON D, et al. Postprandial FGF 19-induced phosphorylation by Src is critical for FXR function in bile acid homeostasis. Nat Commun, 2018, 9（1）：2590.

[56] TAN L Z, REILLY C R, STEWARD-HARRISON L C, et al. Oral vancomycin induces clinical and mucosal remission of colitis in children with primary sclerosing cholangitis-ulcerative colitis. Gut, 2019, 68（8）：1533-1535.

[57] PONSIOEN C Y, AMELO U, BERGQUIST A, et al. No superiority of stents vs balloon dilatation for dominant strictures in patients with primary sclerosing cholangitis. Gastroenterology, 2018, 155（3）：752-759.

[58] BAJAJ J, RIDLON J, HYLEMON P, et al. Linkage of gut microbiome with cognition in hepatic encephalopathy. Am J Physiol Gastrointest Liver Physiol, 2012, 302（1）: G168-G175.

[59] CHEN Y, YANG F, LU H, et al. Characterization of fecal microbial communities in patients with liver cirrhosis. Hepatology, 2011, 54（2）: 562-572.

[60] WU G, CHEN J, HOFFMANN C, et al. Linking long-term dietary patterns with gut microbial enterotypes. Science, 2011, 334（6052）: 105-108.

[61] MORGUN A, DZUTSEV A, DANG X, et al. Uncovering effects of antibiotics on the host and microbiota using transkingdom gene networks. Gut, 2015, 64（11）: 1732-1743.

[62] HOLLISTER E, GAO C, VERSALOVIC J. Compositional and functional features of the gastrointestinal microbiome and their effects on human health. Gastroenterology, 2014, 146（6）: 1449-1458.

[63] QUIGLEY E, STANTON C, MURPHY E. The gut microbiota and the liver. Pathophysiological and clinical implications. J Hepatol, 2013, 58（5）: 1020-1027.

[64] GENESCA J, MARTI R, ROJO F, et al. Increased tumor necrosis factor alpha production in mesenteric lymph nodes of cirrhotic patients with ascites. Gut, 2003, 52（7）: 1054-1059.

[65] SUCH J, GUARDIOLA J V, DE JUAN J, et al. Ultrastructural characteristics of distal duodenum mucosa in patients with cirrhosis. Ear J Gastroenterol Hepatol, 2002, 14（4）: 371-376.

[66] ALBILLOS A, DE LA HERA A, GONZALEZ M, et al. Increased lipopolysaccharide binding protein in cirrhotic patients with marked immune and hemody-namic derangement. Hepatology, 2003, 37（1）: 208-217.

[67] XIE G, WANG X, LIU P, et al. Distinctly altered gut microbiota in the progression of liver disease. Oncotarget, 2016, 7（15）: 19355-19366.

[68] CANO P G, SANTACRUZ A, TREJO F M, et al. Bifidobacterium CECT 7765 improves metabolic and immunological alterations associated with obesity in high-fat diet-fed mice. Obesity（Silver Spring）, 2013, 21（11）: 2310-2321.

[69] YAMADA S, KAMADA N, AMIYA T, et al. Gut microbiota-mediated generation of saturated fatty acids elicits inflamation in the liver in murine high-fat diet-induced steatohepatitis. BMC Gastroenterol, 2017, 17（1）: 136.

[70] HENAO-MEJIA J, ELINAV E, JIN C, et al. Inflammasome-mediated dysbiosis regulates progression of NAFLD and obesity. Nature, 2012, 482（7384）: 179-185.

[71] DEN BESTEN G B A, GERDING A. Short-chain fatty acids protect against high-fat diet-induced obesity via a PPAR $\gamma$-dependent switch from lipogenesis to fat oxidation. Diabetes, 2015, 64（7）: 2398-2408.

[72] CANI P D, VAN HUL M, LEFORT C, et al. Microbial regulation of organismal energy homeostasis. Nature Metabolism, 2019, 1（1）: 34-46.

[73] COX L M, BlASER M J. Pathways in microbe-induced obesity. Cell Metab, 2013, 17（6）: 883-894.

[74] JUMPERTZ R, LE D S, TURNBAUGH P J, et al. Energy-balance studies reveal associations between gut microbes, caloric load, and nutrient absorption in humans. Am J Clin Nutr, 2011, 94（1）: 58-65.

[75] JUNGST C, BERG T, CHENG J, et al. Intrahepatic cholestasis in common chronic liver diseases. Eur J Clin Invest, 2013, 43（10）: 1069-1083.

[76] CLARKE G, STILLING R M, KENNEDY P J, et al. Minireview: gut microbiota: the neglected endocrine organ. Mol Endocrinol, 2014, 28（8）: 1221-1238.

[77] HWANG I, PARK Y J, KIM Y R, et al. Alteration of gut microbiota by vancomycin and bacitracin improves insulin resistance via glucagon-like peptide 1 in diet-induced obesity. FASEB J, 2015, 29（6）: 2397-2411.

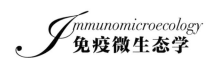

[78] MICHAIL S, LIN M, FREY M R, et al. Altered gut microbial energy and metabolism in children with non-alcoholic fatty liver disease. FEMS Microbiol Ecol, 2015, 91（2）：1-9.

[79] SCHNABL B, BRENNER D A. Interactions between the intestinal microbiome and liver diseases. Gastroenterology, 2014, 146（6）：1513-1524.

[80] FEDERICO A, DALLIO M, GODOS J, et al. Targeting gut-liver axis for the treatment of nonalcoholic steatohepatitis：translational and clinical evidence. Transl Res, 2016, 167（1）：116-124.

[81] BRAY G A, NIELSEN S J, POPKIN B M. Consumption of high-fructose corn syrup in beverages may play a role in the epidemic of obesity. The American journal of clinical nutrition, 2004, 79（4）：537-543.

[82] SOFTIC S, COHEN D E, KAHN C R. Role of dietary fructose and hepatic de novo lipogenesis in fatty liver disease. Dig Dis Sci, 2016, 61（5）：1282-1293.

[83] SHEH A, FOX J G. The role of the gastrointestinal microbiome in helicobacter pylori pathogenesis. Gut Microbes, 2014, 4（6）：505-531.

[84] Nardone G, Compare D. The human gastric microbiota：is it time to rethink the pathogenesis of stomach diseases? United European Gastroenterology Journal, 2015, 3（3）：255-260.

[85] LI T H, QIN Y, SHAM P C, et al. Alterations in gastric microbiota after H. Pylori eradicat different histological stages of gastric carcinogenesis. Sci Rep, 2017, 7：44935.

[86] LI X X, WONG L G, TO K, et al. Bacterial microbiota profiling in gastritis without helicobacter pyloriinfection or non-steroidal anti- inflammatory drug use. PLoS One, 2009, 4（11）：e7985.

[87] ENGSTRAND L, LINDBERG M. Helicobacter pylori and the gastric microbiota. Best Practice Research Clinical Gastroenterology, 2013, 27（1）：39-45.

[88] BIZZARO N, ANTICO A. Diagnosis and classification of pernicious anemia. Autoimmunity Reviews, 2014, 13（4-5）：565-568.

[89] MA J Y, BORCH K, SJÖSTRAND S E, et al. Positive correlation between H, K-adenosine triphosphatase autoantibodies and Helicobacter pylori antibodies in patients with pernicious anemia. Scandinavian journal of gastroenterology, 1994, 29（11）：961-965.

[90] FALLER G, KIRCHNER T. Immunological and morphogenic basis of gastric mucosa atrophy and metaplasia. Virchows Archiv, 2005, 446（1）：1-9.

[91] D'ELIOS M M, APPELMELK B J, AMEDEI A, et al. Gastric autoimmunity：the role of Helicobacter pylori and molecular mimicry. Trends in Molecular Medicine, 2004, 10（7）：316-323.

[92] MITSINIKOS T, SHILLINGFORD N, CYNAMON H, et al. Autoimmune gastritis in pediatrics：a review of 3 cases. J Pediatr Gastroenterol Nutr, 2020, 70（2）：252-257.

[93] MAHMUD N, STASHEK K, KATONA B W, et al. The incidence of neoplasia in patients with autoimmune metaplastic atrophic gastritis：a renewed call for surveillance. Ann Gastroenterol, 2019, 32（1）：67-72.

[94] SIMRÉN M, BARBARA G, FLINT H J, et al. Intestinal microbiota in functional bowel disorders：a Rome foundation report. Gut, 2013, 62（1）：159-176.

[95] GHOSHAL U C. Irritable bowel syndrome and small intestinal bacterial overgrowth：meaningful association or unnecessary hype. World Journal of Gastroenterology, 2014, 20（10）：2482-2491.

[96] MALINEN E, RINTTILA T, KAJANDER K, et al. Analysis of the fecal microbiota of irritable bowel syndrome patients and healthy controls with Real-Time PCR. The American Journal of Gastroenterology, 2005, 100（2）：373-382.

[97] 黄强. 腹泻型、便秘型及混合型肠易激综合征患者肠道菌群的差异性比较. 国际医药卫生导报, 2017, 23（16）：2577-2580.

[98] MEZZASALMA V，MANFRINI E，FERRI E，et al. A randomized，double-blind，placebo-controlled trial：the efficacy of multispecies probiotic supplementation in alleviating symptoms of irritable bowel syndrome associated with constipation. Bio Med Research International，2016，2016：4740907.

[99] 曹亚男，丰立娟，王玉明. 益生菌辅助治疗肠易激综合征的机制研究进展. 中华消化杂志，2018，38（4）：283-285.

[100] KAPLAN G G. The global burden of IBD：from 2015 to 2025. Nat Rev Gastroenterol Hepatol，2015，12（12）：720-727.

[101] KNOX N C，FORBES J D，PETERSON C，et al. The gut microbiome in inflammatory bowel disease：lessons learned from other immune-mediated inflammatory-diseases. The American journal of gastroenterology，2019，114（7）：1051.

[102] SARTOR R B，WU G D. Role for intestinal bacteria，viruses，and fungi in pathogenesis of inflammatory bowel disease and therapeutic approaches. Gastroenterology，2017，152（2）：327-339.

[103] GEVERS D，KUGATHASAN S，DENSON L A，et al. The treatment-naive microbiome in new-onset Crohn's disease. Cell Host Microbe，2014，15（3）：382-392.

[104] PASCAL V，POZUELO M，BORRUEL N，et al. A microbial signature for Crohn's disease. Gut，2017，66（5）：813-822.

[105] SCHWIERTZ A，JACOBI M，FRICK J，et al. Microbiota in pediatric inflammatory bowel disease. The Journal of Pediatrics，2010，157（2）：240-244.

# 第四章　泌尿系统免疫微生态

## 第一节　正常泌尿系统的微生态

### 一、泌尿系统微生态结构

长久以来，研究者普遍认为尿道对外界致病菌是开放的，因此只要尿液中检出细菌则作为泌尿道感染和无症状菌尿的依据，随着 16S rDNA 高通量测序及增强量化尿液培养技术（expanded quantitative urine culture，EQUC）等的产生和运用，已证实在健康人群的尿道中有特定的微生物群定植。由于男女解剖结构的不同，我们在此分开简述。

男性泌尿生殖系统微生态由尿道、阴茎冠状沟组成的下泌尿生殖系统微生态和由前列腺液和精液组成的上泌尿生殖系统微生态两大部分构成。男性的下泌尿生殖系统微生态存在常驻菌群，随着对男性下泌尿生殖系统微生物菌落组成的研究不断深入，男性下泌尿生殖系统微生物菌落的组成受发育、性传播疾病、性交活动及包皮环切与否等多种因素影响：①棒状杆菌、葡萄球菌和气球菌属三类微生物多见于青春期男性；②乳酸杆菌和链球菌为男性尿道的主要微生物群；③厌氧微生物和非培养微生物多见于性传播疾病阳性男性；④革兰阳性球菌，如金黄色葡萄球菌、肠球菌属，或其他的致病菌（革兰阳性及阴性杆菌、梭菌属和白假丝酵母）可能定植在未接受包皮环切的男性冠状沟中。男性的上泌尿生殖系统微生态是无菌的，若该泌尿生殖系统出现微生物，则可能会导致复杂性尿路感染、前列腺炎和男性不育症。

女性泌尿系统微生态主要以乳酸杆菌属、加德纳菌属、鞘氨醇单胞菌属为优势菌群，近年来国内外研究表明，不同个体的泌尿系统微生态组成存在较大差异，泌尿系统微生物种类与女性的激素水平和体重指数（body mass index，BMI）有联系，健康育龄期女性泌尿系统微生物包括乳酸杆菌、链球菌、棒状杆菌、大肠埃希菌、双歧杆菌、拟杆菌和加德纳菌，还包括原虫、病毒、支原体和白假丝酵母等非细菌微生物，埃希菌属多见于年轻女性和老年女性泌尿系统菌群，加德纳菌属在年轻女性泌尿系统中也多见，乳酸杆菌的丰度与女性年龄、更年期状况、生产次数和性交没有很强的相关性，绝经后女性泌尿系统加德纳菌属丰度较健康育龄期女性明显下降。

## 二、泌尿系统微生态平衡

### （一）泌尿系统微生态平衡的内因

泌尿系统微生态平衡的内因指的是机体的一系列防御机制，包括正常尿液对细菌的清除作用，排尿的生理活动对细菌的"冲刷"作用，尿路上皮细胞分泌的糖蛋白、黏多糖和氨基葡聚糖对微生物的黏附作用，尿道优势菌群对泌尿系统微生态平衡的保护和维持作用及机体局部和全身的免疫作用。

正常尿液对细菌的清除作用是维持泌尿系统微生态平衡的重要防御机制，正常尿液中的防御因素有尿素、pH 值、渗透压、盐和有机酸等。高浓度尿酸、低 pH 值和高渗透压的尿液环境能显著提高尿液的抑菌作用。此外，饮用果汁后出现在尿液中的果糖、奎宁酸和单宁参与抑制菌毛黏附作用，维生素 C 辅助高渗透压和低 pH 值尿液的抑菌性，还有相关研究显示尿液中的多胺是抑菌分子之一，低分子寡糖对大肠埃希菌具有很强的抑菌作用。

乳酸杆菌作为男性和女性尿道中的优势菌群，对保护和维持泌尿系统微生态的平衡起到了重要辅助作用，乳酸杆菌可以通过分泌乳酸，与尿道上皮细胞受体结合及与细菌竞争营养等多种防御途径保护和维持泌尿系统的微生态平衡，免受其他致病菌的入侵，防止泌尿系统感染性疾病的发生。

机体的免疫反应也是重要的防御机制，分为局部免疫和全身免疫，由尿路上皮下的浆细胞分泌的 IgG 和 IgA 能使细菌由光滑型转为粗糙型，使其毒力变低，阻止细菌黏附。

男性泌尿生殖系统除了具有上述防御机制，还有生殖道以下局部的非特异性保护机制：①生殖道的黏液有利于清除病原体或抗原，干扰病原体黏附上皮细胞，为吞噬细胞提供适宜环境；②溶菌酶水解微生物的 β-1，4 糖苷键抑制细菌黏附；③乳酰肝褐质与铁竞争性结合而抑制细菌生长；④前列腺中的锌可以抑制沙眼衣原体、假丝酵母和单纯疱疹病毒，聚胺可以杀灭多种细菌。

### （二）泌尿系统微生态平衡的外因

细菌表面的特异性分子受体和黏附素与尿路上皮细胞表面的特异性受体结合，阻止尿液对细菌的冲刷，进而使细菌定植在尿道并引发泌尿系统的感染。一些诊断和治疗的措施也会打破泌尿系统微生态。复杂性肾结石和肾结石合并输尿管结石的患者行体外冲击波碎石术，以及急迫性尿失禁患者行手术治疗，均会打破泌尿系统微生态平衡。

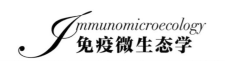

# 第二节　肠道微生态与泌尿系统疾病

健康人体内存在多种多样的微生物群，这些微生物群是人体的重要组成部分。尤其在肠道中，这些微生物群（肠道菌群）的种类及数量最为庞大，肠道菌群是存在于人体肠道的复杂微生物群体，与其生存环境共同构成了一个复杂的生态系统，在包括物质能量代谢、营养功能、调控人体基因表达，甚至在免疫应答等多种病理生理过程中发挥着重要作用。生理情况下，肠道微生物群与人体之间维持着某种"平衡"，一旦平衡被打破，会导致胃肠道及胃肠道外疾病，如肥胖、糖尿病、炎症性肠病、心血管疾病、慢性肾脏病（chronic kidney disease，CKD）及终末期肾病（end-stage renal disease，ESRD）。越来越多的研究证明肠道菌群与肾脏之间的作用为双向性，CKD/ESRD破坏肠上皮细胞屏障，导致肠道微生态紊乱，肠道微生态紊乱与泌尿系统疾病尤其是与CKD/ESRD的进展有着密切联系。

## 一、CKD/ESRD 与肠道微生态紊乱

肠道黏膜屏障主要由多种因素构成，包括共生肠道微生物群的外黏液层、抗菌蛋白（antimicrobic proteins，AMPs）、分泌型免疫球蛋白A（secretory IgA，sIgA）分子、上皮细胞的中央单细胞层和免疫细胞（如T细胞、B细胞、巨噬细胞和树突状细胞）。肠上皮细胞的紧密连接（tight junctions，TJ）是肠道黏膜屏障的决定因素，尿素会使肠上皮细胞间TJ蛋白表达下调，其下降程度与尿素水平呈正相关，且脲酶可放大此种效应。由此揭示CKD/ESRD患者体内的尿毒症毒素会使TJ蛋白表达下调进而破坏肠道黏膜屏障，除此之外，CKD/ESRD患者肠道黏膜水肿和不合理应用利尿剂会使肠道黏膜缺血，也会导致肠道黏膜屏障受损。

CKD患者可通过多种途径导致肠道微生态紊乱：①肠道尿素蓄积，经肠道脲酶菌代谢为氨，进而水解为具有腐蚀作用的氢氧化铵，导致肠道pH值升高，产生局部炎症；②大量尿酸和草酸盐进入肠道，肠道菌群分布显著发生改变，导致产生短链脂肪酸的菌群减少，而以分泌脲酶的菌群占主导地位；③对食物（水果和蔬菜）摄入的限制，膳食纤维的摄入不足，严重影响了肠道菌群的结构功能和代谢；④各种磷结合剂和抗生素的应用亦能对肠道菌群产生影响。

正如众多学者提出的"肠-肾轴"，CKD/ESRD患者多伴有肠道黏膜屏障损伤和肠道微生态紊乱，而肠道黏膜屏障损伤和肠道微生态紊乱亦会加快病情的进展。

## 二、肠道微生态紊乱与泌尿系统疾病

（一）肠道微生态紊乱与慢性肾脏病 – 矿物质和骨代谢异常（chronic kidney disease-mineral and bone disorder，CKD-MBD)

尿毒症毒素的产生与蛋白质及肽类物质在肠道经肠道微生物分解代谢密不可分。肠道微生物分解代谢蛋白质及肽类产生多种代谢产物包括：短链脂肪酸（short chain fatty acid，SCFAs）、硫酸吲哚酚（indoxyl sulfate，IS）、硫酸对甲酚（p-cresyl sulfate，PCS）、乙酰谷氨酰胺（phenylacetylgluta mine，PAG）、氧化三甲胺（trimethyla mine-N-oxide，TMAO）、吲哚 -3 乙酸（Indole-3 Acctic Acid，IAA）、二氧化碳、氢气和硫化氢等。其中多数为有害产物：① PCS 通过激活肾素 – 血管紧张素 – 醛固酮系统（renin-angiotensin-aldosterone system，RAAS）和转化因子 β 途径（TGF-β）促进上皮 – 间质转分化，加重肾脏损伤和肾脏纤维化，通过促进 DNA 甲基转移酶 1、3a、3b 亚型的表达抑制 HK-2 细胞 Klotho 活性进而影响肾脏对钙、磷的调节；② IS 通过激活氧簇 -NF-κB 通路加速近端肾小管上皮细胞老化和 CKD 进程；③高浓度的 TMAO 会使肾小管间质纤维化，TMAO 也是心血管事件的独立危险因素，会增加非 CKD 和 CKD 患者心血管事件的发生率和死亡率，高水平 TMAO 野生型小鼠腹腔内巨噬细胞高表达清道夫受体蛋白（CD36 和 SR-A1），促进泡沫细胞胆固醇增多，并通过 NF-κB 通路促进内皮细胞释放黏附分子及趋化因子，活化血小板，引起白细胞与内皮细胞的黏附，最终导致血管炎性反应及血栓形成；④ IAA 能够激活体外培养的人内皮细胞炎症性非基因组 AhR、p38MAPK 和 NF-κB 通路，诱导内皮细胞炎症和氧化应激。有动物实验显示，SCFAs 具有保护肾脏、抑制炎症反应、逆转高糖和脂多糖（LPS）诱导的肾小球系膜细胞的增殖作用。生理情况下，上述有害产物可由肾脏清除，CKD/ESRD 患者肾功能不全使上述毒素在血液系统蓄积。近年来研究表明，CKD/ESRD 患者肠道菌群中产生氨、吲哚和对甲酚等有害代谢产物的细菌丰度增加，产生 SCFAs 的细菌（包括乳酸杆菌科和普氏菌科）丰度减少，并且 CKD/ESRD 动物模型的血液和多处组织检出肠道微生物的 DNA 片段，揭示当 CKD/ESRD 患者的肠道上皮细胞屏障功能受损时，肠道内的毒素和微生物可通过受损的肠道上皮细胞屏障进入血液循环，由此进一步加重毒素在循环系统中的蓄积和肾功能恶化。

1. 肠道微生态紊乱与 CKD/ESRD

国内一项研究发现，CKD/ESRD 患者的肠道微生物的多样性及丰度与健康人群存在明显差异，CKD 患者克雷伯菌属（Klebsiella）、埃希菌属、瘤胃菌科、毛螺菌科、梭杆菌属和拟杆菌目相对丰度高于健康人，双歧杆菌、乳酸杆菌、产甲酸草酸杆菌和普拉梭菌相对丰度低于健康人，并且 CKD 患者水平相对升高的菌群多为条件致病菌，如克雷伯菌属、埃希菌属，而益生菌（包括双歧杆菌和乳酸杆菌等）水平相对减少。对 CKD 患者肠道微生态特征与炎症因子进行 pearson 相关性分析，结果显示，双歧杆菌水平与白细胞介素 -6（interleukin-6，IL-6）、肿瘤坏死因子 - α（tumor necrosis factor- α，TNF- α）水平呈负相关，乳杆菌与 IL-6、LPa 水平呈负相关，普拉梭菌与 TNF- α 水平呈负相关，瘤胃菌科与 IL-6、C-反应蛋白（C-reaction protein，CRP）水平呈正相关。此外，蓄积于肠道的 IS 和 PCS 可以升高 IL-6、TNF- α 和 γ 干扰素（interferon- γ，IFN- γ）的水平，提示肠道微生态紊乱与 CKD 微炎症状态存在一定联系。

2. 肠道微生态紊乱与 CKD-MBD

CKD-MBD 是 CKD 比较常见且严重的并发症之一。随着肾功能进行性下降，肾脏排磷减少，进一步刺激甲状旁腺素、成纤维细胞生长因子（fibroblast growth factor，FGF-23）分泌增加，1- α 羟化酶的活性降低，导致 1，25（OH）$_2$D$_3$ 生成减少，维生素 D 受体下调，使甲状旁腺的负反馈调节抑制机制受阻，甲状旁腺素（parathyroid hormone，PTH）分泌增加，从而作用于骨细胞分泌更多的钙磷，形成钙磷代谢紊乱的恶性循环。FGF-23 由骨细胞和成骨细胞分泌，在肾脏远曲小管中表达的膜结合型 Kloth 的辅助下，FGF2 与 FGF 受体（FGFRs）结合，形成 Klotho/FGFR/FGF-23 复合物，参与 FGF-23 介导的磷酸盐和钙稳态的信号转导和调控，Klotho/FGFR/FGF-23 复合物通过激活 Wnt 通路抑制剂 Dickkopf 相关蛋白（DKK1）抑制骨形成、增加骨吸收，并有动物实验证明，高磷饮食会增加 DKK1 的表达。据相关研究显示，IS 可以抑制成骨细胞和破骨细胞功能，与 FGF-23 独立相关，PCS 能够通过与 IS 作用不同的机制升高针对磷酸化作用的特异性产物或激活特异性抗体损伤成骨细胞。根据上述所述，当 CKD 患者出现钙磷代谢紊乱时，IS 和 PCS 可以参与 CKD-MBD 的形成及进展。因此，CKD 患者通过低蛋白饮食、口服益生元及益生菌，改善肠道微生态 CKD-MBD 的进展。

### （二）肠道微生态紊乱与尿毒症

随着 CKD 患者的肾功能进行性恶化，加重肾脏纤维化的尿毒症毒素蓄积，形成尿毒症毒素和肾功能恶化之间的恶性循环，进而发展为尿毒症。研究表明，尿毒症毒素是 CKD 进展的关键因素，因此在 CKD 早期减少尿毒症毒素的产生会延缓肾功能恶化。尿毒症毒素是指 CKD 患者体液中浓度明显升高，并且具有毒性作用的物质。临床上可根据尿毒症毒素产生的来源将其分为三类：①内源性代谢产物，人体自身的代谢产物，如肌酐、尿酸等；②微生物代谢产物，即肠源性尿毒症毒素（protein-bound uremic toxins，PBUTs），如 IS、PCS、TAMO、IAA 等；③外源性摄入物质，如草酸盐等。肠源性尿毒症毒素大多属于蛋白结合型毒素，如 PCS 与血浆白蛋白结合率为 98%，IS 蛋白结合率为 90%。肾小管上皮细胞主动分泌和转运机制是蛋白结合型毒素的主要排出途径，带负电荷的蛋白结合型毒素经血液流经近端小管周围毛细血管时，被位于肾小管上皮细胞基底膜侧的有机阴离子转运体（organic anion transporters，OATs）主动摄取并转运至胞内达到浓度梯度，管腔侧细胞膜上的多药耐药蛋白 -4（multi-drug resistance protein-4，MDRP-4）和乳腺癌耐药蛋白（breast cancer resistance protein，BCRP）将这些毒素从白蛋白相对松散的结合位点上剥离出来，再通过管腔侧的 OATs 排泌到肾小管腔，随尿液排出体外，同时蛋白结合部分迅速解离以保持结合与游离的动态平衡，从而实现蛋白结合型毒素的大量清除。

研究发现，尿毒症血清白蛋白结合目标溶质的结合位点已经高度饱和，肾小管上皮细胞中的 OATs 表达明显减少，清除蛋白结合型毒素的能力随之受损，CKD 患者的消化道功能受损导致肠道内不完全消化的蛋白质增多，同时产生肠源性尿毒症毒素的微生物丰度升高导致此类毒素在体内日益蓄积，并且蛋白类结合毒素不能有效地被血液透析清除，CKD 患者蓄积的多为蛋白类结合毒素。因此，通过干预肠道微生态环境和改变饮食结构可能为延缓肾功能恶化和减轻尿毒症并发症的新治疗起点。

1. 肠道微生态紊乱与尿毒症心肌病

尿毒症心肌病是 CKD 患者死亡的主要原因之一，其病理主要表现为心肌细胞肥大变性、心肌间质纤维化、心室重塑，最终导致心脏左室肥厚、心脏功能失调，发生心力衰竭及心律失常。目前，尿毒症心肌病的致病机制尚不清楚，但国内外研究认为致病机制可能与高血压及容量负荷加重、肾性贫血、继发性甲状旁腺功能亢进、尿毒症毒素、RAAS 系统激活等有关。此外，动脉硬化导致的心肌缺血、营养物质丢失（特别是左卡尼汀和蛋白质）、FGF-23 水平升高和可溶性 Klotho 血清水平降低及胰岛素抵抗等可能与尿毒症心肌病的致病机制相关。一个对传统透析方法遗留的中分子尿毒症毒素的研究发现，IL-6 是动脉粥样硬化的关键刺激因子，高水平的 IL-6 与左心室肥厚相关，TNF-α 与左心室肥厚、心肌纤维化有关，FGF-23 与心室肥厚相关。由前述所得，IS 与 FGF-23 独立相关，PCS、IS 可以增高 IL-6 和 TNF-α 水平，CKD 患者肠道丰度高的微生物与 IL-6 和 TNF-α 水平呈负相关，因此肠道微生态与尿毒症心肌病致病机制可能存在关联。

2. 肠道微生态紊乱与尿毒症脑病

尿毒症脑病最早在 1831 年由 Richard Bright 提出，属于代谢性脑病的范畴，主要表现为急性或亚急性可逆性神经精神症状。尿毒症脑病的发病机制尚不清楚，目前认为有害代谢产物及药物的积累，营养物质及能量代谢异常，脑组织的氧化应激损伤、血脑屏障的改变、缺血性脑微血管改变，兴奋性和抑制性神经递质的失衡是主要的致病因素。有害代谢产物中的胍类化合物是最常见的致病机制之一，这些化合物包括尿素、肌酐、尿酸、多肽、多胺、酚类（酚和苯酚）、酚酸和吲哚酸、丙酮、葡萄糖醛酸、肉碱、肌醇、硫酸盐、磷酸盐、甲状旁腺激素和 β- 微球蛋白等。有研究认为，IS 可能通过诱导细胞凋亡和抑制人星形胶质细胞触发脑功能障碍，因此肠道微生态可能间接参与尿毒症脑病的发病机制。

（三）肠道微生态紊乱与维持性血液透析和腹膜透析

CKD 患者随着肾功能恶化使尿毒症毒素在体内蓄积进展为 ESRD，ESRD 患者主要依

笔记

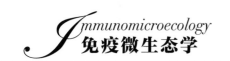

赖于肾脏移植和透析，由于肾脏移植成本高，肾源紧缺，多数 ESRD 患者选择维持性血液透析和腹膜透析来维持肾功能。

1. 肠道微生态紊乱与维持性血液透析

维持性血液透析（maintenance hemodialysis，MHD）患者体内普遍存在微炎症状态，微炎症状态与血管硬化、肾性贫血和肾脏纤维化密切相关，严重影响 MHD 患者的生存质量。多项对 MHD 患者和健康对照受试者的血液和粪便标本进行检验发现，在 MHD 患者血液中 IL-6、TNF-α 和 LPS 的水平均显著升高。粪便中有益菌，如双歧杆菌、乳酸杆菌及粪杆菌属的丰度显著降低，肠道内潜在致病菌，如肠杆菌科细菌和肠球菌属细菌的水平均显著升高。MHD 患者肠道微生态与健康人群存在差异，肠道微生态紊乱可能会降低 MHD 患者的生存率。

2. 肠道微生态紊乱与腹膜透析

腹膜透析（peritoneum dialysis，PD）已成为家庭透析的主要形式，由于 PD 需要皮下隧道和管路，因此腹膜透析相关性腹膜炎为 PD 患者常见的并发症，严重影响 PD 患者的生存率。肠内有机体或细菌源性毒素通过上皮性肠屏障迁移至腹膜腔，可能是腹膜透析相关性腹膜炎的重要原因。多项回顾性分析腹膜透析相关性腹膜炎患者致病菌分布的研究发现，革兰阳性球菌（表皮葡萄球菌、金黄色葡萄球菌和肠球菌）和革兰阴性杆菌（大肠埃希菌）为主要致病菌。PD 患者肠道对腹膜透析液中葡萄糖的吸收会增加，使得促进葡萄糖发酵细菌，如肠杆菌科细菌生长，此外，PD 患者粪便内铜绿假单胞菌的丰度较高，而铜绿假单胞菌是导致重症腹膜炎的主要原因。如上所述，CKD 患者多伴有肠道上皮屏障损坏和肠道微生态紊乱，因此肠道微生态紊乱可能为腹膜透析相关性腹膜炎的致病因素，对腹膜透析相关性腹膜炎与肠道微生态之间的相关性深入研究会提高 PD 患者的生存质量。

### （四）肠道生态紊乱与其他肾脏病

1. 肠道微生态紊乱与自身免疫性肾病（IgA nephropathy，IgAN）

IgAN 是全球范围内最常见的原发性肾小球疾病，20%～50% 的患者在 20 年内进展至 ESRD。IgAN 是一种自身免疫性疾病，其致病机制至今仍不清楚，不过诸多研究表明 IgA1 糖基化的异常形成异常糖基化 IgA1（galactonse-deficient IgA1，Gd-IgA1）为 IgAN 的致病机制基础，并有研究证明 Gd-IgA1 是由于 C1GaIT1 和 Cosmc 活性的降低和 ST6GaINAc Ⅱ 活性的增加而产生的。为了对致病机制深入研究，众多学者对遗传因素、黏膜免疫异常尤其是肠道黏膜免疫异常在 IgAN 致病中的作用机制展开研究，研究结果显示，多种遗传易感基因位点和肠道黏膜免疫异常在 IgAN 致病机制中起重要作用。

（1）IgAN 相关的遗传因素

国内外学者对 IgAN 的遗传分子致病机制进行了大量研究，对免疫相关基因、肾素血管紧张素和醛固酮系统及与 Gd-IgA1 相关的候选基因进行了研究，发现上述基因变化除了与 IgAN 有关联外，还与其他的自身免疫性疾病，如炎性肠病（inflammatory bowel disease，IBD）有关。国外多次 GWAS 研究发现的易感基因位点涉及维持肠道黏膜完整性、刺激黏膜产生 IgA、NK-κB 信号转导和细胞内病原体的防御及补体激活。由此可见，IgAN 的遗传分子致病机制与肠道黏膜免疫反应之间有密切联系。

（2）IgAN 相关的黏膜免疫异常

Gd-IgA1 是 IgAN 致病机制的重要基础，但是机体单纯产生 Gd-IgA1 不足以导致 IgAN，必须与针对 Gd-IgA1 的特异性抗聚糖抗体结合形成免疫复合物沉积到肾小球系膜区才能引起肾小球的病理改变。抗 Gd-IgA1 的特异性抗聚糖抗体能够识别导致黏膜反复感染的微生物，提示抗 Gd-IgA1 的特异性抗聚糖抗体的产生与黏膜免疫对微生物的免疫反应有关。人体呼吸道与消化道黏膜表面及环境有 400 $m^2$，由共生菌、病原体、消化道成分和被空气、水和食物携带的潜在有害物质组成，黏膜相关淋巴组织（mucosal-associated lymphoid tissue，MALT）与呼吸道和消化道的抗原接触后，会形成富含浆细胞的 MALT，MALT 占全身免疫系统的 50%，分泌 70% 机体总抗体，主要为分泌型 IgA（secretory IgA，sIgA），sIgA 由 2 个 IgA 分子通过连接链连接而成，通过共价键结合到分泌成分上，有研究表明聚合 IgA 和分泌成分沉积于肾小球系膜细胞区，这一事实可证明黏膜免疫与血尿之间存在确切联系。

基于临床实践，有学者关注扁桃炎与 IgAN 的联系，在 IgAN 患者的血清和肾小球中检测到与某些环境微生物有反应，这些微生物包括流感嗜血杆菌、巨细胞病毒、幽门螺杆菌和细小病毒，然而没有检测出与 IgAN 发展密切相关的特定微生物，随后越来越多的研究倾向于肠道黏膜免疫与 IgAN 之间的关联，更有研究学者提出"肠－肾轴"。

（3）IgAN 相关的肠道异常免疫

近年来，越来越多的研究揭示肠道黏膜异常免疫反应在 IgAN 的致病机制中发挥重要作用，有研究表明原发性和继发性 IgAN 的肠道黏膜通透性增加，可能是由于 IgAN 患者黏膜水肿和黏膜缺血导致的，在肠道屏障受损的情况下，免疫耐受缺陷会对肠道微生物产生异常免疫反应，包括增加对食物成分和细菌毒素的吸收，激活 MALT 和产生亚临床肠道炎症。肠道通透性增加与抗大豆抗体之间有很强的相关性，提示肠道屏障功能异常会导致分泌抗食物成分的 IgA 抗体，在 IgAN 的患者中有一定的比例，并有报道称遗传易感动物与消化道食物成分和肠道微生物接触后会触发 IgA 反应和沉积。此外，多项研究表明 1/3 的 IgAN 患者对源自于肠道黏膜的谷蛋白和大豆蛋白存在着高免疫应答反应，表现为暴露于谷蛋白和大豆蛋白后髓过氧化酶和一氧化氮产生增加，30% 的患者体内可以检测出抗麸蛋白抗体，因此肠道黏膜屏障受损时，针对食物成分的亚临床肠道炎症与 IgAN 的致病机制有一定联系。

除了研究食物成分在 IgAN 致病机制中的作用，还有更多的研究探索肠道菌群在 IgAN 致病机制中的作用。由宿主基因调控，随着环境因素和饮食习惯变化而变化的肠道微生物通过调节 T 辅助细胞（Th1/Th2）的平衡来调节 MALT 的免疫功能，调节淋巴组织

笔记

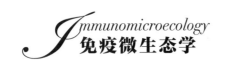

的组成和分化，调节先天性和适应性免疫细胞的募集、分化和功能并作用于局部和全身免疫应答，由此可见，肠道微生物在炎症性肠病和自身免疫性疾病中发挥着不可替代的重要作用，在自身免疫性疾病 IgAN 的致病机制中也占有一席之地。

肠道黏膜 IgA 的产生涉及 2 种机制（文末彩图 2-4-2-1），黏膜上皮细胞高度表达的 Toll 样受体（Toll-like receptors，TLRs）可以识别绝大多数细菌的病原体相关模式分子，如外膜组成成分脂多糖（lypopolysaccharide，LPS；TLR4 识别）和脂磷壁酸（lipoteichoic acid，LTA；TLR2 识别）。LPS 暴露可以引起 IgA 糖基化异常，其机制为 LPS 可以激活 TLR4，引起 C1β-3-GalT11 分子伴侣 Cosmc 甲基化和 C1β-3-GalT11 活性下降，进而引起 IgA 糖基化异常，IgAN 外周淋巴单核细胞 TLR4mRNA 表达增加，且与患者尿蛋白及镜下血尿相关。国外一项研究显示，41% 的 IgAN 患者血清中 Gd-IgA1 是升高的，有 91% 以上的患者血清中因黏膜免疫异常产生的抗 Gd-IgA1 特异性 IgG 抗体水平高于健康对照组，可见沉积于 IgAN 患者肾小球系膜细胞的 IgAIC 的产生可能源于肠道黏膜的异常免疫反应。

众多研究表明，IgAN 的致病机制与肠道黏膜异常免疫应答密切相关，肠道屏障受损、肠道微生态紊乱影响着 IgAN 的发病与进展，控制亚临床肠道炎症、调节肠道菌群可能会改善 IgAN 的临床症状和延缓肾功能恶化。

2. 肠道微生态紊乱与肾结石病

肾结石病（kidney stone disease，KSD）的主要病理变化是晶体在肾脏内形成，70%～80% 为草酸钙结石，是最常见的类型。KSD 患者的肠道草酸吸收量高于非结石患者，人体肠道内缺乏降解草酸的酶类，需要依赖可代谢草酸酶类的肠道微生物来代谢草酸。近年来研究较多的降解草酸的肠道微生物有产甲酸草酸杆菌（*Oxalobacter formigenes*）、乳杆菌属细菌、双歧杆菌属细菌和肠杆菌科细菌。产甲酸草酸杆菌是最先被发现并被研究最多的"专性草酸营养型"，可在仅有草酸为碳源的培养基上生长，为严格厌氧菌，乳杆菌属细菌与双歧杆菌属细菌都属"兼性草酸营养型"，富含草酸培养基必须有葡萄糖或乳糖为碳源才可生长。此后认为产甲酸草酸杆菌在 KSD 患者肠道中的丰度降低，然而有研究通过 16S rDNA 高通量测序检测 KSD 的粪便微生物组成显示，与健康对照组相比，肠道微生物多样性减少，一些菌群的丰度下降，包括粪便杆菌，但不包括产甲酸草酸杆菌，且 24 小时草酸排泄量与微生物类群的相对丰度显著相关。并且有临床研究表示产甲酸草酸杆菌、乳杆菌属细菌、双歧杆菌属在肾结石单发组、肾结石多发组和健康人群对照组之间不存在显著差异，埃希菌属在肾结石单发组与健康人群对照组之间也不存在明显差异，而肾结石多发组的埃希菌属丰度高于健康对照组。由此可见，肠道微生态紊乱与 KSD 致病机制相关，关于埃希菌属是否与多发肾结石相关尚不清楚，需后续进一步研究。

3. 肠道微生态紊乱与肾性贫血

CKD/ESRD 患者因促红细胞生成素（erythropoietin，EPO）相对缺乏常伴有肾性贫血，尿毒症毒素蓄积，铁代谢紊乱和铁调素升高，机体"微炎症"状态抑制 EPO 合成。ESRD 患者体内含有多胺，多胺是由肠道菌群对精氨酸、赖氨酸、酪氨酸及组氨酸等氨基酸的分解代谢产生，可能通过非竞争性抑制 EPO 在骨髓水平的活性，因而 ESRD 患者肠道微生态紊乱可以通过抑制 EPO 活性引发或加重肾性贫血。

# 第三节　泌尿系统微生态紊乱与泌尿系统感染性疾病

尿路感染（urinary tract infection，UTI）是临床上常见的感染性疾病，其发病率在感染性疾病中排名第二。男性 UTI 的潜在污染源为尿道和包皮，女性 UTI 的潜在污染源为阴道前庭、阴道、阴唇和阴毛。研究表明，UTI 的症状和体征由尿路中的微生物引起，大肠埃希菌（uropathogenic escherichia coil，UPEC）是 UTI 最常见的致病菌，80% 的单纯性 UTI、95% 的社区获得性 UTI 和 50% 的医院获得性 UTI 的致病菌为 UPEC，葡萄球菌、克雷伯菌、大肠埃希菌、变形杆菌和链球菌与导管相关性和医院获得性 UTI 存在相关性。因此，近年来多数研究者关注 UPEC 导致 UTI 的致病机制。

当 UPEC 到达膀胱后，通过 I 型菌毛黏附于膀胱上皮细胞表面，附着于 UPEC 的子集细菌则通过一个动态过程被内化进入膀胱上皮细胞，针对这一致病过程，膀胱上皮细胞主动排出内化的 UPEC。UPEC 可使溶酶体失效，这一效应被一种叫作黏脂蛋白 TRP 通道 3（TPR mL3）的溶酶体膜蛋白识别后，使溶酶体直接胞吐已被胞吞的 UPEC，内化的 UPEC 通过一种独特的机制，激活 Toll 样受体 4（TLR4）导致 TNF 受体相关因子 3（TRAF3）的特异性泛素化，使其与鸟嘌呤核苷酸交换因子相互作用，从而完成外囊复合体的组装，形成生物模样肿块，称为细胞内细菌群落（intracellular bacterial communities，IBCs），作为机体的一种防御反应，含有 IBCs 的膀胱上皮细胞脱落，将 IBCs 释放进入尿液中被清除，残留的 IBCs 转化为生物膜结构，不能被机体的免疫系统和抗生素清除产生耐药性，继续侵入膀胱上皮细胞或上皮细胞脱落后暴露出来的未成熟上皮细胞，形成复发性 UTI 及慢性 UTI。

目前，由 UPEC 引起的 UTI 是社会上最常见的感染性疾病之一，广泛使用抗生素治疗 UTI 导致 UPEC 菌株产生耐药性的同时，也抑制了系统定植菌的生长，如乳酸杆菌。乳酸杆菌可以产生氢氧化氢和细菌素等抗菌代谢物，以及产生乳酸降低尿液 pH 值来抑制致病菌的生长。有研究证明乳酸杆菌会降低术后 UTI 发病率，不过也有研究证明戴尔布吕克氏乳酸杆菌与 UTI 相关，因此乳酸杆菌或许可成为未来复发性尿路感染患者有效的治疗措施，但仍需更多的证据证明可行性。另外，越来越多的研究表示开发针对 UTI 的疫苗（细

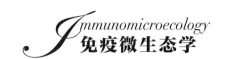
胞疫苗和抗原疫苗），相较于细胞疫苗，抗原疫苗似乎能更有效地对抗 UPEC，但还没有开发出有效的 UTI 疫苗，未来需要对新抗原、佐剂、给药途径和分泌系统进行更多的研究，以获得有效和通用的疫苗。此外，新的治疗策略，如雌激素、抑菌剂复合物可用于高危人群，如复发性尿路感染患者。

## 第四节　泌尿系统微生态紊乱与下尿路症状

### 一、泌尿系统微生态紊乱与膀胱过度活动症 / 急迫性尿失禁

膀胱过度活动症（overactive bladder，OAB）是一种排除 UTI 和其他诊断疾病，伴或不伴急迫性尿失禁（urge urinary incontinence，UUI），以尿急为核心症状，伴有夜尿增多的一种临床疾病。OAB 的致病机制尚不明确，目前认为神经肌肉的异常信号和功能是 OAB 的致病因素，然而临床中通过抑制膀胱逼尿肌使膀胱松弛对大多数患者来说疗效甚微，说明其他因素未被揭示。当有研究证实健康人群的尿道有特定的微生物群定植，则有众多学者开始研究尿道微生物与 OAB 之间的联系，气球菌和放线菌只在 OAB 患者的尿液中检出。抗生素治疗前标准尿培养链球菌阳性，治疗 1 年后标准尿培养链球菌阴性，但仍在女性 OAB 患者的尿液中检出了厌氧菌。以上研究说明 OAB 患者尿道微生物菌群组成与健康人群存在差异，某些尿道微生物可能与 OAB 的致病机制相关，仍需更多研究证实。

UUI 的致病机制与神经信号功能异常有关，但多个研究提示 UUI 的致病机制、症状程度及药物疗效等可能与尿道菌群相关。与健康女性尿标本相比，女性 UUI 患者更易检出加德纳菌属、气球菌、放线菌，不易检出乳酸杆菌，并且加氏乳酸杆菌多见于 UUI 女性患者，卷曲乳酸杆菌多见于健康女性。对抗胆碱能药物与肉毒素治疗急迫性尿失禁的对比试验（ABC 试验）中的女性 UUI 患者的尿标本进行分析发现，女性 UUI 患者尿液的 16S rDNA 高通量测序阳性率约 51%，测序阳性的 UUI 患者更年轻、BMI 更高、尿失禁发作的平均基线更高、对治疗反应效果更好，而且尿路感染风险更低，而且测序阳性的患者尿液中的微生物包括乳酸杆菌、加德纳菌属和普氏杆菌。抗生素治疗有效和抗生素治疗无效的女性 UUI 患者的尿液微生物存在差异，予以女性 UUI 患者 5 mg 索利那新治疗，UUI 症状控制不良的女性 UUI 患者在 4 周内由潜在剂量增加至 10 mg，通过 16S rDNA 高通量测序和 EQUC 对女性 UUI 患者的尿液标本进行分析发现，索利那新治疗有效者的尿液微生物丰度和多样性低于无效者，无效者的尿液微生物在有效者的尿液中不常见，5 mg 索利那新治疗有效者的尿道微生物优势菌群为乳酸杆菌，10 mg 索利那新治疗有效者的尿道

微生物优势菌群为链球菌。临床实践中或许可以通过检测 OAB/UUI 患者的尿道微生物的组成及优势菌群制订个体化治疗方案并判断药物疗效。

### 二、泌尿系统微生态紊乱与慢性泌尿系统盆腔疼痛综合征

慢性泌尿系统盆腔疼痛综合征（urologic chronic pelvic pain syndrome，UCPPS）包括慢性前列腺炎（chronic prostatitis，CP）/慢性骨盆疼痛综合征（chronic pelvic pain syndrome，CPPS）/间质性膀胱炎（interstitial cyctitis，IC）和膀胱疼痛综合征（bladder pain syndrome，BPS），由于 UCPPS 的症状与 UTI 相似，众多研究开始分析 UCPPS 患者尿标本的微生物组成，但是传统的尿培养方法并不能检出 CP/CPPS 和 BPS/IC 患者尿标本中存在微生物，所以怀疑 CP/CPPS 和 BPS/IC 为慢性无菌性炎症。近年来越来越多的研究发现，泌尿系统存在定植微生物，且在不同的 LUTS 下尿路症状（lower urinary tract symptoms，LUTS）疾病中泌尿系统微生物组成存在差异，因此推测系统微生物可能影响 UCPPS 的致病机制。

美国国立卫生研究院将 CP/CPPS 按照 UPOINT 系统分为 6 型：排尿症状、社会心理、特异性器官、神经系统、盆底肌疼痛和感染，按照慢性前列腺炎症状评分（chronic prostatitis symptom index，CPSI）评估 CP/CPPS 的严重程度。不同 UPOINT 型和不同 CPSI 评分的 CP/CPPS 患者的尿标本微生物组成不同，CPSI > 26 分的 CP/CPPS 患者的鞘氨酸单胞菌为优势菌群，CPSI < 26 分的 CP/CPPS 患者的粪杆菌为优势菌群，神经系统型的 CP/CPPS 患者的棒状杆菌为优势菌群，并且与健康对照组相比，CP/CPPS 组的微生物多样性高，厌氧菌、梭状杆菌和多形杆菌丰度较高。因此，泌尿系统微生物与 CP/CPPS 患者可能存在某种关联，但仍需更多的证据。

IC 和 BPS 是膀胱和（或）盆腔疼痛伴或不伴尿急、尿频、夜尿增多的慢性炎症性疾病。目前，可能的病因为慢性炎症、自身免疫功能障碍、神经源性炎症和遗传因素等。随着 16S rDNA 高通量测序和 EQUC 的出现，目前已不认为 BPS/IC 为慢性无菌性膀胱炎，OAB 患者泌尿系统菌群专性厌氧菌属（如普氏菌属和梭杆菌属）显著减少，而兼性厌氧菌属（如变形杆菌属和气球菌属）相对增多，女性 BPS/IC 患者尿中微生物多样性较低，乳酸杆菌的丰度较健康女性增高，这可能是由于某种特定的乳酸杆菌与 BPS/IC 发病机制有关。

关于病毒感染是否与 BPS/IC 的致病机制相关到目前为止仍存在争议，BK 病毒与膀胱溃疡有关，BPS/IC 患者既往有 EB 病毒感染史。病毒感染可能在 BPS/IC 的发病机制中起到一定作用。

尽管 LUTS 的诊断标准不包括特定的泌尿系统微生物菌群，但是 LUTS 患者的泌尿系统微生物与健康人群尚有一定差异，所以更深入地研究泌尿系统微生态对 LUTS 致病机制的影响可能会有助于 LUTS 的临床诊断和治疗。

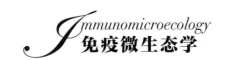

# 第五节　基于肠道微生态干预慢性肾脏病

肠道微生态紊乱与泌尿系统多种疾病的致病机制相关，尤其肠源性尿毒症毒素在慢性肾脏病（chronic kidney disease，CKD）的进展和尿毒症并发症致病机制中充当重要的角色。有学者提出通过改善肠道微生态环境进而延缓肾功能恶化。近几年有以下 6 个干预策略调节肠道微生态紊乱。

## 一、益生元、益生菌

肠道益生菌可以调节机体免疫功能、保护肠道黏膜屏障和减少肠源性尿毒症毒素的产生。口服益生菌和益生元制剂可以修复损伤的肠道黏膜屏障、调节微生态紊乱、减少肠道有害毒素的产生和改善肠道微炎症，并且给予 CKD 3～4 期的患者 $9×10^9$ CFU/d 的嗜酸乳杆菌、嗜热链球菌和双歧杆菌的混合益生菌制剂治疗，可以一定程度降低血尿素氮（blood urea nitrogen，BUN）及尿酸的浓度，给予透析患者口服双歧杆菌或 Lebein（一种耐抗生素的乳酸菌混合制剂），均发现可以降低血清硫酸吲哚酚和同型半胱氨酸水平。

## 二、膳食调节

不合理的膳食结构会改变肠道微生态组成，进而加重 CKD 进展。多个研究证明，当膳食纤维摄入充足时，有利于碳水化合物发酵菌的繁殖，抑制蛋白质发酵菌，产生更多的 SCFAs，如前所述，SCFAs 具有保护肠道微生态和抑制炎症作用。此外，膳食纤维能增加粪便容积，使肠道内积聚的尿素排出体外，减少尿素产生的氨对肠道屏障的损害，并且有研究说明膳食纤维可以调控肠道微生物组成。另外，食用适量优质蛋白食物，并限制高盐、高磷和高钾食物的摄入也可改善肠道微生态组成及功能。

## 三、口服 α- 糖苷酶抑制剂

口服 α- 糖苷酶抑制剂可以抑制碳水化合物在肠道内的分解，使碳水化合物供肠道菌群酵解，对蛋白质的分解减少，进而减少肠源性尿毒症毒素的产生。

## 四、其他干预措施

近几年中药改善肠道微生物紊乱的作用得到有效挖掘，认为党参多糖、白术、补中益气汤等中药及制剂可以增加肠道益生菌多样性和丰度，不过肾脏是否能从中获益仍有待商榷。动物研究证明，口服碳吸附剂 AST-120 能够显著降低 CKD 动物模型氧化应激及炎症状态。利用缓泻剂可以加快粪便排出，减少肠源性尿毒症毒素的产生和腹膜透析相关性腹膜炎的产生。

# 第六节　泌尿系统微生态展望

　　目前，泌尿系统微生态由"无菌"环境成为"有菌"环境，泌尿系统微生态进展尚处于初级阶段，大量的国内外研究显示泌尿系统微生态与泌尿系统感染性疾病、泌尿系统下尿路症状疾病及肿瘤密切相关，然而局限于疾病状态与菌群多样性、种类和丰度的表观变化关系，具体机制尚需进一步探索。泌尿系统微生态与泌尿系统乃至人体健康和疾病之间的关系错综复杂，其中哪些微生物是疾病或健康的驱动者，哪些是沉默者；何为正常菌群，何为失调菌群；菌群与疾病之间何为因、何为果等，这些问题需要通过更高维度研究才能给出答案。EQUC、16S rDNA 高通量测序是目前研究泌尿系统微生态的主要技术，但进一步探索菌群与菌群之间、菌群与机体之间的相互作用则需要借助其他技术手段，如宏基因组学、感染基因组学、转录组学、蛋白质组学、代谢组学等，多组学技术联合应用、动物模式研究和大样本队列研究将成为泌尿系统菌群未来的研究方向。

（苏晓乐　宋润霞　王利华）

## 参考文献

[1] WHITESIDE S A，RAZVI H，DAVE S，et al. The microbiome of the urinary tract：a role beyond infection. Nature Reviews Urology，2015，12（2）：81-90.

[2] 冯庆兴，朱七五. 泌尿男生殖道微生态的研究进展. 现代泌尿外科杂志，2018，23（3）：227-230.

[3] 李霞. 女性泌尿道菌群的复杂多样化及与尿路感染关系的研究. 山东：青岛大学，2018.

[4] THOMAS-WHITE K J，KLIETHERMES S，LESLIE R，et al. Evaluation of the urinary microbiota of women with uncomplicated stress urinary incontinence. American Journal of Obstetrics and Gynecology，2017，216（1）：55，e1-e55.

[5] PRICE T K，HILT E E，THOMAS-WHITE K，et al. The urobiome of continent adult women：a cross-sectional study. BJOG，2020，127（2）：193-201.

[6] 周鹏. UTI 尿液 pH 值改变及对 UPEC 生长、毒力因子表达影响的临床及实验研究. 重庆：第三军医大学，2010.

[7] CONNELL H，DE MAN P，JODAL U，et al. Lack of association between hemolysin production and acute inflammation in human urinary tract infection. Microbial pathogenesis，1993，14（6）：463-472.

[8] HAMILTON-MILLER J M. Issues in urinary tract infections in the elderly. World journal of urology，1999，17（6）：396-401.

[9] TURNBAUGH P J，HAMADY M，YATSUNENKO T，et al. A core gut microbiome in obese and lean twins. Nature，2009，457（7228）：480-484.

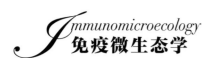

[10] MULLANEY J A, STEPHENS J E, COSTELLO M, et al. Type 1 diabetes susceptibility alleles are associated with distinct alterations in the gut microbiota. Microbiome, 2018, 6（1）：35.

[11] YAMASHIRO Y. Gut microbiota in health and disease. Annals of Nutrition Metabolism, 2017, 71（3-4）：242-246.

[12] YOUNIS N, ZARIF R, MAHFOUZ R. Inflammatory bowel disease：between genetics and microbiota. Molecular biology reports, 2020, 47（4）：3053-3063.

[13] SANCHEZ-RODRIGUEZ E, EGEA-ZORRILLA A, PLAZA-DÍAZ J, et al. The Gut microbiota and its implication in the development of atherosclerosis and related cardiovascular diseases. Nutrients, 2020, 12（3）：605.

[14] RAMEZANI A, RAJ D S. The gut microbiome, kidney disease, and targeted interventions. Journal of the American Society of Nephrology, 2014, 25（4）：657 670.

[15] 池肇春. 肠道屏障功能障碍与酒精性肝病研究进展. 世界华人消化杂志, 2019, 27（19）：1179-1192.

[16] VAZIRI N D, YUAN J, NORRIS K. Role of urea in intestinal barrier dysfunction and disruption of epithelial tight junction in chronic kidney disease. American Journal of Nephrology, 2013, 37（1）：1-6.

[17] 杨康, 纪越, 赵庆云, 等. 慢性肾脏病与肠道微生态的关系、治疗策略及中医药干预研究. 中医药学报, 2019, 47（1）：1-6.

[18] 李洋, 吕晨箫. 肠道菌群与慢性肾脏病的研究进展. 国际泌尿系统杂志, 2018, 38（2）：323-329.

[19] 杜怡, 王玲, 贾洁爽, 等. 慢性肾脏病肠道微生态异常致相关代谢产物变化及器官损害. 中华肾脏病杂志, 2019, 35（2）：155-160.

[20] TOMLINSON J A P, WHEELER D C. The role of trimethylamine N-oxide as a mediator of cardiovascular complications in chronic kidney disease. Kidney international, 2017, 92（4）：809-815.

[21] WONG J, PICENO Y M, DESANTIS T Z, et al. Expansion of urease- and uricase-containing, indole- and p-cresol-forming and contraction of short-chain fatty acid-producing intestinal microbiota in ESRD. American Journal of Nephrology, 2014, 39（3）：230-237.

[22] 张育彬, 许建平. 慢性肾病患者肠道菌群特征及与微炎症因子水平的相关性. 中国微生态学杂志, 2019, 31（6）：703-706, 711.

[23] ARAGÓN I M, HERRERA-IMBRODA B, QUEIPO-ORTUÑO M I, et al. The urinary tract microbiome in health and disease. European urology focus, 2018, 4（1）：128-138.

[24] 周婷婷, 冯正平. 骨代谢指标在慢性肾脏病 - 矿物质骨代谢紊乱中的研究进展. 中华骨质疏松和骨矿盐疾病杂志, 2019, 12（3）：311-316.

[25] LU X, HU M C. Klotho/FGF23 axis in chronic kidney disease and cardiovascular disease. Kidney diseases（Basel）, 2017, 3（1）：15-23.

[26] 潘宇童, 庞爽, 张君. 肠道菌群与肾脏疾病相关性研究进展. 中国微生态学杂志, 2019, 31（6）：729-733.

[27] KOPPE L, FOUQUE D, SOULAGE C O. The role of gut microbiota and diet on uremic retention solutes production inthe context of chronic kidney disease. Toxins（Basel）, 2018, 10（4）：155.

[28] 王会玲. 肠源性尿毒症毒素与慢性肾衰竭进展及干预策略. 中国中西医结合肾病杂志, 2020, 1：79-81.

[29] MAIR R D, SIRICH TAMMY L, MEYER T W. Uremic toxin clearance and cardiovascular toxicities. Toxins, 2018, 10（6）：226.

[30] 李倩玉, 周江慧, 李娜, 等. 肠源性尿毒症毒素在肾脏病领域的研究进展. 中国实验诊断学, 2019, 23（3）：561-563.

[31] GRYP T, DE PAEPE K, VANHOLDER R, et al. Gut microbiota generation of protein-bound uremic toxins

and related metabolites is not altered at different stages of chronic kidney disease. Kidney International，2020，97（6）：1230-1242.

[32] 蒲玲，丁国华 . 尿毒症心肌病的诊断与治疗研究进展 . 疑难病杂志，2020，19（3）：302-306.

[33] WOLLEY M J，HUTCHISON C A. Large uremic toxins：an unsolved problem in end-stage kidney disease. Nephrol dial transplant，2018，33（suppl-3）：iii6-iii11.

[34] 余雅，杨定平 . 尿毒症脑病发病机制的研究进展 . 医学综述，2019，25（13）：2552-2557.

[35] 李晟，陈宏，孙岩，等 . 维持性血液透析终末期肾病患者肠道菌群特点探讨 . 武警医学，2019，30（10）：838-841.

[36] 金晓倩 . 维持性血液透析终末期肾病患者肠道优势菌群多样性变化研究 . 中国微生态学杂志，2015，27（5）：513-516.

[37] 袁伟杰 . 腹膜透析对肠道微生态的影响及意义 . 中华医学信息导报，2019，34（12）：20.

[38] 马东红，吕玉敏，刘云，等 . 腹膜透析相关性腹膜炎临床特点与危险因素分析 . 中国血液净化，2018，17（2）：73-77.

[39] 陈琼如 . 腹膜透析相关性腹膜炎致病菌与耐药情况分析 . 福建：福建医科大学，2016.

[40] 郑丹，王怡倩，柯颖杰，等 . 单中心腹膜透析相关性腹膜炎致病菌的分布及耐药情况分析 . 中国中西医结合肾病杂志，2017，18（10）：899-901.

[41] 朱合，徐道亮，刘昌华，等 . IgA 肾病发病机制 -IgA1 异常糖基化与免疫异常 . 中华肾病研究电子杂志，2017，6（4）：182-185.

[42] 王金泉 . IgA 肾病的遗传易感性和黏膜免疫应答异常 . 医学研究生学报，2016，226（2）：120-125.

[43] COPPO R. The intestine-renal connection in IgA nephropathy. Nephrol Dial Transplant，2015，30（3）：360-366.

[44] 咸晓莹，谢远亮，叶娟，等 . 肾结石患者肠道内草酸降解细菌的定量检测 . 基因组学与应用生物学，2016，35（9）：2222-2228.

[45] TICINESI A，MILANI C，GUERRA A，et al. Understanding the gut-kidney axis in nephrolithiasis：an analysis of the gut microbiota composition and functionality of stone formers. Gut，2018，67（12）：2097-2106.

[46] 王祎星，马红珍 . 肾性贫血的发生机制与治疗研究进展 . 浙江医学，2018，40（5）：537-540.

[47] KUSHNER D，BECKMAN B，NGUYEN L，et al. Polyamines in the anemia of end-stage renal disease. Kidney international，1991，39（4）：725-732.

[48] KARAM M R A，HABIBI M，BOUZARI S. Urinary tract infection：pathogenicity，antibiotic resistance and development of effective vaccines against uropathogenic escherichia coli. Molecular immunology，2019，108：56-57.

[49] MCLELLAN L K，HUNSTAD D A. Urinary tract infection：pathogenesis and outlook. Trends in molecular medicine，2016，22（11）：946-957.

[50] AROUTCHEVA A，GARITI D，SIMON M，et al. Defense factors of vaginal lactobacilli. Am J Obstet Gynecol，2001，185（2）：375-379.

[51] BARRONS R，TASSONE D. Use of lactobacillus probiotics for bacterial genitourinary infections in women：a review. Clinical therapeutics，2008，30（3）：453-468.

[52] THOMAS-WHITE K J，GAO X，LIN H Y，et al. Urinary microbes and postoperative urinary tract infection risk in urogynecologic surgical patients. International urogynecology journal，2018，29（12）：1797-1805.

[53] ANTUNES-LOPES T，VALE L，COELHO A M，et al. The role of urinary microbiota in lower urinary tract dysfunction：a systematic review. European urology focus，2020，6（2）：361-369.

[54] 曾嘉荣，吴芃 . 泌尿道微生态学研究进展 . 中华泌尿外科杂志，2019，40（10）：794-797.

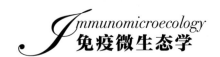

[55] 王春辉，魏伟，杨进益. IC/BPS 患者行膀胱水扩张治疗时监测血压和心率的意义. 临床泌尿外科杂志，2016，275（11）：1024-1027.

[56] 李佳秀，戴恩来. 基于肠道微生态干预慢性肾脏病. 中医临床研究，2019，11（20）：9-11.

[57] MAKKI K，DEEHAN E C，WALTER J，et al. The impact of dietary fiber on gut microbiota in host health and disease. Cell Host Microbe，2018，23（6）：705-715.

[58] 谭玲玲，黄梅，马欣，等. 基于肠道微生态的慢性肾脏病治疗. 重庆医学，2017，46（18）：2566-2568.

[59] KIRYLUK K，NOVAK J. The genetics and immunobiology of IgA nephropathy. J Clin Invest，2014，124（6）：2325-2332.

# 第五章　皮肤免疫微生态

## 第一节　皮肤微生态与皮肤免疫

### 一、皮肤的组织结构

皮肤被覆于人体表面，是人体的第一道防线。皮肤与口腔、鼻、尿道口、阴道口、肛门等体内管腔表面的黏膜移行连接，构成一个完整的闭合系统，形成了人体内环境与外环境进行物质交换的一个活性界面，维持着人体内环境的相对稳定。

皮肤是人体最大的器官，总重量约占体重的 16%，体表面积在成人约为 1.5 m$^2$，新生儿约 0.21 m$^2$。皮肤由表皮、真皮和皮下组织三部分构成，其间含有丰富的血管、淋巴管、神经、肌肉和皮肤附属器（毛发、毛囊、皮脂腺、汗腺，指、趾甲等）。

### 二、皮肤的免疫功能

皮肤是人体重要的免疫器官，它既是免疫反应的效应器官，又具有主动参与启动和调节皮肤相关免疫反应的作用。"皮肤免疫系统（skin immune system，SIS）"的理论由 Bos 在 1987 年提出，1993 年 Nickoloff 又提出了"真皮免疫系统"的概念，对 Bos 的观点做了进一步的补充。

皮肤免疫系统由先天性免疫细胞、适应性免疫细胞及补体、抗菌肽等体液成分共同组成，在抵抗外源微生物入侵（如角质形成细胞构成的细胞砖墙结构）、控制病原微生物全身性传播（如抗菌肽、补体、免疫细胞）、识别并响应皮肤屏障损伤和其他压力刺激（危险信号诱发先天免疫应答）、调控皮肤组织修复等过程中发挥重要作用。除此之外，皮肤也是一个机体与外界环境的动态效应界面及关键屏障，皮肤免疫系统与外界环境之间的不断交流调控着皮肤的免疫功能。在受到外界刺激时，定居皮肤的免疫细胞和循环的白细胞能迅速做出反应并启动相应的皮肤免疫应答。

免疫系统通过进化来保护机体免受感染，其中免疫反应是一个有机的整体，但是在不同区域具有一定的区域性特点。近年来的研究发现，皮肤免疫系统具有区域免疫的特点，皮肤是一些淋巴细胞亚群定居的场所。同时，皮肤区域内富含的神经纤维、脂肪组织及毛

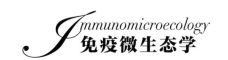

囊等结构，通过调控免疫细胞的迁移及与免疫细胞之间的对话，来调节皮肤区域免疫应答。另外，皮肤区域特性的共生微生物也调控着皮肤免疫细胞的数量和功能。

皮肤免疫系统包括免疫细胞和免疫分子两部分，它们形成了一个复杂的网络系统，共同维持着皮肤微环境和机体内环境的稳定。皮肤作为人体抵抗感染与损伤的第一道屏障，其中含有大量来自表皮与真皮层的免疫细胞，他们共同组成了皮肤相关淋巴组织（skin-associated lymphoid tissue，SALT），包括角质形成细胞（keratinocytes，KCs）、朗格汉斯细胞（Langerhans cells，LCs）、T淋巴细胞、巨噬细胞（macrophages，Mφ）、内皮细胞、肥大细胞、成纤维细胞和真皮树突状细胞（dermal dendritic cells，DDCs）等，这使得SALT成为皮肤抵抗外源性及内源性抗原的首要激发部位和免疫效应点。参与皮肤免疫的细胞主要分布于表皮和真皮。皮肤的免疫分子主要包括各种细胞因子、黏附分子、分泌型IgA、补体和P物质等，它们参与相关免疫反应，共同维护皮肤微环境的稳定。

### （一）皮肤的免疫屏障功能

皮肤由表皮、真皮和皮下组织构成一个完整的屏障结构，它坚韧、柔软，具有一定的张力和弹性。

表皮角质层是防止微生物、毒性物质、氧化剂和紫外线等致病因子入侵的屏障。其最基本的功能是防止水分散失，称为表皮渗透屏障（epidermal permeability barrier，EPB）。"砖墙模型"是现在公认的表皮角质层屏障结构模型，主要成分是KCs及其角化包膜（砖）和细胞间的脂质双分子层（泥），这些脂类的组成、结构和物理特性十分特殊，主要成分是神经酰胺（50%）、胆固醇（25%）和游离脂肪酸（10%～20%）。细胞间层状脂质的确切成分、角化细胞大小和形状、角化桥粒数量及角质层厚度是皮肤渗透性和内聚力差异的结构和功能基础。

人体正常皮肤包括以下两种屏障功能：①KCs紧密连接形成的物理性屏障，保护体内各种器官和组织免受外界环境中机械的、物理的、化学的和微生物等有害因素的损伤，防止体内水分、电解质和营养物质的丢失；②免疫细胞和炎症细胞与皮肤定居细胞共同构成免疫屏障。

皮肤作为机体对外界环境的第一道屏障，不断受到各种微生物、化学和物理因素的影响。在抵御各种危险因素侵害的过程中，皮肤屏障功能发挥至关重要的作用，包括物理屏障、色素屏障、神经屏障和免疫屏障等。

皮肤免疫屏障在保护机体免于各种刺激因素的损伤和促进机体损伤后修复等方面都具有重要的意义。皮肤免疫屏障是机体抵御外界有害因素侵袭的重要的先天和后天免疫因素，由KCs、DCs、T淋巴细胞等多种细胞构成，在发生免疫反应的过程中，这些细胞之间具有密切的功能联系。

（二）皮肤的免疫细胞

1. 角质形成细胞

（1）角质形成细胞与皮肤屏障

KCs 在结构上位于皮肤的最外层，是表皮最主要的组成细胞，占表皮细胞的 80%。KCs 是一群功能多样的细胞，它可以通过细胞间的连接构成皮肤的物理屏障，同时又可以不断地进行新陈代谢，程序性地角化、脱落、更新，使得很多外源性微生物未能及时侵入人体即随之脱落。KCs 在健康皮肤中具有活跃的增殖能力，通过表皮的棘层与颗粒层进行终末分化，从棘层开始分泌正常分化的标志性角蛋白 1（keratin 1，K1）、角蛋白 10（K10），最终在角质层中失去细胞核而结束。经历了完整分化周期的 KCs 在角质层中与邻近细胞相互交叠、有序排列，构成了强有力的皮肤屏障。KCs 还可以产生许多细胞角蛋白和黏多糖等物质以保持皮肤的完整性，并具有机械屏障和维持表皮正常渗透等作用。也有研究认为，Th22 细胞影响 KCs 增殖，其特征性细胞因子 IL-22 是 KCs 增生的强诱导物。

表皮的屏障不仅包括 KCs 与细胞间脂质构成的"砖墙结构"，同时免疫组化显示表皮外层可表达防御素和内源性抗菌肽类物质——防御素等，对抵御外界微生物入侵也发挥重要作用。内源性抗菌肽类物质——防御素，是抗微生物肽（抗菌肽）的一个家族，包含高保守 N 末端 cathelin 区域和 C 末端 cationic 区域，分裂后变成有活性状态。抗微生物肽具有直接的抗微生物功能，同时还可激活其他几种细胞发挥作用，如激活肥大细胞、单核细胞及 T 细胞。hBDs（同抗菌肽 cathelicidin，LL-37）作为炎症和免疫细胞的趋化素，与促炎性因子的产生有关，如肥大细胞分泌的组胺、前列腺素 D2 及来源于 KCs 的 IL-18 等。KCs 产生的 LL-37 在特应性皮炎、玫瑰痤疮和银屑病等皮肤疾病的发病机制中具有重要作用。

皮肤免疫屏障抵御病原体的机制十分复杂，KCs 作为其重要细胞成分通过表达固有免疫识别受体，识别病原体，分泌或表达相关细胞因子、抗菌肽、NOX 家族分子等直接参与或激活适应性免疫参与免疫应答。

（2）角质形成细胞与固有免疫识别受体

当皮肤面临病原微生物攻击时，KCs 既可作为物理屏障阻挡其侵入，同时又可分泌多种物质，如 cathelicidin 家族 LL-37 和 P- 防御素等抗菌肽，直接杀灭病原菌。同时，KCs 也是皮肤固有免疫系统中的细胞成分，通过识别模式识别受体（pattern recognition receptor，PRR）启动固有免疫，分泌或表达细胞因子、抗菌肽等参与获得性免疫，在皮肤免疫屏障中同样扮演着重要角色。哺乳动物的 PRR 主要为 Toll 样受体（toll-like receptor，TLR）和 Nod 样受体（nod-like receptor，NLR），它们共同参与启动固有免疫应答，激活获得性免疫系统，是连接固有免疫和获得性免疫的桥梁。NLR 和 TLR 在不同部位特异性识别病原微生物、非微生物及一些危险信号等"非己成分"，并且相互影响，共同调节

笔记

机体的免疫应答。KCs 通过表达 TLR 和 NLR，组成皮肤免疫屏障中第一道防线，面对入侵病原体，迅速启动免疫应答，并随后激活获得性免疫，共同参与免疫防御。过去数年的研究表明，正常人表皮 KCs 可表达 8 种 TLR（TLR1、TLR2、TLR3、TLR4、TLR5、TLR6、TLR9 和 TLR10），提示 KCs 在皮肤宿主防御中具有重要的地位。TLR2 在 KCs 中可诱导表达，参与真菌产物识别，如念珠菌侵袭皮肤时，KCs 借助 TLR2 识别菌体成分甘露聚糖并传导炎症信号，诱导产生一氧化氮（NO）、P- 防御素等，杀灭念珠菌。TLR4 在 KCs 中呈组成性表达，但表达水平存在个体差异，或受机械性损伤、炎症或其他 TLRs 诱导。固有免疫发挥防御作用的关键是通过相应的 PRR 对病原相关分子模式（pathogen associated molecular pattern，PAMP）的识别。NLR 可识别细胞内 PAMP，诱导炎症反应。人类核苷酸结合寡聚域 *NOD1* 基因的多态性与哮喘、特应性皮炎的发病率及 IgE 水平升高密切相关。NOD2 广泛参与机体的抗感染免疫，不仅可通过核因子（NF）-κB 途径介导炎症反应，还可能有直接杀菌作用。研究显示，NOD2 在皮肤 KCs、呼吸道、胃肠道中均有表达，参与上皮防御屏障。肿瘤坏死因子（TNF）和干扰素（IFN）-γ 可诱导上皮细胞 NOD2 的表达，提示 NOD2 可能在针对入侵病原菌早期的免疫防御中发挥作用。

（3）角质形成细胞与细胞因子

PRR 识别 PAMP 后，KCs 可合成并释放多种细胞因子参与免疫应答及调节，包括白细胞介素（IL）-1、IL-6、IL-7、IL-8、IL-10、IL-12、TNF-α、血管内皮生长因子（vascular endothelial growth factor，VEGF）、血小板活化因子（platelet activating factor，PAF）、内皮素（endothelin，ET）和多种生长因子等。这些细胞因子参与形成皮肤内的细胞因子网络，调节皮肤内的免疫反应，并为抗原的摄取和识别创造了一个有利的独特的表皮微环境。KCs 具备摄取、加工抗原和向 T 淋巴细胞提呈抗原的能力，与 LCs 一样成为表皮内重要的抗原提呈细胞（antigen presenting cells，APCs）。KCs 膜表面可表达一系列抗原分子，包括主要组织相容性复合体 II 类抗原（*MHC-II*），参与抗原的呈递和加工过程，在对抗原的反应中，KCs 将降解加工过的抗原释放到表皮微环境，再由 LCs 摄取进行最后加工，为提呈做准备。通常免疫应答处于静息时，KCs 分泌抑制性细胞因子，如 IL-4、转化生长因子（TGF）-β，免疫应答被激活后，KCs 可通过分泌 TNF-α、IL-1β 等刺激 LCs 活化，引起皮肤炎症反应，参与免疫调节。PRR 识别 PAMP 后，KCs 可合成并释放多种细胞因子，形成皮肤内的细胞因子网络，参与免疫应答及调节。

KCs 与 T 细胞可互相作用，促进免疫反应。KCs 通过 APCs 作用促进 T 淋巴细胞的细胞毒效应和增生及产生细胞因子的能力。反过来，活化的 T 淋巴细胞又可以诱导经 IFN-γ 处理的 KCs 产生细胞因子、ICAM-I 和 MHC-II 抗原表达，而 ICAM-I 可以促使 T 细胞从真皮进入表皮。二者相互刺激、相互促进的特性诱发、介导、放大皮肤免疫炎症反应。

2. 树突状细胞

树突状细胞（dendritic cells，DCs）来源于骨髓造血干细胞，存在于人体大多数器官中。DCs 被认为是形态学和功能方面都具有高度特异性的 APCs，其作为人体最重要的 APCs，能够影响 T 细胞的活化及慢性炎症的发生、发展。

目前，DCs 根据其细胞表面标记物分为 2 种不同的亚型：骨髓来源的髓系 DCs（myeloid DCs，mDCs）和类浆细胞来源的 DCs（plasmacytoid DCs，pDCs）。迄今为止，已发现 2 种不同的骨髓来源的 DCs：LCs 和炎症性树突状上皮细胞。在健康皮肤中，LCs 主要位于表皮基底层，而炎症性树突状上皮细胞仅能在炎性皮肤中检测到。炎症性树突状上皮细胞在变态反应性皮肤疾病的炎症免疫反应过程中具有放大效应，其表面 Fcε R I 与变应原 /IgE 复合物的刺激作用可诱导 IL-1、IL-12 和 Th1 极化细胞因子 IL-12、p70、IL-18 的释放，并增加 Th1 细胞的启动效应，其特征是 IFN-γ 的产生。pDCs 有 2 种亚型：具有单核细胞特征的 CD123dim /CD11cbright 和具有类浆细胞特征的 CD123bright /CD11c-pDCs 可表达 Fcε R I，IgE 结合于 Fcε R I 的量与疾病的状态和血清 IgE 水平有关。pDCs 是病毒感染过程中参与免疫反应的主要 DCs 亚型，pDCs 不表达髓系抗原 CD11c 和 CD33，主要通过 TLR7 和 TLR9 分别识别单链 RNA 与 DNA 而产生大量 I 型 IFNs 及 TNF 对抗病毒与其他微生物感染。

LCs 是表皮的一种 DCs，也是一种免疫活性细胞，1868 年由德国医学家朗格汉斯在研究皮肤表层时发现而命名。LCs 主要分布于表皮基底层上方及附属器上层，占表皮细胞总数的 3% ～ 8%。其在表皮可形成 LCs 网络监测外来病原体。在稳定状态下，LCs 通过缓慢增殖来维持自我平衡；在炎症状态下，LCs 通过外来细胞的填充和自我缓慢增殖来重建 LCs 网络。不同部位的 LCs 功能有差异，表皮 LCs 以抗原吞噬能力占优势，而引流淋巴结内 LCs 则以抗原提呈能力为主。在稳定状态时，LCs 在表皮形成 LCs 网络监测外来抗原并及时清除任何可能破坏皮肤屏障的病原体。摄取抗原后，LCs 向引流淋巴结迁移并获得刺激幼稚 T 细胞活化成为辅助性 T 细胞和细胞毒性 T 细胞的能力。LCs 可以高效地活化 CD8⁺ T 细胞，LCs 活化 CD8⁺T 细胞依赖于相关细胞因子（如 CD70-CD27、CD70 跨膜糖蛋白、IL-15）的辅助。

LCs 也属于特殊类型的 DCs，LCs 对 CD4⁺ T 细胞具有免疫负调节作用，从而在自身免疫性皮肤疾病（如大疱性皮肤疾病、特应性皮炎、银屑病）中发挥作用，并深刻影响着接触超敏反应的强度和自身免疫性皮肤疾病的临床表现。

LCs 是表皮中重要的 APCs，含有白细胞共同抗原、IgG 受体（FcYRI）、补体 C3b 受体（C3biR）及 CDIa 抗原等多种表面标记，是正常皮肤内唯一能与 CDIa（OKT6）单克隆抗体结合的细胞。其作用主要是可摄取、识别、加工和处理半抗原，并将抗原递呈给辅助 T 细胞，还可调控 T 细胞的增殖和迁移，并参与免疫反应、免疫调节、免疫监视

笔记

和免疫耐受等反应。在该过程中，LCs 会发生形态变化，并逐渐离开表皮，移行引流淋巴结，将抗原递呈给辅助性 T 细胞，在协同刺激信号的作用下使之活化，从而启动免疫应答。皮肤 LCs 的抗原提呈、向淋巴结迁移的过程为其成熟的过程，也是其皮肤免疫的重要过程，在这一过程中表皮 LCs 逐渐丧失抗原递呈的功能而具有 DCs 的免疫刺激功能，且诸多与皮肤免疫相关的介质，如 TNF-α、IL-1β、IL-10、IL-18 和黏附分子等可影响表皮 LCs 迁移和成熟过程。在共培养表皮 CD1a⁺ LCs 和 T 细胞时的研究发现，LCs 或通过诱导 CD3⁺CD4⁺CD25ʰⁱ Foxp3⁺ Tregs 起到抑制炎症的作用。

但也有研究认为，LCs 并非表皮主要的 APCs，LCs 和 DDCs 是皮肤中的两类 APCs，分别位于表皮和真皮，DCs 是真皮微血管单位的一部分。DCs 是皮肤中反应最早的 APCs。

3. T 淋巴细胞

（1）CD4⁺、CD8⁺ T 淋巴细胞在皮肤的分布及其免疫作用

皮肤含有约 $1 \times 10^{6}$ 个 /cm² T 细胞，且总体数量可以达到体循环的两倍，但表皮内有少量 T 淋巴细胞，以 CD8⁺ T 细胞为主。真皮内主要为 CD4⁺ T 细胞。T 细胞具有亲表皮特性，且能在血液循环和皮肤之间进行再循环，传递各种信息，介导免疫反应。

健康皮肤中的初始 CD4⁺ T 细胞主要定位于真皮层，受到 T 细胞抗原受体（T cell receptor，TCR）与促炎性因子的双信号刺激后在特定环境下向不同亚型的效应性 Th 细胞分化。IFN-γ 和 IL-12 引发 Th1 细胞的分化，继而自身高表达 IFN-γ、TNF-α 与 IL-2 来介导与局部炎症反应相关的免疫应答。Th2 细胞的分化由 IL-4 介导，通过分泌 IL-5、IL-6 和 IL-10 刺激 B 细胞的增殖并产生 IgG1 和 IgE 抗体，主要与体液免疫相关。Tregs 表达 Foxp3、CTLA4、TLRs 和 CD103，是维持自身抗原耐受的异质性 T 细胞子集，占外周 CD4⁺ T 细胞的 1%～5%，主要通过释放抑制性细胞因子及诱导细胞凋亡来发挥效应。

在面对抗原刺激时，T 细胞活化，分泌 IFN-γ、IL-17、IL-22 和 TNF 等多种炎症性细胞因子作用于 KCs，使后者进一步通过自分泌或旁分泌产生 IL-1、IL-6、IL-20、TGF-β 等细胞因子，LL-37 等 AMPs 来活化与募集淋巴细胞，产生免疫级联放大反应。

（2）CD4⁺、CD8⁺ T 淋巴细胞对病原微生物的免疫反应过程

当机体免疫系统遭遇病原体感染，在免疫反应过程中会产生效应 T 细胞、记忆 T 细胞和辅助性 T 细胞。效应 T 细胞数量在免疫反应早期占优势，从血液或淋巴结中迁移到外周组织从而促进病原体的清除。在免疫反应急性期过后，效应 T 细胞数量减少或消失，而记忆 T 细胞占优势，这些细胞效应功能水平较低，但是当再次与抗原接触后可大量增殖并转变成效应 T 细胞。效应 T 细胞中 CD4⁺ T 辅助细胞主要涉及抗外源性抗原的免疫反应，而 CD8⁺ 细胞毒 T 淋巴细胞主要参与抗病毒及抗肿瘤反应。CD8⁺ 细胞毒 T 淋巴细胞可识别与 MHC- I 类分子相关的抗原，并对承载如病毒感染或肿瘤细胞等抗原的细胞具有直接

细胞毒作用。CD8<sup>+</sup>细胞在调节变态反应性接触过敏反应中具有重要作用，这种作用长时间以来被认为是 Th1 细胞具有的活性。调节性 T 细胞的主要免疫机制，包括与 T 细胞的直接接触反应、细胞因子的产生（IL-10、转化生长因子 - β、IL-35 等）、不同的 T 细胞衍生抑制分子的产生（如环磷酸腺苷和血红素加氧酶 1）及 APCs 中通过与 CLTA-4 相互作用引起的吲哚胺 2，3- 双加氧酶的激活等，但是调节性 T 细胞在特异性病原体（如寄生虫等）感染中发挥抑制作用的明确机制尚不清楚，初步研究推断可能是多种机制联合作用引起。

临床研究发现，甲真菌病患者外周血中 CD4<sup>+</sup>CD25<sup>+</sup> 调节性 T 细胞高表达，其数量增多可能导致皮肤中真菌的清除失败，这主要是通过阻止保护性免疫而致甲真菌病的产生，近年来一些深部真菌感染的病例也多被报道，因此调节性 T 细胞在这些深部真菌感染方面的作用也引起了专家的重视。

（3）固有类 T 淋巴细胞

皮肤固有类 T 淋巴细胞由 γδT 细胞与自然杀伤 T（nature killer T cells，NKT）细胞组成，在皮肤炎症反应和促进伤口愈合中执行固有免疫功能。

γδT 细胞是人体成熟 T 细胞中的特殊亚群，约占外周 T 细胞的 5%，与 αβT 细胞表达不同的 TCR。γδT 细胞在外周接受刺激后约 90% 分化为产生 IFN-γ 和 IL-17 的细胞。其中，相对数量较多的 Vδ1<sup>+</sup>γδT 细胞群是 IFN-γ、TNF-α 和 CCR8 配体 CCL1 的来源。γδT 细胞与 Th17 细胞同样表达 IL-23R 与 CCR6，使其能够响应外周 IL-1β 与 IL-23 的刺激而产生 IL-17，从而在皮肤炎症中发挥重要作用。

NKT 细胞可同时表达 TCR 及 NK 细胞的标志物 CD16、CD56、CD161，在固有免疫与适应性免疫中起调节作用。NKT 细胞表达 CXCR3、CCR5 和 CCR6 等趋化因子受体，促进自身向炎症部位的募集。它们在表皮与 CD1d<sup>+</sup>KCs 直接相互作用，在真皮层则与 CD1d<sup>+</sup>DCs 和单核细胞有关。

4. 内皮细胞

内皮细胞主要存在于真皮血管中，可分泌各种细胞黏附因子，包括血管细胞黏附因子（vascular cell adhesion molecule，VCAM）-1、血管细胞黏附因子 -2，细胞间黏附因子（intercelluar adhesion molecule，ICAM）-1、细胞间黏附因子 -2 及 E-selectin。在皮肤炎症时，细胞黏附因子的表达增加，这对白细胞从血管内迁移至血管外具有非常重要的影响。内皮细胞表达酪氨酸激酶受体，如 VEGF 及 VEGFR、血管生成素与受体，在血管形成过程中呈现不同的表达。因此，内皮细胞具有参与炎症反应和组织修复等功能。内皮细胞在细胞表面可表达多种黏附分子，可作为淋巴细胞归巢受体，也是感染性皮肤疾病中炎症细胞外渗的主要原因之一。

皮肤 T 细胞归巢趋化因子 CCL27，主要由表皮 KCs 产生，是皮肤发育和 KCs 分化调

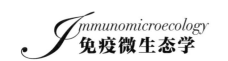

节的重要因子之一。CCL2 与其唯一的受体 CCR10 结合后，趋化淋巴细胞进入皮肤，在 T 细胞介导的免疫反应中发挥重要作用。在炎症早期，真皮浅层血管内皮细胞 CCL27 和 CCL17 可介导黏附和淋巴细胞的跨膜迁移。CCL27 与真皮细胞外基质结合后，和其他炎症因子，如 CCL5、CCL20、CXCL9 和 CXCL10 共同作用下，促使 T 细胞从血管周围迁移到表皮下。CCL27/CCL28 及受体 CCR10 是炎症性皮肤疾病和过敏性皮肤病（如银屑病和特应性皮炎）中最重要的皮肤特应性趋化因子配体 / 受体对之一。

5. 肥大细胞

肥大细胞（mast cells，MCs）存在于人体的皮肤、呼吸道和肠道黏膜中，其在皮肤中的密度为 7000 ～ 12 000 cells/mm³，主要存在于前臂和下肢。MCs 被认为是 IgE 介导的变态反应的主要效应细胞，但其在固有免疫和获得性免疫中也扮演着重要的角色。MCs 含有多种表面受体，如 Toll 样受体、模式识别受体，炎症介导的 IgE、IgG、轻链、补体、蛋白酶、激素和神经肽等物质。MCs 不仅在特应性皮炎（atopic dermatitis，AD）、自身免疫性皮肤疾病中发挥着重要的作用，同时也可防御病原体对皮肤黏膜的损伤，并维持宿主与微生物菌群之间的平衡。

近期的研究已经证实，TLR-2、TLR-3、TLR-4、TLR-6、TLR-7 和 TLR-9 可以诱导皮肤中的 MCs 脱颗粒和释放各种细胞因子，TLR-2 可以识别来自于革兰阳性细菌和分枝杆菌的肽聚糖。TLR-3 是 MCs 表面 dsRNA 的传感器，不通过 MCs 脱颗粒即可产生 TNF-α 和 IFN-β。TLR-7 和 TLR-8 可以识别 RNA 病毒，TLR-9 则可以识别 DNA 病毒。

在细菌感染过程中，MCs 通过识别病原体促进其对细菌的清除能力和炎症介质的释放，诱导血管通透性增加，并吸引其他免疫细胞。TLR-2 和 TLR-4 配体还可激活 MCs 中的抗菌肽，直接杀伤皮肤表面的链球菌，并可招募中性粒细胞。MCs 也是真皮上部的主要防御细胞，不仅具有局部抗感染的作用，也能阻止细菌进入血循环。MCs 还可在细胞外产生大量的胞外诱捕网（MC extracellular traps，MCETs），如类胰蛋白酶和 IL-37 等物质来降低化脓性链球菌的活性。

在病毒感染中，MCs 参与了趋化因子依赖宿主的启动反应和接触病毒释放组胺的应答。MCs 通过 TNF-α 和 IL-6 产生 KCs 来源的 IL-33，对宿主感染单纯疱疹病毒（herpes simplex virus，HSV）-2 起着重要的防御作用。TLR-2 介导的细胞因子不利于宿主对 HSV-1 的应答。

近年来，肥大细胞在神经免疫学中的作用也成为研究者关注的焦点，研究表明肥大细胞和感觉神经之间存在紧密的双向交互作用，包括两者解剖结构、启动信号及脱颗粒、颗粒重组周期等。

6. 巨噬细胞

巨噬细胞（macrophages，Mφ）存在于真皮浅层，是皮肤免疫系统中最为重要的天然免疫细胞，具有识别、吞噬并杀灭病原微生物的作用，帮助维持皮肤微环境和机体内环境的稳定，其功能状态与很多炎症性皮肤疾病相关。

Mφ 按照功能型划分可分为经典途径活化的 Mφ（M1 Mφ）和旁路途径活化的 Mφ（M2 Mφ）。M1 Mφ 主要分泌促炎性因子，发挥促炎功能，在炎症及创伤早期发挥控制感染、清除病原体的作用。M2 Mφ 具有抑制炎症反应作用，在损伤组织修复期发挥作用。Mφ 在一定环境因子作用下可向 M1 Mφ 或 M2 Mφ 发生功能型转化，已经分化的 M1Mφ 和 M2 Mφ 还可以向对方发生功能型转换。Mφ 极化状态与其生物学功能密切相关。

基于发育起源，LCs 是表皮层中具有 DC 特性的 Mφ，以包含在细胞器 Birbeck 颗粒中的 Langerin 蛋白为特征，其在健康表皮中以未成熟形式存在于基底和基底上层，受到炎症刺激时迅速成熟，迁移至淋巴结向 T 细胞进行抗原提呈来维持组织稳态。在共培养表皮 $CD1a^+$ LCs 和 T 细胞时发现 LCs 或通过诱导 $CD3^+ CD4^+ CD25^{hi} Foxp3^+$ Tregs 起到抑制炎症的作用。Mφ 还兼为专职 APCs，即识别、吞噬并杀灭入侵微生物的同时，通过表达 MHC-Ⅱ类分子和共刺激分子等加工、提呈外来抗原，从而活化 T 淋巴细胞，启动抗微生物感染的适应性免疫反应，并可联系天然免疫反应与适应性免疫反应，对维持皮肤健康及免疫防御具有重要的作用。

除表皮层中的 LCs 外，其他 Mφ 位于真皮层，以表达 CD163 为特异性标志，在炎症状态下经 TNF-α、IFN-γ 或细菌 LPS 刺激而活化，是皮肤免疫系统重要的防御组分。

7. 成纤维细胞

成纤维细胞存在于真皮中，参与维持皮肤免疫系统的自稳。真皮成纤维细胞是最主要的皮肤创伤修复细胞，能产生胶原及金属蛋白酶（MMP-2 和 MMP-9），分泌炎症介质 IL-1、IL-6、IL-8、TNF-α 等。

### （三）皮肤的免疫分子

主要包括各种细胞因子、黏附分子、分泌型 IgA、补体和 P 物质（substance P，SP）等，参与相关免疫反应，共同维护皮肤微环境的稳定。

1. 细胞因子

细胞因子是机体细胞分泌的一种小分子可溶性多肽介质，表皮内多种细胞均可在适宜刺激下（如抗原、紫外线、细菌产物及物理创伤等）合成和分泌细胞因子，表皮 KCs 主要分泌白细胞介素、肿瘤坏死因子、干扰素、克隆刺激因子、生长因子和趋化因子。KCs 和 LCs 也可表达多种细胞因子受体。细胞因子不仅在细胞分化、增殖和活化等方面有重要作用，还参与免疫自稳机制和病理生理过程。同时，细胞因子不仅可在局部发挥作用，而且可通过激素样方式作用于全身。

2. 黏附分子

黏附分子是介导细胞与细胞间或细胞与基质间相互接触或结合的一类分子，而这种接触或结合是完成许多生物学过程的先决条件。黏附分子大多为糖蛋白，少数为糖脂，按其结构特点可分为4类：整合素家族、免疫球蛋白超家族、选择素家族和钙黏素家族。在某些病理状态下，黏附分子表达增加，可使血清中可溶性黏附分子水平显著升高，可作为监测某些疾病的指标。

3. 分泌型 IgA

皮肤表面存在分泌型 IgA，在皮肤局部免疫中通过阻碍黏附、溶解、调理吞噬、中和等方式参与抗感染和抗过敏。

4. 补体

可通过溶解细胞、免疫吸附、杀菌和过敏毒素及促进介质释放等参与特异性和非特异性免疫反应。

5. 其他分子

皮肤神经末梢受外界刺激后可释放感觉神经肽，如降钙素基因相关肽（calcitonin-generelated peptide，CGRP）、SP、神经激酶 A 等，对中性粒细胞和 Mφ 等具有趋化作用，导致损伤局部产生风团和红斑反应。

### （四）抗菌肽与皮肤屏障免疫

皮肤可以分泌一些具有抗菌作用的蛋白和多肽，在机体防护微生物损伤中起着重要的屏障作用，如抗菌肽。

抗菌肽（antimicrobial peptides，AMPs）又称为抗微生物肽，是一类具有杀菌和抑菌作用的寡肽或多肽，也是具有天然免疫的效应分子，主要来源于皮肤 KCs，部分来源于趋化到局部的中性粒细胞、单核细胞、淋巴细胞等免疫细胞。AMPs 表达于皮肤的主要是人 β-防御素 -2（human β defensin-2，hBD-2）、hBD-3 和 LL-37。它们作为天然免疫系统的一员，参与干扰细胞的增殖、抗感染、促进血管生成，诱导伤口愈合，使细胞因子释放、白细胞趋化，具有免疫调节和调节细胞凋亡等多种生物作用，同时也与一些炎症性皮肤疾病的发生、发展有关。

1. LL-37

LL-37 为人或其他哺乳动物的一种内源性抗菌多肽类物质。LL-37 是目前发现的人类唯一具有 α-螺旋结构的 *Cathelicidins* 家族抗菌肽，由其无活性前体——人阳离子抗菌肽 -18（human cationic antimicrobial peptide-18，hCAP-18）经丝氨酸蛋白酶 3 和其他蛋白酶酶解后释放出的一种有活性的含有 37 个氨基酸的阳离子肽，因其 N 端前两个氨基酸残基为亮氨酸（Leucine，L）而得名，主要来源于中性粒细胞、肥大细胞、单核细胞、自然杀伤（natural killer，NK）细胞、B 细胞、上皮细胞和 KCs。创伤、感染和药物可诱导 KCs 高表达 LL-37。含 LL-37 的嗜酸性粒细胞对广谱革兰阳性菌和阴性菌、真菌和包膜病毒均具有很强的抗菌活性。此外，它们通过阻断与脂多糖结合蛋白的相互作用来中和内毒素。目前,针对其抗微生物活性的机制提出了"地毯模型、环形孔模型和桶状模型"三种假设模型。LL-37 可在炎症部位募集中性粒细胞和单核细胞,并导致促炎性细胞因子的释放而加剧炎症。LL-37 也可作用于 TLR-4 的抗炎作用并促进 IL-10 释放,显示出强大的抗微生物活性。LL-37 还起着趋化因子的作用,能调节和刺激免疫细胞。LL-37 作为固有免疫和适应性免疫系统之间的桥梁,一旦发生异常两个免疫系统都会受到影响。LL-37 通过相互作用或调节、刺激免疫系统,还可通过刺激血管生成和再上皮化,从而在皮肤屏障损伤中发挥作用。LL-37 在中性粒细胞和上皮细胞中呈构成性表达,而在皮肤中则呈诱导性表达。因此,不同刺激可对皮肤内 LL-37 的含量产生不同的影响。

2. 防御素

防御素为阳离子微生物肽,含有 6 个保守的半胱氨酸残基,形成 3 对分子内二硫键,根据结构不同可分为 α、β、θ 防御素。

已发现人类有 6 种 α- 防御素,即中性粒细胞表达 α- 防御素 1 ～ 4,潘氏细胞表达 α- 防御素 5、α- 防御素 6。人 β- 防御素 1 ～ 4 具有广谱的抗菌活性和免疫调节功能,β- 防御素 1 可直接表达于上皮细胞,而 β- 防御素 2 ～ 4 仅在促炎性细胞因子和微生物产物的诱导下才能产生。

hBD-2 和 hBD-3 属于人 β - 防御素类,hBD-2 主要表达在皮肤、胃肠道和呼吸道中,并且大量存在于整个上皮细胞中,hBD-3 主要表达于上皮细胞中。研究证明,hBDs 对革兰阴性细菌、革兰阳性细菌,包括人免疫缺陷病毒在内的病毒和真菌等均具有抗菌活性。对于两者的抗菌机制,现已提出两种模型理论。第一个"地毯模型":hBDs 对病原体表面的调理作用可以改变跨膜的静电电荷从而导致细胞坏死。第二个 "孔隙模型":认为 hBDs 可在微生物膜上形成孔状缺损,使其中的离子和营养物排出,导致细胞坏死。在免疫学上,hBDs 能够将 DCs、单核细胞、Mφ 和记忆 T 细胞募集到炎症部位,将固有免疫和适应性免疫联系到一起。在这个框架中,hBD-2 是 Toll 样受体 -4(Toll-like receptors,TLR-4)的天然配体,因此可导致 DCs 成熟及 T 辅助细胞(T helper cell,Th)的增殖和存活。体外研究发现,hBD-3 可以诱导 KCs 中细胞因子和趋化因子的表达,而 hBD2 则在成纤维细胞中可刺激细胞迁移,这两种抗菌肽的生物学作用对皮肤屏障损伤有着潜在的益处。

皮肤微生物群也可以影响皮肤表皮细胞抗菌肽的表达,其次微生物,如链球菌属细菌、金黄色葡萄球菌等可以在介导 T 淋巴细胞产生 IL-17A 和 IFN-γ 中发挥关键作用,表皮葡萄球菌通过诱导 KCs 和皮肤 DCs 产生 IL-1α 而参与调控 T 细胞效应功能参与银屑病的发生、发展。表皮葡萄球菌诱导产生 IL-17A 的 CD8 细胞(T17c)定居于表皮,T17c 细胞是一类常见于鳞状细胞癌、日光性角化病和银屑病的细胞,所以可以预见表皮葡萄球菌可诱导细胞参与鳞状细胞癌疾病发病。

除此之外,皮肤还具有分泌排泄、吸收、代谢、调节体温和感觉等功能,也有人把皮肤美学作为皮肤的一种功能。

### 三、正常皮肤表面微生态

人体皮肤微生态是继肠道微生态之后的第二大微生态系统。作为人体最大的免疫器官，皮肤是机体和环境接触的主要保护屏障。

人体从生命起源（妊娠期间）至刚出生时，皮肤表面是无菌的。但由于人类生存在一个充满微生物的环境中，位于体表的皮肤也会无时无刻地处在与外部环境共生的状态中，皮肤在不经意中也成了外界微生物生存的一个天然培养基。因此，从出生那一刻起，人体表面包括皮肤、口腔和胃肠道等开始定植大量的微生物，并和"定居地"形成复杂的生态系统，即皮肤微生态或人体皮肤微生物群。

皮肤微生态是由许多生理形态不同的微环境，即"生态位"和各种各样活的微生物所组成。皮肤微生物群包含细菌、真菌、古生菌、寄生虫和病毒等。这些微生物在人体表面经过长期相互适应，可持久地栖居在皮肤上，微生物群的种类和数量从新生儿、婴幼儿、青少年、壮年到老年都符合一定的微生态学规律。尽管在不同个体或同一个体的不同部位之间存在差异，但与皮肤处于一个相对平衡的状态。正常情况下皮肤的微生物群不仅不致病，还能抵御外来病原菌的入侵。一旦人体内外环境发生变化，皮肤微生态遭到破坏，正常菌群内的相互制约关系就会被破坏。此时，不仅致病菌容易入侵人体，甚至原有的正常菌群也会成为致病菌，导致皮肤感染或疾病的发生，甚至也会引起系统性的疾病（文末彩图 2-5-1-1）。

#### （一）皮肤微生态的形成

人体皮肤微生态是怎样形成的至今尚无定论。在母体子宫内，胎儿的皮肤是无菌的，但是当胎儿出生后（不管是自然分娩还是剖宫产），微生物很快开始在皮肤定植，并且新生儿 24 小时内皮肤微生物类别与分娩方式密切相关；研究发现，新生儿皮肤的马拉色菌从胎儿出生的第 1 天就开始定植，并且逐渐增多，在出生 30 天后，其种属差异及基因型和成年人（母体）基本一致。最初新生儿皮肤微生态不同部位之间并无差别，微生态部位特异性的演变出现在出生后的 3 个月之内。有学者推测新生儿皮肤含水量高于成年人，其微生态组成和成年人潮湿部位相似，有研究结果也支持该观点。虽然婴儿皮脂分泌较少，但在婴儿前额、前臂的前 5 位菌群种类中依然有丙酸杆菌。而且 4～6 个月的婴儿皮脂腺开始增加，同时婴儿痤疮也开始出现。随着年龄的增长，青春期皮脂腺分泌旺盛，亲脂性菌群增多，皮肤表面亲脂性菌群与皮脂腺分泌功能呈正相关。有学者在回顾皮肤微生态的时间（几小时到 10 个月）变异性时指出，皮肤微生态随时间的变化可能是类似正弦曲线的变化，由于各学者采样的时间点不一样，结果可能略有差异。因此，这些微生物群怎样在新生儿皮肤定植并稳定，以及如何与机体不完善的免疫系统和环境因素相互作用形成稳定的免疫防御体系和屏障功能，将会成为以后研究的热点。

（二）正常皮肤微生态或微生物群

通常情况下，由于个体间的差异，皮肤微生物群被描述为微生物指纹图谱。皮肤微生物群不仅定植在皮肤表面，还会延伸到真皮、毛囊甚至皮下组织。但目前对皮肤微生物的理解是基于对表皮最外层的采样，而其余皮肤各层的微生物群尚未得到充分研究。

根据皮肤微生物群和宿主的关系，将人体微生物群分为皮肤正常微生物群、条件致病微生物群和病原微生物群3类：①皮肤正常微生物群，是指定居在人类皮肤及黏膜上，在正常情况下非但无害，还具有拮抗外来病原微生物和提供某些营养物质的作用。②条件致病微生物群，多指当人体免疫力下降、寄居部位改变或寄居微生物群失调时，可引起宿主内源性感染。近年来，由于大量广谱抗菌药物和免疫抑制剂的使用、侵袭性诊疗技术的增加，使得条件致病菌引起的感染逐年增多，已成为严重的公共卫生问题。③病原微生物群，是指少数能引起人类、动物和植物致病的微生物。

根据微生物与皮肤的寄居关系，将皮肤的正常微生物群分为常住微生物菌群和暂住微生物菌群两大类。常住微生物菌群是指长期定居在皮肤表面，并可以在皮肤表面生长繁殖的微生物，主要存在于表皮最外层（表皮皮脂膜和角质层之间）和毛囊开口处。暂住微生物菌群是指外界环境中的一类微生物群通过接触暂时着落于皮肤上，在一定条件下产生克隆性生长和繁殖，引起皮肤感染，故又称为条件致病菌，经过一定时间，随着机体抵抗力的增强，又可以从皮肤上消失。

常住微生物菌群的组成会因不同部位而有所差异，但是通常认为常住微生物菌群可以通过分泌细菌素抑制暂住菌，从而保护皮肤远离那些可以破坏自身屏障的病原菌的侵害。把皮肤看作由各种各样活的微生物和多样的生理形态不同的生态位组成的生态系统，可以加强对机体和微生物之间微妙平衡关系的认识。两者任何一端平衡被打破，就会导致皮肤感染或一些疾病发生。

1. 皮肤表面的常住微生物菌群

皮肤表面的常住菌群包括细菌、真菌、病毒和其他微生物等。

（1）细菌菌群

据统计，人体正常皮肤表面常住的细菌为（6～8）×10$^4$/cm$^2$。常住细菌菌群主要包括葡萄球菌、棒状杆菌、丙酸杆菌、不动杆菌等，此外还有一些微球菌、革兰阴性菌，特别是在手部，可见不动杆菌、肠杆菌和克雷伯菌等。常住菌群在某些条件下也可以转变为条件致病菌，如表皮葡萄球菌，在免疫功能低下时，会变为致病菌。

①凝固酶阴性葡萄球菌：正常皮肤中至少可分离18种凝固酶阴性葡萄球菌（coagulase-negative stap hylococi，CNS），如表皮葡萄球菌（*S.epidermidis*）、人葡萄球菌（*S.haminis*）、溶血葡萄球菌（*S.hemolsticus*）、头葡萄球菌（*S.capitis*）、华纳葡萄球菌（*S.warmeri*）、解糖葡萄球菌（*S.sccharolyticus*）、腐生葡萄球菌（*S.saprophyti-cus*）、孔氏葡萄球菌（*S.cohni*）、

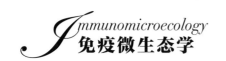

木糖葡萄球菌（*S.xylosus*）及模仿葡萄球菌等，尤以前两者最为多见。

表皮葡萄球菌，又称白色葡萄球菌，常见于皮肤表面，在躯干上部数量最多，占常住葡萄球菌的 50% 以上。一般无致病作用，有抑制皮肤上其他细菌的作用，但有时也可引起皮肤的痤疮化脓或其他感染。腐生葡萄球菌是会阴部的常住菌。糖分解葡萄球菌（*S.sacchar-olyticus*）是严格厌氧的葡萄球菌，在正常菌群中占 20%，主要见于前额及肘窝。

②细球菌属：细球菌属（*Micrococci*）在皮肤常住菌中比葡萄球菌要少见，但通常至少可分离出 8 个菌种，即藤黄细球菌（*M.luteus*）、变易细球菌（*M.varians*）和玫瑰色细球菌（*M.roseus*）等。以藤黄细球菌最为常见，它与变易细球菌构成优势菌。

③棒状杆菌属（*Corynebacterium*）：棒状杆菌属（*Corynebacterium*）为革兰阳性多形性棒杆状。常见有白喉杆菌（*dipHtheroid*），在皮肤常住菌中占很大比例，分为需氧性与厌氧性两大类。

需氧性类白喉杆菌：存在于潮湿的间擦部位，如腋窝、腹股沟、臀间沟、趾间及鼻、咽、眼结膜和外耳道等处，于出汗人群中更为常见，又可分为嗜脂性与非嗜脂性两种，嗜脂性占多数，皮脂中的油酸可促进其生长。常见的嗜脂性棒状杆菌分为微细棒状杆菌（*C.minutissimum*）和纤细棒状杆菌（*C.tenuis*）。微细棒状杆菌具有产生卟啉的能力，以往认为是单一菌种，实际上是由 8 种不同菌种组成的复合菌，可引起腹股沟及腋窝的浅表性红癣。纤细棒状杆菌生长在腋毛、阴毛的毛小皮细胞内和细胞间，不侵犯毛根及皮肤，可使腋毛或阴毛形成黄色结节，引起腋毛癣。

厌氧性类白喉杆菌：是毛囊、皮脂腺的常住菌，为皮肤正常菌群中的优势菌，可分为痤疮棒状杆菌（*C.acanes*）、短小棒状杆菌（*C.parvum*）、肉芽肿性棒状杆菌（*C.granulosum*）、黄色棒状杆菌（*C.flavidum*）和类白喉棒状杆菌（*C.diphtherides*）5 种。痤疮棒状杆菌最为多见，在头皮、前额、上胸和背部等皮脂溢出部位其菌量与皮脂腺的分泌量成正比。青春期时，毛囊内痤疮棒状杆菌达到峰值；成年人中，此菌的数量一直比较稳定。以往曾认为它是痤疮的病原菌，目前认为此菌并非痤疮的致病菌，因为其有嗜脂性，且能分解皮脂中的中性脂肪酸，故在皮脂溢出部位很容易查到。此外，痤疮棒状杆菌属于条件致病菌，可引起细菌性心内膜炎和脑脓肿等疾病。肉芽肿性棒状杆菌的数量仅次于痤疮棒状杆菌，约占 20%，在各个取材部位均有少量存在。

短杆菌：在棒状杆菌中占一定比例，能产生蛋白分解酶，呈快速生长，于趾缝中最为常见。尤其是对于足癣患者，此菌可引起足臭。

（2）真菌菌群

真菌菌群（*Mycoflora*）主要为酵母菌，是正常皮肤菌群的优势菌群，包括白念珠菌、腐生念珠菌和嗜脂性马拉色菌属。

①念珠菌属（*Candida spp.*）：正常情况下，在高温潮湿的热带地区，正常皮肤上的

白念珠菌（*Candida albicans*，*C. albicans*）检出率为15%，而腐生性的热带念珠菌（*Candida tropicalis*，*C. tropicalis*）及近平滑念珠菌（*Candida parapsilosis*，*C. parapsilosis*）的检出率更高。正常人口腔黏膜中白念珠菌的检出率高达40%，腐生性的热带念珠菌和近平滑念珠菌为非嗜脂性酵母菌，在趾间的检出率更高。

②马拉色菌属：马拉色菌属（*Malassezia*）是人体皮肤最常见的正常寄生菌，具有亲脂性，生长需要皮脂腺分泌的脂质化合物，在前额、前臂、腹股沟、耳后和肘窝等部位含量最丰富。根据基因组比较及核糖体大亚基单位序列分析，将马拉色菌属分为糠秕马拉色菌（*M. furfur*）和厚皮马拉色菌（*M. pachydermatis*）、合轴马拉色菌（*M. sympodialis*）、球形马拉色菌（*M. globosa*）和限制马拉色菌（*M. restricia*）等14个菌种，其中11种参与人体皮肤微生态构成。糠秕马拉色菌是一种嗜脂性酵母，体外培养需在含橄榄油的培养基中生长，在皮肤正常菌群中以芽生孢子形式存在，背部含菌量最为丰富，与皮脂排出量成正比，进入角质层深部则以菌丝型存在。

（3）病毒

正常皮肤菌群是否包括病毒尚有争论，但单纯疱疹病毒（herpes simplex virus，HSV）和水痘–带状疱疹病毒（varicella-zoster virus，VZV）可长期甚至终生存在于某些部位的皮肤上，前者主要见于皮肤黏膜交界处，如口唇周围及生殖器部位，病毒可能以潜伏、无包膜形式寄生在基底细胞，正常情况下，由于受局部防御系统的限制而难以复制。一旦机体抵抗力下降就可能致病。

近年来的研究发现，皮肤表面分布着大量的病毒–噬菌体，噬菌体对于皮肤表面微生物群的分布也发挥着重要的作用，其中关于 *Propionibacterium spp.* 和 *Staphylococcus spp.* 相关的噬菌体研究较多，噬菌体在维持皮肤微生态的动态平衡中发挥着重要作用。

随着对 EB 病毒（Epstein-Barr virus，EBV）的不断研究，发现 EB 病毒感染有皮肤表现，一些皮肤疾病的发病机制可能也与 EB 病毒感染有关。

（4）原生动物

毛囊虫可长期存在于毛囊皮脂腺中，在头面部皮脂腺丰富的部位检出率较高。

2. 皮肤表面的暂住微生物菌群

（1）金黄色葡萄球菌

人类皮肤对凝固酶阳性的金黄色葡萄球菌（*Staphylococcus aureus*）的寄居有天然的抗性，因而此菌不容易定植在正常皮肤上，但如果不考虑数量差异，仅从定性出发，则在整个皮肤生态系中均可见其踪迹。皮肤部位的带菌率可达8%～22%，在间擦部位，尤其是会阴部带菌率高达20%，鼻部带菌率更高可达40%。医务人员、糖尿病患者和透析患者带菌率更高。银屑病、特应性皮炎和湿疹等疾病的皮损及非皮损处均可广泛存在。金黄色葡萄球菌是引起皮肤黏膜化脓性感染最常见的细菌。近数十年以来，耐甲氧西林的金黄色葡萄球菌（methicillin resistant staphylococcus aureus，MRSA）在全球范围内广泛流行，对 MRSA 的院内监控也引起了高度重视。

（2）链球菌

链球菌（*Streptococcus*）为革兰阳性球菌，球形或卵圆形，呈双或长短不一的链状排列，根据其在血琼脂平板产生溶血与否及其溶血性质可分为 α、β 和 γ 三型。此属细菌种类多、分布广。α 溶血性链球菌和 γ 非溶血性链球菌，通常存在于正常人的鼻部及咽喉部，但皮肤检出率不高。在新生儿后期皮肤检出率可以很高，故又被看作此时期的皮肤常住菌。β 链球菌致病力较强，最容易引起化脓性感染。

（3）八叠球菌

八叠球菌（*Sarcina*）在婴儿期正常皮肤上的检出率很高，曾被看作婴儿期的常住菌。

（4）奈瑟菌属

奈瑟菌属（*Neisseria*）属于革兰阴性需氧球菌，能产生氧化酶和触酶。除婴儿外，此类细菌在正常鼻咽黏膜中检出率很高，在皮肤上较少见，但大部分不致病，只有脑膜炎球菌和淋球菌对人类具有致病性。

（5）革兰阴性杆菌

革兰阴性杆菌（*Gram-negative rods*）在皮肤表面暂住，多由于胃肠道分泌物和排泄物污染造成，与革兰阳性球菌之间具有拮抗作用。部分正常人群的潮湿间擦部位，如会阴、腋下、趾间及鼻黏膜等处可检测到。主要有下列几种。

①假单胞菌属：假单胞菌属（*Pseudomonas*）在肠道内为常住菌，在皮肤上为暂住菌。广泛存在于水和空气中，尤其是潮湿的环境中。其种类繁多，临床上最常见为铜绿假单胞菌（*P. aruginosa*），有多种毒力因子（包括结构成分、毒素和酶），可引起手术切口感染、烧伤患者和重症药疹患者的创面感染，甚至可引起败血症，对多种抗生素不敏感。

②肠道杆菌：肠道杆菌（*Coliform bacilli*）为一群有动力的革兰阴性杆菌，是人类肠道正常菌群，其中最常见的是大肠埃希菌（*E. coli*），在婴幼儿的正常皮肤中可以检测到，在肠道内合成维生素 B 和维生素 K，对人体有益。在机体免疫力低下时，可引起皮肤感染。

③不动杆菌：不动杆菌（*Acinetobacter*）属于厌氧菌，在自然界中广泛存在，25% 以上的正常人皮肤中可发现此菌，男性的检出率高于女性，尤其是在夏季，出汗增多及湿度增高时可导致此菌的数量明显增加。

④变形杆菌：变形杆菌（*Proteus*）为肠道内常住菌，可由肠道而暂住于皮肤。一般不致病，在机体抵抗力低下时可成为条件致病菌。

⑤粪产碱杆菌：粪产碱杆菌（*Alkaligenes faecalis*）为肠道常住菌，有时可附着于皮肤上成为暂住菌，在少数正常人皮肤中可检测到。

### （三）皮肤微生态存在区域差异

皮肤表面的微生物群在不同的"生态位"之间存在着较大的差异。一般而言，不同部位皮肤微生物群存在较大差异，且同一个体不同部位比不同个体同一部位的微生物群差异更大（文末彩图 2-5-1-2）。

按照人体生理学特征可将皮肤分为 4 种微环境（文末彩图 2-5-1-3）：①湿润，包括肘窝、腘窝、腹股沟、手指缝、足趾缝和鼻孔；②干燥，包括前臂、小鱼际和臀部；③脂溢，包括鼻唇沟、面颊、眉心、外耳道、耳后皱襞、枕后、胸骨柄和后背；④足趾甲。根据 Ribosomal Database Project 分类方法，按照不同皮肤微环境比较了不同部位的主要微生物群，指出脂质分泌旺盛的部位以丙酸杆菌为主；潮湿部位以葡萄球菌和棒状杆菌为主；干性部位则较为复杂，其中以 β - 变形杆菌和黄杆菌目所占比例较大。真菌的分布相对于细菌而言有所不同，躯干和上肢部位以马拉色菌为主，而足部则有多种不同菌种，如马拉色菌属、曲霉菌属、隐球菌属、红酵母菌属、附球菌属和其他菌属等。在湿润或干燥的皮肤部位，DNA 病毒的分布相对较多。

头皮是一个独特的生态位，毛发密集、大量汗腺、皮脂腺和相对湿度高等特点为微生物的定植和生长创造了适宜的条件。脱落的 KCs、汗腺分泌产生的矿物离子及皮脂腺分泌产生的皮脂等为微生物提供了丰富的营养来源。此外，经常清洗头皮及使用洗发用品等易引起头皮摩擦损伤和微生物的入侵，使得头皮易患浅表性真菌病。正常头皮的微生物群主要由细菌和真菌等组成，定植密度为 $10^3 \sim 10^5$ $mm^2$，主要包括葡萄球菌、丙酸杆菌和马拉色菌。对头皮微生物进行聚合酶链式反应（ polymerase chain reaction，PCR ）定量检测发现，头皮表面细菌菌群主要是痤疮丙酸杆菌和表皮葡萄球菌，而真菌微生物主要为限制性马拉色菌（表 2-5-1-1 ）。

表 2-5-1-1　按地域分布存在于人体的前十位细菌、真核生物和病毒

| 干燥 * | 潮湿 ‡ | 脂溢区 § | 足部 ‖ |
| --- | --- | --- | --- |
| 细菌 | | | |
| 痤疮丙酸杆菌 | 硬脂结核棒状杆菌 | 痤疮丙酸杆菌 | 硬脂结核棒状杆菌 |
| 硬脂结核棒状杆菌 | 人葡萄球菌 | 表皮葡萄球菌 | 人葡萄球菌 |
| 链球菌炎 | 痤疮丙酸杆菌 | 硬脂结核棒状杆菌 | 沃氏葡萄球菌 |
| 口腔链球菌 | 表皮葡萄球菌 | 葡萄球菌 | 表皮葡萄球菌 |
| 假肺炎链球菌 | 葡萄球菌 | 模拟棒状杆菌 | 葡萄球菌 |
| 血链球菌 | 挑剔棒状杆菌 | 轻型链球菌 | 溶血性葡萄球菌 |
| 黄体微球菌 | 非发酵棒状杆菌 | 人葡萄球菌 | 黄体微球菌 |
| 表皮葡萄球菌 | 黄体微球菌 | 金黄色棒状杆菌 | 非发酵棒状杆菌 |
| 葡萄球菌 | 气囊嗜热杆菌 | 克罗彭塞泰蒂棒状杆菌 | 模拟棒状杆菌 |

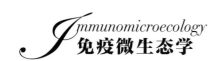

续表

| 干燥* | 潮湿‡ | 脂溢区§ | 足部‖ |
|---|---|---|---|
| 小韦荣球菌 | 模拟棒状杆菌 | 无枝菌酸棒杆菌 | 抗棒状杆菌 |
| **真菌** | | | |
| 限制性马拉色菌 | 球形马拉色菌 | 限制性马拉色菌 | 限制性马拉色菌 |
| 球形马拉色菌 | 限制性马拉色菌 | 球形马拉色菌 | 红色毛藓菌 |
| 管曲霉菌 | 黑麦草腥黑穗病菌 | 丛生马拉色菌 | 球形马拉色菌 |
| 念珠菌副囊菌病 | 丛生马拉色菌 | 褐潮藻 | 梨单胞菌 |
| 小麦酵母菌 | 梨单胞菌 | 黑麦草腥黑穗病菌 | 薄荷毛藓菌 |
| 丛生马拉色菌 | 凯氏副小球藻 | 脓球菌属 | 凯氏副小球藻 |
| 絮状表皮藻 | 管曲霉菌 | 细基江蓠 | 管曲霉菌 |
| 梨单胞菌 | 小麦酵母菌 | 梨单胞菌 | 小麦酵母菌 |
| Nannizzia nana | 绿肾藻 | 凯氏副小球藻 | 江蓠 |
| 凯氏副小球藻 | 三色藻 | 白细胞虫属 | 绿肾藻 |
| **病毒** | | | |
| 传染性黏液瘤病毒 | 传染性黏液瘤病毒 | 噬菌体丙酸杆菌 | 噬菌体丙酸杆菌 |
| 噬菌体丙酸杆菌 | 噬菌体丙酸杆菌 | 传染性黏液瘤病毒 | 梅克尔细胞多瘤病毒 |
| 梅克尔细胞多瘤病毒 | 多瘤病毒 HPyV6 | 梅克尔细胞多瘤病毒 | 甲型肝炎病毒 |
| 多瘤病毒 HPyV7 | 梅克尔细胞多瘤病毒 | 多瘤病毒 HPyV6 | 人乳头瘤病毒（μ） |
| 家蚕豆病毒 | 多瘤病毒 HPyV7 | 人乳头瘤病毒（γ） | 人乳头瘤病毒（β） |
| 人乳头瘤病毒（β） | 人乳头瘤病毒（β） | 人乳头瘤病毒（β） | 假单胞菌噬菌体 |
| 放线菌噬菌体 | 家蚕豆病毒 | 家蚕豆病毒 | 葡萄球菌噬菌体 |
| 猿人病毒 | 人乳头瘤病毒（γ） | 葡萄球菌噬菌体 | RD114 逆转录病毒 |
| 噬菌体链球菌 | 葡萄球菌噬菌体 | 乳头瘤病毒 HPV127 | 传染性黏液瘤病毒 |
| 嗜食单胞菌噬菌体 | 放线菌噬菌体 | 肠道细菌噬菌体 | 嗜食单胞菌噬菌体 |

注：*鱼际掌、前臂掌。‡颏骨、前屈窝、腹股沟折痕、指间网、腘窝。§鼻翼间、颊部、眉间、外耳道、耳柄、耳后折痕、枕部、背部。‖脚趾间、脚趾甲、足底后跟。

引自：BYRD Y，BELKAID Y，SEGRE J A. The human skin microbiome. Nat Rev Microbiol，2018，16（3）：143-155.

　　人体皮肤微生态的差异，不仅表现在广度上，同时在深度上也存在着差别。皮肤表面的微生物通过黏附素和 KCs 结合而定植于角质层上。有学者用胶带粘贴法证明细菌在皮肤不同深度的分布有所不同，大约 85% 的细菌分布在角质层的 2～6 层上部，随着深度的增加，菌种逐渐减少，15 次粘贴之后几乎已经没有细菌，并且皮肤菌群中大约有 25% 的菌种源于毛囊，可见不同菌种对皮肤的侵袭能力不同。也有学者证实，皮肤菌群可以透过表皮到达真皮层。研究发现，皮肤深层菌群和浅层菌群存在差异。与浅层菌群相比，深层菌群中以葡萄球菌为主的厚壁菌属增多，以丙酸杆菌为主的放线菌属减少；同时该学者在研究皮肤损伤后微生态动态变化时发现，皮肤屏障受损后的第 14 天与第 1 天相比，皮肤表面菌群和深层菌群更为接近。有人采用不同的取样方法，如棉拭子法、刮取和组织活检，比较不同皮肤深度的菌群差异时发现，不同深度的取样中变形菌属都占主导地位。皮肤菌群不同深度差异的形成机制目前尚不清楚。

目前，对于皮肤微生物菌群的研究多为皮肤表皮最外层的棉拭子采样，但缺乏对于皮肤全层微生物菌群的分布研究，而了解整个皮肤的微生物菌群在人体皮肤中的作用至关重要。

近期对皮肤的表皮和真皮微生物组成的分析研究结果显示，表皮和真皮之间的组成和功能有所不同。在对银屑病患者皮损的组织病理检查中发现，银屑病患者的真皮组织中含有链球菌肽聚糖抗原；研究发现，在银屑病皮损的真皮和皮下组织中含有细菌。有学者通过细菌 16S rRNA 高通量二代基因测序，比较皮肤表面棉拭子采样和皮肤组织病理取材研究真皮的细菌微生态发现，来自同一个体相同部位的表皮和真皮的微生态菌群有所不同。相对于真皮而言，表皮的微生态菌群组成和丰度更丰富，变异更大；但梭菌目（*Clostridiales*）和拟杆菌目（*Bacteroidetes*）在真皮活组织检查中丰度更高。皮肤表面 *S. aureus* 含量达 21%，但和真皮活组织检查比较其丰度并无统计学意义。也有研究发现，真皮在个体间通常含有较多的同源微生物组成，是表皮微生物群的一个特定亚群。猜测真皮微生物能直接接触到人体宿主的免疫应答，研究宿主与菌群之间的相互作用，如皮肤疾病和慢性感染等，可以真皮为研究对象。

马拉色菌属不同分离株的生长速度不同，糠秕马拉色菌和球形马拉色菌生长速度快，实验室分离率高，曾被认为是皮肤中含量最丰富菌种。既往的定量培养方法显示，后背皮肤糠秕马拉色菌含量较高，头皮和前额皮肤球形马拉色菌含量较高。然而，近年来的分子学研究则发现，皮肤中含量最丰富的为球形马拉色菌和限制马拉色菌，其含量远高于糠秕马拉色菌。进一步微生态分析证实，手臂、足部、躯干和头面部等不同部位的皮肤中，马拉色菌属的结构有明显区别，但不同个体的相同身体部位差别不大。在外耳道、耳后和前额皮肤中，限制马拉色菌含量最丰富，后背、枕后部和腹股沟区球形马拉色菌最丰富，鼻孔、肘窝等其他部位则为马拉色菌的混合菌种，而足部的真菌构成多样化，包括马拉色菌、曲霉（*Aspergillus*）、隐球菌（*Cryptococcus*）、红酵母（*Rhodotorula*）和附球菌（*Epicoccun*）等。

（四）影响正常皮肤微生态的因素

尽管皮肤常住菌群是相对稳定的，但也可受各种因素的影响而发生变化，包括内源性因素，如年龄、遗传和免疫等；外源性因素，如卫生习惯、环境因素和微生物菌群之间的相互影响等（文末彩图 2-5-1-4）。

笔记

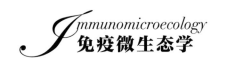

1. 内源性因素

（1）年龄因素

与部分皮肤疾病和年龄的关系一样，皮肤微生物群与年龄也存在着一定的关系，皮肤微生物群自出生后便在皮肤表面定植和寄居，在人类成长过程中随着对外界环境的接触使得皮肤微生物群逐步趋于稳态。按照以前的观点，在正常情况下，孕妇子宫内的胎盘是完全无菌的，但是研究者通过对 320 名健康孕妇的胎盘样本进行细菌 DNA 分析，并将其与人体口腔、皮肤、阴道和肠道等其他部位细菌组成进行对比，结果发现在正常女性胎盘中也存在细菌分布，并且这些细菌分布结构与人类口腔中的菌群具有高度相似性。这一研究结果再次证明了人体微生物菌群是人类与生俱来的第二基因组。一般而言，分娩方式对新生儿初始皮肤微生物菌群的建立具有决定性作用，自然分娩的新生儿皮肤菌群最初与母亲阴道菌群类似，而剖腹产新生儿的皮肤微生物菌群则与母体接触部位的菌群类似，剖宫产与自然分娩的新生儿相比菌群存在显著差异。

皮肤微生态随着人体生长发育也在不断地发生变化。新生儿皮肤表面常住菌为表皮葡萄球菌和链球菌，没有痤疮丙酸杆菌和其他类白喉杆菌。婴幼儿和学龄期儿童，皮肤表面常住菌为表皮葡萄球菌和八叠球菌，没有链球菌，但在腹股沟处可分离出大肠埃希菌。婴幼儿携带微球菌、棒状杆菌和革兰阴性菌比儿童、成人更常见、比例更高。糠秕马拉色菌在 5 岁以下儿童中少见，随着年龄的增加带菌量会增加，15 岁时接近成人水平。到了青春期，在激素作用下皮脂腺分泌相对旺盛，皮肤微生物菌群中一些亲脂性的微生物丰度会趋于增高，细菌主要是存在于皮脂腺腺管中的丙酸杆菌属（*Propionibacterium*）、微球菌属（*Micrococcus*）和杆菌属（*Corynebacterium*）等；真菌主要有酵母菌属、附球菌属（*Epicoccum*）和马拉色菌属等；相反厚壁菌门（*Firmicutes*），包括金黄色葡萄球菌和链球菌属的丰度降低。老年人皮肤表面痤疮丙酸杆菌等嗜脂质菌检出率降低。

成年后，人体皮肤微生物菌群的组成逐步达到稳态。即便皮肤与外界频繁接触，成人的皮肤微生物菌群仍保持高度稳定，如经常接触其他人、衣服和环境，正常成年人皮肤微生物菌群相对保持稳定，尤其是在门的水平，放线菌门（*Actinobacteria*）、厚壁菌门（*Firmicutes*）和变形菌门（*Proteobacteria*）的微生物是皮肤细菌的主要菌群，占比高达94% 左右。

（2）性别因素

有学者研究手部菌群时发现同一个体双手之间仅共有 17% 种群类型，不同个体之间仅共有 13%，女性手部菌群明显比男性种群数量多，且手部微生物菌群受左右手习惯、最后一次洗手时间和性别的影响。也有学者指出，由于两性皮肤生理和解剖的差异，汗腺、皮脂腺和激素造成了两性皮肤表面微生物的差异。也有学者指出，男女额头部菌群存在性别差异，排除化妆品使用后，两者间差异消失。研究还发现，共同生活的夫妻或情侣之间的微生物菌群具有一些共性。

（3）部位因素

皮肤正常微生物菌群的成分因部位不同而不同。面颈和手部等暴露部位，暂住菌比例更高；头面及躯干上部等皮脂腺丰富的部位，嗜脂质细菌和糠秕马拉色菌的密度明显增高；腋窝、会阴、趾间等间擦部位温度和湿度增加，微生物更易生存，腋窝正常菌群主要是葡萄球菌和棒状杆菌，会阴部可分离到微小棒状杆菌，趾间主要是革兰阴性菌和皮肤癣菌，上臂和大腿相对干燥，通常细菌数量要少得多。表皮葡萄球菌等一些细菌可存在于人体皮肤的任何部位。

（4）皮肤的 pH 值

皮肤常住菌生长适宜的 pH 是 6.5 ~ 8.5，最佳的 pH 为 7.5 ~ 8.0，成人皮肤 pH 一般是 4.5 ~ 6.0，但正常菌群也能很好地耐受和生存。新生儿及婴幼儿皮肤的 pH 为 6.0 ~ 7.0，高于成年人，因而比成人皮肤更适合常住菌生长。成人皮肤的 pH 值偏低，主要是由于皮肤表面脂膜中的脂肪酸增加所致。因此，嗜脂性的糠秕马拉色菌及类白喉杆菌的数量会明显增加。研究发现，皮肤 pH 从 4.38 升至 7.05，平均菌落形成单位（CFU）会从 $1.8 \times 10^6$ CFU/ cm$^3$ 增加到 $4.5 \times 10^6$ CFU/ cm$^3$，也充分说明了局部皮肤 pH 值增高会导致皮肤含菌量增高，但也有人认为，皮肤 pH 值不能作为单独的影响因素，需与温度和湿度共同作用才能影响菌群生长。

2. 外源性因素

（1）环境因素

常住菌会受到外界环境和生态区局部环境的影响。外界环境，如温度和湿度的改变会影响生态区的局部环境。温度和湿度增加，角质层的水合作用增加，皮肤变得湿润，可促进细菌和真菌的生长；皮肤干燥则会抑制细菌和真菌的生长。有学者研究环境作用时发现，背部、腋窝和足部在高温、高湿条件下比高温低湿条件下定植的菌群要多。研究表明，适宜的温度和湿度对微生物的复制是必要的。有研究者曾将细菌接种到皮肤上，将前臂皮肤封包 24 小时，发现细菌可增加 10 000 倍，一旦封包去除，细菌的数目又可慢慢恢复到原来水平，说明湿性皮肤比干燥皮肤细菌存活的时间更长。封包引起的温度和湿度增加，还可使酵母菌，如念珠菌、糠秕马拉色菌和皮肤癣菌由非致病性真菌转变为致病性真菌，当然封包还受到局部 $CO_2$ 张力升高等因素的影响。

各种菌群对环境的要求也有所不同，念珠菌和大肠埃希菌要求环境湿度要高；金黄色葡萄球菌、白色葡萄球菌和细球菌属对湿度的要求相对较低。因此，在干燥的冬季，细球菌属定植增加；在潮湿的夏季，念珠菌和类白喉杆菌增加。

新近的研究表明，皮肤微生态并不轻易因为环境的影响而发生很大差异，相反保持各自独特的微生物菌群特征，这一稳态是每个人独特的微生物印迹。这种皮肤微生物菌群纵

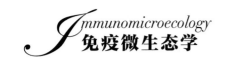

向稳定性就产生了关于定植抗性的假说，这一假说为探索不同皮肤疾病状态中的微生物菌群变化的临床研究提供了参考。

（2）$O_2$ 与 $CO_2$

在皮肤正常菌群中，有厌氧菌、专性需氧菌和兼性厌氧菌，因此皮肤中的 $O_2$ 和 $CO_2$ 的浓度对微生物的定植具有重要作用。多种微生物菌群及其代谢产物聚集并附着于皮肤表面形成了一个自我封闭系统，即生物膜。营养物质及空气弥散入该系统，一旦系统内 $PO_2$ 与 $PCO_2$ 发生改变，则微生物的种类及其数量就可发生改变，如封包使 $PO_2$ 下降、$PCO_2$ 上升，则革兰阴性杆菌及棒状杆菌的数目显著增加。

（3）紫外线

紫外线（ultraviolet，UV）可以抑制或杀灭皮肤的一些菌群。体外研究发现，UVA 剂量在 50 mJ/ $cm^2$ 时就可杀灭糠秕马拉色菌，UVB 在 250 ～ 900 mJ/ $cm^2$ 也可杀灭糠秕马拉色菌及白念珠菌，但葡萄球菌对紫外线不太敏感，UVB 剂量高达 900 mJ/ $cm^2$ 才可抑制表皮葡萄球菌的生长。

3. 微生物群与宿主之间的相互作用

（1）细菌黏附素与宿主之间的相互作用

黏附是微生物在皮肤表面定植的第一步，微生物的定植能力与黏附能力呈正相关。黏附素是引起细菌表面黏附的分子，它通过吸附到宿主细胞表面的黏附受体而发挥黏附作用。黏附素在微生物与宿主细胞之间起着桥梁作用，人体不同解剖部位的表皮细胞对细菌的黏附受体是不同的，所以不同部位皮肤常住菌也不同。

正常情况下，金黄色葡萄球菌和部分链球菌不能在皮肤表面定植，其原因可能是由于在表皮 KCs 上与之相结合的黏附受体并非是暴露的，但如果搔抓引起皮肤细微损伤，就可使黏附受体暴露于皮肤表面，增加了金黄色葡萄球菌的黏附作用。

宿主也会影响菌株的黏附。某些人体对致病菌易感，可能是由于其 KCs 对这些致病菌有更强的黏附性。研究发现，特应性皮炎患者的 KCs 对金葡菌的黏附力较正常人大大增强，其原因是细胞表面黏附受体增多。

（2）真菌与宿主之间的相互作用

近年来，关于真菌与宿主相互作用的研究也越来越多，主要是通过体外分离宿主细胞试验来进行研究的。马拉色菌（*Malassezia spp.*）广泛存在于健康人皮肤的大部分区域，越来越多的证据表明，马拉色菌与人类的多种皮肤疾病有关，包括轻度炎症性疾病（如头皮糠疹、毛囊炎）和更严重的炎症性皮肤病（如脂溢性湿疹和特应性皮炎）。β - 葡聚糖受体 Dectin-1 是 C 型凝集素受体（C-type lectin receptor，CLR），有研究表明 Dectin-1 受体可以感知马拉色菌并激活炎症小体 NLRP3，进而介导抗原呈递细胞中的 IL-1β 分泌。其他引起皮肤疾病的真菌，如白念珠菌、酿酒酵母、皮炎芽孢菌、烟曲霉和新生隐球菌等，

这些真菌表面存在 $\alpha$-1，2甘露糖，可以被Dectin-2受体识别，进而引发不同类型的疾病。

4. 微生物菌群之间的相互作用

正常皮肤微生物菌群发挥着抵御外来病原菌入侵的屏障作用，它与人体、环境三者之间形成一个和谐的相对平衡的体系。微生物菌群平衡的机制非常复杂，既有微生物群与宿主之间的相互联系，又有微生物之间的相互作用。各微生物之间可以相互拮抗，也可以相互促进，以保持屏障作用的完整性，这对于维持皮肤正常微生态平衡起着至关重要的作用。

（1）微生物菌群之间的相互拮抗作用

微生物菌群之间通过相互竞争消耗共同的营养物质，产生不利于其他菌群生长的pH值或氧化还原电势，通过竞争结合位点的黏附受体，使其他菌群无法定植，产生抑制物，从而拮抗其他微生物生长。目前已知的抑制物主要有：

①细菌素：最常见，是由细菌或古细菌基因编码的一类杀菌蛋白或多肽，生产细菌素的细菌对自身分泌的细菌素具有免疫力。细菌素通常由革兰阳性菌产生，可以抑制许多革兰阳性菌，如Nisin抑制葡萄球菌属、链球菌属、小球菌属和乳杆菌属的某些菌种，抑制大部分梭菌属和芽孢杆菌属的孢子，但往往在同种近缘菌株呈现狭窄的抑菌谱对大多数的革兰阴性菌、真菌等没有抑制作用。嗜酸乳杆菌和发酵乳杆菌产生的细菌素对乳杆菌、片球菌、明串球菌、乳球菌和嗜热链球菌有抑制作用。

②细菌水解酶：痤疮棒状杆菌可通过释放细菌水解酶抑制葡萄球菌和其他丙酸杆菌生长，葡萄球菌产生溶菌酶可拮抗其他微生物定植，芽孢杆菌也能产生类似水解酶的物质而发挥拮抗其他微生物的作用。表皮葡萄球菌可以分泌自溶酶，该酶对皮肤上的常住菌不具有杀伤作用，但它能够溶解某些条件致病的暂住菌，如金黄色葡萄球菌的抑制作用。

③抗生素：在皮肤正常菌群中许多菌种都能合成抗生素，如一些真菌可产生链霉素、青霉素和放线菌素等，因此在皮肤真菌感染性疾病的皮损边缘可检测到抗生素耐药菌，感染部位可分离出青霉素。凝固酶阴性的葡萄球菌及少数棒状杆菌可产生环状多肽细菌素，抑制或杀死分类学上与其相邻近的菌株或菌种，其作用机制可能是通过吸附到特殊的菌体外膜上的受体而发挥作用。在鼻腔中较多见的路邓葡萄球菌可产生一种称为"路邓菌素（lugdunin）"的抗生素，路邓菌素对包括MRSA在内的多种革兰阳性菌表现出较强的抗菌活性，小鼠实验中也证实其抗菌作用，而且不容易产生耐药。

④脂类分解产物：皮脂及其代谢产物可作为微生物的抑制剂。许多常住菌具有脂酶活性，寄生于皮脂腺中的厌氧革兰阳性菌痤疮丙酸棒状杆菌可使甘油三酯水解为游离脂肪酸，长链游离饱和脂肪酸和油酸对皮肤表面的条件致病菌，如金黄色葡萄球菌、化脓性链球菌、白念珠菌和皮肤癣菌等有抑制作用。糠秕马拉色菌具有脂氧合酶作用，能使油酸转变成壬二酸，这种物质能同时拮抗丙酸杆菌和葡萄球菌，对一些真菌也有抑制作用。丙酸杆菌产生的丙酸对石膏样毛癣菌等有抑制作用。

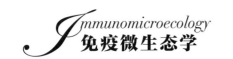

⑤其他抑制物：白念珠菌可产生 $CO_2$ 从而抑制其他真菌的生长。这可以解释白念珠菌感染的皮损处往往缺乏其他真菌生长的原因。链球菌、需氧球菌可产生 $H_2O_2$ 抑制金黄色葡萄球菌的生长。

（2）微生物菌群之间的相互促进作用

皮肤菌群中也存在多种微生物间的相互促进生长的现象。促进因子主要包括一些脂类、氨基酸及辅酶等。已证实，细球菌能合成一些营养因子促进产抗生素的真菌繁殖。皮肤菌群中厌氧菌的生长可导致其他非厌氧菌对氧的敏感性下降。葡萄球菌的透明质酸酶或其他未知物质也可促进厌氧菌的生长及其黏附性。

人葡萄球菌和鲍曼不动杆菌产生的羊毛硫抗生素、芽孢杆菌产生的芽孢杆菌素与人类的抗菌肽 LL-37 协同作用可以减少皮肤金黄色葡萄球菌的定植。

除了细菌、真菌之间的相互影响关系，皮肤表面分布着大量的细菌、病毒－噬菌体，噬菌体对于皮肤表面微生物群的分布也发挥着重要的作用，其中关于 *Propionibacterium spp.* 和 *Staphylococcus spp.* 相关的噬菌体研究较多，噬菌体在维持皮肤微生态的动态平衡中发挥着重要作用。

### 四、皮肤微生态与皮肤免疫的关系

#### （一）皮肤微生态的形成及其对生命早期免疫系统的影响

人体皮肤微生态具有多样性和皮肤部位的特异性，不同区域皮肤表面的微生物群组成不同，皮肤是人体共生菌落最丰富的地方，有来自 19 个不同门类的 1000 多种不同细菌。生命早期免疫系统迅速成熟，而宿主－共生菌相互作用可能会影响免疫系统对微生物的反应。与儿童和成人相比，婴儿的 Toll 样受体（TLRs）激活可导致 IL-6 和 IL-23 的产生增多，TNF-α 和 IL-1 的产生减少，胎儿和婴儿还有大量调节性 T（Treg）细胞，这促进了其对自身和外来抗原的免疫耐受，从而防止不利于健康组织发育的炎症。当新生小鼠被表皮葡萄球菌定植时，会产生大量的表皮葡萄球菌特异性 Treg 细胞，并在再次接触表皮葡萄球菌时减轻炎症反应。而如果将表皮葡萄球菌暴露时间推迟到成年期则会影响这种保护作用的产生，加重接触时产生的炎症反应。此外，毛囊作为皮肤共生细菌的主要组织生态位，共生微生物在毛囊定植可刺激毛囊峡部 KCs 产生趋化因子 CCL20，这种趋化因子参与将 Treg 细胞招募到皮肤的过程，并可促进免疫耐受的形成。

#### （二）皮肤微生态与免疫系统的相互作用

皮肤屏障、免疫系统和皮肤微生态之间的相互作用是维持健康与疾病平衡的关键。皮肤对有害物质形成物理屏障，同时建立独特的先天免疫系统来调节皮肤微生物菌群，皮肤附属器密集分布为与微生物之间的密切沟通创造了一个大的表面环境。

（1）表皮葡萄球菌与皮肤屏障免疫

无菌小鼠实验表明，在没有共生菌的情况下，效应 T 细胞失去分泌 IL-17 和 γ-IFN 等细胞因子的能力，而且只有与皮肤共生的表皮葡萄球菌结合，而不是与肠道内微生物结合，才能修复这一缺陷。某些关键微生物可以诱导特定类型的免疫细胞进入皮肤，如特定的表皮葡萄球菌菌株可诱导表皮内分泌 IL-17A 的 CD8$^+$T 细胞（Tc17）出现，这些细胞出现与表皮葡萄球菌产生 n- 甲酰甲硫氨酸被 DCs 抗原呈递有关。人类表皮内 T 细胞在受到表皮葡萄球菌抗原刺激后也会产生 IL-17A 和 γ-IFN。共生菌与宿主免疫系统相互作用并不仅局限于 T 细胞反应，脂磷壁酸作为一种产生于表皮葡萄球菌的 TLR2 配体，能够独特地抑制皮肤炎症反应。表皮葡萄球菌还可以通过增强抗菌肽表达来增强先天免疫防御。研究还发现，从表皮葡萄球菌中提取的肽聚糖（peptidoglycan，PGN）和磷壁酸（lipoteichoic acid，LTA）可诱导人外周血单核细胞产生 TNF-α、IL-1β 及 IL-6，进而发生炎症反应。*Rag-1* 基因缺陷动物由于获得性免疫缺陷，其皮肤微生态组成发生巨大变化致使细菌更易转移到淋巴结，原发性免疫缺陷患者的皮肤微生态组成也表现出类似的变化，且具有显著的皮肤感染倾向。值得注意的是，CD4$^+$ 的 Th17 细胞免疫反应可被一大类皮肤定植微生物广泛触发。因此推测，皮肤免疫系统已经进化到能够感知皮肤微生物多样性并以此不断校准其功能，两者间既存在由特定微生物诱导的免疫反应，也存在由非特异微生物触发的免疫反应，相互之间存在着复杂的相互作用。

（2）痤疮丙酸杆菌与皮肤屏障免疫

痤疮丙酸杆菌被认为是强烈的前炎症激活因子。痤疮丙酸杆菌可以通过激活 Toll 样受体（Toll-like receptors，TLRs）、NOD 样受体（nucleotide binding oligomerization domain -like receptors，NLRs）、蛋白酶激活受体，引起下游一系列级联反应，释放炎症因子，诱导炎症反应。TLRs 是一组识别病原微生物的跨膜受体家族，通过识别保守的病原相关分子模式产生免疫炎症反应。痤疮丙酸杆菌表面的 PGN 和 LTA 作为配体激活了 TLR-2 的表达。痤疮丙酸杆菌通过诱导 KCs 分泌 IL-6、IL-8，并诱导单核细胞释放 IL-1β、TNF-α 等炎症因子进而引发炎症。痤疮丙酸杆菌能通过 TLR-2、IL-8 和金属蛋白质 -9（matrix metalloprotein-9，MMP-9）的刺激加重促炎性效应，使炎症从毛囊皮脂腺扩散到真表皮，这种促炎性效应是金黄色葡萄球菌和化脓性链球菌的 5 倍。此外，它还通过激活胰岛素样生长因子 -1（insulin like growth factor，IGF-1），促进 KCs 增殖和分化。痤疮丙酸杆菌大量增殖可通过获得性免疫反应，调节 CD4$^+$T 淋巴细胞的应答，诱导出不同表型的 Th17 细胞，从而产生不同的细胞因子。在富含脂质的低氧环境中培养痤疮丙酸杆菌，促进厌氧发酵并产生短链脂肪酸（short-chain fatty acids，SCFA）。SCFA 的产生能够促进 TLR2 调控人 KCs 产生 IL-6、IL-8 和 TNF-α，从而促进炎症的进展。

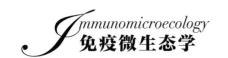

（3）真菌与皮肤屏障免疫

正常情况下，人的皮肤被大量微生物定植，微生物以共生的状态附着在皮肤上，下调皮肤的免疫反应而不会引起临床症状。如果病原体在皮肤屏障功能受损的情况下攻击机体，引起皮肤中的各种免疫细胞和免疫因子表达，在病原体侵袭能力强的情况下，马拉色菌等条件致病真菌会转变为致病真菌。

不同真菌与宿主免疫具有相互作用的影响和转归。Th1 清除真菌感染，保护宿主；Th2 保护真菌，损伤宿主，引起局部过敏反应，Th17 招募中性粒细胞，产生细胞因子 IL-17、IL-22，发生炎症反应。调节性 T 细胞对真菌和宿主免疫起双向调节作用。免疫稳态对真菌定植／感染十分重要，免疫失衡对宿主不利（文末彩图 2-5-1-5、彩图 2-5-1-6）。

皮肤免疫系统通过先天和适应性免疫应答来调节皮肤微生态，但皮肤微生物群也成就了皮肤免疫系统的发育和功能调节，两者有着共同进化的关系。

## 五、皮肤微生态与皮肤免疫性疾病的相互关系

皮肤微生物菌群的生长受皮肤免疫的影响。KCs 通过模式识别受体识别病原体相关分子模型来识别皮肤表面的微生物，受体的激活启动了固有免疫反应，释放抗菌肽、细胞因子和趋化因子等，进而调节皮肤微生态的平衡。皮肤免疫功能的异常则会导致皮肤微生态的改变，如银屑病。有研究显示，银屑病患者和健康人群相比厚壁菌属数量明显增多，而丙酸杆菌数量却大大减少；另外一个研究也显示，银屑病患者皮肤变形杆菌增多，葡萄球菌和丙酸杆菌显著减少，但是免疫异常影响皮肤微生态的机制目前尚不清楚。皮肤微生态也可以调节机体固有免疫。在动物实验研究中发现，在无菌室生长的无菌小鼠不能抵抗利什曼原虫的感染；但是当该无菌小鼠接种皮肤常见菌群，如表皮葡萄球菌后，再感染利什曼原虫就可以抵抗该寄生虫。表皮葡萄球菌还可产生可溶性苯酚分子调控蛋白，具有类似抗菌肽的作用，可以选择性地抑制病原菌，如金黄色葡萄球菌和乙型溶血性链球菌的生长。最近有学者发现，痤疮丙酸杆菌可以发酵糖类成为短链脂肪酸从而抵抗耐甲氧西林金黄色葡萄球菌；假单胞菌产生的鞭毛蛋白可以诱导皮肤 KCs 产生抗菌蛋白"牛皮癣素"，增强机体抵抗病原菌的能力。皮肤共生菌还可以调控皮肤抗菌肽的表达，如表皮葡萄球菌可以通过 Toll 样受体 -2 机制刺激 KCs 表达抗菌肽；马拉色菌可以通过蛋白激酶 C 的途径上调 β 防御素 -2 表达；痤疮丙酸杆菌对 KCs 和皮脂腺细胞 β 防御素 -2 的分泌起调控作用。马拉色菌可使 KCs 分泌 IL-1β、IL-6、IL-8 及 TNF-α，使 IL-10 分泌减少，加重皮肤的炎症反应。

由此可见，皮肤微生态、KCs 和皮肤免疫之间形成了相互影响、相互作用的复杂的稳态体系，彼此相互协调维持着皮肤正常生理状态。

## 六、皮肤微生物菌群的研究方法

### （一）细胞培养法

早期皮肤微生物菌群的研究是基于分离培养的方法，主要是通过皮肤样本的分离和纯培养对皮肤微生物菌群的组成和多样性分布进行分析。虽然新近研究的培养组法，利用尽可能多的培养条件联合新型的鉴定技术进行培养从而研究微生物菌群，但常规技术培养都仍有一定的局限性，因为有许多微生物是难以培养或者无法培养的未知微生物。

### （二）PCR 方法

随着分子生物学的发展，测序技术首先被用来分析复杂的微生物生态系统的组成，其中 16S rRNA、18S rRNA 和内转录间隔区（internal transcribed spacer，ITS）序列最早被用于系统发育分类体系的建立，使微生态研究进入了以基因水平分析微生物菌群的阶段。

1. 16S rDNA

为原核生物中编码核糖体小亚基 rRNA 的 DNA 序列，具有 9 个高变区域和 10 个保守区域，其中保守区反映了细菌种属间亲缘关系，高变区反映了物种间的特异性，选择通用引物进行 PCR 扩增来分析环境或者临床样本中古细菌或细菌的菌群结构多样性。

2. 18S rDNA 和 ITS 扩增子测序

18S rDNA 真核生物中编码核糖体小亚基 rRNA 的 DNA 序列。ITS（18S rRNA 与 28S rRNA 的内转录间隔区）分为两个区域：ITS1 和 ITS2，其中 ITS1 位于核糖体 rDNA 序列 18S 和 5.8S 之间，ITS2 位于核糖体 rDNA 序列 5.8S 和 28S 之间，通过新一代测序技术对 18S rDNA 和 ITS 扩增子测序进而对环境微生物中真菌多样性进行分析。

### （三）宏基因组

宏基因组（metagenome），又称元基因组学（metagenomics）是指对特定环境中的整个微生物菌群的全部基因组信息进行测定，进而研究特定环境中全部微生物的遗传多样性和分子生态学信息，包括分析微生物的群落结构、物种分类、进化关系及微生物与生存环境之间的相互协作关系的一种研究方法。

### （四）培养组学的新定义

上述分子学方法是基于测序技术对微生物菌群的研究，因为测序局限于测序读长和灵敏度等因素，不同技术有不同的检测阈值，很难对低丰度和部分未知微生物进行分析，因此新近的研究重新定义了培养组学。培养组学是一种在宏基因组学之外描述微生物菌群的策略，培养组学也存在自身的局限，其覆盖率远低于宏基因组学和 PCR 法，但是可以作为后者的有益补充，培养组学能分析到样本中约 $10^2$ 数量级的细菌，更加灵敏可靠。培养组学重新定义了分类单元，是人体微生物组研究的物质基础，是实现人体微生物组在株水平研究的必需方法，也是生物信息分析技术优化的基础。培养组学对于破译人体菌群组成

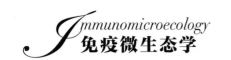

是必不可少的，联合 MALDI-TOFMS、16S rRNA 基因测序和宏基因组学做支撑，微生物培养组学获得了迅猛的发展。

### （五）真菌微生态的研究方法

与皮肤的细菌微生态相比，真菌微生态的研究难度更大，其主要有 3 方面因素：①真菌在皮肤中的含量远低于细菌，难以获得充分样本量；②人类细胞 DNA 会污染样本，干扰特异性区段的扩增；③真菌具有坚固的细胞壁，难以破坏细胞壁并提取出高质量遗传物质，其难度远高于细菌和人类细胞。

#### 1. 皮肤取材方法

包括拭子擦取和刀片刮取，有时需要使用擦拭－刮取－擦拭等组合方法。为获得最大微生物量，通常取材前 12 ～ 24 小时不允许洗浴或使用润肤剂。取材后的样本应冻存于 –20 ℃ 或 –80 ℃。

#### 2. PCR 方法

DNA 提取需要使用较强的物理方式裂解真菌，常用滚珠和酶混合裂解方法。目前，针对真菌微生态的 DNA 提取步骤尚缺少方法学上的对照研究。真菌菌种的分子鉴定基于高通量测序方法，目前常用的测序区段包括 18S rRNA 区和位于 18S、5.8S 和 28S rRNA 区内的 ITS 区。以全基因组 DNA 为模板，应用 PCR 扩增上述区段，可得到数百万至数亿条序列，根据 95% ～ 99% 相似度分类至种水平的分类操作单位（operational taxonomic units，OTUs），与 PubMed 等数据库进行人工比对，即可通过 DOTUR 等软件分析样本微生物的结构。

#### 3. 其他方法

微生物群落的丰度和均衡度可以用香农多样性指数（Shannon's diversity index）表示，其他分析方法还包括：①β 多样性，用于样品两两之间的比较分析，衡量不同样本间的变化；②排序分析，包括主成分分析（PCA）和主坐标分析（PCoA），用于研究样本间的相似性和差异性；③聚类分析，通过绘制热图，提示样本间菌属菌落构成的相似性；④物种进化树的样本群落分布图，可将不同样本的构成在物种进化分类树中显示，提示样本间的进化关系。此外，宏基因组测序能够反映样本中功能基因的构成。

## 七、皮肤微生态的应用

#### 1. 抗菌类

皮肤微生物菌群是复杂、动态的，且存在时空结构。由于细菌是广泛用于治疗人类感染的几类抗菌药物的主要来源，使用培养组学对皮肤微生物菌群的研究使细菌库扩大，可能会发现新的抗菌药物，如德国安德烈亚斯·佩舍尔和他同事在鼻腔中发现的路邓葡萄球菌产生出了一种名为"路邓菌素"的抗生素，其对包括 MRSA 在内的多种革兰阳性菌表现出强有力的抗菌活性，且不易引起细菌耐药。此外，蛋白对几种革兰阳性病原体具有活性，包括李斯特菌、肺炎球菌和肠球菌分泌的细菌素。有动物实验研究表明，新生鼠皮肤表面定植表皮葡萄球菌后，可诱导表皮葡萄球菌特异性 Treg 细胞产生增加，降低皮肤炎症。最新的研究结果表明，皮肤表面的表皮葡萄球菌可以产生 6-N- 羟基氨基嘌呤（6-HAP）的化学物质，这类产生 6-HAP 的表皮葡萄球菌作用于小鼠皮肤表面后，不但减少了因紫外线照射导致的恶性前皮肤肿瘤数量，还能够让宿主免受皮肤癌的侵害。

2. 益生菌

近年来，针对重新恢复皮肤微生物菌群正常稳态的微生物制剂疗法逐渐成为研究的热点。随着对益生菌研究的逐渐深入，发现以乳酸杆菌和双歧杆菌为代表的益生菌，不仅具有抑制病原菌繁殖的能力，还能提高宿主自身免疫力、增强宿主对致病菌侵袭的抵抗力，益生菌正在逐渐成为治疗皮肤疾病的新一代生物制剂。研究发现，乳酸菌能够产生大量的有机酸，这种有机酸可以降低环境 pH 值、抑制致病菌的繁殖，同时环境 pH 值的降低也能够激活 Mφ，提高机体免疫功能，增强局部抗感染能力。乳酸菌还可产生过氧化氢、抗菌肽和细菌素，其对病原菌也会产生明显的抑制作用。因此，在临床应用中，乳酸菌有望在将来成为一种温和的杀菌剂。来源于模式动物和人体的实验均显示，外用益生菌可以通过恢复皮肤微生物稳态改善皮肤屏障，增加抗微生物短肽等的合成治疗皮肤炎症。目前，在欧美已经出现一些益生菌护肤品，专门针对湿疹、痤疮和敏感肌肤问题，使用后可使皮肤敏感性、炎性痤疮等问题得到明显改善。通过调节皮肤微生态，使皮肤疾病得到改善，对远期皮肤抗衰老和面部年轻化也起到了卓越的贡献。

3. 噬菌体和噬菌体溶菌酶

皮肤表面分布着大量的噬菌体，噬菌体是一类对抗超级细菌感染的抗生素替代生物制剂，近年来普遍受到科学界的关注，皮肤微生物菌群的研究有利于开发更多类型的噬菌体及其衍生物用于抗感染治疗，多个国家关于噬菌体和噬菌体溶菌酶用于抗超级细菌感染已经进入了临床治疗阶段。在《科学日报》上讲述了关于一种皮肤常住菌藤黄微球菌（*Micrococcus luteus*）可以发出波长接近紫外线的荧光，有研究者指出，藤黄微球菌的细菌代谢产物有望开发成一类抗紫外线损伤的护肤产品。未来外用益生菌治疗特应性皮炎具有较好的研究前景，但同时也有许多挑战，菌株遗传背景知识库的完善、菌株的选择、剂量及治疗时间仍需要大量的体内体外实验进一步探索。

## 八、皮肤微生态研究展望

人类与细菌、真菌和病毒等微生物菌群长期处于共生关系，微生物在人体生理和免疫功能等方面都发挥着重要的作用。近年来，皮肤微生态的研究发展迅速，已有较多研究证实细菌微生态与多种炎症性疾病、感染性疾病的发生和慢性伤口的愈合有关。

真菌的微生态研究仅在最近几年才开始引起重视。目前，皮肤真菌微生态的研究尚存在取材和 DNA 提取等方法学上的困难，需要进一步优化研究方法，以得到准确而可靠的数据。皮肤的微生态环境中，真菌与细菌之间具有复杂的相互作用。目前研究已证实，包括马拉色菌在内的多种真菌菌群构成会对银屑病、特应性皮炎和脂溢性皮炎等疾病产生影响，但仍需要更多的大规模对照研究证实。

此外，皮肤真菌感染是常见的皮肤疾病，皮肤癣菌病、花斑糠疹、黏膜念珠菌病等感染性疾病的发生与真菌微生态之间的关系也逐渐引起学者重视。皮肤和黏膜的真菌感染常见于免疫功能受损人群，如 HIV 感染患者口腔内的细菌菌群结构改变，稳定性降低，而真菌菌群多样性提高，念珠菌和曲霉等机会性致病菌含量增多，可能与慢性黏膜真菌感染有关。白念珠菌通过细胞膜 Dectin-1 蛋白识别，经 SYK 和 CARD 9 途径介导产生炎症反应。研究已证实，Dectin-1 缺陷小鼠肠道内念珠菌含量提高，其他酵母菌减少，并且肠道炎症反应增强，提示真菌微生态的改变与炎症性肠病的产生密切相关。HIV 感染患者及先天性 *CARD9*、*Dectin-1* 基因缺陷等免疫受损的患者，皮肤真菌微生态的改变与疾病发生的关系有待未来进一步研究。

从某种意义上说，皮肤是人体与外界接触的免疫屏障，而皮肤微生态更像是人体的卫兵，它能抵御外来物质和微生物的侵袭。相对于肠道微生物菌群而言，人体皮肤微生物菌群的研究起步较晚，有待挖掘的内容还有很多。相信随着分子生物学技术的不断进步、培养组学及新的鉴定手段的不断完善，将会对皮肤微生物菌群研究提供更有力的技术支持，需要更多地关注皮肤微生物菌群的特征，探究微生物菌群与宿主和疾病之间的关系。目前，皮肤科学界最大的热点之一，即不断完善皮肤微生物菌群的潜在应用领域，运用微生物来干预治疗甚至预防类似于银屑病、特应性皮炎和皮肤鳞癌等难治性疾病，这将是对皮肤科学界疾病认知和治疗手段的巨大革命。

### 九、皮肤微生态和皮肤疾病的关系

皮肤微生物菌群与人体皮肤细胞群时刻在发挥着相互作用，皮肤微生物菌群在维持皮肤免疫稳态中发挥着重要作用。尽管皮肤微生物菌群中的大多数成员对人体健康是无害的或有益的，但现已证实皮肤微生物菌群与几种免疫介导的皮肤疾病有关，如特应性皮炎、银屑病、化脓性汗腺炎、脂溢性皮炎和痤疮等。研究整个皮肤部位的微生物菌群变化是理解皮肤感染或皮肤疾病的关键。然而，在此之前，科学家们一直不清楚在整个皮肤部位发现的微生物菌群如何随着时间变化而发生变化，以及这些变化如何影响人类健康。这些问题将在以下分述。

1. 细菌微生态免疫与皮肤疾病

在生物进化过程中，细菌微生态、宿主和环境之间保持着一定的动态平衡，在皮肤正常生理功能中起着重要的作用，并共同维护着皮肤和机体的健康。当正常细菌微生态与宿主之间的平衡被破坏时，外界的致病菌就会入侵宿主，皮肤正常微生物群也可转变为致病菌，引起皮肤的各种细菌感染性疾病。

根据细菌形态不同可将细菌性皮肤病分为球菌性皮肤病和杆菌性皮肤病。球菌性皮肤病主要由葡萄球菌或链球菌感染所致，多发生在正常皮肤上，故又属原发感染。葡萄球菌主要是金黄色葡萄球菌，其次是表皮葡萄球菌和腐生葡萄球菌；链球菌主要为 A 组 β 型溶血性链球菌。杆菌性皮肤病主要分为特异性感染和非特异性感染，非特异性感染常发生在原有皮肤病变的基础上，故又属继发感染。病原菌主要包括麻风分枝杆菌、结核分枝杆菌、棒状杆菌、非结核性分枝杆菌、产气荚膜梭状芽孢杆菌及革兰阴性菌（如变形杆菌、假单胞菌、大肠杆菌）。

正常情况下，这些细菌定植在皮肤上并不致病，但当皮肤屏障被破坏出现如下情况时，容易出现细菌感染：①外伤、手术切口、烧伤、蚊虫叮咬、搔抓导致皮肤损伤；②糖尿病、肺结核、营养不良、代谢紊乱等系统性疾病；③婴幼儿皮肤薄嫩，皮肤生理屏障功能差；④老年人皮肤变薄、过分干燥、脱屑，皮肤屏障功能容易被破坏；⑤机体免疫功能低下或存在免疫缺陷时。

2. 真菌微生态免疫与皮肤疾病

正常情况下，表皮干燥，角质层不断代谢脱落，不利于真菌定居生长。尽管少数真菌可作为暂住菌寄居在皮肤上，但并不致病，只在特殊条件下才致病：①温暖潮湿的环境有利于易感真菌入侵并向周围皮肤蔓延。②皮肤浸渍或各种外伤造成表皮破损，真菌入侵。③儿童由于皮脂腺尚未完全发育，皮脂膜中脂肪酸含量少，有利于致病真菌生长。青春期，随着皮脂腺的发育，饱和脂肪酸增多，特别是带有 7、9、11、13 碳链的脂肪酸能阻止皮肤癣菌的生长。因此，头癣到了青春期会自然消退。④使用广谱抗生素、糖皮质激素、免疫抑制剂、抗肿瘤药物及器官移植、烧伤抢救、各种导管和插管留置及静脉营养的患者，真菌的感染概率将明显增加。⑤慢性疾病、老年、免疫力低下的患者，皮肤癣菌病的发病频率增加，病情顽固，迁延不愈或反复发作。

（1）皮肤癣菌的免疫学发病机制

皮肤癣菌主要包括毛癣菌属（*TrichopHyton*）、小孢子菌属（*Microsporum*）和表皮癣菌属（*Epidermophyton*），共同特点是亲角质蛋白，侵犯人和动物的皮肤、毛发、甲板。毛癣菌属常见致病菌有红色毛癣菌（*T.rubrum*）、须癣毛癣菌（*T.mentagropHytes*）、断发毛癣菌（*T.tonsrans*）、紫色毛癣菌（*T.violacuam*）、许兰毛癣菌（*T.schoenlei*）及疣状毛癣菌（*T.verruosum*）等；小孢子菌属常见致病菌有犬小孢子菌（*M.canis*）、石膏样小孢子菌（*M.gypseum*）、铁锈色小孢子菌（*M.ferrugineum*）；表皮癣菌属致病菌为絮状表皮癣菌（*E. flocosum*）。

致病真菌入侵主要通过分泌各种酶及真菌毒素溶解角蛋白，使自身适应在宿主细胞内生活。石膏样小孢子菌能产生弹力蛋白酶，溶解角蛋白、弹力蛋白和胶原蛋白。一些皮肤癣菌可产生角质蛋白酶及其他酶类，S-硫半胱酸和巯基丙氨酸酶、裂解角蛋白的双硫键使角蛋白分解变质从而被非蛋白酶消化。红色毛癣菌细胞壁的甘露聚糖蛋白成分可抑制淋巴细胞对抗原的反应性增殖，因而具有抑制宿主的免疫反应。

机体防御浅部真菌感染的机制有免疫性与非免疫性之分。前者主要由T淋巴细胞介导，当皮肤癣菌感染皮肤后，表皮LCs将皮肤癣菌抗原呈递给致敏T淋巴细胞，介导细胞免疫反应，杀伤或抑制真菌的生长繁殖。研究发现，皮肤癣菌病的患者，表皮LCs的数量和分布发生了变化。LCs的数量减少或分布异常，则不能很好地将抗原呈递给T淋巴细胞，从而使T淋巴细胞无法激活分泌淋巴因子，对致病真菌进行清除。急性期LCs减少的原因往往是由于LCs分布异常，多数LCs转移到真皮；而慢性期LCs减少是由于致病真菌对LCs的长期直接破坏作用。另外还发现，慢性顽固性或弥漫性真菌感染的患者往往对毛癣菌素试验呈阴性反应，推测其原因可能是红色毛癣菌渗透到皮肤中的抗原决定簇阻止了细胞的免疫诱导，也可能是由于真菌持续感染而激活了特异性的抑制T淋巴细胞的免疫反应。非特异性免疫主要是通过单核细胞和中性粒细胞的吞噬作用和呼吸作用爆发产生的氧化代谢产物包括超氧阴离子、过氧化氢和髓过氧化物酶等来完成细胞内和细胞外的杀菌作用。慢性皮肤癣菌感染的患者往往存在中性粒细胞的数量减少或功能削弱。皮肤癣菌通过产生过氧化物酶拮抗杀灭真菌的髓过氧化物酶系统。

（2）念珠菌的免疫学发病机制

念珠菌属的菌种目前至少有270种之多，但临床上最常见的致病菌为白念珠菌（*C. albicans*），其次为热带念珠菌（*C. tropicalis*）、光滑念珠菌（*C. glabrate*）、近平滑念珠菌（*C. parapsilosis*）、克柔念珠菌（*C. krusei*）、季也蒙念珠菌（*C. guioliermondi*）和伪热带念珠菌（*C. pseudotropicalis*）。念珠菌是最常见的条件致病菌之一，存在于正常人胃肠道、口咽部、阴道等处。皮肤表面也可检测到，但数量相对较少。

一般情况下念珠菌并不致病，念珠菌致病主要取决于宿主的免疫力和念珠菌毒力两个方面。宿主方面易感因素有：①各种原因（皮肤的创伤、浸渍、潮湿等）造成的皮肤黏膜屏障功能降低；②长期大剂量使用广谱抗生素、糖皮质激素、免疫抑制剂等；③内分泌紊乱造成机体内环境变化；④原发和继发性免疫功能下降，如HIV感染等。念珠菌的毒力因素主要有：①黏附性，念珠菌黏附宿主上皮细胞的能力是其在局部定植及入侵体内的第一步，也是其致病性的标志。在念珠菌属中，白念珠菌对皮肤黏膜的黏附能力最强，因而其致病能力最强。黏附的分子基础是其细胞壁的甘露聚糖蛋白。菌体表面的疏水性、局部的pH值及是否受到正常菌群中其他细菌的制约均会影响其黏附性。②胞外蛋白酶，菌丝相菌体可分泌蛋白水解酶、磷酸酯酶等可促进念珠菌的黏附与侵袭力。白念珠菌分泌的天冬氨酸蛋白酶是一种重要的与其毒力致病相关的蛋白酶，它可以降解皮肤角蛋白、抑制宿主的sIgA，促进菌体对组织的入侵和扩散。③释放抑制机体正常免疫反应的产物，白念珠菌胞壁的甘露聚糖蛋白可促进抑制性 T 细胞的产生，并可降低 Mφ 分泌 IFN-γ、TNF 等，从而抑制机体的免疫反应。研究发现，白念珠菌菌丝可释放一些物质抑制多形核白细胞（polymorphonuclear leukocyte，PMN）的趋化，促进吸附及吞噬作用，其机制可能是通过选择性抑制 PMN 的呼吸爆发。④菌体形态，念珠菌有菌丝相与孢子相两种状态。一般寄居状态下念珠菌呈孢子相，条件适宜时可转变成菌丝相从而具备致病力。这是因为孢子相的芽生孢子易被消化或被 Mφ 吞噬杀死，而菌丝相则不易被 Mφ 吞噬杀灭，且对宿主细胞的黏附性大大加强。临床标本培养阳性或者镜检只见到少数孢子时，不能诊断为念珠菌病，只有镜检看到大量出芽孢子、假菌丝或菌丝，才说明该菌处于致病状态。

机体抵抗念珠菌的防御机制包括：皮肤或上皮的屏障作用、补体产生的炎症反应、吞噬细胞的免疫反应及细胞免疫反应。补体介导的趋化因子是宿主对念珠菌突破表皮屏障后的早期防御反应；若机体补体缺陷则不能阻止念珠菌入侵；吞噬细胞在抵抗念珠菌感染中发挥重要作用，念珠菌病往往与患者吞噬细胞功能异常有关，系统性念珠菌病患者常存在白细胞持续减少；细胞免疫较体液免疫在抗念珠菌感染中更为重要，如果长期应用糖皮质激素、免疫抑制剂，细胞免疫反应异常，或患者本身存在细胞免疫功能缺陷，T 细胞或淋巴因子产物异常，则容易造成急性或慢性皮肤黏膜念珠菌病。

3. 病毒微生态免疫与皮肤疾病

病毒是一类形小体微、结构简单、寄生在细胞内以复制方式增殖的微生物，有些病毒可长期以一种无激活状态潜伏在体内，如单纯疱疹病毒与水痘 – 带状疱疹病毒，通常情况下并不致病，只有在促发因素刺激下，病毒再次激活而导致疾病。病毒性皮肤病是指由病毒感染所致的以皮肤黏膜病变为主的一类疾病。病毒可以直接侵犯皮肤、黏膜引起发病，也可通过病毒的抗原性作用而导致皮肤黏膜出现超敏反应性疾病。

病毒的结构以核酸为中心，包以蛋白质衣壳，构成核壳体，其外包有脂蛋白性囊膜为囊性病毒。仅有裸露的核壳体，称无囊膜病毒。核酸为 DNA 与 RNA，含有病毒的基因组，是病毒复制、致病变异的物质基础。

病毒感染机体易感细胞，涉及病毒与宿主双方的相互作用过程。病毒通过接触蛋白与易感细胞的病毒受体相结合，入侵宿主细胞后，在细胞内合成病毒核酸与蛋白质外壳，组装完整病毒，并释放到细胞外。病毒通过直接的病理损伤、免疫病理损害与诱导炎症反应引起宿主的组织损伤。

机体的抗病毒机制包括特异性免疫反应与非特异性免疫反应，完整的皮肤具有防御病毒的天然屏障作用。角质层的紧密结合使病毒不易入侵。皮肤表面脂质膜中的游离脂肪酸，汗液中的乳酸及黏膜分泌液中的溶菌酶，均具有阻止病毒入侵及杀灭病毒的作用。活化的 Mφ 可产生大量干扰素抑制病毒繁殖，Mφ 还可处理抗原，协助 B 细胞产生抗体。NK 细胞可杀伤病毒感染的靶细胞，IFN 可使其活性增强。特异性免疫反应包括 T 细胞介导的细胞免疫反应和 B 细胞介导的体液免疫反应。各种原因导致机体非特异性防御机制的破坏将有利于病毒的入侵。

有原发性或继发性免疫缺陷者（如 HIV 感染 /AIDS 患者）或长期使用免疫抑制剂者均可诱发病毒性皮肤病的出现，或使原有的病毒性皮肤病的症状加重，病变范围扩大。病毒感染可诱发肿瘤的产生。也有人认为某些自身免疫性疾病（如皮肌炎）的发病与病毒有关。

目前，皮肤的病毒微生态包括 HSV、VZV、HPV 和 EBV 相关感染性疾病。

EB 病毒在病毒分类中属于疱疹病毒科，有嗜淋巴细胞性，基因组为 DNA，有可感染 B 细胞的生物学特性，人是 EB 病毒感染的宿主，感染有普遍性，它的传播途径有两种方式：一是唾液传播，是主要传播方式；二是血液传播。感染 ED 病毒的细胞因为有 ED 病毒的作用可以不被机体发现，也不容易被清除。作用机制是 EB 病毒通过自身基因产物作用于人体免疫系统。其致病途径为侵袭宿主的 B 淋巴细胞、T 细胞和 NK 细胞，有致肿瘤的特性。儿童期是原发感染的主要发生时期，原发感染后经过几周到数月不等的时间，EB 病毒感染转变为两种状态：一种是潜伏状态（多数个体发展状态），另一种是慢性活动性感染（少数个体发展状态）。EB 病毒慢性活动性感染可分为两种类型：一种是 T 淋巴细胞型，另一种是自然杀伤细胞型，这种分型是根据外周血中 EB 病毒感染的细胞学类型来分类的。EB 病毒在细胞中有整合和游离体两种存在形式。潜伏感染期 EB 病毒以游离体的方式存在，以环状病毒的形式在细胞 DNA 外游离；裂解性感染期时 EB 病毒以整合的方式存在，以线性分子形式整合入细胞 DNA 中。EB 病毒有致肿瘤性的特性，主要的物质是 EB 病毒潜伏性膜蛋白（LMP-1），主要的作用机制是 LMP-1 可上调 Bcl-2，Bcl-2 有自身的特殊作用，主要作用于肿瘤细胞的免疫，对其有保护作用。

近年来在对 EB 病毒的研究过程中发现，有一些皮肤疾病的发病机制中有 EB 病毒的作用，EB 病毒感染也有一定的皮肤表现，认识与之有关的各种皮损可以早期及时地诊断和治疗疾病，对预后也有影响，如鼻型结外 NK/T 细胞淋巴瘤、皮下脂膜炎样 T 细胞淋巴瘤、种痘样水疱病、种痘样水疱病样 EB 病毒感染相关淋巴细胞增生性疾病、过敏性紫癜、多形红斑、病毒感染与药物超敏反应综合征、儿童丘疹性肢端皮炎，但没有对成人和儿童的发病情况进行区分。

笔记

# 第二节　皮肤微生态免疫与特应性皮炎

## 一、疾病概述

特应性皮炎（atopic dermatitis，AD），原称"特应性湿疹"，是一种与遗传过敏体质相关的慢性复发性、瘙痒性和炎症性皮肤疾病，是儿童最常见的皮肤疾病之一。AD 通常在婴儿早期开始发病，约 45% 的病例开始于生命前 6 个月，60% 开始于第 1 年，85% 开始于 5 岁前。在工业化国家中，儿童的发病率达 30%。本病临床表现多种多样，可表现为急性和慢性反复发作。皮损累及四肢屈侧或伸侧，常限于肘窝、腘窝、颈前等处，其次为眼睑、颜面部。本病在不同年龄阶段有不同临床表现，通常可分为婴儿期、儿童期、青年期和成人期。皮损具有多形性，可表现为红斑、丘疹、脱屑、丘疱疹、糜烂、渗出、结痂和苔藓样变等，边界不清。瘙痒剧烈，易形成"瘙痒 – 搔抓 – 瘙痒"的恶性循环。临床治疗以恢复皮肤屏障功能、寻找并去除诱发和加重因素、减轻或缓解症状为原则。

## 二、病因及发病机制

AD 发病机制复杂，具体尚不完全清楚，可能与下列因素有关：遗传、免疫、皮肤屏障功能障碍、皮肤和肠道微生态及瘙痒等。早期的研究认为，皮肤微生态在 AD 发病机制中起着关键作用，尤其金黄色葡萄球菌是皮肤微生态在 AD 领域研究的重点。近年来，随着宏基因组学、代谢组学和转录组学的发展，对于微生态及其代谢产物与免疫系统、神经内分泌系统之间相互作用的研究逐步深入。目前认为，皮肤及肠道微生态在生命早期免疫系统发育和免疫耐受形成上扮演着重要的角色，而皮肤微生态及肠道微生态之间可能通过免疫系统互相影响。肠道微生物及其代谢产物、神经内分泌物可能影响 AD 的发生和发展。

### （一）AD 的发病机制

目前，AD 的发病机制包括皮肤屏障功能异常（如经皮水分丢失升高、pH 值升高、角质层含水量下降及紧密连接蛋白表达下调等）、免疫失调及辅助性 T 细胞 Th1/Th2 失衡等。

AD 是一种多基因遗传性疾病，其中皮肤屏障相关基因在维持皮肤完整性上具有重要意义。丝聚蛋白（*filaggrin*，*FLG*）基因等突变导致表皮屏障结构改变，造成经皮失水率上升，使皮肤易受到外界过敏原，如微生物及其他环境因子等的刺激。经过敏原刺激后，AD 患者皮肤发生免疫过度反应，促进 KCs 分泌胸腺基质淋巴细胞生成素（thymic stromal lymphopoietin，TSLP），进而激活 DCs，引发 Th2 细胞的增殖及先天免疫反应，分泌一系列细胞因子导致真皮炎症。

笔记

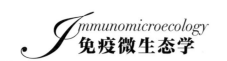
在 AD 的不同时期，Th1/Th2 细胞的主导地位不同。在急性 AD 期，Th2 占据主导位置，分泌 IL-4 及 IL-13 等诱导 IgE 表达。在慢性 AD 期，则以 Th1 为主，IL-5 和 IFN-γ 分泌增加，促进细胞炎症反应的产生。

近年来的研究发现，IL 在 AD 发病机制中具有重要的作用。IL-13 是一种多效应 Th2 细胞因子，它通过下调 FLG 的表达而破坏皮肤屏障功能。AD 患者的皮损及无皮损皮肤中 IL-13 的表达均增加，且与疾病严重程度相关。IL-13 可以通过降低兜甲蛋白和外皮蛋白的基因表达而降低表皮屏障的完整性。

在急性和慢性 AD 患者的血清中，IL-22 的含量增高，且增高水平与 AD 严重程度相关。IL-22 主要由 Th22 细胞产生，能够通过破坏 KCs 从而损伤表皮的屏障功能。AD 患者 IL-31 和 IL-31R 的皮肤表达增加，AD 患者血清中 IL-31 水平与表达 IL-31 的淋巴细胞水平也显著增加，这些研究表明血清与皮肤中 IL-31 的水平与 AD 严重程度相关。AD 患者血清中 IL-33 水平升高，并与疾病严重程度相关。IL-33 通过诱导人 KCs 的 STAT3 通路和 ERK 磷酸化来下调丝聚蛋白的表达，从而导致皮肤屏障被破坏。这些研究也为生物制剂治疗 AD 提供了理论依据。

微生物也是重要的环境过敏原之一，临床研究表明 AD 可被微生物感染加重或诱导。金黄色葡萄球菌（S.aureus）是皮肤常见感染细菌之一，AD 患者皮损处 S.aureus 定植率达 78%，可通过激活机体免疫诱发皮肤炎症。首先，S.aureus 通过分泌超抗原毒素直接刺激免疫细胞，如 LCs 或 KCs 等，促进其分泌炎症因子，如 IL-6、IL-1a 及 TNF-α 进而诱导皮肤炎症反应。另外，还可以激活 B 细胞引起体液免疫反应。除上述超抗原之外，S.aureus 还会分泌相关毒素蛋白，如 A 毒素、金葡菌蛋白 A 和表皮剥脱毒素等，刺激淋巴细胞及 KCs 分泌 TNF-α，导致 KCs 产生炎症前效应，诱导与维持 AD 皮损炎症（文末彩图 2-5-2-1）。

## （二）皮肤微生态免疫与 AD

皮肤微生态在 AD 的发病机制和进展中的复杂作用正在被阐明。既往对细菌 16S rRNA DNA 区的测序分析结果显示，AD 患者皮肤中细菌菌落结构发生紊乱，细菌微生态的整体多样性降低，葡萄球菌属相对增多，特别是金黄色葡萄球菌比例明显增加，并且与 AD 严重程度呈正相关。研究发现，在 AD 患者的炎症皮损中链球菌、棒状杆菌和丙酸杆菌丰度下降，葡萄球菌和金葡菌丰度增加，皮肤表面金黄色葡萄球菌的丰度与湿疹呈正相关。金黄色葡萄球菌分泌的 PSMα 是导致皮肤炎症和瘙痒的重要原因，金葡菌 α-毒素在 KCs 上穿孔，并且至少产生 10 种蛋白酶参与皮肤屏障破坏。凝固酶阴性的葡萄球菌则能抑制这种作用，通过增加后者在皮肤菌群中的比率，能显著改善皮炎和瘙痒的程度。

### 1. 皮肤金黄色葡萄球菌与 AD

与健康人群相比，从 AD 患者中分离的 S.aureus 更容易在 AD 患者的皮肤上定植。无论是遗传还是 Th2 倾斜引起的 AD 患者 FLG 缺失都会导致 KCs 不规则或畸形，使 S.aureus

更容易定植。S.aureus 定植还刺激 AD 患者促炎细胞因子 IL-4、IL-13、TSLP 的表达，引起 Th1/Th2 免疫反应失衡并导致 FLG 缺失。此外，IL-4 和 IL-13 对人 β-防御素 hBD-2 和 hBD-3 基因表达的抑制使抗菌肽 LL-37、β-防御素和皮西丁蛋白在 AD 患者皮肤表达水平降低。S.aureus 有多种机制使其定植在 AD 患者皮肤上，而定植本身引起的免疫失衡及对抗菌肽产生的抑制更加重了 S.aureus 的定植。

S.aureus 可通过多种途径破坏皮肤屏障功能，这在 AD 发病和加重过程中起重要作用。S.aureus 产生 α-毒素，分泌水溶性单体，可直接在 KCs 中形成孔洞，并参与生物膜的形成，这使 S.aureus 难以被清除。S.aureus 能产生多种蛋白酶，其中一些能促进角质层的溶解，而在 FLG 缺失和典型 Th2 相关细胞因子存在的环境下，这些蛋白酶活性得到增强，进一步加重皮肤屏障的破坏，产生恶性循环。除了分泌蛋白酶外，S.aureus 还可以直接刺激内源性 KCs 蛋白酶，包括激肽释放酶（Kallikrein，KLK）6、KLK 13 和 KLK 14。

S.aureus 分泌的 α-毒素破坏皮肤屏障后，可通过肿瘤坏死因子受体触发 KCs 的炎症反应，而葡萄球菌肠毒素（staphylococcal enterotoxins，SE）A、SEB、SEC 和中毒性休克综合征毒素-1（toxic shock syndrome toxin-1，TSST-1）等葡萄球菌超抗原可诱导 B 细胞释放细胞因子引起炎症反应。葡萄球菌脂蛋白通过 TLR-2 /TLR-6 途径促使 KCs 表达 TSLP 以诱导 Th2 反应。S.aureus 还可分泌酚溶性调节蛋白（phenol-soluble modulins，PSMs），这是一类直接的促炎因子，在表皮内 PSMα 刺激角化细胞生产 IL-36，通过 IL-36α 驱动的 γδT 细胞介导炎症反应，在真皮内则刺激 Th17 相关炎症反应，而 PSMγ 能刺激真皮肥大细胞引起炎症。因此，除破坏皮肤屏障外，S.aureus 还可通过多种途径参与炎症反应引起和加重 AD。

2. 真菌微生态与 AD

马拉色菌是亲脂性酵母，为皮肤常住菌，作为一种条件致病真菌与 AD 感染有一定的关系，且在不同人群、不同部位甚至在正常皮肤与病变皮肤之间均存在着差异。对 AD 患者皮肤样本中真菌 D1/D2 LSUrDNA 的序列分析研究显示，AD 患者皮肤中马拉色菌属仍为主要菌属，占 63.2% ～ 72.7%，其中限制马拉色菌和球形马拉色菌在患者和健康人中含量均最高，而二者的含量比在不同严重程度患者皮肤中具有差异，其中轻度 AD 患者含量比 [（3.1 ～ 3.4）：1] 高于中度 [（2.1 ～ 4.1）：1] 和重度 AD 患者 [（1.1 ～ 1.4）：1]。球形马拉色菌和限制马拉色菌是皮肤主要菌属，AD 患者疾病严重程度随着二者的比值而变化。用 16S rRNA 法探究了 9 例 AD 患者和 10 例健康人面部皮肤真菌差异，鉴定出 58 个已知菌种和 7 个未分类的菌种，其中马拉色菌属比例达 63% ～ 86%。轻度和重度 AD 患者以限制马拉色菌占主导，严重 AD 患者比例甚至接近 1。限制马拉色菌相比其他真菌酵母细胞壁化学成分特殊，由交联多糖（5% 几丁质、20% 脱乙酰壳多糖、5% 1,3-葡聚糖和 70% 1,6-葡聚糖）构成，结构组成的特殊性可能决定了其在 AD 患者皮肤上定植的

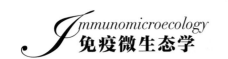

特异性。

此外，非马拉色酵母和丝状真菌在 AD 患者皮肤上也有检出。研究发现，AD 患者皮肤中非马拉色菌属酵母菌的多样性增加，并且与病情严重程度呈正比，其中白念珠菌、阿萨希毛孢子菌和异常维克汉姆酵母等酵母菌在患者中检出率增高。主坐标分析显示，健康人、轻中度患者和重度患者在 PCoA 维度上具有差异，说明真菌微生态的改变与疾病严重程度相关。真菌与 AD 的关系还需要借助宏基因组学进行更加深入的研究。

### （三）肠道微生态与 AD

#### 1. 肠道微生态及其与皮肤免疫系统的相互作用

肠道菌群可能通过与宿主的相互作用，尤其是在生命早期，调节免疫系统的成熟，从而在 AD 发生、发展中发挥着关键作用。近期研究显示，肠道微生物菌群可通过其代谢产物影响免疫系统。规则粪球菌等产丁酸细菌在轻度 AD 婴儿或健康婴儿肠道微生物中的比例要高于严重 AD 婴儿。短链脂肪酸（short-chain fatty acids，SCFAs）包括丁酸盐、丙酸盐和醋酸盐，具有抗炎和免疫调节作用，参与 SCFAs 通路的肠道微生物菌群在 AD 患者肠道微生物中所占比例更高。尽管 S.aureus 在皮肤定植与 AD 发生有密切的联系，最近的一项出生队列研究显示，携带一定超抗原和黏附基因组合的 S.aureus 菌株肠道定植与随后的 AD 发生呈负相关，这些肠道 S.aureus 定植可能提供广泛的免疫刺激而发挥了保护作用。因此，提出了"肠道 – 皮肤轴"概念，认为皮肤和肠道可以通过微生态调节免疫环境而互相影响。值得注意的是，在食物过敏相关研究中，由于皮肤 APCs 的高效性，过敏原的皮肤途径先于口服暴露时可能影响口服免疫耐受的形成。尽管这一现象的免疫机制尚未完全阐明，但 AD 患者皮肤屏障功能破坏时产生的 TSLP 可诱导嗜碱性粒细胞及 DCs 聚集，这一过程足以引起食物过敏的发生。此外，受损的上皮细胞释放的 IL-33 可激活表达 ST2 的皮肤 DCs，激活的 DCs 迁移至淋巴结诱导 CD4$^+$ T 细胞分化为 CD4$^+$Th2 细胞并产生免疫应答。以上研究提示，肠道及皮肤的免疫系统存在相互影响，推测是否存在微生物经肠道暴露产生免疫耐受而经皮肤暴露产生过敏或加重 AD 病情的可能，近期"肠道 – 皮肤轴"成为 AD 及微生态领域的研究热点。

#### 2. 肠道微生态代谢产物与 AD

肠道微生物产生的 SCFA 在 AD 等炎症性疾病中发挥重要作用。在一项动物实验中，补充亚油酸和 10 - 羟基顺式 12 - 十八烯酸可缓解 AD 并调节肠道微生物菌群。在一项近期研究中，比较 3 种新生儿肠道微生物组（neonatal gut microbiota，NGM）状态及其代谢物功能在早期致敏过程中的作用，其中所谓的 NGM3 状态与哮喘的多重致敏有关。此外，NGM3 的代谢产物中富含体外具有促炎作用的 12, 13- 二羟基 - 9Z - 十八碳烯酸。这些研究支持肠道微生物代谢产物参与"肠道 – 皮肤轴"的可能。

3.肠道微生态与神经内分泌物质

研究显示，肠道微生物产生的神经内分泌物质参与"肠道－皮肤轴"，肠道微生态组成和比例差异与多种神经递质和神经调节剂的产生有关，这些物质与 AD 症状程度、皮肤屏障功能障碍和免疫系统失调有关。肠道微生物产生的色氨酸可以引起皮肤瘙痒，而乳酸菌和双歧杆菌可以通过产生 γ- 氨基丁酸来抑制皮肤瘙痒。大肠杆菌和肠球菌能产生血清素，而血清素参与皮肤色素沉着。肠道微生物还可以通过间接调节循环中的细胞因子水平，影响大脑功能产生焦虑和压力，如通常在应激条件下释放的皮质醇，可以通过改变肠道微生态组成来改变肠道上皮细胞的通透性和屏障功能，而这也会改变循环中神经内分泌物质的水平。这些神经内分泌物质可能为 AD 的治疗提供新的方向。

## 三、微生态治疗与 AD

口服益生菌可与胃肠道黏膜和肠道相关淋巴组织（gut-associated lymphoid tissue，GALT）相互作用，不同的益生菌可通过 IL-12、IL-18 和 TNF-α 诱导免疫激活，或者通过 IL-10 和转化生长因子（transfor ming growth factor，TGF）-β 诱导免疫耐受，在 IL-10 和 TGF-β 作用下 DCs 和 Mφ 可增强诱导 Treg 细胞的生成以维持免疫平衡。而在肠道微生物代谢产物方面，一项临床研究显示，口服双歧杆菌 LKM512 可缓解 AD 患者的瘙痒，而代谢组学研究发现 LKM512 可提高代谢物犬尿喹啉酸的水平，注射犬尿喹啉酸可减少 AD 小鼠的搔抓行为。在另一项临床研究中，补充副干酪乳杆菌可以降低健康成人的皮肤敏感性和经表皮水分流失，这可能与循环中 TGF-β 水平上升并增强皮肤屏障完整性有关。

外用微生物制剂也可调节皮肤微生态构成。在一项研究中，局部外用玫瑰单胞菌可降低 AD 严重程度、瘙痒反应和外用糖皮质激素的使用量。在另一项研究中，AD 患者使用含有经热处理后的约氏乳酸菌 NCC533 菌株的沐浴露后，可以改善皮肤表面的 S.aureus 定植，并降低特应性皮炎评分（scoring atopic dermatitis index，SCORAD）。随着研究的深入，外用皮肤微生物制剂有可能作为一种改善 S.aureus 定植及缓解症状的辅助治疗，其相关的治疗机制需要进一步研究。

## 四、靶向治疗药物与 AD

近年来，通过越来越多的 AD 发病机制地不断深入研究，使得开发能够阻断 AD 个体炎症介质的新靶向药物成为可能。多项临床试验证明，靶向阻断在 AD 发病机制中起关键作用的细胞因子或介质对治疗 AD 具有一定的疗效。目前有以下几类靶向药物。

1.阻断或选择性抑制 IL-4、IL-13、IL-22、IL-31 和 IL-33 的生物制剂

（1）IL-4 和（或）IL-13 抑制剂

Dupilumab 是一种全人单克隆抗体，可与 IL-4 和 IL-13 受体共有的 α 链亚基结合，令 JAK/STAT 途径下游的受体信号传导下调，而该调节通路参与了 AD 发病机制中许多基

笔记

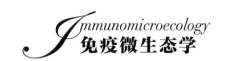

免疫微生态学

因的表达。2017 年 3 月，被美国通过绿色通道批准用于治疗成人中重度 AD。同年 9 月，欧洲药品管理局也批准其在欧洲作为 AD 治疗的一线用药。Tralokinumab 是一种特异性中和 IL-13 的人单克隆抗体。Lebrikizumab 是一种特异性靶向 IL-13 的人源化单克隆抗体。

（2）IL-22 抑制剂

Fezakinumab 是一种针对 IL-22 的完全人单克隆抗体。

（3）Ustekinumab

Ustekinumab 是人源 IL-12/IL-23 单克隆抗体，是一种针对 IL-12 和 IL-23 共有的 p40 亚基的人源单克隆 IgG1 抗体，可干扰 Th1、Th17 炎症免疫反应的进展。适用于慢性 AD 患者。

（4）IL-31 受体抑制剂

Nemolizumab 是一种针对 IL-31 受体 A 的单克隆抗体。

（5）IL-33 抑制剂

ANB020 是抗 IL-33 的人单克隆抗体。

2. 人源 IgE 单克隆抗体

Omalizumab 及 Ligelizumab 是一种人源化的抗 IgE 单克隆抗体，它与游离 IgE 的恒定区域结合，并通过降低游离 IgE 水平而下调 IgE-Fc 受体 I 在嗜碱性细胞、嗜酸性粒细胞、肥大细胞和 DCs 中表达。FDA 已于 2003 年批准用于治疗青少年和成人激素依赖的过敏性哮喘或抗组胺反应迟钝的慢性特发性荨麻疹。

3. 人源 TSLP 单克隆抗体

TSLP 是一种由上皮衍生的细胞因子，通过激活 DCs、肥大细胞、自然杀伤细胞而产生 Th2 型细胞因子，在特应性皮炎及哮喘患者中高表达。

4. 新型小分子抑制 / 拮抗剂

（1）磷酸二酯酶 4 抑制剂

环核苷酸磷酸二酯酶（PDE）是在炎症细胞和免疫细胞中水解环磷腺苷（cAMP）的唯一途径。因此，PDE4 也成为一种治疗 AD 的有效靶点。PDE4 抑制剂通过提高细胞内 cAMP 的浓度，抑制白细胞介素和 TNF-α、IFN-γ 释放，使组胺及 IgE 释放正常化，从而达到有效的免疫抑制作用。新型 PDE4 抑制药物 Crisaborole（Eucrisa）软膏已经于 2016 年 12 月获得 FDA 批准用于 2 岁以上的 AD 患者的局部使用。Crisaborole 作为含硼的小分子化合物，可以更好地穿透皮肤，减轻炎症，缓解皮肤瘙痒，耐受性好，且 Crisaborole 软膏并没有发生血管扩张和皮肤萎缩等不良反应，因此可作为他克莫司的替代疗法。

（2）JAK 抑制剂

JAK-STAT 是近年来新发现的一条与细胞因子密切相关的细胞内信号传导通路，参与细胞的增殖、分化、凋亡及免疫调节等许多重要的生物学过程，对炎性细胞因子和不同生长因子的下游信号传导十分关键。托法替尼（Tofacitinib）是一种小分子，能通过抑制JAK1 和 JAK3 阻碍其通路下游的 IL-4 和 IL-13 依赖性 Th2 免疫应答。长期使用的主要不良反应是感染、血生化改变、腹泻和罕见的淋巴瘤。

5. 靶向皮肤屏障的新型药物

N- 喹啉苄胺衍生物、伊维菌素和苯丙氨酸酰胺衍生物作为 G 蛋白偶联受体142（GPR142）激动剂可以促进皮肤 FLG 的产生，提高角质层的保水能力，从而修复 AD患者受损的皮肤屏障。在三维皮肤模型和 AD 小鼠模型中，GPR142 激动剂均能增加 KCs中 FLG 的生成。在小鼠模型中，N- 喹啉苄胺还能减少经皮失水（TEWL）和湿疹的临床症状。此外，一些天然化合物也被认为可增加聚丝蛋白生产，某些萜类和萜类化合物通过上调氯菊酯、丝氨酸、caspase14、角蛋白和其他晚期角膜包络成分、血管内皮生长因子和下调基质金属蛋白酶的基因来恢复皮肤屏障。

6. 靶向皮肤瘙痒的新型药物

AD 患者伴发的瘙痒严重影响患者睡眠及心理，降低 AD 患者的生活质量，并已被公认为特应性皮炎严重程度量表中的重要部分。许多特异性靶向瘙痒的药物也因此应运而生，CT327 是一种肌球蛋白受体激酶 A 抑制剂，可通过抑制感觉神经元中的辣椒素反应，改善特异性及银屑病瘙痒，已完成 II 期临床试验。阿片类拮抗剂、组胺 H4 受体拮抗剂、5- 羟色胺受体拮抗剂，也同样可以治疗 AD 患者瘙痒，但这些药物尚处于动物实验阶段，还需进一步研究人类使用时的安全性及有效性。

目前，用于治疗 AD 的新型靶向药物主要集中在阻断 Th2 型炎症细胞因子及 IgE 致敏途径相关细胞因子。其中被确定为有前景的小分子拮抗 / 抑制药物包括 PDE4 抑制剂、JAK 抑制剂，而在生物制剂中，目前只有 Dupilumab（抗 IL-4 /IL-13）的作用路径更广、研究数据更充足，成为一些国家唯一批准用于 AD 的生物制剂。其他生物制剂虽表现出明确的治疗机制，但仍需大量的研究进一步考察其有效性和安全性。AD 治疗的现阶段主要目标包括消除炎症和感染，保护和恢复屏障功能，改善瘙痒。而更积极主动地控制皮肤炎症，并开发靶向于基因和病理生理的 AD 药物无疑是未来 AD 治疗的新目标。

# 第三节　皮肤微生态免疫与银屑病

## 一、疾病概述

银屑病是一种在多基因遗传背景下，由 T 淋巴细胞介导的与免疫反应异常相关的慢性、

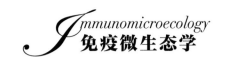

复发性和炎症性皮肤疾病，可伴有关节炎、关节畸形、高代谢综合征、心血管疾病、肥胖、2型糖尿病、自身免疫性疾病和炎症性肠病等多系统病变。大约60%的患者伴有瘙痒、焦虑和抑郁，严重影响患者的生活质量。因长期或不适当的药物治疗也会引起药物性肝肾损伤和血液系统疾病，甚至危及患者生命。

银屑病的诊断通常是基于其典型的皮损形态与分布而定，并无特殊的血液检测或诊断程序，且很少使用皮肤活检。因此，了解银屑病的分型及皮损特点对诊断至关重要。临床上将银屑病分为以下4型：①寻常型银屑病（psoriasis vulgaris）；②脓疱型银屑病（psoriasis pustulosa）；③关节型银屑病（psoriasis arthropathica）；④红皮病型银屑病（erythrodermic psoriasis）。

## 二、病因及发病机制

银屑病的病因复杂，迁延难治，目前尚不清楚其具体病因。一些因素会诱发或加重银屑病，包括遗传因素、环境因素、免疫因素、感染、精神创伤、外伤手术、内分泌、妊娠、吸烟酗酒、某些药物等。近年来的研究发现，皮肤微生态、肠道微生态在银屑病的发病中也起到一定的作用。

### （一）遗传因素

流行病学资料和遗传学研究均支持银屑病的遗传倾向。31.26%的银屑病患者有家族史，其中一级亲属和二级亲属的遗传度分别为67.04%和46.59%。文献报道，父母双方都患有银屑病者，其子女的发病率为70%；父母双方其中一人患有银屑病者，其子女的发病率为18.4%；同卵双胞胎的发病率为63%，异卵双胞胎的发病率为15%；这种发病的一致性研究也支持遗传因素对银屑病发病的影响。迄今为止，已经发现的银屑病易感位点有PSORS1-15（其中PSORS9为中国汉族人群所特有），已被确认的银屑病易感基因有*IL-12B*、*IL-23R*、*LCE3B/3C/3D*、*IL-23A*、*IL-17A*、*TNFAIP3*等80多个。

### （二）环境因素

环境因素在诱发、加重银屑病或使病情迁延不愈中起着重要的作用，包括感染、精神紧张、创伤、吸烟、酗酒和某些药物反应等。双生子研究显示，同卵双生子共患银屑病发病的一致率未达100%，提示仅有遗传因素不足以引起发病，环境因素在诱发银屑病中起重要作用。

### （三）免疫因素

1.银屑病中的免疫细胞及免疫组成

寻常型银屑病的基本皮损特点为丘疹、红斑、斑块及大量鳞屑，具有蜡滴现象、薄膜现象和点状出血现象三大特征。对应在皮损组织病理学上，主要表现为表皮角质层融合性角化不全，表皮上部中性粒细胞聚集，表皮增生，表皮突规则延长，真皮乳头上延，血管扩张充血，真皮浅层血管周围以淋巴细胞为主的炎细胞浸润。银屑病斑块皮损组织中的细胞类型主要为 KCs、T 淋巴细胞、DCs、中性粒细胞与肥大细胞，这一结果提示银屑病炎症进程与自身免疫相关。银屑病患者皮损组织中有明显的淋巴细胞浸润现象，采用人源化动物模型将患者非皮损处皮肤移植到 AGR 小鼠后引发了银屑病样炎症表现，证实病变组织浸润着大量的 CD3$^+$T 细胞，且后者会随着疾病的进展逐渐积聚在皮肤的表皮与真皮层。此外，大量 CD8$^+$T 细胞浸润在斑块的表皮层，成为 IL-17、IL-22 和 IFN 的重要来源。这些研究结果均提示银屑病与免疫反应密切相关，或是由感染因素诱发。研究还显示，DCs 亚群在皮损中大量浸润，其数量较健康皮肤增加 30 倍，经治疗后其数量可回归正常水平。同时，在真皮乳头层上部可检测到由 DCs 和 CD4$^+$T 细胞组成的免疫细胞，提示 DCs 与 T 细胞在银屑病中的核心介导作用。此外，银屑病患者的皮损组织中聚集着大量中性粒细胞，它们高表达维 A 酸相关孤儿受体（retinoic acid-related orphan receptor，ROR）γt、IL-17 和抗菌肽（Antimicrobial peptides，AMPs），同时炎症部位还高表达中性粒细胞趋化因子［chemokine（C-X-C motif）ligand，CXCL］1、CXCL2 和 CXCL8。银屑病中的免疫细胞和免疫成分各司其职、相互牵连，通过直接或间接与 KCs 相互作用来介导表皮的过度增生与皮肤的慢性炎症。

2. KCs 在银屑病免疫学机制中的作用

KCs 的异常增生直接与银屑病皮损的组织病理学特征相对应：大量 KCs 增殖失调导致患者表皮显著增厚；增厚的角质层中细胞核保留而产生角化不全；表皮突显著延长；颗粒层消失后产生假性结节病。这说明 KCs 的异常增生与银屑病的产生密切相关，相关研究也支持这一观点。在银屑病中，KCs 面对多种炎性刺激时出现增殖途径失调，以致在终末分化过程中保留了自身的细胞核而未能完成分化周期，同时伴有脂质分泌及角质透明颗粒减少，从而扰乱了皮肤正常屏障结构。从分子水平观察：表皮分化复合物（epidermal differentiation complex，EDC）中核心蛋白酶和基因的表达同样改变，晚期 KCs 分化标志物，如含半胱氨酸的天冬氨酸蛋白水解酶（cysteinyl aspartate specific proteinase，Caspase）-14 显著下调，早期 KCs 分化标志物外皮蛋白（involucrin，IVN）等则有所上调，K1、K10 表达明显减少，K6、K16、K17 在银屑病皮损中出现异常高表达，这些共同构成了银屑病中 KCs 过度增生与异常分化的特征性标志。

发生异常增殖的 KCs 除产生显著的组织学改变外，更在银屑病起始、进展阶段与其他免疫细胞相互作用深化组织炎症。患者皮肤中 KCs 分泌大量 AMPs，如 LL-37 及 S100A7/8/9 等聚集在病变组织，与病毒核酸或细胞死亡释放的自身核酸形成了抗原复合物启动促炎细胞因子级联。银屑病中 DNA/LL37 复合物与 pDCs 的 TLR9 结合后破坏了自身免疫耐受性，增加了 I 型干扰素的表达。此外，LL-37 亦能反过来作用于 KCs，促使自身分泌释放 IL-36γ、IL-1α 刺激邻近表皮的 KCs 进行增殖。KCs 在固有免疫阶段这种过

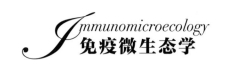
表达 AMPs 的特性使其在一定程度上成了诱导银屑病后续适应性免疫反应的抗原来源，通过邻近真皮层的 DCs 呈递给循环 CD4$^+$ 和 CD8$^+$ T 细胞，刺激 T 细胞活化。

银屑病中 KCs 分泌的 IL-36γ、IL-1α 可以诱导 DCs 表达 IL-6，且 KCs 中的炎性小体与 IL-18 一起产生成熟的 IL-1β 而影响 DCs 介导的免疫应答，并促进 T 辅助细胞（T helper cells，Th）17 的分化，影响小鼠类银屑病表型。KCs 同时表达银屑病中关键细胞因子的受体，以 IL-17、IL-22 和 TNF-α 受体为代表。IL-17 激活了下游 KCs 中 STAT-3 通路的活化，诱导 KCs 分泌 IL-19、IL-36，同样作为 STAT-3 激活因子的 IL-22 也通过类似途径进一步增强 KCs 的效应。KCs 也能够激活其他免疫细胞，而后者通过分泌细胞因子进一步反馈并影响 KCs 的功能，进入不断增强而稳固的炎症回路。此外，KCs 在银屑病中亦分泌其他生长因子影响真皮结缔组织细胞，通过合成血管内皮生长因子（vascular endothelial growth factor，VEGF）、血小板衍生生长因子（platelet derived growth factor，PDGF）及促血管生成素（angiopoietin，ANG）-2 引起血管增生。

3. T 淋巴细胞在银屑病免疫学机制中的作用

早期多认为银屑病是由 KCs 增殖失调而介导的疾病，由此发展的疗法均以抑制 KCs 增殖、杀伤过多的 KCs 为目标，如药物甲氨蝶呤等。直到 1979 年，有学者偶然发现应用环孢素 A 可以有效干预银屑病的疾病进程，从而启发了其他的研究。研究者运用 DAB389 IL-2 试剂在不影响 KCs 细胞的前提下，特异性耗竭活化的 T 细胞而改善了皮肤斑块。至此银屑病的核心发病机制开始由 KCs 模式转移至 T 淋巴细胞模式。

T 淋巴细胞异常活化在表皮或真皮层浸润为银屑病的重要病理生理学特征，表明免疫系统参与了银屑病的发生、发展过程。目前认为，银屑病是一种在遗传和环境因素共同作用下，由 T 淋巴细胞介导的与免疫反应异常相关的慢性复发性炎症性皮肤病，可伴有多系统病变。

（1）CD4$^+$、CD8$^+$ T 细胞在银屑病的免疫机制

CD4$^+$ T 细胞亚群在银屑病中的作用机制，具有关键影响的主要为 Th1、Th17、Th22 与调节性 T 细胞（regulatory T cells，Tregs）。表皮层中存在与 Th 细胞产生相同细胞因子的 CD8$^+$ T 细胞群，分别为 Tc1、Tc17 和 Tc22，由于其关键定位及良好的靶向疗效，近期越来越多的研究开始转向探寻 CD8$^+$ T 细胞在银屑病中的机制。

Th1/Th2 分化模式的提出，奠定了包括银屑病在内的许多免疫疾病的初始研究方向。在银屑病患者中炎症性 Th1 细胞显著增加，皮损处的 CD4$^+$ T 细胞上清液存在 IFN-γ、TNF-α 和粒细胞 -Mφ 集落刺激因子（GM-CSF）的过表达，通过上调 KCs 表达趋化因子、ICAM 向皮肤炎症部位持续募集淋巴细胞。Th1 细胞自身又受到 mDCs 与 KCs 分泌的趋化因子，如 CXCL9、CXCL10 和 CXCL11 的持续募集与迁移，继而与 KCs 相应受体结合，激活 STAT-1 和 NF-κB 信号通路，而具有抗炎作用的 Th2 细胞及相关因子在银屑病

患者中表达低下。这种 Th1/Th2 分化失衡与银屑病的炎症过程密切相关。Th1 细胞相关的 IFN-γ 或许在银屑病的起始和致病阶段发挥重要作用，但在慢性炎症维持阶段不再是核心因子。

随着在实验性自身免疫性脑脊髓炎小鼠模型中发现并表征了新的 Th 细胞亚群，银屑病的研究重心也开始向 IL-23/IL-17-Th17 细胞分子轴转移，遗传学的研究成果进一步强化了 Th17 细胞在银屑病中起核心作用的观点。Th17 细胞以产生细胞因子 IL-17A 而命名，TGF-β 加上 IL-6 或 IL-21 使初始 CD4$^+$T 细胞向 Th17 亚群分化，IL-23 作为其生长稳定因子影响 IL-17 的正常分泌过程。银屑病皮损处浸润着大量 Th17 细胞，斑块组织中的 Th17 细胞比例达到 CD4$^+$Th 细胞的 49%～93%。Th17 细胞在银屑病中通过分泌 IL-17A、IL-17F、IL-26 与 TNF 发挥效应，与 KCs 构成前馈炎症网络，激活 STAT-1 和 NF-κB 信号通路，诱导 KCs 分泌更多的促炎性因子。其中，IL-17 是刺激 KCs 合成 S100A7 的强诱导物，并通过促进 KCs 分泌 IL-8 来向斑块组织募集中性粒细胞与 Mφ，进而形成 Munro 微脓肿。而 IL-17 与 TNF 则可共同刺激 KCs 高表达 CCL20，从而募集活化 CD11c$^+$ mDCs 及邻近 CCR6$^+$ T17 细胞，并诱导皮肤引流淋巴结中 T 细胞向 Th17 与 Tc17 的方向分化。然而目前尚不知晓 Th17 细胞是否必须与其他效应 T 细胞共同作用才能完整发挥其功能。

Th22 细胞的特征性细胞因子 IL-22 是 KCs 增生的强诱导物。采用 IL-22 缺陷小鼠或用抗 IL-22 抗体处理后再施用咪喹莫特（imiquimod，IMQ）诱导，观察银屑病鳞屑性皮损几乎完全不存在，S100A7、K14 等 KCs 标志物显著降低。这也是 IL-17 与 IL-22 在影响银屑病下游途径时的差异所在，IL-17 更具促炎性，而 IL-22 则主要干扰 KCs 的分化。值得一提的是，IL-22 在银屑病中的来源十分广泛，除 Th22 细胞外还包括 NK、γδT 细胞、淋巴组织诱导细胞（LTi）和 3 型固有淋巴细胞（innate lymphoid cells，ILCs）等固有免疫细胞。通过分离患者皮损组织进行体外培养后表明，IL-22 的主要来源为 CD3-c-Kit$^+$ 细胞，进一步鉴定为 c-Kit$^+$FcεRI$^+$ 肥大细胞。

（2）Th17/Treg 细胞失衡在银屑病发病机制中的作用

Th17 与 Treg 细胞是 T 细胞在不同条件下生成的两种新 Th 细胞亚群，介导炎症的 Th17 与介导免疫作用的 Treg 细胞互相拮抗，两种细胞在数量及功能的相互调节与平衡对机体免疫稳态具有直接影响。其中 Th17 细胞通过释放 IL-17 介导炎症反应，而 IL-23 在维持 Th17 细胞表型稳定及诱导其发育成熟方面有重要作用。

与 Th 细胞不同，Tregs 表达 Foxp3、CTLA4、TLRs 和 CD103，是维持自身抗原耐受的异质性 T 细胞子集，占外周 CD4$^+$T 细胞的 1%～5%，通过释放抑制性细胞因子及诱导细胞凋亡来发挥效应。对于 Tregs 在银屑病中是否存在数量变化仍有争议，一些研究发现其数量在急性病程中有所下降，而另外的研究却发现 Tregs 在寻常型银屑病患者中的比例与对照组无差异。目前，Tregs 在银屑病中的机制尚未完全阐明，CTLA4 及

Foxp3 的表达受到 TNF 的影响而减少，提示我们 Tregs 的发育、功能或在银屑病中受损。CD4$^+$ CD25$^+$Foxp3$^+$ Tregs 与 Th17 细胞的分化共同受 TGF- β 影响，两者间存在很强的可塑性，银屑病患者来源的 Tregs 在 TGF- β 和 IL-6 的作用下很容易分化为 Th17 细胞并伴有 Foxp3 表达减少，与银屑病的严重程度相关。通过体外培养患者来源的 CD4$^+$ T 细胞，发现 IL-21 表达水平较高，其能促进 Th17 的分化、增殖，并能同时抑制 Tregs 的分化，引起 Th17/Tregs 失衡。

Th17/Treg 细胞失衡是银屑病发病的主要机制之一。已有研究证实 Th17 细胞和 CD4$^+$ CD25$^+$ Foxp3$^+$ Treg 细胞在银屑病患者外周血清和皮肤组织中表达水平都升高，而且皮肤组织中 Th17/Treg 比值与银屑病严重程度（psoriasis severity index，PASI）评分相关。

新近研究表明，DCs 及其他 APCs 产生 IL-23，诱导 CD4$^+$ 辅助性 T 淋巴细胞 -Th17 细胞分化、增殖，分化成熟的 Th17 细胞可分泌 IL-17、IL-21、IL-22 等多种 Th17 类细胞因子，刺激 KCs 过度增殖或关节滑膜细胞的炎症反应。因此，Th17 细胞及 IL-23/IL-17 轴在银屑病的发病机制中可能处于关键环节，并成为新的治疗靶点。

（3）*RORγt* 和 *Foxp3* 基因在银屑病发病机制中的作用

在 Th17 细胞分化、发育中起重要作用的转录因子是孤独核受体 ROR γ t（retinoid-related orphan receptor γ t，ROR γ t），而 CD4$^+$ CD25$^+$ Treg 是由其表达的 CD4、CD25 和叉头转录因子 P3（forkhead box P3，Foxp3）来定义的，是一种负向免疫调节细胞，在保护个体免受自身免疫方面起着核心作用，Foxp3 是 Treg 细胞特异性标志物，与 Treg 细胞的发育、分化及免疫抑制功能密切相关。Th17 和 Treg 细胞相互作用关系紧密，Th17、Treg 及相关细胞因子、转录因子形成一个复杂的网络，Th17/Treg 的表达取决于机体炎症反应的状态。机体处于正常状态时，Treg 细胞诱导初始 T 细胞产生 Foxp3，从而使初始 T 细胞分化为 Foxp3$^+$ Treg 细胞发挥免疫抑制作用；机体受到感染时，大量分泌的 IL-6 等促炎性因子激活转录因子 ROR γ t 诱导初始 T 细胞分化为 Th17 细胞参与免疫应答，且 Treg 与 Th17 的分化是互相抑制的，周围环境中 IL-6 的表达量决定了 Th17 和 Treg 细胞在免疫应答中是否起主导作用，转录因子 Foxp3 和 ROR γ t 的拮抗作用是 Th17 与 Foxp3$^+$ Treg 细胞之间平衡在分子水平上的支点。已有人发现银屑病患者外周血中 Th17 细胞的表达百分比（流式细胞仪方法）和 ROR γ t 基因的表达量（荧光定量 PCR）明显高于健康人群，且有人提出 ROR γ t 受体拮抗剂有望成为银屑病治疗的新靶点。

（4）Notch 信号通路在银屑病发病中的机制

Notch 信号通路是一种高度保守的信号转导通路，在细胞的分化、发育和功能调节过程中发挥重要作用。新近研究表明，Notch 信号通路在银屑病的发生、发展中扮演着重要角色，主要通过以下 4 个途径：① Notch 信号对于调控 KCs 分化功能和促进表皮细胞再生是必不可少的，阻断 Notch 信号将导致 KCs 分化异常及皮肤屏障功能障碍；②皮肤微血管异常是银屑病极其重要且最先发生的病理改变，Notch 信号亦能调控血管内皮生长因子受体进而影响血管内皮生长因子受体通路，从而调控血管发生、分化和成熟；③Notch1 信号通路可通过调控 Th17 细胞的分化和功能在银屑病的疾病过程中发挥作用；④Notch 信号通路参与造血细胞发育过程的各个阶段，其靶基因发状分裂相关增强子 1（hairy-and-enhancer-of-split-1，Hes-1）是造血过程的转录抑制因子，能够影响造血干细胞的功能状态。因此，影响了银屑病骨髓造血细胞的活性。

### 三、皮肤微生态与银屑病

已有的研究表明，皮肤表面微生物群的定植或感染均与银屑病的发生、发展存在一定的联系，如细菌（化脓性链球菌、金黄色葡萄球菌）、真菌（马拉色菌、念珠菌）和病毒（人类乳头瘤病毒、反转录病毒）等的定植或感染，会诱发或加重银屑病。这几种微生物作为超抗原，激活特定的 T 细胞，引发、加剧和维持银屑病的慢性炎症。

#### （一）细菌感染与银屑病

点滴型银屑病患者的发病多与上呼吸道感染，如扁桃体炎、咽炎有关。尤其是儿童和青少年患者，在发病前往往会有扁桃体炎，伴随化脓性链球菌和金黄色葡萄球菌的感染。慢性斑块型银屑病与咽部链球菌感染有关。因此，认为金黄色葡萄球菌和化脓性链球菌在寻常型银屑病的发生、发展中发挥着一定的作用，而溶血性链球菌抗原或超抗原也参与了遗传易感个体的点滴型银屑病发病过程。虽然，传统观点认为银屑病是由链球菌感染后分泌分子拟态蛋白诱发，但临床抗菌药物治疗却只对部分点滴型银屑病有效。通过 16S rRNA 基因序列分析、革兰染色、免疫荧光等多种技术证实，在正常人皮肤的表皮、真皮和浅表脂肪组织都存在细菌及其产物，从而导致各种免疫细胞可与细菌相互接触。最常见的细菌包括葡萄球菌和链球菌等。另外，机体其他部位的感染，如扁桃体、肠道、牙周炎也会诱发银屑病。

也有研究显示，银屑病患者皮肤细菌微生态的丰度及均衡度较正常人降低（$P < 0.01$）。β 多样性分析则显示，患者皮损处的微生态组内差异高于健康对照，提示患者皮肤的压力环境会对正常菌群进行筛选。另一项基于鸟枪法宏基因组学测序的研究发现，银屑病与葡萄球菌含量增加相关，并且两株含葡萄球菌分泌抗原基因的菌株在病损部位含量丰富。

有研究者通过棉拭子采集银屑病患者皮肤微生物发现，寻常型银屑病皮损中厚壁菌门微生物丰度及物种多样性最高，而在未受累皮肤样本和健康人皮肤样本中则为放线菌门。在菌属水平上，棒状杆菌、葡萄球菌、链球菌和丙酸杆菌在皮损及正常皮肤中都常见，但银屑病皮损表面链球菌科、*Rhodobacteraceae*、*Schlegelella*、弯曲杆菌科和 *moraxellaceae* 的检出频率显著高于对照组，而丙酸杆菌和放线菌的检出频率则显著低于对照组。与未使用抗生素的对照组小鼠相比，新生鼠系统使用抗生素后，咪喹莫特诱导的银屑病样皮损加

笔记

重，而成年鼠系统使用抗生素后，咪喹莫特诱导的银屑病样皮损改善。进一步检测系统使用抗生素治疗的小鼠肠道菌群后发现，与新生小鼠相比，成年鼠肠道微生物拟杆菌丰度降低，而软皮菌丰度升高，推测是成年及新生儿小鼠间不同的菌群分布导致了抗生素治疗后皮损变化的差异。此外，研究者还评估了局部应用抗生素对咪喹莫特诱导的银屑病皮损的影响，发现局部抗生素治疗后皮损中 Vγ4⁺IL-17⁺ 和 Vγ4⁺IL-22⁺ 细胞明显降低，而系统使用抗生素后，皮损中 IL-17⁺γδT 细胞、IL-22⁺γδT 细胞及 IL-22⁺αβT 细胞均显著降低。由此推测，皮肤微生物可能通过影响效应 T 细胞的分化、增殖参与银屑病的发生、发展。

### （二）真菌微生态与银屑病

对银屑病皮肤真菌微生态的研究结果显示，银屑病皮损部位的真菌微生态的整体丰度升高，而马拉色菌含量较正常对照组降低，且球形马拉色菌和限制马拉色菌在患者皮肤中含量偏低。真菌菌落结构 PCoA 分析显示，银屑病患者与健康人群存在差异。此外，研究还显示马拉色菌定植水平与银屑病面积和 PASI 评分无明显相关性。

1. 银屑病皮损中存在真菌定植或感染

真菌的定植/感染与银屑病存在一定的相关性。研究发现，银屑病患者的皮损中真菌菌群的分布与健康个体不同，并且病原微生物的种类呈现多样化的趋势。念珠菌、马拉色菌和皮肤癣菌等临床常见的病原真菌可能是银屑病发生、发展过程中的影响因素之一，真菌不仅会定植于银屑病皮损中，也可引起皮肤黏膜及附属器的反复感染。

微生物研究表明，从银屑病患者的粪便、指甲、皮肤和唾液中分离出的念珠菌，尤其是白念珠菌，比从健康人中分离出的频率更高。白念珠菌主要定植于银屑病患者的口腔内，也常见于潮湿的褶皱部位，如腋窝、臀间及指甲褶皱处。银屑病患者皮肤黏膜念珠菌的检出率显著高于对照组，尤其在口腔黏膜中，表示银屑病患者可能是口腔念珠菌感染的易感人群。银屑病患者口腔念珠菌病的患病率较高，且与病情严重程度有关。目前尚不清楚口腔念珠菌病是否会加重银屑病，或者银屑病是否会使患者易患口腔念珠菌病。白念珠菌在反向性银屑病的皮损表面也被频繁检出。

银屑病病灶中具有丰富疏松的脂质含量，并且伴随着长期的局部糖皮质激素性皮脂腺病变，非常有利于马拉色菌的生长和繁殖。因此，认为马拉色菌在银屑病发病机制中起着重要作用，从银屑病病灶中分离出的马拉色菌同其他来源的马拉色菌相比会引起更严重的银屑病，马拉色菌可使银屑病患者病情反复、迁延并加重。马拉色菌与头皮、面部和胸背部寻常型银屑病的发病有关。对 40 例银屑病患者头皮鳞屑进行检测发现，75% 患者头皮鳞屑真菌镜检阳性，85% 培养出真菌菌落，其中 75% 患者分离出了马拉色菌，而健康对照组 50% 未出现菌落生长。在银屑病等炎性皮肤疾病中，马拉色菌主要通过产生脂肪酶和磷脂酶破坏表皮屏障功能。其中，糠秕马拉色菌可以分泌更多的脂肪酶，促进花生四烯酸及其代谢产物的释放，从而加剧银屑病的炎症反应及过度增殖，但糠秕马拉色菌并不一定是银屑病最常见的马拉色菌种属，既往研究报道球形马拉色菌和限制性马拉色菌都常见于银屑病患者；并且研究发现随着银屑病病情的发展，马拉色菌的种类从限制性马拉色菌逐渐转变成球形马拉色菌，这可能意味着不同种属致病力的差别。

2.银屑病可诱发真菌感染

当银屑病患者皮肤黏膜的屏障功能受到破坏时，皮损处菌群失调从而引起机会性真菌的感染。最常见的浅表真菌感染部位为腋下、腹股沟、肘窝部和足部等较潮湿的皱褶处，同时这些部位也为反向性银屑病最常见的发病部位。通过对 138 930 人进行研究评估发现，银屑病的患病率为 2%，其中甲真菌病是银屑病最常见的皮肤并发症，发病率为 7.8%，足癣发生率为 13.8%。

3.真菌感染诱发银屑病的发生、发展

银屑病是一种全身炎症性疾病，免疫系统失调导致炎症细胞因子过度表达。其中一些细胞因子参与宿主防御，常见感染包括念珠菌，念珠菌能刺激超抗原的产生，决定非特异性 T 细胞的激活和细胞因子的分泌，从而启动银屑病过程。因此，念珠菌病是引起银屑病恶化和持续性的一种的诱因。念珠菌可以通过相同的 IL-17 途径触发皮肤和甲银屑病的恶化。

真菌性细胞的增殖在银屑病发生、发展中具有一定的作用。银屑病的临床表现源于表皮 KCs 的过度增殖及异常分化，而糠秕马拉色菌与 KCs 之间的相互作用对于银屑病的发生、发展起到重要作用。糠秕马拉色菌通过细胞内的 Toll 样受体或 Nod 样受体信号通路刺激 KCs 增殖，并且通过附着在银屑病上，进而促进上皮细胞更新和剥落，加重原有的炎症反应。糠秕马拉色菌通过 AP-1 依赖性机制上调人 KCs 中的转化生长因子 -$\beta_1$（TGF-$\beta_1$）、整合素链和 HSP70 的表达，与表皮的过度增殖和细胞迁移相关。与马拉色菌阴性的点滴型银屑病患者相比，马拉色菌阳性的点滴型银屑病患者 Th2 细胞因子（IL-4、IL-10、IL-13）的平均水平显著降低。低水平的 Th2 细胞因子可能促进点滴型银屑病患者的炎症反应和加剧过度增殖状态。证明了糠秕马拉色菌对于银屑病患者细胞免疫功能的影响。寻常型银屑病患者血清中抗糠秕马拉色菌可溶性抗原（Sag）的抗 Sag IgM 水平较健康对照组明显降低，整菌抗原（Wag）抗 Wag IgG 明显高于健康对照组。可能是由于抗 Sag IgM 水平与抗 Wag IgG 水平发生交叉作用，导致病原菌细胞免疫发生异常，与银屑病的发病机制相关（文末彩图 2-5-3-1）。

念珠菌或马拉色菌不仅引起皮肤皱褶部位的感染，而且通过启动特异性体液或细胞免疫应答机制，间接诱发或加重银屑病。超抗原通过 HLA-DR 抗原递呈细胞呈递给皮肤中的 T 细胞，诱导机体的特异性细胞免疫应答。激活的 T 细胞迁徙到表皮并释放炎症介质和细胞因子，促进 KCs 的快速增殖，并促进银屑病的发生、发展。

笔记

4. 银屑病甲的真菌易感性

银屑病甲损害在经过积极治疗后即使全身症状明显改善，甲板损伤仍无法恢复，甲损伤对患者生活质量的影响常被低估，也往往被忽略治疗。现有研究提示，银屑病和甲真菌病常同时存在，并增加临床诊断和治疗的难度。一项回顾性研究发现，甲真菌病在银屑病患者中的患病率比健康人群增加 18%。还有研究发现，银屑病患者甲真菌培养阳性率竟高达 62%，但银屑病合并甲真菌病的致病菌以酵母菌为主（50%），而单纯甲真菌病的主要致病菌为皮肤癣菌（53.46%），提示虽然甲板结构受损是银屑病容易继发真菌感染的原因之一，但银屑病合并甲真菌病的病原菌以条件致病菌酵母菌为主而非具有亲角质亲表皮性的皮肤癣菌属，因此推断两种疾病容易并发可能还存在免疫因素的丁顶。

银屑病侵犯甲床和甲板，可以使甲的微循环受影响，易引起念珠菌与马拉色菌等条件致病真菌的感染。在银屑病甲中，念珠菌能激活上皮甲床细胞产生的抗菌肽 LL-37，诱导 DCs 和 Mφ 产生 IL-23，从而激活 Th17，确定细胞因子溢出理论，并作为甲银屑病恶化的诱因。

目前认为，念珠菌、马拉色菌和皮肤癣菌等病原真菌感染可能会影响银屑病的发生、发展。念珠菌可通过启动特异性体液或细胞免疫应答机制，间接诱发或加重银屑病，其机制可能是由于念珠菌感染会刺激甲上皮细胞分泌抗菌肽等介质，该类介质可诱导 DCs 和 Mφ 分泌 IL-23，IL-23 进一步激活 Th17 细胞引发炎性瀑布从而导致或加重银屑病。甲真菌病虽然是常见的皮肤癣菌病，但目前针对其免疫机制的研究较少，国外有发现甲真菌病患者外周血中 $CD4^+CD25^+$ Treg 细胞明显高于健康人群，提示该类细胞在甲真菌免疫中有着重要的作用。因此，我们推测 Th17 细胞与 Treg 细胞在银屑病发病机制及真菌感染中均发挥重要作用，但有关 Th17/Treg 失衡在银屑病合并甲真菌病中的作用还有待深入研究。

5. 抗银屑病药物诱发真菌感染

临床研究发现，生物制剂（抗 IL-17 抗体）Brodalumab 治疗银屑病后念珠菌感染的发病率为 4%，苏金单抗为 2.1%，Ixekizumab 为 3.3%，优特克为 2.3%。IL-17 是银屑病发病环节中重要的细胞因子，但治疗药物可诱发患者皮肤黏膜或系统性真菌感染，可能是由于生物制剂引起系统免疫受损等，破坏机体局部或系统的屏障功能，从而使条件致病真菌感染。

Th17 细胞产生的细胞因子 IL-17 和 IL-22 为机体系统和局部念珠菌等真菌感染的主要效应细胞因子。通过生物制剂药物治疗后，可增加皮肤、口腔或生殖系统黏膜的念珠菌发病率。

口服抗真菌药物特比萘芬诱发或加重银屑病，但机制不清。伊曲康唑 0.1 g、口服，可有效治疗局限性脓疱型银屑病 - 掌跖脓疱病，可能的机制为在体外能抑制中性粒细胞的化学趋化性及产生过氧化物的能力，减轻炎症反应，同时又具有抗真菌作用。

6.银屑病抵御真菌感染

银屑病是一种全身炎症性疾病，其中免疫系统的失调导致炎性因子的表达增高，而这些炎症因子参与宿主防御的常见感染。Th17 在银屑病患者的体内表达增高，主要通过上调中性粒细胞趋化因子，如 CXCL1 和 CXCL5，抗菌肽，如人 β- 防御素和其他促炎细胞因子抗感染。KCs 在 IL-17 的刺激下产生 CXCL1 和 CXCL3，作用于中性粒细胞，促进其向表皮迁移，促进局部组织破坏及影响 KCs 的分化。与抗 IL-17 治疗的银屑病患者临床观察到的 CXCL1 表达降低和中性粒细胞几乎完全清除相关。

将糠秕马拉色菌通过蛋白激酶 C 处理 48 小时后发现上调了 hBD-2、TGFβ-1 和 IL-10 的表达，证明了防御素在抵御糠秕马拉色菌入侵的重要作用。用糠秕马拉色菌感染 KCs 后，发现 TLR2、MyD88、hBD-2、hBD-3 和 IL-8mRNA 上调，并且在银屑病患者皮损活检组织中也证实了这一现象，说明通过产生 hBD-2 和 KCs 来源的趋化因子（如 IL-8）的释放募集中心粒细胞到感染部位消灭病原体。抗菌肽 LL-37 对白念珠菌细胞壁和细胞应答也有影响，证明 LL-37 在白念珠菌中诱导复杂的反应起到抗真菌的作用，并且有研究指出抗菌肽 cathelicidin 可以用来预防口腔白念珠菌感染，尤其是涉及生物膜的慢性感染。银屑病患者的 psoriasin S100A7 以其二硫化物还原形式（redS100A7）作为人体表面的主要抗真菌因子。redS100A7 抑制丝状真菌及曲霉的生长，主要通过穿透真菌细胞膜并通过新形成的基于硫基的金属结合位点从细胞内靶区中分离 $Zn^{2+}$ 来诱导真菌细胞凋亡。

IL-17 和 Th17 细胞在真菌免疫中具有重要的保护作用，特别是对共生的白念珠菌，因此银屑病患者高表达的 IL-17 可以在一定程度上抑制白念珠菌等真菌的感染，但是抗 IL-17 治疗后并没有引起慢性皮肤黏膜念珠菌病或系统性念珠菌病，并且在停止抗 IL-17 治疗后，实验证明小鼠自发清除了体内的白念珠菌感染。由此可知，阻断体内 IL-17A 以短暂、轻度至中度及可逆的方式抑制了其对白念珠菌的保护性免疫作用。因此，IL-17 或许只在一定程度上具有抑制真菌感染的作用，并不能作为抵御真菌感染的主要途径。

（三）病毒感染与银屑病

最新研究表明病毒或是引发银屑病的关键因素，由此，研究人员提出包括甲型流感病毒、家畜和禽类纽卡斯尔流感病毒、呼吸道合胞病毒、冠状病毒、肠道病毒、甲型肝炎病毒、丙型肝炎病毒和人乳头瘤病毒等 RNA 病毒或是引发银屑病的关键因素。

## 四、皮肤微生态免疫与银屑病

皮肤微生物可能通过 3 个步骤参与银屑病病程：首先，它们与固有免疫细胞相互作用，上调银屑病皮损中抗菌肽表达；其次，调节固有免疫细胞产生的细胞因子进而影响 T 淋巴细胞功能；最后，微生物可能参与调节固有免疫和适应性免疫应答过程，但不同菌群如何参与这一过程，目前尚不清楚。当皮肤微生态组成改变时，皮肤中以下几种物质表达量异常，参与调控银屑病的发生、发展。

笔记

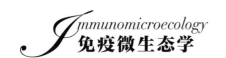

### 1. 抗菌肽

（1）cathelicidin

LL-37 在正常皮肤中不表达，但在银屑病皮损及其他炎症性皮肤疾病中高表达。LL-37 可通过多个机制参与银屑病的发病，如 LL-37/DNA、LL-37/RNA 复合物，分别以 TLR-7、TLR-9 依赖的方式激活浆细胞样树突状细胞（pDCs），还可以刺激 KCs 分泌 IFN-α、IL-1β、IL-6，激活髓样树突状细胞（mDCs），LL-37/RNA 复合物也可直接通过 TLR-8 依赖的方式激活 mDCs。LL-37 可通过活化浆细胞样树突状细胞，经表面 Toll 样受体 9 结合细胞 DNA 形成复合体，并产生大量 I 型干扰素（IFN-I），活化髓系树突状细胞，诱导 Th1/Th17 分化及 KCs 活化，从而于顶银屑病的发生、发展。

（2）防御素（defensin）

研究发现，银屑病患者鳞屑中可分离出 α- 防御素 1 ～ 3。在银屑病患者皮损中肿瘤坏死因子 α 和 IFN-γ 高表达，诱导 KCs 表达 β- 防御素 -2、β- 防御素 -3，故银屑病皮肤中也可分离出 β- 防御素 -2 和 β- 防御素 -3。Th17 细胞因子、IL-17A 和 IL-22 是 β 防御素的诱导剂，已有许多研究围绕 β 防御素开展，其在银屑病中的参与机制及微生物是否介入这一过程尚属未知，但抗菌肽的高表达显著降低了银屑病皮损的感染率。HBD-2 在银屑病患者的分化 KCs 中显著上调，且其可通过激活小鼠中表达 TLR-4 的皮肤免疫细胞来促进瘙痒。HBD-2 可以作为一种有效的内源性瘙痒症，可能为银屑病瘙痒提供新的治疗靶点。银屑病患者皮损表皮浅层 LL-37 明显高表达，且与 HBD-2 对金黄色葡萄球菌有协同抗菌作用。

### 2. 肽聚糖（peptidoglycan，PGN）

由乙酰氨基葡萄糖、乙酰胞壁酸与 4 ～ 5 个氨基酸短肽聚合而成的多层网状大分子结构，存在于细菌细胞壁中，其完整性与细菌生存直接相关。研究发现，细菌肽聚糖通过激活固有免疫应答参与银屑病的发病。目前，已发现 4 种 PGN 识别蛋白（peptidoglycan recognition protein，PGRP）。PGRP-3 和 PGRP-4 由皮肤、肠道及扁桃体上皮细胞分泌，并杀伤革兰阳性菌。PGRP-3 和 PGRP-4 编码基因位于染色体 1q21，而银屑病易感基因 Psors4 同在此处。还有报道发现，银屑病患者存在 *PGRP-3* 和 *PGRP-4* 基因突变和基因多态性，提示 PGN 与 PGRP 异常结合，诱导炎症反应参与银屑病的发病。研究发现，银屑病患者皮损中含有 PGN 的 Mφ 比例升高，并导致 T 细胞的增殖；PGN 还可诱导 KCs 分泌高浓度的抗菌肽 LL-37，导致皮损处和血液中 LL-37 升高。另外，LL-37 可作为免疫效应活化分子，减轻病原微生物对单核 Mφ 的刺激。

### 五、肠道微生态与银屑病的关系

劳累及精神压力为银屑病发病及复发的常见诱因，而在劳累或应激状态下，肠道菌群移位入血。因环境变化，移位的菌群为适应生存而变异为部分或完全缺壁的细菌，刺激 T

淋巴细胞、B 淋巴细胞活化，产生各种细胞因子，引起轻微的内源性感染，从而表现为局部红斑及瘙痒等皮肤症状。机体免疫功能正常时，可以限制移位菌群功能，不引起皮肤病变或皮肤病变自然缓解。而当大量肠道菌群移位时，机体内源性感染不断加重，免疫功能失调，葡萄球菌内毒素、链球菌外毒素、白念珠菌及糠秕马拉色菌产物等，则被作为超抗原通过人类白细胞 DR 抗原提呈给皮肤 T 淋巴细胞，激活 T 淋巴细胞移入表皮并释放炎症递质和表皮生长因子，从而引起 KCs 的快速增殖和斑块形成。

有学者认为，肠道菌群可能通过调节肠道局部免疫系统，影响系统免疫，对皮肤的影响也不容忽视。在健康肠道微生物群中，天然 CD4$^+$ T 淋巴细胞分化为效应 T 淋巴细胞（Th1、Th2、Th17）和调节性 T 淋巴细胞，效应 T 淋巴细胞和调节性 T 淋巴细胞之间存在动态平衡。既往研究证实，银屑病发病与机体免疫系统异常尤其是 T 淋巴细胞免疫存在密切关系，过度活化的 Th1 及 Th17 细胞与其发病及病情变化密切相关。在炎症性肠病及寻常型银屑病患者中，具有抗炎功能的细菌，如厚壁菌门普拉梭菌的丰度降低，大肠杆菌数量显著增加。也有研究显示，健康人群与寻常型银屑病及关节病型银屑病患者肠道微生物丰度等存在差异。总之，肠道微生态异常和银屑病的发生、发展存在一定关系，然而是否存在类似肠道 - 微生物群 - 脑轴的肠道 - 微生物 - 皮肤轴尚不清楚。

### 六、生物治疗与银屑病

目前，对银屑病的治疗尚无特殊疗法，只能使皮疹暂时消退和延长缓解期，达到近期疗效，但不能防止复发，难以达到根治的目的。因此，需要规范、安全和针对不同患者的个体及病情进行治疗，避免为追求近期疗效而忽略严重不良反应发生的可能。

在临床上，早期使用甲氨蝶呤、地蒽酚等药物，主要是通过杀伤增殖异常的 KCs 来治疗轻型银屑病，但由于其存在显著药物不良反应和毒性，使其治疗范围受到限制。对于皮肤广泛受损的中至重度银屑病患者，曾使用窄波紫外线 B/ 补骨脂素紫外线 A（NB-UVB/PUVA）光疗促进 KCs 凋亡，却易伴有皮肤囊泡、黑色素瘤等其他皮肤损伤。随着对银屑病免疫机制的深入研究及靶向生物制剂的不断发展，治疗方向逐渐由 KCs 转为特异性靶向银屑病中的关键免疫组分。第一代免疫靶向药物 Alefacept 和 Efalizumab 广谱靶向 T 细胞活化途径而不影响 T 细胞效应。Alefacept 阻断 CD2 介导的 T 细胞活化并潜在作用于 DCs，有效耗竭外周效应性记忆 T 细胞。Efalizumab 为 CD11a 的单克隆抗体，阻断患者 T 细胞的活化、迁移，然而在使用 Efalizumab 进行长期治疗期间多次出现病情反复或加剧的情况，目前已将其从市场上召回。

现阶段对银屑病的治疗，多是针对银屑病中起核心作用的 Th1、Th17 细胞及其衍生出的关键细胞因子，如 TNF、IL-17A、IL-23 和 IL-12 等进行窄谱靶向药研究，多项药物进入临床Ⅲ期试验或已进入临床应用。其中，TNF 是多种炎症性疾病的有效靶点，在银屑病中同样展现出良好的治疗效果。TNF 在患者皮损组织中增加 IL-23 的产生并与下游通路 NF-κB 的活化相关，靶向 TN 对 IL-23/IL-17-Th17 细胞分子轴及 KCs 的增殖有明显的抑制作用，由此研发了 3 种针对 TNF-α 活性的拮抗剂，包括① TNF-受体融合蛋白：依那西普（Etanercept）；②单克隆抗体：英夫利西单抗（Infliximab）；③阿达木单抗（Adalimumab）。其中 Etanercept 率先通过Ⅲ期临床试验验证其疗效。Infliximab 对 sTNF 和 tmTNF 均具有高亲和力，能够有效减少患者皮损部位的炎性细胞浸润并使 KCs 增殖分化进而回归正常。Adalimumab 通过拮抗 TNF-α 可迅速减少患者皮损组织中 DCs 的数量，其安全性高于早期药物甲氨蝶呤。此外，近年来多种拮抗 TNF-α 的生物仿制药，如 Ixifi（Infliximab-qbtx）等进入研发阶段，这或许是增加患者获得生物制剂治疗机会的新方法。

对于银屑病中的核心细胞因子 IL-17，抗 IL-17 与 IL-17RA 的抗体 Secukinumab（司库奇尤单抗）、Ixekizumab 和 Brodalumab 疗效显著，在临床Ⅲ期试验中，第 12 周 PASI 评分下降达到 75% 的患者比例分别为 83%、89%、85%，短期安全性良好。其中，Secukinumab 和 Ixekizumab 为靶向 IL-17A 的人源化单克隆抗体，Brodalumab 则是首个人源抗 IL-17 受体（IL-17RA）的 IgG2 单克隆抗体，通过拮抗 IL-17RA 来阻断银屑病中涉及 IL-17 的多个通路。此外，新型单抗 Bimekizumab 选择性靶向 IL-17A 与 IL-17F，或成为银屑病患者新的用药选择。银屑病中 IL-23 主要来源于 DCs，具有独特的 p19 亚基和与 IL-12 共有的 p40 亚基，靶向 IL-12 p40 的制剂可同时影响两者的效应。乌司奴单抗（Ustekinumab）为靶向 IL-12/IL-23 p40 的人源化 IgG1 抗体，阻止 IL-23、IL-12 与 IL-12Rβ1 的相互作用而影响 IL-12/Th1 和 IL-23/Th17 途径，相较部分 TNF 抑制剂疗效更持久。目前，正在研发单独针对 IL-23 p19 亚基的特异性抗体 Tildrakizumab、Guselkumab 和 Risankizumab。Guselkumab 的早期临床试验结果表明，单独充分抑制 IL-23 p19 可迅速改善银屑病相关症状，甚至优于 IL-17 阻滞剂的疗效，现阶段正进行Ⅲ期临床试验评估，具有继续研发的价值。

FDA 已先后批准近 10 种生物制剂及小分子药物（如磷酸二酯酶 4 抑制剂阿普斯特）用于治疗银屑病。目前，国内已被批准用于银屑病临床治疗或正在进行临床试验的生物制剂主要包括依那西普（Etanercept）、英夫利西单抗（Infliximab）、阿达木单抗（Adalimumab）、乌司奴单抗（Ustekinumab）及司库奇尤单抗（Secukinumab）等，此外还有小分子药物，如托法替尼（Tofacitinib）也已完成Ⅲ期临床试验。值得注意的是，生物制剂治疗临床应用的时间尚短，其长期的疗效及安全性仍需进一步观察。

### 七、银屑病的免疫治疗展望

银屑病是慢性迁延、反复发作的皮肤炎症性疾病，严重影响患者的生活质量。尽管国内外研究者对其发病机制进行了深入研究并取得了突破性进展，对其发病模式的认知也已逐渐由 KCs 向淋巴细胞及相关细胞因子转移，且细菌、真菌及 RNA 病毒等微生物的感染或成为银屑病发病的始动因素，从而进一步确定其炎症过程与感染、免疫反应密切相关。

银屑病核心参与者包括皮肤中 T 细胞、DCs 和细胞因子 IL-17、IL-23 与 TNF，也由此研发了多种免疫靶向药物在不同的临床阶段均取得了一定成效。综合来看，近年来银屑病的生物治疗取得了较大的进展，一系列针对特异性靶点的生物制剂及小分子药物相继被研制出来，并显示出良好的疗效和安全性，但现阶段治疗银屑病的靶点多为炎症通路中的单个免疫细胞或细胞因子，然而由此也可能会引起其他代谢通路失调或出现减药后"反跳"现象，还需寻找安全性更高、疗效更持久的靶点及小分子药物。目前，对于 Tregs 等许多免疫细胞亚群或分子在银屑病中的具体作用机制仍未阐明或存在争议，有待进一步的探究。动物模型仍具有一定的局限性，在实际研究中无法完全代表人体银屑病表型。因此，银屑病的免疫学研究与治疗任重而道远，还有大量基础与转化医学工作需要去攻克。

（冯文莉　杨　璐　杨　静）

# 参考文献

[1] 赵辨.中国临床皮肤病学.南京：江苏科学技术出版社，2010.

[2] 张建中，高兴华.皮肤性病学.北京：人民卫生出版社，2015.

[3] BOS J D，ZONNEVELD I，DAS P K，et al. The skin immunsystem（SIS）：distribution and immunophenotype of lymphoctye subpopulations in normal human skin. The Journal of Invertigative dermatology，1987，88（5）：569-573.

[4] KABASHIMA K，HONDA T，GINHOUX F，et al. The immunological anatomy of the skin. Nat Rev Immunol，2019，19（1）：19-30.

[5] 牛雪丽，孙宇哲，姜航航，等.表皮朗格汉斯细胞免疫功能研究进展.中国皮肤性病学杂志，2018，32（4）：466-469.

[6] IGAWA S，NARDO A D. Skin microbiome and mast cells. Transl Res，2017，184（6）：68-76.

[7] BAY L，BARNES C J，FRITZ B G，et al. Universal dermal microbiome in human skin. mBio，2020，11（1）：e02945-19.

[8] SCHOMMER N N，GALLO R L. Structure and function of the human skin microbiome. Trends Microbiol，2013，21（12）：660-668.

[9] GRICE E A，SEGRE J A. The human microbiome. Nat Rev Microbiol，2011，9（4）：244-253.

[10] BYRD A L，BELKAID Y，SEGRE J A. The human skin microbiome. Nat Rev Microbiol，2018，16（3）：143-155.

[11] NIELSEN S P，TOBIN A M，ADAMZIK K. Investigation of the skin microbiome：swabs vs. Biopsies. Br J Dermatol，2019，181（3）：572-579.

[12] MUSTHAQ S，MAZUY A，JAKUS J. The microbiome in dermatology. Clin Dermatol，2018，36（3）：390-398.

[13] ROCHA M A，BAGATIN E. Skin barrier and microbiome in acne. Arch Dermatol Res，2018，310（3）：181-185.

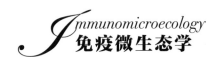

[14] OLDER C E, DIESL A, PATTERSON A P, et al. The feline skin microbiota：the bacteria inhabiting the skin of healthy and allergic cats. PLoS One, 2017, 12（6）：e0178555.

[15] 郭明权，郭晓奎．人体皮肤微生态及其与皮肤病的关系．皮肤科学通讯，2019，36（4）：436-443.

[16] LIU J, YAN R, ZHONG Q, et al. The diversity and host interactions of propionibacterium acnes bacteriophages on human skin. The ISME J, 2015, 9（9）：2078-2093.

[17] MARINELLI L J, FITZGIBBON S, HAYES C, et al. Propionibacterium acnes bacteriophages display limited genetic diversity and broad killing activity against bacterial skin isolates. Mbio, 2012, 3（5）：429-493.

[18] PITOL A K, BISCHEL H, KOHN T, et al. Virus transfer at the skin-liquid interface. Environ Sci Technol, 2017, 51（24）：14417-14425.

[19] MOODLEY A, KOT W, NLGRD S, et al. Isolation and characterization of bacteriophages active against methicillin-resistant Staphylococcus pseudintermedius. Res Vet Sci, 2019, 122：81-85.

[20] ANTONY A K, AAGAARD K, GANU R S, et al. The placenta harbors a unique microbiome. Sci Transl Med, 2014, 6（237）：65.

[21] SANFORD J A, GALLO R L. Functions of the skin microbiota in health and disease. Semin Immunol, 2013, 25（5）：370-377.

[22] 王若珺，李若瑜．皮肤真菌微生态研究进展．中国真菌学杂志，2018，13（3）：188-192.

[23] GRICE E A, KONG H H, CONLAN S, et al. Topographical and temporal diversity of the human skin microbioma. Science, 2009, 324（5931）：1190-1192.

[24] 周昕，冯佩英．真菌与变态反应性皮肤病的相关性研究．菌物学报，2019，38（8）：1245-1252.

[25] WILLIAMS M R, COSTA S K, ZARAMELA L S, et al. Quorum sensing between bacterial species on the skin protects against epidermal injury in atopic dermatitis. Sci Transl Med, 2019, 11（490）：8329.

[26] WAGNER J, COUPLAND P, BROWNE H P, et al. Evaluation of PacBio sequencing For full-length bacterial 16S rRNA gene classification. BMC Microbiol, 2016, 16（1）：274.

[27] BENGTSSON J, ADLERBERTH I, OSTBLOM A, et al. Effect of probiotics（Lactobacillus plantarum 299 plus Bifidobacterium Cure21）in patients with poor ileal pouch function：a randomised controlled trial. Scand J Gastroenterol, 2016, 51（9）：1087-1092.

[28] HARTEL C, PAGEL J, SPIEGLER J, et al. Lactobacillus acidophilus/bifidobacterium infantis probiotics are associated with increased growth of VLBWI among those exposed to antibiotics. Sci Rep, 2017, 7（1）：5633.

[29] YANG F, HOU C, ZENG X, et al. The use of lactic Acid bacteria as a probiotic in Swine diets. Pathogens, 2015, 4（1）：34-45.

[30] 王茜，高莹，张高磊，等．皮肤微生态与特应性皮炎．临床皮肤科杂志，2018，47（8）：686-690.

[31] KANCHONGKITTIPHON W, GAFFIN J M, PHIPATANAKUL W. Child with atopic dermatitis. Ann Allergy Asthma Immunol, 2015, 114（1）：6-11.

[32] BOGUNIEWICZ M, LEUNG D Y. Atopic dermatitis：a disease of alteredskin barrier and immune dysregulation. Immunol Rev, 2011, 242（1）：233-246.

[33] WITTE M, THACI D. Psoriasis and the microbiome. Hautarzt, 2019, 70（6）：416-421.

[34] LEWIS D J, CHAN W H, HINOJOSA T, et al. Mechanisms of microbial pathogenesis and the role of the skin microbiome in psoriasis. Clin Dermatol, 2019, 37（2）：160-166.

[35] SCHALKWIJK J. A role for the microbiome in psoriasis? Br J Dermatol, 2018, 178（5）：999-1000.

[36] SAULITE I, PILMANE M, KISIS J. Expression of antimicrobial peptides in nail psoriasis and normal nails. Acta DermVenereol, 2017, 97（5）：644-645.

[37] 彭琛，陈文娟，于宁，等.银屑病皮肤及肠道微生态研究进展.中华皮肤科杂志，2019，52（2）：135-137.

[38] DAUDÉN E，PUIG L，FERRÁNDIZ C，et al. Consensus document on the evaluation and treatment of moderate-to-severe psoriasis：psoriasis group of the spanish academy of dermatology and venereology. J Eur Acad Dermatol Venereol，2016，30（2）：1-8.

[39] KERDEL F，ZAIAC M. An evolution in switching therapy for psoriasis patients who fail to meet treatment goals. Derm Therapy，2015，28（6）：390-403.

[40] ZHU H Y，LOU F Z，YINQ Q，et al. RIG-I antiviral signaling drives interleukin-23 production and psoriasis-like skin disease. EMBO Mol Med，2017，9（5）：589-604.

[41] JAVOR S，DRAGO F，PARODI A. Understanding a role of folliculotropic viral infections in the pathogenesis of psoriasis. Med Hypotheses，2016，89：101.

[42] FRY L，BAKER B S，POWLES A V，et al. Is chronic plaque psoriasis triggered by microbiota in the skin?Br J Dermatol，2013，169（1）：47-52.

[43] LIN L，ZHANG J. Role of intestinal microbiota and metabolites on gut homeostasis and human diseases. BMC Immunol，2017，18（1）：2.

[44] KIM J，KRUEGER J G. The immunopathogenesis of psoriasis. Dermatol Clin，2015，33（1）：13-23.

[45] CLAVAUD C，JOURDAIN R，BAR-HEN A，et al. Dandruff is associated with disequilibrium in the proportion of the major bacterial and fungal populations colonizing the scalp. PLoS One，2013，8（3）：e58203.

[46] HAY R J. Malassezia，dandruff and seborrhoeicdermatitis：an overview. Br J Dermatol，2011，165（Suppl 2）：2-8.

[47] SAUNDERS C W，SCHEYNIUS A，HEITMAN J. Malassezia fungi are specialized to live on skin and associated with dandruff，eczema，and other skin diseases. PLoS Pathog，2012，8（6）：e1002701.

[48] 赵惠娟，姜薇.人类肠道微生物群和皮肤疾病.临床皮肤科杂志，2016，45（5）：397-399.

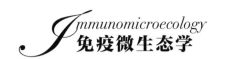

免疫微生态学

# 第六章　妇产科学免疫微生态

## 第一节　正常女性生殖器官的微生态

女性的生殖器官包括外生殖器和内生殖器。女性生殖器官的微生态隶属于女性的泌尿生殖系统的生态系。正常情况下，女性生殖器官的微生态环境是由正常局部解剖结构、周期性的内分泌变化、局部免疫系统及各种菌群构成。目前，可检索到的研究主要集中在阴道微生态系统。

### 一、女性外生殖器微生态

外生殖器又称外阴，指生殖器的外露部分，位于两股内侧之间，主要包括阴阜、大阴唇、小阴唇、阴蒂和阴道前庭。阴道前庭有前庭球、前庭大腺、尿道口、阴道口和处女膜。外阴前与尿道毗邻，后与肛门邻近，经常受尿液、粪便、阴道排出物的浸渍和污染，外阴及阴道又是性交、分娩及各种宫腔操作的必经之路，容易受到损伤及各种外界病原体的感染。因此，外阴菌群比较复杂，与个体的卫生条件等相关，不仅有细菌，如葡萄球菌、链球菌、大肠埃希菌、丙酸杆菌和类杆菌等，还有原虫（如滴虫）、真菌（如白假丝酵母、毛霉）、病毒等，是引起女性泌尿生殖道感染的因素之一。

### 二、女性内生殖器微生态

女性内生殖器包括阴道、子宫、输卵管和卵巢，后两者称子宫附件。目前，生殖道内的菌群是否会像肠道菌群促进人体健康一样影响到宿主的全身健康还不得而知。但是，目前越来越多的证据表明，生殖道内微生态的平衡对于维持宿主的健康至关重要。

#### （一）阴道正常菌群分布、组成及功能

根据阴道解剖学特点将阴道分为阴道下段、阴道中段和阴道穹隆部三部分，后穹隆位置深，是阴道菌群的主要栖居地。现已确定，阴道菌群主要栖居在阴道四周的侧壁黏膜、皱褶中，其次在穹隆，部分在宫颈。因为穹隆、宫颈处和宫颈分泌的碱性黏液及抑菌物质，不利于细菌的生长。

女性下生殖道为对外开放性腔道，是人体内重要的微生态区，正常情况下阴道微生

· 386 ·

态环境是由正常阴道解剖结构、周期性的内分泌变化、阴道局部免疫系统和阴道各种菌群四大部分组成。即女性阴道内的益生菌是在周期性的性激素影响下，通过阴道鳞状上皮内的糖原营养，生长繁殖并分泌各种细菌素和细胞因子，这些分泌物保持了阴道的酸性环境，并可抵御各种致病菌的入侵。健康妇女阴道排出物中活菌数为 $10^2 \sim 10^9$ / mL，厌氧菌与需氧菌的比例为（$5 \sim 10$）：1。

一般认为，阴道黏膜中存在多种微生物，通常以乳酸菌和多种厌氧微生物为主，其中包括阿托波菌属，阴道菌群中主要常住菌有乳酸杆菌、表皮葡萄球菌、大肠埃希菌、棒状杆菌、B 族链球菌、粪肠球菌、支原体、白假丝酵母、消化球菌和类杆菌等。主要的过路菌有金黄色葡萄球菌、肠杆菌、丙酸杆菌、消化链球菌和韦荣球菌等。偶见菌种有肺炎链球菌、克雷伯菌、变形杆菌、假单胞菌、微球菌、奈瑟菌、沙雷菌、柠檬酸杆菌、嗜血杆菌和光滑假丝酵母等。光滑假丝酵母虽然分离率低，但从健康女性阴道排出物中的分离较稳定，有人认为应列为常住菌。

### （二）宫颈微生物群落组成及功能

从整体水平来看，宫颈生境中生态系与阴道生境中生态系类似，只是成员和数量少。但从种群来看，许多厌氧球菌（在宫颈的生境中）分离率高的个体，与阴道生境中的生态系的种群不同，反映了生境不同，生态系的差异。宫颈的常住菌是产黑色素类杆菌和厌氧消化球菌，宫颈外口有时可分离到棒状杆菌、链球菌和白假丝酵母等，分离率都较低，但厌氧菌常被分离到，由荻原氏（1977）报道，厌氧菌分离率未产妇为 8.7%，经产妇为20.7%，妊娠妇女为 7.5%，妊娠妇女分离率最低。宫颈厌氧菌菌种有：类杆菌（产黑色素类杆菌、脆弱类杆菌、多型类杆菌等）；厌氧球菌（厌氧消化球菌、非解糖消化球菌、产气消化球菌、厌氧消化链球菌、中间型消化链球菌、微小消化链球菌和小韦荣球菌）；其他厌氧杆菌（坏死梭杆菌、痤疮棒状杆菌等）。

### （三）宫腔微生物群落组成及功能

宫体壁厚、腔小，以肌肉为主，腔内覆盖子宫内膜。由于宫颈内口紧闭、宫颈黏液栓的封闭作用（宫颈黏液栓的下 1/3 能查到细菌，而上 2/3 查不到细菌），以及黏液栓内含有的溶菌酶、局部抗体——抗白细胞蛋白酶作用，故而健康妇女的子宫腔内无论是妊娠或非妊娠，其内基本上是无菌的。近年来，通过高通量测序表明子宫内膜可能是有菌的，但女性子宫内膜上的菌群的丰度远低于阴道中菌群的丰度。阴道、子宫颈及子宫内膜内菌群的种类是一致的，但是不同菌群之间的比例是不同的。但以上研究不能完全排除标本污染的可能。

# 第二节　女性生殖道微生态紊乱和免疫的关系

目前，对女性生殖道微生态的研究主要集中在阴道微生态系统。正常情况下，女性阴道微生态环境是由正常局部解剖结构、周期性的内分泌变化、局部免疫系统及各种菌群这四大部分组成。阴道局部的免疫系统可分为非特异性免疫和特异性免疫。阴道黏膜的非特异性免疫主要包括屏障结构、淋巴和单核吞噬细胞系统及细胞因子。阴道黏膜的特异性免疫包括细胞免疫和体液免疫，分别由 T 淋巴细胞、B 淋巴细胞介导。

女性阴道微生态与局部免疫关系密切。女性阴道微生态是由多种微生物构成的复杂的微生态系统，受分娩方式、遗传基因、种族、环境和行为习惯的影响。育龄女性阴道中定植的微生物菌群在抵御细菌性阴道病、假丝酵母感染、性传播疾病、尿路感染和艾滋病毒感染方面发挥重要作用。乳杆菌是正常女性阴道内的优势菌，除局部作用外还可通过多种机制维持阴道微生态的稳定，对女性阴道感染的易感性有很大影响。虽然其作用机制仍在研究中，但在阴道感染期间，Th17 细胞和 Treg 细胞具有保护和抗炎作用。在阴道单纯疱疹病毒（herpes simplex virus，HSV）-2 感染期间，缺乏 Treg 细胞的小鼠未能及时积累 HSV-2 特异性 $CD4^+T$ 细胞并控制感染。这一发现强调了 Treg 细胞在促进阴道黏膜的分泌性黏膜免疫中的保护作用。然而，直接控制 Treg 和 Th17 细胞的阴道微生物的机制目前还不明确。

女性生殖道局部免疫系统也属于黏膜免疫系统，其特点是生殖道黏膜表面含有大量 sIgA，可发挥局部免疫防御作用。sIgA 是分泌液中存在的一种主要抗体，并且是抵御细菌和病毒入侵的第一道防线。女性生殖道含有丰富的浆细胞，能产生大量 sIgA，对生殖道黏膜的感染起到免疫作用。此外，也含少量 T 淋巴细胞、B 淋巴细胞和巨噬细胞等免疫细胞，以维持生理水平的免疫活动，保护女性生殖道免遭病原微生物等抗原的侵袭。其中，主要是阴道黏膜对微生物的免疫反应，可分为非特异性免疫和特异性免疫。非特异性免疫主要包括屏障结构、吞噬细胞及细胞因子。阴道冲洗、性交等行为都可以造成阴道黏膜轻微的破损、酸碱度改变、细胞因子被稀释等，进而破坏阴道的屏障作用。特异性免疫包括细胞免疫和体液免疫，分别由 T 淋巴细胞和 B 淋巴细胞介导。有研究认为阴道感染与细胞介导的免疫状态有关，不同的阴道感染状态下，阴道内 IFN-γ、IL-5、IL-2、IL-13、IL-8 等水平有不同程度的升高或降低，说明在阴道感染状态下，阴道局部细胞免疫功能发生了一定的变化。体液免疫是机体免疫防御体系中的重要组成部分，其在机体抵御病原微生物感染过程中起着重要作用。正常情况下，阴道内都可检测到 IgG、IgM、IgA 及 IgE，特别是 sIgA。国内外多项研究表明，阴道感染组的 sIgA 及 IgG 较正常对照组均明显升高，推测体液免疫在抗感染中可能有一定的作用，但其确切作用及机制还需要进一步的研究。

笔记

人体微生物组对人类的健康和疾病至关重要，但迄今为止，我们仅研究了小部分人体微生物在健康和疾病状态下的功能和动态变化。未来，随着高通量测序技术成本的降低、测序深度的增加及生物信息学的发展，有望实现高通量测序技术在临床疾病诊断中的应用，从而通过对机体特定部位微生物组的检测来快速、准确地评估个体的健康和患病情况。

# 第三节　肠道微生态与妇产科疾病

近年来，人体肠道菌群的研究受到了国内外学者的广泛关注。肠道菌群与宿主相伴终生，两者是互利共生的关系。研究发现肠内细菌的稳态失衡与多种疾病有关，如炎症性肠病、代谢综合征、肥胖、2型糖尿病、肝脏疾病、慢性心脏病、自闭症、癌症等。目前，越来越多的研究表明肠道生态系统与多种妇产科疾病的转归也有着密不可分的关系。

## 一、肠道微生态与子宫内膜异位症

子宫内膜异位症（emdometriosis，EM）是育龄女性常见的疾病，以子宫内膜以外的组织或器官出现子宫内膜组织样物为特征，临床上表现为伴随月经周期的规律性盆腔疼痛和不孕。经典的"经血逆流"学说认为，子宫内膜异位症的发生与宫腔的经血经输卵管逆流入盆腔有关。但研究指出，约90%的健康女性存在经血逆流现象，却只有10%发生子宫内膜异位。近10年来越来越多的研究结果表明，子宫内膜异位症是与炎症相关的雌激素依赖性疾病，这提示经血逆流现象可能只是诱因，盆腔外环境的改变或许是子宫内膜异位症的内在机制。研究表明，肠道菌群紊乱参与了多种炎症相关疾病的发生，如炎症性肠病、关节炎、银屑病，甚至肿瘤，尤其是在炎症性肠病的发病机制中占有重要地位。一项关于恒河猴的研究发现，子宫内膜异位症猴子的肠道菌群谱确实发生了改变，总体上表现为拟杆菌水平的降低，子宫内膜异位症与肠道菌群之间存在相关性。微生物群可能通过影响宿主的表观遗传、免疫学和（或）生化功能而在子宫内膜异位症的发展中发挥作用。另外，肠道微生物还被证实参与了机体雌激素的调节，在体内循环的雌激素约60%在肝脏与葡萄糖醛酸结合并随胆汁分泌到肠道内，经过肠道中的类杆菌、链球菌、优杆菌和肠球菌等作用后（β-葡萄糖醛酸酶与硫化酶的催化脱水结合），才能被黏膜上皮细胞重吸收进入血液系统，后在肝脏激活发挥生物活性作用。肠道稳态的失衡会使血液中雌激素水平升高，增加雌激素暴露可刺激异位子宫内膜病灶的生长，参与周期性出血的病理过程。以上研究均提示，肠道菌群可能通过影响机体的炎症或激素水平的变化引起盆腔外环境的改变，与子宫内膜异位症的发生与发展有关。目前，需要进一步研究的是微生物群和子宫内膜异位症患者体内特异性炎症标志物之间的关系。

笔记

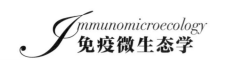
## 二、肠道微生态与妊娠期糖尿病

妊娠期糖尿病（gestational diabetes mellitus，GDM）是指孕期出现的糖耐量异常，是最常见的孕期并发症。随着 2 型糖尿病危险因素（如肥胖和年龄）的增加，GDM 的发病率在全球范围内呈现逐年升高的趋势，其不良结局严重威胁着母婴的健康。女性在妊娠阶段，体内激素、免疫和代谢都会发生类似代谢综合征的改变。女性进入妊娠阶段后肠道菌群多样性下降。一项动物实验通过控制饮食观察雌性大鼠妊娠前后肠道菌群结构的变化，结果发现妊娠和高脂饮食对大鼠肠道菌群的影响与女性人群近似，并且高脂饮食对妊娠大鼠肠道菌群的改变有显著的放大效应。GDM 作为一种代谢相关疾病，肠道菌群在该时期的作用不容忽视。有研究对 75 名超重或肥胖孕妇的孕 16 周时期的粪便细菌进分析鉴定，并记录其 GDM 的发病情况，结果发现在后来发展为 GDM 的孕早期孕妇中，瘤胃球菌科的相对丰度明显高于未发展为 GDM 的孕妇，并且跟孕前体质量指数（body mass index，BMI）无关，继而从肠道菌群与 GDM 启动之间的相关性推测，肠道瘤胃球菌科可能是参与 GDM 发病的独立因素。Gomez-Arango 等的研究也证实了肠道菌群结构的变化会引起孕期机体能量代谢的改变，从而引发 GDM。虽然肠道菌群与 GDM 的发生、发展密切相关，但在另一项 138 名肥胖孕妇（BMI 30.0～39.9 kg/m²）参与的口服含唾液乳酸菌益生菌胶囊的随机双盲对照临床研究中则有不同的发现：其中，63 名和 75 名孕妇于孕 24～28 周分别被随机分配到益生菌组和不含益生菌的安慰剂组，两组在干预前、后的空腹血糖值并没有表现出明显差异，发生 GDM 的概率及妊娠结局均没有受到影响，甚至在调整了可能的影响因素（如抗生素的使用）之后还是如此，这说明通过口服益生菌改变孕期肠道菌群的结构并不能降低 GDM 的发生率。不过也有研究认为孕 24～28 周是血糖波动最敏感的时期，这期间进行益生菌干预为时太晚，其可能与益生菌的种类有关。因此，尚需更深入的研究来评估肠道菌群与 GDM 的关系，为后续的治疗提供理论支持，也许未来可以将特定细菌在粪便中或者其特异代谢产物在血液中的含量变化作为孕早期预测 GDM 和胰岛素抵抗等妊娠期代谢障碍疾病的生物标记物。

# 第四节　分娩方式对新生儿肠道微生态的影响

新生儿出生后 10 余小时，肠道开始出现肠杆菌和肠球菌等兼性厌氧菌，24 小时左右，大肠埃希菌出现在新生儿肠道，并迅速繁殖增多成为肠道优势菌种。此时，由于大肠埃希菌大量生长繁殖，不断消耗肠腔内有限的氧气，为专性厌氧的双歧杆菌、类杆菌和优杆菌等提供了生存定植的必备条件。生后 2～3 天，新生儿肠道双歧杆菌成为肠道优势菌，新生婴儿每克大便双歧杆菌可达 $10^9 \sim 10^{11}$ 之多。新生婴儿肠道开始以肠杆菌、链球菌和梭菌等为主导菌。随着年龄的增加，双歧杆菌和乳酸杆菌逐渐成为优势菌，并维持相当长时间。

刚出生的新生儿肠道是否是无菌的，目前结论不一致，但现有研究普遍认为第一次肠道定植发生于分娩中和分娩后不久，分娩方式是影响新生儿初始菌群结构的重要因素，也是影响新生儿期一直到婴儿期肠道菌群组成的重要因素。对孩子的一生来讲，分娩的过程是短暂的，但会导致最初定植于肠道微生物菌群种类的不同，而后者对儿童肠道的影响是持久的。

### 一、经阴道分娩对新生儿菌群的影响

在经阴道分娩的过程中，新生儿一定会沾染母体生殖道中的微生物，获得母体生殖道的菌群。正因为新生儿在通过母体产道的时候会沾染其中的微生物，所以他们的菌群更像母亲的产道，对于经阴道娩出的新生儿，其定植菌也有部分来源于母亲的皮肤和粪便，主要为厌氧菌，属于肠杆菌科，这可能表明产妇肛周细菌在出生时传播给新生儿，因为肠杆菌是典型的粪便细菌，分娩时排便是常见的。婴儿出生后随着时间的推移，肠道菌属水平上变化主要表现为：生后第 1 天肠道菌群主要由乳球菌属（*Lactococcus*）和假单胞菌属（*Pseudomonas*）组成；第 3 天肠道菌群个体差异较大，有多种需氧菌及兼性厌氧菌定植，如肠球菌属（*Enterococcus*）、大肠埃希菌 – 志贺菌属（*Escherichia-Shigella*），且乳球菌属（*Lactococcus*）和假单胞菌属（*Pseudomonas*）急剧减少；出生第 7 天时双歧杆菌定植增多，标本间差异较大；出生后 1 个月时，所有标本都出现双歧杆菌的定植，且迅速增长成为优势菌属，平均达 30% ～ 40%；出生后 3 个月时，各标本间菌群定植趋于相似，双歧杆菌的定植更多，能达到 40% ～ 60%，主要有双歧杆菌（*Bifidobacterium*）、大肠埃希菌 – 志贺菌（*Escherichia-Shigella*）；出生后 6 个月时，有的个体添加辅食后双歧杆菌数量减少，未添加辅食的个体双歧杆菌与 3 个月时基本一致。阴道分娩新生儿肠道菌群以大肠杆菌、拟杆菌属和长双歧杆菌为主。厚壁菌门（以梭菌和乳酸杆菌为主）的组成属与分娩方式独立相关，与通过阴道分娩的婴儿相比，通过剖宫产分娩的新生儿梭状芽孢杆菌感染率较高。剖宫产婴儿韦荣球菌科和肠杆菌科细菌含量高于阴道分娩婴儿。

### 二、剖宫产对新生儿菌群的影响

剖宫产的新生儿丧失了通过母体产道的时候沾染其中的微生物的机会，他们的菌群与首先接触到的皮肤和体表等部位可能比较相似，也可能主要来自手术室环境和医护人员，主要为微需氧菌、兼性厌氧菌，并在出生后 2 周内占据优势，其中以葡萄球菌、大肠埃希菌和链球菌最常见。虽然大多数阴道细菌和皮肤细菌似乎不能在婴儿肠道中存活，但它们的存在可能会不同程度地影响其他细菌的定植能力。剖宫产与拟杆菌门延迟定植有关，并且与 2 岁以下的总微生物多样性较低有关。到新生儿后期，剖宫儿的肠道菌群总体的种类

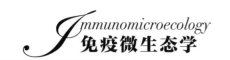

及数量落后于自然分娩儿，剖宫儿肠道优势菌地位更突出，而自然分娩儿肠道菌种分布更均匀。有报道显示，剖宫儿的肠道菌群在出生后 6 个月内仍是紊乱的，甚至发现 7 岁小儿的肠道菌群组成也会因出生方式的不同而有所差异。剖宫产扰乱了母婴间的拟杆菌传递，且导致医院环境相关致病菌，如 *Enterococcus*、肠杆菌属（*Enterobacter*）和克雷伯菌属（*Klebsiella*）的高度定植。可见，分娩方式对肠道微生物菌群种类影响显著，虽然也有其他分析得出的结论是出生方式相关的不同肠道微生物类群的相对丰度差异在第一年后基本消失。

# 第五节　孕妇肠道微生态与新生儿肠道微生态的建立

胃肠道内源菌群组成了人体内最大的微生物环境，它构成复杂，种类繁多，并且与人类的疾病和健康息息相关。肠道微生态与人体的免疫和代谢系统直接相关，而新生儿期是人体肠道微生物形成的关键时期。对于新生儿来讲，肠道细菌定植过程中发生的异常可以提高许多疾病的发病风险。孕妇肠道微生态的变化与新生儿肠道微生物的定植存在相关性，而孕妇体内微生物的情况与孕期营养直接相关。

## 一、孕妇肠道菌群研究现状

因为肠道微生物受饮食和免疫的影响，同时孕期受激素调节，所以理论上孕妇肠道微生物相对孕前或非育龄女性应发生一定的变化。此外，孕期尤其是孕晚期，由于孕激素分泌量增加，导致胃肠道蠕动功能下降，加上活动减少、腹肌力量减弱等，孕晚期会出现便秘症状，而干硬的粪便在肠道中积累可能会导致肠道微生态的改变。此外，不同地域的孕妇，因遗传、饮食等不同，其肠道微生物也可能存在一定差异。

Koren 等对 91 例芬兰孕妇（15 例患有妊娠期糖尿病）肠道微生态进行研究，发现孕晚期比孕早期肠道微生物数量显著降低，但孕早期与正常人群相似。Jost 等对 7 例瑞士育龄女性从备孕到哺乳期进行调查，发现孕晚期和哺乳初期女性肠道微生物的种类和数量较稳定。Smid 等研究发现孕中期和孕晚期孕妇肠道微生物的组成差异具有统计学意义。对 124 例孕中期孕妇与 125 例育龄非孕女性的肠道微生物研究发现，孕中期 7 个类杆菌属亚种减少，5 个双歧杆菌属亚种增加。但美国一项研究表明，从孕期到产后，女性肠道微生物无显著变化。

## 二、孕期肠道菌群对新生儿肠道微生物构成的影响

孕期肠道菌群直接影响新生儿肠道微生物的构成。有研究表明，阴道分娩新生儿肠道

微生物与母亲肠道微生物含有相同菌株，而剖宫产新生儿肠道微生物则未发现相同菌株，故认为母亲肠道微生物是阴道分娩新生儿肠道微生物的重要来源。同时，有研究表明肠道微生物的定植开始于妊娠期间，子宫内环境中存在几个细菌群落，它们可能为肠道微生物群的定居提供早期接种。与此同时，动物实验研究发现，在羊水和子代小鼠肠道中均检测到孕鼠肠道中遗传标记的微生物。孕鼠摄入益生菌可调节肠系膜淋巴结中的微生物，进而迁移到胎盘、羊水后被胎儿吸收，"塑造"胎儿的肠道微生态。但目前尚不清楚孕妇肠道的微生物向新生儿肠道迁移的关键时期。孕期合理的营养调节，尤其是减少高脂肪、高碳水化合物的摄入量，可将胎儿体重控制在 2500 ～ 4000 g 的正常范围内，以提高阴道分娩率，从而可在一定程度上避免剖宫产所致新生儿肠道乳酸杆菌等益生菌较晚的定植。此外，动物实验证明，孕晚期进行营养调节可提高初乳的质和量，进而改变新生儿肠道微生物的定植过程。对婴儿胎粪的研究表明，细菌在出生前就存在于胎儿肠道内，这意味着胎儿肠道内的细菌定植可能发生在出生前。动物研究表明，微生物在产前传播到胎儿是可能的，在孕妇身上观察到的生理变化表明，子宫内的转移也可能发生在人类身上。然而，缺乏细菌在人体子宫内转移的直接证据。为了使微生物组在子宫内影响胃肠道的发育，必须有一个机制来确保选择和暴露适当的微生物种群或因素。最可能的介质是羊水，羊水的成分在妊娠过程中会发生变化。在胎儿的不同发育阶段，羊水的来源也各不相同。在妊娠第一个三月期，羊水主要来自胚胎的血浆成分，之后，随着胚胎的器官开始成熟发育，其他诸如胎儿的尿液、呼吸系统、胃肠道、脐带、胎盘表面等，也都成了羊水的来源。羊水中还含有激素和生长调节剂，以及免疫调节蛋白和微生物成分。目前，还不清楚在羊水中如何存在特定的微生物，但是多种环境因素（如 pH 值、氧含量、碳源）、先天免疫和后天免疫之间的相互作用是显而易见的。目前，有研究已证明，刚出生的新生儿肠道中是有菌的，且在产妇的胎盘和羊水中发现与新生儿肠道中相似的微生物，并初步提出母胎微生物传播机制。胎儿在子宫内通过胎盘和羊水吸收营养，发生表观遗传学（DNA 甲基化、miRNAs 甲基化、组蛋白修饰改变），影响其代谢系统的发育，进而在胎儿期及新生儿期肠道微生物的定植过程中发挥作用。

（李东燕　王志莲　张琳　陈伟）

笔记

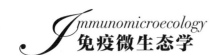

# 参考文献

[1] PANDIYAN P, BHASKARAN N, ZOU M, et al. Microbiome dependent regulation of Tregs and Th17 cells in mucosa. Frontiers in Immunology, 2019, 10（3）: 426.

[2] KOEDOODER R, MACKENS S, BUDDING A, et al. Identification and evaluation of the microbiome in the female and male reproductive tracts. Hum Reprod Update, 2019, 25（3）: 298-325.

[3] ABOUL F I, AL-INANY M G. The levels of bacterial contamination of the embryo transfer catheter relate negatively to the outcome of embryo transfer. Middle East Fertility Society Journal, 2008, 13（1）: 1110-5690.

[4] CICINELLI E, MATTEO M, TINELLI R, et al. Prevalence of chronic endometritis in repeated unexplained implantation failure and the IVF success rate after antibiotic therapy. Hum Reprod, 2014, 30（2）: 323-330.

[5] WEE B A, THOMAS M, SWEENEY E L, et al. A retrospective pilot study to determine whether the reproductive tract microbiota differs between women with a history of infertility and fertile women. Aust N Z J Obstet Gynaecol, 2017, 58（3）: 341-348.

[6] TAYLOR B D, TOTTEN P A, ASTETE S G, et al. Toll-like receptor variants and cervical Atopobium vaginae infection in women with pelvic inflammatory disease. Am J Reprod Immunol, 2018, 79（2）: 10. 1111/aji. 12804.

[7] COSTOYA A, MORALES F, BORDA P, et al. Mycoplasmateceae species are not found in Fallopian tubes of women with tubo-peritoneal infertility. Braz J Infect Dis, 2012, 16（3）: 273-278.

[8] MITCHELL C M, HAICK A, NKWOPARA E, et al. Colonization of the upper genital tract by vaginal bacterial species in nonpregnant women. Am J Obstet Gynecol, 2015, 212（5）: 611. e1-9.

[9] LI J, MCCORMICK J, BOCKING A, et al. Importance of vaginal microbes in reproductive health. Reprod Sci, 2012, 19（3）: 235-242.

[10] MA B, FORNEY L J, RAVEL J. Vaginal microbiome: Rethinking healthand disease. Annu Rev Microbiol, 2012, 15（10）: 371-389.

[11] KAEWSRICHAN J, PEEYANANJARASSRI K, KONGPRASERTKIT J. Selectionand identification of anaerobic lactobacilli producing inhibitory compounds against vaginal pathogens. FEMS Immunol Med Microbiol, 2006, 48（1）: 75-83.

[12] OLIVER R S, LAMONT R F. Infection and antibiotics in the aetiology, prediction and prevention of preterm birth. J Obstet Gynaecol, 2013, 33（8）: 768-775.

[13] ATA B, YILDIZ S, TURKGELDI E, et al. The endobiota study: comparison of vaginal, cervical and gut microbiota between women with stage 3/4 endometriosis and healthy controls. Sci Rep, 2019, 9（1）: 2204.

[14] 谷婷婷, 赖东梅. 肠道菌群与妇产科疾病的相关性研究进展. 上海交通大学学报（医学版）, 2018, 38（8）: 967-972.

[15] LASCHKE M W, MENGER M D. The gut microbiota: A puppet master in the pathogenesis of endometriosis. Am J Obstet Gynecol, 2016, 215（1）: 68. e1-4.

[16] LEONARDI M, HICKS C, EL-ASSAAD F, et al. Endometriosis and the microbiome: A systematic review. BJOG, 2020, 127（2）: 239-249.

[17] HAN S J, JUNG S Y, WU S P, et al. Estrogen receptor β modulates apoptosis complexes and the inflammasome to drive the pathogenesis of endometriosis. Cell, 2015, 163（4）: 960-974.

[18] ZHANG B, ZHOU W J, GU C J, et al. The ginsenoside PPD exerts anti-endometriosis effects by suppressing

estrogen receptor-mediated inhibition of endometrial stromal cell autophagy and NK cell cytotoxicity. Cell Death Dis, 2018, 9（5）：574.

[19] COSTELLO M E, ROBINSON P C, BENHAM H, et al. The intestinal microbiome in human disease and how it relates to arthritis and spondyloarthritis. Best Pract Res Clin Rheumatol, 2015, 29（2）：202-212.

[20] DEGRUTTOLA A K, LOW D, MIZOGUCHI A, et al. Current understanding of dysbiosis in disease in human and animal models. Inflamm Bowel Dis, 2016, 22（5）：1137-1150.

[21] BAILEY M T, COE C L. Endometriosis is associated with an altered profile of intestinal microflora in female rhesus monkeys. Hum Reprod, 2002, 17（7）：1704-1708.

[22] YUAN M, LI D, ZHANG Z, et al. Endometriosis induces gut microbiota alterations in mice. Hum Reprod, 2018, 33（4）：607-616.

[23] ZHANG Y J, LI S, GAN R Y, et al. Impacts of gut bacteria on human health and diseases. Int J Mol Sci, 2015, 16（4）：7493-7519.

[24] FLORES R, SHI J, FUHRMAN B, et al. Fecal microbial determinants of fecal and systemic estrogens and estrogen metabolites：A cross-sectional study. J Transl Med, 2012, 10：253.

[25] BAKER J M, AL-NAKKASH L, HERBST-KRALOVETZ M M. Estrogen-gut microbiome axis：Physiological and clinical implications. Maturitas, 2017, 103（7）：45-53.

[26] 郑凯, 吴军华, 邱海燕. 影响新生儿肠道细菌定植相关因素的研究进展. 中国微生态学杂志, 2017, 29（11）：1350-1353.

[27] SHAO Y, FORSTER S C, TSALIKI E, et al. Stunted microbiota and opportunistic pathogen colonization in caesarean-section birth. Nature, 2019, 574（7776）：117-121.

[28] NAGPAL R, TSUJI H, TAKAHASHI T, et al. Sensitive quantitative analysis of the meconium bacterial microbiota in healthy term infants born vaginally or by cesarean section. Front Microbiol, 2016, 7：1997.

[29] MATSUDA K, TSUJI H, ASAHARA T, et al. Sensitive quantitative detection of commensal bacteria by rRNA-targeted reverse transcription-PCR. Appl Environ Microbiol, 2007, 73（1）：32-39.

[30] MATSUDA K, TSUJI H, ASAHARA T, et al. Sensitive quantification of Clostridium difficile cells by reverse transcription-quantitative PCR targeting rRNA molecules. Appl Environ Microbiol, 2012, 78（15）：5111-5118.

[31] MATSUKI T, YAHAGI K, MORI H, et al. A key genetic factor for fucosyllactose utilization affects infant gut microbiota development. Nat Commun, 2016, 7：11939.

[32] NURIEL-OHAYON M, NEUMAN H, KOREN O. Microbial changes during pregnancy, birth, and infancy. Front Microbiol, 2016, 7：1031.

[33] CASTANYS-MUÑOZ E, MARTIN M J, VAZQUEZ E. Building a beneficial microbiome from birth. Adv Nutr, 2016, 7（2）：323-330.

[34] WALKER R W, CLEMENTE J C, PETER I, et al. The prenatal gut microbiome：are we colonized with bacteria in utero. PediatrObes, 2017, 12（Suppl 1）：3-17.

[35] 张思遥, 柳陈坚, 初正敏, 等. 剖宫产分娩新生儿体内微生物来源研究. 中国实用妇科与产科杂志, 2019, 35（6）：672-676.

[36] 钱丽娟, 谢佳丽, 周冬蕊, 等. 分娩方式对新生儿后期肠道菌群的影响. 中华围产医学杂志, 2016, 19（3）：188-193.

[37] ITO M, OHISHI K, YOSHIDA Y, et al. Antioxidative effects of lactic acid bacteria on the colonic mucosa of iron-overloaded mice. J Agr Food Chem, 2003, 51（15）：4456-4460.

[38] COLLADO M C, RAUTAVA S, AAKKO J, et al. Human gut colonization may be initiated in utero by distinct

microbial communities in the placenta and amniotic nuid. Sci Rep, 2016, 6: 23129.

[39] ABRLM M C. Gut microbiota and allergy: The importance of the pregnancy period. Pediatr Res, 2015, 77( 1/2 ): 214-219.

[40] COLLADO M C, RAUTAVA S, ISOLAURI E, et al. Gut microbiota: A source of novel tools to reduce the risk of human disease. Pediatr Res, 2015, 77（1/2）: 182-188.

[41] JAKOBSSON H E, ABRAHAMSSON T R, JENMAIM M C, et al. Decreased gut microbiota diversity, delayed Bacteroidetes colonisation and reduced Th1 responses in infants delivered by caesarean section. Gut, 2014, 63（4）: 559-566.

[42] CHONG C Y L, BLOOMFIELD F H, O'sULLIVAN J M. Factors Affecting Gastrointestinal Microbiome Development in Neonates. Nutrients, 2018, 10（3）: 274.

[43] MILANI C, DURANTI S, BOTTACINI F, et al. The first microbial colonizers of the human gut: composition, activities, and health implications of the infant gut microbiota. Microbiol Mol Biol Rev, 2017, 81( 4 ): e00036-17.

[44] DZIDIC M, BOIX-AMORÓS A, SELMA-ROYO M, et al. Gut microbiota and mucosal immunity in the neonate. Med Sci（Basel）, 2018, 6（3）: 56.

[45] MEROPOL S B, EDWARDS A. Development of the infant intestinal microbiome: a bird's eye view of a complex process. Birth Defects Res C Embryo Today, 2015, 105（4）: 228-239.

[46] PHAM V T, LACROIX C, BRAEGGER C P, et al. Early colonization of functional groups of microbes in the infant gut. Environ Microbiol, 2016, 18（7）: 2246-2258.

[47] DEL CHIERICO F, VERNOCCHI P, PETRUCCA A, et al. Phylogenetic and metabolic tracking of gut microbiota during perinatal development. PLoS One, 2015, 10（9）: e0137347.

[48] GOHIR W, WHELAN F J, SURETTE M G, et al. Pregnancy-related changes in the maternal gut microbiota are dependent upon the mother's periconceptional diet. Gut Microbes, 2015, 6（5）: 310-320.

[49] SINGH A, MITTAL M. Neonatal microbiome - a brief review. J Matern Fetal Neonatal Med, 2019, 1-8.

[50] STINSON L F, PAYNE M S, KEELAN J A. Planting the seed: origins, composition, and postnatal health significance of the fetal gastrointestinal microbiota. Crit Rev Microbiol, 2017, 43（3）: 352-369.

[51] EDWARDS C A. Determinants and duration of impact of early gut bacterial colonization. Ann Nutr Metab, 2017, 70（3）: 246-250.

[52] XIMENEZ C, TORRES J. Development of microbiota in infants and its role in maturation of gut mucosa and immune system. Arch Med Res, 2017, 48（8）: 666-680.

# 第七章　营养代谢与免疫微生态

## 第一节　饮食结构与免疫微生态

### 一、概述

机体与肠道微生物之间存在着共生的关系，饮食因素是最有效的肠道微生物组成和功能的调节剂之一。不同的膳食结构不仅会改变肠道微生物的组成成分，而且会影响微生物的代谢，从而对人类生理和疾病过程产生重要影响。而改变的肠道微生物可以反过来影响营养素的吸收、代谢和储存，并且对宿主的生理产生潜在而深远的影响。

### 二、不同饮食结构与肠道微生态组成成分

#### （一）碳水化合物

碳水化合物对于肠道微生物组成成分的影响已经被广泛研究。大量动物实验已经表明简单的碳水化合物，如蔗糖，可以造成肠道微生态的迅速重构及代谢紊乱。有研究证实可乐中的糖可以引起多发性硬化动物模型肠道菌群的改变，肠腔内 ATP 含量增高，促进肠黏膜固有层 Th17 细胞分化、增殖，造成免疫功能紊乱，加重多发性硬化模型鼠疾病的活动度。其可能的机制是影响了免疫细胞的代谢，尤其是糖酵解途径的激活，促进了 Th17 细胞的分化，同时抑制了 Treg 细胞分化，进而造成免疫失衡和免疫功能的异常。相反，复杂碳水化合物，由于大量单糖链的存在，不能够被我们的机体消化吸收。这些复杂碳水化合物包括纤维和抗性淀粉等。肠道微生物拥有大量复杂碳水化合物水解酶，能够利用这些难消化吸收的复杂碳水化合物作为它们主要的能量来源，这一类型的碳水化合物被称为微生物可利用的碳水化合物，通常认为是膳食纤维。人体在摄入大量膳食纤维后的几天至几周内，肠道微生物组成成分会改变。膳食纤维缺乏降低了小鼠中微生物的数量和多样性，在几代后代中复杂的多样性丧失，甚至在重新摄入膳食纤维之后并没有得到恢复。

膳食纤维结构多样，包含各种单聚 / 多聚糖，并且对肠道微生态有重要影响。我们常说的益生元，包括各种非多糖膳食成分、多不饱和脂肪酸、共轭亚油酸及酚醛类化合物，也隶属于微生物可利用的碳水化合物，可以选择性增强双歧杆菌（*Bifidobacterium*）及乳

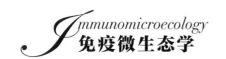

杆菌（*Lactobacillus*）含量，从而影响机体的代谢。

#### （二）脂肪

食物中脂肪含量的增加可以显著改变肠道微生物的组成成分。喂养高脂饮食（脂肪卡路里占 40%～80%）的小鼠中厚壁菌门（*Firmicutes*）含量明显下降，并且拟杆菌门（*Bacteroidetes*）和变形菌门（*Proteobacteria*）含量明显增加。这些小鼠中脂肪的堆积与乳酸球菌（*Lactococcus*）含量呈正相关，而与艾克曼菌（*Akkermansia*）含量呈负相关。无菌小鼠在高脂饮食之后并没有发生各种代谢紊乱，说明肠道微生物对于脂类诱导的代谢紊乱是极为关键的。无菌小鼠中这种代谢保护作用有可能是由于小肠内脂肪氧化的增加及吸收减少所致的。健康人群中高脂饮食的摄入与肠道中厚壁杆菌含量的增加，粪杆菌（*Faecalibacterium*）含量的降低有关。同碳水化合物一样，脂类对于微生物的作用取决于脂类的种类及来源。与喂养高鱼油饮食的小鼠相比，喂养来自于肉类的长链饱和脂肪酸的小鼠更容易发生胰岛素抵抗和脂肪组织炎症。这些代谢紊乱通常伴随着肠道微生物多样性的减少，并且接受来源于喂养高鱼油饮食小鼠的肠道微生物可以减轻饱和脂肪酸引起的炎症反应。

#### （三）微量营养素

除了主要的营养物质之外，肠道微生物还调节各种微量营养素的合成和代谢产物的产生。维生素 B 可以被一百多种肠道微生物合成，所涉及的合成途径分析表明，细菌协同交换 B 族维生素以确保其存活。维生素与肠道微生物之间的关系似乎是双向的，因为由机体供应的一些维生素可以改变肠道微生物的组成成分并且在细菌内提供关键功能。例如，核黄素 / 维生素 $B_2$，可以调节细菌的细胞外电子转移及氧化还原状态。维生素 D 及其受体也是通过部分调节肠道微生态来调控肠道炎症反应的。

金属元素也是哺乳动物及细菌生理过程中必需的辅因子，并且可以显著改变肠道微生态。在发展中国家致命的儿童腹泻主要是由于缺锌导致致病菌的大量滋生。铁是病原体生长必需的微量营养素，限制铁摄入是影响免疫力的有效方式。母乳可以传输给婴儿乳铁蛋白，通过与铁结合后从而保护婴儿未发育的肠道中免于致病菌的定植。而婴儿补铁之后则增加了致病菌的生长及肠道炎症发生。在实验动物中铁的补充可以抑制致病菌柠檬酸杆菌（*Citrobacter rodentium*）的毒性。

西方饮食中，高盐的摄取被认为与心血管疾病的发生有密切关系。高盐饮食所致的高血压效应部分原因为肠道中乳杆菌（*Lactobacillus*）的丰度降低，进而增加了体内炎性 Th17 细胞的水平。

#### （四）食品添加剂

食品添加剂影响了肠道微生物组成及肠内稳态，进而影响人类健康。食品添加剂在西方饮食所造成的代谢紊乱中也发挥一定的作用。与无菌小鼠相比，正常小鼠中只给予食品乳化剂，如吐温 80 和羧甲基纤维素就足以引起肥胖、肠道炎症及代谢紊乱。含有这些乳化剂的食物种类繁多，如无麸质食品、低脂食品、冰淇淋、酒及泡菜。此外，非营养甜味剂也可以引起肠道微生物组成成分的改变，进而引起代谢紊乱。

### （五）生酮饮食

生酮饮食主要特点是碳水化合物摄入量很低，热量为 5% ～ 10%，足够促进酮体的产生。生酮饮食疗法最初是用于治疗儿童难治性癫痫，并且肠道微生物对生酮饮食的反应对癫痫治疗的有效性发挥关键作用。动物研究表明生酮饮食疗法的神经保护作用是通过调节特殊的肠道微生物组成成分，增强下丘脑氨基丁酸和谷氨酸水平实现的。近年来，生酮饮食还可以用来控制体重及延长寿命。尽管一些小规模的临床实验发现生酮饮食对于肠道微生态及肠道健康有负性调控作用，由于人群的局限及实验设计方案的限制，这一结果仍然需要在大规模人群中验证。

### （六）古式饮食

古式饮食是指模仿远古时期的饮食结构，通常是由高蛋白 / 低碳水化合物组成的，在西方社会中可用于减重。临床中，古式饮食起初是用于炎症性肠病的治疗，尽管研究只在少量人群中进行，并且必须补充额外的营养物质克服铁及维生素 D 的缺乏。哈扎人的生活方式类似于远古时期的部落，代谢性疾病的发病率很少，并且肠道微生物多样性增加。但是很难把微生物的改变和健康直接归因于低碳水化合物的摄入，因为哈扎人的饮食富含植物来源的微生物可利用的碳水化合物，而他们的肠道微生物却有大量代谢碳水化合物的菌群存在。

### （七）素食饮食

素食饮食一直是饮食推荐，因为其一直被认为可以带来健康的效果及减少疾病风险，这些益处也归因于肠道微生物。植物来源的食物是微生物可利用的碳水化合物的主要来源，并且素食饮食个体的肠道微生物对可利用碳水化合物有更高的发酵能力。但是，一些干预及横断面的研究发现在素食主义者和肉食主义者中只观察到很少的微生物的变化，说明饮食结构对微生态的影响在属和种的层面意义最大，但对于整体结构而言，如多样性和丰富性，影响不大。尽管肠道微生物整体变化不大，但细菌菌种层面的变化足以改变代谢产物，因为素食主义者体内短链脂肪酸产量明显增加。这些细菌代谢产物在多大程度上发挥了素食饮食的有益作用仍然不是很清楚。

### （八）地中海饮食

地中海饮食强调食物的多样性，包括水果、蔬菜、不饱和脂肪酸，限量红肉摄入，而不是排除特定的食物类别或限定特定的常量营养素比例。大量流行病学研究和临床实验表明，地中海饮食可以减少多种慢性疾病的死亡风险。也有研究表明地中海饮食可以引起有益的微生物组成成分的改变及代谢物的产生，并且微生物的多样性与是否坚持地中海饮食有关。长期坚持地中海饮食可以引起拟杆菌（*Bacteroidetes*）与硬壁菌（*Firmicutes*）比例减少，并且粪便中短链脂肪酸含量增加。因此，我们应该注重各种植物性食物的充足搭配，而不是排除动物性食物，并支持饮食的多样性是肠道微生态稳定性的驱动因素。

### 三、不同饮食结构与肠道微生物代谢物

#### （一）碳水化合物

如前所述，膳食纤维摄入减少的结果之一是短链脂肪酸产生的减少。短链脂肪酸作为细菌发酵最主要的终末产物，代表了人类与细菌的共生状态。膳食纤维为肠道细菌提供了关键的能量来源，而且肠道细菌产生的短链脂肪酸为人体提供了极大的好处。一方面，短链脂肪酸可以作为能量的来源；另一方面，短链脂肪酸可以作为潜在的调节分子发挥着巨大的生理效应。短链脂肪酸可以通过中枢神经系统及 G 蛋白偶联受体（G protein-coupled receptors，GPCRs）来调节一系列的生理过程，包括能量稳态、脂类及碳水化合物代谢、炎症信号通路的抑制等。其中两种短链脂肪酸丁酸和丙酸，还可以作为组蛋白乙酰化酶抑制剂而从表观遗传学的角度影响机体基因的表达，促进 Treg 细胞的生长。

#### （二）氨基酸

氨基酸代谢可以产生大量影响机体生理功能的代谢产物。氨基酸经过肠道微生物代谢之后可以产生大量代谢产物，如短链脂肪酸、支链脂肪酸、吲哚、酚类、氨及胺类化合物，所有的这些代谢产物都可以影响人类健康。例如，酚类、吲哚及胺类物质可以与一氧化氮结合产生毒性亚硝酸，通常后者与人群中胃肠道肿瘤的发病密切相关。色氨酸被肠道微生物代谢后产生的吲哚丙酸，与维持肠道的稳态及抵抗肠炎的发生、发展密切相关。色氨酸的另一代谢产物吲哚 -3- 醋酸乙酯可以减少肝细胞及巨噬细胞的炎症。饮食中蛋白质的来源也决定了肠道微生物依赖的代谢产出。动物蛋白，而非植物蛋白，富含左旋肉碱，在经过肠道微生物代谢之后产生三甲胺氧化物（trimethyla mine oxide，TMAO）。大量的研究表明 TMAO 在不同人群中预测了心血管事件及脂肪肝的发生、发展。动物实验表明 TMAO 抑制剂可以减少血小板的聚集及血栓的形成，提示了以 TMAO 为靶点的药物治疗的可行性。

#### （三）植物素

植物素是一类具有生物活性的小分子，并且可以给人类的健康带来好处。在植物中，这些植物素被糖基化，在食用时其生物利用度和生物活性降低。进入人体到达小肠下段后，则可以产生抗微生物活性和抗感染的效果。另外，植物素还可以被肠道微生物酶所分解成为具有更高生物利用度和生物活性的代谢物。自然界存在的大豆异黄酮可以转变为雌马酚，

生物利用率明显提升。因此，由微生物介导的植物素生物活性的增加可能是素食饮食发挥好处的机制之一。

## 四、饮食与免疫

不同的饮食成分与微生物菌群相互作用，改变了特定菌属的成分及微生物的代谢产物环境，从而对宿主健康产生相当大的影响。在这个复杂的网络中，大多数食物成分和微生物的作用是多方面的，对宿主既有利又有害。不同的饮食模式也对机体的免疫状态有不同的影响。

### （一）饮食模式与免疫

西式饮食，即高脂饮食，一方面，可以直接诱导肠道中的氧化应激反应和炎症，促使肠道菌群的失调，引发结直肠癌。西式饮食最直接的后果是造成体重的增加及脂肪的堆积，增多的脂肪细胞分泌各种炎性因子，如 IL-6、IL-1b 及 TNF-$\alpha$ 等，促使代谢失调及胰岛素抵抗的发生、发展。另一方面，西式饮食可以造成瘦素浓度的增加，进而影响了 Treg 细胞的增殖分化，同时激活了 Th1 细胞应答及增强了 NK 细胞的活化。

地中海饮食中富含的单不饱和油酸在体内可以发挥抗炎效应，降低中性粒细胞促炎活性。此外，地中海饮食可以通过改变肠道菌群的组分，造成机体中酚类物质的增多。这些酚类物质在体内主要发挥抗炎和抗氧化作用。一方面，可以抑制 NF-$\kappa$B、JNK 和 STAT3 信号通路的激活；另一方面，可以减少环氧化酶 -2 和诱导型一氧化氮合酶的生成。临床相关研究也表明地中海饮食抑制了关节炎患者中 IL-1$\beta$、IL-6 及 TNF-$\alpha$ 的产生。

### （二）膳食代谢产物与免疫

膳食代谢产物来源于各种食物的消化。膳食成分既可以直接在体内被消化生成 $\omega$-3 脂肪酸及烟酸，又可以被肠道微生物分解形成短链脂肪酸或吲哚 -3- 醛。这些代谢产物可以引发广泛的生物学功能，主要是通过结合到它们的同源 GPCRs。GPCR 的激活可诱导细胞形态和运动的改变，诱导 $Ca^{2+}$ 或 $K^+$ 流出，或诱导下游 PI3K/MAP 激酶途径。GPCRs 也可以通过抑制蛋白来传递信号，抑制蛋白可以抑制 NF-$\kappa$B 的激活和促炎性细胞因子的产生。

短链脂肪酸，尤其是丁酸和丙酸，还可以作为组蛋白脱乙酰酶抑制剂而使组蛋白内赖氨酸残基乙酰化，从而通过染色质松弛促进基因的转录。吲哚 -3- 醛还可以与芳烃受体结合，允许其与 AHR 核转位蛋白相互作用以促进基因的转录，包括肠内稳态细胞因子 IL-22 的产生。

## 五、饮食干预

如上所述，各种膳食成分均可以对肠道微生物组成成分及功能产生影响。我们可以根

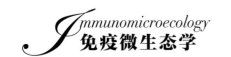

据其不同的影响，有目的地进行膳食干预，不同的饮食习惯也会对肠道微生物组分及健康有显著影响。

### （一）饮食量

饮食量对于肠道微生物的影响极为值得关注。过多饮食，特别是高脂饮食的摄入，可以改变肠道微生物组成，造成肥胖的发生、发展。与之相对应，限制进食量对机体的健康可发挥显著作用。临床研究发现，在人群中进行短期碳水化合物摄入限制（每天 24～164 g，持续 4 周）可导致产生丁酸盐的细菌减少，因此限制卡路里的方案（能量摄入减少 10%，持续 10 周）可导致微生物组组成的改变，包括同型产乙酸菌（*Blautia coccoides*）的减少和拟杆菌的增加。

### （二）饮食频率

饮食频率与机体健康之间的关系已被广泛研究，然而饮食频率与肠道微生物的影响是近期兴起的。研究人员发现马的盲肠肠道微生物组分受饲养频率的影响，饲养频率越高，YRC2 属相对丰度越高，普氏菌属、乳酸杆菌属、链球菌属、粪球菌属和考拉杆菌属相对丰度越低。但是这种饮食模式的改变是否影响与人类葡萄糖反应、脂质代谢和肥胖相关的微生物类群，还需要进行更多的研究。

### （三）饮食节律

昼夜节律变化也会影响菌群波动。饮食对微生物组分和功能的时间效应可以在多个时间尺度上发生，饮食不仅可以在短时间内影响肠道微生物组成成分的波动，更可以在长期范围内改变肠道微生物组分。宿主每天昼夜节律的睡眠－清醒和进食－禁食周期伴随着显著的组成和功能性肠道微生物组成成分变化，在三个主要门：拟杆菌门、厚壁菌门和变形杆菌门的成员中，以及粪便和循环中的细菌代谢产物的水平上都能观察到绝对丰度振荡。

连续肠外营养的小鼠已被证明肠道微生物结构发生了实质性变化，但微生物构成并未完全丧失昼夜变化。高脂肪饮食和昼夜节律紊乱的结合可能是导致小鼠微生物失调的原因。有证据表明细菌含有时钟基因，并以昼夜节律的方式调节宿主的行为。例如，产气肠杆菌据称含有内源性生物钟基因，其通过分泌到胃肠道中的褪黑激素与人宿主同步。在小鼠中，高脂肪饮食干预后出现的肝昼夜节律钟的重新编程被归因于微生物驱动的感应和转录因子 PPARC 的激活。肝脏和肠道昼夜节律基因都受到未结合的胆汁酸的影响。在无菌和抗生素诱导的小鼠模型中，微生物的缺失已被证明会改变肠上皮细胞核受体的转录及诸如 Rev-erba、RORa、Bmal1、Cry1、Per1 和 Per2 等时钟元件的循环。已发现在无菌动物中，回肠和结肠上皮细胞内昼夜节律性被完全打乱。微生物相关的分子模式是以连续的方式从肠道微生物中释放出来的。相反，也有研究表明细菌组成的昼夜变化导致细菌代谢物浓度的相应变化，如在禁食期间达到峰值的丁酸盐，以及在摄食期间达到峰值的硫化氢。已显

笔记

示踪便丁酸盐在标准饮食的小鼠中循环变化，而硫化氢在高脂肪饮食的小鼠的盲肠中表现出周期性变化。这些代谢物还可以直接影响肝脏时钟基因 *Per2* 和 *Bmal1* 的循环。总之，昼夜节律破坏可能与由肠屏障功能的改变，促炎细菌的丰度增加和昼夜节律紊乱引起的炎症过程有关。

### 六、总结与展望

饮食结构的改变能够显著影响肠道微生物的组成成分。含有高膳食纤维的饮食显然对肠道健康更有益。这些碳水化合物可以到达结肠，被微生物利用、发酵，并限制了蛋白质和脂肪的摄入量。饮食中益生元的添加能够促进肠道中益生菌的增殖，刺激短链脂肪酸的生成，降低肠道 pH 值，抑制病原菌。

肠道微生态与人体健康息息相关，可以通过饮食干预对其进行有效调节。然而肠道菌群庞大而复杂，分离鉴定技术对微生物数量有一定要求，与人体健康相关的具体菌种及其发挥作用的机制仍然没有解开。相信随着生物技术的进步及宏基因组、转录组学、宏蛋白质组学和代谢组学等技术的联合应用，我们对肠道微生态系统会有进一步的认识，对饮食与肠道菌群的相互作用的理解也会更为精确。

# 第二节　肥胖与免疫微生态

肥胖是一种慢性常见病，由于能量的摄入大于消耗导致的过量脂肪的堆积。美国国立卫生研究院推荐用体质量指数（body mass index，BMI），即体重与身高平方的比值，来更准确地定义肥胖。因此，BMI < 18.5 kg/m$^2$ 为体重过轻，18.5 ≤ BMI < 23.9 kg/m$^2$ 为体重正常，BMI ≥ 24 kg/m$^2$ 为超重，BMI ≥ 28 kg/m$^2$ 为肥胖。肥胖可以显著增加各种疾病的风险，包括 2 型糖尿病、脂肪肝、高血压、心肌梗死、骨质疏松、阿尔茨海默病及某些癌症。1975—2014 年，肥胖的发病率在成年男性中，从 3.2% 飙升至 10.8%；在成年女性中，从 6.4% 飙升至 14.9%。

### 一、肥胖的发病机制

#### （一）遗传因素

肥胖有 40% ～ 70% 的遗传性。目前，已经鉴定出 20 个以上的肥胖易感基因，如瘦素基因、瘦素受体基因、阿片 - 促黑素细胞皮质素原基因、激素原转换酶 -1 基因、黑皮素受体 4 基因和过氧化物酶体增殖物激活受体基因等。因此，肥胖根据其病因学可以分为

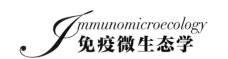
单基因肥胖、综合症状肥胖和多基因肥胖。

### （二）环境因素

环境因素主要包括饮食习惯和运动习惯。进食过多，尤其是进食过多甜食、油腻食物等能使能量摄入增加。运动过少使能量消耗不足，尤其是人到中年之后，运动量逐渐下降，常有脂肪堆积于腹部与臀部，造成肥胖的发生、发展。

### （三）内分泌调节异常

人体内各种食欲调节神经元异常及体内参与能量调节的各类激素异常均可导致肥胖。下丘脑是控制食欲的重要场所。下丘脑弓状核分泌的神经肽可以增加食欲，而阿黑皮素原和可卡因－苯丙胺调节转录肽可抑制食欲。影响下丘脑食欲中枢的信号包括传入神经信号（以迷走神经最为重要，传入来自内脏的信息，如胃肠膨胀程度等）、激素信号（如瘦素、胰岛素、各种肠肽）及代谢产物等。上述信号传入中枢神经系统，经过整合后通过神经－体液途径传出信号到靶器官，通过调控胃酸分泌量、胃肠排空速率和产热等，以保持个体近期或长期能量平衡。

### （四）炎症

肥胖本身是一种低度炎症反应。肥胖患者中 TNF-α、IL-6 和 C- 反应蛋白水平增加。脂肪组织不仅是能量储存器官，也是重要的内分泌组织，可以分泌多种脂肪细胞因子来调节机体的能量平衡，并在肥胖相关的炎症和代谢紊乱方面发挥着重要作用。这些脂肪细胞因子由脂肪细胞或者脂肪组织中的巨噬细胞产生，包括瘦素、脂联素和抵抗素等，同时也包括促炎性细胞因子和抗炎性细胞因子，如 TNF-α、IL-6、IL-1 和单核细胞趋化蛋白 1 等。哈佛大学 Gregor 教授将这种发生在代谢组织中的炎症定义为 "metaflammation"，即 "代谢炎症"，用来定义过剩的营养和能量引起代谢组织细胞应答反应而造成低级别的慢性炎症。传统炎症主要以发红、肿胀、发热和疼痛为特点，这些特点都与基础代谢率增加有关，代表免疫系统对于损伤或者干扰的一个快速而集中的应答。通常，这些损伤都可以被消除或中和，炎症最终可以得到解决。但是代谢炎症却有很大的不同，通常是由代谢因素引起的，而且是代谢细胞特异性的炎症，通常代谢组织中伴随着免疫细胞的浸润，呈慢性过程，代谢炎症发生时炎性细胞因子的表达及免疫细胞的浸润都是逐步发生的，并且会持续一定的时间，炎症反应不容易消除。

## 二、肠道微生态与肥胖的关系

### （一）肥胖情况下肠道微生物的改变

肠道微生物与肥胖之间的关系表现为宿主基因、饮食与微生态之间复杂而精确的交互作用。肠道微生物可以降解和发酵食物中不可以被人体消化吸收的碳水化合物，补救出部分能量，可以再次被宿主吸收和利用，扩大了宿主可以利用的原料的范围，提高了能量的利用效率，因此对于肥胖有一定影响。无菌小鼠模型最早揭示了肠道微生物对脂肪生成的影响。Backhed 等研究表明，无菌小鼠含有的脂肪含量比正常饲养小鼠低 42%，如果将正常饲养小鼠盲肠部位的微生物移入无菌小鼠体内，可导致无菌小鼠的脂肪总量增加 57%，而这些小鼠并未增加食物的摄入或者增加热能，说明肠道微生物可以明显促进小鼠从饮食中获取热量，并且促使脂肪细胞的沉积。研究表明小鼠结肠内脂肪的增加方式来源于脂肪细胞的肥大，而不是脂肪细胞的过度分裂增生。而当无菌小鼠被喂养 8 周高热量饮食（40% 脂肪和 41% 糖类）后发现体重并未增加，反而减轻。这些研究均在动物实验中证明了肠道微生物对于肥胖发生、发展的重要影响。研究发现与非肥胖的对照组相比，无论在高脂饮食诱导的还是在基因（如 *ob*、*db*）缺失的肥胖小鼠中均检测到微生物组成成分发生改变，*Firmicutes/Bacteroidetes* 增加。Ley 等研究团队发现肥胖患者中 *Bacteroidetes* 和 *Firmicutes* 含量均降低。这些患者给予 1 年的限定脂肪和糖类饮食后，*Bacteroidetes* 含量增加，*Firmicutes* 含量降低，并且限制脂肪饮食的患者体重下降 6%，限制糖类饮食的患者体重下降 2%。因此，肠道微生物可以根据食物的变化来调整代谢方式和进行能量的重新分布。近年来研究发现肥胖人群中有益菌株 *Akkermansia muciniphila* 数量显著下降，证明微生物参与了肥胖的发生、发展过程。

**（二）肥胖情况下肠道微生物代谢的改变**

高脂饮食的情况下，肠道微生物的改变增强了醋酸的活性。醋酸慢性周转的增加激活了副交感神经系统，促进了葡萄糖刺激的胰岛素、生长激素释放肽的释放，最终这些因素合力促进了肥胖的发生、发展。聚集在下丘脑中的醋酸对体重的控制起了关键作用。

**（三）肠道微生物导致肥胖的可能机制**

1. 短链脂肪酸

研究人员一直在致力于发现肠道微生物引起肥胖发生的可能的分子机制。与对照野生型小鼠相比，*ob* 基因缺失小鼠的肠道微生物可以从食物中获取更多的能量。同时，肥胖状态下肠道微生物的改变可以产生更多的短链脂肪酸，这些短链脂肪酸可以与肠道内分泌 L 细胞上的 G 蛋白偶联受体 41/43 相互作用，刺激 GLP-1 和 PYY 的释放。二者可以通过调节下丘脑的进食中枢的活性影响能量摄入。除此之外，肠道微生物的成分，如分子伴侣蛋白 ClpB，可以控制机体的食欲。肠道微生物除了直接产生神经传递介质之外，还可以调节机体在肠道和中枢释放神经传递介质。

2. 机体产热效应

肠道微生物还可以通过影响机体的产热效应调控机体的能量消耗。研究表明 *Acetatifactor* 和 *Bacteroides* 可以把初级胆汁酸转化为次级胆汁酸。胆汁酸除了促进脂类物质吸收外，还可以通过影响 FXR 和 TGR5 调控能量代谢。TGR5 的激活可以引起细胞内

cAMP 的聚集，进而激活 PKA-CREB 通路以诱导棕色脂肪组织及白色脂肪组织中 Dio2 基因的表达，最终影响了产热的发生。

3. 血管生成素连接蛋白 4

Backhed 的研究同时发现，肠道微生物在机体脂类代谢中有重要作用。血管生成素连接蛋白 4（angiopoietin-like protein 4，Angptl4），也称为禁食诱导脂肪因子（fasting-induced adipocyte factor，Fiaf），能够调节肌肉和脂肪组织中的脂肪酸的氧化，通过抑制脂蛋白脂肪酶来减少脂肪的储存。将正常饲养小鼠的微生物植入到无菌小鼠体内以后，肠道内 Angptl4 的产生受到了抑制，血甘油三酯比例明显增加并且贮存在脂肪组织内，因此缺乏 Angptl4 的小鼠不再有抗饮食诱导肥胖的作用。Staiger 等通过对 108 例实验者的研究表明，血浆 Angptl4 水平与脂肪酸的水平和脂肪组织的脂解有关，提示 Angptl4 也是人脂质代谢的重要调节物质。

4. 内毒素血症

肠道微生物，特别是革兰阴性杆菌的细胞外壁成分脂多糖（LPS）可以穿透肠道屏障进入血液循环中，引起代谢性内毒素血症及炎症反应，最终导致了肥胖相关的代谢紊乱。Cani 等临床研究表明皮下注入 LPS 后可以使小鼠体重增加并引起胰岛素抵抗，但是不会改变小鼠对于食物热能的摄入量。同样，给予缺乏 Toll 样受体 4（Toll-like receptor4，TLR4）的小鼠皮下注入后也发生抗饮食诱导的肥胖和胰岛素抵抗，但缺乏 CD14 的小鼠有抗炎症发展的功能，其分子机制是因为有内毒素和血清淀粉样蛋白 A 的诱导。

## 三、免疫与肥胖的关系

### （一）概述

随着人们生活方式的改变，肥胖在全球的发病率急剧上升，已成为一个普遍关注的健康问题。目前，认为脂肪组织除了储存脂肪和为机体提供能量外，还是一个重要的免疫器官，可以产生多种脂肪细胞因子。脂肪细胞并不是脂肪组织中存在的唯一细胞，脂肪组织还含有多种免疫细胞，包括肥大细胞、中性粒细胞、NK 细胞、天然固有免疫细胞、巨噬细胞、B 细胞和 T 细胞。另外，在脂肪组织的基质血管（stromal vascular fraction，SVF）部分中包含大量成纤维细胞、内皮细胞、前脂肪细胞和干细胞。正常体重状态下，脂肪组织中的免疫学细胞以保护性抗炎细胞占优势，主要包括嗜酸性粒细胞、ILC2、调节性 T 细胞（Treg）和 M2 型巨噬细胞，以产生抗炎脂肪因子，如脂联素、转化生长因子（transforming growth factor，TGF）-β、IL-10、IL-4、IL-13、IL-1 受体拮抗剂（IL-1Ra）等。肥胖主要表现为白色脂肪组织处的脂肪细胞含量增加，体积增大，导致脂肪组织出现多种功能障碍。随着肥胖的发生和发展，脂肪组织中免疫细胞的种类和数量也逐渐发生改变，以促炎性细胞，如 Th1、Th17、M1、NK 细胞和 CD8[+] T 细胞等占优势，各类促炎细胞因子，如 TNF-β 和 IL-6 随着脂肪组织的扩张而增加，抗炎因子则随着脂肪组织的扩张而减少，从而出现局部甚至全身的低度炎症状态。同时，这些促炎细胞因子可以损伤胰岛素信号途径，产生胰岛素抵抗及其他肥胖相关的代谢性疾病。随着临床、基础免疫学和代谢病学的共同发展以及对免疫 - 代谢交互作用认识的深入，当前免疫代谢病学已逐渐形成成熟的交叉学科体系和热点研究领域。代谢 - 免疫感受和传导信号途径更是处于一种精微的动态平衡状态，其失衡和功能失常会导致一系列疾病。然而截至目前，肥胖存在的代谢紊乱与免疫紊乱发生的机制，以及它们之间的相互作用关系如何依然并不十分清楚，尤其是代谢负荷直接引发的细胞分子信号改变，以及加重代谢失衡 - 炎症状态的上游环节尚未明朗。

### （二）自然杀伤细胞与肥胖

自然杀伤（NK）细胞，主要介导天然免疫应答，不依赖抗体和补体，即能直接杀伤靶细胞，是机体抗肿瘤和抗病毒感染的天然免疫细胞，有自发的细胞毒功能。事实上，NK 细胞数量增加对肥胖的发生、发展有重要影响。Theurich 等研究发现高脂膳食小鼠 16 周后在脂肪组织中与组织相关的免疫细胞绝对数增加，包括 T 细胞和 NK 细胞。在这些富集 NK 细胞的肥胖小鼠中，与骨髓细胞分化、炎症、细胞因子信号和趋化相关的基因表达增强，促进了肥胖的发生、发展。Duffau T 等研究进一步表明内脏脂肪组织中 NK 细胞多于皮下脂肪，NK 细胞在肥胖诱导的脂肪应激和内脏脂肪炎症之间发挥了重要的联系作用。

传统的 NK 细胞主要存在于瘦人的白色脂肪组织的淋巴细胞群中，对其在脂肪组织内保持体内平衡和肥胖之间扮演的角色研究甚少。近年来，研究发现一群组织驻留性恒定型自然杀伤细胞（invariant natural killer T-cells，iNKT）与其他 NK 细胞具有不同表型。在肥胖患者及高脂饮食诱导的肥胖小鼠中，脂肪组织内 iNKT 细胞的数量明显下降，在体重减轻的肥胖患者中 iNKT 细胞数量回升，缺乏 iNKT 细胞的小鼠体重与对照组相比明显增加。同时其脂肪组织内促炎型巨噬细胞及炎性细胞因子的水平升高，并出现糖耐量受损等代谢异常，激活 iNKT 细胞后可以通过促进白色脂肪棕色化，增加产热使小鼠体重减轻。iNKT 细胞与肥胖及脂肪组织炎性反应的密切关系，有望成为改善肥胖及相关代谢异常的新靶点。

高脂饮食喂养小鼠会诱导 NK 细胞形成 IL-6R，导致新陈代谢的破坏。在胖人群体和瘦人群体中确定出了 IL-6R 和 NK 细胞的特异性扩增。高脂饮食诱导肥胖小鼠体内瘦素功能异常，引起酪氨酸蛋白激酶 2- 信号传导与转录激活因子 3（JAK2-STAT3）信号系统障碍，导致 NK 细胞功能受损，而将正常小鼠体内分离的 NK 细胞导入肥胖小鼠体内，有助于 NK 细胞功能的恢复。

### （三）T 细胞与肥胖

#### 1. CD4$^+$T 及 CD8$^+$T 细胞

Wu H 及 Kintscher 等分别发现并证实了 T 细胞浸润先于巨噬细胞出现。Nishimura.S 等进一步证实 T 细胞在脂肪组织炎症的起始阶段即已介入，并与脂肪组织炎症介导的糖耐量受损和胰岛素抵抗进展变化相一致，说明了 T 细胞在肥胖及 2 型糖尿病慢性炎症的上游启动和维持过程中发挥重要的作用。CD4+T 细胞可分化为 Th1、Th2、Th17 及 Treg 细胞几种亚型，Th 亚群的失衡是引起免疫失衡并造成慢性炎症状态的关键。促炎性 Th 细胞亚群包括 Th1、Th17 等细胞的比例上调或者功能亢进，而抗炎性的 Th2、Treg 等细胞的比例下降或功能受损是促发慢性炎症状态的重要因素。

饮食诱导的肥胖小鼠与肥胖人群脂肪组织中的 T 细胞与巨噬细胞数量都高于正常对照，同时，依赖激活 T 细胞分泌的调节因子及其受体在肥胖患者脂肪组织中表达显著上调，而前者是参与 T 细胞募集的关键细胞因子，提示着肥胖者脂肪组织中浸润的 T 细胞在肥胖及其相关疾病的发生、发展中起作用。

Nishimura.S 等发现高脂喂养的小鼠附睾脂肪组织中有大量 CD8+ 效应性 T 细胞浸润，而 CD4+ 辅助 T 细胞及调节性 T 细胞数量却是下降的。使用抗 CD8+ 中和抗体处理（以降低 CD8+ 效应性 T 细胞比例）8 周或利用 *CD8* 基因缺陷小鼠模型发现，降低 CD8+ 效应性 T 细胞比例后，促炎性细胞因子 IL-6 及 TNF-α 水平都有所降低，并改善了高脂诱导的 M1 型巨噬细胞浸润和 CLSs 形成，而 M2 巨噬细胞未受影响。处理后高脂诱导的糖耐量受损及胰岛素抵抗表型也有显著改善。体外细胞共培养证实，脂肪细胞与 T 细胞的相互作用是巨噬细胞浸润、表型转变与活化的关键。Rag1 缺陷小鼠模型（淋巴细胞缺失）发现缺少淋巴细胞的小鼠在高脂喂养过程中比野生型小鼠更容易增重，并能更多地积累腹部脂肪，同时更容易产生糖耐量减低和胰岛素抵抗。相反，对高脂饮食诱导肥胖的 Rag1 缺陷小鼠过继性输注健康小鼠的 CD4+T 细胞可有效逆转这种肥胖和胰岛素抵抗倾向，说明正常数量和比例的 CD4+T 淋巴细胞亚群对肥胖的发生及其相关的胰岛素抵抗都具有保护作用。Kintscher 等人在肥胖介导的胰岛素抵抗小鼠模型中发现，高脂饮食诱导 5 周后胰岛素抵抗即出现，同时伴随内脏脂肪组织中 T 细胞的显著浸润。而以 F4/80 为标记的巨噬细胞浸润在 10 周后才出现，表明胰岛素抵抗的起始并非由巨噬细胞的浸润或活化直接触发。在 T2DM 患者中，活检发现其脂肪组织中淋巴细胞含量与腰围显著相关，而后者正是胰岛素抵抗的一项标志。人体脂肪组织免疫组化染色揭示 CD4+T 淋巴细胞与巨噬细胞浸润同时存在，而大部分巨噬细胞是 HLA-DR 阳性的，表明其曾被 CD4+T 细胞分泌的 IFN-γ 激活。这些证据都表明 T 细胞在巨噬细胞浸润、活化之前，而巨噬细胞浸润、活化调节很可能是 CD4+T 细胞依赖的。因此，CD4+T 细胞的功能性极化更早、更直接地参与了代谢性炎症的起始，以及胰岛素抵抗的发生和发展。

2. Treg 细胞与肥胖

Treg 细胞又被称作抑制性 T 细胞，是一组能抑制免疫系统活化和维持免疫稳态的重要 T 细胞亚群。正常情况下占人及小鼠外周 CD4+T 细胞的 5% ~ 20%，是维持免疫稳态、防止不当免疫反应的关键因素之一。小鼠腹部脂肪组织中存在大量表达 Foxp3 的 Treg 细胞，其含量远高于包括皮下脂肪组织的其他淋巴和非淋巴组织。CD4$^+$T 细胞对胰岛素抵抗与糖代谢稳态的正常调控很可能依赖于 Treg 细胞的正常比例和功能。用绿色荧光蛋白标记 Foxp3 的转基因小鼠被随机分到高脂饮食诱导肥胖组及正常饮食对照组，2 周后即观察到肥胖小鼠内脏脂肪组织中的 Foxp3 含量与正常对照组小鼠相比显著下降。在临床中，肥胖患者的网膜脂肪组织中，Treg 细胞的重要标志 Foxp3 表达显著下降，而 Treg 细胞的减少与 BMI 成正相关关系。肥胖患儿中外周血 Treg 细胞虽未明显发生变化，但是 Treg 细胞相关的关键性分子，如 IL-12A、TNF-α、IL-10RA 及 IL-21 等表达明显下调，而 IL-8RA、STAT1 及 STAT3 等表达明显增高，这些改变可能解释 Treg 缺陷在慢性低度炎症中的作用。功能验证实验证实，Treg 细胞去除后，促炎性细胞因子的表达将明显增加，而 Treg 或富含 Treg 的 CD4$^+$T 细胞过继性回输，以及用药物上调 Treg 表达的干预方式均被证明能有效逆转炎症，改善胰岛素抵抗。

### （四）巨噬细胞与肥胖

#### 1. 脂肪组织巨噬细胞

巨噬细胞广泛分布于人体多个组织器官，它能识别外来病原体，在固有免疫、炎症反应中发挥重要作用。Xu 等研究团队首先发现基因缺陷的肥胖小鼠（如 ob/ob 小鼠、db/db 小鼠）或高脂饮食诱导的肥胖小鼠中白色脂肪组织巨噬细胞相关基因表达水平升高，脂肪组织免疫组化进一步提示 F4/80 细胞（小鼠巨噬细胞标记物）占脂肪组织的比例明显升高，开启了脂肪组织巨噬细胞与肥胖相关性的研究。在肥胖患者多个部位的脂肪组织中也发现了巨噬细胞的增加，且内脏脂肪比皮下脂肪组织中的巨噬细胞浸润更为严重，提示了内脏脂肪与肥胖的关系更加密切。

研究表明，肥胖小鼠 85% 的脂肪组织巨噬细胞（adipose tissue macrophage，ATM）来源于骨髓，肥胖动物模型和肥胖患者存在骨髓增生和外周单核细胞增加，而减重手术能降低患者外周单核细胞的数量和百分比。这些单核细胞在外周趋化因子的作用下穿过血管内皮，迁入组织，分化为巨噬细胞和树突状细胞，造成局部巨噬细胞浸润。因此，脂肪组织趋化因子增加是 ATM 浸润的始发事件之一。营养过剩导致脂肪细胞增生和过度膨胀，造成局部缺氧和内质网应激，刺激脂肪细胞分泌趋化因子，募集单核细胞至脂肪组织，导致巨噬细胞浸润。聚集的 ATM 本身也表达趋化因子，形成恶性循环。

单核细胞趋化因子（monocyte chemoattractant protein-1，MCP-1）及其受体 CCR2（CC chemokine receptor 2）是目前研究最多的趋化因子及受体。肥胖小鼠附睾脂肪组织及肥胖患者脂肪组织中 MCP-1 的表达较对照组上调约 7 倍。基因敲除或过表达试验提示 MCP-1 和 CCR2 显著影响 ATM 的浸润和胰岛素抵抗。除此之外，其余趋化因子 CXC 受体，如 CXC3、CXC5、CXC12，均参与 ATM 浸润。除依赖于外周组织中的单核细胞外，ATM 本身也增殖活跃。Ki-67 是一种在细胞周期活跃时表达的蛋白。肥胖小鼠内脏脂肪组织

笔记

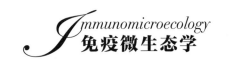

Ki-67⁺巨噬细胞的比例比对照组高 4 倍,肥胖患者皮下脂肪组织的 Ki-67 的基因表达约为正常对照组的 2.5 倍,并主要围绕在坏死的脂肪组织周围,形成皇冠样结构。

2.巨噬细胞极化

巨噬细胞在不同的微环境中呈现较大可变性,可分为经典活化型(又称 M1 型)和替代活化型(又称 M2 型)。这种命名衍生于 Th1 和 Th2 型免疫反应,Th1 型免疫反应的干扰素 γ(interferon gamma,IFN-γ)等细胞因子可刺激巨噬细胞向 M1 型活化,而 Th2 型免疫反应的 IL-4 和 IL-13 激活信号转导子和转录激活子 6(signal transducers and activators of transcription 6,STAT6)以诱导 M2 型活化。M1 型和 M2 型均表达 F4/80、CD68 和 CD11b,但 M1 型巨噬细胞表现为 CD11c⁺,而 M2 型巨噬细胞表现为 CD11c⁻。常见的 M1 型巨噬细胞表达一氧化氮合酶 2(nitric oxide synthase 2,Nos2)等,而 M2 型巨噬细胞表达精氨酸酶 -1(arginase-1,Arg-1)及丁质酶 3 蛋白 3(chitinase 3-like 3,Ym1)、CD301 等。目前并没有一种表面标记物能够确切区分人类的 M1 型和 M2 型巨噬细胞,准确的区分需要多种细胞标志物的组合。除了细胞标志物和表达基因的差异外,M1 和 M2 型巨噬细胞的生物学特性也不同,M1 型巨噬细胞通过分泌 IL-6、TNF-α 等促炎性因子参与病原体消除,M2 型巨噬细胞通过分泌 IL-10 和生长因子起抑制炎症、组织修复和维持脂肪组织生理功能等作用。

肥胖时 ATM 向 M1 型巨噬细胞极化。多个研究发现正常小鼠的 ATM 以 CD11c⁻,即 M2 型巨噬细胞为主,CD11c⁺,即 M1 型巨噬细胞仅占 ATM 的 9.3%;当肥胖发生时,M1 型巨噬细胞数量增加 5.5～20 倍。剧增的 CD11c⁺巨噬细胞主要由外周单核细胞募集而来,它们聚集在坏死的脂肪细胞周围,部分形成多核巨细胞,细胞质内有吞噬的脂滴,与坏死的脂肪组织一起形成冠状结构,而 CD11c⁻巨噬细胞为脂肪组织的固有细胞,分散于组织间隙。

目前多数文献仍采用 M1、M2 型的二分类法归纳 ATM 特性,但实际上体内的 ATM 呈现出复杂、独特的连续表型谱。Kratz 等发现肥胖患者 ATM 并不表达人慢性感染性炎症中经典活化的 M1 型巨噬细胞的标记物。高糖、高脂、高胰岛素环境诱导活化的巨噬细胞和病原体刺激活化的巨噬细胞的基因表达并不相同,比如前者比后者表达更高水平的三磷酸腺苷结合盒转运体 A1(ATP binding cassette transporter A1,ABCA1)和更低的 CD206。以上研究提示,不能简单地将代谢异常环境中活化的 CD11c⁺巨噬细胞等同于感染性炎症激活的 M1 型巨噬细胞,它们可能存在不同的活化机制。关于肥胖发展过程中巨噬细胞表型变化和对应的功能还有待研究,目前人类巨噬细胞谱缺乏统一的标记物,也尚不明确巨噬细胞标记物的表达所涉及的细胞信号通路,这限制了研究的开展。

(五)天然淋巴细胞与肥胖

天然淋巴细胞(innate lymphoid cells,ILC),也被称为固有免疫细胞,是一类不同于 T 细胞和 B 细胞的淋巴细胞亚群，其在体内的作用主要是增强免疫反应，维持黏膜完整性和促进淋巴器官形成。它们缺乏克隆性的抗原受体，在分化过程中也没有经历 *Rag* 基因的重排过程。在感染之后的数小时之内，ILC 就能够活化产生保护性的效应。根据细胞因子表达谱的不同，ILC 可分为三大类群：ILC1、ILC2 和 ILC3，其中 ILC1 类似于 Th1，主要表达 IFN-γ，这类细胞主要针对胞内细菌与寄生虫感染；ILC2 和与 Th2 类似，表达 IL-5、IL-13 等细胞因子，它们对寄生虫感染及过敏反应产生有效的保护；ILC3 表达 IL-17A 与 IL-22，它们参与了肠道的细菌感染反应。一旦遭受有害的应激，它们就会产生大量的细胞因子效应物。这些 ILC 在调节 Ⅰ 型、Ⅱ 型和 Ⅲ 型（或者说 Th17 细胞）免疫反应中发挥着至关重要的作用，这些免疫反应控制着宿主保护性免疫反应和肠道稳态。近年来研究发现天然淋巴细胞对脂肪的代谢发挥重要影响。2 型糖尿病肥胖患者的脂肪组织中 ILC1 数量增加，并与血糖参数及血液中的 ILC1 相关。减肥手术后，患者的代谢得到改善，血液中的 ILC1 数量相应降低。体外实验表明，人脂肪 ILC1 能促进脂肪组织的纤维化发生及 CD11c$^+$ 巨噬细胞的活化；通过过继转移在 Prkdc$^{-/-}$ IL2rg$^{-/-}$ 小鼠中重建脂肪 ILC1 可通过活化 TGF-β1 信号通路，以驱动脂肪纤维化发生；利用 IL-12 中和抗体抑制脂肪中的 ILC1 积累，可抑制脂肪纤维化并改善糖耐受。而缺失 ILC2 和 ILC3 的小鼠对于高脂饮食诱导的肥胖具有抵抗型，说明 ILC2 和 ILC3 与诱导肥胖的发生、发展有关。ILC2 可通过分泌 IL-4、IL-13 等细胞因子促进脂肪干细胞的发育及白色脂肪棕色化。Hams 等研究发现抗体介导的 ILC2s 受损与肥胖和胰岛素抵抗相关，而用 IL-25 处理小鼠引起 ILC2s 扩增后可显著减轻肥胖小鼠的体重。Brestoff 等进一步的研究发现 ILC2s 亦存在于人类的白色脂肪组织中，且其免疫应答的降低与肥胖相关。此外，ILC2s 能产生一种肽类激素 meteorin 样蛋白，通过上调解偶联蛋白 1 可以直接对脂肪细胞起作用。Rao 等研究发现，增加循环中 meteorin 样蛋白的水平能促进能量消耗、改善糖耐量异常、增加产热作用和抗炎细胞因子相关基因的表达。这些研究表明，ILC2s 能调节脂肪细胞功能和维持代谢平衡。

## 四、肥胖的治疗

### （一）针对肠道微生态的治疗

#### 1. 减重手术的应用

减重手术可使体重迅速降低，并且许多 2 型糖尿病患者可在术后数天内达到正常的葡萄糖和胰岛素调节，表明这并非 BMI 依赖性效应。减肥手术导致许多重要的生理变化，包括肠道菌群组成的短期和长期变化。目前，已经发现变形菌在操作个体中微生物中增加，并且血浆胆汁酸的升高和胆汁酸组成的改变与肠道菌群的组成变化有关。减肥手术后 *Proteobacteria* 和胆汁酸的变化，都被认为有助于 BMI 独立的手术对葡萄糖耐量的影响。然而，仍然需要确定减肥手术的许多生理效应的精确分子机制。

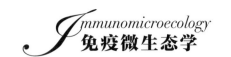
### 2. 益生元的应用

益生元是助消化物质，如低聚果糖、菊糖、半乳糖苷、乳果糖等，能刺激肠道菌的生长和活性。食物中的果糖，不仅在水果、蔬菜中存在，而且常被作为食品添加剂，可以作为表达呋喃果糖苷酶的细菌（如 Bifidobacterium）的能量底物，进而可促进这类细菌在肠道内的大量增殖。除此之外，益生元还可以促进与脂肪生成和炎症有关的基因表达。益生元还可以增加回肠和结肠中内分泌 L 细胞的数量，促进门脉系统中肠促胰岛素的产生和释放。同时，益生元还可以降低内源性大麻素系统的活性，减少大麻素受体 1 的表达，修复大麻素水解酶的表达，降低肠道和脂肪组织中大麻素的水平，进而改善受损的肠道屏障功能和脂肪生成。此外，益生元可以抑制脂肪组织中 G 蛋白偶联受体 43 的表达，降低脂肪细胞的分化和体积。Cani 团队对 10 例非肥胖患者给予 2 周的低聚果糖治疗发现其能增加试验者在用餐时的饱腹感，减少对食物的欲望，每天热能的摄入要比平时降低 5% 左右。

### 3. 益生菌的应用

益生菌（Probiotics）是指非致病性的活细菌，包括双歧杆菌、乳酸杆菌等，人体摄入后对健康有益。Lactobacillus 和 Bifidobacterium 是目前广泛被接受的两大类益生菌。这两类物质对于高脂饮食诱导的代谢紊乱具有负性抵抗作用，在临床研究中发现属于这两大类的许多不同菌株均可以减少体重及脂肪的含量。Akkermansia muciniphila 作为新型有潜力的益生菌，其抗肥胖及其相关并发症的优势已经在临床中得到了充分验证。

### 4. 微生物移植

粪便微生物移植（fecal microbiota transplantation，FMT）是一种将病例或对照肠道微生物移植到无菌小鼠中以研究肠道微生物对独立于其他环境的微生物相互作用的影响的技术。FMT 通常用于证明因果关系，然而，是否可以通过这种方法有效地确定因果关系，目前尚无定论。例如，只有一小部分人类肠道微生物能够定植于无菌小鼠的肠道，特别是许多潜在的丁酸盐产生的细菌可能转移不良。尽管如此，具有严重艰难梭菌感染的个体成功用 FMT 治疗的事实已经使研究人员假设健康肠道微生物的移植可以治愈代谢疾病。在小鼠中对这一假设的测试提供了有希望的结果。在 18 名个体的人体研究中，患有代谢综合征的男性接受了瘦人的粪菌的移植，结果显示接受者的外周胰岛素敏感性显著改善且肠道微生物中产生丁酸的细菌明显增加。然而，我们必须强调这项研究很小，它没有报告干预期间葡萄糖水平的数据。此外，并非所有参与者都对 FMT 做出了回应，这再次提出了一个问题，即为什么有些人会有反应，而有些人却没有。因此，目前 FMT 作为改善血糖控制和（或）胰岛素敏感性治疗工具的证据非常有限。这种方法仍然很新，因此必须进行更多的研究，以探索与其对肠道微生物调节的巨大生理功能的影响及相关的潜在风险，并消除病原菌移植的威胁。

笔记

5. 生活方式的干预

运动是影响肠道菌群、宿主免疫与宿主代谢间关系的又一重要因素。人群研究发现，与对照组，特别是高 BMI 组相比，运动员组的肠道微生物多样性显著增加。并且，运动员体内数量明显高于正常 BMI 组的肠道微生物种类有 40 种。其中，Akkermansia muciniphila 所占比例明显增多。这种细菌与肥胖及相关代谢紊乱发生率呈负相关关系。

（二）针对免疫的治疗

各种免疫细胞可通过不同的分子机制参与肥胖相关的炎症过程，尤其适应性免疫（特异性免疫或获得性免疫）在肥胖中的作用越来越受到重视。因此，生物制剂、单克隆抗体等免疫抑制剂和免疫细胞治疗有望成为肥胖治疗的新途径。

1. 细胞毒性 T 细胞相关抗原 4 免疫球蛋白

细胞毒性 T 细胞相关抗原 4 免疫球蛋白（cytotoxic T-lymphocyte-associated antigen 4-immunoglobulin，CTLA-4Ig）与 CD28 的配体结合，可抑制 T 细胞活化，目前已被用于类风湿关节炎的治疗。用 CTLA-4Ig 处理饮食诱导肥胖的 C57BL/6 小鼠后，发现脂肪组织的诱导型一氧化氮合酶 mRNA 转录水平下降，精氨酸酶 1、CD206 及 CD163 的水平显著升高，并且其 ATMs 中 M1 型巨噬细胞向 M2 型巨噬细胞转变增加。此外，CTLA-4Ig 显著改善高脂饮食引起的胰岛素抵抗，可使脂肪组织中的 IL-6、TNF-α 及 MCP-1 等炎症因子水平显著减少。CTLA-4Ig 处理后，高脂饮食诱导的肥胖小鼠附睾和皮下脂肪组织的重量均有所减少。CTLA-4Ig 的应用开辟了人为操作 ATMs 极化的可能性，为糖代谢、炎症和减轻体重提供了新的干预方式。

2. 单克隆抗体

单克隆抗体是否可以成为潜在的治疗肥胖及其相关并发症的有效干预方式，仍需要进一步的探讨。临床研究表明抗 TNF-α 抗体未必能改善肥胖患者的胰岛素抵抗，但可降低肥胖人群的血糖水平，并可减少类风湿关节炎患者 2 型糖尿病的发展速度。这表明 TNF-α 拮抗剂具有潜在的治疗益处。IL-1 受体拮抗剂可以改善 2 型糖尿病患者的糖代谢，表现出显著的抗炎作用，但胰岛素敏感性未见明显改善；可能与抗 IL-1 单克隆抗体促进胰岛素分泌有关。

抗 CD3 单克隆抗体是一种有效的免疫抑制剂，可改善 1 型糖尿病患者糖代谢水平。在高脂饮食诱导的肥胖小鼠采用 CD3 单抗治疗后，可升高脂肪组织中的 Treg 细胞数量，同时改善糖耐量和胰岛素敏感性，治疗 3 周后，小鼠的体重减轻；治疗 6 周后，抗炎因子 IL-10 的水平升高，促炎因子 MCP-1 和 TNF-α 的水平降低。这表明抗 CD3 单克隆抗体有增加抗炎性 T 细胞和诱导 M2 型巨噬细胞的效应。

目前针对免疫细胞的干预大部分集中在动物实验方面，包括 Treg 细胞、恒定自然杀伤 T 细胞及 2 型固有淋巴细胞等。上述免疫抑制剂和免疫细胞干预疗法距离临床治疗尚远，目前临床上常用于治疗肥胖合并糖尿病患者的药物以二甲双胍和胰高血糖素样肽 1（glucagon-like peptide 1，GLP-1）最为普遍，这类药物最近也被表明具有免疫调节作用。二甲双胍可激活腺苷酸活化蛋白激酶，减少信号转导及降低转录激活因子的产生 3 的活性，从而抑制单核细胞向巨噬细胞的分化，从而减少 IL-6、MCP-1 等炎症因子的产生，维持 M2 巨噬细胞表型。GLP-1 能增加脂联素水平并且抑制脂肪细胞炎症因子的产生。GLP-1 的治疗与炎症因子（如 TNF-α、IL-1 及 IL-6）水平减少有关，并且能增加抗炎性脂肪因子脂联素的水平。

### 五、总结与展望

肥胖是一个由基因和环境因素共同调控的流行性疾病。肠道微生物及免疫细胞均参与了肥胖的发生、发展，包括单核细胞、粒细胞和淋巴细胞等，能量代谢障碍与肥胖发生有关。因此，更深层次地理解免疫和微生态系统在维持代谢平衡过程中是如何相互作用的，将有助于新的治疗及预防肥胖措施的开展。

# 第三节　2 型糖尿病与免疫微生态

2 型糖尿病多在 35～40 岁之后发病，占糖尿病患者 90% 以上，是目前严重威胁人类健康生存的疾病之一。它是一组由多病因引起的以慢性高血糖为特征的代谢性疾病。随着饮食及生活方式的改变，2 型糖尿病在全球的发病率显著增加，已经成为继肿瘤、心血管病变之后第三大类严重威胁人类健康的慢性疾病。根据国际糖尿病联合会 2015 年估计，全球有 4.15 亿人患有糖尿病，2040 年可能达到 6.42 亿，其中 85%～95% 患者为 2 型糖尿病。

### 一、发病机制

#### （一）遗传因素

2 型糖尿病的发病呈家族聚集性。2 型糖尿病者，其父母亲发病率是 85%，三代直系亲属遗传率是 46%，同卵双生子患糖尿病的一致性为 91%，这说明 2 型糖尿病的病因中遗传因素占 90% 以上。

#### （二）环境因素

1. 肥胖

肥胖是 2 型糖尿病发生与发展的一个重要环境因素。肥胖者糖尿病的发生率较正常体重者高 4～10 倍，严重肥胖者可高达 20 倍以上。肥胖者胰岛素受体有缺陷，表现为受体数量减少或者受体与胰岛素的亲和力下降，从而影响了胰岛素调节血糖的作用，这样就使血糖升高，发生糖尿病。研究发现肥胖患者的体型与 2 型糖尿病更具有相关性。当患者腰围 / 臀围的比值，男性＞ 0.90、女性＞ 0.85（向心性肥胖）时，2 型糖尿病的患病危险性明显增高。

2. 摄食过多

长期以来，饮食因素一直被认为与糖尿病的发生有关。日常摄取高脂肪、高热量食物的量应该按照其标准体重及劳动强度来定。如果摄取过高热量的食物，活动量又比较少，则热量会以脂肪的形式储存起来，引起肥胖，进而增加糖尿病的发病风险。

3. 体力活动

体力活动减少是 2 型糖尿病发生的一个重要危险因素。在控制肥胖和年龄因素之后，缺乏活动或轻体力劳动者，糖尿病的发病率是中度和重度体力劳动者的 2 倍。

### （三）胰岛素抵抗

胰岛素抵抗（insulin resistance，IR）是指胰岛素的外周靶组织（主要为骨骼肌、肝脏和脂肪组织）对内源性或外源性胰岛素的敏感性和反应性降低，导致生理剂量的胰岛素产生低于正常的生理效应。体内 β 细胞分泌正常结构和正常量的胰岛素，所分泌的胰岛素运转到胰岛素的靶细胞；与靶细胞上特异性受体结合；胰岛素与受体发生进一步反应，发挥其降血糖效应。任一环节出错都可能导致胰岛素抵抗的发生。引起胰岛素抵抗的分子机制错综复杂，目前尚未完全明朗，仍需要进一步的研究。

## 二、肠道微生态与 2 型糖尿病的关系

### （一）2 型糖尿病与肠道微生物

1. 临床研究证据

（1）Larsen 等研究团队发现与对照组相比，2 型糖尿病患者厚壁菌和梭状芽孢杆菌丰度显著降低，而 β- 类变形菌则高度富集并且与血浆葡萄糖呈正相关。

（2）Zhang 等研究团队则发现 2 型糖尿病患者中厚壁菌和梭状芽孢杆菌比例较高。

（3）糖尿病前期和 2 型糖尿病患者与正常对照组相比，β- 类变形菌水平显著升高。

2. Akkermansia muciniphila

该菌与糖尿病的发生、发展密切关系。Akkermansia muciniphila 位于肠道黏液层，可以通过活化 TLR2，刺激黏液的分泌、增加黏液层的厚度、修复肠上皮紧密连接，维持肠道的完整性，抵御内毒素血症。Akkermansia muciniphila 还可以通过促进 Treg 细胞表达 Foxp3 和胰腺淋巴结表达 IL10 和 TGF，降低胰岛炎症，延缓糖尿病的发生。

### （二）肠道微生物影响 2 型糖尿病可能的分子机制

肠道微生物影响 2 型糖尿病发生、发展的过程可能与短链脂肪酸、胆汁酸代谢、代谢性内毒素血症等有关。

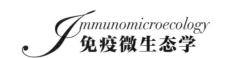

1. 短链脂肪酸

作为信号分子与肠内 L 细胞分泌的 G 蛋白偶联游离脂肪酸受体（free fatty acid receptor，FFAR）FFAR2、FFAR3 结合，其中乙酸盐与 FFAR2 结合，丙酸盐与 FFAR2 和 FFAR3 结合，丁酸盐与 FFAR3 结合，促进胃肠道激素——酪酪肽和胰高血糖素样肽 1 的分泌，抑制食欲和能量摄入，调节能量代谢、脂质代谢。紊乱的肠道微生物可以引起短链脂肪酸浓度的变化。

2. 内毒素

代谢性内毒素血症是肠道微生物引起胰岛素抵抗的重要发病机制之一。血液循环中高浓度的内毒素可以与 Toll 样受体相结合，导致炎性因子 TNF-α、IL-6、IL-1 的释放。炎症因子通过影响胰岛素底物磷酸化等信号传导途径，导致胰岛素抵抗的发生、发展。同时，内毒素激活 TLR4 之后，导致内质网应激和 JNK 激活，促使胰岛素受体底物丝氨酸磷酸化，从而降低了肝脏、骨骼肌、脂肪组织对胰岛素的敏感性。

3. 胆汁酸

胆汁酸是由胆固醇合成的内源性类固醇分子，影响葡萄糖、脂质稳态及能量消耗。调节胆汁酸代谢的两种主要受体是法尼醇 X 受体（FXR）和膜结合的 G 蛋白偶联受体 5（TGR5）。胆汁酸通过 FXR 抑制糖异生基因的表达，如磷酸烯醇丙酮酸羧激酶、果糖 -1，6- 双磷酸酶 -1 和葡萄糖 -6- 磷酸酶的表达。敲除 ob/ob 小鼠中的 FXR 可以通过增加外周葡萄糖的清除率和脂肪组织胰岛素敏感性来预防饮食诱导的肥胖和改善小鼠的高血糖及糖耐量。肠道菌群的失调使胆汁酸形成受阻；而胆汁酸的下降，使胆汁酸抑制肠道菌群的作用减弱，又加剧了肠道菌群失调，恶性循环严重影响了糖、脂代谢，最终导致了 2 型糖尿病的发生、发展。

4. 支链氨基酸

支链氨基酸是影响宿主新陈代谢的重要营养元素，包括缬氨酸、亮氨酸和异亮氨酸等。肠道普氏菌和普通拟杆菌是肠道中合成支链氨基酸的主要细菌。缬氨酸分解的中间产物 3- 羟异丁酸刺激肌肉对脂肪酸的摄取，促进脂质积累，亮氨酸刺激哺乳动物的西罗莫司复合体 1 磷酸化胰岛素受体底物 1，异常的支链氨基酸代谢会导致有毒的支链氨基酸代谢物积累进而引发线粒体功能紊乱、胰岛素抵抗和 2 型糖尿病的发生、发展。

### 三、免疫与 2 型糖尿病的关系

#### （一）T 淋巴细胞

T 淋巴细胞是机体最重要的免疫细胞群。无论糖尿病患者有无并发症，均存在 T 淋巴细胞亚群数量及活性异常，机体处于免疫失调状态。Treg 细胞是一群通过下调免疫应答来维持自身稳定的细胞。非肥胖型糖尿病鼠 Treg 细胞数目的减少和功能缺陷是其进展为糖尿病的重要因素。在 2 型糖尿病患者体内存在 Treg 细胞减少、Th17 细胞增多、Th1/Th2比例失调。

1. CD4$^+$T 细胞

CD4$^+$T 细胞按其功能可分为辅助性 T 细胞和迟发性超敏性 T 细胞。CD4$^+$T 细胞包括Th1 和 Th2 细胞亚群。Th1 细胞在细胞免疫应答中占优势，与迟发性超敏反应细胞毒性 T细胞的成熟、巨细胞活化、NK 细胞激活、抗病毒和胞内病原体感染有关。Th2 细胞与抗体形成、Ⅰ型超敏反应、抗胞外菌和寄生虫有关，并参与免疫耐受的形成。CD4$^+$T 细胞主要通过自身或调节其他免疫细胞分泌细胞因子发挥作用，其分泌的干扰素、IL-6 等细胞因子可以直接损伤胰岛 β 细胞抑制胰岛素的分泌，也可以造成胰岛素的抵抗，各种细胞因子也可引起血管内皮损伤，导致血管并发症的发生与发展。

2. CD8$^+$T 细胞

CD8$^+$T 细胞可分为细胞毒性 T 淋巴细胞和抑制性 T 细胞，细胞毒性 T 淋巴细胞是免疫应答的主要效应细胞，可特异性杀伤靶细胞，在肿瘤免疫感染和抗病毒感染的细胞免疫中发挥重要作用。2 型糖尿病患者中，CD8$^+$T 细胞增高，CD4$^+$/CD8$^+$T 细胞比值降低，说明 2 型糖尿病患者高血糖状况时，机体免疫功能降低。而在积极有效控制血糖之后，CD8$^+$T 细胞及 CD4$^+$/CD8$^+$T 细胞比值恢复至正常范围。CD8$^+$T 细胞有抑制和直接攻击 T 细胞、B 细胞及巨噬细胞的作用，CD8$^+$T 细胞的减少可使免疫调节失控，从而促进 CD4$^+$T 细胞对胰岛 β 细胞的损伤，加重糖尿病的发生、发展。

（二）NK 细胞

NK 细胞是巨噬细胞极化的关键调控因子，并且在肥胖诱导的胰岛素抵抗过程中也起到重要促进作用。NK 细胞的识别具有特异性。肥胖小鼠的 NK 细胞中有一些亚群出现了与正常小鼠不同的变异，它们会过度激活免疫系统，更易出现胰岛素抵抗，从而导致糖尿病风险上升。研究发现对接受高脂肪饮食的小鼠的 NK 细胞进行基因修饰，可阻止产生变异的细胞亚群。没有这种变异后的 NK 细胞亚群的小鼠即使吃了高脂肪食物，也没有引起体重增加和胰岛素抵抗。NK 细胞的构成在体重正常和肥胖者中不尽相同，如果肥胖人群可以严格控制自己的饮食，减去 30 kg，NK 细胞的数量也会相应减少，系统性炎症水平和糖尿病的风险也会相应降低。因此，精确地"定位"导致这种细胞变异的基因，采取技术手段阻止出现变异，阻止 NK 细胞亚群的发展，将可能降低肥胖诱导的胰岛素抵抗的发生、发展。

NK 细胞表达多种受体，这些受体对 NK 细胞的功能有重要的调节作用。肥胖的发生能够驱动脂肪细胞中 NK 细胞激活型受体 1（natural cytotoxicity triggering receptor 1，NCR1）的配体表达上调，并进一步刺激 NK 细胞发生增殖，合成 IFN-γ。IFN-γ 会进一步诱导促炎性巨噬细胞分化，并促进胰岛素抵抗的发生。NK 细胞、NCR1 或 IFN-γ 缺失

笔记

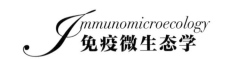

会抑制内脏脂肪组织内促炎性巨噬细胞的积累，并大大增加胰岛素敏感性。

### （三）巨噬细胞

#### 1. M1 型巨噬细胞

M1 型巨噬细胞加重胰岛素抵抗的发生、发展。利用基因敲除技术，敲除高脂饮食喂养小鼠 CD11c$^+$ATM 后即出现脂肪组织炎症减轻和胰岛素抵抗的改善。基因敲除 Ccr2 的高脂饮食喂养小鼠的 CD11c$^+$ATM 数量明显下降，伴随脂肪组织炎症基因表达下降和胰岛素抵抗的改善，可见脂肪组织的 CD11c$^+$ATM 浸润是胰岛素抵抗的原因之一。M1 型巨噬细胞参与胰岛素抵抗的机制与升高的游离脂肪酸（free fat acids，FFAs）有关，FFAs 可能是 ATM 加重胰岛素抵抗的始发因素。FFAs 能间接地激活 CD11c$^+$ATM 的 Toll 样受体 4，使 Toll 样受体 4 下游的核因子 -κB 抑制蛋白激酶 β/ 核因子 -κB（IKKβ/NF-κB）和 c-Jun 氨基末端激酶 - 活化蛋白 1（c-Jun N-ter minal kinase/activator protein 1，JNK/AP-1）炎症信号通路磷酸化，导致细胞的炎症基因表达增加，并分泌更多的 TNF-α、IL-6、MCP-1 等炎症因子。生理情况下，胰岛素通过胰岛素受体介导使胰岛素受体底物（insulin receptor substrate，IRS）的酪氨酸磷酸化，从而激活下游的磷脂酰肌醇 3 激酶 / 丝氨酸 / 苏氨酸蛋白激酶（phosphoinositide 3-kinase/AKT serine/threonine kinase，PI3K/Akt）信号通路，促进细胞对葡萄糖的摄取，发挥胰岛素的降糖作用，但活化的 IKK 和 JNK 能使 IRS 的丝氨酸磷酸化，阻断 IRS 的酪氨酸磷酸化和下游的 PI3K/Akt 通路，导致胰岛素抵抗。另外，巨噬细胞分泌的炎症因子，如 TNF-α，能进一步激活 IKKb/NF-κB、JNK/AP-1、哺乳动物西罗莫司靶蛋白（mammalian target of rapamycin，mTOR）等炎症通路，形成恶性循环。

#### 2. M2 型巨噬细胞

脂肪组织 M2 型巨噬细胞分泌抗炎因子 IL-10 能抑制炎症和改善胰岛素抵抗，因此 M2 型巨噬细胞的活化因子也间接影响胰岛素敏感性。与 M2 型巨噬细胞表型密切相关的细胞因子是 Krüppel 样因子 4（krüppel-like factor 4，KLF4），它是转录因子锌指结构的一种亚型。KLF4 能协同 IL-4 激活 STAT6，抑制 NF-κB 信号通路，同时具有活化 M2 型巨噬细胞和抑制 M1 型巨噬细胞的作用。敲除肥胖小鼠巨噬细胞的 KLF4 将导致肥胖小鼠脂肪组织的 M2 型巨噬细胞比例下降，体重及脂肪含量的增加和胰岛素抵抗、高血糖的恶化。与正常人相比，肥胖患者皮下脂肪组织的 KLF4 表达水平下降了 50%，这可能是脂肪组织内 M1/M2 比例升高的原因之一。

除了分泌抗炎因子 IL-10，脂肪组织的 M2 型巨噬细胞还对白色脂肪棕色化起关键作用。棕色脂肪主要分布于啮齿类动物和婴儿，特征性地通过解耦联蛋白 1（uncoupling protein 1，UCP-1）介导产热。在长期寒冷或肾上腺素受体激活物刺激下，白色脂肪组织也可以出现高表达 UCP-1 的细胞，与棕色脂肪细胞相似却不同，称为米色脂肪，该过程称为白色脂肪棕色化。棕色脂肪和米色脂肪参与适应性产热，具有减重和改善胰岛素抵抗

笔记

的作用，是近年来肥胖治疗的研究热点。M2 型巨噬细胞对寒冷诱导米色脂肪起重要作用，低温环境中小鼠白色脂肪的 M2 型巨噬细胞增加，而 M1 型比例不变。这些增加的 M2 型巨噬细胞可能由外周 CCR2 及单核细胞招募至脂肪组织，在嗜酸性粒细胞分泌的 IL-4、IL-13（Th2 型免疫反应细胞因子）作用下向 M2 型巨噬细胞活化。小鼠受冷刺激时，M2 型巨噬细胞分泌大量去甲肾上腺素（约占总量 50% 以上），诱导白色脂肪棕色化，促进脂解，增加产热。

ATM 向 M1 型极化可能是棕色和米色脂肪组织受抑制的原因之一。M2 型巨噬细胞对诱导白色脂肪棕色化至关重要，为潜在治疗靶点，目前已在肥胖动物模型上开展相关研究。Th2 型细胞因子在小鼠中的注射可以提高 HFD 小鼠脂肪组织的产热基因表达（包括 UCP-1）及改善小鼠血糖和胰岛素敏感性。受体相互作用蛋白 140（receptor interacting protein 140，RIP140）是一种 NF-κB 信号通路的协同刺激因子，能促进 M1 型巨噬细胞活化和炎症，基因敲除巨噬细胞 RIP140 能使肥胖小鼠脂肪组织 M2 型巨噬细胞比例增加约 3 倍，伴白色脂肪棕色化和胰岛素敏感性恢复，将该种小鼠模型的 ATM（以 M2 型巨噬细胞为主）注入野生型肥胖小鼠脂肪组织中，亦能诱导后者的米色脂肪生成，并减轻胰岛素抵抗。M2 型巨噬细胞对米色脂肪的诱导分化对治疗肥胖极具前景。

## 四、针对免疫及微生态的治疗

### （一）益生菌

乳酸杆菌和双歧杆菌是最常用的益生菌，能调节宿主肠道菌群平衡。Balakumar 等用植物乳杆菌 MTCC5690 和发酵乳杆菌 MTCC5689 处理高脂饮食诱导的糖尿病小鼠后，小鼠中血糖、血脂、HOMA-IR 明显降低，胰岛素抵抗得到改善。Mobini 等用罗伊乳杆菌 DSM17938 治疗 2 型糖尿病患者 12 周后结果显示，对 HbA1c 水平、肥胖或者肠道微生物组成无明显影响，但血清中胰岛素敏感指数和二级胆汁酸脱氧胆酸水平明显增加。

### （二）粪便微生物移植

如前所述，粪便微生物移植也在人群中得到了应用。Vrieze 等随机对照试验表明，体形较瘦供体的粪便微生物移植后可以改善肥胖患者中的胰岛素敏感性，但是大规模的应用仍需要进一步开展。

### （三）2 型糖尿病口服药物

二甲双胍是 2 型糖尿病的一线用药，通常被认为通过激活肝脏中 AMP 活化蛋白激酶（AMP-activated protein kinase，AMPK）依赖性和 AMPK 非依赖性途径来抑制肝脏葡萄糖输出来介导其降血糖作用，越来越多的研究表明二甲双胍可以改变肠道微生物的组成和多样性。给喂养高脂饮食的小鼠服用二甲双胍治疗 6 周后，血糖下降效果显著，同时肠道内 Akkermansia muciniphila 丰度显著增加，而给高脂饮食喂养的小鼠口服 Akkermansia muciniphila 后显著增强了小鼠葡萄糖的耐受性并减弱了脂肪组织炎症。这些结果提示了 Akkermansia muciniphila 参与了二甲双胍的降糖机制。此外，二甲双胍治疗还增强了机体产生丁酸和丙酸的能力，这些脂肪酸可以从多种途径有效降低血糖水平。阿卡波糖，为 α-葡萄糖苷酶的抑制剂，是我国 2 型糖尿病治疗中应用广泛的一线治疗药物，其经典作用机制是通过延缓碳水化合物吸收而降低餐后高血糖。研究发现，阿卡波糖很可能是通过改变了肠道微生物的组成成分，进而影响了胆汁酸代谢，从而改善了其降糖外的各种代谢。

### （四）运动

运动是管理糖尿病的重要手段，但不同患者对运动的反应存在差异，有些人无法从中获益。肠道微生物及其代谢产物，决定了运动锻炼是否可以有效预防糖尿病。运动干预对前驱糖尿病患者的糖稳态和胰岛素敏感性的改善作用，与肠道菌群的变化和对蛋白质及碳水化合物的代谢发酵能力密切相关；从运动中获益的应答者，其肠道菌群在干预后，合成短链脂肪酸和 γ-氨基丁酸及分解支链氨基酸的能力增强，而不应答者的肠道菌群则产生更多有害代谢物。利用小鼠粪菌移植试验证实，肠道菌群介导了运动锻炼对胰岛素抵抗的改善作用。患者的基线菌群特征（如某些拟杆菌和 γ-氨基丁酸的丰度）可准确预测对运动干预的应答情况。这些结果提示了前驱糖尿病患者对运动的差异性应答与肠道菌群之间的关系，表明肠道菌群及其代谢产物介导了运动对胰岛素敏感性和糖稳态的改善作用，说明肠道菌群的干预或许有助于将运动的健康益处最大化。

### 五、总结与展望

肠道菌群作为与人体共生的一个重要部分，影响着宿主的营养、能量代谢和免疫状况。肠道菌群失调参与了肥胖和 2 型糖尿病等代谢性疾病的发病，涉及的机制包括过度能量储存及代谢性内毒素血症导致的慢性低度炎症。纠正肠道微生物可能成为预防和治疗 2 型糖尿病的新靶点。尽管过去数十年，对肠道屏障作用的科学认知已经增多，但是对人类作用的确切证据仍然需要大量的研究数据。动物个体与人体代谢等差异及大型临床实验的缺乏都将是未来研究需要解决的问题。

# 第四节　1 型糖尿病与免疫微生态

1 型糖尿病（type 1 diabetes mellitus，T1DM）是由免疫介导的胰腺细胞破坏引起的自身免疫性疾病，主要表现为胰岛素的绝对缺乏。在西方国家，T1DM 约占儿童和青少年糖尿病总数的 90%，是全球大部分地区最常见的儿童糖尿病形式。全球 T1DM 的发病率每年增加约 3%，严重影响了儿童的生活质量。

## 一、发病机制

### （一）环境因素

#### 1. 病毒感染

巨噬细胞病毒、风疹病毒等感染是 1 型糖尿病发病的潜在因素。

#### 2. 饮食因素

牛乳与胰岛细胞抗体之间存在交叉反应，尤其是牛乳中白蛋白部分，可以诱发胰岛的自身免疫。另外，树突状细胞的分化和免疫激活会受到维生素 D 的抑制，1 型糖尿病发病以后，会降低血浆中维生素 D 的代谢水平，而维生素 D 摄入量增加后，患 1 型糖尿病概率会降低。

### （二）遗传因素

#### 1. 人类白细胞抗原（*human leucocyte antigen*，*HLA*）基因

*HLA* 基因位于第 6 号染色体短臂 6P21.31 区带上，在人类自身免疫性疾病中，多数疾病易感基因的位点均在此区段内。

#### 2. 胰岛素基因（*INS*）

变数串联重复序列位于 *INS* 5' 端，其相关于 1 型糖尿病的发生，且数量密切关系着 1 型糖尿病的发病风险。

### （三）免疫因素

#### 1.T 淋巴细胞

辅助性 T 细胞（Th）即为 CD4$^+$T 细胞，包括 Th1 细胞、Th2 细胞、Th17 细胞和 Treg 细胞，Th1 细胞损伤胰岛 β 细胞，Th2 细胞保护胰岛 β 细胞。IL-2、IFN-γ 共同促进 Th1 细胞分化。IL-4 局部分泌后，可有效抑制 Th1 细胞的生长发育，避免胰岛 β 细胞受到损伤。Th1 细胞表达增加后，1 型糖尿病发生风险显著增加。研究发现新发 1 型糖尿病患者中 CD8$^+$T 细胞明显浸润于胰岛中。

#### 2. 抗原提呈细胞（antigen presenting cell，APC）

非肥胖糖尿病大鼠模型中，首先出现胰腺炎症的一个细胞是树突状细胞。人树突状细胞包含两类：一类为髓样树突状细胞，一类为类浆细胞样树突状细胞。在新发糖尿病患者中，类浆细胞样树突状细胞可以活化 CD4$^+$T 细胞，自身抗原递呈能力更强。同时，具有抗原递呈作用的 B 淋巴细胞可使内在耐受缺陷产生。

## 二、肠道微生态与 1 型糖尿病

### （一）肠道微生物组成成分

肠道微生物与 1 型糖尿病的关系最初是在 1 型糖尿病小鼠模型中发现的。Alam 等研

究发现，非肥胖糖尿病（non-obese diabetic，NOD）小鼠从无菌环境中转移到无特定菌定植的有菌环境之后，小鼠胰岛炎的程度减轻，同时糖尿病的发生率也降低，提示了某些特定肠道微生物菌群对 1 型糖尿病的发生、发展可能具有保护作用。与正常对照组相比，1型糖尿病患儿菌群分布的多样性和稳定性较正常对照组变低，并且某些菌群的比例发生改变，放线菌门 / 厚壁菌门及厚壁菌门 / 拟杆菌门比例下降，而某些产丁酸盐的有益细菌的含量则明显降低。

#### （二）肠道微生物影响 1 型糖尿病的发病机制

肠道菌群参与 1 型糖尿病的具体机制尚不明确。目前认为可能是通过改变了肠道的屏障功能及肠道免疫系统参与 1 型糖尿病的发病过程。

##### 1. 肠道屏障

人体宿主通过黏膜屏障与肠道菌群隔离，黏膜屏障包括肠道上皮细胞之间的紧密连接及其分泌的黏蛋白层。通常情况下，细菌很难穿透这层屏障到达肠上皮细胞，但是某些特定的细菌可影响黏蛋白的合成和降解，从而影响肠黏膜屏障的完整性。当外界环境因素，如饮食方式改变时，肠道菌群的变化可影响黏膜屏障的通透性，使肠道更容易受到致病菌或者病毒的感染。

##### 2. 肠道免疫系统

肠道中的 Treg 细胞是调节自身免疫反应的一类细胞群，可分泌 IL-10、TGF-β 等细胞因子，调节免疫耐受。拟杆菌和梭菌属可以促进 Treg 细胞的生长，可以增加 IL-10 及 TGF-β 的分泌，减少机体对免疫球蛋白的反应，从而调节免疫耐受。当肠道菌群结构发生改变后，肠道免疫功能受到影响，免疫系统的激活和局部炎症状态导致了某些自身免疫疾病，如 1 型糖尿病的发生、发展。Wen 等在 NOD 鼠中观察到，敲除 *MyD88* 基因的无菌 NOD 小鼠出现了糖尿病症状，而无特定病原菌定植的小鼠不出现症状或者症状较轻，说明微生物抗原通过天然免疫系统参与了 1 型糖尿病的发病过程。但是活化的 T 细胞如何特异性地破坏了胰岛细胞功能尚未明确，需要进一步完善。

### 三、免疫与 1 型糖尿病

T1DM 的发生机制涉及免疫反应的过程比较复杂，现代研究表明免疫系统起着主要作用，胰岛内自身抗原，免疫细胞中 CD4$^+$ 及 CD8$^+$ T 淋巴细胞、B 淋巴细胞、自然杀伤细胞和树突状细胞等共同参与了胰岛 β 细胞的损伤而致病。在淋巴细胞浸润胰腺组织，导致胰岛损伤的过程中，细胞因子的作用也不可忽视。

##### 1. CD4$^+$T 细胞

CD4$^+$ T 淋巴细胞可以识别胰岛素 A 链的 N 末端位点，通过其分泌的细胞因子介导局部炎症或激活凋亡机制而损伤胰岛 β 细胞。CD8$^+$ T 淋巴细胞能够通过分泌穿孔素，合成细胞因子，Fas-FasL 相互作用等途径促进胰岛 β 细胞的死亡。B 淋巴细胞为重要的抗原递呈细胞，不仅能生成抗 B 细胞自身抗原的抗体，还能将抗原递呈给抗原特异性 T 细胞。血液中的 B 细胞迁移到胰腺周围淋巴结，还有胰岛中的 B 细胞都能促进或活化的 CD8$^+$ T 淋巴细胞向细胞毒性 T 淋巴细胞或细胞毒性 T 淋巴细胞过渡状态的转变或存活，加速了 T1DM 的进程。

CD4$^+$T 淋巴细胞根据其分泌细胞因子的不同分为 Th1、Th2、Th17 和 Treg 细胞等。Th1 细胞主要分泌 IL-1、IL-2、干扰素 - γ 和 TNF-α，介导局部炎症，破坏胰岛 β 细胞。Th2 细胞主要分泌 IL-4、IL-10 等，辅助 B 细胞增殖产生抗体，参与体液免疫，抑制 Th1 的增殖。Th17 主要分泌 IL-17，在多种自身免疫性疾病中过量表达。对临床 35 例 T1DM 儿童和 30 例正常儿童血清进行 ELISA 检测，结果显示 T1DM 儿童血清中细胞因子 IL-1b、IL-6、IL-12、TNF-α 和趋化因子 MIP1a、MIP1b、MIP-1 表达水平明显高于正常儿童，而免疫抑制的 IL-10 及 Treg 细胞水平反而较低。

2. NK 细胞

NK 细胞主要介导非损伤性胰岛炎，直接损伤胰岛 β 细胞，加速病程。DC 是体内最强的抗原递呈细胞，可以向胰腺及周围淋巴结内导致 T1DM 的 T 细胞呈递胰岛细胞相关抗原。树突状细胞和巨噬细胞是最早浸润胰岛的一群细胞，通过提高促炎因子和趋化因子的表达水平而致病。

### 四、针对免疫及微生态的治疗

随着现代临床与实验室研究水平的日益提高，治疗 1 型糖尿病的手段也越来越先进，从胰岛素药物及类似物的治疗到免疫抑制治疗、基因治疗、中药干预、胰腺和胰岛移植治疗、干细胞治疗、胰岛素泵等治疗方式层出不穷，也说明 T1DM 治疗研究的日益成熟。如何找到最佳治疗方法一直是研究者们攻克的目标，在未来彻底治愈 T1DM，远离并发症，为患者及其家庭带来福音。

#### （一）免疫抑制治疗

1 型糖尿病是一种自身免疫性疾病，临床中自身免疫性疾病大多采取免疫抑制的方式。大量关于移植免疫学和自身免疫学的研究表明，细胞毒性 T 淋巴细胞相关蛋白 4 和 PD-L1 在抑制自身免疫性 1 型糖尿病小鼠模型的同种异体免疫排斥反应和自身免疫反应中具有关键性的作用。PD-L1 在肿瘤细胞和移植的鼠 β 细胞中的异位表达可以诱导免疫耐受。吲哚胺 2,3- 双加氧化酶（indolea mine 2，3 dioxygenase，IDO）是一种色氨酸代谢酶，能降解体内微环境中的色氨酸，而色氨酸是 T 细胞存活所需的关键氨基酸，因此 IDO 可以抑制 T 细胞免疫应答。最近的研究表明，IDO 的异位表达能有效延迟小鼠胰岛的同种异体移植免疫排斥。以往的研究也表明，死亡受体 3（death receptor3，DR3）是一种来源于 TNF

受体家族的可溶性死亡诱饵受体，能保护非肥胖性糖尿病小鼠模型中同种异体移植的胰岛不受自身免疫反应的损伤，其作用机制可能是抑制了 β 细胞的凋亡和树突状细胞的成熟。上述众多关于 1 型糖尿病小鼠模型的研究为保护 β 细胞不受自身免疫损伤的研究提供了潜在的策略。

### （二）全反式脂肪酸

全反式脂肪酸，作为维生素 A 最有效的衍生物，在体外可以促进 Treg 细胞的分化，并且通过抑制产生干扰素的 T 细胞诱导了 Treg 细胞依赖的免疫耐受。同时，在 NOD 小鼠中应用全反式脂肪酸可以抑制 1 型糖尿病的发生。因此，全反式脂肪酸的应用有可能是治疗 1 型糖尿病的有效靶点，其是否可以影响人群中 1 型糖尿病的发生、发展仍需要进一步的研究。

通过对肠道菌群和 1 型糖尿病关系的研究不断开展，干预肠道菌群有可能是今后糖尿病等代谢性疾病防治领域的重要手段之一。当给小鼠喂食特殊种类的梭菌属之后，可以提高肠道黏膜的免疫耐受，抵抗结肠炎的发生及免疫球蛋白 E 介导的超敏反应。Anderson 等研究发现，乳酸菌可以通过提高紧密连接蛋白相关基因的表达保护肠道屏障。研究发现调节 NOD 小鼠肠道菌群可以预防 1 型糖尿病的发生、发展。而目前通过干预肠道微生物来防治 1 型糖尿病的临床研究尚缺乏。

### 五、总结与展望

随着新型测序技术的成熟，宏基因组、宏转录组、代谢组等组学技术的开展，转基因动物及无菌动物模型的完善，将为研究肠道菌群与 1 型糖尿病之间的关系提供有力的研究手段和工具。肠道微生物结构与功能的变化与 1 型糖尿病发生、发展的因果关系尚需要更科学的实验方法和大样本量的人群研究来论证。是否可能通过持续监测宿主肠道微生物的结构及功能变化了解宿主在不同阶段的自身免疫功能，从而提供更有效的生物学标志物来检测 1 型糖尿病的发生仍有待考察。通过研究肠道菌群与 1 型糖尿病之间的关系，将为该疾病的防治开辟一条崭新的道路。

# 第五节　营养代谢与风湿性疾病

风湿性疾病是一类由多种病因导致的累及骨与关节及其周围软组织（如肌肉、肌腱、滑囊、韧带和软骨等）的慢性疾病，部分疾病谱可出现多系统多脏器受累。由于此类疾病多表现为免疫系统功能紊乱，进而导致机体系统性炎症、免疫失衡及多种自身抗体的产生，故属于自身免疫病的范畴。类风湿关节炎（rheumatoid arthritis，RA）、系统性红斑狼疮（systemic lupus erythematosus，SLE）、干燥综合征（sjogren syndrome，SS）、强直性脊柱炎（ankylosing spondylitis，AS）、系统性硬化病（systemic sclerosis，SSc）、白塞病等多种风湿病患者存在微生态失衡，某些微生物及其代谢产物可能通过"分子模拟"等机制，触发宿主免疫系统对自身抗原的病理性免疫应答，进而导致疾病的发生、发展。

饮食中的营养成分不仅影响人类健康，而且对肠道微生态的"健康"与平衡至关重要。肠道微生物利用摄取的营养素进行基本的生物分解过程，所产生的代谢产物可影响包括免疫功能在内的多项生理功能。饮食可影响和重塑肠道微生物群的结构和功能，决定肠道菌群的多样性，较为单一的饮食成分可导致某些细菌的过度生长繁殖，在特定条件下引起细菌异常移位，并触发机体的免疫应答反应，导致疾病发生。其次，低膳食纤维饮食不利于肠道中短链脂肪酸产生菌的繁殖和活性，使得短链脂肪酸生成减少，不能有效诱导 Treg 细胞的分化、发育，导致机体外周免疫耐受缺陷及免疫功能紊乱。通过调整饮食结构，恢复肠道微生态平衡，促进和维持机体免疫稳态，可影响疾病的发生和进程。

本节主要对饮食、营养与风湿性疾病的关系进行概述，对易感人群和风湿病患者提出营养建议，以期降低疾病发生的风险和严重程度，提升患者生活质量，改善预后。

## 一、饮食营养成分对机体免疫功能和风湿性疾病的影响

### （一）碳水化合物

饮食中的碳水化合物包括人体可吸收利用的简单碳水化合物（如单糖、双糖、多糖）和不能被消化吸收的复杂碳水化合物（如纤维素、抗性淀粉等）。简单碳水化合物可快速影响肠道微生物群的组成和代谢活动。过多摄入糖类物质，通过改变肠道微生态平衡促进了自身免疫病的发生、发展。高糖水平可促进 T 细胞中线粒体活性氧生成，通过诱导 Th17 细胞分化，导致自身免疫病病情加重。长期摄入含糖的甜味碳酸饮料或含高果糖的玉米糖浆甜味软饮品、水果饮料等与关节炎的发生风险增高相关。

纤维素、抗性淀粉等膳食纤维是人体无法消化吸收的多糖，又被称为菌群可利用的碳水化合物。膳食纤维是肠道菌群主要的能量来源，肠道微生物对此类复杂碳水化合物进行代谢，产生短链脂肪酸等活性代谢产物，如玉米Ⅳ型抗性淀粉可特异性富集直肠真杆菌（Eubacterium rectale），增加丁酸含量；木薯Ⅳ型抗性淀粉则可特异性富集 Parabacteroides distasonis，增加丙酸含量。膳食纤维通过调控肠道短链脂肪酸产生菌的代谢活动，进一步促进和维持肠黏膜屏障功能，调控机体代谢，调节 Treg 细胞的发育和功能，抑制炎症反应，从而调控机体免疫功能和促进健康。其中抗性淀粉等膳食纤维干预可靶向调节肠道菌群，进而缓解 SLE 等自身免疫病的病情。

总之，含有较高的精制碳水化合物、缺乏膳食纤维的饮食易导致肠道菌群稳态失衡，

笔记

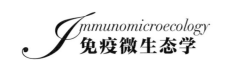
可能促进了自身免疫病的发生，并导致病情加重。饮食建议：减少精制碳水化合物的摄入，增加全谷物等富含膳食纤维的食物摄入（如每日摄入量增加至 50 g），有助于改善肠道微生态平衡和机体免疫功能，促进长期健康，预防慢性疾病。

### （二）脂肪

高脂饮食可引起免疫系统激活，也容易促进肥胖的发生，并导致白色脂肪组织堆积和系统性炎症。白色脂肪组织被认为是一种"内分泌器官"，可释放 TNF-α、IL-6、瘦素及 CRP 等致炎介质。内脏肥胖，特别是以胰岛素抵抗、高血压和血脂异常为特征的代谢综合征，由于可促进炎症，增加相关并发症的发生，使得某些个体更容易发生自身免疫病。富含饱和脂肪酸的畜肉或猪油、含 ω-6 多不饱和脂肪酸（polyunsaturated fatty acid，PUFA）较丰富的烹调油摄入偏多可促进炎症反应的发生。膳食脂肪降解后的游离脂肪酸可影响肠道菌群组成，通过作用于细菌胞膜、干扰细菌能量产生、抑制细菌酶的活性、影响营养吸收过程及产生对细菌有毒的化合物，进而抑制特定细菌的存活，并影响宿主的代谢和免疫。

人体必需脂肪酸主要包括亚油酸（Omega-6/ω-6/n-6 系列）和 α 亚麻酸（Omega-3/ω-3/n-3 系列）。二十碳五烯酸（eicosapentaenoic acid，EPA）和二十二碳六烯酸（docosahexoenoic acid，DHA）属于 α 亚麻酸的衍生物，两者均是 ω-3 系列的高度不饱和脂肪酸。深海鱼富含 EPA 和 DHA。EPA 和 DHA 能够部分抑制炎症反应的发生，包括抑制白细胞趋化、黏附分子表达、白细胞 – 上皮细胞的黏附相互作用，并可抑制来源于花生四烯酸的前列腺素和白三烯的产生及促炎性细胞因子的生成。EPA 和 DHA 的抗炎活性机制包括改变细胞膜磷脂组成、干扰脂质流动、抑制致炎转录因子核因子（NF）-κB 活性，进而降低炎症基因表达，促进抗炎转录因子过氧化物酶体增殖物激活受体 γ（PPAR-γ）活化。

与 ω-6 PUFA 和饱和脂肪酸不同，ω-3 PUFA 和共轭亚油酸的摄入对肠道菌群有益。ω-3 PUFA 通过与宿主免疫细胞相互作用，参与维持肠道屏障的完整性，并通过调控肠道菌群稳态，促进短链脂肪酸等抗炎因子的产生。ω-3 长链多不饱和脂肪酸（LC-PUFAs）主要来源于鱼类，ω-3 LC-PUFAs 摄入 > 0.21 g/d 的女性发展为 RA 的风险降低 35%。深海多脂鱼类（每 100 g 鱼 > 8 g 脂肪）摄入每增加 30 g/d，发生 RA 的风险降低 49%，而摄入中脂鱼类（每 100 g 鱼含 3 ～ 7 g 脂肪）与 RA 高风险相关。高摄入 ω-3 系列脂肪酸可降低发生 RA 的风险，归因于其较强的抗炎特性。

糖脂是由单糖或低聚糖与脂质分子构成，具有结构和功能的多样性。罗非鱼头糖脂可减少肠道有害微生物的数量、增加益生菌群丰度，以及维持促炎和抗炎细胞因子的平衡。

### （三）蛋白质

摄入较多的红肉和肉制品，饮食中动物蛋白含量高是西式饮食的特点。西式饮食可增加炎性关节炎的发生风险，每日摄入红肉 > 88 g 者发生炎性关节炎的风险是每日摄入红肉＜49 g 者的 2 倍。高蛋白饮食可促进外周血单核细胞 TNF-α、IL-8、IL-6 等多种炎症基因的表达。红肉及肉制品中的脂肪和亚硝酸盐可加重炎症反应，是高摄入红肉与 RA 发生风险之间的可能机制。

高蛋白饮食对肠道菌群及代谢产物的影响可能取决于蛋白来源及植物蛋白/动物蛋白的比例。富含动物蛋白的饮食可导致肠道微生态失衡，包括影响肠道微生物群的组成和功能及菌群蛋白质的代谢过程，促进潜在有害副产物在肠道的积累，并增强肠道促炎细胞的活性和功能。高质量的植物蛋白食物（豆类、坚果等）和鱼类蛋白替代红肉，有利于维持肠道菌群稳态，增加肠道中乳酸杆菌和双歧杆菌丰度，提高短链脂肪酸的生成，改善血脂和脂蛋白指标，从而促进健康。

### （四）高盐

高盐饮食不利于机体健康是普遍共识。高盐饮食可影响肠道菌群的组成和功能，增加厚壁菌门/拟杆菌门比例，提高毛螺菌科及瘤胃球菌属的丰度，降低乳杆菌属的丰度。高盐饮食还可导致部分细菌蛋白表达改变，促进胞苷酸激酶表达，抑制乙酰谷氨酸激酶表达。此外，高盐饮食可诱导 Th17 细胞生成，并通过降低 Treg 细胞中 Foxp3 和 Helios 的表达，诱导 Treg 细胞获得 Th17 细胞样炎性表型。高盐饮食亦可诱导健康人外周血单核细胞向致炎性表型分化，并增加皮肤中巨噬细胞的数量。总之，高盐饮食可导致肠道微生态失衡，并通过影响多种免疫细胞的分化和活性导致免疫系统功能紊乱，促进机体微炎症状态和自身免疫过程，导致疾病的发生。

### （五）食品添加剂

常见的食品添加剂包括人工甜味剂、乳化剂、化学防腐剂、精油及着色剂等。不同的食品添加剂可影响肠道菌群组成及代谢，进而影响人类健康。人工甜味剂可导致肠道菌群失调和葡萄糖代谢受损。乳化剂可改变肠道菌群结构，使得拟杆菌属减少，瘤胃球菌属和其他溶解黏液的细菌增多，增加菌群穿透黏液层的能力，诱导肠道炎症和代谢紊乱。化学防腐剂可降低肠道菌群多样性，降低梭状芽孢杆菌丰度，增加变形杆菌丰度。精油可抑制肠道病原菌生长，促进有益菌繁殖。着色剂二氧化钛和酸度调节剂可改变菌群构成。仍需进一步研究食品添加剂是否通过改变肠道菌群的结构和功能，进而影响机体代谢和免疫反应。

## 二、饮食模式对机体免疫功能的影响

### （一）抗炎饮食/抗炎制剂

风湿病患者可通过调整饮食来改善疾病。富含 n-3 脂肪酸、膳食纤维、抗氧化剂和益生菌的抗炎饮食对 RA 病情有一定的改善作用，或可作为 RA 的辅助疗法，但仍需进一步临床验证。多酚是一组异质性的次级代谢产物，多存在于植物中，可分为黄酮类和非黄酮类，具有抗氧化活性、抗炎活性和免疫调节功能。多酚通过抑制细胞内花生四烯酸依赖途径、NF-κB 信号、MAPKs 信号、PI3K/Akt 信号及调节表观遗传等机制，发挥其抑制炎症和调节免疫的功能。富含多酚及植物多糖的饮食（包括可可饮料、绿茶等）可调节肠道菌群平衡，抑制致病菌在肠道中的生长繁殖。多酚和富含多酚的膳食成分银杏叶、姜黄素、槲皮素和表儿茶素没食子酸酯( epigallocatechin gallate，EGCG )等可改善多种自身免疫病病情，有望成为新的抗炎制剂。

### （二）素食

素食是一种不食用家禽、海鲜等动物肉类的饮食方式。短期素食（＜3 个月）对机体免疫系统和菌群宏基因组的改变不显著。长期素食可影响肠道菌群和免疫系统中促炎 / 抗炎因子平衡。长期素食者的菌群多样性和丰度更高，拟杆菌门 OTU 数量更多，且肠道菌群中炎症相关基因表达减少，体内 T 细胞多样性和 IgE 表达水平降低。西兰花、菜花、卷心菜等蔬菜中富含硫代葡萄糖苷，肠道菌群可将蔬菜中的硫代葡萄糖苷转化为有潜在健康益处的异硫氰酸酯。十字花科蔬菜的提取物吲哚 -3- 甲醇可增加肠道中丁酸盐产生菌的数量，进而促进肠道微生态平衡，并调控机体免疫功能。由于纯素食中蛋白质、钙和维生素 D 的含量不足，建议素食者可考虑摄入更多乳制品和鸡蛋。

### （三）地中海饮食

地中海饮食是源自地中海沿岸国家的传统饮食，以摄入大量蔬菜水果、五谷杂粮、坚果类等植物性食物为主，加以鱼类、橄榄油为脂肪来源，辅以少量乳制品、红肉及适量葡萄酒。这种饮食方式摄入大量的植物性食物成分，其中富含不饱和脂肪酸及膳食纤维，有助于双歧杆菌和乳杆菌等有益菌的繁殖，并促进肠道菌群产生短链脂肪酸，减少三甲胺和次级胆汁酸生成。地中海饮食可通过调节肠道菌群的组成和功能，改善机体代谢，降低系统性炎症的发生。有研究提示，地中海饮食可能对类风湿关节炎有益。

### （四）生酮饮食

生酮饮食是一种比例极端的高脂、低碳水化合物的饮食方式，脂肪摄入量＞总热量的 70%，几乎完全规避碳水化合物和过多蛋白质的摄入。最初用于治疗癫痫，后发现这种饮食具有快速减肥的功效。生酮饮食严格限制任何来源的碳水化合物摄入（每日少于 20 ～ 50 g），包括限制水果和蔬菜的摄入。生酮饮食诱导生成的酮体可明显改变肠道菌群的结构和代谢，导致肠道放线菌（包括双歧杆菌属）和厚壁菌减少、拟杆菌增多，并可抑制肠道固有层中致炎性 Th17 细胞的水平。

生酮饮食由于没有足够的碳水化合物供给能量，肝脏代偿分解脂肪形成酮体，从而使机体进入"酮症"的代谢状态。这种饮食方式可能引起"酮流感"，甚至心律失常等不良反应。由于缺乏富含纤维的非精制碳水化合物，如全谷物、水果、蔬菜和豆类等，生酮饮食对健康的长期影响尚有待进一步研究。

总之，地中海饮食是一种有益的饮食方式，通常被认为是健康饮食的标准。需要注意的是，不同文化背景的传统饮食均有类似的健康饮食模式，如传统墨西哥饮食和传统非洲饮食，这些饮食均具有高蔬菜水果和高膳食纤维摄入的特点。一些研究采用的富含 n-3 脂肪酸、膳食纤维、抗氧化剂和益生菌的抗炎饮食或富含抗炎活性成分的饮食模式可能对包括风湿性疾病在内的自身免疫病患者有益。此外，在给患者或其他寻求营养咨询的普通人群提供饮食建议时，应考虑他们的文化背景和个人实际情况，以实现更好的依从性。

### 三、未来的应用及研究方向

饮食中的营养素可影响肠道菌群的组成和功能，其中膳食纤维、脂肪、蛋白质、添加剂、高盐、植物活性分子等与肠道微生物群落相互作用，通过调控活性代谢产物的生成，改变宿主相关基因表达，从而调节机体免疫功能和促进健康，或者通过增加机体对某些疾病的易感性，导致局部/系统性疾病的发生。鉴于肠道微生物与宿主免疫系统之间的相互作用，通过调整饮食营养结构，进而改善肠道微生态平衡并调控机体免疫系统功能，成为潜在的临床应用策略和方向。

在基于饮食的菌群疗法中，"量身定制"的个性化营养正在兴起。通过个性化营养重塑宿主与微生物之间的平衡，从而调节机体生理功能，预防和控制疾病的发生、发展。越来越多的生物公司开始基于基因组和微生物组检测结果为消费者提供个性化的饮食建议。在设计个性化饮食时，除了要考虑个体微生物群落的组成和功能外，还需要考虑宿主遗传背景、临床指征、生活方式和个人特定目标等因素。

未来的研究方向包括饮食如何影响肠道菌群、饮食与菌群的相互作用如何影响机体免疫，以及应用营养干预来预防或阻断基因易感个体发生风湿性疾病、缓解患者病情或降低并存病的发生等。需要注意的是，目前有关饮食营养学的研究存在测量误差、因果关系逆转、选择性偏差、研究结果显示作用较小等问题，且饮食成分复杂，不易精准定量。未来开发出可监测食物摄入的膳食标志物等新技术，将有效助力饮食营养学的相关研究。此外，有关饮食模式、肠道菌群失调和肠道微生物代谢产物对风湿性疾病的影响仍需进一步的机制解读。

（李兴 李晋 牛红青）

## 参考文献

[1] SONNENBURG J L，BACKHED F. Diet-microbiota interactions as moderators of human metabolism. Nature，2016，535（7610）：56-64.

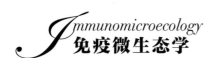

[2] KOH A, VADDER F D, KOVATCHEVA-DATCHARY P, et al. From dietary fiber to host physiology: Short-chain fatty acids as key bacterial metabolites. Cell, 2016, 165（6）: 1322-1345.

[3] CARMODY R N, BISANZ J E, BOWEN B P, et al. Cooking shapes the structure and function of the gut microbiome. Nat Microbiol, 2019, 4（12）: 2052-2063.

[4] KOLODZIEJCZYK A A, ZHENG D, ELINAV E. Diet-microbiota interactions and personalized nutrition. Nat Rev Microbiol, 2019, 17（12）: 742-753.

[5] DAVID L A, MAURICE C F, CARMODY R N, et al. Diet rapidly and reproducibly alters the human gut microbiome. Nature, 2014, 505（7484）: 559-63.

[6] SMITS S A, LEACH J, SONNENBURG E D, et al. Seasonal cycling in the gut microbiome of the hadza hunter-gatherers of tanzania. Science, 2017, 357（6353）: 802-806.

[7] LANG J M, PAN C, CANTOR R M, et al. Impact of individual traits, saturated fat, and protein source on the gut microbiome. mBio, 2018, 9（6）: e01604-e01618.

[8] ZMORA N, ZILBERMAN-SCHAPIRA G, SUEZ J, et al. Personalized gut mucosal colonization resistance to empiric probiotics is associated with unique host and microbiome features. Cell, 2018, 174（6）: 1388-1405.

[9] COTILLARD A, KENNEDY S P, KONG L C, et al. Dietary intervention impact on gut microbial gene richness. Nature, 2013, 500（7464）: 585-8.

[10] FURUSAWA Y, OBATA Y, FUKUDA S, et al. Commensal microbe-derived butyrate induces the differentiation of colonic regulatory T cells. Nature, 2013, 504（7480）: 446-450.

[11] ROAGER H M, LICHT T R. Microbial tryptophan catabolites in health and disease. Nat Commun, 2018, 9（1）: 3294.

[12] MAGNÚSDÓTTIR S, RAVCHEEV D, CRÉCY L, et al. Systematic genome assessment of B-vitamin biosynthesis suggests co-operation among gut microbes. Front Genet, 2015, 6: 148.

[13] SONNENBURG E D, SMITS S A, TIKHONOV M, et al. Diet-induced extinctions in the gut microbiota compound over generations. Nature, 2016, 529（7585）: 212-215.

[14] LI G, XIE C, LU S, et al. Intermittent fasting promotes white adipose browning and decreases obesity by shaping the gut microbiota. Cell metab, 2017, 26（4）: 672-685.

[15] ZARRINPAR A, CHAIX A, YOOSEPH S, et al. Diet and feeding pattern affect the diurnal dynamics of the gut microbiome. Cell Metab, 2014, 20（6）: 1006-1017.

[16] THAISS C A, ZEEVI D, LEVY M, et al. Transkingdom control of microbiota diurnal oscillations promotes metabolic homeostasis. Cell, 2014, 159（3）: 514-529.

[17] MAKKI K, DEEHAN E C, WALTER J, et al. The impact of dietary fiber on gut microbiota in host health and disease. Cell Host Microbe, 2018, 23（6）: 705-715.

[18] BELIZARIO J E, FAINTUCH J, GARAY-MALPARTIDA M. Gut microbiome dysbiosis and immunometabolism: new frontiers for treatment of metabolic diseases. Mediators inflamm, 2018, 2018: 2037838.

[19] PARK Y J, PARK J, HUH J Y, et al. Regulatory roles of invariant natural killer T cells in adipose tissue inflammation: defenders against obesity-induced metabolic complications. FrontImmunol, 2018, 9: 1311.

[20] MATHIS D. Organismal immunometabolism: advances in both directions. Nat Rev Immunol, 2019, 19（2）: 83-84.

[21] EVERARD A, BELZER C, GEURTS L, et al. Cross-talk between Akkermansia muciniphila and intestinal epithelium controls diet-induced obesity. Proc Natl Acad Sci USA, 2013, 110（22）: 9066-9071.

[22] PLOVIER H, EVERARD A, DRUART C, et al. A purified membrane protein from Akkermansia muciniphila

or the pasteurized bacterium improves metabolism in obese and diabetic mice. Nat Med, 2017, 23（1）: 107-113.

[23] LIU R, HONG J, XU X, et al. Gut microbiome and serum metabolome alterations in obesity and after weight-loss intervention. Nat Med, 2017, 23（7）: 859-868.

[24] LIU R, NIKOLAJCZYK B S. Tissue immune cells fuel obesity-associated inflammation in adipose tissue and beyond. Front Immunol, 2019, 10: 1587.

[25] MORAN-RAMOS S, LOPEZ CONTRERAS B E, CANIZALES-QUINTEROS S. Gut microbiota in obesity and metabolic abnormalities: a matter of composition or functionality? Arch Med Res, 2017, 48（8）: 735-753.

[26] SOMMER F, BACKHED F. The gut microbiota-masters of host development and physiology. Nat Rev Microbiol, 2013, 11（4）: 227-238.

[27] MCLAUGHLIN T, ACKERMAN S E, SHEN L, et al. Role of innate and adaptive immunity in obesity-associated metabolic disease. J Clin Invest, 2017, 127（1）: 5-13.

[28] KINCAID H J, NAGPAL R, YADAV H. Microbiome-immune-metabolic axis in the epidemic of childhood obesity: evidence and opportunities. Obes Rev, 2020, 21（2）: e12963.

[29] HOTAMISLIGIL G S. Foundations of immunometabolism and implications for metabolic health and disease. Immunity, 2017, 47（3）: 406-420.

[30] ZHAO L. The gut microbiota and obesity: from correlation to causality. Nat Rev Microbiol, 2013, 11（9）: 639-647.

[31] KHAN M T, NIEUWDORP M, BACKHED F. Microbial modulation of insulin sensitivity. Cell Metab, 2014, 20（5）: 753-760.

[32] TOMKOVICH S, JOBIN C. Microbiota and host immune responses: a love-hate relationship. Immunology, 2016, 147（1）: 1-10.

[33] BURCELIN R. Gut microbiota and immune crosstalk in metabolic disease. Mol Metab, 2016, 5（9）: 771-781.

[34] ZHAO L, ZHANG F, DING X, et al. Gut bacteria selectively promoted by dietary fibers alleviate type 2 diabetes. Science, 2018, 359（6380）: 1151-1156.

[35] TSAI S, CLEMENTE-CASARES X, REVELO X S, et al. Are obesity-related insulin resistance and type 2 diabetes autoimmune diseases? Diabetes, 2015, 64（6）: 1886-1897.

[36] MUSCOGIURI G, BALERCIA G, BARREA L, et al. Gut: a key player in the pathogenesis of type 2 diabetes? Crit Rev Food Sci Nutr, 2018, 58（8）: 1294-1309.

[37] JANSSEN A W, KERSTEN S. Potential mediators linking gut bacteria to metabolic health: a critical view. J Physiol, 2017, 595（2）: 477-487.

[38] FORSLUND K, HILDEBRAND F, NIELSEN T, et al. Disentangling type 2 diabetes and metformin treatment signatures in the human gut microbiota. Nature, 2015, 528（7581）: 262-266.

[39] SAYIN S I, WAHLSTROM A, FELIN J, et al. Gut microbiota regulates bile acid metabolism by reducing the levels of tauro-beta-muricholic acid, a naturally occurring FXR antagonist. Cell Metab, 2013, 17（2）: 225-235.

[40] SIRCANA A, FRAMARIN L, LEONE N, et al. Altered gut microbiota in type 2 diabetes: just a coincidence? Curr Diab Rep, 2018, 18（10）: 98.

[41] ZHOU T, HU Z, YANG S, et al. Role of adaptive and innate immunity in type 2 diabetes mellitus. J Diabetes Res, 2018, 2018: 7457269.

[42] GU Y, WANG X, LI J, et al. Analyses of gut microbiota and plasma bile acids enable stratification of patients for antidiabetic treatment. Nat Commun, 2017, 8（1）：1785.

[43] KOOTTE R S, LEVIN E, SALOJARVI J, et al. Improvement of insulin sensitivity after lean donor feces in metabolic syndrome is driven by baseline intestinal microbiota composition. Cell Metab, 2017, 26（4）：611-619.

[44] LIU Y, WANG Y, NI Y, et al. Gut microbiome fermentation determines the efficacy of exercise for diabetes prevention. Cell Metab, 2020, 31（1）：77-91.

[45] LIU P S, LIN Y W, LEE B, et al. Reducing RIP140 expression in macrophage alters ATM infiltration, facilitates white adipose tissue browning, and prevents high-fat diet-induced insulin resistance. Diabetes, 2014, 63（12）：4021-4031.

[46] KARLSSON F H, TREMAROLI V, NOOKAEW I, et al. Gut metagenome in European women with normal, impaired and diabetic glucose control. Nature, 2013, 498（7452）：99-103.

[47] SHIN N R, LEE J C, LEE H Y, et al. An increase in the Akkermansia spp. population induced by metformin treatment improves glucose homeostasis in diet-induced obese mice. Gut, 2014, 63（5）：727-35.

[48] WANG X, OTA N, MANZANILLO P, et al. Interleukin-22 alleviates metabolic disorders and restores mucosal immunity in diabetes. Nature, 2014, 514（7521）：237-241.

[49] SATOH M, IWABUCHI K. Role of natural killer T cells in the development of obesity and insulin resistance: Insights from recent progress. Front Immunol, 2018, 9：1314.

[50] WANG Y, ZHONG Y J, WANG Y Y, et al. All-trans retinoic acid prevents the development of type 1 diabetes by affecting the levels of interferon gamma and interleukin 4 in streptozotocin-induced murine diabetes model. Genet Mol Res, 2016, 15（1）.

[51] KNIP M, HONKANEN J. Modulation of type 1 diabetes risk by the intestinal microbiome. Curr Diab, 2017, 17（11）：105.

[52] DONATH M Y, DINARELLO C A, MANDRUP-POULSEN T. Targeting innate immune mediators in type 1 and type 2 diabetes. Nat Rev Immunol, 2019, 19（12）：734-746.

[53] GULDEN E, WONG F S, WEN L. The gut microbiota and type 1 diabetes. Clin Immunol, 2015, 159（2）：143-153.

[54] MARCA V, GIANCHECCHI E, FIERABRACCI A. Type 1 diabetes and its multi-factorial pathogenesis: the putative role of NK cells. Int J Mol Sci, 2018, 19（3）：794.

[55] LOMBARDI A, TSOMOS E, HAMMERSTAD S S, et al. Interferon alpha: the key trigger of type 1 diabetes. J Autoimmun, 2018, 94：7-15.

[56] HUANG J, PEARSON J A, PENG J, et al. Gut microbial metabolites alter IgA immunity in type 1 diabetes. JCI Insight, 2020, 5（10）：e135718.

[57] ILONEN J, LEMPAINEN J, VEIJOLA R. The heterogeneous pathogenesis of type 1 diabetes mellitus. Nat Rev Endocrinol, 2019, 15（11）：635-650.

[58] SILJANDER H, HONKANEN J, KNIP M. Microbiome and type 1 diabetes. EBio Medicine, 2019, 46：512-521.

[59] HARBISON J E, ROTH-SCHULZE A J, GILES L C, et al. Gut microbiome dysbiosis and increased intestinal permeability in children with islet autoimmunity and type 1 diabetes: a prospective cohort study. Pediatr Diabetes, 2019, 20（5）：574-583.

[60] NEUMAN V, CINEK O, FUNDA D P, et al. Human gut microbiota transferred to germ-free NOD mice modulate the progression towards type 1 diabetes regardless of the pace of beta cell function loss in the donor.

Diabetologia, 2019, 62（7）: 1291-1296.

[61] MISHRA S P, WANG S, NAGPAL R, et al. Probiotics and prebiotics for the amelioration of type 1 diabetes: present and future perspectives. Microorganisms, 2019, 7（3）: 67.

[62] MANASSON J, BLANK R B, SCHER J U. The microbiome in rheumatology: Where are we and where should we go? Ann Rheum Dis, 2020, 79（6）: 727-733.

[63] ZHANG X, CHEN B D, ZHAO L D, et al. The gut microbiota: emerging evidence in autoimmune diseases. Trends Mol Med, 2020, 26（9）: 862-873.

[64] BOGDANOS D P, SAKKAS L I. From microbiome to infectome in autoimmunity. Curr Opin Rheumatol, 2017, 29（4）: 369-373.

[65] ZHANG D, JIN W, WU R, et al. High glucose intake exacerbates autoimmunity through reactive-oxygen-species-mediated TGF-β cytokine activation. Immunity, 2019, 51（4）: 671-681.

[66] HU Y, COSTENBADER K H, GAO X, et al. Sugar-sweetened soda consumption and risk of developing rheumatoid arthritis in women. Am J Clin Nutr, 2014. 100（3）: 959-967.

[67] DECHRISTOPHER L R, URIBARRI J, TUCKER K L. Intake of high-fructose corn syrup sweetened soft drinks, fruit drinks and apple juice is associated with prevalent arthritis in US adults, aged 20-30 years. Nutr Diabetes, 2016, 6（3）: e199.

[68] DEEHAN E C, YANG C, PEREZ-MUÑOZ M E, et al. Precision microbiome modulation with discrete dietary fiber structures directs short-chain fatty acid production. Cell Host Microbe, 2020, 27（3）: 389-404.

[69] ZEGARRA-RUIZ D F, EL B A, IÑIGUEZ A J, et al. A diet-sensitive commensal lactobacillus strain mediates TLR7-dependent systemic autoimmunity. Cell Host Microbe, 2019, 25（1）: 113-127.

[70] DAÏEN C I, PINGET G V, TAN J K, et al. Detrimental impact of microbiota-accessible carbohydrate-deprived diet on gut and immune homeostasis: an overview. Front Immunol, 2017, 8: 548.

[71] REYNOLDS A, MANN J, CUMMINGS J, et al. Carbohydrate quality and human health: a series of systematic reviews and meta-analyses. Lancet, 2019, 393（10170）: 434-445.

[72] OUCHI N, PARKER J L, LUGUS J J, et al. Adipokines in inflammation and metabolic disease. Nat Rev Immunol, 2011, 11（2）: 85-97.

[73] NIKIPHOROU E, NORTON S, YOUNG A, et al. The association of obesity with disease activity, functional ability and quality of life in early rheumatoid arthritis: data from the early rheumatoid arthritis study/early rheumatoid arthritis network UK prospective cohorts. Rheumatology（Oxford）, 2018, 57（7）: 1194-1202.

[74] QIN B, YANG M, FU H, et al. Body mass index and the risk of rheumatoid arthritis: a systematic review and dose-response meta-analysis. Arthritis Res Ther, 2015, 17（1）: 86.

[75] OGL C, CÂNDIDO F G, RCG A. Dietary fat and gut microbiota: mechanisms involved in obesity control. Crit Rev Food Sci Nutr, 2019, 59（19）: 3045-3053.

[76] CALDER P C. Omega-3 fatty acids and inflammatory processes: from molecules to man. Biochem Soc Trans, 2017, 45（5）: 1105-1115.

[77] DI G D, WALLIN A, BOTTAI M, et al. Long-term intake of dietary long-chain n-3 polyunsaturated fatty acids and risk of rheumatoid arthritis: a prospective cohort study of women. Ann Rheum Dis, 2014, 73（11）: 1949-1953.

[78] PEDERSEN M, STRIPP C, KLARLUND M, et al. Diet and risk of rheumatoid arthritis in a prospective cohort. J Rheumatol, 2005, 32（7）: 1249-1252.

[79] COSTANTINI L, MOLINARI R, FARINON B, et al. Impact of omega-3 fatty acids on the gut microbiota. Int J Mol Sci, 2017, 18（12）: 2645.

[80] GU Z, ZHU Y, JIANG S, et al. Tilapia head glycolipids reduce inflammation by regulating the gut microbiota in dextran sulphate sodium-induced colitis mice. Food Funct, 2020, 11（4）: 3245-3255.

[81] WU J H Y, MICHA R, MOZAFFARIAN D. Dietary fats and cardiometabolic disease: mechanisms and effects on risk factors and outcomes. Nat Rev Cardiol, 2019, 16（10）: 581-601.

[82] PATTISON D J, SYMMONS D P, LUNT M, et al. Dietary risk factors for the development of inflammatory polyarthritis: evidence for a role of high level of red meat consumption. Arthritis Rheum, 2004, 50（12）: 3804-3812.

[83] GRANT W B. The role of meat in the expression of rheumatoid arthritis. Br J Nutr, 2000, 84（5）: 589-595.

[84] RAMZAN F, MITCHELL C J, MILAN A M, et al. Comprehensive profiling of the circulatory miRNAome response to a high protein diet in elderly men: a potential role in inflammatory response modulation. Mol Nutr Food Res, 2019, 63（8）: e1800811.

[85] BLACHIER F, BEAUMONT M, PORTUNE K J, et al. High-protein diets for weight management: Interactions with the intestinal microbiota and consequences for gut health. A position paper by the my new gut study group. Clin Nutr, 2019, 38（3）: 1012-1022.

[86] KOSTOVCIKOVA K, COUFAL S, GALANOVA N, et al. Diet rich in animal protein promotes pro-inflammatory macrophage response and exacerbates colitis in mice. Front Immunol, 2019, 10: 919.

[87] ROY D G, CHEN J, MAMANE V, et al. Methionine metabolism shapes T helper cell responses through regulation of epigenetic reprogramming. Cell Metab, 2020, 31（2）: 250-266.

[88] WANG C, HUANG Z, YU K, et al. High-Salt diet has a certain impact on protein digestion and gut microbiota: a sequencing and proteome combined study. Front Microbiol, 2017, 8: 1838.

[89] WENSTEDT E F, VERBERK S G, KROON J, et al. Salt increases monocyte CCR2 expression and inflammatory responses in humans. JCI Insight, 2019, 4（21）: e130508.

[90] YANG Y H, ISTOMINE R, ALVAREZ F, et al. Salt sensing by serum/glucocorticoid-regulated kinase 1 promotes Th17-like inflammatory adaptation of Foxp3+ regulatory T cells. Cell Rep, 2020, 30（5）: 1515-1529.

[91] ALLISON S J. Hypertension: Salt: the microbiome, immune function and hypertension. Nat Rev Nephrol, 2018, 14（2）: 71.

[92] WINKVIST A, BÄREBRING L, GJERTSSON I, et al. A randomized controlled cross-over trial investigating the effect of anti-inflammatory diet on disease activity and quality of life in rheumatoid arthritis: the Anti-inflammatory Diet In Rheumatoid Arthritis（ADIRA）study protocol. Nutr J, 2018, 17（1）: 44.

[93] VADELL A K E, BÄREBRING L, HULANDER E, et al. Anti-inflammatory diet in rheumatoid arthritis（ADIRA）-a randomized, controlled crossover trial indicating effects on disease activity. Am J Clin Nutr, 2020, 111（6）: 1203-1213.

[94] EID H M, WRIGHT M L, ANIL K N V, et al. Significance of microbiota in obesity and metabolic diseases and the modulatory potential by medicinal plant and food ingredients. Front Pharmacol, 2017, 8: 387.

[95] KHAN H, SUREDA A, BELWAL T, et al. Polyphenols in the treatment of autoimmune diseases. Autoimmun Rev, 2019, 18（7）: 647-657.

[96] LOSASSO C, ECKERT E M, MASTRORILLI E, et al. Assessing the influence of vegan, vegetarian and omnivore oriented westernized dietary styles on human gut microbiota: a cross sectional study. Front Microbiol, 2018, 9: 317.

[97] ZHANG C, BJÖRKMAN A, CAI K, et al. Impact of a 3-months vegetarian diet on the gut microbiota and immune repertoire. Front Immunol, 2018, 9: 908.

[98] LIOU C S, SIRK S J, CAC D, et al. A metabolic pathway for activation of dietary glucosinolates by a human gut symbiont. Cell, 2020, 180（4）: 717-728.

[99] BUSBEE P B, MENZEL L, ALRAFAS H R, et al. Indole-3-carbinol prevents colitis and associated microbial dysbiosis in an IL-22-dependent manner. JCI Insight, 2020, 5（1）: e127551.

[100] BAILEY M A, HOLSCHER H D. Microbiome-mediated effects of the mediterranean diet on inflammation. Adv Nutr, 2018, 9（3）: 193-206.

[101] ANG Q Y, ALEXANDER M, NEWMAN J C, et al. Ketogenic diets alter the gut microbiome resulting in decreased intestinal Th17 cells. Cell, 2020, 181（6）: 1263-1275.

[102] JOSHI S, OSTFELD R J, M CMACKEN M. The ketogenic diet for obesity and diabetes-enthusiasm outpaces evidence. JAMA Intern Med, 2019, 179（9）: 1163-1164.

[103] KUEHN B M. Heritage diets and culturally appropriate dietary advice may help combat chronic diseases. JAMA, 2019, 322（23）: 2271-2273.

[104] HALL K D. Challenges of human nutrition research. Science, 2020, 367（6484）: 1298-1300.

笔记

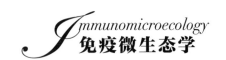
# 第八章　免疫微生态与心血管疾病

## 第一节　绪论

　　心血管系统疾病包括心脏和血管疾病，是危害人民健康和影响社会劳动力的重要疾病。根据《中国心血管病报告 2018》的情况来看，中国心血管病患病率及死亡率仍处于上升阶段，在高血压、血脂异常、糖尿病、超重与肥胖、身体活动不足、不合理膳食、吸烟和大气污染等心血管疾病危险因素仍未得到有效控制的情况下，这种趋势在短期内不会逆转。

### 一、心血管疾病与免疫学

　　心血管疾病免疫学涵盖的内容主要为：从组织、细胞、分子水平探讨与心血管疾病发生、发展相关的免疫学机制，重点包括神经－内分泌系统与免疫系统相互作用、心血管局部组织细胞因子表达和免疫调节等，从而探索此类疾病诊断与治疗的新靶点。临床所见多数心血管疾病并非免疫性疾病，但大量实验研究和临床观察已证明，心血管疾病发生后，机体免疫可被激活并引发异常的自身免疫应答，心血管病灶组织细胞异常表达炎性细胞因子，通过自分泌或旁分泌途径而介导局部炎症反应，不仅如此，目前已经在心血管疾病（如扩张性心肌病、病毒性心肌炎、恶性高血压、妊娠高血压、急性心肌梗死等）患者血清中陆续发现针对多种心肌和血管组织的自身抗体，提示免疫因素可能参与心血管疾病的发生、发展。

　　心血管疾病与免疫的关系是复杂的，尚未完全系统地阐明，目前认为，参与免疫应答和免疫耐受的免疫分子、免疫细胞等的数量和功能发生异常均可能导致心血管疾病的发生和发展。可以理解为，正是由于免疫分子和免疫细胞的异常破坏了机体针对自身组织的免疫耐受，发生异常的免疫应答，从而导致自身组织损伤。

#### （一）自身抗原的改变

1.隐蔽抗原的释放

在胚胎时期，凡是能与自身抗原起反应的 T 淋巴细胞、B 淋巴细胞均被抑制，而体内某些器官或组织（如脑、眼球、心肌等）由于处于特殊的免疫豁免部位，其抗原成分在正常情况下不与免疫系统接触，因此针对这些隐蔽抗原的淋巴细胞克隆未被清除。在手术、外伤或感染等情况下，若隐蔽抗原与免疫系统的隔绝屏障被打破，这些隐蔽抗原可能释放入血或淋巴系统，激活针对这些隐蔽抗原的自身反应性淋巴细胞，导致自身免疫性疾病的发生。

例如，B 组柯萨奇病毒、腺病毒和疱疹病毒等侵犯心肌时，病毒在心肌内增殖引起心肌损伤和功能障碍，内源性肌球蛋白从受损的心肌细胞中释放出来，由于胚胎期心肌肌球蛋白从未与机体免疫系统接触，表面表达心肌肌球蛋白特异性识别受体的免疫细胞克隆受到激活，从而刺激机体产生抗心肌肌球蛋白抗体和致敏淋巴细胞，可引起病毒性自身免疫性心肌炎。炎症过程可持续数周乃至数月，最终导致扩张性心肌病。目前，除可检测到上述抗心肌肌球蛋白重链抗体外，还可检测出抗心肌线粒体 ADP/ATP 转运载体蛋白抗体、抗 $\beta_1$ 肾上腺素受体抗体和抗 $M_2$ 胆碱能受体抗体等自身抗体。

2. 抗原性质的改变

物理因素、化学因素或生物学因素，如冷、热、电离辐射、药物、细菌、病毒和寄生虫等均可影响自身组织抗原的性质。其表现为暴露新的抗原表位，使抗原发生构象改变，抗原被修饰或发生降解，或者外来半抗原（如某些药物）和完全抗原（如微生物毒素）与自身组织成分中的完全抗原（如蛋白质）和半抗原（如多糖）相结合而具有免疫原性，促使机体免疫系统将其视为"异己"物质而予以排斥。

例如，G 蛋白偶联受体中，$AT_1$ 受体与 $\beta_2$ 受体的异二聚体化参与了妊娠高血压的发病。由于 $AT_1$-$\beta_2$ 杂合受体导致平滑肌细胞中血管紧张素 II 转导的信号增强，$AT_1$-$\beta_2$ 杂合受体在患者的大网膜血管表达增多和杂合受体中 $\beta_2$ 的受体激活位点被遮盖等，导致患者对血管紧张素 II 的敏感性增强，对降压因素不敏感，可能是妊娠高血压的发病原因之一。

3. 分子模拟

许多病原微生物具有与宿主正常细胞或细胞外基质相同或相似的抗原表位，在感染机体后针对微生物抗原的免疫应答也能攻击含有相同或相似表位的人体细胞或细胞外基质成分，这种现象被称为分子模拟。针对外来抗原（尤其是病原微生物）的抗体与自身抗原发生交叉反应是诱发自身免疫异常的重要因素，宿主针对病原体产生的抗体能与被模拟的宿主自身成分发生交叉反应，引发炎症和组织破坏。

例如，A 型溶血性链球菌 M6 蛋白、柯萨奇病毒 B 组 3 型（CVB3）衣壳蛋白 1（VP1）与人类心肌肌球蛋白有相似的生化结构，如 $\alpha_2$ 螺旋。另外，这 3 种蛋白某些部位的氨基酸序列有约 40% 的同源性。基于这样的结构基础，A 型溶血性链球菌感染人体后，人体针对其 M6 蛋白表位所产生的抗体和致敏淋巴细胞能识别人体具有相似表位的蛋白而发生交叉反应。具体来说，风湿性心脏病患者不同部位（包括瓣膜）浸润的 T 淋巴细胞，其除

笔记

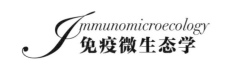

能与链球菌 M 蛋白反应外，还能识别几种心脏组织（心肌和瓣膜）蛋白，导致心肌和瓣膜的损伤。

### 4.表位扩展

正常情况下，自身抗原的隐蔽表位并不暴露或水平极低，故针对其的 T 细胞克隆可能逃逸胸腺的阴性选择，使人体成熟 T 细胞库中存在自身反应性 T 细胞。在自身免疫性疾病发生过程中，抗原提呈细胞摄取组织损伤碎片，并可能将自身抗原的隐蔽表位呈递给机体自身反应性淋巴细胞克隆，这种现象即为"表位扩展"。随着疾病进展，免疫系统不断扩大所识别自身抗原表位的范围，使更多自身抗原遭受免疫攻击，导致疾病迁延不愈并不断加重。

表位扩展机制参与风湿热／风湿性心脏病的发生。在风湿性心脏病患者的损伤瓣膜上，链球菌 M5 蛋白和源于二尖瓣瓣膜上的蛋白（自身抗原）均被 CD4$^+$ T 淋巴细胞克隆的同一特异的 T 淋巴细胞受体（T cell receptor，TCR）识别，进而损伤自身组织。同时，部分 T 细胞表面出现两种特异性 TCR，识别自身组织的可能性增加，有可能进一步促进病理性的自身免疫反应、促进浸润的 CD4$^+$ T 淋巴细胞活化，介导瓣膜损害。临床上也发现，尽管对风湿热患者进行积极的抗菌治疗，瓣膜损害仍隐匿发生。这间接说明，可能存在隐匿性的因素促进免疫反应和炎性细胞持续活动，单纯抗菌治疗并不能阻止心肌及瓣膜损伤的进程。

### （二）免疫细胞异常

在心血管疾病的发生与发展过程中，可伴随有免疫活性细胞的慢性活化、细胞活化域值的降低及针对心血管组织的自身反应性淋巴细胞克隆的激活等。因免疫活性细胞的活化而导致的针对心血管系统的免疫反应，在心血管疾病的发生、发展中发挥重要作用。在多种心血管疾病中，通过直接抗原刺激引起免疫活化，或者继发于心血管系统损伤后由暴露的"新抗原"导致的免疫活化，均可在抗原提呈细胞的辅助下，激活 T 淋巴细胞与 B 淋巴细胞，分别诱导针对心血管系统的效应 T 细胞与抗体的产生。此外，固有免疫系统的单核／巨噬细胞及粒细胞等，在慢性感染与损伤的刺激下，释放炎性介质，亦参与心血管疾病的发生与发展。

可能的免疫细胞异常活化的机制有：淋巴细胞突变，T 细胞、B 细胞异常活化，Th 细胞旁路激活途径，T 细胞功能失衡等。

## 二、心血管疾病与微生态学

微生态学是 20 世纪 70 年代才逐渐形成的一门新兴学科，主要研究正常微生物群的结构、功能及其与宿主关系。肠道微生物群是一组定居在人体和其他动物消化道中的复杂微生物的总称，包括细菌、病毒及真菌等，这些微生物与胃肠道管腔、上皮细胞分泌物和进入胃肠道内的物质共同构成肠道微生态系统，其中肠道菌群是肠道微生态系统中最重要的活性成分。事实上，肠道菌群结构并非一成不变的，菌群的组成受遗传、年龄、饮食、精神和环境等诸多因素的影响，不仅在物种间存在差异，由于遗传因素影响个体肠黏膜相关淋巴组织对不同微生物的敏感性，故而在同物种不同个体间也存在多样性，乃至在同一个体肠道不同部位的菌种也存在差异。在机体生理情况下，肠道菌群可参与人体营养代谢、生长发育、免疫力调节及维持肠道结构和屏障的完整性等。微生物和宿主之间有益相互作用的核心，是细菌和肠道内其他微生物与宿主免疫系统的相互交流，并参与对各种对宿主和微生物都有利的代谢过程。因此，肠道菌群结构与数量的改变，或正常菌群的移位都有可能使宿主机体免疫力降低，产生炎性反应，从而造成各种局部及全身性疾病。

肠道微生态与心血管疾病的关系正逐渐引起人们的重视。肠道微生态与肥胖、高脂血症、糖尿病、胰岛素抵抗、睡眠呼吸暂停综合征等心血管疾病危险因素及动脉粥样硬化、血压升高、心肌纤维化等心血管病理生理变化相关。肠道微生态失衡，会导致菌群结构紊乱、扰乱宿主基础代谢过程，从而诱导冠心病、高血压和心力衰竭等心血管疾病的发生、发展。

### （一）肠道微生态与心血管疾病相关

1.肠道微生态与代谢综合征

高脂血症、肥胖、糖尿病等代谢综合征是心血管病的危险因素，诸多研究已经证实肠道菌群与代谢综合征的关系。肠道菌群的差异使每日摄入相同营养物的个体或种群间血脂、血糖水平及体重等有所差异，可能是疾病的另一种易感性途径。

肠道菌群中的双歧杆菌、乳酸杆菌、拟杆菌、梭菌属等与胆固醇代谢有关，且双歧杆菌丰度与血中高密度脂蛋白浓度呈正相关，而胆固醇和高密度脂蛋白水平的高低是影响冠状动脉粥样硬化发生、发展的重要因素。

肥胖模型小鼠与对照组小鼠肠道菌群结构不同，主要差异在于厚壁菌门，针对肥胖患者和健康人群的研究也显示出相似的结果。通过粪菌移植的研究方法即将肥胖小鼠的肠道微生物群移植于对照组小鼠后，对照组小鼠在饮食没有改变的情况下体重增加，进一步验证了肥胖与肠道微生态改变的关系。肠道菌群基因数量减少即肠道菌群丰度下降与肥胖患者严重的代谢异常相关，而肠道菌群基因数量增多与肥胖患者良性表型有关。

中度肠道微生物菌群失调是2型糖尿病患者的一个特征，一些常见的产丁酸盐的细菌丰度下降，而各种条件致病菌增加，其他微生物的功能，如还原硫酸盐和抗氧化应激能力增强。2型糖尿病与健康人群肠道菌群在门类和属类之间有显著的变化。糖尿病患者与非糖尿病患者相比，厚壁菌门相对丰度低，而拟杆菌门和变形菌门丰度高。大量研究证明，益生菌对改善血糖水平具有一定的作用。

2.肠道微生态与高血压

从本质上说，高血压是一种全身性疾病而不是一种单纯性疾病，遗传与环境因素通过怎样的途径和环节升高血压，至今还没有一个完整统一的认识。目前认为，肠道微生态的平衡与血压调节有关，高血压以特定微生物种群和它们相应的代谢产物失衡为特点。厚壁菌/拟杆菌比值升高被认为是肠道菌群失调的标志之一，可以作为病理状态的一种潜在生物标志物，而在针对高血压实验动物模型和高血压人群的研究中均观察到厚壁菌/拟杆菌比值升高。伴随肠道菌群结构失衡，其功能也发生相应改变，进而通过影响宿主基础代谢过程、免疫炎症状态及神经-内分泌调节等参与高血压发生、发展。

3. 肠道微生态与动脉粥样硬化

动脉粥样硬化是一种炎症性疾病，肠道微生态中肠道菌群参与调节宿主胆固醇代谢、尿酸代谢、氧化应激及炎症反应等基础代谢过程，诱导动脉粥样硬化和冠心病的发生、发展。肠道细菌崩解产物内毒素的主要成分脂多糖可以诱导内皮细胞损伤和平滑肌细胞增生，促进超氧阴离子的产生和释放，从而促使低密度脂蛋白氧化。氧化的低密度脂蛋白又可促进巨噬细胞释放细胞因子，使巨噬细胞转化为泡沫细胞进而形成动脉粥样硬化。

近期未应用抗菌药物的冠心病患者肠道菌群中乳杆菌属比例明显增加，而拟杆菌属显著减少。应用抗生素的急性心肌缺血患者短期心血管事件的发生率低于未使用抗生素的对照人群。此外，还有研究显示肠道疾病患者冠心病风险增加。上述研究证明肠道微生态与冠心病相关，已有学者提出肠道菌群结构改变可作为冠心病的诊断标志物，这为冠心病发病机制和诊疗策略的进一步探索提供了新的切入点。

4. 肠道微生态与心力衰竭

肠道微生态改变可直接损伤心肌细胞，引起心功能障碍。氧化三甲胺是肠菌的代谢产物，有研究发现，实验小鼠血清氧化三甲胺水平升高可使心肌细胞损伤及纤维化并使A型利钠肽水平增高，出现左心室病理性膨大，导致心力衰竭，进而推测氧化三甲胺水平升高增加心力衰竭易感性。针对慢性心力衰竭患者的临床对照队列研究得出同样的结果，慢性心力衰竭患者血清氧化三甲胺水平升高，且其水平与心功能分级和生存率相关。甚至有学者认为，与传统心力衰竭危险因素、心肾指数及系统性炎性标志物等相比，氧化三甲胺具有更强的预后评估价值。

（二）肠道微生态与心血管疾病相互作用

肠道微生态改变并非单向作用于心血管系统，心血管系统疾病同样会对肠道微生态产生影响，进而形成环状的影响路径。

以慢性全心衰竭为例，患者心输出量减少引起中心或外周缺氧，从而产生肠道缺氧的病理状态，缺氧引起炎症因子释放和交感神经激活等病理过程，进而引起肠道功能不全。慢性心力衰竭还可引起静脉淤血而加重黏膜缺氧，损伤上皮屏障功能。消化道缺血或淤血性改变和炎症反应增强等病理状态，引起人体免疫功能异常和代谢紊乱，进一步导致肠道菌群易位或结构紊乱。肠道通透性改变导致肠道优势菌群和其代谢产物进入循环，增多的代谢产物和细胞因子又进一步损伤心功能，如肠道细菌崩解产物内毒素与心肌组织上的受体结合后可减弱心肌收缩力，诱导炎症反应和结构损伤，还可以通过促进儿茶酚胺的释放影响肠道血流，兴奋已经激活的交感神经，进一步加重心力衰竭，进入恶性循环。

### 三、展望

肠道微生态是以肠道菌群为代表的人体最大的微生态体系，且肠道菌群与宿主共同维持微生态平衡。人体的生理代谢不仅受其自身基因的控制，同时受到肠道微生物的调控，一旦肠道微生态失衡，易引发机体包括心血管疾病在内的一系列病理生理性改变。反之，维护肠道微生态平衡，有助于改善心血管疾病的病理生理状态。这使我们对心血管疾病发病机制有了新认识，也为心血管疾病诊断及防治带来了崭新的方向。

随着肠道基因组学、代谢组学和蛋白组学等的不断发展，肠道微生物的疾病诊断价值越来越受到重视。人体健康微生物结构、病理微生物结构及根据微生物组设计的各种疾病高相关性分子标记物，可以用来进行慢性疾病的早期干预包括早期发现、早期预防和早期治疗。随着测序技术的普及，可以收集大样本微生态测序数据进行人工智能疾病预测模型构建，同样可以用于疾病的早期预防和监测。但人们对肠道微生物的认识刚起步，具体的微生物谱系与相关疾病的联系、各类疾病特定的菌群及是否可以通过检测肠道菌群的组成来确定个体是否患有某种疾病等仍需进一步深入地研究和探索。

近年来，医学领域重要的新技术——粪菌移植技术，就是在肠道微生物与疾病的相关研究理论基础上建立起来的全新疾病治疗技术，随着对肠道微生物中不同种属细菌在人体肠道中发挥作用的深入研究，有针对性地选择相关菌种对特定疾病进行治疗，该方法将有广阔的发展空间。

目前，最重要的一条研究线索就是寻找在特定疾病中发挥致病作用的特定菌落，并明确其致病路径和机制，通过调节肠道菌群或针对其致病机制中的某一个或多个环节的拮抗，阻断其致病线路、环路乃至网路，以达到疾病预防或治疗的目的。

动脉粥样硬化斑块形成本身即是一种慢性炎性反应，近年来又发现免疫因素参与了冠状动脉粥样硬化性心脏病的发生、发展过程，特别是发现了 Th17/Treg 比值失衡现象。目前，研究已经证实，肠道菌群失调与动脉粥样硬化炎性通路相关，乃至在粥样硬化斑块中发现了肠道微生物遗传物质。另有文献报道，急性心肌梗死患者呈现典型的肠道菌群紊乱，且与患者疾病严重程度相关。但在斑块形成过程中发挥主要作用的特定细菌群落尚未完全明确，有研究把乳酸杆菌和双歧杆菌作为关键细菌。其致病机制可能与肠道细菌产物特别是短链脂肪酸（short-chain fatty acids，SCFA）相关，SCFA 可能调节肠道中负责适应性免疫反应的转录因子，下调 Th17 细胞，上调 Treg 细胞，调节机体免疫反应，有利于机体抵抗炎症状态。有研究表明，嗜酸乳酸杆菌有减轻动脉粥样硬化形成的作用，该作用的发挥与降低炎症、抗氧化应激和调节肠道菌群有关，抗炎和抗氧化应激可能是通过抑制核因子

P65（nuclear factor kappa B，NF-κB P65）信号通路的激活来实现的，而对肠道菌群的调节可能与促进肠上皮细胞的增殖、保护肠上皮屏障有关。适量运动、高纤维饮食及补充益生菌、益生元等可以调节肠道菌群，增加肠道 SCFA，维持肠道上皮组织的完整性，改善 Th17/Treg 失衡，调节全身免疫功能状态，减少促炎细胞的活化，延缓或阻止动脉粥样炎性斑块的形成和发展。除调控氧化应激、免疫炎症外，调节肠道菌群还能通过调节胆固醇代谢等途径影响冠状动脉粥样硬化性心脏病的发生、发展，有望成为动脉粥样硬化及心血管疾病防治的新靶点。

但不可否认的是，相较于风湿病学、消化病学、呼吸病学、口腔病学等学科，心血管病学在免疫微生态方向的涉足尚且不深，以免疫微生态学的方式思考心血管疾病更不充分。目前，肠道微生态与心血管疾病相关的研究多偏向于基础，且内在机制尚未完全明了，因此肠道微生态与心血管疾病相关基础的临床研究尚需进一步开展。

# 第二节　心血管疾病危险因素与免疫微生态

## 一、饮食与免疫微生态

饮食引起的微生物组成的变化可能对宿主产生影响，进而引发疾病。

### （一）高盐饮食

高盐饮食与高血压密切相关，而高血压是导致心脑血管疾病的重要危险因素之一。高盐饮食导致血压升高的机制为血钠升高引起渗透压升高，致血管加压素释放增加及液体排出减少，血管张力增加及血容量增加，引起血压升高，进而增加心脏和血管负担，最终引发高血压和心功能不全等心血管疾病。而新近研究提示，高盐饮食可能通过免疫微生态机制影响血压调控，进而参与高血压的病理生理过程。高盐饮食小鼠肠道渗透性增加，炎性反应增多，肠道内有益细菌，如乳酸杆菌数量下降，辅助性 T 细胞 17（Th17）数量增加，血压升高，而给高盐饮食小鼠补充乳酸杆菌等益生菌后，Th17 细胞数量减少，炎症激活状态改善，炎症因子表达减少，血压下降。在针对人群的研究中，这样的结果得到重复，高盐刺激降低了受试者乳酸菌的肠道存活率，增加了 Th17 细胞数量及白细胞介素（IL）-17A 水平，升高了血压。结果证明高盐饮食会打破肠道微生态固有平衡，尤其是影响盐敏感的乳酸杆菌，通过诱导 Th17 细胞来促进自身免疫，进而导致高血压。这些研究将高盐摄入与高血压乃至心血管系统疾病通过肠道免疫轴联系起来，并提示肠道微生物群落可能是对抗盐敏感心血管疾病的潜在治疗靶点。

笔记

## （二）高脂饮食

膳食脂肪的增加会大大改变肠道微生物群的组成。喂食高脂肪饮食（总热量摄入量为40%～80%）的实验小鼠肠道拟杆菌水平降低，而厚壁菌和变形菌增加，表明膳食脂肪对微生物群有直接影响。厚壁菌和变形菌等高脂饮食状态下增加的肠道微生物可以介入高脂肪摄入后的代谢路径，但其机制尚不完全明确。以革兰染色呈阴性的变形菌门为例，其介入脂肪代谢路径的可能机制是脂多糖（lipopolysaccharides，LPS）的易位，LPS是革兰阴性细菌细胞壁外膜的基本成分。据报道，高脂肪餐后人体循环中的LPS增加，进入循环后，LPS通过Toll样受体信号转导引发强烈的炎症反应，这一作用在肥胖个体中更显著，而这与心血管和代谢疾病的发生、发展有关。而在无菌小鼠中，上述促炎性作用不会被重复，即免受高脂肪饮食的代谢后果，表明肠道微生物可能是脂质诱导的代谢功能障碍的重要媒介。

## （三）高蛋白饮食

蛋白质分解产生的氨基酸为肠道微生物提供必需的碳和氮。氨基酸在肠道菌群作用下分解代谢产生许多代谢物如短链脂肪酸、支链脂肪酸、吲哚、酚、氨和胺等都可以影响宿主健康。例如，酚类、吲哚类和胺类可与NO结合形成与胃肠癌相关的毒性N-亚硝基化合物。部分肠道菌群可产生三甲胺裂解酶，将人体直接摄入或间接生成的氨基酸肉毒碱转化为三甲胺（trimethyla mine，TMA），后者经门脉循环进入肝脏并被黄素单氧酶氧化生成氧化三甲胺（trimetlyla mine oxide，TMAO）。TMAO具有疏水和亲水双重基团，可调节蛋白质活性和稳定性，增加泡沫细胞生成和抑制胆固醇逆向转运。高蛋白饮食使小鼠发生动脉粥样硬化的风险增加，这种效应可能由TMAO介导，且小鼠血清TMAO水平越高，其大动脉粥样硬化斑块面积越大，这种效应的产生并不伴随小鼠血清胆固醇、甘油三酯、脂蛋白及血糖水平的明显改变。TMAO血清水平与冠心病、慢性心力衰竭等疾病的预后相关。

## 二、超重、肥胖与免疫微生态

超重和肥胖是指可损害人体健康的异常或过量脂肪累积。由于经济社会的发展，人们生活水平提高，饮食习惯发生改变，肥胖已经成了一种常见的社会性疾病。肠道微生态的变化在肥胖的产生中起到了不可忽视的作用。肠道是能量吸收的重要器官，当能量的摄取超过能量的消耗时，多余的能量将会以甘油三酯的方式储存于白色脂肪组织中。肠道微生物可以通过肠道中的信号通路影响宿主新陈代谢，对能量沉积、炎症和胰岛素抵抗等产生影响，其效率取决于菌群组成。与此同时，肥胖也能反作用于肠道微生态，影响肠道微生物的组成。肥胖患者肠道中微生物群多样性减少，多形拟杆菌的丰度下降，血清谷氨酸浓度升高，血清葡萄糖水平和短链脂肪酸水平增加，进而增加肝脏产甘油三酯，这可能使肥胖程度进一步加重。而对小鼠的实验结果显示，多形拟杆菌可通过抑制脂肪生成、促进脂类分解和脂肪酸氧化等途径来降低小鼠脂肪量，增加瘦肉组织。

笔记

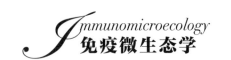

### 三、血脂异常与免疫微生态

血脂异常被认为是冠心病和缺血性脑卒中的独立危险因素，是引起动脉粥样硬化，进一步诱发心、脑缺血的一项高危因素，其病因多种多样，吸烟、过量进食、运动量少、饮食中饱和脂肪酸过高等均可诱发高脂血症。血脂异常会引起厚壁菌门和拟杆菌门等肠道菌群的丰度和多样性紊乱，导致肠道微生态失调。血脂在动脉粥样硬化发生、发展中扮演着重要角色，故肠道微生态可能通过调节血脂而间接影响动脉粥样硬化进程。

类风湿关节炎常累及心血管系统，脂质代谢异常是类风湿关节炎患者伴发心血管疾病的重要风险因素。研究发现，类风湿关节炎患者血清中甘油三酯和总胆固醇水平较对照组显著升高，抗环瓜氨酸肽（cyclic citrullinated peptides，CCP）抗体水平、红细胞沉降率（erythrocyte sedimentation tate，ESR）水平、基于 28 个关节的疾病活动指数（disease activity score-28，DAS28）水平与甘油三酯和极低密度脂蛋白水平呈正相关，提示类风湿关节炎病程中炎症反应和免疫功能紊乱可能会导致物质代谢异常，进而引起心血管并发症。

## 第三节　高血压与免疫微生态

高血压是以体循环动脉压升高为主要临床表现的心血管综合征，可分为原发性高血压和继发性高血压。原发性高血压又称为高血压病，是心脑血管疾病最重要的危险因素，常与其他心血管危险因素共存，可损伤重要脏器，如心、脑、肾的结构和功能，最终导致这些器官的功能衰竭。继发性高血压是由某些确定的疾病或病因引起的血压升高，其发病机制相对明确。本章节我们主要探讨原发性高血压与免疫微生态的关系，但需要注意的是，继发性高血压的发生、发展中同样存在免疫微生态因素的参与。

### 一、病因和发病机制

原发性高血压的病因为多因素，尤其是遗传和环境因素交互作用的结果，但是遗传与环境因素具体通过何种途径升高血压尚不明确。基础和临床研究表明，高血压不是一种同质性疾病，不同个体间病因和发病机制不尽相同。其次，高血压病程较长，进展一般较缓慢，不同阶段始动、维持和加速机制不同，各种发病机制间也存在交互作用。因此，高血压是多因素、多环节、多阶段和个体差异性较大的疾病。

#### （一）与高血压发病有关的因素

1. 遗传因素

高血压具有明显的家族聚集性。约 60% 高血压患者有高血压家族史。不仅高血压发生率体现遗传性，而且血压水平、并发症发生及其他有关因素，如肥胖等也有遗传性。

2. 环境因素

（1）饮食：盐摄入量过多、高蛋白质摄入、饮食中饱和脂肪酸或饱和脂肪酸/多不饱和脂肪酸比值高、大量饮酒等属于升压因素。钾摄入量与血压呈负相关。

（2）精神应激：从事精神紧张度高的职业者发生高血压的可能性较大。

（3）吸烟：吸烟可通过刺激交感神经末梢释放去甲肾上腺素、氧化应激损害 NO 介导的血管舒张等机制引起血压增高。

3. 其他因素

（1）体重：体重增加是血压升高的重要危险因素。肥胖的类型与高血压发生关系密切，腹型肥胖者容易发生高血压。

（2）药物：避孕药、麻黄碱、肾上腺皮质激素、非甾体类抗炎药和甘草等药物可使血压增高。

（3）睡眠呼吸暂停低通气综合征：该病患者约 50% 合并有高血压，血压升高程度与其病程和严重程度有关。

### （二）高血压的发病机制

1. 神经机制

各种原因使大脑皮质下神经中枢功能发生变化，各种神经递质浓度与活性异常，包括去甲肾上腺素、肾上腺素、多巴胺、5- 羟色胺、血管加压素、脑啡肽、脑钠肽和中枢肾素 – 血管紧张素系统，最终使交感神经系统活性亢进，血浆儿茶酚胺浓度升高，阻力小动脉收缩增强而导致血压增高。

2. 肾脏机制

各种原因引起的肾性水、钠潴留，通过全身血流自身调节使外周血管阻力和血压升高，提高肾脏灌注压，增加水、钠排泄，也可通过排钠激素分泌释放增加，在排泄水、钠的同时使外周血管阻力增高而使血压增高。现代高盐饮食的生活方式加上遗传性或获得性肾脏排钠能力的下降是许多高血压患者的基本病理生理异常。

3. 激素机制

肾素 – 血管紧张素 – 醛固酮系统（renin-angiotensin-aldosterone system，RAAS）激活。经典的 RAAS 理论中，血管紧张素 II（angiotensin II，AT II）是 RAAS 的主要效应物质，具有促小动脉平滑肌收缩、刺激肾上腺皮质球状带分泌醛固酮、经正反馈途径促进交感神经末梢突触前膜去甲肾上腺素分泌增加等作用，这些作用均可使血压升高。而近年来研究表明，AT I 和 AT II 可通过多条途径产生血管紧张素 1-7（angiotensin 1-7，A1-7），A1-7 通过与 G 蛋白偶联的 MAS 受体发挥扩血管及抑制血管平滑肌细胞的增殖等作用，参与血压调节。

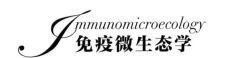

### 4. 血管机制

血管内皮细胞能生成、激活和释放各种血管活性物质，如NO、前列环素、内皮素、内皮依赖性血管收缩因子等，来调节心血管功能。年龄增长及各种心血管危险因素，如血脂异常、血糖升高、吸烟和高同型半胱氨酸血症等可导致血管内皮细胞功能异常，使氧自由基产生增加，NO灭活增强，引发血管炎症和氧化应激反应等影响动脉的结构和弹性功能。

### 5. 胰岛素抵抗

约50%原发性高血压患者存在不同程度的胰岛素抵抗，近年来认为胰岛素抵抗是2型糖尿病和高血压发生的共同病理生理基础，可能机制是胰岛素抵抗造成继发性高胰岛素血症引起肾脏水钠重吸收增强，交感神经系统活性亢进，动脉弹性减退，从而使血压升高。

### 6. 免疫微生态机制

以肠道微生物为主要组分的肠道微生态与宿主相互影响，肠道微生物在机体新陈代谢及健康维持过程中发挥重要作用，宿主所处环境及健康状态又影响肠道微生物的数量及丰度。近年来一系列研究逐渐证实，肠道微生态参与了高血压的发生、发展过程，通过肠道内微生物及其代谢产物参与宿主机体代谢和免疫等生理病理过程，影响机体血压水平及调节。目前，已经在分子水平、实验动物水平和人群水平等多个水平上积累了一定的研究成果。

（1）高血压与肠道微生态结构改变

在自发性高血压实验动物（目前相关实验研究集中于大鼠、小鼠）中，肠道微生物的丰富性、多样性和均匀分布程度均明显减少，种群比例异常，厚壁菌、拟杆菌和变形菌不同比例增加，厚壁菌/拟杆菌比值增加，产乙酸（醋酸）、丁酸和酯类等细菌减少，产乳酸细菌增加。在诱导高血压实验动物模型（如长期血管紧张素Ⅱ输注的大鼠模型）中，也发现类似的改变。此外，针对高血压患者人群的队列研究同样显示，样本的微生物菌群呈现失衡状态，具体表现为普氏菌属、克雷伯菌属、变形菌、梭菌属、链球菌属、狄氏副拟杆菌属、埃格特菌属和沙门菌属等数量相对增多，放线菌门数量减少，而在健康人群中粪杆菌属、罗斯菌属和互养菌属数量相对更多。而高血压前期人群的肠道菌群结构更接近高血压人群而非健康人群。粪菌移植试验进一步佐证了高血压与肠道微生态失衡的关系，甚至提示了二者的因果关系。将高血压病患者粪菌提取后灌喂给无菌小鼠，小鼠在心率无明显变化的情况下，收缩压、舒张压及平均血压均显著升高，对受试小鼠和粪菌移植者的肠道菌群聚类分析显示，二者肠道菌群的结构相近，而健康人群粪菌灌喂小鼠血压未见明显改变。这些研究均表明肠道菌群失调与高血压密切相关。

值得注意的是，各项动物实验之间、人群研究之间及动物实验和人群研究之间结果并不完全一致，显而易见地体现在菌群种类改变上并不完全一致，这其中包含不同种属及不同群体间菌群存在自然差异的因素，但也必然包含实验设计、实验条件及偶然性等因素，在将此类研究成果应用于高血压预防、诊断及治疗之前，尚需科学性更强的大样本研究及循证分析。

（2）高血压的肠道病理及病理生理改变

高血压大鼠肠道血流灌注减低，肠壁硬度增加，肠道上皮屏障完整性下降，渗透性增加，纤维化面积增加，肌层增厚，杯状细胞数量减少，小肠绒毛缩短，肠道炎症增加。在自发性高血压大鼠小肠和近端结肠中巨噬细胞和 T 细胞的表面标记物 *Cd68* 和 *Cd3e* 基因表达升高，炎症因子 IL-1β 、TNF-α 的 mRNA 水平增高，这些变化与血压控制相关的微生物群落的改变有关。有证据表明肠道病理及病理生理改变先于肠道微生态改变及高血压的发生，提示在高血压发生、发展过程中肠道病理和病理生理改变可能更早出现。

（3）肠道微生态失衡影响血压的可能路径

①肠道微生态产物

肠道菌群能将膳食纤维降解成短链脂肪酸，短链脂肪酸是肠道菌群的重要终产物之一，主要包括乙酸、丙酸和丁酸，通过肠道吸收作用进入血液循环，作用于肾脏、心脏、骨骼肌、皮肤等器官小血管中的受体，通过激活 G 蛋白偶联受体 GPR41 和嗅觉受体 Olfr78 发挥血压调控作用。低浓度时可激活 GPR41 以降低血压，在较高浓度时则激活 Olfr78 升高血压以拮抗 GPR41 的降压作用。Olfr78 只能被乙酸和丙酸激活，其升高血压的可能机制为激活肾脏表面 Olfr78 受体而促进肾素分泌，进而导致血压升高。短链脂肪酸还可能通过表观遗传学途径激活调节性 T 细胞，从而起到调节血压特别是降低血压的作用。

也有研究指出，氧化三甲胺作为肠道菌群的另一种产物也可以升高血压，其具体机制尚未明确，可能与其促进动脉硬化过程进而影响动脉的弹性功能和结构相关。

②脑 - 肠 - 微生态轴

神经 - 内分泌系统在血压的生理性调控及高血压的病理生理过程中起到关键作用。肠道微生态可以通过影响 5- 羟色胺、γ - 氨基丁酸、去甲肾上腺素和乙酰胆碱等神经递质的产生进而作用于中枢及外周神经系统，提示肠道微生态可能直接影响血压控制中枢，高血压呈现出的交感神经系统活性亢进的病理生理状态可能也与此相关。同时，有研究发现室旁核和肠道之间的交感神经存在通讯，肠道中交感神经和副交感神经活动失衡，可能导致高血压相关的肠道病理生理改变。

③免疫与炎症

高血压病程中伴随有血管局部和系统性的炎症反应，高血压与炎症互为因果。一方面，炎症促进高血压的发生与发展，血管炎症反应表现为单核细胞和淋巴细胞向血管内皮迁移、聚集，增加局部细胞黏附分子和趋化因子等的表达。血管局部炎症反应可以导致血管内皮细胞功能异常，破坏血管舒张和收缩因子合成与降解平衡，促进血管平滑肌细胞的增殖，破坏细胞外基质的合成与分解平衡，加速血管重构，增加血管的僵硬度，从而促进高血压的发生与发展。另一方面，高血压加重炎症病理过程，高血压本身即为一种促炎状态，长

笔记

期高血压所致的血流动力学及神经 – 内分泌改变可以促进血管炎症的发生和发展，单核细胞和淋巴细胞显著激活，血浆细胞黏附分子和 IL-6 水平明显升高。可能的机制为：高血压所致血流剪切力的增加可以直接损伤血管内皮，上调损伤部位可溶性细胞间黏附分子 1 和单核细胞趋化蛋白 1 等炎症因子的表达，增加炎症细胞向血管损伤部位的黏附和迁移，引起血管炎症反应。在高血压病程中不仅伴随着血管局部和系统性的炎症反应，在肠道中也存在炎症反应。与高血压全身炎症状态相对应的是，在高血压人群和高血压前期人群中，富集更多的是条件致病菌包括普氏菌、克雷伯杆菌和肠杆菌等。这些菌群多数与低强度的炎症激活相关，与此不同，健康人群肠道富集更多的则是能够产丁酸盐的抗炎性细菌，说明这些条件致病菌的增加可能与机体的炎症激活有关，进一步佐证高血压与肠道菌群紊乱相关。

免疫系统与高血压病发生、发展密切相关，某些免疫细胞，如促炎性 Th17 细胞、抑炎性 Treg 细胞及某些免疫分子，如 IL-17、IL-23 等参与高血压进程。Treg 细胞数量与血压呈负相关，这可能与其缓解局部微血管损伤与炎性反应的作用相关。除直接降低血压外，Treg 细胞还可改善高血压导致的主要靶器官损害，如肾脏损害而延缓高血压的发病进程。Treg 细胞对肾脏功能保护作用的可能机制为抑制促炎性因子 IL-1β 等的释放，钝化肾内 Th1、Th2、Th17 的免疫反应，或直接与树突状细胞接触下调 CD80、CD86 表达，抑制抗原呈递能力从而抑制免疫应答，Treg 细胞还可促进效应 T 细胞凋亡，抑制 Th17 细胞功能，显著减少局部 IL-6 和 IL-17α 等炎性因子释放，从而减轻肾内炎症与氧化应激压力，最终缓解肾血管重构与肾水钠代谢的紊乱，对肾脏水钠代谢等功能起到良好的保护作用，对高血压的维持与恶化起到拮抗作用。血清 IL-17 水平在单纯高血压、2 型糖尿病及高血压合并 2 型糖尿病患者中均明显升高，高血压合并 2 型糖尿病患者血清 IL-17 水平较单纯高血压患者更高。高血压亚临床靶器官损害患者外周血 Th17 细胞比例升高，炎症因子 IL-17 和 IL-23 的水平增高，IL-17mRNA 及关键转录因子视黄酸相关孤独核受体 γt（orphan nuclear receptor gamma t，RORγt）、信号转导及转录激活因子 3（signal transducer and activator of transcription-3，STAT-3）的表达水平增加。高血压伴颈动脉粥样硬化患者 Th17/Treg 细胞失衡。高同型半胱氨酸合并自发性高血压大鼠 Th17/Treg 平衡失调，外周血 Treg 细胞比例下降，Th17 细胞比例升高，经叶酸、维生素 B₆ 及维生素 B₁₂ 联合治疗干预后，Treg 细胞比例升高、Th17 细胞比例下降。

肠道微生态与高血压免疫状态改变具有相关性。有研究表明，肠道共生细菌缺失的无菌小鼠的全身免疫状态发生改变，如 Th2 缺失、Th17 细胞减少及促炎性因子 IL-12 和 IL-17 形成显著减少等，与此相对应的是，无菌小鼠小肠及结肠中同样缺乏 Th17 细胞，而 Treg 细胞比例升高，并且其数量与 Th17 细胞比例呈负相关。具有完整共生细菌的正常饲养小鼠经血管紧张素 II 诱导一段时间后逐渐出现一系列病理生理改变，血管内皮轻度功能障碍，血管收缩能力增强，血压升高，心肌炎症增加，心肌出现一定程度的纤维化和肥厚，心脏收缩功能减低。而在无菌饲养小鼠中可观察到血管及心肌炎症轻微，血管及心脏功能障碍轻微，并且无菌小鼠可以免于血管紧张素Ⅱ诱导的血压升高。这些证据表明肠道微生物群通过调节机体免疫状态在一定程度上促进血管紧张素Ⅱ诱导的血管及心脏功能障碍和动脉高血压，并且可能进一步参与高血压导致的靶器官损伤，与此同时若调节肠道微生物群可能改善机体炎症状态，进而有助于调控高血压的发生、发展。此外，肠道微生物会对饮食成分的波动做出反应，从而产生短暂或持续变化，如高盐饮食可以影响肠道微生态结构和机体免疫状态，具体表现为产乳酸菌数量减少及Th17细胞增多，肠道渗透性及炎症反应增加。

在高血压疾病发生、发展过程中，炎症、免疫、肠道微生态因素共同参与，并且这些因素之间存在着复杂的网络式关系，同时与其他高血压发病有关的遗传与环境因素相互影响、相互作用。这一观点丰富了对于高血压病因及发病机制的科学认识，也为解释原发性高血压的病因及发病机制提供了一个全新的角度。

④肠道微生态与高盐饮食、肥胖、胰岛素抵抗等高血压危险因素相关，也可间接影响血压。

## 二、高血压诊断

随着高血压与肠道微生态结构改变关系的进一步阐明及微生物组检测技术、二代基因测序技术等分子诊断技术的兴起，肠道微生态结构有望成为高血压诊断的新标志物。由于高血压前期人群的肠道菌群结构与高血压人群更相似而非健康人群，因此这对高血压前期患者的诊断可能是更有意义的，有望在血压出现病理性改变之前，即通过肠道微生态成分改变而提示高血压患病风险，从而使更早的干预成为可能。

但必须注意的是，目前关于高血压肠道微生态改变的各项动物实验之间、人群研究之间及动物实验和人群研究之间结果并不完全一致，体现在菌群种类改变上不完全一致，因此目前尚不能应用于临床，在将此类研究成果应用于高血压预防、诊断及治疗之前，尚需科学性更强的大样本研究及循证分析。

## 三、高血压防治

### （一）生活习惯改变

1.适量运动

长期锻炼人群肠道中粪便代谢物（如乙酸、丙酸和丁酸等短链脂肪酸）相对增加，其肠道微生态结构及代谢组学上的改变较久坐不动人群具有显著差异。体育锻炼可提升肠道菌群的多样性及丰度，影响肠道菌群，进而通过减少促炎性因子、增加抑炎性因子和Treg细胞调节肠道免疫系统活性，还可通过增加初级胆汁酸，减少初级胆汁酸向次级胆汁酸的

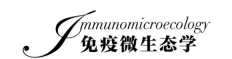

转化影响肠道转运时间。

2. 调整饮食结构

高纤维饮食能够改善菌群失衡，修正厚壁菌属和拟杆菌属等的菌群紊乱，增加有益菌的丰度，进而缓解高血压，减轻血管病变，减少心脏和肾脏纤维化，改善高血压导致的靶器官损害。碳水化合物、蔬菜和水果通过肠道代谢可产生较多量的短链脂肪酸，短链脂肪酸增加可能对高血压产生有益影响。短链脂肪酸中常见的几种，如乙酸盐、丙酸盐和丁酸盐，每一种的单独补充都能降低血压并且可以改善心脏肥大和纤维化。2017 年美国心脏病协会联合其他多个临床医学专业学会发布了最新制定的《成人高血压预防、检测、评估和处理指南》，指南中推荐水果、蔬菜及全谷类饮食，这些食物均可提供丰富的膳食纤维。而高脂饮食可促进革兰阴性杆菌生长，导致局部炎症，可能引起血压升高。

3. 功能食品

有研究表明，含牛奶肽和植物甾醇的功能食品，可降低低密度脂蛋白，有助于控制血压。多糖作为一种可溶性膳食纤维，可改善菌群失调，其中低聚果糖已应用于食品领域。

（二）微生态制剂

给高血压患者及健康人群补充益生菌，有一定程度的降低血压的作用，提示可能通过纠正肠道菌群紊乱来达到缓解高血压的目的，这一降压作用可能随着益生制剂使用时间的延长、种类的增多、每日剂量的不同而发挥更大的作用。双歧杆菌目前已经广泛应用于食品行业中，其可能通过抑制肠道血清脂肪酶水平及保护肠道上皮黏膜屏障来降低血压。维持肠道微生态平衡可能成为高血压防治的潜在靶点。但是到目前为止，何种益生菌具有更稳定、更确切、更佳的缓解高血压的效果仍未达成共识，还需要更多地深入探讨，有赖于更深入的益生菌干预高血压的临床研究。从寻找更具特异性的致高血压病菌株的角度入手，进而寻找更好的针对这种高血压相关菌群的治疗手段可能是一个可行的方向。

（三）粪菌移植

通过粪菌移植来改善血压，这在动物实验中得到部分证实，但距离临床应用还存在观念、伦理、技术等多方面制约。

（四）常规药物新思考

由于血管紧张素转化酶抑制剂（angiotensin converting enzyme inhibitor，ACEI）、血管紧张素受体阻滞剂（angiotensin receptor blockers，ARB）、β 受体阻滞剂等药物同时具有调节细胞因子、抗氧化等作用，是否需要重新思考高血压药物治疗方案也是一个值得探讨的问题。目前已有研究表明，长期应用卡托普利可影响肠道微生物，这些微生物被称为卡托普利反应微生物，其中部分菌属还被证实与体重降低相关，这可能有助于高血压的长期控制。

## （五）抗生素

目前已经有动物实验研究证实，高血压模型小鼠应用米诺环素可以降低厚壁菌门与拟杆菌比例，使高血压个体的肠道菌群再平衡，同时伴随血压减低。但目前高血压病肠道菌群改变谱尚未明确，因此抗生素治疗高血压尚不具备临床实用性。

## 四、展望

肠道菌群能合成多种影响机体生长发育的必需维生素，并参与脂类、糖类及蛋白质代谢，促进铁、镁、锌等矿物元素吸收，其与人体基因组共同在机体新陈代谢过程中发挥重要作用。肠道菌群通过其数量及相对丰度、代谢产物、脑-肠轴系统等参与到宿主局部及系统的代谢、免疫、慢性炎症反应等病理生理过程当中，对高血压的形成、发展和调控产生影响。但是，人类消化系统中存在大量不同类型的细菌及其他微生物菌落，其中许多细菌以一种或多种方式进行代谢，而人类肠道微生物的组成也会因个体差异而不同。此外，肠道菌群的结构和组成还受到很多因素影响，如运动、饮食、睡眠、外界刺激等，因此其影响血压的机制还有赖于进一步阐明，影响血压的具体菌种也需要进一步明确。针对其可能的机制，临床上可通过改变患者的生活行为方式、补充益生菌与益生元、药物干预等方法对肠道微生态进行干预。此外，肠道菌群移植也可能通过改变肠道微生态而影响血压。目前，对肠道菌群及其代谢产物与高血压关系的研究报道仍主要停留在实验室阶段，同时针对肠道菌群及其代谢产物的检测技术以及其对疾病的诊断作用也尚处于研究阶段，未来仍需不断优化肠道菌群检测技术，分析不同地域、人群肠道微生物组成，以丰富人类第二基因组库，为未来研究肠道微生态与高血压的关系提供进一步的帮助。

# 第四节 冠状动脉粥样硬化性心脏病与免疫微生态

冠状动脉粥样硬化性心脏病指冠状动脉发生粥样硬化引起管腔狭窄或闭塞，导致心肌缺血缺氧或坏死而引起的心脏病，简称冠心病（coronary heart disease，CHD），也称缺血性心肌病。

## 一、CHD 的发病机制

CHD 主要由冠状动脉粥样硬化斑块破裂引起心肌缺血缺氧所致。动脉粥样硬化斑块形成是一种慢性炎性反应，主要表现为动脉管壁粥样硬化斑块形成、管腔变窄、弹性丧失，最终引起不良心血管事件，如心肌梗死和脑梗死等。目前，研究认为动脉粥样硬化发病机制较多，如脂质浸润、血栓形成并激活、平滑肌细胞钙化和内皮细胞损伤等。而主流观点较认可脂质浸润机制：低密度脂蛋白（low density lipoprotein，LDL）的氧化修饰触发内皮细胞释放细胞间黏附分子、巨噬细胞蛋白，单核细胞通过血管内膜募集到被修饰的LDL，巨噬细胞通过表达清道夫受体 SR-A I 和 CD36 而吞噬更多被修饰的 LDL，最终变成泡沫细胞，泡沫细胞程序性死亡或坏死又会吸引更多巨噬细胞，从而形成具有较大脂核的斑块。同时，坏死的泡沫细胞还可释放细胞因子，促使血管平滑肌细胞（vascular smooth muscle cells，VSMCs）增殖、迁移至内膜，VSMCs 释放细胞外基质和胶原而形成纤维帽，早期形成的纤维帽具有稳定斑块等作用，后期巨噬细胞释放的细胞外基质金属蛋白酶 -9（matrix metalloproteinase-9，MMP-9）可水解斑块纤维帽，导致斑块破裂激活血小板，血小板聚集凝结成血栓，进而堵塞冠状动脉而引发心肌梗死。

## 二、肠道微生态与 CHD 的关系

近年来研究发现，CHD 患者肠道微生态与健康对照者存在一定差异，且肠道微生态失衡会引起或促进CHD发生、发展，如肠源性内毒素在CHD的发生、发展中具有重要作用，提示肠道微生态与 CHD 有关。

动脉粥样硬化斑块中存在大量肠道微生物 DNA，提示肠道微生态参与动脉粥样硬化斑块形成。Wu 等采用高通量测序发现，心肌梗死兔模型肠道微生态丰度与正常兔存在差异，且互养菌门、螺旋体门等菌门数量大于正常兔，提示肠道微生态与心肌梗死有关。肥胖和血脂异常是 CHD 的重要危险因素。Fei 等将肥胖患者体内菌群移植于无菌小鼠体内发现，无菌小鼠体重增加，提示肠道菌群与肥胖有关。近期研究发现，益生菌具有降低血脂等作用，与荟萃分析结果一致，提示肠道微生态与脂代谢有关，肠道微生态可直接或间接参与 CHD 的发生、发展。

## 三、免疫微生态与 CHD 的相关机制

肠道微生态作为人体微生态系统的重要组成部分，可通过不同途径影响血管慢性炎性反应，如促进泡沫细胞形成和刺激 MMP-9 释放等。肠道菌群可代谢产生 TMAO，而TMAO可预测CHD的发生。脂多糖作为革兰阴性菌的重要组成部分，可参与 CHD 的发生。肠道微生态参与胆固醇代谢，而其代谢产物胆汁酸亦可参与 CHD 的发生、发展。

### （一）氧化三甲基铵

TMAO 是肠道菌群代谢产物，肠道菌群将食物中的胆碱、左旋肉碱分解代谢为三甲胺，三甲胺被肝酶氧化为 TMAO 并随血液循环遍布全身。既往研究表明，血液中 TMAO 可上调巨噬细胞内的清道夫受体，促使巨噬细胞内胆固醇聚集和泡沫细胞形成，进而促进血管内斑块形成，并通过丝裂原活化蛋白激酶（titogen-activated protein kinase，MAPK）和细胞核因子 κB 通路促进血管炎性反应。Ierardi 等研究结果显示，TMAO 与心血管疾病发生有关。Koeth 等进行的动物实验发现，TMAO 可能通过减弱胆固醇逆向转运而参与动脉粥样硬化形成。

### （二）脂多糖

脂多糖是革兰阴性菌的重要组成部分，其可通过不同途径激活炎性反应。既往研究表明，肠道菌群失调时，革兰阴性菌脂多糖成分可通过肠道进入机体，进入机体的脂多糖可激活各种炎性因子。同时，脂多糖还与 Toll 样受体（Toll-like receptors，TLRs）结合，促进 MMP-9 表达，水解稳定斑块纤维帽的胞外基质，使斑块破裂，进而引发 CHD。

### （三）胆汁酸

生理条件下，胆固醇被肝脏代谢为胆汁酸，并以胆汁的形式排入肠道参与消化，在肠道内胆汁酸可经过肝肠循环重新吸收。Charach 等的研究结果显示，CHD 者胆汁酸排泄率低于正常对照者，提示胆汁酸排泄率与 CHD 有关。Wahlstrom 等发现，肠道微生态对排入肠道内的胆汁酸进行生物转化，经过生物转化的胆汁酸经肝肠循环吸收入血，入血的胆汁酸可引起法尼醇 X 受体（farnesoid X receptor，FXR）和 G 蛋白偶联受体的信号传递，进而对 CHD 的发生、发展产生作用。胆固醇升高是 CHD 的重要发病原因，而胆固醇代谢受肠道微生态影响，故肠道微生态可能通过调节胆固醇代谢而参与 CHD 的发展。

### （四）心钠肽

研究发现心钠肽（atrial natriuretic peptide，ANP）通过调节视黄酸相关孤独核受体 γt（retinoid-related orphan nuclear receptor γt，RORγt）和转录因子 Foxp3 的表达，纠正了早期动脉粥样硬化（atherosclerosis，As）中辅助性 T 细胞 17（T helper cell 17，Th17）/ 调节性 T 细胞（regulatory T cells，Tregs）的免疫失衡。心钠肽抑制促炎介质的释放，促进抗炎因子的释放，下调趋化因子及其受体的表达，从而促进早期 As 的抗炎作用。此外，心钠肽下调 MMP-2 和 MMP-9 的表达，减少胶原纤维，减少巨噬细胞、树突状细胞和血管平滑肌细胞向斑块浸润，从而促进斑块的稳定性。

Th17/Treg 是免疫系统中不同于 Th1/Th2 平衡的一对新的平衡，在 As 的发展中起重要作用。随着心钠肽纠正 Th17/Treg 细胞平衡，高剂量的心钠肽具有更显著的免疫调节作用。Th17/Treg 平衡分别由 RORγt 和 Foxp3 转录因子调节，研究发现心钠肽显著下调 RORγt 的表达，同时显著上调 Foxp3 的表达。

参与 As 过程的炎性细胞可表达不同的炎性因子，如 IL-1b、TNF-α、IL-6 等，它们主要由巨噬细胞、淋巴细胞和血管平滑肌细胞分泌。IL-1b 和 TNF-α 的表达受 p38 丝裂原活化蛋白激酶 / 核因子 -κB 途径调节。IL-1b 和 TNF-α 表达的增加，促进了下游细胞间黏附分子 -1（intercellular cell adhesion molecule-1，ICAM-1）和血管细胞黏附分子 -1（vascular cell adhesion molecule-1，VCAM-1）的过度表达，从而进一步促进血管平滑肌细胞和内皮细胞的迁移和黏附。IL-6 的表达受 IL-6 受体和信号转导蛋白 gp130 调节。IL-6 是促动脉粥样硬化的细胞因子，可加速小鼠动脉粥样硬化的进程，高水平的血清 IL-6 是冠心病的一个危险因素。抗动脉粥样硬化细胞因子 IL-10 由 Treg 细胞分泌，IL-10 不仅下调 TNF-α 的表达，还降低内皮细胞中 ICAM-1 的表达。心钠肽治疗显著降低血清 IL-6，升高血清 IL-10，具有抗炎能力。

研究表明 MMP-2 和 MMP-9 与损害动脉斑块的稳定性有关。心钠素显著下调了 MMP-2 和 MMP-9 的表达。中等剂量的 ANP 降低了主动脉根部的斑块面积，同样降低了胶原纤维的含量。免疫细胞化学分析证明，用 ANP 治疗还减少了巨噬细胞、血管平滑肌细胞和树突状细胞向主动脉根部的浸润。这些结果表明 ANP 可改善动脉斑块的稳定性，防止其扩张，抑制炎性细胞的浸润，并降低 MMP-2 和 MMP-9 的表达。

总之，ANP 通过调节 Th17/Treg 平衡、抑制慢性炎症、减少斑块胶原纤维和减少炎性细胞浸润来改善早期和中期动脉粥样硬化。

### （五）CD4⁺T 细胞

CD4⁺ T 细胞常见于动脉粥样硬化斑块中，辅助性 T 细胞 1（Th1）和自然杀伤 T 细胞具有促动脉粥样硬化作用，调节性 T 细胞具有抗动脉粥样硬化作用（文末彩图 2-8-4-1）。

在动脉粥样硬化发展过程中，Treg 细胞可转化为促炎性 T 细胞亚群，如 Th1、Th17 细胞。T 细胞通过趋化因子和趋化因子受体向动脉粥样硬化斑块募集。

共刺激分子是当 T 细胞中的 T 细胞受体与抗原提呈细胞中的主要组织相容性复合物（MHC）–肽复合物结合时连接的细胞表面受体。共刺激分子的性质决定了抗原呈递的结果。抗原呈递可以启动和调节动脉粥样硬化中的 CD4⁺ T 细胞反应。T 细胞免疫反应是由转移到淋巴结的抗原负载的抗原提呈细胞（antigen-presenting cells，APCs）引起的。几种类型的细胞起 APCs 的作用，包括动脉粥样硬化斑块中的巨噬细胞、外膜中的 B 细胞和几种树突状细胞亚群（如常规的、浆细胞样或 IRF8 依赖的树突状细胞）。根据这些 APCs 提供的共刺激信号和细胞因子，CD4⁺ T 细胞免疫应答可以分化为免疫原性应答或耐受性应答。例如，APCs 上的 CD40 与 T 细胞上的 CD40 配体相互作用，导致 Th1 细胞极化。干扰这一信号可以减少小鼠和食蟹猴的动脉粥样硬化。树突状细胞上的 CD80 和 CD86 与细胞毒性 T 淋巴细胞抗原 4（CTLA4）相互作用，后者在 Treg 细胞和活化的 T 细胞上表达。在 Apoe 小鼠中 CTLA4 过表达降低了动脉粥样硬化的发展。APCs 上的程序性细胞死亡配体 1（PDL1）与 T 细胞上的程序性细胞死亡 1（PD1）和 CD80 相互作用。在动脉粥样硬化中，PD1 可能在限制早期 T 细胞活化和 T 细胞衰竭中起主要作用。有趣的是，来自人类动脉粥样硬化斑块的 T 细胞表达高水平的 PD1，并且 PD1-PDL1 途径的激活限制了小鼠中促动脉粥样硬化性 T 细胞反应。

幼稚 CD4⁺ T 辅助细胞在次级淋巴器官中启动。在遇到由抗原呈递细胞呈递的载脂蛋白 B（ApoB）的抗原肽后，TH 细胞获得效应性 T（Teff）细胞或调节性 T（Treg）细胞的完整表型。APCs 吸收并加工氧化低密度脂蛋白（OxLDL），迁移至引流淋巴结，并在主要组织相容性复合体（MHC）二类分子上呈递来自 ApoB 的肽。幼稚的 T 细胞通过其特异性T细胞受体识别这种复合物。共刺激分子诱导T细胞表达有利于分化为不同TH表型的转录因子。归巢受体促进T细胞迁移到动脉粥样硬化病变，在那里它们分泌效应细胞因子。CD4$^+$T细胞能以促动脉粥样硬化或保护动脉粥样硬化的方式发挥作用。动脉粥样硬化病变包含TH1、TH2、TH9、TH、TH22、Treg、1型调节性T（Tr1）细胞和滤泡辅助性T（TFH）细胞。Treg细胞可以转化为"exTreg细胞"（彩图2-8-4-1b虚线箭头），失去CD25和叉头盒蛋白P3（Foxp3）的表达，并获得其他TH细胞表型的特性，如TH1、TH17和TFH。Foxp3表达的不稳定性触发了具有抗原特异性但功能失调的部分非保护性胞外细胞的形成。

### （六）CD8$^+$T细胞、iNKT及γδT细胞

如图2-8-4-2a所示，CD8$^+$T细胞对动脉粥样硬化病变稳定细胞（如血管平滑肌细胞和内皮细胞）的细胞毒性活性，以及IFN-γ、肿瘤坏死因子和其他促炎性细胞因子的分泌，加剧了炎症反应并驱动动脉粥样硬化病变的进展和不稳定。调节性CD8$^+$T细胞亚群可具有动脉粥样硬化保护作用，对APCs具有高细胞毒性活性，并抑制CD4$^+$T细胞极化为促动脉粥样硬化表型。恒定自然杀伤T细胞（invariant natural killer T cell，iNKT）可通过T细胞受体与含抗原糖脂的CD1d分子的相互作用激活（文末彩图2-8-4-2b）。自然杀伤（natural killer T，NKT）细胞也可以通过Toll样受体刺激和APCs的激活以CD1d非依赖性方式被激活，APCs进而分泌激活iNKT细胞的细胞因子，如IL-12和IL-18。iNKT细胞的激活导致与Th1、Th2和Th17细胞相关的细胞因子快速释放，这些细胞因子激活动脉粥样硬化病变中的其他免疫细胞。iNKT细胞还可以通过释放细胞毒性蛋白如穿孔素和颗粒酶b，诱导斑块细胞凋亡来促进动脉粥样硬化。γδT细胞内的胆固醇参与调节其激活、增殖和效应功能。此外，γδT细胞可分泌产生大量IL-17，并调节动脉粥样硬化的生成。其确切机制尚有待进一步研究（文末彩图2-8-4-2c）。

### （七）短链脂肪酸

SCFA主要由结肠中的厌氧微生物发酵益生元形成。人体新陈代谢最重要的SCFA是乙酸、丙酸和丁酸，可以提供能量，并参与宿主的脂质和葡萄糖代谢，对代谢危险因素有影响。来自常驻细菌的SCFA在黏膜感染过程中通过调节T细胞细胞因子在控制免疫病理学中起着关键作用。SCFA被证明可诱导CD4$^+$T细胞中Foxp3的表达，促进肠道固有层中Foxp3$^+$Tregs的产生并促进Tregs产生IL-10。

Th17释放促炎性细胞因子，如IL-17A、IL-17F、IL-21、IL-22、TNF-α和IL-6。Treg细胞在免疫反应调节中发挥重要作用，这是由于细胞因子和免疫调节因子的释放阻止了恶化的自身免疫反应。免疫细胞表型被特异性转录因子靶向，如作为Treg细胞分化关键转录因子的Foxp3和作为Th17谱系关键转录因子的RORγt。Treg细胞产生IL-10作为调节免疫反应的细胞因子，控制炎症反应，抑制可能导致组织损伤的细胞过度激活。

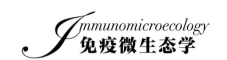

Treg 或 Th17 细胞的分化受 TGF-β 和促炎性细胞因子环境的影响：一方面，高的 IL-6 和 TGF-β 促进 RORγt 表达；另一方面，低的促炎性细胞因子和高的 TGF-β 诱导 Foxp3 表达。因此，抗炎环境促进了适合 Treg 细胞分化的免疫反应。

雪莲果（yacon-based product，PBY）是一种富含低聚果糖（FOS）和菊粉的益生元，可促进细菌增殖，通过发酵提高 SCFA 产量。这些 SCFA 可能调节结肠中负责适应性免疫反应的转录因子，下调 RORγt，从而减少 Th17 细胞分化所需的刺激，这有利于 Treg 细胞的诱导。更高的 Treg 细胞有助于减少促炎性细胞的活化，并随后形成抗炎微环境。因此，PBY 通过增加 SCFA 浓度、负向调节 RORγt 和增加结肠中的 Treg 细胞来预防和减轻炎症过程。PBY 饮食减少了动物的食物摄入，表明其在饱腹感中具有重要和有益的作用，这是由于可溶性纤维含量和 SCFA 产生可能会干扰瘦素的形成。多溴联苯饮食还增加了粪便湿度和黏度，有利于肠道运输。此外，观察到的 Treg 细胞的增加和 RORγt 转录因子的减少，表明 PBY 对炎症过程和免疫细胞的调节是有益的。因此，摄入含 PBY 的饮食可能有利于调节机体免疫力，改善肠道运输，维持肠道组织的完整性，并通过下调 RORγt 表达来增加 Treg 细胞的分化，从而减少炎症过程。

### 四、肠道微生态对 CHD 的诊断价值

冠状动脉造影是诊断 CHD 的金标准，此外临床症状、体征、心电图改变和实验室检查指标亦可作为 CHD 的诊断依据，但对 CHD 早期诊断率仍较低。近年来随着临床对肠道微生态研究的深入，发现其可能作为诊断 CHD 的一种新的生物标志物。Gózd-Barszczewska 等研究表明，肠道微生态通过调节脂代谢而参与动脉粥样硬化病理生理过程，尤其是普雷沃菌、拟杆菌属、梭状芽孢杆菌和粪肠杆菌等菌属。此外，肠道微生态的代谢产物——TMAO 亦与 CHD 的发生有关。肠道微生态作为一种相对稳定的"生理器官"，其样本获取较容易，故粪便微生物菌群分析可能对早期诊断和防治 CHD 具有重要意义。

### 五、肠道微生态对 CHD 的治疗价值

近年来随着药学、材料学的发展，CHD 治疗有了突破性进展，但治疗措施存在经济成本较高、创伤较大、长期预后不甚理想等缺点，故寻找新的治疗措施仍是 CHD 的研究热点。粪便移植是一种直接调节肠道微生态的方式，目前已有学者尝试采用粪便移植治疗 CHD，也有学者通过采用益生菌、益生元或小分子抑制剂调节肠道菌群而治疗 CHD。动物实验结果也显示，通过调节肠道微生态治疗 CHD 有效。因此，调节肠道微生态可能成为 CHD 新的治疗靶点。

### 六、展望

肠道微生态被称为是肠道的另一复杂、精细"器官"，其对机体生理功能调节具有重

笔记

要作用。目前的研究发现，肠道微生态与CHD有关，或许能为诊断、防治CHD提供新的思路。但目前肠道微生态的研究仍存在很多问题，如检测肠道菌群的高通量测序技术仅限于科研，尚不能用于临床，临床仍需不断寻找与疾病相关的特异菌群，肠道微生态制剂对CHD的治疗效果尚不确定，需开展大量临床随机对照研究进一步证实。

另外，可以考虑改变生活方式，如饮食调节和运动，改变肠道菌群的多样性，通过全身免疫调节改变心脏局部免疫功能状态，从而减轻动脉粥样硬化的程度，阻止和预防病变的进一步发展，减少心肌梗死的发生率或减少急性冠状动脉综合征的再发生率。

# 第五节 心力衰竭与免疫微生态

心力衰竭是由心脏结构或功能异常所导致的一种临床综合征，是心血管疾病的最严重阶段，死亡率高，预后不良。心肌梗死、心肌炎、心肌病和血流动力负荷过重等各种原因诱发的初始心肌损害引起心室充盈和射血能力受损，导致心室泵血功能降低。心力衰竭是一种进展性疾病，表现为渐进性心室重构。心室腔压力高于正常（左心室舒张末期压＞18 mmHg，右心室舒张末期压＞10 mmHg）即为心功能不全。

## 一、肠道微生态与心力衰竭

早期研究认为消化道缺血或淤血性改变、血液循环内毒素样复合物合成与释放增加，以及炎症反应增强及氧化应激指数升高，可引起人体免疫功能异常、代谢紊乱，导致肠道菌群易位或结构紊乱，促进心力衰竭的发生、发展。

心力衰竭患者内毒素，如LPS水平升高，可结合脂多糖结合蛋白（lipopolysaccharide binding protein，LBP），启动信号级联反应，增加细胞因子，如TNF-$\alpha$，进而加重心力衰竭。此外，心力衰竭患者肝静脉的LPS水平明显高于其他循环部位，如肺动脉和左心室，提示心力衰竭恶化可能是由肠道内的内毒素入血所致，初步证实了肠道与心力衰竭的联系。

近期研究发现肠道微生态改变可直接损伤心肌细胞，引起心功能障碍。Organ等采用饮食干预试验发现C57BL6/J雄性小鼠血清TMAO水平升高使心肌细胞损伤及纤维化增加、A型利钠肽水平增高、左心室病理性膨大，进而导致心力衰竭。一项临床对照队列研究显示慢性心力衰竭患者血清TMAO水平升高，且TMAO水平与心功能分级和生存率相关。Tang等发现心力衰竭患者TMAO水平愈高，其5年内死亡率愈高。

## 二、肠道菌群与重度心力衰竭的研究

心力衰竭患者的肠道功能普遍发生改变，表现为低灌注、淤血和通透性增加。在明显

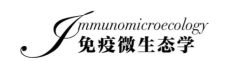

的菌群失调出现之前，细菌组成成分已发生改变。Pasini 等通过对纤维二糖试验进行研究发现，中重度充血性心力衰竭患者肠道渗透性（intestinal permeability，IP）增加 78%，升高的右房压与 IP 呈正相关。重度心力衰竭患者肠道菌群发生明显改变，粪便培养中致病性病原菌（弯曲杆菌、志贺杆菌、沙门菌、耶尔森菌和假丝酵母）的菌落生长明显增加。此外，动物实验表明，压力负荷性心力衰竭可直接导致无明显充血症状豚鼠的粪便菌群改变，提示心力衰竭可以破坏肠道菌群平衡。

### 三、肠道菌群代谢产物与心力衰竭

肠道菌群来源的代谢产物包括胆碱、甜菜碱和 TMAO，在心力衰竭发生、发展中起着重要作用。胆碱是甲基代谢、合成细胞膜磷脂和神经递质乙酰胆碱必需的营养素。肠道菌群可以将饮食中的磷脂酰胆碱（卵磷脂）的胆碱转化成 TMA，被吸收后经肝脏黄素单加氧酶（flavin monooxygenase，FMO）转换成 TMAO，导致心力衰竭患者 TMAO 水平明显高于非心力衰竭患者。TMAO 结合其他传统危险因素可以对急性心力衰竭患者 1 年的住院死亡率进行危险分层，可能作为一项临床评价指标。胆碱、甜菜碱和 TMAO 水平与脑钠肽（brain natriuretic peptide，BNP）水平和左室舒张功能相关，但与左室收缩功能不相关，在校正传统的心血管危险因素和心肾指数后，TMAO 升高可预测心力衰竭死亡率。值得注意的是，尽管 3 种代谢产物都可以预测全因死亡和心脏移植的联合终点，但在校正传统的心血管危险因素和心肾指数后，仅有 TMAO 的预测价值仍具有统计学意义。在胆碱喂养的小鼠动物实验中，因肠道菌群代谢紊乱所致的 TMAO 水平升高对心肌纤维化有直接影响，还可促进非缺血性心力衰竭患者的心肌组织微血管病变。

### 四、心力衰竭的免疫机制

#### （一）Kv1.3 钾通道与心力衰竭

心力衰竭发展过程中有多种细胞因子参与，近年来发现以细胞因子网络失衡为标志的免疫激活和炎症反应在心力衰竭的发生、发展中起着重要作用，这可能是心力衰竭新的发病机制。有研究表明静脉注射 Treg 细胞能够减轻高血压小鼠心室肥厚和降低心肌纤维化，改善心室重塑。Kv1.3 通道是 T 淋巴细胞、B 淋巴细胞膜上一种重要的电压依赖性钾通道，调节淋巴细胞激活、增殖、分化和细胞因子分泌，是免疫调节的靶点，在 T 淋巴细胞、B 淋巴细胞的激活中起着重要作用。因此，Kv1.3 通道抑制剂对 Kv1.3 通道的抑制可调节细胞因子的产生，抑制细胞的增殖，调节免疫反应。有关研究证实电压依赖性钾通道——Kv1.3 通道在效应性 T 细胞活化中起决定性作用，高表达 Kv1.3 通道的 T 淋巴细胞亚群在 T 细胞介导的自身免疫性疾病中起关键性致病作用。Kv1.3 钾通道主要分布于 T 淋巴细胞，参与了细胞膜复极化、胞内钙信号的调节、T 淋巴细胞活化和细胞凋亡等一系列重要的生理过程。研究显示心力衰竭组 Treg 细胞 Kv1.3 钾通道峰值电流密度明显大于对照组，提示高 Kv1.3 通道电流密度可能调节 Treg 细胞功能活性，参与慢性心力衰竭的发生、发展。

### （二）Treg 细胞与心力衰竭

炎症因子，如 IL-4 、IL-17 等的过度表达将导致心脏炎性反应增强，不仅可影响心肌细胞的收缩性和传导性，诱导心肌凋亡、纤维化和促进心肌重构，还可通过促进动脉粥样硬化、氧化应激、NO 损伤和细胞凋亡等导致内皮功能障碍，从而加速心力衰竭的发生、发展。由此可见，心力衰竭的发生和发展一直伴随着炎症反应的过度激活，这种过度激活可导致心脏失代偿，进一步加剧心力衰竭的恶化。因此，减少不必要的 T 淋巴细胞活化或增强 Treg 细胞调节作用将可能作为治疗心力衰竭的新目标。

在多种原因导致的心力衰竭动物模型中，T 细胞均扮演重要角色。例如，在冠状动脉左前降支结扎及主动脉缩窄所致的心力衰竭小鼠模型中，T 细胞在心肌组织均出现了明显的聚集，后者与心脏功能异常和心室重构密切相关。Th1 细胞可与心脏成纤维细胞黏附，诱导小鼠心肌的纤维化。使用阿巴西普来选择性地阻断 T 细胞共刺激信号，可明显改善主动脉缩窄导致心力衰竭心脏局部 T 细胞浸润、心肌细胞坏死和心功能损害。增加具有免疫调节作用的 Treg 则可以明显改善心肌梗死后的心室重构和心脏功能。

Treg 细胞可以分泌转化生长因子 -β 和 IL-10，抑制促炎性因子，如 TNF-α 、IFN-γ 产生免疫抑制作用。研究表明，无论在缺血性心力衰竭还是非缺血性心力衰竭患者中，循环中 Treg 细胞的比例及其转录因子 Foxp3 的表达水平均明显低于正常对照组。NYHA（New York Heart Association）Ⅲ～Ⅳ级的患者 Treg 细胞的比例明显低 NYHA Ⅰ～Ⅱ级的患者。Treg 细胞的数量还和患者左室射血分数呈正相关，与左室舒张末期内径和 N 端脑钠肽前体水平呈负相关。Cai 等的研究也表明，心力衰竭患者循环中 Th17/Treg 的比例随着 NYHA 分级增加而升高，并且 1 年内发生心血管事件的心力衰竭患者 Th17/Treg 的比例也较无事件组患者升高。另外的研究报道，Treg/CD4$^+$T 细胞比率低于 6% 的心力衰竭患者，其心力衰竭再入院率明显升高。这些结果提示了 Treg 水平在预测心力衰竭预后中的重要作用。

### （三）心力衰竭患者外周血 CD4$^+$T 细胞和 CD8$^+$T 细胞改变

近年来临床研究发现，心力衰竭患者外周血中 T 细胞的数量和比例发生了明显的改变。Satoh 等的研究显示，NYHA Ⅱ～Ⅳ级的心力衰竭患者外周血中 CD4$^+$T 细胞数量和比率较正常对照组和 NYHA Ⅰ级的心力衰竭患者有明显上升。然而，Moro-Garcia 等发现，无论是年轻心力衰竭患者（55.5±6.9 岁）还是老年 NYHA Ⅰ～Ⅲ级的心力衰竭患者（84.6± 4.9 岁），其循环中 CD4$^+$T 细胞所占的百分比较正常对照组下降。有关 CD8$^+$T 细胞的研究显示，较正常人群相比，NYHA Ⅱ～Ⅳ级的心力衰竭患者外周血 CD8$^+$T 细胞比率随着 NYHA 分级的增加而降低。另外，射血分数降低的特发性心肌病患者，CD8$^+$T 细胞的比率较正常对照组明显降低。然而，也有研究显示，较正常对照组相比，NYHA Ⅰ～ Ⅲ级的老年心力

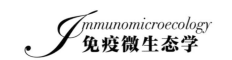
衰竭患者（84.6 ±4.9 岁）CD8$^+$T 细胞百分比上升。这些结果显示 CD4$^+$ 和 CD8$^+$T 细胞与心力衰竭的发生、发展密切相关，但其改变尚存在争议。

### （四）Th1、Th2 和 Th17 细胞与心力衰竭预后的关系

Th1 细胞主要产生 IFN-γ，也可以产生其他炎症因子，如 IL-2、TNF-α。Th2 细胞主要产生 IL-4、IL-5、IL-10、IL-13 等。有研究表明，心力衰竭患者产生 IFN-γ 的 CD4$^+$T 细胞比率较正常对照组明显增加，脑尿钠肽水平也随之升高，住院治疗 2 周后，Th1 细胞与脑尿钠肽水平均降低。最近 Cai 等的一项包含 100 例心力衰竭患者的研究也显示，相较于正常对照组，心力衰竭患者循环中 Th1 细胞及 IFN-γ 水平升高，Th2 细胞及 IL-4 水平降低，Th1 /Th2 比例升高。此外，Th1 /Th2 比例失衡还参与了心肌梗死后的心室重构。而应用 β 受体阻滞剂可以调节 Th1/Th2 的平衡，其治疗心力衰竭的作用可能与此作用相关。针对不同病因导致心力衰竭的研究发现，缺血性心肌病组患者 Th1 细胞比例高于扩张型心肌病组。以上研究表明，外周血中 Th1 和 Th2 细胞因子水平变化可能对判断心力衰竭患者预后有较好的预测价值。Th1 细胞、Th1/Th2 比例的失衡在心力衰竭的发展中起着重要作用，Th1 细胞介导免疫反应加速病情发展，而 Th2 细胞对慢性心力衰竭有保护性作用。

慢性心力衰竭患者循环中的 Th17 细胞及 IL-17 水平较正常对照组人群并无明显差异。另有研究证实，心力衰竭患者外周血中 Th17 细胞水平明显升高，NYHA Ⅲ～Ⅳ级的心力衰竭患者循环中 IL-17 的水平也高于 NYHA Ⅰ～Ⅱ级的心力衰竭患者，并且发生心血管事件的心力衰竭患者有着较高的 IL-17 水平。造成以上不同研究结果差异的原因可能是由于试验中纳入患者的数量、质量和具体操作方法有差异，尚需要进一步更大规模的临床研究证实。

## 五、干预措施

### （一）饮食调节

改变饮食以减少产 TMAO 的膳食摄入。鸡蛋、肝脏、红肉、家禽和鱼都富含胆碱，减少这些食物摄入可能降低 TMAO 的生成。地中海饮食可降低心血管疾病的发生率，该饮食由多量橄榄油、谷物、水果、适量鱼类、少量乳制品和红肉组成，可能和减少 TMAO 生成有关。研究表明越坚持地中海饮食，血浆 TMAO 水平越低。

### （二）抗生素

抗生素可以改变肠道菌群的丰度或组成。酒精性肝硬化患者服用利福昔明（一种非吸收性口服抗生素）后，可出现肾小球滤过率和尿钠排泄增加，血浆内毒素、IL-6 和 TNF-α 水平降低。缺血再灌注大鼠用万古霉素治疗，可减少心肌梗死面积，但冠状动脉内直接注射万古霉素无此效应。口服抗生素多黏菌素 B 可降低心力衰竭患者单核细胞产生

笔记

的促炎性细胞因子水平，改善内皮功能。然而，需要关注抗生素潜在的不利影响，如菌群失调和耐药菌的产生。

### （三）微生态制剂

微生态制剂主要包括益生菌、益生元和合生元。益生菌通常是活的有益菌，它可以抑制病原菌，刺激免疫反应，调节肠道 pH 值，有利于改善宿主肠道微生物平衡。益生元是促进益生菌生长或活动的发酵成分，即益生菌的底物。合生元是两者的结合。益生菌可调节无菌小鼠移植人类菌群后的诸多代谢产物，包括 TMAO。瘦素抑制菌——植物乳杆菌可缓解大鼠的缺血再灌注损伤，植物糖乳杆菌可缓解大鼠心肌梗死后的左室肥厚，改善心功能。

### （四）代谢产物关键介质的抑制剂

口服活性炭吸附剂（AST-120）可清除肠道中 TMAO 及其前体，AST-120 可以预防慢性肾脏病合并心力衰竭大鼠的左室肥厚和病理性心肌纤维化的进展。然而，多中心研究并没有证实 AST-120 在慢性肾脏病合并心力衰竭患者中的疗效。

### （五）肠道菌群移植

肠道菌群移植已用于治疗多种胃肠道疾病，如难辨梭状芽孢杆菌感染和炎性肠病，此外已有研究证实其还可以用于改善动脉粥样硬化。对于存在心力衰竭危险因素或已有心力衰竭的患者，有望通过移植低产 TMAO 的肠道菌群以降低 TMAO，但目前尚无此类临床研究。

### （六）其他

肠黏膜屏障保护剂可防止肠道菌群移位，维持肠黏膜屏障的功能和生理渗透性。

（杨志明　姚　中　赵栩进）

## 参考文献

[1] 葛均波，徐永健，王辰，等 . 内科学 . 北京：人民卫生出版社，2018：156-163.

[2] 廖玉华，沈关心，龚飞力，等 . 心血管病免疫学 . 北京：科学出版社，2008：61-71.

[3] FÄNDRIKS L. Roles of the gut in the metabolic syndrome：an overview. J Intern Med，2017，281（4）：319-336.

[4] WANG Z，KLIPFELL E，BENNETT B J，et al. Gut flora metabolism of phosphatidylcholine promotes cardiovascular disease. Nature，2011，472（7341）：57-63.

[5] YAN Q，GU Y，LI X，et al. Alterations of the gut microbiome in hypertension. Front Cell Infect Microbiol，2017，7：381.

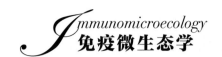
[6] LIU J, LI T, WU H, et al. Lactobacillus rhamnosus GG strain mitigated the development of obstructive sleep apnea-induced hypertension in a high salt diet via regulating TMAO level and CD4$^+$ T cell induced-type I inflammation. Biomed Pharmacother, 2019, 112: 108580.

[7] WILCK N, MATUS M G, KEARNEY S M, et al. Salt-responsive gut commensal modulates TH17 axis and disease. Nature, 2017, 551 (7682): 585-589.

[8] SANTISTEBAN M M, QI Y, ZUBCEVIC J, et al. Hypertension-linked pathophysiological alterations in the gut. Circ Res, 2017, 120 (2): 312-323.

[9] RODRÍGUEZ-ITURBE B. The participation of immunity in the pathogenesis of arterial hypertension. Nefrologia, 2020, 40 (1): 1-3.

[10] SAIGUSA R, WINKELS H, LEY K. T cell subsets and functions in atherosclerosis. Nat Rev Cardiol, 2020, 10: 1038.

[11] YAZDANI M R, KHOSROPANAH S, DOROUDCHI M. Interleukin-17 production by CD4$^+$ CD45RO$^+$ Foxp3$^+$ T cells in peripheral blood of patients with atherosclerosis. Arch Med Sci Atheroscler Dis, 2019, 4 (1): 215-224.

[12] ASARAT M, APOSTOLOPOULOS V, VASILJEVIC T, et al. Short-chain fatty acids regulate cytokines and Th17/Treg cells in human peripheral blood mononuclear cells in vitro. Immunol Invest, 2016, 45 (3): 205-222.

[13] DI LUCENTE J, NGUYEN H M, WULFF H, et al. The voltage-gated potassium channel Kv1. 3 is required for microglial pro-inflammatory activation in vivo. Glia, 2018, 66 (9): 1881-1895.

笔记

# 第九章　免疫微生态与神经系统疾病

## 第一节　肠道菌群及其代谢产物与中枢神经系统

### 一、微生物-肠-脑轴概述

正如总论所述，人类机体内有数量巨大、种类繁多的微生物，它们共同组成人体微生态系统，它与机体的生理功能或疾病的发生有密切关系，其中最主要、最复杂的是肠道微生态。近年来，研究发现肠道微生态和中枢神经系统（central nervous system，CNS）有广泛而复杂的联系，二者相互影响。微生物群会影响情绪行为、压力和疼痛调节系统及大脑神经递质系统的发育。肠道微生态结构异常可以影响神经系统的发育和生理功能，并导致多种神经系统疾病的发生、发展，反过来 CNS 可以通过自主神经系统（autonomic nervous system，ANS）调节改变微生物的组成和行为影响肠道的功能和稳态。肠道微生物（gut microbiota，GM）通过一个交换监管信号整合，双向沟通胃肠道和 CNS，这种双向调节作用称为"微生物-肠-脑轴"。肠道微生物及其代谢物在肠-脑轴的双向调节作用中发挥关键性作用，已被证明参与调节胃肠道功能，影响肠道通透性、黏膜免疫功能、肠道运动及肠神经系统（enteric nervous system，ENS）的活动。此外，微生物群及其代谢产物可能参与调节行为和大脑过程，包括应激反应、情绪行为、疼痛调节、摄食行为和大脑生物化学。

肠道微生物可以通过多种机制影响肠道和神经系统之间的相互作用。无论导致某一特定紊乱状态的事件顺序如何，微生物的改变都可能影响肠道和大脑之间的双向交流。这种影响可能发生在生命早期，并影响神经系统的发育、大脑与肠道的相互作用和下丘脑-垂体-肾上腺（hypothalamus-pituitary-adrenal，HPA）轴。

微生物群对 CNS 疾病的影响，大致可分为免疫介导型和非免疫介导型。经典的中枢神经系统-肠道-微生物群信号通路是通过中枢神经系统对饱腹感的调节来进行的。CNS 对食物摄入量进行控制，使得饮食结构发生改变，影响肠道微生物对养分的利用率，最终影响它们的组成。饱和信号肽是实现这种控制的关键介导分子。CNS 还可以通过神经和内分泌途径直接和间接地影响肠道微生物群。（ANS 和 HPA 轴）神经元、肠内分泌细胞、免疫细胞和 Paneth 细胞在 CNS 的直接或间接调控下可向肠道释放信号分子、细胞因子和

笔记

抗菌肽，对肠道微生物群产生直接影响。

微生物－肠－脑轴的双向调节作用主要通过介导神经、内分泌、免疫及代谢等多途径来实现。探究其作用机制和信号途径，以利于通过调节异常的肠道微生态达到预防和治疗相关疾病的目的。

## 二、微生物－肠－脑轴解剖基础

微生物－肠－脑轴的神经解剖主要包括 CNS、ENS、ANS 和 HPA 轴等结构。胃肠道是体内由以上神经共同支配的器官。它由 4 级神经调控：第 1 级是 ENS 的局部调控，ENS 由两个神经丛构成肠肌间和黏膜下神经丛，ENS 的运动神经元和感觉神经元相互连接形成独立的具有与脑和脊髓类似的整合和处理信息的功能；第 2 级位于椎前神经节，其接受来自 ENS 和 CNS 两种神经传递的信息；第 3 级是 CNS，它可将脑的各级中枢和脊髓接受内外环境变化时传入的各种信息整合后通过自主神经系统和神经－内分泌系统将其调控信息传递至 ENS 或直接作用于胃肠效应细胞，对平滑肌腺体、血管起调节作用；第 4 级包括高级脑中枢，来自皮质和皮质下的信息，从基底神经节向下汇集到特定的脑干核团。这种在不同层次将胃肠道与 CNS 联系起来的神经－内分泌网络是实现微生物－脑－肠轴功能的结构基础，任何一级的神经功能紊乱都将影响肠道和大脑功能。肠道微生物群通过多种途径参与和影响肠道和 CNS 功能，而大脑也可调节和影响肠道微生物群的结构组成，适应环境改变，维持肠道内微生态的平衡。它们之间存在交互调节和影响作用，肠道微生物失调可通过肠－脑轴影响中枢神经疾病的发生、发展。

## 三、微生物－肠－脑轴的信号途径及作用机制

微生物－肠－脑轴主要通过神经递质、免疫、内分泌及代谢产物等几方面发挥作用。

### （一）免疫途径

肠道微生态是宿主免疫系统发育、发展的基础，肠道微生物群的代谢产物可刺激免疫细胞、调节 Toll 样受体（Toll-like receptor，TLR）免疫应答及释放细胞因子，是免疫途径的关键因素，细胞因子可以通过自由扩散或血脑屏障（blood brain barrier，BBB）转运等方式进入大脑各区域，对 CNS 产生一系列影响。肠道微生物的代谢产物还可以刺激小胶质细胞成熟、调节小胶质细胞的功能，从而影响 CNS 功能。肠道微生物能增加肠道渗透性，细胞代谢产物可以刺激宿主增加 IL-1、IL-6 等炎症因子表达。而 IL-1、IL-6 可与脑血管相应细胞的 IL-1、IL-6 受体结合，产生前列腺素，调节大脑活动和功能。

肠道微生物紊乱可导致肠道黏膜细胞损害，肠道黏膜屏障破坏，进而导致黏膜下层树突状细胞分泌 IL-6。IL-6 促进 Th17 细胞的分化，抑制 Treg 细胞分化造成免疫功能紊乱，导致自身免疫疾病的发生。Th17 细胞通过分泌细胞因子促进中性粒细胞的动员、募集和活化，介导促炎性反应，在感染性疾病、自身免疫性疾病和肿瘤的病理过程中起重要作用。

Treg 细胞的免疫抑制作用在保持机体的自身耐受性中发挥作用，其数量和功能等异常与机体自身免疫性疾病、慢性炎症反应及肿瘤的发生有密切关系。CNS 免疫相关性疾病，如多发性硬化（multiplesclerosis，MS）的相关研究发现 Treg 细胞减少、功能下降，而 Th17 细胞功能亢进，可能是 MS 的重要发病机制，特别是导致缓解 – 复发型多发性硬化的发病。Treg/Th17 失衡是发病的关键，动物实验证实免疫球蛋白冲击疗法纠正 Treg/Th17 的失衡能抑制这种炎性反应，同时从多发性硬化临床用免疫球蛋白治疗效果好而得到间接支持。

Treg/Th17 失衡除了和中枢免疫性疾病有关外，还与脑动脉粥样硬化、脑血管病和中枢感染性疾病等有关。动脉粥样硬化（atherosclerosis，As）是慢性炎症性过程已得到广泛认识，近年来研究发现 As 患者较健康人外周血 Treg 细胞数量下降，而 Th17 细胞数量增高，而阿托伐他汀钙治疗后可以改善这种变化。还可以通过生活方式改变（强调坚持长期的健康生活方式），调节肠道微生物，促进 Treg 细胞生长和改善其功能，从而达到调节免疫微生态平衡。

### （二）神经递质及其他化学物质途径

肠道微生物能产生及调节神经递质，如 5- 羟色胺（5-Hydroxytrypta mine，5-HT）、去甲肾上腺素、谷氨酸（glutamic acid，Glu）、多巴胺（dopa mine，DA）、脑源性神经营养因子（brain-derived neurotrophic factor，BDNF）、γ - 氨基丁酸（gama-a minobutyric acid，GABA）、褪黑素、组胺和乙酰胆碱等神经递质。这些物质作用于 CNS 导致神经功能，特别是精神情绪和认知的异常。此外，还产生其他化学物质，如短链脂肪酸（short chain fatty acids，SCFAs）、维生素、血清素、CO、NO 和硫化氢等多种物质发挥生物学作用。例如，SCFA 能调节肠嗜铬细胞分泌 5-HT，通过肠 – 脑轴发挥作用。所以，当肠道微生物失调可造成神经递质水平失衡，从而导致各种疾病发生。

### （三）神经途径

肠道可以通过两种神经解剖结构途径与大脑联系：一种是在脊髓中由 ANS 和迷走神经（vagus nerve，VN）直接在肠道和大脑之间进行信息交换；另一种是通过肠道内的 ENS 和脊髓内 ANS 和 VN 的双向交流实现肠和脑之间的双向沟通。肠道微生物可以直接激活 ENS，使整个肠道的微绒毛通过 VN 传输到大脑。肠道通过 VN 与大脑有着直接的联系，VN 也能够传递周围免疫信号到 CNS。VN 依赖通路包括在微生物 – 脑的联系通路里，切断 VN 能够消除微生物调节的作用。另外，微生物群可能通过影响成熟海马神经元的形成来对 CNS 发挥作用，从而影响学习、记忆和认知等功能。研究发现无菌大鼠海马神经元与正常大鼠不同，断奶后植入微生物群对于海马神经元的数量没有影响，说明微生物对早期海马神经元功能形成有重要的影响。

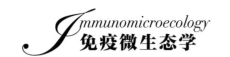

### （四）内分泌途径

脑-肠轴是一个神经-内分泌网络：①肠腔局部微生态变化刺激肠内分泌细胞释放肠肽，肠肽可作用于感觉神经元末梢，产生神经冲动并传入大脑。②肠道微生物代谢产物可作为神经递质或其前体作用于具有内分泌或旁分泌效应的肠上皮细胞，促其分泌神经肽等生物活性物质，调节或影响神经系统功能。③肠道微生态促进 HPA 轴的发展，动物实验发现，对于应对压力反应，无菌大鼠有着更高的皮质醇激素和肾上腺激素，而皮质和海马中脑源性神经营养因子（brain-derived neurotrophic factor，BDNF）表达减低。BDNF 是一种能刺激神经发生、突触形成并能调节突触的可塑性蛋白质，肠道微生物通过 HPA 轴影响宿主行为可能与 BDNF 有关。肠道定植的双歧杆菌能抑制 HPA 轴的过强反应，且只有在生命早期阶段的微生物暴露才能产生这种抑制作用，从而抑制因 HPA 轴功能紊乱而导致的海马学习、记忆损害及情绪异常等。④ CNS 可通过 HPA 轴释放应激激素，改变肠道黏膜的通透性和屏障功能，影响肠道微生物的组成。

以上几种信号途径是相辅相成，交错影响，肠道微生物和 CNS 之间关系错综复杂，还有很多不明了或无法解释的现象和机制。

越来越多的研究发现肠道微生态与多种神经系统疾病的发生、发展有密切关系，如脑血管病、中枢免疫性疾病（多发性硬化等）、神经变性病 [ 如帕金森病（Parkinson's disease，PD）、阿尔茨海默病（Alzheimer's disease，AD）等 ]、发作性疾病（癫痫、偏头痛等）等。进一步探究肠道微生物-肠-脑轴的信号途径及作用机制，充分认识肠道微生态对神经系统疾病的影响，为相关疾病的诊断技术、预防和治疗措施开辟新思路和新途径。

# 第二节　肠道微生态与神经系统疾病

## 一、脑血管病

### （一）疾病概述

脑血管病又称"卒中""中风"或"脑血管意外"，是指多种诱发因素引起脑内动脉狭窄、闭塞或破裂，造成急性脑血液循环障碍的疾病，具有高发病率、高致残率及高病死率的特征，是世界上重要的致死性疾病之一。在我国，脑卒中的发病率居第一位。脑卒中按性质分为缺血性脑卒中和出血性脑卒中两大类，其中缺血性脑卒中是主要类型，占卒中患者总数的 75%～85%。

缺血性脑卒中是指各种原因（主要包括 As 所致的脑血栓形成，心脏来源的栓子所致的脑栓塞，血管炎、血管损伤及外伤等）所致的局部脑组织血液供应障碍，导致脑组织发生缺血、缺氧性坏死，从而产生神经功能缺失表现，其严重影响患者的生活质量。缺血性脑卒中多在夜间睡眠中发病，次日晨起时发现肢体无力或麻木，伴或不伴意识障碍，血压可正常或偏高，近年来缺血性脑卒中在我国的发病率逐年升高。

### （二）脑血管病与肠道微生态的关系及相关研究

1. 脑卒中的发病与高血压、糖尿病、肥胖及 As 等因素密切相关

肠道微生物及其代谢产物在脑卒中相关危险因素（如高血压、糖尿病及肥胖等）中起着重要作用。

（1）肠道微生物与高血压

高血压是一种常见的慢性病，也是脑卒中最重要的危险因素之一。肠道微生物的代谢产物参与了血压的调节过程，短链脂肪酸是肠道微生物的重要代谢产物，具有调节菌群平衡、改善肠道功能及参与免疫调节等作用。短链脂肪酸可通过与 G 蛋白偶联受体 41（G protein-coupled receptor 41，Gpr41）和嗅觉感受器受体 78（olfactory receptor 78，Olfr78）结合调节血压。Gpr41 和 Olfr78 介导的血压反应是不同的，Gpr41 的主要作用是降低血压，而 Olfr78 主要是升高血压。肠道微生物失调导致短链脂肪酸的水平降低，调节血压的作用减弱，可能与高血压的发病有关。氧化三甲胺（trimethyla mine oxide，TMAO）作为肠道微生物的另一个代谢产物，可以通过作用于血管紧张素 Ⅱ 引起升压反应，而给予微生物调节剂可起到一定的降压作用。

（2）肠道微生物与糖尿病

糖尿病是脑卒中的独立危险因素，血糖代谢异常与脑卒中的发生、发展密切相关。肠道微生物与糖尿病的发生密切相关。短链脂肪酸可通过刺激肠道黏膜 L 细胞分泌某些激素而发挥作用，特别是胰高血糖素样肽 -1（glucagon-like peptide-1，GLP-1）和酪酪肽。GLP-1 作为一种肠促胰岛素，能够促进胰岛素分泌。肠道微生物失调导致短链脂肪酸的水平降低，从而影响血糖的调节。另外，肠道微生物结构和功能的改变也会诱导机体产生低度慢性炎症，导致胰岛素抵抗，从而促进糖尿病的发生、发展。

（3）肠道微生物与肥胖

肥胖是脑卒中的危险因素之一，可导致脑血管血流动力学指标异常，从而使脑卒中的患病风险增加。肠道微生物可从以下几个方面影响肥胖的发生：首先，肠道微生物会影响宿主从食物中吸收能量的能力。其次，脂多糖（lipopolysaccharide，LPS）作为革兰阴性菌外膜的重要组成部分，也在肥胖过程中发挥重要作用。肠道微生物的改变会产生过量的 LPS，降低肠黏膜的通透性，促进 LPS 入血而引起炎症反应，从而引发高脂饮食，导致肥胖发生。再次，肠道微生物还可通过内源性大麻素系统影响能量与代谢平衡。由肠道 L 细

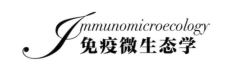

胞分泌的酪酪肽和 GLP-1 也参与了食欲调节的过程。酪酪肽具有促进饱腹感和抑制食欲的作用。GLP-1 也是食欲的重要调节剂，也具有抑制食欲的作用。

（4）肠道微生物与 As

As 是脑血管疾病的主要病理基础。As 的发生、发展是一个复杂的过程，涉及多种危险因素。肠道微生物的改变会产生过量的 LPS，而 LPS 可通过激活血管内皮细胞，引起多种细胞因子的合成和释放，导致 As 发生。TMAO 是肠道微生物的重要代谢产物，是由胆碱类物质经肠道微生物代谢为三甲胺，然后通过肝肠循环进入肝脏，被黄素单加氧酶氧化而成。TAMO 促进 As 的发生机制可能有以下几个方面：① TAMO 可抑制胆固醇逆向转运；② TAMO 促进巨噬细胞清道夫受体 CD 和 SRA 的表达，增加泡沫细胞形成；③ TAMO 可增加血小板高反应性和血栓形成风险。

2. 肠道微生态与卒中

TMAO 是一种肠道微生物代谢产物，来源于饮食中的营养成分（磷脂酰胆碱、胆碱和 L- 肉碱），可诱导 As、血小板过度反应及血栓形成。高 TMAO 水平会增加心血管病风险。急性缺血性卒中（acute ischemic stroke，AIS）患者发病后 7 天内的空腹血浆 TMAO 水平比健康对照者低，推测卒中事件或针对 AIS 给予的治疗可能会降低 TMAO。研究发现发作后 24 小时内的 AIS 患者，观察到 TMAO 水平升高。低剂量的抗血栓形成药阿司匹林，可以抑制 TMAO 的升高。

TMAO 可作为心血管事件的独立预测因子。基线 TMAO 水平的升高可增加重大缺血事件发生的风险，且对预后有不良影响。超过 40% 的缺血性卒中是由大动脉粥样硬化引起的，TMAO 可通过增加巨噬细胞中胆固醇的积累和泡沫细胞的形成来加速 As 形成，促进血管炎症反应和内皮功能障碍。TMAO 会增加氧化应激，导致线粒体损伤并抑制哺乳动物西罗莫司靶蛋白（mammalian target of rapamycin，mTOR）信号传导，损害神经功能。TMAO 可导致高血压和糖尿病。TMAO 可增加血浆渗透压，触发氧化三甲胺 – 血管升压素 – 水通道蛋白 -2 轴的调节，引起水的重吸收。TMAO 抑制肝胰岛素信号通路并加剧葡萄糖耐量受损程度。TMAO 可通过刺激依赖性钙信号传导，来促进血小板高反应性和体内血栓形成。TMAO 水平升高可能诱发和加重卒中。

3. 肠道微生物与卒中后认知障碍

微生物 – 肠 – 脑轴在脑卒中的发生和发展及其相应的卒中后认知障碍（post-stroke cognitive impairment，PSCI）中起着重要的作用。在啮齿动物中的研究已经证实肠道微生物受到干扰会加重认知功能损害。越来越多的证据已经证实肠道微生物及其代谢产物与认知功能有关。

根据相关分析，发现种属细菌中梭杆菌属与 PSCI 的相关性最强。梭杆菌可引起肠道微环境营养不良，诱导炎症反应发生，并引起某些病原菌的免疫逃逸。梭杆菌属可以通过促进卒中后神经系统的炎症反应并激活特定的受体来加重认知障碍，新出现的证据表明梭杆菌属在其他某些神经疾病中也有富集，包括自闭症谱系障碍（autism spectrum disorder，ASD）、轻度认知障碍和重症肌无力，提示该菌及其代谢产物可能能够直接或间接损伤神经系统。PSCI受试者的细菌组成还有一项特征：缺乏产生短链脂肪酸的细菌，尤其是粪便中短链脂肪酸的含量与非PSCI亚类相比明显减少。这些细菌包括颤杆菌克属（Oscillibacter）、瘤胃球菌属（Ru minococcus）、吉米菌属（Gemmiger）、粪球菌属（Coprococcus）、Barne-siella。

有研究显示卒中后给予益生菌干预可改善情绪障碍，包括焦虑和抑郁，但对认知的改善无统计学意义。这项研究中使用的益生菌由芽孢杆菌和双歧杆菌组成，它们能够产生短链脂肪酸。该研究认为改善PSCI可能需要大剂量补充短链脂肪酸或产生短链脂肪酸的益生菌，而不是传统剂量的乳酸杆菌和双歧杆菌。通过粪便细菌移植或补充在PSCI者中显著减少的新型益生菌（如Akkermansia），可能具有改善PSCI的潜力。

### （三）免疫调节（Treg/Th17）与脑血管病相关研究

#### 1. 免疫调节（Treg/Th17）与缺血性脑卒中

免疫反应和炎症反应在急性卒中的病理生理学中有关键作用。外周免疫系统（包括先天性和适应性免疫细胞）可释放促炎性细胞因子，在缺血性卒中和之后的脑损伤中有重要作用。在人体中，肠道是最大的外周淋巴器官。微生物－肠－脑轴在缺血性卒中的发病机制中有重要作用。

肠道微生物组成的改变或肠道营养不良会导致与年龄相关的促炎性反应的上调，对AIS有重要影响。肠道共生细菌可以调节小肠淋巴细胞的发育和功能，包括Treg细胞、γδT细胞、Th17细胞、Th1细胞、Th2细胞。肠道微生物的变化可引起小肠固有层中Treg上调和IL-17阳性γδT细胞或Th17细胞的下调，从而抑制小肠固有层γδT和（或）Th17细胞从小肠到外周血再到缺血性脑实质的运输，从而抑制系统性炎症反应，在AIS中发挥神经保护作用。小肠Treg细胞可抑制γδT细胞，可通过卒中后分泌抗炎性细胞因子IL-10来发挥神经保护作用。

AIS会抑制小肠中Th2和Treg免疫应答，促进Th1和Th17的免疫应答。卒中后给予某些抗炎药物治疗后使小肠中Th1/Th2平衡向Th2极化，Treg/Th17平衡向Treg倾斜。同样地，与Th2相关细胞因子IL-4和与Treg相关细胞因子IL-10增加，而Th1相关细胞因子（IFN-γ、TNF-α）和Th17相关细胞因子（IL-17A、IL-23）则减少。

AIS后小肠中这些细胞因子表达的变化与外周血中的变化一致。我们推测，脑缺血引起的肠道血管通透性增加可能是肠道炎症细胞因子穿过肠道渗透到外周血的原因。在脑缺血期间，多种活化细胞可以产生细胞因子，包括小胶质细胞、神经元、血小板、白细胞、成纤维细胞和内皮细胞等。

笔记

广谱抗生素，如万古霉素、阿莫西林、克拉维酸，被预先给予小鼠以改变肠道微生物。证据表明，AIS 后由小肠中肠道微生物改变引起的抗炎免疫反应的改变介导了它们的神经保护作用越来越被认为在 As 和卒中中起重要作用。氧化低密度脂蛋白（oxidized low density lipoprotein，oxLDL）主要存在于 As 性病变中，但不存在于正常动脉中，并与斑块易损性相关。在目前的研究中，急性脑梗死（acute cerebral infarction，ACI）患者的外周 Th17 细胞、Th17 相关细胞因子（IL-17、IL-6）和转录因子 [ 视黄酸相关的孤儿受体（γt（retineic-acid-receptor-related orphan nuclear receptor gamma，RORγt）] 水平显著升高，与短暂性脑缺血发作（transient ischemic attacks，TIA）组和对照组相比，Treg 数量、功能、Treg 相关细胞因子 [IL-10、转化中生长因子（transform ming growth factor，TGF]-β1 和叉头状转录因子（factor forkhead box p3，Foxp3）水平显著下降。在将 3 组的外周血单核细胞与 oxLDL 孵育后，oxLDL 诱导 ACI 患者的 Treg 和 Th17 细胞发生了比 TIA 组和颈动脉正常组更显著的变化。数据表明 Th17/Treg 失衡存在于 ACI 患者中，oxLDL 可能导致这种失衡，从而导致血栓形成和 ACI。

已经发现 As 小鼠中 Treg 细胞的数量显著减少，并且 Treg 细胞的过继转移可以明显减小斑块。用抗 CD25 抗体耗尽 Treg 细胞也增强了 apoE-/- 小鼠的 As，表明 Treg 细胞具有抗 As 作用。在人体斑块的各种阶段都观察到低水平的 Treg 细胞，这突出了这些细胞在人体 As 中的相关性。

调节 Treg 细胞抗 As 特性的确切机制尚未阐明。Treg 细胞可能部分通过分泌抗炎细胞因子 IL-10 和 TGF-β1 抑制促 As 性免疫反应。IL-10 可通过抑制 IFN-γ 的产生和抗原呈递来对抗 Th1 反应，而 TGF-β1 作为 Treg 细胞的有效因子之一可促进 Foxp3 的表达，诱导 Treg 细胞的分化。

Treg 细胞能够抑制组织免疫反应，故在斑块中其数量少、功能降低可能是 ACI 的持续炎症的原因。Treg 细胞是缺血后炎症性脑损伤的主要脑保护调节剂，而 IL-10 对其免疫调节作用至关重要。卒中后人外周血中 Treg 细胞的频率增加，并且 Treg 细胞被认为有助于卒中的修复和恢复。

ACI 患者存在 Th17/Treg 细胞数量和功能的失衡，提示这些细胞的失衡在 ACI 的发病中起着潜在的作用。oxLDL 可能通过影响这种平衡而导致斑块的不稳定和破裂。Th17/Treg 细胞失衡似乎是研究 ACI 发病机制和治疗的新靶点。

2. 免疫调节（Treg/Th17）与烟雾病

Treg/Th17 介导的自身免疫反应和炎症反应可能与烟雾病（moyamoya disease，MMD）的发病机制有关。主要来自 Th1/Th2 的 IL-2，IL-4 和 IFN-γ 则没有显著差异。它们可以介导多种自身免疫性疾病的免疫应答和炎性反应，包括类风湿关节炎（rheumatoid arthritis，RA）、系统性红斑狼疮（systemic lupus erythematosus，SLE）、1 型糖尿病、多发性硬化、过敏、寄生虫病、哮喘等。

高迁移率蛋白 -1（high mobility group box-1，HMGB-1）是一种在炎症晚期发挥作用的促炎性细胞因子，在 RA 和 SLE 等慢性炎性疾病中起着重要作用并处于异常高水平状态。在这项研究中，MMD 患者的血清 HMGB-1 水平高于对照组，且与慢性炎症性疾病患者表现一致。

还发现 MMD 患者血清中的血管内皮生长因子（vascular endothelial growth factor，VEGF）水平显著高于对照组。MMD 中 VEGF 的水平升高可能是由于 Treg 和 Th17 细胞的上调。Treg 细胞在缺氧状态下可分泌 VEGF-A，这种富含 VEGF-A 的微环境可促进血管生成。

IL-17 可上调 VEGF 和促进 VEGF 受体的表达。因此，Treg/Th17 细胞可能通过上调 VEGF 的表达来促进 MMD 中的血管生成。Treg 细胞产生的 TGF-β1 也可以促进 VEGF 的产生并诱导血管生成。TGF-β 的升高与 VEGF 有关，这表明 TGF-β 可能促进了血管内皮细胞的增殖，导致 MMD 中异常的血管增生。该研究为 Treg/Th17 细胞参与 MMD 的发病机制提供了新思路，为 MMD 患者的治疗提供了潜在的治疗靶点。

## 二、多发性硬化与神经免疫疾病

### （一）疾病概述

多发性硬化是主要由 T 细胞介导的、多种免疫机制参与的自身免疫脱髓鞘疾病，是以 CNS 白质炎性脱髓鞘病变为主要特点的自身免疫病。本病最常累及的部位为脑室周围白质、视神经、脊髓、脑干和小脑，主要临床特点为 CNS 白质散在分布的多病灶的"空间多发性"与病程中呈现的缓解复发的"时间多发性"。

起病年龄多在 20 ～ 40 岁，10 岁以下和 50 岁以上患者少见，男女患病之比约为 1 ： 2。起病形式以亚急性起病多见，急性和隐匿起病仅见于少数病例。临床特征绝大多数患者在临床上表现为空间和时间多发性。少数病例在整个病程中呈现单病灶征象。单相病程多见于以脊髓征象起病的缓慢进展型多发性硬化和临床少见的病势凶险的急性多发性硬化。由于多发性硬化患者大脑、脑干、小脑、脊髓可同时或相继受累，故其临床症状和体征多种多样，归纳如下：肢体无力、感觉异常、眼部症状、共济失调、发作性症状和精神症状等。多发性硬化分为复发缓解型、继发进展型、原发进展型和进展复发型，诊断以脑脊液（cerebrospinal fluid，CSF）OB/IgG（＋）和临床病史为主要依据，治疗目前主要以类固醇激素、人免疫球蛋白、血浆置换及免疫抑制剂为主，尚无特效药。

### （二）多发性硬化与肠道微生态的关系及相关研究

1. 多发性硬化与肠道微生态的关系及致病机制

肠道微生物与多发性硬化的相关性主要表现在多发性硬化患者具有促炎性作用的细

菌增加和抑制炎性反应的细菌减少。细菌的促炎性机制包括：诱导炎性因子的产生和诱导促炎的 Th1 及 Th17 表型的 $CD^+T$ 细胞分化。抑制炎性细菌，如脆弱拟杆菌则会产生多聚糖 A 进而诱导抑制炎性反应的 Treg 细胞分化。最新的研究表明色氨酸经过细菌代谢后的产物，如吲哚 -3- 硫酸盐（indoxyl-3-sulfate，I3s）有明确的抗炎作用，在给予实验性自身免疫性脑脊髓炎（experimental autoimmune encephalomyelitis，EAE）小鼠缺少色氨酸的饮食后，其 EAE 的病程延长，症状加重，而重新给予 I3s 或富含色氨酸饮食后 EAE 小鼠状态则得以恢复，该研究还发现色氨酸代谢产物通过芳烃受体作用于小胶质细胞进而调控星型胶质细胞起到抗炎作用。

2. 益生菌调节肠道微生态治疗多发性硬化

有研究者发现口服益生菌可以抑制多发性硬化患者的免疫反应，使具有促炎性作用的单核细胞减少、树突状细胞激活减少，并且在停服益生菌后抑制炎性反应的 Treg 细胞会减少。Guarner 等对免疫相关疾病、益生菌、免疫调节三者之间的关系进行了详细综述，认为益生菌可有效维持机体免疫稳态并且对身体无害，所以多发性硬化等疾病的免疫调节治疗及预防治疗应该基于使用益生菌维持免疫稳态的基础之上。肠道微生物及其抗炎产物治疗多发性硬化患者显示有一定的效果，但均作为一种辅助治疗手段，在改善患者残障评分及生活质量上未达到理想预期，这可能与肠道微生物的复杂性及其调节炎性反应的机制尚不完全明确有关。

3. 肠道微生物在多发性硬化中的作用

在大多数研究中，与对照组相比，多发性硬化患儿或成年人中肠道微生物的总体组成没有显著差异，但是观察到其确实存在细微差异。至少有两项研究报道，相比于对照组，多发性硬化病例组的阿克曼菌和甲烷短杆菌属的相对丰度较高，而普氏杆菌和拟杆菌及法氏杆菌的相对丰度较低。

甲烷菌是一种古细菌厌氧菌和产甲烷菌，在多发性硬化病例中含量较高。与之相一致的是，与对照组相比，多发性硬化患者观察到的甲烷呼气试验结果更高。然而，产甲烷菌的富集也与便秘有关，这是多发性硬化中常见的并发症。相比于对照组，黏液曲霉菌在多发性硬化中也较丰富。普氏杆菌具有抗炎作用，在患有其他疾病 [ 如炎症性肠病（inflammatory bowel disease，IBD）和肠易激综合征（irritable bowel syndrome，IBS）] 的患者肠道中常被消耗。实验研究提示多发性硬化患者肠道内存在促炎性肠道微生物。将多发性硬化患者的粪便移植到患有自发性或获得性自身免疫性脑脊髓炎的小鼠的肠道中后，其神经系统症状加剧，进一步支持肠道微生物与多发性硬化之间存在关联。

由于大多数研究规模太小，无法评估混杂因素的影响。便秘（提示肠道运输时间缓慢）在多发性硬化中很常见，可能会影响肠道微生物的组成并促进局部炎症。已证实慢性便秘患者的肠道微生物会破坏肠道屏障并进一步导致便秘。

笔记

4.其他神经免疫疾病与免疫微生态关系研究

未知来源的脑膜脑脊髓炎（meningoencephalomyelitis of unknown origin，MUO）是一种常见的在宠物狗中自然发生的临床疾病。它是一种免疫介导疾病，与啮齿动物的 EAE 有很多相似之处，因此对其致病机制的研究可以有助于了解人类多发性硬化发展的因素。

肠道微生物可以调节免疫反应，能够影响免疫介导的脑部疾病的敏感性。该实验中这些来自自然发生的犬临床模型的数据，为肠道中大量存在的普雷沃氏菌科与减少免疫介导的脑部疾病的有关风险提供了强有力的证据。

多发性硬化的发展与法氏杆菌枯竭、普氏杆菌枯竭或两者都枯竭之间存在联系，这点说明这两种细菌可能在自主免疫反应中发挥保护作用。

犬的 MUO 与啮齿类动物的 EAE 和人的多发性硬化表现出许多组织学和免疫学相似之处，它们有共同的病因。

研究证实了普雷沃氏菌科在降低免疫介导的 CNS 疾病风险中的重要性。

总体上，在多发性硬化患者中的研究，疫苗没有触发多发性硬化或其他 CNS 脱髓鞘疾病的可能性；但是有提示某些处于其他脱髓鞘疾病亚临床阶段的个体可能会通过疫苗接种而引发该病。

普雷沃氏菌科的高丰度与降低发生 MUO 的概率有两种解释：①作为一类"发酵"细菌，可产生丁酸酯，它是 Treg 细胞分化的特定诱导剂。因此，这种产生丁酸盐的代谢谱可能构成对免疫介导疾病抵抗力的统一机制，这种疾病被认为是由普雷沃氏菌科和普氏假单胞菌同时介导的。同样地，特定肠道微生物产生的激素也会直接影响免疫系统。这些因素可以共同影响在多发性硬化患者和 EAE 大鼠中肠道通透性的改变。②高丰度的普雷沃氏菌科可能是宿主和肠道微生物群之间另一种相互作用的表现。那么大量的普雷沃氏菌科就可简单视为免疫系统处于调节炎症反应的状态的生物标志物。

### （三）免疫调节（Treg/Th17）与多发性硬化相关研究

自身免疫的中心调节机制是在胸腺中对自身反应性 T 细胞的清除，最重要的外周调节机制是对 Treg 细胞的诱导作用和对效应性 T 细胞的抑制作用，二者共同在免疫系统的自身耐受性中发挥不可缺少的作用。由于一个或多个外周免疫部位的异常而导致对自身反应性致病性 T 细胞的抑制不足，是多发性硬化中自身免疫的主要原因。

Treg 细胞是 $CD4^+$ T 细胞的特定抑制性亚型，可在胸腺中分化而来（天然 Treg），或在外周调节机制下在外周免疫系统器官中诱导分化而来（诱导性 Treg）。天然型和诱导型 Treg 细胞的特征都是在其表面有高表达的 IL-2 受体 α 链（CD25），在其细胞核中有一个称为 Foxp3 的转录因子。Th17 细胞是 $CD4^+$ T 细胞的另一种亚型，其特征在于可产生 IL-17A 细胞因子。与 Treg 相比，Th17 细胞可通过刺激多种炎症介质，包括 IL-9、IL-17A、IL-17F、IL-21、IL-22、TNF 和粒细胞 – 巨噬细胞集落刺激因子（granulocyte-macrophage colony stimulating factor，GM-CSF），从而在免疫系统中发挥强大的促炎性作用，也可诱导趋化因子表达和中性粒细胞募集。Th17效应因子除了可抵抗细胞外病原体外，这些细胞在许多情况下还可以促进自身免疫性炎症发生，除非它们受到了调节细胞的有效控制。

在 TGF-β1 作用下，周围免疫系统器官中的普通幼稚 CD4⁺T 细胞前体分化为 Th17 和 Treg 细胞。但 Th17 细胞还取决于其他细胞因子才能完全获得致病性潜能，如 IL-23。此外，在某些体外炎症条件下，分化的 Treg 细胞有转化为炎性 Th17 亚型的趋势。

在少数涉及复发型多发性硬化的研究中，与缓解状态相比，复发状态下外周 Treg 细胞的水平代偿性升高已接近正常水平，而另一些研究则表明，复发状态与缓解状态和健康状况之间并没有差异。本研究对复发的多发性硬化数据表明 Treg 细胞的数量减少，其功能标记物 Foxp3 的表达降低，且两者与再次复发的严重程度显著相关。其他一些对复发缓解型多发性硬化患者复发状态的研究，发现 CD4⁺CD25⁺ 细胞百分比没有显著变化。

研究表明，Foxp3 的表达水平与 Treg 细胞抑制活性直接相关，在多发性硬化患者的复发和缓解期间，尽管 CD4⁺CD25⁺Treg 细胞的计数正常，但其抑制功能均存在不足。研究中观察到 Treg 百分比与多发性硬化的 EDSS 评分之间呈显著的负相关，这表明较低的 Treg 细胞频率与复发型多发性硬化症状的严重程度有关。

研究表明老年人中 Treg 细胞增加，且与其他自身免疫性疾病一样，多发性硬化的早期也存在免疫衰老情况，这种 Treg 细胞的增高可能是由于过早激活通常在老年时才导致免疫衰老的机制而引起的。自然地，由于胸腺退化，T 细胞的生成随着年龄的增长而下降，这也是免疫衰老的一部分原因。多发性硬化自身免疫应答也会加速免疫衰老，幼稚 T 细胞的总量随着疾病持续时间的增加而减少也可能会导致记忆 Treg 富集。

研究发现与先前证实的多发性硬化早期幼稚 Treg 频率降低和后期记忆 Treg 增强一致。在对照组或患者组中，细胞频率与年龄之间没有显著相关性。另外，在用 IFN-β 治疗的和未治疗的患者组之间，细胞频率之间没有相关性。不过，仍有理由认为，随着疾病持续时间的延长，Treg 的增强，可能受到疾病持续时间与 IFN-β 治疗时间的直接影响。

多发性硬化复发期患者外周单核细胞中的 Th17 细胞明显增加。然而在另一项研究中，复发的多发性硬化与缓解期及其他神经系统疾病相比，CSF 中 Th17 细胞显著增加，而外周血中则无显著增加。外周单核细胞评估结果的差异可能是由于比较的是复发期和缓解期及其他神经系统疾病，而不是与健康受试者相比。尽管我们也没有评估 CSF 样本，但考虑到 BBB 的破坏是多发性硬化发病机制中的主要现象和早期现象，这可以解释为外周血中的 Th17 细胞可能导致 CSF 中 Th17 细胞的相对增强。此外，Th17 细胞促进 CNS 炎症的主要机制之一是对 BBB 有损害作用。

Th17 细胞的标志性细胞因子 IL-17A 可用于鉴定该亚群。对多发性硬化的动物模型 EAE 的研究表明，Th17 的致病性与 IL-17A 的产生无关。许多研究表明多发性硬化患者的调节功能不足，可以猜测：Foxp3$^+$Treg 的频率增高并不会使个别患者的 Th17 细胞频率降低。还可认为在多发性硬化患者中 Th17 细胞对 Tregs 的抑制作用具有非常强的抵抗力。尽管这种情况尚未在多发性硬化中进行研究，但在其他免疫病原性疾病中也曾报道过这种耐受性。

研究还观察到了 Treg/Th17 比值的明显逆转，从健康受试者 Tregs 的频率高出 4 倍以上，到复发型多发性硬化中 Th17 细胞比例占大约一半。

此外，因 Th 细胞亚型具有可塑性，所以也可能是多发性硬化中的炎症条件诱导 Treg 转化为 Th17 表型。在其他自身免疫和炎性疾病中，Treg/Th17 的平衡也有类似变化，都观察到了 Treg 细胞的相对减少与 Th17 细胞的相对增加。尽管之前在多发性硬化患者中进行的一项研究表明，这些患者中的 Th17 频率升高、Treg 频率降低，且在整个研究队列中 Treg 和 Th17 频率之间呈正相关，但该比值无显著差异性。

## 三、帕金森病

### （一）疾病概述

帕金森病（Parkinson's disease，PD）又称震颤麻痹，临床特征包括静止性震颤、肌强直、运动迟缓及姿势步态异常等典型运动症状和嗅觉障碍、胃肠道症状、情感障碍、认知障碍及睡眠障碍等非运动症状，该病是一种常见的神经系统变性疾病，老年人多见，平均发病年龄为 60 岁左右，40 岁以下起病的青年帕金森病患者较少见。我国 65 岁以上人群帕金森病的患病率大约是 1.7%。大部分帕金森病患者为散发病例，仅有不到 10% 的患者有家族史。帕金森病最主要的病理改变是中脑黑质 DA 能神经元的变性死亡，由此而引起纹状体 DA 含量显著性减少而致病。导致这一病理改变的确切病因目前仍不清楚，遗传因素、环境因素、年龄老化、氧化应激等均可能参与帕金森病中 DA 能神经元的变性死亡过程。

其中，胃肠道症状是帕金森病患者中最常见的非运动症状之一，严重影响患者的日常生活。大量的流行病学研究发现，许多帕金森病患者在得到诊断之前都曾饱受胃肠道疾病的困扰。典型的病理特征是黑质 DA 能神经元变性缺失和神经元包浆内 α - 突触核蛋白（α-synuclein，α-syn）形成嗜酸性包涵体即路易体（lewy bodies，LBs）。

α-syn 是一种广泛分布在 CNS 的神经元蛋白，分子量为 19 kDa，由 140 个氨基酸残基组成。α-syn 的功能尚未完全清楚，有学者推测可能与突触可塑性和 DA 能神经递质传递有关。在生理条件下，α-syn 可以维护突触的功能，参与调节黑质 DA 的生物合成。同时，α-syn 对细胞有保护功能，如对抗异常蛋白聚集并促进其降解，帮助细胞对抗氧化应激和热应激损伤等。

笔记

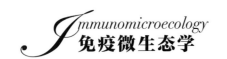

帕金森病的诊断主要依靠病史、临床症状及体征。一般的辅助检查多无异常改变。药物治疗是帕金森病最主要的治疗手段。左旋多巴制剂仍是最有效的药物。手术治疗是药物治疗的一种有效补充。康复治疗、心理治疗及良好的护理也能在一定程度上改善症状。目前应用的治疗手段虽然只能改善症状，不能阻止病情的进展，也无法治愈疾病，但有效的治疗能显著提高患者的生活质量。帕金森病患者的预期寿命与普通人群无显著差异。

### （二）帕金森病与肠道微生态的关系及相关研究

#### 1. 肠道微生态失调导致 DA 含量减少

肠道中的细菌及其产生的炎性细菌产物（如 LPS）通过增加肠道的通透性和细菌易位，引起胃肠道的局部及系统性炎症反应和氧化应激反应，从而引发 ENS 中的 α-syn 积累。同时小肠细菌过度生长也可能会引起肠道通透性改变，并导致细菌易位增加，从而诱发炎症反应。另外，肠源性 LPS 可以引起 BBB 的破坏，从而促进由上述环境因素触发的黑质神经炎症反应和损伤。这些炎症反应可以促进肠道和脑中的 α-syn 错误折叠和聚集或者通过增加氧化应激反应（由于促炎细菌的增加）引起 α-syn 的细胞 – 细胞间转移，促使 DA 神经元缺失，最终造成 DA 含量减少。

最近的研究还显示，帕金森病的 ENS 中出现了肠神经胶质细胞（enteric glial cells，EGCs）功能障碍。EGCs 是消化道中与脑星形胶质细胞相对应的细胞，与肠道炎症和调节肠道上皮屏障完整性有关。帕金森病患者结肠活检中促炎性细胞因子和神经胶质细胞标志物的表达增加，并且与疾病持续时间相关。ENS 不仅可以看作"第二大脑"，而且可以视为通往"第一大脑"的窗口。

#### 2. 帕金森病中肠道微生物的数量和质量变化

与健康对照组相比，帕金森病患者的普雷沃氏菌科细菌数量减少，姿势不稳定和步态困难的患者相比震颤的帕金森病患者中肠杆菌的丰富程度更高。普雷沃氏菌科细菌参与了肠黏膜层黏蛋白的合成和通过纤维发酵产生神经活性短链脂肪酸。因此，普雷沃氏菌科的丰度降低可能导致黏蛋白合成减少和肠道通透性增加，造成更广泛的局部和全身暴露于细菌抗原和内毒素下，反过来又会触发或进一步维持结肠中过量的 α-syn 表达，甚至促进其错误折叠。肠道微生物影响 α-syn 病理的另一种可能为 α-syn 的神经内和神经外清除机制受到 SCFA 基因表达的依赖性调节的损害。幽门螺杆菌（helicobacter pylori，HP）在帕金森病中的潜在作用仍然存有争议。有实验表明，根除 HP 感染可以改善帕金森病的症状。富含亮氨酸的重复激酶 2（leucine-rich repeat kinase 2，LRRK2）和帕金森病基因的多态性与帕金森病对分枝杆菌感染的敏感性有关，因为它们与异种吞噬有关，这是一种去除细胞内病原体的自噬途径。

与帕金森病相关的遗传缺陷会导致鸟型结核菌（mycobacterium avium pylori，MAP）持续感染，MAP 是 α-syn 聚集的触发因素。推测从肠胃感染开始，MAP（通过 VN）会启动病理过程，导致 CNS 中特定神经被侵袭。帕金森病受试者中黑质中的铁可能是 MAP 原生质球中的螯合铁产生的。与 LBs 形成有关的蛋白质聚集是由于铁的毒性和（或）在维持细胞蛋白质稳态和细胞内病原体去除过程中的"消耗性"改变。

抗分枝杆菌利福平对帕金森病具有保护作用，在帕金森病患者的 CSF 中发现了分枝杆菌热休克蛋白（heat shock protein，HPS），包括 HPS 65 和 HPS 70。

吸烟和咖啡对帕金森病的有益作用可能是通过调节脑 – 肠轴来实现的。香烟和咖啡都可以在某种程度上改变肠道微生物的组成，从而减轻肠道炎症。并减少 ENS 中 α-syn 的错误折叠。甲型流感病毒 H5N1 亚型可从外周传播到 CNS，并引起神经炎症、磷酸化的 α-syn 积累和 DA 能神经元丢失。丙型肝炎病毒（hepatitis C virus，HCV）也可入侵 CNS 并释放炎性细胞因子，这可能也参与了帕金森病的发病机制。大鼠中脑神经元 – 神经胶质共培养细胞中，HCV 具有的 DA 能毒性，证明了 HCV 感染与人类帕金森病之间存在显著的关联。

3. 胃肠菌群与帕金森病的运动症状

帕金森病的运动症状主要表现为行动迟缓、肌强直、静止性震颤和姿势步态异常。α-syn 过表达的帕金森病患者运动功能障碍较 α-syn 正常表达的帕金森病患者更严重。不同帕金森病运动表型患者的粪便中微生物种类存在差异，以姿势步态异常为主的表型与以震颤为主的运动表型比较，姿势步态异常组患者粪便中肠杆菌属更丰富。

4. 胃肠菌群与帕金森病的非运动症状

（1）胃肠道症状

胃肠道症状是帕金森病患者的典型非运动症状，包括胃排空障碍、便秘及排便功能紊乱，便秘是帕金森病最早出现的非运动症状之一。HP 感染是帕金森病患病的危险因素，同时也是引起胃肠道症状的常见病因，因此帕金森病患者的胃肠道症状可能与 HP 感染相关。

（2）疼痛反应

疼痛反应是帕金森病的另一非运动症状。帕金森病患者的疼痛包括肌肉骨骼疼痛、肌张力障碍性疼痛、神经根性疼痛、原发性中枢性疼痛及不能静坐不适感。某些疼痛继发于运动症状，如肌肉骨骼疼痛、肌张力障碍性疼痛，也有一部分人群在帕金森病的早期阶段，即运动症状出现前发生疼痛症状。

（3）焦虑及抑郁情绪

焦虑及抑郁症状在帕金森病患者中分别占 40% 和 35%，有些患者会先于运动症状 4～6 年出现。帕金森病的其他非运动症状，如疼痛、嗅觉障碍等也与焦虑、抑郁情绪相互影响。焦虑、抑郁情绪与 5-HT 系统改变密切相关。对于帕金森病来说，α-syn 在中缝核处聚集导致 5-HT 能神经元损伤引起 5-HT 功能紊乱，不仅参与调节情绪改变，还影响帕金森病的运功功能，包括静止性震颤和口服左旋多巴引起的运动障碍。

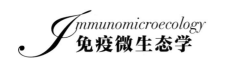

5. 粪便菌群疗法治疗帕金森病

粪便移植（fecal microbiota transplant，FMT）或粪便菌群疗法是指收集健康人群的粪便然后移植到肠道功能紊乱患者的胃肠道内，其目的是对患者肠道内的菌群进行重建。其过程包括筛选病原，随后纯化、过滤，再悬浮粪便样品，并最终通过鼻胃管、灌肠等方法灌注到患者的消化道中。对帕金森病患者而言，其遭受了严重的肠道功能障碍，如长期便秘、直肠运动障碍等，研究发现 FMT 不仅可有效减缓并治疗帕金森病患者胃肠功能紊乱的临床症状，还可以改善肠道功能失调的症状。已有研究结果表明，FMT 治疗帕金森病患者肠道功能障碍的特点是：可以直接与 VN 发生作用，改变患者的激素代谢水平，引起免疫反应，并刺激神经产生相应的代谢物。帕金森病患者大多都存在肠道功能障碍等症状，而现有的研究也正努力探索肠道微生物和帕金森病病原之间的潜在关系。ANS 和大脑边缘系统对肠道健康和机体的行为有重要作用，ANS 连接肠道和大脑，从肠道神经丛到大脑边缘系统，包括大脑海马体、杏仁核和边缘皮质。其中，边缘皮质控制机体运动，所以在 ANS 中更为重要，并在帕金森病患者中常常受到严重的损伤，其所属的 VN 作为肠道微生物 BA 中主要的通路负责传递信号。

目前，FMT 疗法用于治疗多种疾病（帕金森病、阿尔茨海默病、多发性硬化、肌张力障碍综合征等）的肠道功能障碍（便秘、肠道运动障碍、结肠溃疡等），现在该疗法对于神经系统尤其是 VN 的刺激作用已经得到了证明，最新的研究也发现 FMT 对于没有肠道功能障碍症状的上述疾病也有缓解作用。

### （三）免疫调节（Treg/Th17）与帕金森病相关研究

肠道微生物及其代谢产物不仅能直接影响肠道动力、肠道通透性、肠黏膜免疫，还能通过脑 – 肠轴影响 CNS，这是导致神经系统退行性变的原因之一。有研究表明在 1- 甲基 -4- 苯基 -1，2，3，6- 四氢吡啶（1-methyl-4-phenyl-1，2，3，6-tetrahydropyridine，MPTP）诱导的帕金森病小鼠模型中，Th17 细胞可介导黑质纹状体变性，而 Treg 细胞可保护 MPTP 诱导的 DA 能变性。

通常，某些 CD4$^+$（Th）细胞能够分化为 Th1 或 Th2。淋巴细胞亚群及 Th1/Th2 平衡，可能与炎性疾病有关。偏向 Th1 会导致 NK 细胞激活。与 CD4$^+$ 细胞不同的 Treg 和 Th17 细胞被认为可以调节免疫系统。从理论上讲，帕金森病患者中的 Treg 细胞水平更低，Treg/Th17 平衡是否对帕金森病有影响尚待阐明。

在小鼠的帕金森病模型中，从理论上讲，有些倾向于表现出 Th1 应答，有些则倾向于 Th2 应答，这可能归因于人类遗传学的差异。另外，结果出现差异也可能是由于标记的多样性。当前和先前研究中使用的抗体可能具有不同的抗原特异性反应谱。

随着年龄的增长，具有较高 NK 活性的细胞增加，细胞因子的产生从 Th1 转移到 Th2，促炎性细胞因子产生增加。帕金森病患者的这些变化可能比健康老年人更为明显，因为帕金森病是与衰老相关的疾病。已知 NK 细胞可通过 Th1 型细胞因子（包括 IL-2 和 IFN-γ）增殖，并能促进活化的 CD4$^+$ 细胞向 Th1 分化。因此，NK 细胞与 Th1 型细胞因子具有协同作用。这些免疫学表现可能与疾病的严重程度有关。

NK 细胞（CD16$^+$ 和 CD56$^+$ 淋巴细胞）的增加和 Th 细胞（CD4$^+$ 淋巴细胞）的减少与帕金森病的严重程度相关。另外，NK 细胞的募集可能会受到交感神经系统的影响，交感神经系统抑制 NK 细胞的活性。帕金森病患者的 B 淋巴细胞（CD20$^+$ 细胞）水平显著降低。这一发现值得进一步研究外周血 B 淋巴细胞在帕金森病中的作用。

帕金森病患者发生的免疫学改变可能反映了特异性或先天性免疫原性。尽管外周淋巴细胞亚群的改变并不总是与 CNS 的免疫应答事件同时发生，但是在许多研究中，CNS 中免疫病理学特征可以通过外周血的数据来估计。DA 及其激动剂会影响免疫系统，并且使用该药物会增强 NK 细胞的活性。本研究未排除接受 DA 或 DA 相关药物治疗的患者，因为这些药物对于帕金森病患者至关重要。在这项研究中，免疫学结果与左旋多巴等效剂量之间没有统计相关性。有文献报道，接受或未接受左旋多巴治疗的帕金森病患者的淋巴细胞计数均表现出相近程度的降低，这表明这种减少与左旋多巴治疗无关。为了阐明这些药物对帕金森病患者免疫系统的影响，需要进行更多的大规模研究。

总之，帕金森病患者中 NK 细胞的活性及 NK 细胞和其他淋巴细胞的数量比例与疾病严重程度相关联。在 MPTP 诱导的帕金森病小鼠模型中，尽管 Treg 和 Th17 细胞在 CNS 中十分活跃，但没有证据表明人外周血 Treg 和 Th17 细胞平衡的优势或改变。帕金森病患者中 NK 细胞和某些淋巴细胞数量的不均衡可能反映了先天免疫的影响，而不是 DA 能相关药物的影响。在未来，发现肠道在帕金森病中的易损部位，并找到最先出现 LBs 病变的部位，相信帕金森病与肠道微生物相关性的问题会迎刃而解，而帕金森病的发病机制也将最终得以解决。

## 四、阿尔茨海默病

### （一）疾病概述

阿尔茨海默病（Alzheimer's disease，AD）是一种起病隐匿的进行性发展的神经系统退行性疾病。临床上以记忆障碍、失语、失用、失认、视空间技能损害、执行功能障碍及人格和行为改变等全面性痴呆表现为特征，病因迄今未明。65 岁以前发病者，称早老性痴呆；65 岁以后发病者称老年性痴呆。

该病起病缓慢或隐匿，患者及其家属常说不清何时起病。多见于 70 岁以上（男性平均 73 岁，女性为 75 岁）老人，少数患者在躯体疾病、骨折或精神受到刺激后症状迅速明朗化。女性较男性多（男女之比为 1∶3）。主要表现为认知功能下降、精神症状和行为障碍、日常生活能力的逐渐下降。

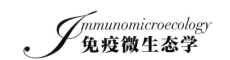

诊断依赖神经心理测评、血液学检查、神经影像学检查、脑电图、CSF 检测及基因检测等。治疗上以对症治疗为主，包括控制伴发的精神病理症状、益智药物或改善认知功能药物等。尚无特效治疗药。

### （二）阿尔茨海默病与肠道微生态的关系及相关研究

1. 阿尔茨海默病患者中肠道微生物状态

硬壁菌和放线菌（特别是双歧杆菌）显著减少，拟杆菌增多。患者肠道微生物组成成分的差异与阿尔茨海默病的 CSF 生物标志物之间存在显著相关性，如 Aβ42/Aβ40 比值，磷酸化 tau 和磷酸化 tau /Aβ42 比值。

肠道、牙龈或全身感染的革兰阴性细菌产生的 LPS 可被血清白细胞和小胶质细胞的 TLR4 受体识别，从而触发核因子活化 B 细胞 κ 轻链增强子（nuclear factor appa-light-chain-enhancer of activated b cells，NF-κB）活化，导致 β- 分泌酶 -1 表达上调，导致 Aβ 及细胞因子表达上调，破坏患者脑组织中少突胶质细胞和髓磷脂，同样也促进淀粉样斑块的形成并导致神经变性。

与传统的淀粉样前体蛋白（amyloid precursor protein，APP）转基因小鼠相比，无菌的 APP 转基因小鼠的 Aβ 水平降低，这表明缺乏肠道微生物会抑制阿尔茨海默病的发展。相同的研究还表明，将传统的 APP 转基因小鼠的肠道微生物定植在无菌的 APP 转基因小鼠内，会促进阿尔茨海默病的进展，证实了肠道微生物在该疾病发展中的巨大作用。

2. 饮食习惯与阿尔茨海默病

阿尔茨海默病是最常见的神经退行性疾病。到目前为止，还没有可以治愈阿尔茨海默病或有效逆转疾病的特定药物。良好的饮食习惯是预防或延迟该疾病进展的有效方法。有证据表明，饮食可能会影响 β- 淀粉样蛋白的产生和 tau 的加工，或者可能调节与阿尔茨海默病相关的炎症、新陈代谢和氧化应激，这可能是通过肠道微生物完成的。肠道微生物是一个复杂的微生物群落，不仅影响各种消化系统疾病，还在神经退行性疾病中有一定的作用。研究表明肠道微生物代谢产物，如促炎性因子、短链脂肪酸和神经递质，可以参与调节阿尔茨海默病的发病机制。临床研究表明，患有阿尔茨海默病的患者的肠道微生物组成会发生改变，尤其是具有抗炎活性的直肠嗜热芽孢杆菌和脆弱类杆菌的丰度降低。

3. 肠道微生物在阿尔茨海默病发病机制中的作用

最近的研究表明，患有阿尔茨海默病的患者的肠道微生物与健康人不同，肠道微生物的组成发生了很大变化。某些细菌产生的递质和神经毒性物质可以通过体循环进入大脑，从而进一步影响神经功能。神经炎症在阿尔茨海默病中有重要作用。阿尔茨海默病患者的 Aβ 斑块含有炎症相关蛋白。阿尔茨海默病患者中炎症因子显著上调，包括 IL-6、TNF-α 和 IL-1β，以及补体蛋白和氧自由基。

肠道微生物和炎症在阿尔茨海默病的发病机制和进展中具有重要作用，但肠道微生物是否与神经炎症直接相关仍有待进一步研究。已证实含 NACHT、LRR 和 PYD 域的蛋白 3（PYD domains-containing protein 3，NLRP3）可以通过激活半胱氨酸的天冬氨酸特异性蛋白酶 1（Caspase-1）来增加脑组织中促炎性因子的水平，如 IL-1β 和 IL-18，从而进一步促进先天免疫细胞的聚集并引发下游炎症级联反应，最终加速阿尔茨海默病的病理进程。这是神经系统中炎症反应的主要机制。与正常人群相比，阿尔茨海默病患者肠道组织中 NLRP3 的表达显著升高。

炎症反应和淀粉样蛋白的产生在阿尔茨海默病的发病和发展中起着重要的决定性作用。淀粉样蛋白的错误折叠会形成不溶的蛋白质聚集体，诱导氧化应激，产生活性氧。同时通过 TLR 激活小胶质细胞以释放炎症因子。大量炎性因子的聚集可进一步促进小胶质细胞的活化并诱导神经炎性细胞凋亡，最终破坏患者的记忆力和认知能力。

近年来，研究发现，肠道微生物改变可引起多种疾病，尤其是中枢神经疾病，通常被称为微生物 - 肠 - 脑轴。此外，肠道微生物通过产生类似神经递质的产物，形成淀粉样蛋白并诱导低水平的炎症反应而参与阿尔茨海默病的发展。在阿尔茨海默病研究中，阿尔茨海默病转基因小鼠的肠绒毛数目、肌肉厚度和腺体长度均明显低于正常组。此外，脂肪酸甲酯分析表明，阿尔茨海默病小鼠的肠道细菌结构与正常小鼠显著不同，表明阿尔茨海默病转基因动物的肠道微生物发生了变化。

细菌产物 LPS 可以通过破坏肠上皮细胞进入血液循环来刺激人体的免疫反应。LPS 可以激活小胶质细胞，引起炎症，这是肠道细菌引起肠道损害的机制之一。

阿尔茨海默病患者脑组织中的 Aβ 聚集体类似于由这些肠细胞表面的 Aβ 纤维聚集体触发的宿主炎症反应，这是由 TLR2 介导的。

肠道细菌产生的神经毒素在阿尔茨海默病的发展中起着重要作用，阿尔茨海默病被确定为 β-N- 甲基氨基 -L- 丙氨酸。其主要参与突触蛋白的错误折叠。

研究结果表明，改善肠道微生物肯定可以改变小鼠肠道和 CNS 的炎症反应。排除阿尔茨海默病病理干扰后，在正常小鼠中进行阿尔茨海默病患者中给予的 FMT 处理，该小鼠肠道 NLRP3 炎性小体也被激活，并伴有海马中央小胶质细胞的激活和炎性因子的释放。可初步确定肠道微生物可以通过激活肠道 NLRP3 炎性体并释放炎性因子而间接引起海马中的炎性反应。

阿尔茨海默病患者中的肠道微生物可通过激活肠道 NLRP3 炎性体来促进肠道炎症反应。通过循环到达脑组织后，炎症因子可以促进海马中的小胶质细胞活化和炎症反应，从而进一步加剧阿尔茨海默病的病理进展，导致认知和行为能力下降。

4. "特洛伊木马" 机制与阿尔茨海默病

共生微生物和病原微生物都会产生神经因子、神经递质和淀粉样蛋白。微生物营养不良会使肠道和 BBB 通透性增加，这可能是神经退行性疾病的发病机制。细菌会穿过 BBB/

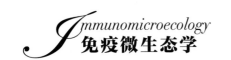

血脑脊液屏障（blood cerebrospinal fluid barrier，BCSFB），通过跨细胞渗透或旁细胞进入，或通过感染外周循环系统中的单核细胞（"特洛伊木马"机制）进入 CNS，从而导致神经变性。

"特洛伊木马"机制是用来描述包括阿尔茨海默病、帕金森病和多发性硬化在内的几种脑部疾病的一种通用机制。

此外，"特洛伊木马"机制还被用于解释感染了细菌病原体，如肺炎衣原体、B 组链球菌或李斯特菌的白细胞，它们可能也可穿过 BBB/BCSFB。活化的单核细胞，可能被 HP 感染，或者由于肠道微生物的系统性传播失调而发生改变，继而可能也会转移至 BBB/BCSFB，从而导致脑病的发生和发展。

有充分的证据表明 HP 能影响肠 – 脑轴中微生物群的组成，导致微生物菌群失衡和营养不良。对 HP 阳性患者的研究表明，总体上其细菌多样性降低，最多的菌群为变形杆菌，其次是拟杆菌、放线菌和厚壁菌。进一步的研究表明，患者的共同特征是他们粪便中潜在的具有致病性的琥珀色弧菌、结肠杆菌科、肠球菌科和核科的数量增加，光滑念珠菌和其他未分类真菌的丰度增加。这些微生物的变化可能导致肠黏膜屏障破坏及其他不良后果。

另外，HP 可能通过激活神经性炎症过程，或者通过改变胃肠道的解剖和功能，造成微量元素缺乏而发挥直接神经毒性作用，导致肠 – 脑轴失调。肠道微生物群可分泌大量淀粉样蛋白和 LPS，促进信号传导，并产生与阿尔茨海默病发病机制有关的脑淀粉样蛋白和促炎性细胞因子。这些促炎性细胞因子可通过感觉神经、室周器（是大脑内部一组具有丰富血管但缺乏完整 BBB 的结构）和 BBB 细胞向 CNS 传递周围的免疫信号。继而使得脑组织分泌介导因子，导致免疫调节功能障碍，并通过与免疫细胞的相互作用激活炎症反应，最终导致神经退行性变。

5. 肠道微生态在阿尔茨海默病治疗中的应用研究

研究发现，姜黄素给药可改善 APP/ 早老素（presenilin，PS）-1 双转基因小鼠的空间学习记忆能力，减轻海马淀粉样斑块的负担。一方面，姜黄素的施用显著改变细菌类群的相对丰度，如在科级水平上的拟杆菌、普雷沃氏菌、乳酸杆菌和理研菌科等，以及在属水平上的普雷沃菌属、拟杆菌、副拟杆菌，其中一些是关键细菌，是与阿尔茨海默病发展有关的物种。另一方面，阿尔茨海默病小鼠肠道微生物通过还原、去甲氧基化、去甲基化、羟基化等方式转化姜黄素的 8 个代谢产物，经鉴定，发现其中许多代谢产物具有神经保护能力。这一发现为了解姜黄素的药理作用和阿尔茨海默病的微生物靶向治疗提供了有益的线索。

姜黄素属于天然多酚化合物，后者具有广泛的药理活性，但总体上具有较差的系统生物利用度。目前的研究发现姜黄素可以改善空间学习和记忆能力，并减少 APP/PS1 小鼠海马中的淀粉样斑块沉积。在几项研究中发现肠道微生物失调是微生物群多样性降低和少数病原体分类改变的特征。已有研究表明，阿尔茨海默病小鼠肠道微生物的多样性随疾病进展而降低。口服姜黄素可增加小鼠肠道微生物的多样性，并可调节与阿尔茨海默病发育有关的几种关键细菌的相对丰度。

认知障碍和脑淀粉样变性患者的埃希菌/志贺菌相对丰度增加可能与周围炎症状态有关，研究表明姜黄素会降低埃希菌/志贺菌的丰度。因此，姜黄素对肠道微生物的调节可能间接促进阿尔茨海默病的改善。

### 五、癫痫

#### （一）疾病概述

癫痫即俗称的"羊角风"或"羊癫疯"，是大脑神经元突发性异常放电，导致短暂的大脑功能障碍的一种慢性疾病。据中国最新流行病学资料显示，国内癫痫的总体患病率为7.0‰，年发病率为28.8/10万，1年内有发作的活动性癫痫患病率为4.6‰。据此估计中国约有900万的癫痫患者，其中500万～600万是活动性癫痫患者，同时每年新增加癫痫患者约40万，在中国癫痫已经成为神经科仅次于头痛的第二大常见病。由于异常放电的起始部位和传递方式不同，癫痫发作的临床表现复杂多样，可表现为发作性运动、感觉、自主神经、意识及精神障碍。引起癫痫的病因多种多样。癫痫患者经过正规的抗癫痫药物治疗后，约70%的患者其发作是可以得到控制的，其中50%～60%的患者经2～5年的治疗可以痊愈，患者可以和正常人一样地工作和生活。

癫痫发作分为部分性/局灶性发作、全面性发作、不能分类的发作。根据引起癫痫的病因不同，可以分为特发性癫痫综合征、症状性癫痫综合征及可能的症状性癫痫综合征。

详细而完整的发作史，是准确诊断癫痫的关键。脑电图检查是诊断癫痫发作和癫痫的最重要手段，并且有助于癫痫发作和癫痫的分类。治疗主要包括药物治疗（抗癫痫药物）、手术治疗及新近的神经电生理调控治疗。

#### （二）癫痫与肠道微生态的关系及相关研究

1. 癫痫发病与微生物–肠–脑轴

癫痫患者往往会伴随有胃肠道症状，如腹痛或腹泻。然而，其内在机制尚不清晰。很多研究发现，癫痫患者及癫痫动物的肠道微生物及其代谢产物发生了改变。肠道微生物改变能够通过神经内分泌系统、神经免疫系统及ANS等多个系统影响大脑功能，进而引起癫痫、ASD、阿尔茨海默病等多种CNS疾病。调控肠道微生物也许是治疗癫痫安全有效的方法，其主要途径包括生酮饮食、VN刺激、益生元与益生菌及FMT。

微生物–肠–脑轴和癫痫：该轴不是单向的，而是大脑和肠道产生相互影响的信号，以协调健康和疾病的功能。肠道微生物复合物可能通过免疫系统激活（如释放炎性细胞因子和趋化因子）介导外周炎症的促兴奋作用，通过产生神经递质（尤其是5-HT，调节神

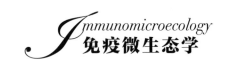

经网络）来参与癫痫和癫痫的发生，GABA 和 Glu 盐、短链脂肪酸和重要的饮食氨基酸（如色氨酸及其代谢产物）因此在激发和抑制平衡上起作用。此外，肠道微生物可以通过内源性大麻素系统失调、肠壁屏障的通透性（随着 LPS 水平的增加）及通过改变神经内分泌（HPA 轴）和神经途径（如 VN 传入、ENS）起作用。

在稳态条件下，肠道微生物会激发免疫系统的超低活化，并刺激几种类型的 T 细胞和巨噬细胞分泌促炎性细胞因子（如 IL-1β 和 TNF-α）。这种肠道慢性免疫激活状态最终可以累及整个身体，而不会影响健康。由于各种因素（如微生物群的改变和屏障通透性的增加），炎症状态的上调可导致外周免疫反应的激活，细胞因子 / 趋化因子信号通过神经元或体液途径增加，从而在 CNS 中触发镜像炎症反应；这可能通过降低癫痫发作阈值对癫痫发作易感性产生短暂或长期的影响。

2. 肠道微生物对抗癫痫药物治疗作用的影响研究

耐药癫痫患者的肠道微生物可能与药物敏感癫痫患者的肠道微生物不同。耐药患者与药物敏感患者相比，α 多样性增加，厚壁菌门的稀有细菌相对丰富。在两个患者组中，双歧杆菌和乳酸杆菌与每年少于 4 次的癫痫发作有关。

肠道微生物越来越被认为是包括药物在内的外源性生物转化的重要因素。例如，免疫治疗的抗癌程序性死亡蛋白 1 阻断剂的治疗结果已被证明依赖于患者肠道微生物群的组成。唑尼沙胺是一种抗惊厥药物，由肠道微生物群代谢为 2- 氨磺酰乙酰苯酚。来自大鼠、小鼠、仓鼠、兔和豚鼠的盲肠液可将唑尼沙胺还原为 2- 氨磺酰乙酰苯酚，并且抗生物制剂显著抑制了这种代谢物的尿和粪便排泄。在所测试的 8 种代表性肠道细菌中，芽孢杆菌和双歧杆菌在厌氧条件下对唑尼沙胺的还原活性最高。

外源性抗生素可能会直接影响肠道微生物的组成，某些药物可能会导致菌群失调。抗生素对微生物显示出固有的毒性活性，反复使用会导致机体菌群失调并增加病原体生长的风险。有 24% 的人所使用的药物体外抑制了 40 种代表性肠道细菌菌株中至少 1 种的生长。世界卫生组织控制的解剖治疗化学（anatomical therapeutic chemistry，ATC）药物分类系统的 N03A 亚群包括抗癫痫药物。对 16 种具有代表性的 N03A 药物进行了检测，均未发现有明显的抗菌作用。拉莫三嗪已被证明可以抑制大肠杆菌的核糖体生物发生，从而可能抑制其生长。

目前，无迹象表明抗癫痫药物（antiepileptic drugs，AEDs）与肠道微生物直接相互作用。有 25% ～ 30% 的癫痫患者 AEDs 治疗效果不佳。不受控制的癫痫可能会导致认知缺陷（如记忆和学习障碍、永久性大脑功能障碍）和死亡率增加。此外，在对 AEDs 有明显反应的癫痫患者中，不良反应可能会限制其使用。因此，针对肠道微生物群的治疗可能是此类癫痫患者未来的一个选择。

笔记

## 六、偏头痛

### （一）疾病概述

偏头痛是一种常见的原发性头痛，是遗传与环境因素共同作用的原发性脑功能异常性疾病，临床主要表现为持续 4～72 小时的，常伴有恶心、呕吐、畏光和畏声等伴发症状的，反复发作的中度至重度头痛（以搏动性为主）。在西方发达国家，女性患病率为 18%～18.2%，男性患病率为 6%～6.5%，我国偏头痛的年患病率为 9.3%，是全球第六位致失能性疾病，给社会和家庭造成了巨大的经济负担，严重影响了患者的生活质量。关于偏头痛的发病机制目前较为公认的是三叉神经血管系统激活、降钙素基因相关肽（calcitonin gene related peptide，CGRP）释放、皮层扩散性抑制和中枢敏化，而神经递质特别是单胺类神经递质、炎症因子及血管活性物质等在其发病中扮演重要角色，但是其确切病因和发病机制尚不清楚。偏头痛的诊断还主要依靠临床特征，尚无客观的生物学标志物或影像学支持，也缺乏特效的药物用于偏头痛患者的治疗和预防。因此，迫切需要我们对偏头痛患者的发病机制进行更加深入的研究，以期为偏头痛的诊断和治疗提供新方法和思路。

### （二）偏头痛与肠道微生态的关系及相关研究

1. 偏头痛与胃肠功能的关系

（1）偏头痛伴发胃肠症状

偏头痛患者常伴有胃肠道症状，如最常见的恶心和呕吐，甚至腹泻、腹胀、食欲减低及消化不良等，恶心可高达 90% 以上，呕吐可达 70%。

（2）偏头痛与胃肠功能性疾病共病

偏头痛常与肠易激综合征（irritable bowel syndrome，IBS）、潴留、食管反流和乳糜泻等胃肠道疾病共病出现，IBS 患者并发偏头痛的风险为 25%～50%，是普通人群的 2.66 倍。且临床特征有许多相似之处，都属于功能性疾病，临床特点非常相似，如发病率相似，均与环境及情绪等多因素有关，表现发作性的疼痛，胃肠症状也相似，发作间歇期正常，女性多发，多有家族史，具有多基因遗传的特点，是遗传与环境因素等多因素共同参与，可能都伴有中枢神经的过度敏感等。

（3）偏头痛的特殊类型——反复胃肠功能障碍

在国际头痛分类第 3 版中偏头痛分类部分可能与偏头痛相关的周期综合征中的反复胃肠功能障碍包含：周期性呕吐综合征（cyclic vomiting syndrome，CVS）和腹型偏头痛。周期性呕吐综合征患者存在自主神经功能障碍。周期性呕吐综合征被认为是一种"脑-肠紊乱"，由神经内分泌系统介导，促肾上腺皮质激素释放因子（corticotropin releasing factor，CRF）作为应激反应从下丘脑释放。CRF 进而抑制迷走神经背核，从而引发恶心和胃排空延迟。因此，偏头痛和胃肠功能及其功能性疾病之间关系密切。

笔记

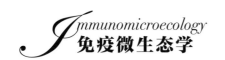
2.肠道微生态与偏头痛发病机制的关系

肠道微生态是双向调节肠道功能及中枢神经功能的关键环节，其通过促进神经递质等生物化学物质的分泌、调节和刺激 HPA 轴、自主神经系统和免疫系统等，影响肠道和大脑功能，以及参与各系统许多疾病的发生、发展。近年来肠道微生态与偏头痛的相关性也受到关注。

（1）神经递质介导

肠道微生物及其代谢产物能分泌类似的神经递质，包括乙酰胆碱、DA、5-HT 和 CGRP 等，而这些生物活性物质均与偏头痛发病有密切的关系。特别是血管活性物质 5-HT 和 CGRP，两者参与偏头痛的发生和发展，与正常人群比较，偏头痛患者 5-HT 和 CGRP 都增高，特别是头痛发作时。CGRP 可由三叉神经节释放，其不但能影响血管运动，而且能刺激星形细胞产生 IL-1B 等炎性因子，通过炎性途径来影响偏头痛，使得头痛慢性化。

（2）炎症及免疫介导

偏头痛发病机制的主流学说，即三叉神经血管反射学说，认为偏头痛的主要病理改变是炎症反应和脑膜血管的扩张，从而激活感觉传入纤维并将痛觉信息传递到三叉神经脊束核。该学说提示我们，诸多炎性细胞因子的异常与偏头痛有关，如 IL-1、IL-2、IL-6、IL-8、IL-10 及 TNF-α、趋化因子、生长因子等。其中，TNF-α 具有多种效应功能，其生物作用与感染、炎症、自身免疫及恶性病变中的免疫介导有关，在中枢神经系统内由小胶质细胞和星形胶质细胞合成和释放，主要作用是参与炎症反应的级联过程，促使更多的细胞因子和炎性细胞参与炎症反应，形成正反馈环路，引起血管通透性增加、白细胞浸润、组织损伤等。研究发现，偏头痛患者的脑脊液中 TNF-α 明显升高，偏头痛患者急性发作期，血浆中 TNF-α、IL-1β 水平较缓解期显著增高，特别是慢性偏头痛和每日头痛患者脑脊液中二者均明显增高，因此，TNF-α 和其他炎性因子可能在神经源性疼痛的发生和维持方面起着重要作用，参与加重头痛程度和延长头痛时间。偏头痛发作时激活三叉神经内星形胶质细胞合成释放 TNF-α、IL-1 促进中枢痛觉调制、外周痛觉传入纤维敏感化。在外周，由激活的单核/巨噬细胞产生的 TNF-α 是自发性疼痛和痛觉超敏的潜在性因素，参与了神经源性头痛的发生。而 IL-17 通过上调炎性因子的表达、促进具有神经毒性作用的 NO 释放，参与偏头痛的发生与发展。越来越多的研究证明，上述炎性因子在介导和维持神经源性疼痛中起到一定的作用，显示出其在偏头痛发病过程中发挥重要作用。

NF-κB 可介导免疫反应，并在调节多种炎性物质的转录中起着关键作用，其通过调控细胞因子、免疫相关因子等多种基因的表达参与炎症过程。目前，已发现 NF-κB 调节着 100 多种靶基因的表达，释放的细胞因子又进一步活化 NF-κB，形成正反馈调节，使炎症放大；偏头痛患者发作期可能存在 NF-κB 导致 TNF-α 和 IL-7 的分泌增加，在硝酸甘油诱导的偏头痛大鼠模型中，NF-κB 在三叉神经脊束核及三叉神经分布的硬脑膜处表达明显增强，血浆蛋白渗出，炎症细胞因子趋化，表明 NF-κB 在偏头痛神经源性炎症的产生中起着关键作用。NF-κB 信号通路被激活后引发脑膜组织血管周围炎性反应，导致神经血管紊乱，是诱发偏头痛发作的病理生理学重要机制之一。这也提示 NF-κB 可作为偏头痛临床治疗的分子靶点之一。而作为偏头痛的一线预防用药的钙通道阻滞剂氟桂利嗪能抑制 NF-κB 蛋白的表达，间接证明 NF-κB 信号途径参与了偏头痛发作的病理过程，另外阿托伐他汀有抗炎作用基本被公认，有研究显示阿托伐他汀降低偏头痛的大鼠模型脑干三叉神经脊束核 NF-κB 的活性，降低 NF-κB P65 表达，从而减轻硝酸甘油诱导的大鼠偏头痛，且呈剂量依赖性，有望成为偏头痛的一种新的候选治疗或预防药物。这些今后还需要通过深入细致的实验研究和高质量的临床研究证实。

（3）神经介导

肠道微生物能通过 VN 对肠道内环境和功能产生影响，同时可通过迷走神经将胃肠信息传入大脑皮层和皮层下结构，包括内侧前额叶皮层和前扣带皮层在内的皮层区域投射到包括中脑导水管周围灰质和髓质迷走神经复合体在内的皮层下区域。因此，该集成系统调节肠道和大脑之间的自主运动、神经内分泌和疼痛调节组分（包括和偏头痛相关的中枢结构）。

偏头痛的病理生理学是复杂的，涉及多个大脑区域、通路和神经递质。头痛是起源于大脑皮层还是脑干，还是通过激活周围的痛觉感受器引起的，目前仍存在争议。偏头痛的前驱症状，如易怒、嗜睡、疲劳、恶心、食欲不振等，在头痛发作之前就出现了，这些症状被认为与大脑皮层、间脑或脑干的异常神经元活动有关。下丘脑、中央导水管灰质和腹侧被盖区在调节偏头痛的自主神经和疼痛成分方面具有相互作用。另外，超过一半的偏头痛患者伴发各种除胃肠症状的其他自主神经症状，如面部潮红、结膜充血、流泪等。自主神经系统与偏头痛和胃肠道功能障碍的产生有关，这两个系统的症状重叠，如恶心、呕吐、消化不良、肠易激综合征和胃郁积。自主神经系统也可能是肠道微生态失调引起的脑功能和行为改变之间的联系，参与了偏头痛的发生、发展。

3. 饮食与偏头痛及肠道微生态

饮食与偏头痛有千丝万缕的关系，也是人们一直讨论的问题。一方面，有些食物能够诱发和加重偏头痛发作，如奶酪、巧克力、柑橘、酒精、咖啡、冰激凌、坚果、味精、柠檬酸、香肠、西红柿、碳水化合物、发酵产品等。不同研究的结果所显示的食物诱发偏头痛的比例不等，不同食物比例不同，多波动在 10% ～ 34%，其中以巧克力和酒精更高些。Finocchi 等研究发现 20% 的偏头痛患者会因食物诱发偏头痛发作，均出现在食物摄入后 24 小时内，其中 55% 的受试者报告了多种饮食因素。另一方面，某种饮食常常被临床推荐用于缓解偏头痛的发作。饮食频率、进餐时间和饮食中的营养素构成可能在偏头痛中发挥作用。例如，低脂饮食干预后显著降低了偏头痛患者的头痛频率、头痛强度，减少了头痛持续时间和镇痛药物的使用。有研究发现生酮饮食对偏头痛治疗也有一定作用。而低脂

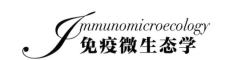

饮食和生酮饮食均能调节肠道微生态的结构和免疫功能，使其正常化，推测饮食结构可以通过改变免疫微生态来调节和抑制和偏头痛相关的炎性反应、血管活性物质及自主神经功能等，达到预防和治疗偏头痛的辅助作用。

4. 益生菌在治疗偏头痛中的应用

正因为上述肠道微生态和偏头痛的关系，近年来，益生菌在偏头痛治疗中的作用也逐渐引起了大家的兴趣。有些学者进行了益生菌治疗偏头痛临床观察研究，总体来说，结果显示偏头痛天数减少，程度减轻，且益生菌的最大优点是几乎没有严重的不良反应。有的研究应用功能磁共振成像来评价由肠道益生菌诱导的脑功能变化，益生菌摄入与静息态中脑连接性的变化有关。但还需要进行随机对照的高质量临床试验来进一步证实。

综上所述，偏头痛与肠道微生态、胃肠功能、饮食等因素关系密切，偏头痛患者常伴有胃肠道症状，与许多胃肠道疾病（特别是功能性胃肠疾病）共病，胃肠道疾病患者头痛的发生率也较高，某些食物能够诱发和加重偏头痛发作，而有些饮食又能够缓解偏头痛。益生菌在偏头痛的治疗中有一定的作用，肠道微生态可能在偏头痛的发生、发展中发挥重要作用。

### 七、神经发育障碍类疾病

线粒体功能障碍与唐氏综合征密切相关，对脑线粒体功能的调控作用是肠道微生物可影响神经元存活、神经间传递和神经可塑性的机制之一。

微生物–肠–脑轴在唐氏综合征中有着举足轻重的作用，因此，通过调节肠道微生物靶向干预脑线粒体功能可能有助于缓解唐氏综合征的症状。

在 ASD 中，许多研究表明，自闭症儿童经常表现为胃肠道症状，如腹泻、腹痛和便秘，且胃肠道症状与自闭症严重程度存在明显的相关性。一些 ASD 患者会有营养不良、肠屏障通透性增加、回肠和外周血表达的促炎性细胞因子和淋巴细胞水平升高、线粒体功能障碍和神经炎症，因此在 ASD 中，肠道与大脑之间的相互联系也越来越重要。因此，调节微生物–肠–脑轴的治疗方法有望改善自闭症症状。

# 第三节　肠道免疫微生态与神经系统疾病的研究方向及前景

### 一、膳食多酚通过微生物—肠—脑轴调节免疫微生态并发挥神经保护作用

膳食多酚是一种多元化合物，已证明在抗炎、抗氧化应激和神经退行性变方面非常有利，可用于预防和治疗几种慢性疾病。其预防和治疗脑部疾病的作用不仅与它们能够进入

脑组织的能力有关，这种能力取决于它们的化学结构，且能与脑细胞直接相互作用，还与它们可以通过干扰脑 – 肠轴中许多分支来调节大脑与肠道之间的联系有关。

临床前研究已证明这些食物生物活性化合物在脑疾病（如唐氏综合征和 ASD 等神经发育）、神经退行性疾病（如帕金森病和阿尔茨海默病）及精神病（如抑郁症和焦虑症）中的作用。目前认为膳食多酚是对抗脑部疾病的十分有前景的保健食品。

肠道与大脑之间有着强大的信息交流，化合物能够靶向到达肠道，调节肠道微生物和降低肠道炎症反应，因此多酚有望对记忆、认知、情绪和行为都产生一定的影响，通过降低神经炎症反应，改善线粒体功能障碍，预防神经退行性病变和调节 HPA 轴等，来预防和治疗许多脑组织病变。

因此，多酚能够减少肠道炎症并调节肠道微生物，且其原始形式与转化后形式均能够透过 BBB，并与脑细胞直接相互作用，是预防和治疗脑部疾病（与神经发育、神经再生和精神疾病相关）的有利物质。

### （一）膳食多酚可作为肠道微生物 – 脑轴中的调节因子来治疗脑部疾病

膳食多酚是一类在水果、蔬菜、谷物、茶和酒中丰富的天然化合物，对人体健康十分有利，可预防、改善或治疗多种疾病，如心血管疾病、神经退行性疾病、神经发育、精神性和癌症等。

多酚的作用主要取决于它们与细胞膜间的相互作用，可改变质膜结构或它的物理性质，进而调节膜蛋白的活性，如调节细胞信号传导级联的酶和受体，以及可溶性蛋白和转录因子。

多酚可分为两个主要亚类：类黄酮和非类黄酮。许多与糖特别是葡萄糖相关。

多酚在代谢转化过程中化学结构的改变并不意味着生物活性的丧失，相反，其代谢产物的生物活性可能比母体化合物高或更高。例如，在体外经酶化的覆盆子提取物可有效抑制小胶质细胞活化并保护神经元细胞免受氧化应激损害。

口服后多酚在胃肠道中的浓度较高，因此经该途径将其作为预防和治疗药剂的优势更大。

### （二）膳食多酚是神经发育障碍的一种新型治疗策略

临床前和临床研究均表明，某些多酚类物质在治疗唐氏综合征和 ASD 中有着很好的作用。如用富含绿茶类黄酮表没食子儿茶素 -3- 没食子酸（epigallocatechin gallate，EGCG）的绿茶提取物口服制剂在产前进行治疗，可抑制酪氨酸磷酸化调节激酶 1A（dual-specificity tyrosinephosphorylation-regulated kinase 1A，Dyrk1A）的双重特异性，使唐氏综合征的两种不同小鼠模型中谷氨酸脱羧酶 67（glutamate decarboxylase，GAD67）和 GAD67 中间神经元水平恢复正常，促使小鼠对新出现的物体识别记忆得到改善，不过在 Y 迷宫中行为未得到改善（Dyrk1A 的高水平是由 21 号染色体的三倍复制引起的，是

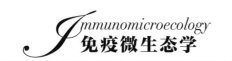

唐氏综合征的心理和生理症状的基础）。

现已认为 EGCG 作为 Dyrk1A 的特异性抑制剂是治疗唐氏综合征十分有前景的药物。白藜芦醇（一种在红葡萄和红酒中富含的二苯乙烯）和木樨草素（一种存在于西兰花、胡椒、百里香和芹菜中的类黄酮）显示出在 ASD 中十分具有治疗价值。多项研究表明，白藜芦醇和红酒中的多酚可调节小鼠的肠道微生物，一项近期研究表明白藜芦醇可恢复小鼠体内稳态水平。

### （三）膳食多酚是神经退行性疾病的一种新型治疗策略

体外和体内研究表明白藜芦醇能够抑制神经炎症反应和氧化应激、抑制 Aβ 水平并改善 BBB 完整性，从而减少 α-syn 沉积，并改善线粒体功能障碍。

其他多酚类物质，如富含花青素的果肉可以减轻 LPS 刺激的小胶质细胞中的神经炎症反应。

葡萄和蓝莓中富含多酚的提取物可有效防止衰老引起的认知下降，改善小鼠的大脑可塑性和记忆力，它可增加神经生长因子的 mRNA 的表达。

芦丁在帕金森病（6-羟基多巴处理的大鼠）的动物模型中，能够抑制 DA 能神经元氧化应激。

### （四）膳食多酚是精神疾病的一种新型治疗策略

膳食多酚可以调节肠道微生物的组成，因此可用于预防或治疗抑郁症和焦虑症。白藜芦醇通过调节海马区和肠道内的 5-HT，不仅可以改善 IBS 的周围症状，如内脏超敏反应和肠蠕动受损，还可以改善 IBS 的中枢症状，如抑郁和焦虑。在相同的 IBS 模型中使用姜黄素也获得了相似结果。来自富含多酚的植物龙蒿（*Aetemisia dracunculus L.*）的提取物，可以减少外周炎症反应并保持伏核区突触可塑性，从而保护大鼠免受压力引起的抑郁。

## 二、肠道微生态与痛觉相关研究

### （一）肠道微生物多种生理和病理调节作用

肠道微生物调节宿主生理的许多方面，包括新陈代谢、免疫系统成熟、大脑发育和行为。在过去的十年中，临床前模型已被用来确定肠道微生物与内脏痛的关系。长期或者在小时候施加心理或生理压力是内脏疼痛发展的关键因素。一些研究表明，无菌小鼠（从出生起在无菌环境中饲养）表现出内脏超敏性，并伴有 TLR1-9 和细胞因子水平升高，如 IL-6、IL-10 或脊髓中的 TNF-α。然而，这些变化可通过常规微生物菌群的定植而标准化。这些发现表明，共肠肠道微生物的存在对于平衡结肠感觉神经元的兴奋性是十分必要的。同样，幼年服用抗生素会引起成年时内脏超敏反应，这与离子通道和受体的改变有关，如瞬时受体电位类香草素 1（transient receptor potential cation channel subfamily v member 1, TRPV1）、α-2A 肾上腺素能受体和脊髓上胆囊收缩素 B 受体的减少。然而，在成人中，抗生素的作用是有争议的。研究表明，抗生素治疗降低了小鼠腹膜内注射乙酸或结肠内注入辣椒素引起的内脏超敏反应，而未成熟的大鼠则表现出低敏性。另一项研究表明，抗生素治疗可引起内脏超敏反应，并伴有局部免疫反应。

乳酸双歧杆菌 CN cm I-2494 可减弱痛觉感受的反应。双歧杆菌 35624 改善了大鼠三硝基苯磺酸诱导结肠炎模型中的内脏超敏性，并减弱了副干酪乳杆菌 NCC2461 和路氏乳杆菌所引起的痛觉感受性反应。

在 IBS 患者中，已经被报道了有内脏敏感性、脑功能、肠蠕动或分泌功能的几种功能改变。

慢性疼痛是神经系统对炎症或损伤的不适反应。疼痛可以由细菌感染后病原体和宿主之间建立起的动态相互作用引起。普遍认为疼痛觉与炎症路径有关。疼痛的感觉可涉及不同的途径：一方面，在识别病原体相关分子模式后，通过免疫途径诱导疼痛；另一方面，微生物试剂和神经系统间的相互干扰可导致疼痛过敏。痛觉感受器是特定的感觉神经元，它通过引起疼痛和厌恶行为来识别潜在的破坏性刺激，从而保护宿主。为了实现这一点，背根神经节（dorsal root ganglia，DRG）中具有细胞体的痛觉感受器将动作电位从外围传播到脊髓，并在其中整合然后传递到大脑皮层。

细菌产物可以激活痛觉感受器引起疼痛。金黄色葡萄球菌可通过 N- 甲酰肽和成孔毒素 α- 溶血素激活痛觉感受器，从而引起小鼠疼痛。我们可以将疼痛感知视为免疫系统和神经系统之间的复杂网络。已经发现免疫细胞和神经细胞的受体是共享的。TLR3、TLR7 和 TLR9 由人类 DRG 神经元表达，它们对疼痛的产生和调节均具有直接和间接作用。但是，当神经元、非神经元细胞和免疫细胞之间的通讯中断时，可能会导致超敏状态。

许多临床研究的数据表明，对于 IBS，某些益生菌菌株具有调节腹痛的潜力。大肠杆菌 Nissle 1917 菌株能够产生脂肽 C12AsnGABAOH 并具有镇痛作用。该化合物能够通过上皮屏障并激活 GABA B 受体。

### （二）细菌与神经系统之间通过激活免疫系统间接发生相互作用

病原体可以通过涉及免疫反应的间接机制与感觉神经元相互作用。免疫细胞是宿主抵抗微生物感染的第一道防线，通过 TLR 的识别进而产生促炎性介质（细胞因子和趋化因子）。最终可以诱导感觉神经元激活和疼痛感。

TLR 的识别可诱导促分裂原活化的蛋白激酶（mitogen activated protein kinases，MAPK）和 NF-κB 活化，进而通过巨噬细胞诱导产生 I 型干扰素或促炎性细胞因子和趋化因子。

肠道微生物中许多菌种产生的代谢产物，可调节短链脂肪酸或神经递质之间的免疫反应。疼痛和炎症中神经元与免疫之间的相互作用十分重要。免疫系统在疼痛的产生中起主要作用，其释放的调节因子使痛觉感受器敏感度增强。这种反应是由特定受体和位于痛觉

笔记

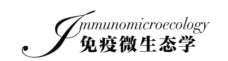
感受器神经末端离子通道的激活介导的。诸如中性粒细胞、肥大细胞和巨噬细胞等常驻和浸润性免疫细胞产生细胞因子、脂质、蛋白酶、组胺、5-HT 和生长因子。促炎性因子的识别，是通过一些特定传导机制来完成的，包括激活 TRPV1 和瞬时受体电位通道锚蛋白 1，以及其他导致神经元去极化、动作电位沿痛觉传入通路等方式。

### （三）肠道微生物与痛觉感受器之间可能的直接相互作用

细菌产物具有通过改变痛性 DRG 神经元的内在兴奋性，直接激活痛觉信号传导的潜力，从而调节痛觉信号传导。

痛觉感受器上表达多种免疫受体，如成年小鼠 DRG 神经元中表达 TLR4。另外，革兰阴性菌具有影响感觉神经元的能力。LPS 可以通过 TLR4 途径在体外直接激活三叉神经感觉神经中的感觉神经元并使 TRPV1 介导的辣椒素应答敏感度增加。LPS 和 TLR4 之间的相互作用，可能激发痛觉感受器中细胞内信号传导级联反应，使 TRPV1 致敏。例如，大肠杆菌衍生的 LPS 激活了三叉神经元中的 TRPV1 通道。

多项研究证实痛觉感受器在释放促炎性神经肽以介导神经源性炎症反应中的作用。它在炎症性痛觉过敏中的作用是通过血管活性神经肽（如 CGRP 和 P 物质）的释放介导的，这些肽对感染期间免疫细胞的募集和激活具有强大的作用。这些发现可以证实细菌与感觉神经元间直接相互作用的假设成立。TRPV1 可作为慢性内脏痛的潜在治疗靶点，临床研究表明 IBD 或 IBS 患者结肠活检中 TRPV1 表达上调或 TRPV1 免疫活性纤维增多。LPS 也可以激活瞬时受体电位锚蛋白成员 1 通道，该通道是 LPS 生物学反应的关键参与者。

其他可被 LPS 激活的受体：在 25℃下，TRPM3、TRPM8、TLR3 和 TLR7 在鼠小肠和大肠的肠系膜、黏膜下丛和人回肠神经丛的神经元及神经胶质细胞中表达。

鞭毛蛋白可被 TLR5 和含有 NLR 家族 CARD 域的蛋白 4（NLR family CARD domain-containing protein 4，NLRC4）识别，且 DRG 神经元中表达 TLR5，因此可假设鞭毛类细菌可以激活感觉神经元和痛觉；这是探索新治疗靶点的新方法。

N- 甲酰基肽是在细菌中发现的一种基序，并由甲酰肽受体（formyl peptide receptor，FPR）识别。除了激活免疫反应外，它们还可以通过与痛觉感受器相互作用来诱发炎症性疼痛。例如，金黄色葡萄球菌，其 N- 甲酰基肽被 FPR1 识别，导致痛感和免疫抑制性神经肽的释放。

肠神经网络中 TLR3、TLR4 和 TLR7 的表达表明，病毒和细菌可以直接识别并激活肠道神经反应，且无须免疫系统的干预。感觉神经元与细菌或病毒试剂之间的这种直接相互作用可构成有关肠道微生物的第一级信号，并传递给 CNS。

Amuc_1100 是从人类肠道微生物中最丰富的菌种之一的嗜黏蛋白——艾克曼菌（Akkermansia muciniphila）的外膜中分离出的一种蛋白质，可以激活表达 TLR2 的细胞。TLR 在神经元细胞中的表达已在许多研究中得到证实，它们既可引起急性痛性反应，又能维持慢性疼痛状态。多种因素可以影响痛觉程度，包括：①细菌直接进入肠道感觉神经元的能力；②炎症过程中 TLR 表达可被上调的水平，如在 IBD 中上调的 TLR2、TLR4 和 TLR5；③进入组织中的细胞产物的特性。

直接激活是痛觉发生的一种新途径，在慢性炎症和 IBD 中常会发生由此引起的一系列超敏反应。

### （四）细菌代谢物间的相互作用

细菌，尤其是肠道微生物中的细菌，能够产生大量代谢物，这些代谢物可通过痛觉感受器的激活或抑制来影响免疫反应和痛觉。许多这些代谢物构成痛觉感受器的配体。其中细菌可以产生短链脂肪酸、毒素、神经递质、荚膜多糖或抗炎蛋白等。

由短链脂肪酸激活的游离脂肪酸受体 3（free fatty acid receptor 3，FFAR3）不仅在肠内分泌细胞中表达，而且在 ANS 和体细胞周围神经系统的神经节后交感神经和感觉神经元中表达，这使得微生物代谢产物与神经系统之间发生相互作用成为可能。

肠道微生物群可产生短链脂肪酸，使得肠道微生物在黏膜、神经元和系统内 5-HT 的稳态中起着重要作用，因为短链脂肪酸可通过促进肠嗜铬细胞分泌 5-HT 从而影响对血清素的调控。短链脂肪酸可灭活 NF-κB 和减少促炎性细胞因子的释放，具有抗炎作用，且抑制组蛋白去乙酰化。

丁酸酯对内脏痛知觉的有益作用：丁酸酯可以调节 5-HT 的释放（这可以增加空腔脏器的顺应性，从而使知觉降低）或通过丁酸酯激活结肠黏膜中的 TRPV1 受体，间接导致 5-HT 的释放或引起 TRPV1 通道的失活。

GABA 是 CNS 的主要抑制性神经递质，细菌通过产生 GABA 降低细胞内 pH 值。

5-HT 也可参与调解痛觉，它是一种信号分子，由肠嗜铬细胞和几种肠道微生物细菌产生，能够向感觉神经元发出信号，并与内脏疼痛有关。5-HT 通过激活外源性传入神经和 VN 在疼痛的调节中发挥重要作用。

（李东芳　冯鹏）

## 参考文献

[1] MAYER E A，TILLISCH K，GUPTA A. Gut/brain axis and the microbiota. J Clin Invest，2015，125（3）：926-938.

[2] WANG Y，KASPER L H. The role of microbiome in central nervous system disorders. Brain Behav Immun，2014，38：1-12.

[3] 朱锡群 . 微生物群—脑—肠轴和中枢神经系统研究进展 . 疑难病杂志，2018，17（7）：748-752.

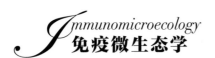

[4] MCGEACHY M J, BAK-JENSEN K S, CHEN Y, et al. TGF beta and IL-6 drive the production of IL-17 and IL-10 by T cells and restrain T（H）- 17 cell mediated pathology. Nat Immunol, 2007, 8（12）: 1390-1397.

[5] 钟文津, 杨炳昂, 景香香, 等. 颈动脉粥样硬化患者外周血 Th17、Treg 比例及阿托伐他汀对其的影响. 山东医药, 2018, 58（12）: 59-61.

[6] OGBONNAYA E S, CLARKE G, SHANAHAN F, et al. Adult hippocampal neurogenesis is regulated by the microbiome. Biological psychiatry, 2015, 78（4）: e7-e9.

[7] CARABOTTI M, SCIROCCO A, MASELLI M A, et al. The gut-brain axis: interactions between enteric microbiota, central and enteric nervous systems. Ann Gastroenterol, 2015, 28（2）: 203-209.

[8] BERCIK P, DENOU E, COLLINS J, et al. The intestinal microbiota affect central levels of brain-derived neurotropic factor and behavior in mice. Gastroenterology, 2011, 141（2）: 599-609.

[9] DONNAN G A, FISHER M, MACLEOD M, et al. Stroke. Lancet, 2008, 371（9624）: 1612-1623.

[10] MAGNUS T, WIENDL H, KLEINSCHNITZ C. Immune mechanisms of stroke. Curr Opin Neurol, 2012, 25（3）: 334-340.

[11] PLUZNICK J. A novel SCFA receptor, the microbiota, and blood pressure regulation. Gut Microbes, 2014, 5（2）: 202-207.

[12] JONES B, BLOOM S R, BUENAVENTURA T, et al. Control of insulin secretion by GLP-1. Peptides, 2018, 100: 75-84.

[13] MANNING S, BATTERHAM R L. The role of gut hormone peptide YY in energy and glucose homeostasis: twelve years on. Annu Rev Physiol, 2014, 76: 585-608.

[14] BLANDINO G, INTURRI R, LAZZARA F, et al. Impact of gut microbiota on diabetes mellitus. Diabetes Metab, 2016, 42（5）: 303-315.

[15] HARTSTRA A V, BOUTER K E, BCKHED F, et al. Insights into the role of the microbiome in obesity and type 2 diabetes. Diabetes Care, 2015, 38（1）: 159-165.

[16] 曹战江, 于健春, 康维明, 等. 肥胖症肠道菌群与炎症的研究进展. 中国医学科学院学报, 2013, 35（4）: 462-465.

[17] SHAH M, VELLA A. Effects of GLP-1 on appetite and weight. Rev Endocr Metab Disord, 2014, 15（3）: 181-187.

[18] KOETH R A, WANG Z, LEVISON B S, et al. Intestinal microbiota metabolism of L-carnitine, a nutrient in red meat, promotes athero-sclerosis. Nat Med, 2013, 19（5）: 576-585.

[19] WANG Z, KLIPFELL E, BENNETT B J, et al. Gut flora metabolism of phosphatidylcholine promotes cardiovascular disease. Nature, 2011, 472（7341）: 57-63.

[20] ZHU W, GREGORY J C, ORG E, et al. Gut microbial metabolite TMAO enhances platelet hyperreactivity and thrombosis risk. Cell, 2016, 165（1）: 111-124.

[21] TAN C H, WANG H D, GAO X X, et al. Dynamic changes and prognostic value of gut microbiota-dependent trimethylamine-N-oxide in acute ischemic stroke. Front Neurol, 2020, 11: 29.

[22] LIU Y Q, KONG C, GONG L, et al. The association of post-stroke cognitive impairment and gut microbiota and its corresponding metabolites. Journal of Alzheimer's Disease, 2020, 73（4）: 1455-1466.

[23] GLASS C K, SAIJO K, WINNER B, et al. Mechanisms underlying inflammation in neurodegeneration. Cell, 2010, 140（6）: 918-934.

[24] QUIGLEY E M, QUERA R. Small intestinal bacterial overgrowth: roles of antibiotics, prebiotics, and probiotics. Gastroenterology, 2006, 130（Suppl 2）: S78-S90.

[25] MIRZA A, FORBES J D, ZHU F, et al. The multiple sclerosis gut microbiota: a systematic review. Mult Scler Relat Disord, 2020, 37: 101427.

[26] JEFFERY N D, BARKER A K, ALCOTT C J, et al. The association of specific constituents of the fecal

microbiota with immune-mediated brain disease in dogs. PLoS One，2017，12（1）：e0170589.

[27] LEE V M，TROJANOWSKI J Q. Mechanisms of Parkinson's disease linked to pathological α -synuclein：new targets for drug discovery. Neuron，2006，52（1）：33-38.

[28] SIDHU A，WERSINGER C，VERNIER P. Alpha-Synuclein regulation of the dopaminergic transporter：a possible role in the pathogenesis of Parkinson's disease. FEBS Lett，2004，565（13）：1-5.

[29] 卢芳，周世慧，董杨，等 . α - 突触核蛋白与帕金森病 . 哈尔滨医药，2011，31（4）：293-295.

[30] FORSYTH C B，SHANNON K M，KORDOWER J H，et al. Increased intestinal permeability correlates with sigmoid mucosa alpha-synuclein staining and endotoxin exposure markers in early Parkinson's disease. PLoS One，2011，6（12）：e28032.

[31] CHEN W C，QUIGLEY E M. Probiotics，prebiotics ＆ synbiotics in small intestinal bacterial overgrowth：opening up a new therapeutic horizon. Indian J Med Res，2014，140（5）：582-584.

[32] BANKS W A，DOHGU S，LYNCH J L，et al. Nitric oxide isoenzymes regulate lipopolysaccharide-enhanced insulin transport across the blood-brain barrier. Endocrinology，2008，149（4）：1514-1523.

[33] BANKS W A，ERICKSON M A. The blood-brain barrier and immune function and dysfunction. Neurobiol Dis，2010，37（1）：26-32.

[34] ALVAREZ-ARELLANO L，MALDONADO-BERNAL C. Helicobacter pylori and neurological diseases：married by the laws of inflammation. World J Gastrointest Pathophysiol，2014，5（4）：400.

[35] GROSCH J，WINKLER J，KOHL Z. Early degeneration of both dopaminergic and serotonergic axons-a common mechanism in Parkinson's disease. Front Cell Neurosci，2016，10：293.

[36] MULAK A，BONAZ B. Brain-gut-microbiota axis in Parkinson's disease. World J Gastroenterol，2015，21（37）：10609-10620.

[37] KLIGELHOEFER L，REICHMANN H. The gut and nonmotor symptoms in Parkinson's disease. Int Rev Neurobiol，2017，134：787-809.

[38] AAS J，GESSERT C E，BAKKEN J S. Recurrent clostridium difficile colitis：case series involving 18 patients treated with donor stool administered via a nasogastric tube. clinical infectious diseases，2003，36（5）：580-585.

[39] LESSER G T. Frequency of bowel movements and future risk of Parkinson's disease. Neurology，2002，58（5）：838.

[40] SERRA D，ALMEIDA L M，DINIS T C，et al. Polyphenols in the management of brain disorders：modulation of the microbiota-gut-brain axis. Advances in food and nutrition research，2020，91：1-27.

[41] JIANG C M，LI G N，HUANG P R，et al. The gut microbiota and Alzheimer's Disease. J Alzheimers Dis，2017，58（1）：1-15.

[42] ZHANG M，ZHAO D，ZHOU G H，et al. Dietary pattern，gut microbiota and Alzheimer's disease. Journal of agricultural and food chemistry，2020.

[43] SHEN H P，GUAN Q B，ZHANG X L，et al. New mechanism of neuroinflammation in Alzheimer's disease：the activation of NLRP3 inflammasome mediated by gut microbiota. Prog neuropsychopharmacol biol psychiatry，2020，100：109884.

[44] DOULBERIS M，KOTRONIS G，GIALAMPRINOU D，et al. Alzheimer's disease and gastrointestinal microbiota；impact of Helicobacter pylori infection involvement. Int J Neurosci，2020：1-13.

[45] SUN Z Z，LI X Y，WANG S，et al. Bidirectional interactions between curcumin and gut microbiota in transgenic mice with Alzheimer's disease. Appl Microbiol Biotechnol，2020，104（8）：3507-3515.

[46] DE CARO C，IANNONE L F，CITRARO R，et al. Can we 'seize' the gut microbiota to treat epilepsy. Neuroscience biobehavioral reviews，2019，107：750-764.

[47] DAHLIN M，PRAST-NIELSEN S. The gut microbiome and epilepsy. EBioMedicine，2019，44：741-746.

[48] The International Headache Society. Headache Classification Committee of the International Headache Society （IHS）The International Classification of Headache Disorders，3rd edition. Cephalalgia，2018，38（1）：1-211.

[49] 徐晓白，刘璐，赵洛鹏，等 . 偏头痛病理生理机制与 5-HT7 受体相关性研究进展 . 中国疼痛医学杂志，2018，24（4）：274-280.

[50] SILBERSTEIN S D. Migraine symptoms：results of a survey of self-reported migraineurs. Headache，1995，35（7）：387-396.

[51] CHANG F Y，LU C L. Irrtable bowel syndrome and migraine：bystanders or partners. J Neurogastroenterol Motil，2013，19（3）：301-311.

[52] HEJAZI R A，LAVENBARG T H，PASNOOR M，et al. Autonomic nerve function in adult patients with cyclic vomiting syndrome. Neurogastroenterol Motil，2011，23（5）：439-443.

[53] EVANS R W，WHYTE C. Cyclic vomiting syndrome and abdominal migraine in adults and children. Headache，2013，53（6）：984-993.

[54] 张芹，齐丹丹，张忠玲，等 . 核转录因子 - κB 信号通路在偏头痛发病机制中的相关研究进展 . 国际神经病学神经外科学杂志，2016，43（1）：87-90.

[55] HINDIYEH N，AURORA S K. What the gut can teach us about migraine. Curr Pain Headache Rep，2015，19（7）：33.

[56] FINOCCHI C，SIVORI G. Food as trigger and aggravating factor of migraine. Neurol Sci，2012，33（Suppl 1）：S77-S80.

[57] DOU Z C，RONG X F，ZHAO E X，et al. Neuroprotection of resveratrol against focal cerebral ischemia/reperfusion injury in mice through a mechanism targeting gut-brain axis. Cellular and Molecular Neurobiology，2019，39（6）：883-898.

[58] LI Q，WANG Y P，YU F，et al. Peripheral Th17/Treg imbalance in patients with atherosclerotic cerebral infarction. International journal of clinical experimental pathology，2013，6（6）：1015-1027.

[59] WENG L H，CAO X，HAN L J，et al. Association of increased Treg and Th17 with pathogenesis of moyamoya disease. Scientific Reports，2017，7（1）：3071.

[60] DE VOS W M，DE VOS E A J. Role of the intestinal microbiome in health and disease：from correlation to causation. Nutrition Reviews，2012，70（Suppl 1）：S45-S56.

[61] PARASHAR A，UDAYABANU M. Gut microbiota：implications in Parkinson's disease. Parkinsonism Related Disorders，2017，38：1-7.

[62] NIWA F，KURIYAMA N，NAKAGAWA M，et al. Effects of peripheral lymphocyte subpopulations and the clinical correlation with Parkinson's disease. Geriatr Gerontol Int，2012，12（1）：102-107.

[63] PANCHAL P，BUDREE S，SCHEELER A，et al. Scaling safe access to fecal microbiota transplantation：past，present，and future. Current Gastroenterology Reports，2018，20（4）：14.

[64] BORODY T J，KHORUTS A. Fecal microbiota transplantation and emerging applications. Nature reviews gastroenterology hepatology，2011，9（2）：88-96.

[65] UNGER M M，MÖLLER J C，MANKEL K，et al. Postprandial ghrelin response is reduced in patients with Parkinson's disease and idiopathic REM sleep behaviour disorder：a peripheral biomarker for early Parkinson's disease. Journal of Neurology，2011，258（6）：982-990.

[66] JAMSHIDIAN A，SHAYGANNEJAD V，POURAZAR A，et al. Biased Treg/Th17 balance away from regulatory toward inflammatory phenotype in relapsed multiple sclerosis and its correlation with severity of symptoms. Journal of Neuroimmunology，2013，262（1-2）：106-112.

# 第十章　免疫微生态与精神疾病

## 第一节　肠道菌群及其代谢产物与精神疾病

精神疾病是指一类可引起认知、情感、意志和行为等方面异常的功能障碍性疾病，影响患者的工作和生活，严重时可导致自杀，可以造成极大的社会负担。精神疾病种类繁多，病因尚不明确，但目前的研究认为，精神疾病的发生通常是由遗传因素、环境因素和心理社会学因素等共同作用导致的。近年来，随着脑－肠轴概念的提出，精神疾病与脑－肠轴之间的关系研究不断增加。本节就精神疾病的病因、发病机制及肠道微生态与精神疾病之间的关系进行介绍。

### 一、精神疾病的病因

精神疾病种类繁多，表现各不相同，但一般表现为认知、情感、意志等的异常，主要包括抑郁症、精神分裂症和孤独症等。据 WHO 统计，全世界各国精神疾病负担持续增加，对患者健康产生明显的影响，对社会和经济有严重的影响。

#### （一）遗传因素

关于精神疾病的遗传学研究源源不断，家系调查研究、双生子调查研究、寄养子调查研究等均显示精神疾病与遗传学因素存在显著相关性。早在 1968 年，普瑞斯就通过寄养子观察证实了遗传因素在抑郁症的发病中起着重要作用。我国研究显示，包括抑郁症在内的情感障碍与遗传因素显著相关。有研究提示，通过 531 对同性别双生子的研究发现遗传因素对焦虑／抑郁起重要作用。在对精神分裂症的双生子和寄养子研究中发现精神分裂症同卵双生子的同病率远高于异卵双生子。患有精神分裂症的父母寄养的子女长大后患病率显著高于父母均健康的被寄养的子女，说明精神分裂症的发生与遗传因素密不可分。1970年，Folstein 和 Rutter 进行了双生子研究，发现遗传因素在孤独症的发病中起着举足轻重的作用。Tick 等利用荟萃分析调查了 6413 对双生子，发现孤独症先证者的家族遗传率为 64%～91%，证明了遗传因素在孤独症发病中的作用。

笔记

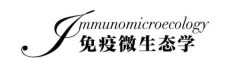

（二）环境因素

目前的研究倾向于环境因素是精神疾病发生的重要因素之一。社会学研究表明，主要的压力－生活事件是抑郁症的重要原因。

1. 经济压力

赵晓航、阮航清研究发现，抑郁症与社会经济地位显著相关，个人受教育年限、人均家庭收入和人均家庭净资产越高，则其抑郁水平越低。

2. 社会环境

国内外很多大型调查发现贫民区及低社会阶层的人的精神疾病（包括精神分裂症）的住院率显著高于生活安定的社会阶层较高的人群。同时权威资料显示，受过高等教育的人群精神分裂症的患病率远低于未受过高等教育的人群。这些发现均提示不良的社会环境可能是精神分裂症的致病原因之一，不良因素可引起叠加致病作用。

3. 孕期并发症及饮食问题

经历孕期并发症、子宫感染、环境污染及接触化学物质等，都可能提高胎儿罹患孤独症的风险。另外，孤独症患儿饮食结构异常，他们更偏爱淀粉类、脂肪类食物及零食。相关研究表明，食品添加剂会严重影响儿童大脑，果葡糖浆或将孤独症的发病率提高了91%。这些研究均支持孤独症的发生与环境因素相关。

（三）心理因素

应激等不良生活事件和精神疾病密切相关。Paykel 等（1978 年）报道一个不良生活事件（如亲人离世、罹患重病、职场危机等）发生后 6 个月内抑郁症的发病风险增加 6 倍，精神分裂症的风险增加 1 倍。另有研究表明，抑郁症及精神分裂症症状严重程度与不良生活事件有关。近年来，有学者提出缺失心智理论的能力是孤独症的根源。心智理论是指个体理解自己与他人的心理状态，包括情绪、意图、期望、思考和信念等，并借此信息预测和解释他人行为的一种能力。孤独症患儿无法理解他人的思维。

## 二、精神疾病的发病机制

精神疾病发病机制目前尚不明确，下面将从神经递质和神经结构及功能两方面进行简单介绍。

（一）神经递质

神经递质是一种特定的化学物质，承担"信使"的功能，由中枢神经系统的突触前膜释放，作用于受体，从而传递信息。大脑中的神经递质大致可分为四类：生物原肽类、氨基酸类、肽类、其他类。目前，公认的是患者大脑中神经递质发生改变，无论增加或减少，都会导致精神疾病的发生。研究较多的主要有多巴胺（DA）、5- 羟色胺（5-HT）、去甲肾上腺素（NE）、谷氨酸（Glu）、乙酰胆碱（Ach）和 γ- 氨基丁酸（GABA）等。

### （二）神经结构及功能

近年来，影像学的不断发展，使得研究者们能够借助先进的医疗设备对精神疾病的神经结构及功能等方面进行深入的探究，并取得了一定的进展。

在抑郁症的结构性脑影像中研究最多的是前额叶。目前的研究认为抑郁症患者的前额叶或眶额皮质的体积较健康人群减小，且前额叶结构变化程度与抑郁症的严重程度具有显著的相关性。另外有研究发现，抑郁症患者海马体积缩小，治疗有效的患者可以恢复。

精神分裂症患者的脑影像学研究提示，精神分裂症患者的平均大脑容量低于健康人群，且大脑结构随着疾病的进展而恶化——进展性的灰质减少。弥散张量成像研究发现精神分裂症患者前额叶的损伤与精神分裂症患者的临床表现具有相关性。

孤独症的患儿常存在脑结构及脑连接异常。孤独症患儿的全脑灰质及白质体积增大且灰质内存在连接异常。孤独症患者额叶区皮质厚度增加，颞顶叶联合区域皮质厚度减少，眶额叶皮质厚度及皮质表面积减少与孤独症的症状严重程度相关。

## 三、肠道微生态与精神疾病

### （一）脑－肠轴概述

随着学者对肠道菌群的深入研究，发现脑、肠之间存在着一种双向作用的调控，为了更好地描述大脑和肠道之间复杂的网络关系，脑－肠轴应运而生。它是由中枢神经系统、神经内分泌系统、神经免疫系统、自主神经系统（交感神经和副交感神经）、肠神经系统和肠道菌群组成的一种双向信息调节通路，反映出肠道菌群能够通过脑－肠轴在宿主的健康和疾病的发生、发展过程中产生重要作用。

### （二）肠道菌群及其代谢产物与情绪、感知觉、认知、行为的关系

1. 情绪

肠道菌群的多样性减少及比例失调与宿主焦虑和抑郁情绪相关。日本一项横断面研究显示从蔬菜和水果中摄入较多膳食纤维的人群抑郁症的发病率可能较低。此外，临床观察研究发现抑郁症患者肠道菌群的结构与健康人群存在显著差异。动物粪菌移植实验发现，抑郁障碍患者的粪菌可诱导无菌小鼠的抑郁样行为，这可能与炎症因子有关。大量的炎症因子释放，促炎因子就会进入大脑，可以导致情绪的抑郁，也可以导致大脑的一些疾病和肠道的一些症状。

2. 感知觉

肠道菌群的失调可能引起宿主感知觉的异常。孤独症儿童的消化道疾病及肠道微生物的失调，比如说双歧杆菌的降低、酵母菌的升高等，可能会导致免疫的激活，产生一些毒素还有神经递质，影响大脑的语言和感知觉，造成这些功能的异常。

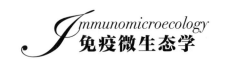

3. 认知

肠道菌群对宿主的认知水平有一定塑造作用。早期实验发现，无菌小鼠短期认知功能和工作记忆受损。移植高脂饮食小鼠粪菌的无菌小鼠，则出现认知能力下降。

4. 行为

肠道菌群对宿主的行为有一定影响。Bercik 等发现，给小鼠口服抗生素可一过性改变其体内微生物群的组成，使小鼠探索行为增多，这可能与海马区的脑源性神经营养因子（brain derived neurotrophic factor，BDNF）的表达增多有关。肠道菌群的代谢产物透过肠道屏障释放入血，可能参与远距离调控神经发育和行为异常。

（三）脑肠之间的双向调控作用

1. 脑肠之间的神经解剖结构

消化道黏膜下具有丰富的神经网络结构，肠黏膜神经丛又被称为"肠脑"或"第二大脑"，它们可以把肠道消化、吸收和免疫的信息，通过肠黏膜神经丛上行到大脑的内脏中枢——下丘脑，所以大脑可以接收到肠道的很多信号。同时，大脑作为机体的中枢也可以通过交感神经、迷走神经去影响肠道的功能。当迷走神经亢进的时候肠蠕动增快，当交感神经兴奋的时候肠蠕动减慢。

2. 脑肠之间的通路与下丘脑 – 垂体 – 肾上腺轴的免疫反应

肠道细菌和下丘脑 – 垂体 – 肾上腺轴（HPA）之间的直接联系直到 2004 年的一项研究才被证实，实验人员发现无菌小鼠和正常 SPF 小鼠相比，在面对束缚应激时表现出夸张的皮质酮和促肾上腺皮质激素水平。给予大鼠益生菌嗜酸乳杆菌治疗可以改善由于压力引起的肠道通透性升高，并且能够抑制 HPA 轴的应激反应和神经炎症。

3. 肠脑之间的免疫反应

肠道与肠道相关淋巴组织一起构成人体最大的免疫器官。在动物体上，免疫系统可以通过识别感染性微生物、激活中枢免疫应答的方法来影响中枢神经系统改变宿主行为，引起食欲减少和疲劳等精神症状相关的疾病行为。空肠弯曲菌在亚临床剂量给药时，可导致小鼠焦虑样行为。在外周血予啮齿类动物的促炎性细胞因子则可以诱导出动物抑郁和睡眠障碍。目前，肠道菌群对局部和远端免疫系统的影响已被逐渐发现，在健康个体中微生物会不断校准并强化免疫系统以对抗潜在的感染。

4. 肠脑之间的肠道细菌代谢产物

肠脑之间还有一个非常重要的物质，就是肠道细菌的代谢产物。一方面，肠道细菌产生的短链脂肪酸（SCFAs）可以通过血脑屏障进入大脑，缓慢累积，对大脑产生持久的影响；另一方面，肠道微生物还会产生很多影响我们大脑功能的神经递质，如 5-HT、色氨酸、Ach 和 GABA 等，其中 5-HT 和情绪、睡眠、性欲、食欲和生物节律的调节密不可分，所以肠道细菌的代谢产物可以起到直接影响我们大脑神经递质的作用。

5.脑肠之间的天然屏障

肠脑之间有两个天然屏障，一个是血脑屏障，一个是肠黏膜屏障。当这两个屏障受到应激或者理化因素的侵袭时，如病毒感染，就会导致血脑屏障通透性的增加，甚至肠黏膜屏障的破损。这时炎症反应发生，大量的炎症因子释放，促炎性因子进入大脑，可以导致情绪的改变，也可以导致大脑和肠道的疾病。

## 四、肠道菌群及其代谢产物与精神疾病

### （一）肠道菌群与抑郁症

早期的一些研究发现，抑郁症患者发作时其肠道菌群已经出现了一些显著性的改变。有研究指出抑郁症患者发作时，肠杆菌和普氏粪杆菌的水平下降，而且这些细菌表达的丰度和抑郁的严重程度呈负相关。研究表明抑郁症患者在抑郁发作的时候，表现为厚壁菌门、放线菌门及拟杆菌门的表达改变。如果把抑郁症患者的粪菌移植到抗生素干预的类无菌小鼠当中，通过"强迫游泳"的这个动物实验发现，移植了抑郁症患者人群粪菌的老鼠，漂浮在水面的时间会延长，说明它出现了类抑郁样的一种行为表现，如果给予抑郁老鼠抗抑郁的治疗以后，其抑郁样行为可以逆转。近年来，浙江第一附属医院的胡少华团队发现了5 种肠道优势菌，包括普氏粪杆菌、肠杆菌、类杆菌等，在双相抑郁发作的时候显著升高。而且，双歧杆菌和肠杆菌的比值被称为肠道定植抗力的 B/E 值。肠道定植抗力在情绪抑郁发作的时候也存在着显著的下降，说明整个肠道的免疫系统都有下降。在治疗之前，双相抑郁发作的时候，外周血 CD3$^+$ 和 CD8$^+$ 这两种 T 细胞的比例和肠杆菌的计数存在相关性，说明脑肠之间的关系和细胞免疫存在着非常密切的关联。

### （二）肠道菌群与精神分裂症

肠道菌群可以通过免疫炎症反应、代谢途径、内分泌途径、迷走神经等多种途径与大脑进行交流。不同途径间相互作用，共同参与精神分裂症的发生和发展。重庆医科大学谢鹏教授的团队通过 16S 测序，发现精神分裂症的患者在疾病发生的时候，存在着肠道菌群多样性的下降。把精神分裂症患者的粪菌移植到抗生素干预的类无菌小鼠以后，老鼠会出现行为的异常，甚至会出现空间认知能力的下降。肠道微生物可能通过谷氨酸代谢通路的异常和脑肠轴的机制去影响精神分裂症的发病。西安交通大学的马现仓教授也做了类似的研究，发现肠道菌群是通过色氨酸 – 犬尿氨酸代谢途径造成精神分裂症发病，同时也发现移植了精神分裂症患者粪菌的小鼠，出现了活动的亢进及认知功能（特别是学习能力）的下降。我们知道，色氨酸是合成 5- 羟色胺的前体，但是色氨酸在炎症状态的时候，它可能更多地不是合成 5- 羟色胺，而是转化为犬尿氨酸，以及最后变成了犬尿喹啉酸。这种毒性的神经递质就会对海马体的神经发生和神经可塑性造成不可逆的影响。

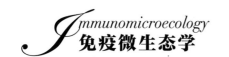

### （三）肠道菌群与孤独症

肠道菌群通过迷走神经、免疫炎症、神经递质和神经内分泌等多种途径对中枢神经系统产生影响，从而影响人的认知、情感、意志等，参与孤独症的发生、发展。孤独症患儿的肠道菌群类型与健康人差异显著，以瘤胃球菌属和拟杆菌属为主，几乎没有普氏菌属。北京大学的王娟教授团队在研究中发现，与健康对照组的儿童相比，孤独症儿童的肠道微生物群的相对丰度存在显著差异，多样性也存在差异。通过对比两组儿童中产生 SCFAs 功能菌的差异发现在健康对照组中存在更多的丁酸盐和乳酸盐的产生菌，而孤独症儿童相对较低。另外，孤独症儿童的保护性菌群相对较低。由于保护性菌群的降低，就会导致外源性毒素还有内源性毒素的降解发生障碍，这些毒素会进一步的积累，造成谷胱甘肽的耗竭，而谷胱甘肽的耗竭会导致线粒体功能的障碍，进而导致系统性炎症的发生。

# 第二节　睡眠障碍和免疫微生态

## 一、睡眠障碍概述

睡眠障碍是由于人体睡眠 – 觉醒周期与昼夜节律紊乱所致的一类睡眠疾病。睡眠障碍以下简称"失眠"或"失眠症"，是经常性的入睡困难或长期处于睡眠表浅状态，早醒无法达到深度睡眠为特征的睡眠障碍，常影响日间社会功能，为临床最常见的睡眠障碍。

### （一）诊断要点

1. 失眠症状

入睡困难和睡眠维持困难。在失眠症状中入睡困难最为常见，其次为睡眠表浅和早醒等，两种情况可以单独存在，通常并存，两者之间可以相互转变。

2. 觉醒期症状

失眠往往引起非特异性觉醒期症状，即次日日间功能受损，表现为全身不适感，疲劳感明显，日间思睡，焦虑不安，注意力难以集中或记忆力下降，除此之外，社交、家务、工作及学习能力都有不同程度下降等。

3. 失眠对人体健康的影响

短期且程度较轻的失眠因未对我们的日常生活造成明显的不良影响，而慢性失眠后带来各种不良影响，如头痛、头晕、全身乏力、食欲下降、记忆力下降、情绪发生改变、工作学习效率下降、机体免疫力低下、消瘦和机体代谢异常等，导致机体罹患各种良恶性疾病的概率增加，甚至会诱发精神类疾病，如神经衰弱、抑郁症、精神障碍等。

### （二）流行病学概况

睡眠障碍发病率呈逐年增高趋势，据不完全统计，全球中存在睡眠障碍的人群约占1/3以上，我国的发病率则高达2/5以上。多位学者描述了失眠对人类的影响：①失眠给人们的生活、工作带来诸多不良影响。被失眠长期困扰的人群会表现出更为明显的担心、焦虑，久而久之，进入一个恶性循环，加重睡眠质量的下降；②当我们遭遇突发的疾病、车祸、疫情灾害等应激事件时，大多数情况下会采取逃避或忍受等消极的方式应对，一段时间后会出现紧张、焦虑不安、抑郁等不良情绪，然后出现失眠；③亚健康人群的失眠与受到不同程度的心理、生理及社会因素的影响有关，若不能及时得到干预，则会对患者的工作、生活、学习及身心健康造成严重影响；④从心理因素入手才能从根本上解决失眠问题。

通过分子机制、信号通路、动物模型和临床研究等多个途径研究睡眠障碍与免疫系统和微生态之间的作用机制，发现三者之间有着密不可分的关联，为寻找诊断新靶点和临床诊治提供了新思路。

## 二、睡眠障碍与免疫微生态

在人体内有数以万计的微生物，与宿主间存在着互利共生的关系，不仅包括肠道内的有益菌，还包括寄生在我们除肠道以外部位的细菌、病毒、真菌等。与机体免疫、睡眠障碍相关性最大的是肠道微生态（肠道菌群）。肠道菌群根据其在人体分布部位、功能状态的不同，大致分为主要（优势）菌群和次要菌群，肠道菌群及其代谢产物参与人体免疫系统、中枢神经系统和内分泌系统等多个系统的生理调节。

### （一）睡眠障碍与肠道菌群

1. 脑 – 肠轴

美国哥伦比亚大学神经学家迈克•格尔松教授最早提出"脑肠轴"这一概念，它包括中枢神经系统、肠神经系统、自主神经系统、HPA轴，与机体免疫、神经、内分泌等多个系统功能相互作用有着密切的关系。因肠神经系统的神经元成分、神经递质及神经反射等与中枢神经系统的功能相似，都可通过迷走神经向中枢神经系统传递信号，故胃肠道又被称为生物体的"第二大脑"。肠道微生物组已成为宿主代谢的关键调节因子，通过"脑肠轴"调节能量摄入，与其代谢产物与宿主细胞间有着复杂的相互作用，参与食物的消化分解，其中最重要的细菌代谢产物可作为宿主细胞的直接能量来源，刺激肠道内激素的分泌，并可参与大脑对食物摄取行为的调控，参与睡眠 – 觉醒机制的调节。

2. 脑啡肽

在人体大脑和胃肠道中分布着很多肽类物质叫脑肠肽，主要包括胃肠激素、胃肠神经肽和神经肽。它们既有神经递质的功能，又有内分泌激素的功能，不仅参与大脑对睡眠的调控，还参与调节胃肠道的运动、分泌和吸收。GABA、5-HT、NE 等神经递质属于脑肠肽范畴，在胃肠道也有表达。肠道菌群中乳酸菌和双歧杆菌可生成 GABA，大肠埃希菌、芽孢杆菌、酵母菌属产生 NE，假丝酵母、链球菌、大肠埃希菌和肠球菌产生 5-HT，芽孢杆菌产生 DA，乳酸菌产生 Ach，GABA、NE、5-HT、DA、Ach 等神经递质经迷走神经途径将信号传入中枢神经系统，通过抑制或兴奋相应的神经元，达到对睡眠 – 觉醒转换发挥作用，或部分脑肠肽可透过血脑屏障作用于大脑，从而对睡眠结构产生影响。

3. 短链脂肪酸（SCFAs）

肠道细菌产生的 SCFAs 可通过迷走神经或直接进入大脑组织细胞中，以肠激素非依赖性方式调节能量摄入，这一过程与肠内分泌 L 细胞上的 GPR-41 和 GPR-43 受体有关。肠道微生物群的组成差异决定了细菌发酵特定非消化性碳水化合物和纤维能力。不同的受试者因为各自肠道内微生物群的不同，即使摄入相同的饮食，也会出现不同的非消化性碳水化合物发酵谱和不同量的 SCFAs。SCFAs 可以通过多种途径，尤其是促进 Treg 细胞生长，抑制多种促炎性细胞因子的产生影响睡眠的调节。

4. 细胞因子

肠道菌群可通过调节促炎性因子进而影响睡眠，如 IL-1、TNF-α 等。IL-1 是最早就被发现的可促进睡眠的细胞因子，在一项动物实验中，IL-1 受体拮抗剂可调节小鼠肠道微生物群的组成并保持其多样性，IL-1 受体拮抗剂缺乏则会降低肠道微生物的多样性和丰富性，引起螺杆菌增多及瘤胃球菌、普雷沃菌减少。淋巴细胞和巨噬细胞分泌 TNF-α，它可促进脑组织分泌 5-HT，导致慢波睡眠增加。

随着对"脑肠"生理和病理机制等研究的深入，对脑肠轴有了越来越多的理解和认识。肠道微生物不仅可以影响人类大脑的活动，甚至可通过脑肠轴实现中枢神经、免疫和内分泌等系统与大脑的双向信号联系，形成脑 – 肠轴。睡眠 – 觉醒周期和昼夜节律紊乱反过来对肠道菌群的种类、数目、分布及功能也有很大的影响。睡眠障碍和微生态失衡对免疫功能也有着不可忽视的影响。

**（二）睡眠障碍与免疫系统**

1. 睡眠影响免疫的证据

（1）在败血症动物模型研究中，睡眠被剥夺的小鼠的死亡率明显增加。睡眠被剥夺且接受过流感病毒疫苗接种的小鼠，再次接触流感病毒时，小鼠清除病毒的能力显著下降。

（2）在轮班工作者中，匹兹堡睡眠质量指数（PSQI）评分越高，外周血 IgG、IgM 及 IL-2 的水平越低，二者呈负相关。一些研究表明，睡眠可直接参与免疫系统的调节，或通过对神经系统和神经内分泌系统的影响间接发挥对免疫系统的调节功能。机体的免疫系统与睡眠觉醒周期一样的有节律性。

（3）国外的一项 Meta 分析显示，睡眠不足与 IL-6 和 C- 反应蛋白密切相关，失眠患者体内明确呈慢性低度炎症状态，且基础实验显示 IL-1、IL-6 及 TNF-α 等细胞因子互相作用，共同调节睡眠 – 觉醒过程。

（4）Van Leeuwen 的研究发现，睡眠被剥夺可诱导淋巴细胞活性增高，同时刺激 IL-1β、IL-6 和 IL-17 的产生。长期睡眠被剥夺可导致外周血中免疫细胞亚群的细胞数量下降，Th1/Th2 平衡向 Th2 反应偏移。睡眠被剥夺除可造成淋巴细胞亚群、细胞因子水平下降外，还可导致 IgG 和 C3 补体水平的下降。

2. 昼夜节律的改变对免疫的影响

人类昼夜节律由主时钟、外周时钟控制。固有免疫系统和适应性免疫系统也由主时钟和外周时钟控制。睡眠节律被破坏后，机体内分泌功能失调，免疫系统平衡发生改变，包括外周血中免疫细胞数量和细胞因子水平发生相应地波动，免疫防御功能下降，最终导致机体对病原体的易感染性增加。夜间睡眠中，机体外周血白细胞、粒细胞及 CD4$^+$、CD8$^+$、CD19$^+$ 在傍晚或深夜达最高值，清晨达最低值。Th1 型细胞因子（IL-2、IFN-γ）水平升高，Th2 型细胞因子（IL-10、IL-4）水平降低。夜间睡眠有助于适应性免疫功能的发挥，慢波睡眠（SWS）可诱导促炎性细胞因子的产生，其中 Th1 细胞主要通过释放 IFN-γ 来提高对细胞内病毒和细菌的应答及辅助细胞免疫应答（包括巨噬细胞活化和抗原呈递），有利于 Th1/Th2 平衡向 Th1 偏移，即细胞免疫增强。夜间快速眼动睡眠（REM）盛行时，免疫系统通过 Th2 型免疫应答进行负调控，调节 Th1/Th2 平衡。

自然杀伤（NK）细胞是机体抗感染、抗肿瘤的第一道天然防线，其夜间活性的增强与睡眠有极大关系。外周血 NK 细胞数量及活性在夜间早期阶段达最低值，上午达最高值。与正常睡眠人群比较，睡眠不足人群的 NK 细胞杀伤活性下降约 25%。受试者被剥夺一夜睡眠后，其外周血白细胞、中性粒细胞和 NK 细胞的数量增多，NK 细胞活性出现暂时性增高，脂多糖（LPS）/Toll 样受体 4（TLR-4）介导的单核细胞产生 IL-6 和（或）INF-α 增多。研究人员在兔脑室内注入 TNF-α 后，发现 NREM 睡眠延长，IL-1 可继续增强此效应。TNF、IL-1 受体基因敲除的小鼠 NREM 睡眠比正常小鼠减少。

免疫系统功能的下降程度与被剥夺睡眠的时间长短呈正相关，提示睡眠在维持机体免疫功能正常和健康状况中发挥着十分重要的作用。

### 三、总结与展望

高速发展的现代社会，我们每天都在承受各种压力，睡眠不足、饮食不规律、户外运动少是普遍现象，亚健康状态的我们普遍存在睡眠被剥夺的情况，大量研究发现睡眠障碍患者存在肠道菌群紊乱，而肠道菌群紊乱可影响免疫功能和神经系统功能，随着研究技术及检测手段的进步，微生物 – 脑 – 肠三者之间的联系正在逐渐被揭示，但睡眠剥夺导致肠道菌群紊乱的机制尚不十分明确，睡眠与免疫炎症因子间相互作用机制也尚未研究清楚。这些既是研究领域的热点也是难点，也许可从更多基础研究或信号转导通路中去探索其中的机制。

### （一）免疫微生态对脑－肠轴影响的研究

目前常用的调节肠道菌群方式有益生菌、益生元、粪菌移植（FMT）和饮食调节，但上述方法如何通过脑－肠轴影响睡眠目前研究不多。有证据表明服用益生菌已被证实可以通过影响 HPA 轴调节血清中皮质醇、肾上腺素两种激素水平，改善宿主的应激反应，降低炎症细胞因子的表达水平，还可以通过改变中枢神经系统 BDNF 和 GABA 表达水平来降低过度应激引起的炎症反应。Palma 等研究发现，肠道菌群在焦虑症、自闭症、帕金森和多发性硬化等脑部障碍的发生过程中起关键作用。因此，或可通过调整饮食结构模式改变肠道菌群的多样性，借助微生物－脑－肠轴双向交流，实现肠道菌群对中枢神经系统、内分泌系统和免疫系统功能的调节。因此，脑－肠轴的改变一定也是影响睡眠的主要因素。

### （二）如何通过调节肠道菌群改变免疫功能调节睡眠

目前对精神障碍患者的睡眠研究大部分主要依靠多导睡眠图监测结果分析睡眠时相的变化，通过使用抗精神病药物、镇静催眠药物等改变睡眠结构，增加和延长深睡眠，缩短睡眠潜伏期等方法来改善精神障碍患者的睡眠问题，效果仍无法满足越来越多失眠患者的治疗需求。

王亚莉等发现对静脉输注人脐带间充质干细胞可以通过上调患者的 Treg 细胞，降低患者体内因失眠引起的免疫细胞及炎性因子的水平，起到明显的抗炎和调节免疫作用，改善了睡眠，为长期服用大量镇静催眠药物的失眠患者带来曙光。我们设想通过调节肠道菌群来促进 Treg 细胞的生长，减少炎性介质的分泌，从而改善睡眠状态。有研究表明禁食和进食的节律会显著改变肠道菌群。地中海饮食（或地中海成分的饮食）可促进产生 SCFAs 的细菌生长，在肠道产生更多的 SCFAs。SCFAs 可以通过多种方式促进 Treg 细胞的分化，达到抑制过度免疫反应、减少炎性细胞因子产生的目的。因此，这个研究方向为精神疾病患者的睡眠、认知、行为干预提供了新思路。

### （三）睡眠不足可促进小肠细菌过度生长的发生

小肠细菌过度生长造成机体免疫耐受缺陷，促进包括自身免疫病在内的多种疾病的发生、发展。睡眠不足使小肠蠕动减慢，结肠细菌反流入小肠，造成小肠细菌过度生长。这种移位的细菌激活小肠黏膜免疫系统，造成肠道局部和系统性的免疫功能紊乱，以及肠道内分泌细胞功能紊乱，通过脑－肠轴影响睡眠。而睡眠质量差进一步造成肠道菌群紊乱，形成恶性循环。因此，通过睡眠和小肠细菌过度生长关系的研究，可能改善睡眠，减少小肠细菌过度生长的发生率，延缓疾病的发生、发展。

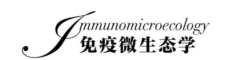

# 第三节　精神疾病与免疫微生态

1999 年，Maes 等率先提出了抑郁症的神经免疫炎性学说。此后，免疫炎症与精神疾病的关系得到了广泛的关注和研究。大量研究表明，精神疾病患者存在自身免疫紊乱。

## 一、抑郁症与免疫微生态

### （一）抑郁症的定义

抑郁发作以心境低落为主，与其处境不相称，可以从闷闷不乐到悲痛欲绝，甚至发生木僵。严重者可出现幻觉、妄想等精神病性症状。某些病例的焦虑与运动性激越很显著。

### （二）抑郁症的诊断

抑郁发作一般标准有 3 条。

1. 症状标准

抑郁发作的症状分为两大类，可以分别称为核心症状和其他症状。

抑郁发作的核心症状有 3 条：①抑郁心境，对个体来讲肯定异常，存在于一天中大多数时间里，且几乎每天如此，基本不受环境影响，持续至少 2 周；②对平日感兴趣的活动丧失兴趣或愉快感；③精力不足或过度疲劳。

抑郁发作的其他症状有 7 条：①自信心丧失和自卑；②无理由的自责或过分和不适当的罪恶感；③反复出现死或自杀想法，或任何一种自杀行为；④主诉或有证据表明存在思维或注意能力降低，如犹豫不决或踌躇；⑤精神运动性活动改变，表现为激越或迟滞；⑥任何类型的睡眠障碍；⑦食欲改变（减少或增加），伴有相应的体重变化。

轻度抑郁发作：具有核心症状中的至少 2 条，其他症状至少 2 条。

中度抑郁发作：具有核心症状中的至少 2 条，其他症状至少 4 条。

重度抑郁发作：具有全部 3 条核心症状，其他症状至少 5 条。

2. 时间标准

抑郁发作须持续至少 2 周。

3. 排除标准

此种发作不是由于使用精神活性物质或任何器质性精神障碍所致。

### （三）抑郁症发病机制

1. 5- 羟色胺假说

有关抑郁症的 5-HT 假说是卡本于 1965 年提出的，该假说认为如果中枢神经系统中 5-HT 分泌降低，引起突触间隙含量下降或浓度不足，将会导致抑郁症发生。5-HT 是一种单胺类神经递质，在睡眠、进食、体温调节、疼痛等方面发挥着重要作用。目前大量的研究表明，5-HT 系统参与了抑郁症的发病。目前所用的经典的抗抑郁药物，其作用机制也是增加血中 5-HT 的浓度。表明该假说已经被大众所接受。

2. 去甲肾上腺素假说

20 世纪 60 年代，斯盖尔特首先提出抑郁症去甲肾上腺素功能低下假说，这一经典假说认为中枢神经系统去甲肾上腺素不足会导致抑郁症发生，去甲肾上腺素功能过高时则出现躁狂症。NE 是一种单胺类神经递质，在神经系统中发挥着重要作用，在学习和记忆中扮演着重要角色，其功能失调可能是抑郁症发生的基础。近年来的研究表明，NE 系统紊乱与抑郁症的发生密切相关。在抑郁症患者中所使用的 5- 羟色胺 / 去甲肾上腺素再摄取抑制剂（SNRI）药物能够改善抑郁症患者的症状，说明 NE 功能失调在抑郁症的发生、发展中扮演着重要角色。

3. 多巴胺假说

1975 年，仁德拉普首先提出多巴胺可能参与抑郁症的发病。DA 也是一种单胺类神经递质，可以直接影响人的情绪。有研究认为 DA 系统在运动、情感、认知方面具有独特的作用，其破坏可能影响大脑回路的稳定性。新近研究表明，抑郁症中出现的症状，如快感缺乏等可能与 DA 系统紊乱有关。

4. 乙酰胆碱假说

抑郁症的 Ach 假说是由 Janowsky 等于 1972 年首先提出的。该假说认为抑郁症发生的原因是胆碱能系统活性增加。Ach 是胆碱能系统的一种重要神经递质，与学习和记忆密切相关。Mineur 等研究发现，雄性小鼠海马中 α7 烟碱乙酰胆碱受体部分参与了海马 Ach 的上调，可诱发抑郁样行为。

5. γ- 氨基丁酸假说

γ- 氨基丁酸是一种重要的抑制性神经递质，其参与多种代谢活动，具有很高的生理活性，主要作用是降低神经元活性。有研究发现，在抑郁症患者脑脊液中 γ- 氨基丁酸的水平显著降低，经过抗抑郁治疗后，脑中 γ- 氨基丁酸水平升高。

6. 肠道微生物菌群失调

肠道微生物菌群是包括细菌在内的数以亿万计的微生物集合，它们栖息在人类宿主体内并与宿主相互作用，其作用范围广泛，既有对人体有益的细菌，又有对人体有害的细菌，也更具体地指微生物群及其遗传物质的集合。除了分解其他不可消化的食物物质和产生微量营养素外，肠道微生物群还可影响下丘脑 – 垂体 – 肾上腺轴，产生神经活性物质，如 GABA 及 SCFAs，影响免疫系统和肠道屏障。越来越多的文献支持并描述了脑 – 肠轴，并阐明了肠道微生物菌群功能障碍在重度郁症中的可能作用，其与抑郁症之间的联系已经在炎症状态和肠道屏障健康的研究中得到证实。将抑郁症患者肠道微生物移植到无菌或缺乏微生物群的啮齿类动物身上，会导致抑郁样表现，包括快感缺乏和焦虑样行为，而在接受健康对照组微生物群移植的小鼠中没有出现。因此，肠道微生物菌群已经成为重度抑郁症病理生理学研究的一个新的领域网。

### （四）抑郁症与免疫微生态的关系

1999 年 Maes 等提出了抑郁症的神经免疫炎性学说。此后，免疫炎症与抑郁症的关系得到了广泛的关注和研究。大量研究表明，抑郁症患者外周血中 IL-6、TNF-α 较健康人升高。新近研究发现，自身免疫紊乱及免疫失衡可能是抑郁症发生的潜在病因。2011年，Chen 等利用流式细胞术对抑郁症患者外周血细胞亚型进行分析发现：抑郁症患者体内 Th17 细胞数显著增高，Treg 细胞数显著降低，存在 Th17/Treg 比例的失衡。但自身免疫紊乱相关研究较少，仍需进一步探究。

### （五）干预原则

1. 全病程治疗

急性期、巩固期、维持期、终止治疗。

2. 主要治疗方式

主要治疗方式包括药物治疗、心理治疗、无抽搐电休克治疗。

3. 其他治疗方式

其他治疗方式包括运动疗法、音乐疗法等。

### （六）总结与展望

抑郁症是一种常见的精神疾病，据 WHO 最新报道，全球有超过 3 亿人患有抑郁症。抑郁症是世界各地的首要致残原因，严重时可引起自杀，是导致全球疾病负担的一个重大因素。目前抑郁症的发病机制不明确，被大家接受和认可的主要是神经递质（如 5-HT、NE、DA、GABA 等）的紊乱。近年来，随着对肠道微生态及免疫微生态的认识，越来越多的证据表明，抑郁症的发生与肠道微生物及自身免疫紊乱有关，这将为抑郁症的发病机制提供新的思路。这些新发现将有望为抑郁症的诊断提供客观指标。在治疗方面，将可能把益生菌及免疫调节剂应用于抑郁症患者。

## 二、精神分裂症与免疫微生态

### （一）精神分裂症的定义

精神分裂症是一种常见的病因不明的精神疾病，多起病于青壮年，常伴有知觉异常、思维异常、情感异常及行为异常，一般无意识障碍及智能障碍。

笔记

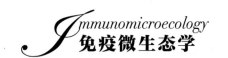

### （二）精神分裂症的诊断

1. 症状标准

具备下述第 1 条至第 4 条中的任何 1 组（如不甚明确常需 2 个或多个症状）或第 5 条至第 9 条至少 2 组症状群中的十分明确的症状。

（1）思维鸣响、思维插入、思维被撤走及思维广播。

（2）明确涉及躯体或四肢运动，或特殊思维、行动，或感觉的被影响、被控制；或被动妄想、妄想性知觉。

（3）对患者的行为进行跟踪性评论，或彼此对患者加以讨论的幻听，或来源于身体某一部分的其他类型的幻听。

（4）与文化不相称且根本不可能的其他类型的持续性妄想，如具有某种宗教或政治身份，或超人的力量和能力。

（5）伴转瞬即逝或未充分形成的无明显情感内容的妄想，或伴有持久的超价观念，或连续数周或数月每日均出现的任何感官的幻觉。

（6）思潮断裂或无关的插入语，导致言语不连贯，或不中肯或语词新作。

（7）紧张性行为，如兴奋、摆姿势，或蜡样屈曲、违拗、缄默及木僵。

（8）阴性症状，如显著情感淡漠、言语贫乏、情感迟钝或不协调，常导致社会退缩及社会功能下降，但需澄清这些症状并非由抑郁症或神经阻滞剂治疗所致。

（9）个人行为的某些方面发生显著而持久的总体性质的改变，表现为丧失兴趣、缺乏目的、懒散、自我专注及社会退缩。

2. 病程标准

特征性症状在至少 1 个月或 1 个月以上时期的大部分时间内肯定存在以上第 1 条至第 4 条症状至少 1 个，或第 5 条至第 9 条至少 2 组症状群中的十分明确的症状。

3. 排除标准

精神分裂症的排除标准主要有以下 3 条。

（1）存在广泛情感症状（抑郁、躁狂）时，就不应做出精神分裂症的诊断，除非明确分裂症的症状早于情感症状出现（排除心境障碍）。

（2）分裂症的症状和情感症状一起出现，程度均衡，应诊断分裂情感性障碍。

（3）严重脑病、癫痫、药物中毒或药物戒断状态应排除。

### （三）精神分裂症的发病机制

1. 多巴胺假说

精神分裂症的多巴胺假说由来已久。20 世纪 50 年代，人们偶然发现硫化二苯胺能够控制精神分裂症的阳性症状，直到 20 世纪 70 年代，Solomon Snyder 提出多巴胺假说，认为前额叶的多巴胺功能降低导致精神分裂症阴性症状，而中脑边缘通路的多巴胺功能亢进则导致阳性症状。但近年的研究发现，精神分裂症可能与黑质纹状体区域的多巴胺紊乱有关。大部分抗精神病药物主要通过多巴胺系统起作用。

2. 5- 羟色胺假说

1954 年，Wolley 等提出精神分裂症的 5-HT 假说，认为精神分裂症可能与 5-HT 代谢障碍有关。近年来，非典型抗精神病药在临床上的广泛应用使得 5-HT 假说备受关注。5-HT 2A 受体可能与情绪、行为及调节 DA 释放相关，利培酮对 5-HT 2A 受体的亲和力远高于 D2 受体。利培酮可以通过调节 5-HT 2A 及 D2 改善精神分裂症患者的阳性症状和阴性症状。

3. 谷氨酸假说

谷氨酸生化假说最初由 Kim 等于 1980 年提出，且在精神分裂症的发病机制中也占有一席之地，其认为在疾病早期，谷氨酸的过度活性可能导致兴奋性中毒，可能干扰了正常神经的发育，并与疾病进展有关。非典型抗精神病药的作用机制之一就是增加中枢谷氨酸功能。目前也有较多的研究证据支持该假说。

4. 肠道微生物

有研究表明，肠道微生物与精神分裂关系密切。肠道菌群及其代谢产物可以通过神经传导、神经内分泌、免疫炎症反应、代谢通路等多种方式与大脑进行双向调节，相互作用，在精神分裂症的发生、发展中起重要作用。有研究发现，精神分裂症患者肠道菌群多样性降低、肠道微生物比例失调。

（四）精神分裂症与免疫微生态的关系

精神分裂症与免疫微生态之间的关系是近年来的研究热点，目前的研究支持免疫紊乱在精神分裂症的发生、发展中扮演重要角色。2014 年，Nature 上发表的一篇关于精神分裂症的大规模基因研究报道，该研究发现了 108 个与精神分裂症显著相关的基因位点，其中新发现的许多基因位点与免疫系统基因相关，为精神分裂症的免疫炎性假说提供了有力的证据。目前基因、脑脊液、外周血及中枢免疫激活等多方面研究结果都提示精神分裂症患者大脑中存在免疫功能异常。

（五）干预原则

1. 早发现，早治疗。

2. 积极进行全病程治疗，即急性期治疗、巩固期治疗、维持期治疗。

3. 重视心理治疗和康复。

（六）总结与展望

精神分裂症是一种严重的精神疾病，据 WHO 估计，全球精神分裂症终生患病率为 3.8‰～ 8.4‰，一旦罹患精神分裂症，患者的社会功能明显受损，残疾率变高，对家庭和社会都是一项沉重的负担。目前精神分裂症的病因尚不明确，主流观点认为，其是由于生物－心理－社会综合因素引起的。关于精神分裂症病理机制的探讨很多，近些年发现肠道微生物及免疫炎症可能参与了精神分裂症的发生、发展，为今后精神分裂症的临床诊断和治疗提供了新的思路。肠道菌群的紊乱和代表性的免疫改变或许是今后的研究方向。

### 三、孤独症与免疫微生态

#### （一）孤独症的定义

孤独症是一种弥漫性发育障碍，特异性功能失常可见于社会交往、沟通和局限的重复行为。通常在 3 岁之前出现，男孩发病比女孩高 3～4 倍。

#### （二）孤独症的诊断要点

1.病前有异常心理发育期，或者 3 岁前出现异常社交功能损害。

2.以行为、兴趣和活动的局限、重复与刻板为特征。

3.出现一些非特异性的问题，如害怕/恐怖、睡眠和进食紊乱、发怒和攻击。自伤较常见。

#### （三）孤独症的发病机制

1.5-HT 与孤独症

大量研究显示，5-HT 通路在孤独症的发生、发展中起重要作用。遗传学研究发现，5-HT 相关基因，如 5-HT 合成的限速酶基因、参与调节 5-HT 含量的基因等均与孤独症相关。影像学研究表明，孤独症患儿大脑皮质中 5-HT 2A 受体的结合力显著降低。神经生物学研究提示在皮质形态发生的重要时期，来自脑干脊核的 5-HT 传入神经激活大脑皮层，而 5-HT 异常可导致皮质发育异常。

2.GABA 与孤独症

遗传学研究显示，GABRA4 通过与 GABRB 相互作用增加了孤独症的易感性。另有研究发现，孤独症患者血小板中 GABA 含量增多，而脑中 GABA 受体减少。

3. 谷氨酸与孤独症

对谷氨酸与孤独症关系的研究发现，编码 kainate 受体、代谢型受体及 NMDA 受体的基因 *GluR6*、*GRM8*、*GRIN2A* 等均与孤独症相关；*GluT1* 及 *AMPA1* 等基因的表达在患者脑组织中显著升高。

4. 肠道菌群与孤独症

目前关于肠道菌群与孤独症的研究尚处于起步阶段，但是就现有的研究可以证实肠道菌群在孤独症的发生、发展中起重要作用。肠道菌群通过迷走神经、免疫炎症、神经递质、神经内分泌等多种途径对中枢神经系统产生影响，从而影响人的认知、情感、意志等，从而参与孤独症的发生、发展。研究表明，孤独症患儿存在肠道微生态失衡、构成改变及肠道通透性增加。

### （四）孤独症与免疫微生态的关系

普遍认为，孤独症与免疫失调是相关的。孤独症不仅是一种神经系统疾病，也是一种免疫相关疾病。文献检索发现，孤独症患者存在免疫细胞异常，其中 B 细胞及 NK 细胞数量明显增多。另外，研究发现新生儿期血清 IL-1β 及 IL-4 水平增高者，患孤独症风险增大，提示细胞因子在孤独症的发生、发展中可能起一定的作用。

### （五）干预原则

儿童孤独症的治疗以教育干预为主，药物治疗为辅。因儿童孤独症患儿存在多方面的发育障碍及情绪行为异常，应当根据患儿的具体情况，采用教育干预、行为矫正、药物治疗等相结合的综合干预措施。

教育干预主要包括早期长程、科学系统、个体训练、家庭参与。

药物治疗原则包括权衡发育原则、平衡药物不良反应与疗效原则、知情同意原则、单一对症用药原则。

### （六）总结与展望

孤独症是一种儿童弥漫性发育障碍，目前病因不明，以往的研究发现，其可能的发病机制主要涉及遗传学、神经生物学等方面。新近研究表明，肠道菌群及免疫紊乱可能是其发病机制之一，并有相关证据支持这些结论，可能为儿童孤独症的临床治疗提供了新思路，是未来的研究方向。

特别说明：本节中的诊断标准摘自 ICD-10。

（田峰　李丽　武丽）

## 参考文献

[1] 王上上，陈天娇，季成叶.儿童青少年注意问题和焦虑/抑郁相关遗传与环境因素影响的双生子研究.中华流行病学杂志，2017，38（9）：1183-1186.

[2] TICK B，BOLTON P，HAPPE F，et al. Heritability of autism spectrum disorders：a meta-analysis of twin studies. J Child Psychol Psychiatry，2016，57（5）：585-595.

[3] 顾然，许梅花.抑郁症发病机制研究进展.养生保健指南，2019，33：262.

[4] 赵晓航，阮航清.中国成年人抑郁症状的社会经济梯度研究——基于"中国家庭追踪调查"2014 年和 2016 年数据.北京社会科学，2019，8：34-47.

[5] 南洁，崔军武，董效军，等.自闭症研究动向综述.系统医学，2018，3（11）：187-189.

[6] ROBEL L，ROUSSELOT -PAILLEY B，FORTIN C，et al. Subthreshold traits of the broad autistic spectrum are distributed across different subgroups in parents，but not siblings，of probands with autism. European child & adolescent psychiatry，2014，23（4）：225-233.

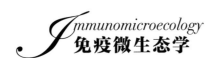
[7] TALISA V B, BOYLE L, CRAFA D, et al. Autism and anxiety in males with fragile X syndrome：an exploratory analysis of neurobehavioral profiles from a parent survey. American journal of medical genetics，2014，164A（5）：1198-1203.

[8] 张敏，徐胜，凤华，等．"思想泡"教学对低功能自闭症儿童心理理论发展的干预研究．中国特殊教育，2016，192（6）：44-51.

[9] 岑海欣，李瑶，刘登堂．精神分裂症的脑影像学研究进展：基于多模态 MRI 研究．精神医学杂志，2018，31（6）：463-466.

[10] 禚传君，范勇．孤独症谱系障碍的多模态神经影像学研究进展．中华实用儿科临床杂志，2014，29（12）：883-888.

[11] 陶伟伟，董宇，刘立，等．基于"脑 - 肠"轴的肠道菌群影响抑郁症研究进展．南京中医药大学学报，2019，35（2）：234-240.

[12] MIKI T, EGUCHI M, KUROTANI K, et al. Dietary fiber intake and depressive symptoms in Japanese employees：the furukawa nutrition and health study. Nutrition，2016，32（5）：584-589.

[13] 左秀丽，刘通．肠道菌群如何影响情绪与行为．中华消化科杂志，2018，38（7）：438-441.

[14] BRUCE-KELLER A J, SALBAUM J M, LUO M, et al. Obese-type gut microbiota induce neurobehavioral changes in the absence of obesity. Biol Psychiatry，2015，77（7）：607-615.

[15] 白宇，胡云霞，陈俊伟，等．细菌 - 脑 - 肠轴理论体系的建立．东南大学学报（医学版），2016，35（5）：781-785.

[16] AIT-BELGNAOUI A, DURAND H, CARTIER C, et al. Prevention of gutleakiness by a pmbiotic treatmentleads to attenuated HPA response to an acute psychological stress in rats. Psychoneuroendocrinology，2012，37（11）：1885-1895.

[17] 徐云，杨健，季灵芝，等．自闭症儿童康复困境分析．残疾人研究，2014（2）：64-67.

[18] 沈亭凯．30 例失眠症患者临床治疗分析．中国卫生标准管理，2014，5（19）：40-42.

[19] 程国良，钱彦方，李静，等．失眠机制研究进展．世界睡眠医学杂志，2016，3（3）：174-179.

[20] DINAN T G, CRYAN J F. Gut-brain axis in 2016：brain-gut-microbiota axis-mood，metabolism and behaviour. Nature Reviews Gastroenterology & Hepatology，2017，14（2）：69-70.

[21] YOO B B, MAZMANIAN S K. The enteric network：interactions between the immune and nervous systems of the gut. Immunity，2017，46（6）：910-926.

[22] VEIGA-FERNANDES H, PACHNIS V. Neuroimmune regulation during intestinal development and homeostasis. Nature Immunology，2017，18（2）：116-122.

[23] GREEN S A, UY B R, BRONNER M E. Ancient evolutionary origin of vertebrate enteric neurons from trunk-derived neural crest. Nature，2017，544（7648）：88-91.

[24] LYTE M. Microbial endocrinology：host-microbiota neuroendocrine interactions influencing brain and behavior. Gut Microbes，2014，5（5）：381-389.

[25] 李沁芮，韩颖，杜军保，等．肠道菌群与神经精神系统疾病研究进展．生理科学进展，2016，47（5）：365-368.

[26] KRUEGER J M, OPP M R. Sleep and microbes. International review of neurobiology，2016，131：207-225.

[27] BALLESTEROS-ZEBADUA P, CUSTODIO V, FRANCO-PEREZ J, et al. Whole-brain irradiation increases NREM sleep and hypothalamic expression of IL-1β in rats. International Journal of Radiation Biology，2014，90（2）：142-148.

[28] ZHANG K, LI Y J, FENG D, et al. Imbalance between TNFα and progranulin contributes to memory

笔记

impairment and anxiety in sleep-deprived mice. Scientific Reports，2017，7：43594.

[29] KARATAS G，BAL A，YUCEEGE M，et al. Evaluation of sleep quality in patients with ankylosing spondylitis and efficacy of anti-TNF-α therapy on sleep problems：a polisomnographic study. International Journal of Rheumatic Diseases，2018，21（6）：1263-1269.

[30] FUNG T C，OLSON C A，HSIAO E Y. Interactions between the microbiota，immune and nervous systems in health and disease. Nature Neuroscience，2017，20（2）：145-155.

[31] FRIESE R S，BRUNS B，SINTON C M. Sleep deprivation after septic insult increases mortality independent of age. J Trauma，2009，66（1）：50-54.

[32] DENGLER V，WESTPHALEN K，KOEPPEN M. Disruption of circadian rhythms and sleep in critical illness and its impact on innate immunity. Curr Pharm Des，2015，21（24）：3469-3476.

[33] MAN K，LOUDON A，CHAWLA A. Immunity around the clock. Science，2016，354（6315）：999-1003.

[34] MOHAWK J A，GREEN C B，TAKAHASHI J S. Central and peripheral circadian clocks in mammals. Annu Rev Neurosci，2012，35：445-462.

[35] LUNGATO L，GAZARINI M L，PAREDES-GAMERO E J，et al. Paradoxical sleep deprivation impairs mouse survival after infection with malaria parasites. Malar J，2015，14：183.

[36] FONDELL E，AXELSSON J，FRANCK K，et al. Short natural sleep is associated with higher T cell and lower NK cell activities. Brain Behav Immun，2011，25（7）：1367-1375.

[37] CHRISTOFFERSSON G，VÅGESJÖ E，PETTERSSON S U，et al. Acute sleep deprivation in healthy young men：impact on population diversity and function of circulating neutrophils. Brain Behav Immun，2014，41：162-172.

[38] CARROLL J E，CARRILLO C，OLMSTEAD R，et al. Sleep deprivation and divergent toll-like receptor-4 activation of cellular inflammation in aging. Sleep，2015，38（2）：205-211.

[39] HEREDIA D P F，GARAULET M，GÓMEZ-MARTÍNEZ S，et al. Selfreportedsleep duration，white blood cell counts and cytokine profiles in European adolescents：the HELENA study. Sleep Med，2014，15（10）：1251-1258.

[40] LANGE T，DIMITROV S，FEHM H L，et al. Shift of monocyte function toward cellular immunity during sleep. Arch Intern Med，2006，166（16）：1695-1700.

[41] 朱春燕，许琪. 孤独症的遗传学和神经生物学研究进展. 中国科学：生命科学，2015，45（8）：717-724.

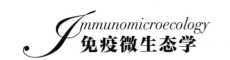

# 第十一章 儿童免疫微生态

## 第一节 儿童免疫微生态概述

### 一、儿童免疫微生态定义

人体微生态学是研究人体正常微生物菌群与其宿主相关关系的学科，包括胃肠道、口腔、泌尿生殖道、皮肤和呼吸道等微生态系统。其中，肠道微生态系统是人体微生态系统最重要和最复杂的系统，肠道是人体最大的免疫培训基地，肠道菌群是免疫力最好的培训师。儿童时期特别是婴幼儿时期是正常微生物定植关键时期，此时菌群容易受到各种因素影响，导致菌群种类和数量差异及肠道微生态失衡。儿童免疫微生态是通过研究儿童微生态与免疫系统的建立和发育及免疫紊乱性相关疾病关系，主要研究肠道菌群在生命早期（生后1～3年）的建立、发育和成熟与人体免疫系统发育关系。儿童微生态失衡可以导致儿童期甚至成年后的过敏性疾病（湿疹、哮喘、过敏性鼻炎）、自身免疫病、肠道慢性炎性疾病、肥胖及其他代谢性疾病、呼吸道反复感染等的发生风险增高。通过研究生命早期肠道菌群组成和功能及对免疫系统发育和成熟的影响，探索生命早期肠道菌群与宿主免疫系统的相互作用对于感染、过敏性疾病、慢性炎症和自身免疫病的影响，并为疾病防控提供新的思路。

### 二、儿童早期肠道菌群建立及其发育

#### （一）儿童消化道的解剖、生理特点及其菌群组成特点

1. 儿童食道及胃特点

婴幼儿的食管呈漏斗状，弹力组织及肌层尚不发达，食管下段括约肌发育不成熟，同时婴幼儿胃略呈水平位，贲门和胃底部肌张力低，幽门括约肌发育较好，容易发生胃食管反流，造成食道口腔局部酸碱值等环境改变不利于婴幼儿早期口腔固有菌群种植，容易引起婴幼儿口腔微生物平衡破坏导致口腔疾病。胃平滑肌发育尚未完善，在充满液体食物后易使胃扩张，尤其是稠厚含凝乳块的乳汁排空最慢，易发生胃潴留，同时婴幼儿胃液 pH 值高，为 5.5～7.0，且分泌量少，生后 2～3 个月才能达到成人水平，这样随食物进入

胃内的外部环境杂菌不易被胃酸杀灭，容易在胃内和小肠内存活定植，尤其是配方乳喂养的婴幼儿更容易出现外界环境杂菌生长造成婴幼儿胃肠道微生态失衡从而导致疾病。此外胃蛋白酶最适合 pH 为 2，当 pH > 6 时，胃蛋白酶容易失去活性造成水解蛋白能力下降，婴幼儿食物以母乳配方乳等高蛋白为主，这样大量未水解蛋白潴留在胃内容易腐败引起有害菌生长繁殖。胃内酸度极高，空腹 pH 为 1 ～ 2，绝大多数细菌被杀死，不利细菌生长繁殖，胃内细菌特点种类少，耐酸菌，数量低，主要是葡萄球菌属、乳酸杆菌属和幽门螺杆菌属。

2. 儿童小肠特点

婴幼儿空肠和十二指肠胆汁胰液的强碱性环境和分泌液多且流动性大不利于细菌黏附定植，细菌种类类似胃内，数量和种类少，但除胃内细菌外可见真菌和韦荣球菌属。回肠细菌数量逐渐增多，主要以需氧菌和兼性厌氧菌为主，包括双歧杆菌属、拟杆菌属、肠杆菌属和梭状芽孢杆菌属等。主要功能是帮助消化吸收食物中各种营养素，为机体的新陈代谢提供各种营养物质、水和电解质，包括脂肪酸、氨基酸、矿物质和维生素等各种小分子物质。食物中三大营养物质并不能直接被人体吸收利用，糖、蛋白质和脂肪都以结构复杂的大分子形式存在，须在消化道内经消化而分解成结构简单的小分子物质，如氨基酸、甘油、脂肪酸和葡萄糖等才能被机体在小肠吸收和利用，尤其是十二指肠和空肠。绝大部分维生素、无机盐和水不需分解可以直接在小肠空肠被吸收利用，胆盐和维生素 $B_{12}$ 则在回肠被吸收，对于儿童回肠病变切除或者胆囊摘除等会造成脂类消化吸收障碍引起慢性营养不良腹泻和脂溶性维生素缺乏。婴幼儿肠管长度相对长，是身长的 6 ～ 8 倍，而成人肠管长度仅为身长的 4 ～ 5 倍，婴幼儿较长的肠管保证了营养物质的充分消化吸收，利于生长发育，但同时由于儿童胃肠道蠕动差，消化能力弱容易造成小肠动力紊乱和消化不良引起腹胀，肠道微生物和毒素容易透过肠道屏障移位引起免疫紊乱和炎症瀑布样效应造成坏死性小肠结肠炎（necrotizing enterocolitis，NEC）。

3. 儿童结肠特点

儿童结肠是肠道细菌定植的主要部位，肠道菌群种类、数量最多，厌氧细菌占绝对优势，主要是拟杆菌属、双歧杆菌属、真杆菌属和梭状芽孢杆菌属。结肠蠕动慢且细菌众多，营养充足容易发酵或腐败。儿童期阑尾是一个重要的免疫器官，阑尾内壁含有丰富的淋巴组织，参与 B 淋巴细胞的产生和成熟，促进儿童免疫功能发育和成熟，与回肠末端 Peyer 淋巴滤泡一起产生淋巴细胞和抗体，在儿童期防止病毒、细菌感染有一定作用。同时，阑尾是肠道有益菌群的储存库，当儿童体内肠道菌群屏障受到伤害的时候阑尾内的有益菌群会自动释放帮助重建肠道菌群屏障，也是儿童免疫系统受到损害的报警器，同时阑尾也能分泌部分具有内分泌调节功能的激素。流行病学调查显示阑尾切除后结肠癌的发病率升高，说明阑尾通过肠道菌群调节免疫功能具有抑制结肠癌的功能。虽然阑尾在儿童期作用尚未

笔记

完全明确，但可以肯定阑尾在儿童期是个有用的器官，不要轻易切除，目前可以通过内镜逆行阑尾炎（endoscopic retrograde appendicitis therapy，ERAT）技术对阑尾进行冲洗和引流来治疗阑尾炎，不切除阑尾达到完整保留阑尾及其功能的目的对于儿童肠道菌群发育和预防结肠癌等疾病具有重要意义。但儿童阑尾位置会因个体高低差异悬殊造成阑尾炎症状不典型容易误诊，而且婴幼儿阑尾的开口相对宽大，基底窄，掉落阑尾的粪块等容易排出，所以儿童阑尾炎发病率低，但由于位置变异大，不容易诊断，并且由于儿童大网膜短小，大网膜具有免疫功能和局限阑尾炎功能，儿童化脓阑尾炎后不能被大网膜包裹局限容易出现阑尾化脓穿孔引起阑尾内菌群破溃入腹腔移位，造成腹腔广泛感染造成弥漫性腹膜炎。婴幼儿由于升结肠与后腹壁固定差容易发生肠套叠而诱发结肠嵌顿坏死。结肠肠道细菌种类多，数量大，一旦发生肠道炎症细菌移位和肠道坏死破裂容易造成细菌广泛转移引起感染性败血症。

4. 小肠和结肠与免疫系统

小肠和结肠不仅是消化吸收、排泄器官，也是人体最重要的免疫器官，发挥重要的免疫功能和屏障功能，对于人体免疫功能的发育和成熟具有重要作用。小肠和结肠都具有肠黏膜屏障功能（包括机械屏障、微生态屏障和免疫屏障），肠黏膜上皮的完整性构成了机械屏障，上皮细胞以柱状细胞和杯状细胞为主，柱状细胞不仅有吸收营养物质和水盐作用，而且能够分泌 sIgA 起到免疫屏障保护作用。杯状细胞主要分泌黏液和黏蛋白，黏液主要起润滑作用，保护肠黏膜不受肠内容物破坏，保护肠道上皮机械屏障完整。小肠和结肠黏膜上皮细胞也是不断更新，一般 6 天左右会更新 1 次，如果肠道有害因素导致上皮细胞更新受阻会造成肠道黏膜上皮机械屏障受损，引起"肠漏"及肠道菌群移位。小肠和结肠的固有层和黏膜下层含有大量的淋巴结，是构成全身免疫系统最为关键的部分，对于帮助人体抵抗进入消化道外来抗原、微生物和肠道细菌产生的有害毒素起着至关重要的作用。

肠道菌群与肠道上皮细胞接触由内到外分为 3 层：①最浅层为大肠埃希菌和肠球菌，多为过路菌或外籍菌，流动性大，不易黏附定植，主要为需氧菌或兼性厌氧菌，一旦因为肠道微生态失衡引起肠道黏膜屏障受损引起"肠漏"导致菌群移位容易致病，具有潜在致病性，种类和数量相对较少，多属于次要菌群；②中层为类杆菌、消化链球菌和优杆菌；③最深层为双歧杆菌和厌氧乳杆菌。其中，肠道菌群的中层和深层多为原籍菌，属于常驻菌群，在人体肠道菌群属于数量最多、种类最多的优势菌群，属于专性厌氧菌，对人体的消化吸收和免疫等生理功能起着决定作用，相对比较稳定，多分布在小肠远端和结肠。人体胃肠道居住着约 100 万亿、1000 余种细菌，这些菌群与人体宿主处于共生状态，与人类同步进化和发育。一方面，表现为免疫耐受，人类肠道为正常的固有菌群提供了生存和繁殖的营养和栖息地，并且不断刺激人体免疫系统促进其发育和成熟，但又不引起人体强烈过度的免疫反应；另一方面，这些正常菌群具有直接参与机体屏障保护、刺激免疫、营养代谢和防御感染等功能，胃肠道存在的肠道菌群与人体免疫功能存在"共进化、共发育、共调节、共代谢"的密切关系。

### （二）儿童肠道菌群的建立和演替特点

1.儿童肠道菌群建立途径

新生儿出生时通过母体产道和空气获得微生物，婴幼儿肠道菌群建立不仅对于人一生的生长发育起着至关重要的作用，而且对于肠道免疫应答及全身免疫系统的发育和成熟也起着至关重要的作用。肠道微生物建立经历了早期定植和后期逐渐演化发展的一个复杂过程，其中最重要的途径是母婴菌群传递，即新生儿从母体中获得了初始菌群，从这个意义来说母婴菌群传递也是"传家宝"，大多数婴幼儿肠道微生物来源于母亲。传统的"无菌宫腔假说"观点认为人体的宫腔内是绝对无菌的环境，无论是胎儿，还是羊水和胎便，都不应该检测到任何的微生物。子宫内任何微生物感染对胎儿都是有害的，会造成子宫内感染引起早产、新生儿败血症等危害。但现在随着以16S rRNA基因测序技术和高通量宏基因检测技术为代表的微生物检测技术的进步，逐渐发现子宫内的胎盘和羊水、脐带血或者新生儿胎便中都可以检测到细菌DNA，形成了"宫腔定植假说"，认为"宫腔内并非绝对无菌"，微生物的定植在分娩前就已经发生，是出生即有菌。因为刚出生的新生儿在体内检测到了微生物的存在。自然分娩胎儿分娩离开母体以后第一次排泄出的粪便（胎便）检测到了细菌的存在，同时也在羊水中也检测到了细菌的DNA，并且羊水中微生物菌群的结构和组成与胎便非常相似。剖宫产分娩胎儿出生后很短时间就可以在新生儿的咽喉和胎便中检测到细菌、真菌和病毒等微生物的存在。当然对于胎盘的微生物菌群DNA检测也有一定的缺陷，因为检测的胎盘样本仅用少量的胎盘组织，容易造成起始量低的微生物检测的外源信号被放大，使得能被检测出的微生物种类和数量被严重低估。

喂养方式是影响儿童肠道菌群多样性的第二个主要因素，乳汁类型决定了婴幼儿肠道菌群多样性和丰度，母乳含有丰富的生物活性因子，促进双歧杆菌等有益菌群生长。母体初乳中分泌型IgA作为主要的免疫球蛋白参与肠道微生物的个体化定植过程，生命早期1000天分泌型IgA整合母亲和新生儿肠道和呼吸道黏膜免疫对于早期婴幼儿预防呼吸道和消化道感染起着重要的保护作用。母乳喂养的婴幼儿双歧杆菌占优势，而配方乳喂养的婴儿肠道菌群以类杆菌和梭菌占优势。出生方式和喂养方式不仅影响婴幼儿肠道菌群组成，而且决定成年后菌群种类多样性和丰度。

2.儿童肠道菌群早期建立历程

早期肠道菌群发育包括3个阶段：发育期（3～14个月）、过渡期（15～30个月）、稳定期（≥31个月）。儿童肠道菌群早期建立受到内源性因素和外源性因素影响，其中内源性因素主要为婴幼儿的肠道黏膜发育的成熟情况（是否早产）和喂养方式（母乳喂养、配方乳喂养或混合喂养），与早期肠道菌群建立密切相关；外源性因素主要与母亲的肠道菌群健康状况、分娩方式（自然分娩或剖宫产）和分娩环境（医院内或医院外）、有无抗生素等使用密切相关。新生儿出生时肠道内已经有少量细菌定植，出生后胎便中可以出现肠球菌、链球菌和肠道杆菌等需氧或兼性厌氧菌。出生后1周接触空气、母乳或配方乳及外部环境，大量需氧和兼性厌氧菌首先进入婴幼儿肠道消耗肠道内氧气创造厌氧环境，利于厌氧菌（类杆菌、双歧杆菌等）定植生长。新生儿初始菌群出现的早晚、菌群的数量、菌种多样性与婴儿期肠道微生态建立、发育和成熟密切相关，而且对儿童免疫系统发育、消化吸收功能完善和脏器的发育成熟都具有十分重要的意义。这一时期最重要的影响因素是喂养方式，母乳喂养的婴幼儿双歧杆菌占优势，而配方乳喂养的婴儿肠道菌群以类杆菌和梭菌占优势。6个月后随着辅食添加类杆菌和双歧杆菌逐渐增加，梭菌和链球菌也开始增加。1岁后随着饮食种类增加肠道菌群逐渐接近成熟，越来越复杂，但以母乳喂养或配方乳喂养的儿童肠道菌群会成熟较慢，辅食添加早或早期多样化饮食的儿童在学龄前就已形成以厌氧菌占优势、需氧菌占劣势的成人型肠道菌群。儿童肠道微生态的建立和演替过程是受到分娩方式、喂养方式、围产期抗生素使用、胎儿成熟程度和外界环境及辅食添加时机和种类等多种因素影响，分为4个阶段：第一阶段从出生时肠道少菌到多种细菌定植，受内源性和外源性因素影响；第二阶段从需氧菌到厌氧菌占有优势转化过程；第三阶段从添加辅食开始到断乳，双歧杆菌、类杆菌和优杆菌逐渐增加，梭菌和链球菌数量增加；第四阶段从断乳（大约1岁）到3岁，形成了厌氧菌占绝对优势、需氧菌占劣势的稳定的肠道菌群动态平衡。"三岁看小"也说明2～3岁是儿童肠道菌群形成并达到平衡稳态的关键时期，肠道菌群数量增多、种类增多（出生时十余种变成500余种）、需氧菌和厌氧菌的比例及在肠道分布部位组成了儿童肠道菌群的演变特点。出生后3年内是肠道菌群建立的关键"窗口期"，"生命早期一千天"也恰恰说明了早期肠道菌群建立和发育成熟对于机体以后的免疫应答、消化吸收和代谢正确发展起到了至关重要的作用。这一时期婴幼儿肠道菌群初始建立，容易受到胎龄（是否足月）、胎儿是否发育成熟、分娩方式（阴道产、剖宫产）、喂养方式（母乳喂养、人工喂养、混合喂养）、辅食添加时机和种类、接触外界环境和卫生状况、护理方式等因素影响。其中，饮食营养、母乳喂养对发育期菌群的影响最大，自然分娩婴儿拟杆菌属丰度在菌群中较高。肠道菌群演替过程中有益的原籍菌群（双歧杆菌、酪酸梭菌等）在生命早期"窗口期"的"优势占领"对于儿童时期的肠道微生态系统形成和动态演化起着至关重要的作用。出生方式和喂养方式对婴幼儿早期肠道菌群向成人菌群发展起重要作用，儿童一生的健康和生长发育与生命早期肠道菌群建立和演替时间、部位、菌群多样性和丰度等密切相关。

3. 母婴肠道菌群传递方式

（1）下行方式

孕妇口腔中的微生物可以下行进入宫腔，有人从羊水中检测到了人体口腔微生物，同时孕妇患有牙周疾病也可以在羊水中检测到牙周致病菌。所以孕妇保持孕期口腔和肠道等消化道菌群健康，对孕期胎儿的安全和生长发育特别重要，孕妇消化道的微生态失衡可能会造成胎儿早产、败血症或胎死腹中。

（2）上行方式

孕妇生殖道中的微生物可以上行进入宫腔，阴道与子宫密切相关，阴道中的菌群可通过宫颈进入子宫羊水。临床流行病学调查的数据也显示，患有阴道感染的女性在孕期发生宫内感染的概率是比较高的。

（3）水平方式

剖宫产分娩的新生儿的咽喉分泌物及胎便中的菌群都与各自母体的肠道菌群最为相似。2018 年发表在《细胞宿主与微生物》杂志上的文章就提出"母亲向婴儿传递的菌株主要来自于肠道菌群的水平转移"。

（4）阴道途径

在自然分娩的过程中，产妇阴道大量的菌群传递也会发生在分娩时刻，新生儿的口腔和皮肤一定会沾染母体生殖道中的微生物，自然分娩的婴幼儿体内的微生物与母体产道的微生物种类相似，婴儿和他们母亲肠道菌群的匹配率甚至可以高达 70% 以上，主要以乳酸杆菌等优势菌群为主，并且早期优势定植的乳酸杆菌对于新生儿的肠道菌群培育和成熟起着十分重要的作用。婴幼儿早期"窗口期"定植的"优势菌群"种类不仅促进新生儿免疫系统的发育和成熟，而且对于婴幼儿早期免疫系统的免疫耐受和免疫系统区分"敌我"监视也起着重要作用。孕妇的孕期健康肠道菌群会影响新生儿的初始菌群，母亲妊娠期生活习惯、生存环境、是否经常服药（抗生素、抑制胃酸药物）和慢性炎症都会影响新生儿早期菌群建立和演替，如患有妊娠期糖尿病的孕妇所生的新生儿在初始菌群上和健康孕妇是有明显的不同的，患有糖尿病的孕产妇所生子代的 2 型糖尿病的发病率明显升高，与初始菌群早期差异定植有关。怀孕前和怀孕期健康的母体菌群使得新生儿得到健康的菌群，这样会使得孩子消化吸收和代谢正常，生长发育正常，体重等健康指标正常。新生儿早期获得什么样的菌群，不仅会影响到他们自身在生命活动早期的健康，而且也会在未来成年后的健康中发挥长效作用。从优生优育的角度来说孕产妇的肠道微生态平衡与胎儿的宫内生长发育和出生后成年的健康发育密切相关。

# 第二节　儿童肠道菌群发育的影响因素

## 一、分娩方式对儿童肠道菌群的影响

分娩方式对婴儿的肠道菌群有很大的影响，分娩方式是影响新生儿初始菌群结构的重要因素。自然分娩和剖宫产新生儿的初始菌群是不一样的，分娩方式决定了新生儿能否在分娩过程中大量获得母体生殖道菌群。自然分娩的新生儿在通过母体产道的时候会沾染母亲阴道的微生物，与母亲阴道菌群的直接接触有助于塑造新生儿的肠道细菌，所以婴儿的菌群更像母亲的产道菌群，阴道分娩的新生儿肠道中主要被乳酸菌定植，自然分娩婴儿明显与母亲共享更多的肠道菌。而剖宫产分娩的新生儿则没有这种直接接触母亲阴道的微生物，此类的新生儿菌群与首先接触到的皮肤和体表等部位可能比较相似，剖宫产婴儿肠道中则是主要被母亲皮肤上和医院病房或手术室里常见的细菌所定植，如葡萄球菌和不动杆菌，甚至一些耐药菌。这些早期的差异往往是持续存在的。一项研究显示，剖宫产婴儿的肠道菌群差异在出生后 6 个月持续存在，自然分娩的 7 岁儿童粪便中梭菌纲细菌的数量明显高于通过剖宫产出生的同龄儿童。

产道播种（vaginal seeding）学说：Rob Knight 教授在 2011 年将他妻子产道的分泌物、菌群涂抹给了自己的剖宫产女儿，希望女儿获得本该属于她的微生物。后来的研究发现，将一些剖宫产产妇的产道分泌物移植给了各自的孩子，发现能够部分地恢复这些新生儿本该获得的菌群。在此基础上国际上近年提出产道播种，即剖宫产的新生儿离开母体后用棉签蘸取母亲产道内体液，即刻涂抹在其眼、口、鼻和皮肤上，尽可能模拟自然分娩的情况，使剖宫产新生儿能够获取来自母亲的阴道微生物菌群，能够让新生儿肠道菌群更加健康并且减少成长过程中出现过敏和哮喘的概率。部分研究表明，剖宫产分娩后不久进行产道播种可以使得婴儿的微生物菌群接近于自然分娩的婴儿。但目前尚不清楚这种方式的微生物定植是否部分等同或完全等同于自然分娩，此类婴儿后来的健康状况是否受到这种行为的影响也需要持续观察和评估。同时对于这种产道播种，可能导致一些潜在的未被确认的感染从母亲传染给新生儿，尤其是一些患有阴道炎（衣原体和单纯疱疹病毒）等生殖器感染的孕产妇。此外，这种产道播种方法没有选择性，可能把一些在部分母亲阴道存在的正常菌群（阴道 B 型链球菌）涂抹给婴儿时造成新生儿感染。目前，可以采取一些延迟第一次洗澡的时间到出生 12 小时后、尽早母乳喂养、母婴接触（如皮肤）等做法，目的是更好地促进剖宫产新生儿微生物菌群的建立和发育。

并非所有的剖宫产婴幼儿肠道菌群都是一样的，长时间的努力后由于羊水破裂而不得不进行剖宫产的婴幼儿与羊水破裂之前计划剖宫产的婴儿完全具有不同的微生物环境，导致早期肠道固有菌群也有轻微的差异，早期建立的肠道菌群对于婴幼儿免疫力发育成熟和免疫耐受起重要作用，自然分娩的婴幼儿比剖宫产的婴幼儿免疫力更高，并且更不容易产生过敏等疾病。

## 二、喂养方式对儿童肠道菌群的影响

喂养方式对新生儿肠道菌群早期建立至关重要，婴幼儿不仅从母乳或配方乳获得营养物质和维生素等，更为关键的是母乳喂养的婴幼儿能够通过母乳和母亲共享更多的肠道有益菌群，新生儿从母乳获得母亲体内的有益菌群，初乳中微生物的种类组成与生后1小时母乳喂养胎便的微生物组成相似性进一步证实了生后早期母乳喂养有利于婴幼儿早期肠道菌群定植和发育。母乳喂养的新生儿与配方乳或混合喂养的新生儿肠道菌群明显不同，因为母乳含有促进婴幼儿早期肠道有益优势菌群双歧杆菌发育的益生元等营养成分，对于优势菌群早期建立起着重要作用。

不仅喂养方式影响婴幼儿早期肠道微生态发育，而且喂养成分对肠道微生态发育和完善也有影响，甚至不同的配方乳喂养的婴幼儿肠道菌群在数量和种类上也不一样，但婴幼儿添加辅食尤其是固体食物的引入并不是改变婴儿微生物组的关键因素，推动婴儿微生物组成熟的其实是停止母乳喂养。婴幼儿出生6个月开始，随着辅食种类和数量逐渐增多，肠道菌群的数量和种类也更加丰富和多样化。但要注意婴幼儿肠道功能发育不完善，一定遵循辅食种类从少到多、从细到粗循序渐进科学喂养，过早添加辅食会造成婴幼儿肠道菌群失衡，容易导致肠道过敏、食物不耐受或者皮肤湿疹等过敏症状加重。母乳喂养的婴儿体内的初始肠道菌群，有益细菌双歧杆菌的比例更高，母乳喂养生后1周肠道多以双歧杆菌、肠球菌和肠杆菌为主，1个月后双歧杆菌优势很明显，类杆菌数量较低，乳杆菌数量则持续增多，持续约4个月。母乳和配方奶相比不仅成分不一样，作用也不仅仅在于营养成分，母乳还是一个重要的微生物传递系统，母乳中的有益的微生物菌群可能是作为"细菌种子"早期到达新生的肠道，与母乳中的低聚糖（细菌生长的食物）协同，对婴儿早期肠道菌群构建和成熟起着重要的作用。母乳中含有任何配方奶都不可替代的天然免疫因子增加了婴幼儿免疫力，母乳中的sIgA和乳铁蛋白在细菌定植中也起着重要作用。最为关键的是婴幼儿可以通过母乳喂养使得母乳中的微生物和皮肤菌群通过母乳喂养持续输送给婴幼儿胃肠道，同时母乳中含有一种益生元能够促进双歧杆菌等有益菌群的生长，这就会影响到婴幼儿的初始肠道菌群种类和数量，达到早期婴幼儿有益肠道菌群的"优势占领"，对于婴幼儿肠道菌群的发育起着至关重要的作用。

母乳喂养的婴儿补充配方奶后的肠道菌群就会类似于完全配方奶喂养的婴儿，提示我们尽可能早期全母乳喂养，添加配方乳喂养时间越迟对婴幼儿肠道菌群的影响越小，因为婴幼儿的某些细菌类型以母乳提供的营养为食，一旦不再摄入母乳，其他在成年人体内更常见的细菌便开始出现，也因此非母乳喂养的婴儿肠道微生物相对更为早熟。母乳喂养的婴儿肠道免疫系统的基因与配方乳喂养的基因不同，母乳喂养的婴幼儿已经被证明可以减少新生儿坏死性小肠结肠炎、儿童过敏和自身免疫性疾病的发生风险，如乳糜泻、1型糖尿病和哮喘。提示母乳喂养可以平稳持续促进婴儿的肠道菌群和免疫系统之间健康的"共进化、共发育"，这使母乳喂养的婴幼儿能够更好地提高免疫力和抵抗感染。

目前，最新的研究开始通过在配方奶中添加恰当的活性益生菌和益生元来模拟母乳的成分以减少配方乳喂养给儿童带来早期肠道菌群和免疫伤害。这被认为是帮助配方奶喂养

笔记

的婴儿获得类似于母乳喂养的婴儿的微生物定植和免疫反应。但是，对于这种方法是否能带来真正的好处，尤其是在减少过敏性疾病的风险方面，却缺乏确凿的数据，仍需要我们继续探索。而母亲微生物菌群的健康和微生态动态系统的平衡是保持健康母乳的基础。总之，母亲在婴儿肠道菌群建立中起到了关键作用，研究母乳微生物菌群多样性及菌群和母乳各成分之间的共存机制对于研究母乳中微生物对婴儿和母亲的健康，以及母乳替代品的研发都具有重要的意义。

### 三、药物（抗生素、抑制胃酸药物、铁剂、钙剂、维生素等）对肠道菌群的影响

#### （一）抗生素

几乎所有的口服或注射抗生素尤其是广谱抗生素都会引起儿童肠道的有益敏感菌群受到抑制而非敏感致病菌大量繁殖，导致菌群交替肠炎或抗生素相关肠炎，母亲分娩时或婴幼儿早期接受抗生素可以造成肠道菌群紊乱，不仅会破坏婴幼儿早期正常菌群的定植，延缓肠道菌群建立，造成生后 6～12 个月婴儿肠道微生物成熟延迟，而且通过改变肠道菌群组成导致肠道免疫屏障和微生态屏障受到破坏，并且生命早期接触抗生素也会增加炎性肠病、湿疹、过敏哮喘、肥胖"三高"等远期疾病的发生风险。婴幼儿时期肠道菌群处在优势菌群建立的关键窗口期，肠道菌群尚未发育完善，早期抗生素使用可以导致婴幼儿肠道有益菌群种类数量减少，丰度减少，更容易打破肠道菌群平衡，引起菌群失调。生命早期抗生素使用对肠道菌群平衡破坏引起的危害远远大于成人。目前，研究证实孕产妇如果在孕期服用了抗生素，会影响到新生儿的初始菌群在肠道定植。国外研究人员发现出生后 7 天内使用抗生素的早产儿与未使用抗生素的早产儿相比，肠道杆菌比例明显降低，致病性球菌明显增多，且菌群多样性降低。当然也包括母亲怀孕和哺乳期间吃的含有大量激素和抗生素的畜牧业和养殖业添加的抗生素都会损害新生儿体内肠道菌群定植和发育。目前，抗生素占儿童服用药物的 1/4，中国儿童抗生素使用率达 58.37%，但实际很多疾病并没有必要使用抗生素，因为广泛使用抗生素不仅会引发细菌耐药性，还会破坏儿童的体内正常肠道微生物组，影响儿童消化吸收和免疫力，对身体产生长久的影响（包括肥胖、过敏和自身免疫疾病）。提倡减少抗生素滥用也是更加安全的维持新生儿肠道菌群平衡的好办法。同时，抗生素使用减弱了微生物组对环境改变的适应性。抗生素不仅改变了机体肠道微生态的微生物丰度、多样性和种类组成，还改变了与代谢功能有关的基因。抗生素的不合理使用是导致儿童肠道菌群失调的一个不可忽视的因素，儿童期抗生素使用也会导致成年后菌群失调从而引发自身免疫疾病，胎儿期接触抗生素的儿童与对照组儿童相比，炎性肠病（inflammatory bowel disease，IBD）的发病风险增加，溃疡性结肠炎（ulcerative colitis，UC）及克罗恩病（Crohn's disease，CD）的风险均增加。通过婴幼儿早期补充特

定原籍菌可恢复抗生素治疗和剖宫产婴儿的肠道菌群组成和功能，对于维持儿童正常的生长发育和免疫力建立及预防成年后一些自身免疫疾病至关重要，临床工作中需要我们更加关注生命早期婴幼儿肠道微生态建立，严格掌握抗生素适应证，合理使用抗生素，保护机体早期微生态环境建立和完善。

### （二）质子泵抑制剂

儿童长期使用质子泵抑制剂（proton pump inhibitors，PPIs）未来患上胃病的风险可能更高，一直服用PPIs的人群患急性肠胃炎的可能性要高出80%。奥美拉唑镁（Nexium）、兰索拉唑（Prevacid）、泮托拉唑（Protonix）和奥美拉唑（Prilosec）等药物的共同特点是通过抑制胃酸来缓解胃反酸、胃灼热和上腹胀等症状。长期以来，这些药物被家长误认为用于儿童消化不良疾病是非常安全的。现在发现，长期服用PPIs导致感染，增加骨折和营养不良，实际上很多使用PPIs后的消化道不良反应，与其说是PPIs药物不良反应，还不如说是应用PPIs导致胃酸抑制，造成整个消化道微生态环境改变，引起整个胃肠道微生态环境改变造成这些所谓药物不良反应的临床外在表现。胃酸广泛抑制首先造成食入的有害菌或病毒不能被胃酸杀死，病从口入，大量的有害菌进入小肠引起小肠细菌过度生长。小肠有害菌过度生长导致食物酸化腐败引起小肠压力增加导致腹胀、恶心、呕吐和胃食道反流等症状，并且造成贫血、骨质疏松、缺钙和微量元素缺乏等一系列消化吸收障碍引起的营养不良。其次，小肠细菌过度生长引起肠道微生态屏障破坏，造成"肠漏"，肠道有害菌及其代谢产物广泛进入血液造成"全身慢性炎症反应"，也是慢性小肠结肠炎、消化道肿瘤和肝病等慢性病的根源。李兰娟院士提出的"肝病肠治"和黎介寿院士提出的"肠漏"都和消化道微生态失衡密切相关。所以，儿童期PPIs的过度滥用造成的肠道微生态失衡应该引起我们临床医生关注。

### （三）钙、铁和维生素族

对于不缺铁的婴儿，吃添加高剂量铁的加强配方奶粉可降低肠道中双歧杆菌含量，降低乳酸杆菌丰度，导致婴幼儿肠道菌群组成改变。流行病学调查发现为了纠正儿童骨质疏松、佝偻病或贫血，我们给儿童补充各种各样的钙剂和铁剂，并没有纠正缺钙、缺铁状态，佝偻病和贫血不仅仅是补充钙或铁的问题，现代社会物质丰富，很多婴幼儿生下来开始过量补充钙和铁等各种微量元素，但为什么走入"越补越缺"怪圈？主要原因是没有考虑肠道微生态环境对于儿童食物营养消化吸收作用。人体需要的各种钙、铁等微量元素都是通过肠道菌群所提供的酸性环境和产生的酶将这些含铁、钙的食物转化为可以吸收的状态才能被机体吸收，二价铁和二价钙就是通过肠道菌群的转化被机体利用的。食物中的铁是三价铁形式，被人体摄入后由肠道的乳杆菌转化为二价形式，钙常常是结合状态，也是由乳杆菌转化为游离态才能被机体吸收。肠道菌群还有一个重要的作用，即将食物中的钙、铁等微量元素富集提供给机体以满足机体的需要。其次，儿童肠道微生物通过影响儿童免疫系统，影响营养消化吸收等多种途径维持骨骼健康。目前，社会宣传的保健品和药品仅仅考虑摄入什么营养剂，而没有考虑如何更好地调理肠道菌群来帮助消化吸收，儿童日常多样化的饮食中钙、铁等摄入量是足够的，关键在于吸收率好不好，钙、铁、锌等营养素离开食物的陪伴仅仅是化学元素，因为单纯补钙、铁、锌不但不容易被肠道吸收，反而会造成肠道有益菌减少，有害菌增加，肠道微生态失衡而影响胃肠道消化吸收。所以，改善儿童缺钙、缺铁等关键是先要改变儿童胃肠道微生态平衡增强其消化吸收能力，只有这样才能使得儿童胃肠道充分消化吸收食物中的钙、铁和各种营养素，否则再好的钙和营养素产品补进去不仅不能被消化吸收，反而会产生危害。这也能解释好多大人或儿童补了很多钙、铁、锌等但效果很差，反而导致便秘或消化不良，甚至结石。

食物中的维生素 E 对于婴幼儿肠道双歧杆菌有促进作用，维生素 A 摄入会减少肠道双歧杆菌、乳酸杆菌和肠杆菌的数量，食物中钙、磷和维生素 A 可以增加肠道拟杆菌数量，钠、铁、铜、钾和烟酸可以促进乳酸菌的增殖，食物含碘能够降低产气荚膜杆菌，所以对于肠道微生态失衡的婴幼儿来说补充维生素 E、碘、维生素 B 族、钙、磷、钾等有助于肠道有益菌群黏附定植和繁殖。维生素 A 对于肠道有益菌群建立则有反作用，提示婴幼儿维生素 A 摄入应该适当，婴幼儿摄入过多维生素 A 不仅会蓄积中毒而且影响婴幼儿肠道菌群早期建立和发展。维生素 D 可以调节肠道黏膜表面菌群，调整紧密连接蛋白，维持肠道黏膜屏障的完整性，抑制肠腔有害菌黏附定植、入侵和移位，调节免疫反应等，维生素 D 对于调整黏膜表面菌群、保持肠道微生态平衡、保护肠道免受感染至关重要。

### 四、儿童早期食物种类改变和时机对儿童肠道菌群建立的影响

对于母乳喂养的婴幼儿来说何时添加辅食及断乳时机对于儿童肠道菌群建立和完善也起着重大影响作用。母乳喂养婴幼儿一旦开始添加辅食会导致肠球菌和类杆菌数量增加，但肠道原籍菌群（双歧杆菌、肠杆菌）变化不大。婴幼儿肠道菌群比较脆弱，过早添加辅食会导致婴幼儿腹泻、腹胀、肠痉挛腹痛或肠道皮肤过敏等症状。一般来说 4 ～ 6 个月添加辅食对于婴幼儿肠道菌群演化和发展非常重要，同时添加辅食种类也会影响肠道菌群的种类和数量，如添加豆类辅食可以帮助肠道有益菌群双歧杆菌和乳酸杆菌繁殖生长，添加水果辅食可以抑制肠道有害菌群产气荚膜杆菌黏附生长，添加鸡蛋等高蛋白辅食可以减少肠道拟杆菌及肠杆菌定植，增加肠道有益菌群黏附定植。随着婴幼儿生长发育，1 岁左右开始断乳使得断乳后儿童肠道菌群与成人肠道菌群类型越来越接近，如果断乳过迟会使得儿童肠道菌群与成人之间存在差别，如双歧杆菌、肠杆菌和肠球菌数量多。儿童一旦断乳会引起肠道双歧杆菌和乳酸杆菌数量下降，肠道 pH 值上升，消化类球菌、链球菌和类杆菌逐渐增多，并且持续至成年，更加有利于人体多样化食物摄入的需求。总之，调理好儿童自身肠道微生态平衡、改善消化吸收和免疫平衡是儿童健康的根本，通过多样化的饮食补充营养元素是手段，缺一不可。一项大数据研究表明，为慢性营养不良儿童提供微量元

素、均衡的饮食和充足食物，但可惜只能纠正 30% 生长迟缓，70% 慢性营养不良和肠道菌群失衡引起的消化吸收和免疫力差有关。总之，儿童缺钙、缺铁等引起生长发育障碍与肠道菌群密切相关，改善肠道有益菌群和保持肠道微生态菌群平衡比单纯补钙、补铁等更能有效纠正儿童营养不良和发育障碍。

### 五、环境因素、孕母饮食方式对儿童肠道菌群的影响

婴幼儿所处的环境对儿童菌群早期建立起着非常重要的影响，包括食物成分和每个家庭饮食习惯都可以造成自己家庭独特的微生物组，高蛋白高热量食物、各种农药化肥及精度加工食品都会影响正常菌群建立。在医院或医疗机构的儿童会在住院期间接触到不同程度的院内环境感染，工业化和城市化带来水源土壤污染、环境过度卫生、抗生素滥用和精神生活压力增加都会直接或间接影响肠道菌群变化。婴儿身处丰富的微生物生态环境系统有助于婴幼儿建立有益的平衡的肠道微生态系统。环境因素包括亲密接触 [ 即从母亲嘴部扩散而来（亲吻、嚼喂）接触到母亲的皮肤（拥抱）]、固态食品、房屋、婴儿床、玩具、床单、医院、土壤、植物、水、空气未知来源微生物，也包括孕产妇的生活方式和饮食习惯，母亲怀孕期间饮食也会影响到婴幼儿肠道菌群的种类。怀孕期间进行高脂肪饮食的孕妇所生的孩子和非高脂肪饮食孕妇所生孩子机体肠道的微生物组有着明显的不同，高脂肪饮食母亲所生婴儿的肠道微生物组中含有较少的拟杆菌属细菌，而且这种现象会持续至出生数周，而婴幼儿肠道中拟杆菌属细菌减少往往会影响婴儿从食物中获取能量的能力及其机体免疫系统的发育，进一步说明孕产妇饮食生活方式对婴幼儿微生物组的早期改变起到了至关重要的作用，科学规律的良好生活方式和饮食习惯利于婴幼儿早期建立健康的肠道微生态系统。而现代环境中各种食品添加剂，如色素、香精、增稠剂、乳化剂、防腐剂和儿童接触外界环境因素含有的各种污染物质，如黏合剂、染料、涂料、纸张、纸板、塑料和其他聚合物，都会损害儿童有益的肠道菌群，造成儿童早期肠道菌群种类和数量差异，影响儿童健康成长和成年后自身免疫疾病、过敏性疾病、肥胖和糖尿病等慢性疾病增加。

## 第三节　儿童肠道菌群与人体免疫系统发育

肠道菌群对免疫系统的作用具有一定年龄依赖性，生命早期肠道菌群建立、发育和完善对于人体一生的免疫反应结局具有极其重要的作用，人体免疫系统分为固有免疫（非特异性）和适应性免疫（特异性），对于识别和清除人体外来大分子抗原和微生物抵御外来感染、监护机体内部稳定起着重要作用。

笔记

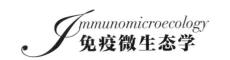
## 一、生命早期肠道菌群与免疫系统发育和完善

生命早期肠道菌群是驱动出生后免疫系统发育成熟和诱导免疫反应平衡的始动因素，肠道是免疫力培训基地，肠道菌群就是高级培训师，肠道菌群不仅对固有免疫和适应性免疫反应，而且对局部黏膜免疫反应和全身免疫系统起着十分重要的作用。儿童期正常的微生物演替对于促进儿童期免疫系统的发育成熟、免疫反应调节和增强黏膜屏障等固有免疫功能起着重要的作用，维护着机体健康。肠道菌群在婴幼儿肠道的早期定植不仅可以刺激婴幼儿的肠道黏膜免疫系统发育和激活，而且对肠道外全身免疫系统的成熟发育也有重要的作用。妊娠早期胎儿肠道黏膜免疫系统开始发育，尽管目前尚不清楚子宫内是否存在活菌与胎儿免疫系统相互作用，但最新的 *Nature Medicine* 中一项研究发现通过扫描电子显微镜和 16S rRNA 测序表明人类肠道内存在有限的优势细菌（藤黄微球菌，*Micrococcus luteus*），该菌对于子宫内胎儿肠道环境具有适应性，产生的信号引发适应性免疫反应，包括 T 细胞活化，而胎儿 T 细胞并不完全表现出耐受型表型，胎儿 T 细胞对非感染母体和自身抗原有反应，并能在肠道形成记忆，可能对于胎儿肠道细菌耐受或清除至关重要，对于胎儿肠道免疫发育具有潜在调控作用。人类生命早期肠道菌群定植种类、肠道菌群与免疫系统早期发育和成熟关系对于人体长期的健康起着重要作用。

## 二、儿童肠道菌群对全身免疫系统发育的影响

人体全身免疫系统包括固有免疫和适应性免疫，其中固有免疫系统包括固有黏膜屏障、黏膜分子和免疫细胞。固有免疫也是人体第一道防御屏障，接触到外界抗原后可以迅速出现无特异性的反应，不具有记忆性，同时固有免疫中的抗原提呈细胞（antigen presenting cell，APC）包括巨噬细胞、单核细胞和树突状细胞（dendritic cell，DC）可以通过捕获和加工处理抗原，并把抗原信息传递给 T 淋巴细胞启动适应性免疫。适应性免疫主要由抗原特异性介导的细胞免疫应答和体液免疫应答，起效较慢，具有抗原特异性、后天获得性和记忆性等特征，并具有自我调控作用。其中，细胞免疫主要由 APC 和 CD8$^+$T 细胞参与，体液免疫由 B 细胞和 CD4$^+$T 细胞产生抗体起作用。目前，肠道中的 DC 细胞是最强的 APC 细胞，通过刺激 Th0 的活化和增殖、抗原提呈和分泌细胞因子启动及调整免疫应答，产生免疫反应和免疫耐受，在适应性免疫应答中起着重要作用。人体免疫平衡主要指的是 Th1/Th2 平衡，Treg（Tr）、Th17 细胞之间通过分泌不同细胞因子来调整人体免疫应答。Th1 细胞主要是与细胞免疫反应产生致炎因子有关，过度反应可以导致迟发超敏反应、自身免疫疾病和自身肠道炎性肠病。Th2 主要分泌抗炎因子，诱导 B 细胞产生大量抗体，过度反应导致过敏反应。Th1/Th2 相互抑制达到平衡是维持体内免疫平衡最重要的机制。Treg 细胞多具有免疫抑制功能，通过细胞直接接触和分泌 IL-10 等旁观抑制发挥免疫抑制 Th1 和 Th2。Th17 具有 CD4$^+$T 细胞效应，通过分泌 IL-17、IL-21、IL-6 等各种

细胞因子在过敏性疾病、感染免疫和多种自身免疫疾病方面具有重大意义。

人体免疫系统在出生后处于持续发育和成熟过程,这个过程需要不断接受抗原的刺激,如各种微生物感染、疫苗接种和肠道菌群不断刺激。虽然出生后新生儿免疫系统发育比较完善,但处于一种低级的免疫反应状态。B 细胞仅能分化产生 IgM,不能产生 IgG 和 IgA。出生后 10 天左右才能检测到 sIgA,1 岁左右才能达到高峰,IgG 来自母体。T 细胞包括 CD4$^+$ 和 CD8$^+$ 表型功能处于原始状态,产生 IL-4 和 IFN-γ 水平低。只有通过肠道菌群不断刺激才可以驱动出生后免疫系统发育和成熟,可以说是诱导免疫反应平衡的始动因素。肠道菌群促进免疫系统发育具有"年龄窗口期",肠道菌群随着年龄和儿童饮食的"程序化建立"是个体免疫系统发育成熟和免疫反应平衡的关键,如果在生命早期由于抗生素或剖宫产等因素影响肠道菌群随年龄序贯性建立,会导致肠道菌群延迟或微生态紊乱引起个体肠道黏膜免疫反应异常和全身免疫系统失衡,导致自身免疫疾病。

### 三、儿童肠道菌群对肠道黏膜免疫系统发育的影响

肠道不仅是消化吸收营养物质和排泄废物的场所,更是人体最大的免疫器官,肠道菌群对于肠道免疫系统的发育和激活起着重要作用。肠道黏膜免疫系统:一方面,抑制自身肠道正常菌群和食物中的蛋白会产生局部或全身免疫应答;另一方面,产生 sIgA,清除致病微生物,保护肠道黏膜免受致病菌侵入和正常菌群的移位。人体大约 80% 的免疫细胞存在于肠道黏膜,肠道分布大量的淋巴细胞,也是产生抗体数量最多的部位,肠道大量的肠道菌群不断刺激肠道黏膜免疫细胞促进黏膜免疫成熟和发育。从某种意义上来说肠道是儿童免疫力的培训基地,肠道菌群就是高级培训师。发挥肠道免疫力部位主要集中在小肠和结肠的肠道黏膜相关淋巴组织内,肠道黏膜免疫系统由肠道黏膜上皮和固有层的免疫细胞和免疫分子、肠系膜淋巴结(mesenteric lymph node,mLN)及派氏集合淋巴结(Peyer's patches,PPs)等肠道相关淋巴组织组成。肠道上皮细胞内的淋巴细胞是人体最大的淋巴细胞群,90% 上皮细胞淋巴细胞为 αβTCR CD8$^+$T 细胞,少数为 sIgA$^+$B 细胞和 NK 细胞,分泌 IL-2、IL-3、IL-4 和 TFN-α 等淋巴因子抵抗肠道细菌和病毒感染,抑制超敏反应和抵抗局部癌变。同时,肠道固有层淋巴细胞包括 CD4$^+$T 细胞和 sIgA$^+$B 细胞,sIgA$^+$B 细胞分泌 sIgA 结合肠道病原微生物、各种外来抗原和毒素来预防抗原过敏反应和细菌病毒等微生物入侵,保护机体避免过强的炎症反应和细胞毒性反应。CD4$^+$T 细胞通过分泌 IL-10、TGF-β 来下调免疫反应,影响 sIgA$^+$B 细胞分泌。肠道菌群对于促进肠道黏膜 sIgA 分泌起到了十分重要的作用,sIgA 维持肠道免疫平衡防止肠道黏膜免疫系统针对自身抗原产生自身免疫反应。动物试验显示无菌小鼠产生 sIgA 细胞数仅为普通小鼠的 1/10,而且无菌小鼠血清中几乎检测不到 sIgA,通过给无菌小鼠进行移植菌群后 sIgA 细胞数逐渐恢复正常,说明儿童免疫系统在持续发育过程中需要肠道菌群不断刺激才能不断发育成熟。肠道菌群或肠道抗原刺激肠道黏膜免疫系统从而激活派氏集合淋巴结中 T 细胞和 B 细胞,

激活的淋巴细胞经过肠系膜淋巴结、淋巴管和胸导管进入血液和淋巴循环，激活淋巴细胞随着体循环到达全身多个黏膜相关淋巴组织（包括肠道、呼吸道、生殖泌尿道和皮肤黏膜）等产生针对同一微生物或抗原的免疫反应，产生的全身免疫反应系统也成为共同黏膜免疫系统。这也是肠道黏膜免疫系统能够影响全身各个脏器免疫系统的远隔效应（肠-肺轴、肠-肾轴、肠-皮轴等），也是肠道黏膜淋巴细胞归巢效应。肠道菌群对人体免疫系统发育的影响主要通过以下几个方面：①刺激肠道肠上皮细胞和 B 细胞分泌 sIgA，参与肠道黏膜局部免疫，抑制免疫炎症反应。sIgA 通过与微生物结合阻止致病菌黏附定植，中和毒素和阻止肠道病毒在肠道上皮复制，对于肠道条件致病菌和病毒起到了免疫清除作用；②参与肠道对食物和肠道固有菌群的耐受，形成口服免疫耐受；③促进肠道免疫系统和全身免疫系统的发育成熟；④通过合成释放细胞因子调节肠道免疫反应，抑制肠道黏膜过度炎症反应造成全身性免疫应答。新生儿出生后免疫反应处于低下状态，B 细胞仅能分化产生 IgM 的浆细胞，不能分化产生 IgA 和 IgG 的浆细胞，IgG 可以从母乳中获得，但分泌型 IgA 缺乏一直到 1 岁后才能达到高峰，这也能解释为什么 1 岁内新生儿因为缺乏 IgA 导致新生儿容易产生消化道和呼吸道疾病。新生儿出生后免疫系统的持续发育与成熟需要不断地接受外界抗原（肠道微生物种群、反复感染和疫苗接种等）的刺激，尤其是通过肠道微生物种群刺激来驱动婴幼儿出生后免疫系统的发育成熟及诱导后的免疫平衡。儿童的免疫系统发育和成熟依赖于"窗口期"肠道菌群不断刺激肠道黏膜来形成，研究发现半岁内肠道脆弱类杆菌和双歧杆菌在肠道内种植的越早，数量越多，外周血 IgA 分泌细胞数量也越多。儿童肠道相关淋巴组织（gut-associated lymphoid tissues，GALT）由肠道黏膜上皮、黏膜固有层的免疫细胞和免疫分子、PPs 和 mLN 组成。肠道菌群组成的微生态屏障被破坏后引起"肠漏"，肠道局部抗原通过屏障激活黏膜上皮和固有层的肠道相关淋巴组织中的 T 细胞和 B 细胞，产生的效应物质能够通过肠系膜淋巴结和淋巴管进入胸导管，最后进入血液循环到达包括肠道黏膜、呼吸道黏膜、生殖道黏膜等全身黏膜相关淋巴组织发挥针对同一种抗原的免疫反应，引起全身过敏等自身免疫反应。

### 四、肠道菌群早期建立与免疫耐受机制建立

婴幼儿肠道随着年龄增长和饮食多样化，肠道内微生物大量定居，肠道微生态系统长期进化导致肠道相关淋巴组织下调针对正常菌群的"生理性炎症反应"，即肠道内环境稳定需要肠道黏膜免疫系统对正常的肠道菌群的免疫反应处于较低水平或耐受状态。主要是由于正常有益菌群不能表达黏蛋白酶及黏附差、不易定居和产生炎症因子破坏肠道黏膜保护屏障。同时肠道上皮细胞不能识别有益菌的 TLR，如 TLR2、TLR4 等，因此不能识别益生菌产生炎症因子，抑制炎症反应产生。肠道有益菌群较低"生理性炎症刺激"促进肠道黏膜固有层 DC 成熟，维持 DC 活化，对于适应性免疫应答向耐受方向发展起到了至关重要的作用。此外，儿童肠道有益菌群，如乳酸杆菌和双歧杆菌等可以直接活化诱导 Treg

细胞，在抑制正常肠道细菌抗原的免疫应答和维护正常共生菌群的免疫耐受机制中发挥重要作用。如果由于使用抗生素等破坏了肠道菌群的平衡，使得肠道内环境稳态被破坏，肠道黏膜屏障破坏形成"肠漏"，造成肠道菌群移位，引起肠道黏膜对肠道正常菌群耐受缺陷和肠道黏膜炎症导致 IBD。存在于人体和环境中的各种微生物种群是最重要的微生物刺激来源，子宫内胎儿的环境要求免疫系统对母体的同种抗原保持耐受性，出生后接触不同环境抗原刺激，尤其是肠道共生细菌需要迅速改变使不同的免疫反应适合早期婴幼儿肠道消化能力和免疫改变，其中母乳和肠道的菌群被认为是免疫成熟的最重要的刺激源，是驱动出生后免疫系统发育成熟和诱导免疫反应平衡的始动因素，能够帮助儿童从潜在病原微生物中分辨出无害的食物和微生物抗原，预防食物不耐受和正常菌群的免疫耐受。母乳中含有母源抗体和非特异性抗菌分子，如乳铁蛋白和溶菌酶等是促进免疫系统在出生以后处于持续的发育过程中的重要因素，也是促进婴儿免疫保护和促进黏膜免疫系统健康发育的启动因子，为预防婴幼儿期消化道和呼吸道等感染性疾病提供明显的保护作用。婴幼儿肠道菌群对婴儿免疫系统的发育和成熟起着非常重要的作用。无菌环境下出生和生长的小鼠肠道免疫系统发育低下，PP 发育差，并且 sIgA 产生细胞和肠道黏膜固有层细胞 CD4$^+$T 细胞数量减少，脾脏淋巴结等免疫器官中 T 淋巴细胞和 B 细胞发育较差，导致无菌小鼠细胞免疫和体液免疫低下且容易受到各种细菌感染，而拥有正常肠道菌群的健康小鼠不易感染，免疫力高，白细胞数目多，研究说明肠道菌群可以刺激 sIgA 应答能力，通过改变白细胞的发育来保护人体免受病原微生物入侵，抵御各种感染。肠道微生态对免疫系统的发育和成熟关键作用具有"年龄窗口期"，尤其是出生后 6 个月，通过婴幼儿肠道早期的肠道固有菌群的种类和数量来影响免疫系统发育，主要受到母乳喂养和剖宫产的影响。临床发现剖宫产出生和配方乳喂养的婴儿比自然分娩和母乳喂养的婴儿更容易发生过敏性疾病，如皮肤湿疹、哮喘、花粉热或过敏性鼻炎，也容易发生肠道过敏痉挛腹痛、乳糜泻和食物不耐受等。进一步研究发现自然分娩和母乳喂养的婴儿粪便微生物组成以肠道类杆菌、双歧杆菌为优势菌株，且定植早、数量多，而剖宫产和配方奶喂养的婴儿微生物组成以艰难梭菌、肠杆菌、乳杆菌、类杆菌、梭状芽孢杆菌和链球菌为主，且有益菌群数量少，定植延迟。胎儿的免疫系统处于一种相对无菌的环境发育，缺乏各种抗原的刺激，出生后母乳中双歧杆菌和乳酸杆菌数量可通过母婴传递促进婴幼儿早期肠道以双歧杆菌和乳酸杆菌为主导的肠道菌群形成，同时母乳中含有促进双歧杆菌生长的寡糖，这种天然的益生元对于婴幼儿早期双歧杆菌等有益菌群的生长起着促进作用，而且生后母乳的摄入也可以帮助传递母亲的免疫细胞协助婴幼儿免疫系统的发育。母乳喂养婴儿肠道多以双歧杆菌短菌和婴儿双歧杆菌为主，随着生长发育和辅食添加使得青春双歧杆菌变得越来越多。母乳喂养促进肠道黏膜局部产生 sIgA，同时 sIgA 作为母体初乳中的主要免疫球蛋白参与婴幼儿生命早期肠道微生物的个性定植过程，sIgA 整合母亲和新生儿的肠道和呼吸道黏膜免疫对于

笔记

预防婴幼儿肠道、呼吸道感染起着重要作用。研究发现新生儿没有喂养前胎便缺乏 IgA，出生后 5 天的新生儿外周血几乎检测不到 sIgA 的 B 细胞，母乳喂养后胎便中的 IgA 浓度急剧增加，尤其是母乳喂养的患病早产儿的 sIgA 浓度值更高，而人工配方乳喂养健康新生儿和患病早产儿在出生后的前 2 周内 sIgA 数值很低，部分研究显示肠道内脆弱杆菌和双歧杆菌定植的时间越早，定植的数量越多，外周血 IgA 细胞数量越多，且更早能被检测到，并且婴幼儿早期粪便双歧杆菌数量和血 IgA 细胞数量呈正相关，说明了婴幼儿出生后需要持续不断的微生物对肠道黏膜免疫系统进行刺激来促进免疫系统成熟和发育。母体初乳 sIgA 与生命早期肠道和呼吸道黏膜免疫发育紧密相联，在保持婴幼儿黏膜表面共生物和病原体平衡方面发挥重要作用。母乳喂养的婴幼儿与配方乳喂养的相比不仅有更多的生物活性因子，而且母乳喂养促进双歧杆菌生长影响婴儿肠道菌群组成，刺激肠道黏膜免疫系统更加成熟，生成更多 sIgA 保护婴幼儿免受肠道病原体感染，说明 sIgA 与肠道共生微生物在婴幼儿黏膜免疫早期发育过程中互相影响，相辅相成，对于婴幼儿早期黏膜免疫的发育和成熟起着至关重要的作用。婴幼儿早期共生微生物能够诱导肠道 sIgA 的分泌，而暴露于细菌之前的新生儿肠道往往缺乏分泌 IgA 的 B 细胞，导致新生儿肠道黏膜发育受限容易引起新生儿坏死性小肠结肠炎和肠道感染等疾病的发生。但要注意并不是所有的肠道菌株都能激活婴幼儿肠道免疫应答，确定婴幼儿出生后何种有益菌株定植能够更好地激活免疫应答发挥肠道特异性免疫应答仍需要进一步研究和探索。

### 五、肠道菌群早期建立与自身免疫反应

早期生命关键窗口期的优势菌群建立对于肠道微生态平衡发育和完善至关重要，而肠道菌群建立延迟或紊乱都会导致肠道黏膜局部免疫反应及全身免疫反应出现异常，进而引起过敏性疾病、炎性肠病或自身免疫性疾病等。"卫生假说"认为早期接触传染性病原体的减少是过敏性疾病（变应性鼻炎、荨麻疹、支气管哮喘、花粉热和湿疹）的发病率不断增加的原因，"卫生假说"也是目前解释近几十年过敏性疾病在全球范围内逐年增加的最重要的机制。妊娠早期为了使得胎儿在母亲子宫不发生排斥反应预防妊娠流产就会产生偏向 Th2 的细胞因子（IL-4、IL-5、IL-6 等），临产期产生偏向 Th1 的细胞因子（IL-1、IL-12、TNF-$\alpha$ 等）。如果出生后生命早期婴幼儿免疫系统所接触是食物异体蛋白等环境过敏原而不是微生物成分，就会导致原始 Th0 针对过敏原合成 Th2 的细胞因子占优势，容易发生 IgE 应答导致婴幼儿易发生肠道食物或皮肤湿疹等过敏反应，如果同时接触过敏原和微生物成分出生后会导致原始 Th0 针对过敏原合成 Th1 的细胞因子占优势，抑制过敏反应发生。正常的肠道微生物通过 Treg 对 Th2/Th1 调节促进其平衡来诱导和维持免疫耐受防止过敏和自身免疫反应发生。出生后免疫反应主要表现为 Th2 占优势使得新生儿容易发生皮肤湿疹和肠道食物过敏，生命早期尤其是第 1 年因为出生方式、喂养方式或生活环境不同，早期接触一些特定菌群促进 Th2 向 Th1 转化，引起免疫应答正确发展促进过

敏性疾病的预防。人体消化道定植大量的细菌，免疫系统早期如何区分有益菌和有害菌，如何产生免疫耐受避免过度自身免疫反应引起自身免疫疾病至关重要。目前的研究显示，在肠道微生态建立的"窗口期"和肠道固有菌群早期的"优势占领"对于人类免疫耐受起着至关重要的作用，婴幼儿早期肠道或皮肤接触有益菌群会帮助其形成免疫耐受，日后会减少皮肤或肠道过敏反应及全身多脏器系统的自身免疫疾病。研究报告提示婴幼儿早期的表皮葡萄球菌的皮肤定植能够优先通过诱导抗原特异性调节性 T 细胞来促进婴幼儿的免疫耐受。而在新生儿皮肤菌群定植中会优先耐受皮肤共生菌，而后才是致病性的病原体。最新研究表明宿主菌群是通过影响 Th17 细胞的扩增及其向炎症或肿瘤部位迁移导致宿主炎症疾病（类风湿关节炎、银屑病关节炎、多发性硬化）和癌症的发生、发展，Th17 细胞是 CD4$^+$ 效应 T 细胞的新亚群，TGF-β 和 IL-6 共同作用于 Th0 使其分化发育成 Th17 细胞，分化发育成熟的 Th17 细胞分泌 IL-21、IL-22、IL-17 和 TNF-α 等多种因子在多种自身免疫疾病和过敏性疾病中起着十分重要的作用。肠道菌群通过调节 Th17、Treg、Th1 和 Th2 细胞分化来达到维持体内免疫平衡。同时发现同属不同种的肠道菌在不同肠道环境下因为对 Th17 的调控差异而产生不同疾病，如 *P.histicola* 通过调控 Th17 可缓解多发性硬化症，而 *P.copri* 则通过调控 Th17 加剧关节炎，主要是因为不同的肠道菌群可诱导 Th17 向 Th1、Th2 等转分化，不同的肠道菌群或其代谢物可激活树突状细胞以诱导自身抗原或菌群特异性 Th17，进一步说明婴幼儿肠道某些有益菌株（双歧杆菌等）在婴儿出生后正常定植对于激活肠道特异性免疫应答起着重要作用。我们在靶向菌群治疗炎症疾病和癌症时，应充分考虑不同饮食和生活方式等多方面因素造成肠道环境不同，即使同一个菌群因为肠道环境改变而导致代谢产物不一样，进而对于宿主疾病种类和干预效果存在差异，肠道菌群和肠道环境个体化的特点要求我们制订疾病防治方案时一定要制订个性化菌群和饮食干预治疗方案。总之，婴幼儿早期的肠道微生态失调和免疫紊乱与人类的未来过敏疾病和自身免疫疾病的发生、发展密切相关。

# 第四节　儿童肠道微生态失衡与免疫系统疾病

新生儿先天免疫的发育成熟程度会与他们的早期菌群结构和组成有很大的关系。大量的临床流行病学调查数据显示，配方乳喂养、剖宫产和围产期抗生素使用的儿童容易患过敏和哮喘，甚至是肥胖和自身免疫病。目前，配方乳喂养和剖宫产过程中造成的母体菌群在婴幼儿肠道缺失有着极其密切关系，生命早期肠道菌群对于免疫系统的发育和成熟，尤其是在肠道黏膜免疫耐受中发挥至关主要作用。

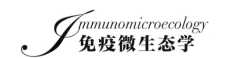

## 一、儿童肠道微生态失衡与消化道免疫疾病

消化道是人体正常菌群的定植场所，是人体最大的免疫细胞和微生物聚集的场所，约占人体正常菌群的 80%，既是人体最重要的消化吸收器官，人体 99% 的营养素和 80% 以上的毒素都要靠肠道消化吸收和排除，也是人体最大的免疫器官。人体至少 80% 的浆细胞存在于肠相关淋巴组织中（包括派氏集合淋巴结、孤立淋巴滤泡和肠系膜淋巴结等），肠相关淋巴组织作为分泌型 IgA 的诱导位点，产生 90% 分泌型 IgA，使得人体 95% 以上的感染性疾病和肠道有关。同时肠道菌群失调也和儿童自身免疫失衡疾病密切相关，如湿疹、乳糖不耐受和蛋白质等食物过敏。儿童消化道肠道菌群的建立与完善不仅与肠道消化吸收的疾病密切相关，而且肠道微生态失衡与消化系统的疾病，如新生儿坏死性小肠结肠炎、肠道过敏性疾病、炎性肠病和肠易激综合征等密切相关。

### （一）儿童肠道微生态失衡与新生儿坏死性小肠结肠炎

1. 新生儿坏死性小肠结肠炎定义

新生儿坏死性小肠结肠炎（necrotizing enterocolitis，NEC）是一种病因未明严重威胁新生儿，特别是早产儿和低出生体重儿的最严重的消化系统危重症，临床上多以腹胀、恶心、呕吐、腹泻、便血和喂养不耐受为主要症状，严重者可发生肠管坏死、穿孔、弥漫性腹膜炎和败血症、弥散性血管内凝血（disseminated inravascular coagulation，DIC）等。该病起病隐匿，起病后病情进展快，预后差，病死率高。特征性表现是腹部 X 线片检查示肠壁囊样积气，常发生在小肠及结肠，尤其回肠远端及升结肠近端最为常见。

2. 新生儿坏死性小肠结肠炎的病因

新生儿坏死性小肠结肠炎是多因素疾病，多见于早产儿、低体重儿、配方乳喂养、重症感染、肠道黏膜免疫发育不成熟和缺血缺氧等患儿。病理表现为肠壁中性粒细胞等炎性细胞浸润、黏膜下水肿、出血和肠绒毛结构破坏，甚至出现肠壁全层坏死或穿孔。近年研究发现早产儿的肠道固有菌群定植缺乏或异常菌群的定植引起的肠道微生态失衡是 NEC 发生和发展的关键因素。肠道早期定植的固有菌群在促进和维持免疫应答和出生后建立的肠道屏障对于防御肠道条件致病菌和有害菌的定植具有重要作用。足月自然分娩的婴儿通过阴道自然分娩接触母体阴道和肠道菌群及母乳喂养促进新生儿肠道固有菌群的定植多样化，早期以肠球菌、肠杆菌和链球菌等需氧和兼性厌氧菌定植为主，帮助消耗新生儿肠道氧气，为双歧杆菌和拟杆菌等厌氧菌定植创造条件。剖宫产新生儿乳酸杆菌等有益菌群减少，致病菌增加导致微生态多态性降低。早产儿以变形菌门和厚壁菌门为主，肠道菌群缺乏多样化改变与不成熟的肠道免疫反应触发促炎性和抗炎性细胞因子反应，且早产儿不能通过建立正常的多样化的肠道固有菌群促进肠道黏膜分泌 IgA，调节回肠 T 细胞数量，降低肠道黏膜通透性，增加肠道黏膜免疫屏障，不能抑制肠道致病菌在肠道黏附定植，导致肠道有害菌群的侵袭和菌群移位，增加早产儿炎症反应导致败血症，增加 NEC 的发病率和病死率。其次配方乳喂养新生儿缺乏母乳益生元和生命早期有益菌群（双歧杆菌）建立，环境因素中医院环境菌定植干扰正常菌群的定植，肠外营养和暖箱护理使得正常菌群定植延迟，抗生素频繁使用都会造成新生儿放线菌和拟杆菌比例降低，变形菌和厚壁菌增加，导致新生儿的肠道菌群种类单一，多样性降低。

以上肠道固有菌群数量、种类、部位及定植时间改变都会造成肠道屏障破坏诱发肠道炎症，产生大量的炎症因子。同时早产低体重儿的肠道黏膜产生少量的分泌型 IgA 不易使得 NEC 的病变局限，使得早产低体重儿的发病率明显升高。Christine 的研究显示，早产低体重儿早期补充益生菌复合制剂（乳酸杆菌、布拉酵母菌、双歧杆菌等）可明显降低 NEC 的发生率和死亡率，双歧杆菌刺激肠道免疫细胞，激活 B 细胞和 T 细胞，提高新生儿产生抗体能力来抵御有害菌的炎症反应。同时，双歧杆菌在肠道发酵产生大量短链脂肪酸（醋酸和乳酸），使得肠道处于酸性环境利于厌氧菌生长，抑制需氧菌和兼性厌氧菌生长，可以促进肠道有益菌群定植改变肠道菌群种类。NEC 患儿肠道菌群建立不完善、菌群失调和肠道感染可能是 NEC 发病的重要原因，而早产儿的胃肠道缺血缺氧及再灌注损伤引起一氧化氮、内皮素等血管调控因子异常分泌加剧胃肠道炎症级联反应，早产儿脂多糖受体 TLR4 异常表达导致早产儿未成熟的肠上皮细胞对于病原体抗原刺激容易产生过度炎症反应是 NEC 患儿发病机制的最后共同途径。

3. 新生儿坏死性小肠结肠炎的治疗及预防

目前，NEC 治疗尚无有效措施，主要是以禁饮食、胃肠减压、补液纠正水电失衡、肠外营养、抗感染和血管活性药物使用等对症支持治疗为主，一旦有肠穿孔合并气腹及时剖腹手术探查。但传统的 NEC 治疗效果差，早期识别和预防 NEC 对于减少其并发症和死亡率有极其重要的意义。目前，防治 NEC 方面主要是加强围产期保健、预防早产和避免不必要剖宫产、避免难产导致缺血缺氧损伤、母乳喂养、防止病原菌感染、抑制宿主对炎症刺激因子反应和促进胃肠道成熟等。其中，补充益生菌和益生元等肠道微生态制剂来预防 NEC 是近年研究的热点。目前，认为益生菌可以通过以下几种机制来发挥作用：①调节肠道菌群定植，促进肠道微生态菌的多样化，建立正常的共生菌群产生有机酸降低肠道 pH 值、分泌杆菌肽和细菌素抑制病原菌繁殖，竞争黏附预防病原菌过度增殖，促进有益菌定植来防治致病菌感染；②益生菌定植发挥固有免疫，增强肠道黏液分泌和上皮细胞紧密连接，加强机械屏障和生物屏障，同时提高特异性免疫应答和非特异性免疫应答，激活巨噬细胞提高细胞因子水平、提高免疫球蛋白水平和增加自然杀伤细胞活性，最为关键的是调节回肠细胞 T 细胞水平，促进肠道黏膜分泌 sIgA 产生更快的免疫应答促进病变局限；③增加抗炎性细胞因子 IL-10，减少 IL-8、IL-6 及 TNF-α 等炎性细胞因子产生，部分益生菌还可以通过减少特异性的 TLR 介导的特定免疫功能发挥免疫调节作用，避免过度肠道炎症反应引起 NEC。

综上所述，益生菌通过促进肠道蠕动减少喂养不耐受，促进食物蛋白抗原降解减少食物引起肠道过敏反应，通过发酵产生大量短链脂肪酸（乳酸、乙酸、丁酸），合成维生素，分泌杀菌所用的杀菌素和改善肠道生物屏障和免疫屏障，抑制炎症反应，影响致病菌的定植和调节机体免疫发挥免疫调节作用来防治 NEC 的发生。益生元作为一种在胃肠道内不被消化吸收，可以选择刺激一种或几种益生菌的生长来改善肠道菌群，减少致病菌。但要注意人乳含有的益生元类低聚糖可以促进新生儿肠道双歧杆菌和乳酸杆菌的生长，增加肠道优势菌群的数量，改变肠道菌群种类和数量预防 NEC。但商业化的益生元，尤其是菊粉和植物性的低聚糖是否能应用于 NEC 患儿及长期菊粉的使用对于肝脏损害需要我们后续研究持续关注。同时由于不同研究者采用的益生菌菌株、使用时机、剂量和疗程存在不同导致研究结果各有不同。甚至也有部分研究显示预防使用短双歧杆菌后 NEC 的发生率、败血症发生率和病死率没有统计学意义，不能起到预防作用。但大量 Meta 分析表明早产儿早期使用益生菌，尤其是联合使用复合的活性益生菌能够显著降低 NEC 的发病率和死亡率，减少并发症的产生。益生菌的菌株上推荐鼠李糖乳杆菌、嗜酸乳杆菌、婴儿双歧乳杆菌和干酪乳杆菌等，预防效果显著，联合应用至少两种以上比单独使用一种菌株更有效。目前，尚未见到使用益生菌导致的严重不良反应报道，但对于先天性心脏病、胃肠道先天畸形、胃肠道手术及先天免疫缺陷和难产重度缺氧窒息史的患儿可能存在一定风险，需要评估慎重使用，使用中监测感染败血症、腹泻腹胀、肠道不耐受等不良反应。

### （二）儿童肠道微生态失衡与乳糜泻

儿童乳糜泻是一种发生在小肠的自身免疫性的炎症性疾病，通常由摄入麸质蛋白而引起顽固肠痉挛腹痛、腹泻。诊断是基于麸质蛋白依赖的症状、抗 2 型谷氨酰胺转移酶抗体和抗肌内膜自身抗体高抗体水平升高、人类白细胞抗原 HLA-DQ2 或 HLA-DQ8 的存在及十二指肠活检的组织学特征。临床发现乳糜泻患儿发病前多有消化道感染和复发性轮状病毒感染，考虑肠道病毒或细菌感染造成继发肠道菌群失衡是引起乳糜泻的重要因素。也有研究发现乳糜泻与幽门螺杆菌感染呈负相关，都说明肠道微生物与乳糜泻的发生密切相关。目前，儿童肠道菌群与乳糜泻发病机制的关系：儿童肠道微生态失衡后不能有效刺激肠道免疫和上皮细胞的增殖引起肠道屏障破坏，膳食中的麸质蛋白肽向肠道黏膜上皮下的淋巴组织转运增加。通过跨黏膜转运后，麸质蛋白片段与 HLA-DQ2 或 HLA-DQ8 分子结合，可能引发 Th1、Th2 和 Th17 辅助 T 细胞参与的适应性免疫反应，造成促炎性细胞因子和乳糜泻相关抗体（抗 2 型谷氨酰胺转移酶抗体和抗肌内膜自身抗体高抗体）水平升高，导致肠道上皮慢性炎症反应。研究发现乳糜泻高风险患儿厚壁菌门和变形菌门的丰度增加，放线菌门和双歧杆菌属的细菌物种数量减少。乳糜泻的发病机制与肠道菌群失调有关：一方面，终生坚持严格的无麸质饮食；另一方面，针对乳糜泻患儿可能存在肠道菌群种类和数量改变，治疗上补充双歧杆菌和乳酸菌等有益菌群帮助食物中的麸质蛋白提前消化，减少抗原刺激，改善肠道黏膜屏障，降低肠道通透性，调节黏膜免疫反应来缓解乳糜泻患儿临床症状。

### （三）儿童肠道微生态失衡与肠易激综合征

儿童肠易激综合征（irritable bowel syndrome，IBS）是儿童慢性肠道功能紊乱性疾病中最常见的疾病，流行病学调查显示亚太地区儿童肠易激综合征的患病率逐年上升，儿童 IBS 以腹痛、腹胀、排便习惯及大便性状改变等表现最为常见，症状持续或间歇发作，主要伴随排便的腹部疼痛或腹部不适，便后缓解，有时进食可诱发症状。部分患儿还可有疲劳、失眠、焦虑、抑郁、面色苍白、心悸、多汗、头痛、腰背痛等肠道外临床表现。腹泻通常表现为大便次数增多，稀糊便，一般无脓血，禁食后腹泻停止。部分主诉为便秘，或腹泻与便秘交替。无脏器形态学和生化指标异常的非器质性病变的综合征，病情持续不好，反复发作，长久以来严重影响患儿生长发育和生活质量。

1. 儿童肠道菌群紊乱在肠易激综合征发病机制

目前儿童 IBS 虽然病因不清，发病机制复杂，但肠道菌群失衡和肠 – 脑轴在儿童肠易激综合征的发病和进展中发挥着重要作用。儿童 IBS 涉及胃肠道高敏感、感染、肠道产气、肠道微生态失调和肠道黏膜屏障破坏、肠道免疫紊乱、脑 – 肠轴失调等发病机制。近年流行学调查发现 IBS 儿童存在双歧杆菌和乳杆菌数量减少，大肠埃希菌、类杆菌和肠杆菌等数量增加，导致肠道菌群失调，而肠道微生态失衡引起肠道细菌介导肠黏膜炎症，导致肠道黏膜屏障损伤、肠道黏膜免疫机制紊乱、肠道代谢紊乱与肠道内在敏感性增加促进 IBS 的发生和发展密切相关。当正常肠道微生物受到药物（抗生素、抑制胃酸药物）、宿主不能耐受的食物、心理和生理应激性事件等影响时造成肠道细菌种类、数量、活性异常或部位变化 [ 小肠细菌过度生长（small intestinal bacterial overgrowth，SIBO）]，导致儿童肠道微生态失衡，SIBO 对 IBS 发生和形成具有指示作用，并且通过改善肠道微生态平衡纠正 SIBO 后儿童 IBS 的症状可明显缓解，提示儿童 SIBO 与 IBS 的发生有密切联系。儿童肠易激综合征主要表现为肠道双歧杆菌和乳酸杆菌明显减少，而类杆菌、大肠埃希菌和肠球菌显著增多，尤其是结肠细菌移位转移至小肠繁殖生长，引起原本含菌量很低的空肠出现结肠细菌移位增长，移位菌群产生的代谢产物激活肠道黏膜免疫系统，激活的免疫细胞开始攻击肠道刷状缘的组织，特别是黏膜下的肠壁神经系统导致肠道收缩异常引起痉挛腹痛，同时会使得细菌在小肠停留时间延长进一步繁殖导致肠道黏膜破坏加重，不仅影响小肠的正常消化吸收，而且造成小肠产气增多引起肠壁扩张和腹胀导致肠道神经系统进一步损害。

目前，儿童 IBS 肠道微生态改变主要特点是肠道菌群多样性降低、肠道优势菌群数量减少、肠道有益菌群数量少和肠道条件致病菌和致病菌数量增加导致比例失衡，产生大量的内毒素和外毒素破坏肠黏膜屏障，其中致病型大肠埃希菌的上升可以导致肠上皮细胞紧密连接蛋白 ZO-2 的表达受到抑制，紧密连接蛋白 ZO-2 的表达下降进一步使肠黏膜通透性增加。同时，肠道微生态失衡还可以通过延缓肠道黏膜上皮细胞的增生、减少肠黏膜黏液的分泌从而增加肠道黏膜的通透性。肠道黏膜通透性增加引起"肠漏"，导致肥大细胞浸润肠道淋巴细胞、IL-1 等炎性因子水平升高，使得肠道黏膜持续处于较低水平的慢性炎症刺激引起胃肠道功能紊乱。例如，致病大肠埃希菌产生的某些可溶性炎症因子可以刺激肠道平滑肌痉挛引起结肠收缩，而有益菌罗伊乳杆菌可抑制由 TNF-α 介导的 IL-8 的产生来降低背根神经传导缓解肠道膨胀，双歧杆菌改善症状的作用与抗炎性细胞因子 IL-10、促炎性因子 IL-12 相关产物的变化有关。尽管出现 IBS 症状，不同亚型 IBS 患儿肠道菌群变化各不相同，有的研究提示 IBS 患者粪便双歧杆菌数量减少，肠杆菌数量增多，腹泻型和便秘型患者肠道菌群无明显差异。有的研究提示便秘型 IBS（IBS-C）比腹泻型 IBS（IBS-D）患者双歧杆菌和乳酸菌数量减少更严重，IBS-C 患者伴有消耗乳酸盐和 H2 的细菌减少，产甲烷菌和还原型产乙酸菌减少。而另外的研究提示 IBS-D 的患者肠道乳杆菌数量下降，IBS-C 患者肠道韦荣球菌数量增多，但几乎所有的患者都显示有益菌群，如乳酸杆菌和双歧杆菌的黏附定植能力都明显降低。乳杆菌和双歧杆菌可以明显缩短大鼠小肠移行运动复合波（migrating motor complexes，MMC）的周期，促进小肠动力，韦荣球菌和大肠埃希菌则明显延长 MMC 周期，抑制小肠动力，导致 IBS 患者出现腹痛、腹胀或腹部不适。同时正常饮食中碳水化合物被产气甲烷菌和产硫化氢等有害菌发酵产生甲烷、硫化氢等过多的气体潴留在肠道内引起腹胀和腹部不适。甲烷可以降低肠道蠕动，硫化氢损害肠道神经节，抑制肠道平滑肌收缩，进一步加重 IBS 患者腹胀等不适。

2. 短链脂肪酸在儿童 IBS 作用机制

儿童肠道有益菌群产生大量短链脂肪酸（short-chain fatty acid，SCFA），SCFA 由乙酸盐、丙酸盐和丁酸盐组成，主要是可发酵的水溶性纤维素在结肠内经过厌氧细菌发酵产生，不仅是结肠细胞的主要能源物质对结肠的代谢具有重要作用，还是维护肠道黏膜屏障重要的保护因素，而且可能是调节微生物–脑–肠轴的重要信号分子。肠道微生态失衡条件下，SCFA 生成减少，肠道黏膜通透性增加，肠道有害菌代谢产物 LPS、肽聚糖等对肠黏膜感觉神经末梢有直接作用，并对肠道上皮屏障功能有间接影响，可激活肠黏膜免疫细胞产生胺类等产物作用于脑–中枢神经系统，刺激肠黏膜释放 5- 羟色胺，提高结肠收缩频率及强度，促进肠道蠕动和转运，从而引发肠道动力紊乱。SCFA 也可通过肠道黏膜屏障直接进入血液系统和脑–中枢神经系统，释放脑肠肽作用肠道固有神经影响结肠平滑肌的兴奋性，导致肠神经敏感性提高。以上这些机制可能导致 IBS 患者内脏敏感性升高和肠道动力障碍，继而影响大脑功能和 IBS 患儿肠外全身精神神经症状。

3. 纠正肠道菌群紊乱在儿童 IBS 防治作用

目前，治疗 IBS 包括一般治疗、药物治疗和心理疏导等治疗，但治疗方法有限，效果欠佳，近年来随着粪菌移植（fecal microbiota transplantation，FMT）应用于消化道疾病治疗，显示部分患者 FMT 治疗后有明显疗效，但也有报道无效。临床观察显示肠道有益菌群具有抗炎效应，人体许多免疫调节细胞包括肥大细胞、B 淋巴细胞、Th1 和 Th2 淋巴细胞及单核巨噬细胞都可以产生 IL-10。肠道有益菌群抗炎作用包括抑制 Th1 淋巴细胞产生 IFN-γ 和 IL-2，抑制 Th2 淋巴细胞产生 IL4 和 IL-5，抑制单核巨噬细胞产生 IL-1β、IL-6、IL-8、IL-12 和 TNF-α，以及抑制自然杀伤细胞产生 IFN-γ 和 TNF-α。通过调节肠道微生态平衡改善肠道黏膜屏障功能、减少肠道大量致病菌及其抗原通过完整的肠道屏障进入血液中引起机体的过度免疫、抑制多种免疫细胞及炎症因子的增多和活化、减少 IBS 患者肠道黏膜免疫系统损害、保护肠道黏膜通透性和免疫稳态平衡对于预防和治疗 IBS 起着十分重要的作用。部分研究应用混合活菌制剂治疗 IBS 证实能明显缓解 IBS 患者的腹泻和腹痛，同时恢复失衡的肠道菌群。乳酸杆菌可显著改善 IBS 患者的腹痛、腹胀和粪便性状，双歧杆菌活菌制剂对控制 IBS 患者的腹泻也有明显效果，并且随着疗程的延长，疗效亦增加。相信随着益生菌代谢组学研究和益生菌转基因治疗，通过食用特定剂量的益生菌不仅可以改善 IBS 患者肠道症状，还可改善 IBS 患者伴随的焦虑、抑郁等心理问题。

（四）儿童肠道微生态失衡与炎性肠病

1. 儿童炎性肠病

IBD 是一种发病机制未明确的肠道慢性非特异性炎症，包括溃疡性结肠炎（ulcerative colitis，UC）、克罗恩病（Crohn's disease，CD）和未定型肠炎（indeter-minate colitis，IC）。UC 是一种慢性非特异性结肠炎症，主要累及结肠黏膜和黏膜下层，呈连续性分布，大多从远端结肠开始，逆行向近端发展，临床主要表现为伴随腹痛的腹泻、黏液血便。CD 为一种慢性肉芽肿炎症，多为节段性、非对称分布的肠道穿壁性炎症，以末段回肠和附近结肠为主。IC 指既不能确定为 CD 又不能确定为 UC 的结肠病变，病变主要位于近段结肠，远段结肠一般不受累。儿童 UC、CD、IC 均可合并消化吸收差、营养不良伴不同程度体重下降、生长迟缓和全身症状。虽然儿童 IBD 发病率仍不明确，IBD 的病因和发病机制目前仍不清楚，但流行病学调查显示近年我国随着生活方式"西化"和膳食结构改变导致儿童炎性肠病发病率逐年增高，严重影响儿童的身心健康。临床上儿童 IBD 症状没有特异性，且缺乏组织学或血清学诊断的金标准，目前儿童 IBD 的诊断以临床表现、放射影像学、内镜检查和病理检查为基础。对于儿童来说，如果伴有腹痛、腹泻、便血和体重减轻等症状持续 4 周以上或 6 个月内反复发作 2 次以上高度怀疑 IBD。

2. 儿童肠道微生态改变在儿童 IBD 发病和进展中的作用

儿童 IBD 发病机制尚未明确，目前研究主要认为种族、遗传、肠道免疫紊乱及生活环境、饮食嗜好、精神、情绪等诸多因素与 IBD 的发病有明显相关性,尤其是一些可乐等高糖饮料、嗜好巧克力食品、牛奶过敏和高度焦虑、情绪紧张儿童相对更易发生 IBD。IBD 发病可能是在易感基因的基础上,由环境等因素促发体内免疫系统及肠道微生态系统之间的平衡受损所导致的炎症反应。目前认为药物(尤其是抗生素和抑制胃酸药物)、膳食结构、放化疗等多种因素导致的人体正常菌群数量和菌种改变引起的肠道菌群失调为始动因素,肠道菌群紊乱导致肠黏膜屏障功能受损引起免疫功能紊乱(包括细胞免疫、体液免疫及一些非特异性免疫),进而激活 T 淋巴细胞产生细胞因子和炎症介质诱发肠道慢性炎症引起肠黏膜上皮细胞损伤。

目前肠道菌群参与 IBD 的发生、发展的机制可能与其直接或参与物质代谢影响肠道黏膜免疫有关。在肠道微生态失衡情况下,厚壁菌门中的柔嫩梭菌群及杆菌数量减少,使机体产生调节性免疫的能力下降,抗炎物质生成减少。致病菌,如肠杆菌科(*Enterobacteriaceae*)、巴斯德杆菌科(*Pasteurellacea*)、韦荣球菌科(*Veillonellaceae*)等直接侵袭及损伤肠上皮细胞,使肠黏膜屏障遭到破坏,细菌产生的脂多糖、糖蛋白 – 多糖甲酰寡肽等则可以直接诱发肠道炎症。研究发现儿童炎性肠病患者在活动期双歧杆菌、乳酸杆菌数量显著减少,肠杆菌、肠球菌及小梭菌数量增加,儿童炎性肠病患者在缓解期双歧杆菌、肠杆菌及其他细菌数量较正常对照组无显著差异,提示儿童 IBD 患者肠道菌群的改变程度与 IBD 的病理改变严重程度具有一定关联,肠道微生态失衡导致的肠道有益菌群数量减少、条件致病菌增加可能是 IBD 发病和进展因素之一。虽然目前尚未发现儿童 IBD 发生与某种特异细菌有关,抗生素治疗 IBD 的效果不明显,无法用一种特定病原体感染来解释 IBD 发病机制,但肠道菌群种类和数量上的改变及代谢产物改变导致肠道局部微生态环境改变,在 IBD 患儿的发病机制和疾病进展上可能起着极其重要的作用。IBD 患儿与正常健康儿童肠道相比,在肠道菌群组成上与黏膜免疫相关的有益乳酸杆菌和双歧杆菌数量减少,肠道有害菌数量增多且多黏附于黏膜层和上皮细胞表面,而且疾病处于活动期时菌群以大肠埃希菌为主且侵犯黏膜深层,静止期时位于表浅上皮细胞表面,说明 IBD 儿童存在肠道菌群种类多样性降低、有害菌群数量增加、菌群空间分布异常和代谢产物增加引起的肠道内环境改变。

肠道菌群与 IBD 发病的启动和持续进展明显相关。*IL-10* 基因敲除鼠、*IL-2* 基因敲除鼠在无菌环境下不会发生小肠结肠炎,肠道菌群浓度和数量最高、种类最复杂的回肠和结肠也是 IBD 的好发部位,应用抗生素杀灭肠道有害菌对于结肠炎也一定缓解作用,说明肠道菌群是 IBD 的必需条件,但并不是肠道某种菌直接作用,可能是肠道固有多种菌群产生的代谢产物在 IBD 发病机制起着重要作用。肠黏膜固有层含有大量的 Th17 细胞,在自身免疫和机体防御中具有重要意义,肠道菌群通过影响 Th17 细胞分化改变肠道免疫和抗感染功能。肠道微生态平衡 Th17 细胞分泌的 IL-17A、IL-17F 和 IL-22 能够刺激肠上皮细

笔记

胞产生抗菌肽，促进细胞间紧密连接蛋白的形成，起到改善肠道屏障功能，抵御各种致病菌感染，但肠道微生态失衡致病菌，如分节丝状菌（segmented flamentous bacteria，SFB）在肠黏膜表面黏附引起肠上皮细胞一些特异的基因表达，如上调血清淀粉样蛋白A的表达，而后者可作为一种细胞因子刺激 IL-23 的产生，Th17 细胞在 IL-23 和 IL-1β 的刺激下也可产生致病性，如表达促炎性细胞因子 IFN-γ 和粒-巨噬细胞集落刺激因子（GM-CSF），从而加剧自身免疫和炎症反应的发生。部分随机双盲安慰剂对照研究表明对经抗生素治疗取得缓解的溃疡性结肠炎患者使用某些益生菌制剂具有预防复发作用，一些非致病性的大肠埃希菌、双歧杆菌和乳杆菌可能具有与美沙拉嗪相似的维持轻中度溃疡性结肠炎缓解的疗效。尤其是最新的粪菌移植对于难治性溃疡性结肠炎能够明显缓解。

以上都说明了肠道原籍菌群在合适的数量、肠道正常部位和空间分布下肠道免疫系统是耐受的，肠道菌群种类、数量及空间部位分布改变使得肠道免疫系统对变化的菌群不能耐受，从而引起一系列免疫系统失衡，最终导致儿童 DC 的发生和进展。IBD 发病伴随致病菌的积累与易位，IBD 进展伴随菌群多样性的降低、有益菌的减少及致病菌的扩增。

3. 儿童肠道微生态失衡与 IBD 患儿肠道免疫异常

儿童肠道微生物多在生后 1～2 小时通过吞咽下行和肛门上行等方式建立，出生后 3 天快速增长，1 周后达到高峰。儿童出生后通过营养代谢、屏障保护和免疫调节参与肠道功能正常发挥，并建立极其复杂的肠道微生态系统。肠道内存在免疫反应抑制和激活的相互拮抗过程，二者的失衡是导致 IBD 发病的关键因素。GALT 产生保护宿主免受人体潜在的各种病原体或者食物等肠道抗原引起的异常免疫反应，特别是肠道共生菌群在 Treg 的诱导中发挥重要作用以调控肠道免疫稳态。如果某些外界因素导致肠道有益菌（乳酸杆菌、双歧杆菌等）和有害菌比例失衡，过量的有害菌产生大量的毒素刺激肠道黏膜上皮导致通透性增加，引起肠道黏膜上皮能量代谢异常和上皮细胞损伤，肠道黏膜固有层大量的炎性细胞浸润将局部细胞免疫和体液免疫激活，黏膜免疫系统耐受性减弱，肠内各种抗原激活免疫细胞，T 细胞亚群比例失调导致过量促炎性因子引起过度炎症黏膜反应造成肠道慢性炎症损害。具体表现为：①肠道固有层 T 细胞和 B 细胞产生大量细胞活化标记物；②固有层 T 细胞引起具有记忆性抗原的炎症反应和以组织增生为主的炎症反应；③ CD4$^+$T 细胞作为 IBD 患儿提呈抗原的肠上皮激活细胞，造成 IBD 患儿血 IgA 细胞减少，IgM 和 IgG 大量入血。因为 IBD 患儿的肠道微生态失衡引起大量有害菌产生细菌内毒素和 LPS 共同导致肠黏膜通透性增加和内毒素血症，大量细菌刺激产生大量 TNF-α、IL-1 炎症因子，而由正常上皮细胞分泌抗炎性因子 IL-1RA 减少，引起肠黏膜上皮过度炎症反应从而引发肠道炎症。正常健康儿童肠道免疫系统对于自身肠道菌群处于免疫耐受状态，其中肠道屏障在阻挡肠道有害菌及其毒素向肠腔外组织器官转移、防止机体遭受全身内源性微生物毒素损害方面起到了至关重要的作用。正常健康儿童肠道屏障主要由肠道黏膜上皮、肠道正常菌群、肠道黏液分泌和肠道免疫屏障组成。肠道黏膜屏障将共生菌群与肠道上皮分隔，黏膜处的免疫细胞抑制共生菌群的积累及易位，IBD 儿童在 IBD 相关基因突变和肠道各种微生物抗原和毒素作用下引起肠道微生态屏障和免疫屏障受损，肠道菌群失衡，肠道通透性增加引起"肠漏"，肠腔内食物过敏原等抗原通过肠道内大分子抗原细胞旁途径和细胞内转运途径使得过敏抗原的提呈增加，口服耐受性减弱，同时肠腔内细菌内毒素也可引起大量促炎物质侵入肠道黏膜固有层，引起肠道黏膜免疫反应异常，肠道黏膜产生大量致炎因子引起肠道广泛炎症导致 IBD 发生。通过补充有益肠道菌群降低肠道通透性改善肠道黏膜微生态屏障完整性，产生抗菌免疫物质（IgA、IgM）增强特异性黏膜免疫反应，调节肠道黏膜免疫系统可以明显改善 IBD 患儿的病情。已有研究发现 IDD 患儿活动期粪便双歧杆菌和乳酸杆菌含量减少，恢复期乳酸杆菌和双歧杆菌等数量开始增多，且与疾病活动性明显相关。

4. 调节肠道微生态失衡与 IBD 治疗

目前，儿童 IBD 治疗主要是氨基水杨酸类药物（柳氮磺胺吡啶、美沙拉嗪等）、糖皮质激素药物（泼尼松）、免疫抑制剂（硫唑嘌呤、环孢素）和生物治疗（英夫利昔单抗、阿达木单抗、赛妥珠单抗），以及特别严重反复发作或合并外科疾病并发症的采用结肠切除的手术治疗。但目前常规 IBD 治疗应用于儿童都存在磺胺药物过敏，激素不良反应（生长迟缓、肾上腺抑制、骨质疏松、无菌性股骨头坏死、葡萄糖不耐受及库欣综合征面容等），免疫抑制剂的骨髓移植等不良反应，生物制剂导致的机会感染、过敏及自身免疫反应等不良反应。传统的治疗方案都会严重影响儿童营养消化吸收和发育，且容易反复发作，需长期使用预防，造成儿童患者不良反应更加突出。IBD 全身症状最重要的是营养不良，儿童发生率高达 85%，引起儿童 IBD 生长发育迟缓和停滞。临床上发现接受糖皮质激素治疗患儿通过补充有益菌群，可以使得临床症状快速缓解，激素也能很快逐渐减少，且能预防复发。目前认为益生菌在治疗 IBD 上的作用主要通过以下几种机制：①抑菌作用，补充肠道有益菌群，抑制肠道致病菌群黏附定植，通过"优势定植"竞争抑制有害菌群生长繁殖，肠道共生菌群可帮助宿主维持肠道免疫平衡，如分节丝状菌通过促进 Th17 细胞分化、ILC3 活化等增强黏膜免疫应答，同时分泌肠道黏膜上皮表达黏蛋白增强肠道屏障，减少肠道免疫细胞激活和炎症因子的释放导致肠道上皮受损。②调节改善肠道屏障，尤其是微生态屏障和免疫屏障完善。Madsen 研究发现给小鼠结肠炎损伤补充复合益生菌后小鼠结肠上皮屏障功能改善，肠黏膜中促炎性细胞因子 TNF-α、INF-γ 的表达下调，结肠损伤指数明显降低。部分研究提示肠道微生态制剂可能在减少过氧化物酶、清除氧自由基、维持肠道黏膜上皮完整性方面起到重要作用。③肠道有益菌群降解肠道内某些食物过敏原或抗原等成分，通过降低抗原的免疫原性来降低人体肠道免疫系统对肠道内抗原的过度免疫反应。肠道有益菌群可以下调 IBD 患儿肠道促炎性因子表达来调节肠道免疫功能，目前的研究显示通过补充双歧杆菌和乳酸杆菌等益生菌可以减少肠道黏膜 TNF-α 分泌，黏膜层 CD4 淋巴细胞数量减少，黏膜中 IgG、IFN-γ 和 IL-12 等致炎因子含量降低。总之，目前的研究大部分显示无论何种类型 IBD 患者都可长期使用微生态制剂治疗，优点在于：①相对无各种药物治疗的不良反应；②避免激素治疗相关问题；③改善儿童营养和发育有助于肠道微生态恢复。但对于益生菌在治疗疾病的安全和疗效等方面仍需要进一步评价，虽然肠道微生态制剂具有安全无害的优点，但对于如何选择益生菌、治疗时机、治疗剂量和疗程等需要进一步研究，尤其要关注益生菌在肠道内的移位是否造成败血症。最近 FMT 通过把健康人群的功能菌群移植到 IBD 儿童肠道，通过调节紊乱的肠道菌群来恢复肠道功能已经成为新的研究方向，但 FMT 不良反应如发热、腹部疼痛、腹胀等报道较多，甚至少数患儿出现症状加重，对于 FMT 移植的安全性和疗效仍需要进一步关注。

### 二、儿童肠道微生态失衡与过敏性疾病

随着生活方式"西化"和公共个人卫生改变、环境污染等造成儿童过敏性疾病发病在全球范围处于上升趋势，国外学龄期儿童 6%～8% 存在食物过敏，同时表现为皮肤、呼吸道和消化道过敏，严重影响儿童生长发育和生活质量。儿童变态反应性疾病又称过敏性疾病，包括特应性皮炎、湿疹、过敏性鼻炎（变应性鼻炎）、哮喘、食物过敏和荨麻疹等，过敏性疾病增加的确切原因尚不清楚，大多数学者认为可能与年幼儿暴露环境微生物感染机会减少，导致儿童肠道菌群的载量减少有密切关系。过敏性疾病主要与环境因素和遗传因素有关，但目前流行病学调查发现人类基因不可能在短期内发生改变，但过敏性疾病的发病率却逐年增加，说明环境因素在过敏性疾病的发病中起着至关重要的作用。既往研究认为暴露于肠道的鸡蛋、牛奶等蛋白食物过敏和尘螨、花粉等环境因素可能是引起过敏的因素，所以我们主要通过被动避免接触过敏原来预防过敏反应，但目前的研究发现通过避免过敏原接触并没有降低过敏性疾病的发病率，相反，早期婴幼儿特殊时期接触过敏原在导致致敏机会同时也诱导了人体免疫耐受，形成了成年后过敏性疾病的保护因素。"卫生学说（hygiene hypothesis）"提出婴幼儿期接触细菌及其细菌产物、病毒或寄生虫等能使有倾向发生过敏的机体获得保护作用，抑制儿童过敏性疾病的发生和发展。虽然在不同的年龄引起过敏性疾病的过敏原和临床表现形式不同，但存在过敏性疾病随着年龄发展而出现续贯性的变化，即过敏历程，从出生后 6 个月内食物引起的肠道过敏，到 6 个月至 1 岁以内婴儿以特应性皮炎 / 湿疹及表现为主，1 岁后湿疹即使不治疗也可以缓解，但 3～7 岁后会转变成另外一种新的过敏形式——呼吸道过敏（过敏性鼻炎、过敏性哮喘），这种呼吸道过敏形式在 3 岁左右达到高峰，7 岁后逐渐减弱，但仍有部分孩子长期存在哮喘等过敏性疾病，严重影响儿童健康。研究发现过敏儿童肠道微生态失衡主要表现在双歧杆菌数量下降和大肠埃希菌、梭状芽孢杆菌数量和比例上升，而健康儿童则以双歧杆菌和乳酸杆菌等优势菌群为主，同时临床上发现剖宫产、配方乳喂养、孕产妇生命早期和畜牧养殖

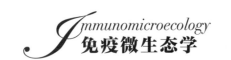

业抗生素滥用等都会影响婴幼儿肠道菌群早期建立、形成和完善，进而影响免疫系统的发育和成熟，造成过敏性疾病高危因素，所以强调在人体肠道微生态发育早期，特别是婴幼儿期，肠道菌群对于黏膜免疫耐受起到了至关重要的作用，研究生命早期"菌群种植"与"免疫发育"对于防治过敏性疾病发生和进程，从而进一步减少成人过敏性疾病有非常重要的意义。

### （一）儿童肠道微生态失衡与过敏性疾病发生机制

过敏除了受到遗传因素影响外，不同年龄、生活方式和饮食习惯、地域因素相关的肠道菌群差异性可能是过敏性疾病发病不一的主要原因。目前的研究表明生命早期（窗口期）微生物对免疫系统的刺激会改变机体对过敏原的耐受性，特别是肠道早期微生物"优势定植"菌群的种类和数量对于免疫系统的发育和成熟至关重要。

1. 儿童过敏性疾病的免疫失衡机制

过敏免疫病理机制是 Th2 介导的炎症反应，是由体液（抗体）免疫或是细胞免疫机制介导的高敏反应，主要针对空气环境中或饮食成分产生的免疫应答。过敏的免疫平衡学说（Th1/Th2 平衡学说）是 Th2 细胞过度表达分泌的 IL-3、IL-4、IL-5、IL-6 和 IL-13 等增高刺激 B 细胞产生 IgE 增多和嗜酸性粒细胞活化、增殖，释放各种促炎性介质及细胞因子，引起过敏性炎症。生命早期如果出生后免疫系统接触的是过敏原而不是微生物成分（内毒素等），则会导致 Th2 细胞主导过度免疫反应发生，如果早期同时接触过敏原或微生物成分则会导致 Th1 免疫反应发生（表达 IL-1、IL-2、IL-12）。但最近发现效应性 Th1 和 Th2 细胞受 Treg 细胞的控制，正常合适的肠道菌群种类、数量能使 Treg 表达恰当，尤其是儿童早期微生物感染通过影响 Treg 诱导和维持免疫耐受，主要还是 Treg 对 Th1/Th2 的免疫平衡调节来降低儿童发生过敏的风险。正常胎儿和新生儿出生时都是 Th2 免疫反应占优势，容易导致过敏，而出生后正常的肠道微生物则能通过不断刺激肠道免疫细胞诱导维持免疫耐受，使得儿童随着年龄增长及与外界环境接触增多，免疫反应逐渐向 Th1 转化，从而使得 Th1/Th2 平衡。除此以外，近年发现 Th17 细胞不仅分泌 IL-17 等细胞因子参与针对细菌等病原菌感染，而且通过影响 Th17/Th2 参与的细胞型过敏反应。如果婴幼儿生后早期缺乏微生物接触使得免疫系统发育和成熟延迟，或者因为抗生素等使用导致肠道菌群失衡引起 Treg 细胞表达失控，Th1 细胞不能有效抑制 Th2 细胞介导的炎症反应会引发以 Th2 为主导的过度免疫反应引起过敏。同时 Th1 细胞因子也参与维持 Th1 和 Th2 细胞反应之间的平衡免疫反应，这对于儿童期免疫耐受性的发育至关重要，这也能解释为什么感染高发的农村或畜牧区婴幼儿过敏发生率低。

2. 肠道菌群在儿童过敏性疾病防治中的作用机制

益生菌治疗过敏性疾病最显著的证据是给孕妇或 6 个月内新生儿服用鼠李糖乳杆菌能预防特应性皮炎的发生，并且这一作用能持续至婴儿期以后。国内临床报道双歧杆菌、粪链球菌、枯草杆菌对婴儿湿疹有明确的疗效，研究发现，当女性在孕晚期或哺乳期服用胶囊形式的益生菌时，其子女患湿疹的风险降低了 22%，提示预防过敏需要早期使用，围产期（孕产妇和新生儿期）尽早使用使得肠道"窗口期"尽快达到有益菌群"优势定植"。目前，至少有三项随机双盲对照临床试验证实服用活性益生菌制剂能够明显减轻对牛奶过敏的皮肤湿疹的临床症状，强调必须活的益生菌有效，灭活益生菌制剂无效，提示活性肠道菌群产生的代谢产物参与调节上皮 Toll 样受体信号通路，这是参与肠腔内菌群识别的信号通路，对于免疫耐受至关重要。所以，目前认为婴幼儿出生后早期接触一定数量的细菌、病毒等微生物可以调控 Treg 细胞适当表达，纠正 Th1/Th2 失衡，降低儿童过敏性疾病发生的机会。肠道菌群生命早期建立不仅可以促进免疫系统成熟，而且诱导免疫系统平衡，对于日后接触环境或自身抗原导致的免疫反应的结局起着十分重要的影响。

### （二）儿童肠道微生态失衡影响因素与过敏疾病发生

#### 1. 剖宫产

剖宫产与儿童哮喘和过敏性鼻炎的风险增加有关，主要表现在婴幼儿早期，尤其是出生后 2 年内肠道有益菌群定植受到干扰，通过分析过敏儿童的粪便发现有益菌群乳杆菌和双歧杆菌数量低，需氧的大肠埃希菌和金黄色葡萄球菌数量高，过敏儿童粪便菌群不仅表现为肠道菌群多样性降低，而且拟杆菌门菌的定植延迟，这样造成过敏儿童血清 Th1 趋化因子水平降低，Th1 细胞不能有效抑制 Th2 细胞介导的炎症反应，从而引发以 Th2 为主导的过度免疫反应进而导致过敏。同时，代谢组学发现过敏儿童代谢短链脂肪酸（丙酸、丁酸和异丁酸等）水平低，提示剖宫产的过敏儿童肠道菌群和代谢存在异常。

#### 2. 抗生素

婴幼儿早期抗生素使用会导致儿童过敏性疾病发病率升高，包括孕产妇和婴幼儿期抗生素使用都会使患儿哮喘患病率增加，目前也发现畜牧业或养殖业等抗生素滥用也是造成过敏高发的因素，人作为食物链的顶端，大量动物含有抗生素都会经过消化道进入人体蓄积从而损害人体正常驻菌群。早期使用广谱抗生素与儿童期特应性疾病和哮喘两者之间存在着联系，早期广谱抗生素的使用会引起大肠埃希菌和艰难梭状芽孢杆菌等有害菌数量增加，而双歧杆菌和乳酸杆菌等有益菌群数量下降，早期肠道微生物种类和数量改变引起肠道微生态失衡导致调节性 T 细胞减少，儿童免疫系统失衡，增加儿童期特应性疾病和哮喘的风险。部分研究显示未使用抗生素的儿童粪便菌群以肠球菌和乳酸菌增高为主，且丰度高。Van Nimwegen 等发现婴儿 1 个月时如果肠道定植艰难梭状芽孢杆菌则会导致学龄期前的湿疹和喘息及学龄期后的呼吸道哮喘。当然，进一步研究显示不同型别的菌群对于过敏的发生影响也不一样，过敏儿童双歧杆菌以青春双歧杆菌为主，且黏附定植差，而健康儿童以两歧双歧杆菌为主，黏附定植力高，并且两歧双歧杆菌能够诱导脐血树突状细胞表达 CD83 和 IL-10，诱导 Th2 免疫反应。出生后早期在肠道菌群建立关键期抗生素的使

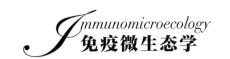

用改变了肠道菌群的种类和丰度，肠道菌群多样性降低从而导致菌群代谢产物不一致，进而影响正常免疫反应造成婴幼儿过敏发生。

3. 喂养方式

新生儿喂养方式会明显影响婴儿早期肠道菌群组成。母乳喂养被认为可以预防儿童早期的喘息和湿疹，早期配方乳喂养导致婴幼儿粪便梭菌含量升高，双歧杆菌含量减少，金黄色葡萄球菌数量增多，使得配方乳喂养儿童在 3 周时粪便短链脂肪酸数量减少，日后发生过敏的概率明显升高，说明婴幼儿早期不同喂养方式导致的肠道菌群紊乱是过敏性疾病发病和加重的重要因素。但也有部分研究显示没有证据表明母乳喂养可以预防儿童时期食物或呼吸道过敏和过敏性皮炎的发生。出生后 4 ~ 13 个月，在婴幼儿开始添加辅食的时候适当补充乳酸杆菌可以调节升高 IFN-γ/IL-4mRNA 比值纠正 Th1/Th2 失衡，这样就会减弱 Th2 介导的过敏反应。喂养方式对过敏的影响可能和肠道菌群建立早期不同食物对肠道菌群种类的影响不同，这与不同的肠道菌群对免疫系统（Th1/Th2）的发育和成熟，特别是肠道黏膜免疫耐受发挥作用不同有关。具体哪种菌群在什么时间的数量变化会导致免疫系统发育异常仍需进一步研究探讨。

（三）肠道微生态失衡在过敏性儿童肠道免疫系统发育中的作用

1. 儿童早期肠道菌群建立影响 GALT 的发育和成熟

肠道免疫系统发育与 GALT 密切相关，目前认为人体全身 70% ~ 80% 免疫细胞分布在肠道淋巴组织中。人体出生后肠道菌群的种类和数量从无到有，由少到多变化影响着免疫系统的发育和成熟。肠道菌群不断刺激 GALT，影响其发育和成熟。肠道菌群的定植除了影响局部免疫外，还能促进全身免疫系统和黏膜免疫系统成熟，对于免疫系统调节起着至关重要的作用，主要包括针对病毒、细菌等微生物炎症反应调控免疫防御机制和促进对食物等抗原产生免疫耐受机制。目前研究发现无菌小鼠不能诱导 Th2 介导的免疫耐受，而通过重建新生小鼠肠道菌群则能形成免疫耐受，大龄无菌小鼠重建肠道菌群仍不能产生免疫耐受，说明肠道微生态建立早期，即窗口期，肠道菌群对于免疫耐受建立至关重要，错过窗口期肠道菌群对于免疫耐受重建效果差。

2. 儿童早期肠道菌群建立与免疫耐受形成机制

不同肠道菌群对于免疫系统发育的作用不一样，乳酸杆菌主要通过抑制 T 细胞增殖减少 Th1 和 Th2 细胞因子释放，诱导调节性 T 细胞产生 IL-10 和 TGF-β，促进免疫耐受形成，而不同的乳酸菌株对于免疫耐受形成的作用也不同。而鼠李糖乳杆菌则是通过刺激成熟 DC 降低 T 细胞增殖减少 Th1 和 Th2 细胞因子释放，并不能诱导 Treg 细胞。进一步研究显示肠道有益菌群对免疫系统发育通过人体骨髓来源 DC 表达 CD40、CD80 和 CD86，增加 IL-10 来促进免疫耐受，肠道菌群的革兰阳性细菌的肽聚糖和脂磷壁酸同革兰阴性细菌的 LPS 一样都是通过 TLR2 途径来诱导 DC 成熟。肠道菌群刺激肠道黏膜免疫耐受形成主要是通过 CD 表达来诱导产生 Treg 细胞，当然肠道菌群刺激 sIgA 的分泌来改善肠道黏膜免疫屏障，避免过敏原进入机体，保护宿主不发生过敏反应。

3. 短链脂肪酸在儿童过敏性疾病作用机制

肠道菌群代谢产物——短链脂肪酸（包括乙酸、丙酸和丁酸）在 T 细胞亚群分化增殖中起着至关重要的作用，SCFA 通过游离脂肪酸 2 受体介导结肠调节性 T 细胞增殖和释放 IL-10 出现过敏反应，证实肠道菌群紊乱与肠道以外——呼吸道过敏发生密切相关，进一步阐述了肠 – 肺轴理论，也解释了儿童"积食生痰"。同时，食物中复杂的多糖是短链脂肪酸菌群产生 SCFA 的底物，低纤维膳食小鼠气道黏液增加，杯状细胞的增殖和 IgE 大量入血导致过敏反应增加。不同的膳食纤维食物改变肠道菌群增加，说明了肠道菌群产生的 SCFA 不仅在肠道局部发挥免疫调节作用，也可通过血液循环调节肠外器官发挥全身免疫系统调节作用。如果生命早期肠道菌群建立延迟或肠道菌群种类数量产生紊乱，必将导致肠道局部免疫和全身免疫紊乱，增加过敏性疾病及自身免疫疾病的发生率。

### （四）调节肠道微生态失衡与儿童过敏性疾病防治

目前，随着工业化的发展，环境和生活饮食方式改变、抗生素使用都会损害儿童肠道微生态平衡导致 Th1/Th2 失衡，引起一系列致炎因子破坏微生态屏障和免疫屏障造成"肠漏"，肠道黏膜通透性增高使得肠内一些无害的抗原穿过肠道黏膜而致敏，导致儿童过敏性疾病发病越来越高。

1. 纠正肠道菌群紊乱在儿童过敏性疾病防治中的作用机制

儿童过敏主要表现在肠道的食物过敏、皮肤的湿疹和呼吸道黏膜过敏等。儿童因为摄入食物或食品添加剂等造成由免疫机制介导的食物不良反应称为食物过敏（food allergy，FA）。婴幼儿更易发生食物过敏，主要以牛奶、鸡蛋和花生等过敏原为主。治疗食物过敏主要包括回避过敏食物、对症治疗（抗组胺药物、白三烯受体拮抗剂、肾上腺糖皮质激素等）和微生态制剂。目前，研究发现母乳喂养婴儿主要以乳酸杆菌和双歧杆菌等有益菌群占优势，相对过敏发生概率低，而过敏儿童肠道双歧杆菌和乳酸杆菌少，主要以梭状芽孢杆菌、大肠埃希菌和葡萄球菌属为主，都说明了食物过敏儿童与健康婴幼儿的肠道菌群种类和数量存在绝对差异，说明婴幼儿肠道菌群建立和演化在促进免疫系统成熟和防治婴幼儿食物过敏中起到一定作用。临床上可以采取口服益生菌、益生元或合生元等来纠正失衡的肠道菌群，增加肠道黏膜屏障，减少肠道通透性和促进机体对过敏食物成分耐受性来对食物过敏进行预防和治疗。对于牛奶蛋白或鱼虾蛋白过敏的儿童，口服有益菌群（鼠李糖乳杆菌、双歧杆菌、酪酸杆菌、罗伊乳杆菌等）可以降低 Th2 免疫反应，促进 Th1 免疫反应，使得 Th2 免疫反应向 Th1 免疫反应转变，增加 IFN-γ 和 IL-10 等，降低 IgE 和 IL-4，减轻牛奶或鱼虾等蛋白引起的严重食物过敏。儿童早期应用鼠李糖乳杆菌和罗伊乳杆菌联合微生态制剂连用 6 周后可以改善儿童特应性皮炎，尤其是 IgE 较高的过敏皮炎儿

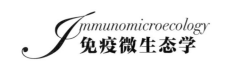

童效果会更好。在改善肠道过敏性疾病方面肠道有益菌群还可以通过分泌 sIgA 增强肠道免疫屏障和生物屏障，减少细菌移位，恢复 Th1/Th2、Th17/Treg 的平衡来防治肠道过敏。

2.肠道菌群在儿童过敏性疾病防治中的注意事项

目前认为肠道有益菌群对 IgE 相关过敏（食物过敏和婴幼儿湿疹）疾病治疗有效，非 IgE 过敏无效，并且很多研究显示活的益生菌有效，灭活制剂无效。对于气道过敏，乳酸杆菌和双歧杆菌对缓解过敏鼻炎有一定作用，对过敏哮喘作用差。婴幼儿早期或出生前 [妊娠后期和（或）出生后 1 个月] 母亲使用效果好，特别是混合菌株效果好于单菌株。目前，建议过敏高危人群（父母均有过敏性疾病、父母一方或同胞过敏、剖宫产、配方乳、早期抗生素使用等婴幼儿）的防治过敏方案：①过敏高风险婴幼儿推荐早期，孕产妇可以在妊娠后期，母亲哺乳期和新生儿出生后持续使用，间断使用或出生后半岁使用效果弱；②推荐使用鼠李糖乳杆菌、乳双歧杆菌和其他双歧杆菌的混合菌株，混合菌株效果强于单菌株，活性制剂效果强于灭活制剂。

3.肠道菌群与儿童过敏性疾病防治展望

目前，研究肠道菌群紊乱早于过敏症状发生之前，肠道菌群紊乱与过敏性疾病发生密切相关，但肠道菌群对宿主黏膜免疫系统及全身免疫系统的发育成熟和免疫调节作用及对远期过敏性哮喘和自身免疫疾病影响仍需要进一步研究。虽然使用肠道微生态制剂防治过敏具有使用安全、不良反应小的优点，但肠道菌群宿主个性化、特定菌株、使用时机和剂量、疗程及疗效评价仍需进一步探索。对于婴幼儿期无指征使用、重复联合使用、长期大量应用肠道微生态制剂等是否影响儿童肠道微生态自身系统的稳定和发育，是否导致新的微生态失衡，是否导致新的疾病，不同个体微生态菌群的差异导致的微生态制剂个体化的应用防治疾病都是儿童微生态学下一步要研究的重点和难点。

（张小学）

## 参考文献

[1] BLUTT S E, CRAWFORD S E, RAMANI S, et al. Engineered human gastrointestinal cultures to study the microbiome and infectious diseases. Cellular and molecular gastroenterology and hepatology, 2017, 5（3）: 241-251.

[2] GRIGG J B, SONNENBERG G F. Host-microbiota interactions shape local and systemic inflammatory diseases. J Immunol, 2017, 198（2）: 564-571

[3] 武庆斌，郑跃杰，黄永坤.儿童肠道菌群——基础与临床.北京：科学出版社，2019: 5-50.

[4] DOMINGUEZ -BELLO M G, JESUS-LABOY D K M, SHEN N, et al. Partial restoration of the microbiota of cesarean-born infants via vaginal microbial transfer. Nature Medicine, 2016, 22（3）: 250.

[5] TAMBURINI S，SHEN N，WU H C，et al. The microbiome in early life：implications for health outcomes. Nat Med，2016，22（7）：712-723.

[6] BÄCKHED F，ROSWALL J，PENG Y，et al. Dynamics and stabilization of the human gut microbiome during the first year of life. Cell host & microbe，2015，17（5）：690-703.

[7] ARRIETA M C，STIEMSMA L T，AMENYOGBE N，et al. The intestinal microbiome in early life：health and disease. Front Immunol，2014，5：427.

[8] FERRETTI P，PASOLLI E，TETT A，et al. Mother-to-infant microbial transmission from different body sites shapes the developing infant gut microbiome. Cell Host & Microbe，2018，24（1）：133-145.

[9] WANG J，ZHANG J，SHI W，et al. Dysbiosis of maternal and neonatal microbiota associated with gestational diabetes mellitus. Gut，2018，67（9）：1614-1625.

[10] SJÖDIN S K，DOMELLÖF M，LAGERQVIST C，et al. Administration of ferrous sulfate drops has significant effects on the gut microbiota of iron-sufficient infants：a randomised controlled study. Gut，2019，68（11）：2095-2097.

[11] NOBEL Y R，COXL M，KIRIGIN F F，et al. Metabolic and metagenomic outcomes from early-life pulsed antibiotic treatment. Nature communications，2015，6：20-30.

[12] CANI P D. Human gut microbiome：hopes，threats and promises. Gut，2018，67（9）：1715-1726.

[13] 黄志华，郑跃杰，武庆斌.实用儿童微生态学.北京：人民卫生出版社，2014：71-88.

[14] TANAKA M，NAKAYAMA J. Development of the gut microbiota in infancy and its impact on health in later life. Allergol Int，2017，66（4）：515-522.

[15] BELKAID Y，HARRISON O J. Homeostatic immunity and the microbiota. Immunity，2017，46（4）：561-576.

[16] FLANDROY L，POUTAHIDIS T，BERG G，et al. The impact of human activities and lifestyles on the interlinked microbiota and health of humans and of ecosystems. Sci Total Environ，2018，627：1018-1038.

[17] FUNG T C，OLSON C A，HSIAO E Y，et al. Interactions between the microbiota，immune and nervous systems in health and disease. Nature Neuroscience，2017，20（2）：145-155.

[18] BERKHOUT D J C，NIEMARKT H J，BOER D N K H，et al. The potential of gut microbiota and fecal volatile organic compounds analysis as early diagnostic biomarker for necrotizing enterocolitis and sepsis in preterm infants. Expert Rev Gastroenterol Hepatol，2018，12（5）：457-470.

[19] GILFILLAN M，BHANDARI V. Biomarkers for the diagnosis of neonatal sepsis and necrotizing enterocolitis：clinical practice guidelines. Early Hum Dev，2017，105：25-33.

[20] NEN J，PAMMI M. Pathogenesis of NEC：impact of an altered intestinal microbiome. Semin Perinatol，2017，41（1）：29-35.

[21] 王影，李贞贞，李先峰，等.肠道菌群与肠易激综合征的研究进展.中国微生态学杂志，2016，28（1）：117-120.

[22] FORD A C，HARRIS L A，LACY B E，et al. Systematic review with meta-analysis：the efficacy of prebiotics，probiotics，synbiotics and antibiotics in irritable bowel syndrome. Aliment Pharmacol Ther，2018，48（10）：1045-1056.

[23] 耿岚岚，刘明南，龙高，等.儿童功能性胃肠病罗马Ⅳ标准.中华儿科杂志，2017，55（1）：4-14.

[24] PRINCIPI N，COZZALI R，FARINELLI E，et al. Gut dysbiosis and irritable bowel syndrome：the potential role of probiotics. J Infect，2018，76（2）：112-118.

[25] PIGNEUR B，ESCHER J，ELAWAD M，et al. Phenotypic characterization of very early-onset IBD due to mutations in the IL-10，IL-10 receptor alpha or beta gene：a survey of the genius working group. Inflamm Bowel

Dis，2013，19（13）：2821-2827.

[26] PELOQUIN J M，NGUYEN D D. The microbiota and inflammatory bowel disease：insights from animal models. Anaerobe，2013，24：102-106.

[27] GEVERS D，KUGATHASAN S，DENSON L，et al. The treatment naive microbiome in new-onset Crohn's disease. Cell Host Microbe，2014，15（3）：383 -394.

[28] HONDA K，LITTMAN D R. The microbiota in adaptive immune homeostasis and disease. Nature，2016，535（7610）：75-84.

[29] PARKES G C，RAYMENT N B，HUDSPITH B N，et al. Distinct microbial populations exist in the mucosa-associated microbiota of sub-groups of irritable bowel syndrome. Neurogastroenterol Motil，2012，24（1）：32-38.

[30] CHASSARD C，DAPOIGNY M，SCOTT K P，et al. Functional dysbiosis within the gut microbiota of patients with constipated-irritable bowel syndrome. Aliment Pharmacol Ther，2012，35（7）：829-837.

[31] GHOSHAL U C，KUMAR S，MEHROTRA M，et al. Frequency of small intestinal bacterial overgrowth in patients with irritable bowel syndrome and chronic non-specific diarrhea. J Neurogastroenterol Motil，2010，16（1）：41-45.

[32] 郑跃杰 . 益生菌在儿童过敏性疾病的应用 . 中国实用儿科杂志，2017，32（2）：114-117.

[33] ABRAHAMSSON T R，JAKOBSSON H E，ANDERSSON A F，et al. Low gut microbiota diversity in early infancy precedes asthma at school age. Clin Exp Allergy，2014，44（6）：843-849.

[34] ZUCCOTTI G，MENEGHIN F，ACETI A，et al. Probiotics for prevention of atopic diseases in infants：sysematic review and meta-analysis. Allergy，2015，70（11）：1357-1370.

笔记

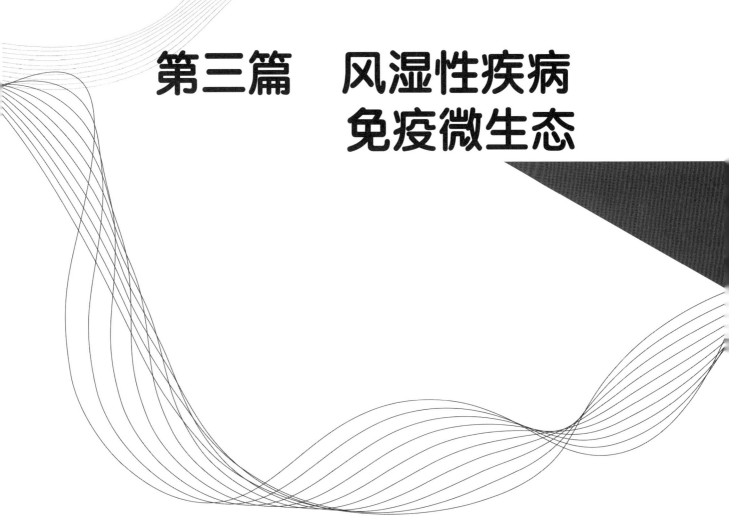

# 第三篇　风湿性疾病
## 免疫微生态

# 第一章　类风湿关节炎免疫微生态

## 第一节　类风湿关节炎的发病机制

类风湿关节炎（rheumatoid arthritis，RA）是一种以侵袭性关节炎为主要表现的致残性自身免疫病，其基本病理改变为滑膜炎，可引起关节软骨和骨的渐进性破坏，最终导致关节畸形和功能丧失。RA 的发病机制尚不完全清楚，可能是遗传、环境及免疫因素之间复杂的相互作用导致的免疫系统失调和自身免疫耐受缺失。

### 一、遗传易感性

遗传易感性在 RA 的发生、发展中起着重要的作用。该病在同卵双胞胎中的一致性仅为 15% 左右，但其总体遗传率（一种可由遗传因素解释的疾病易感性变化量的定量测量方法）估计达到 66%。目前，在 RA 中，发现大约有 100 个已知基因与易感性、保护性、严重程度、活动度和治疗反应相关。虽然这强调了遗传风险位点对类风湿关节炎的重要性，但双胞胎的遗传风险程度也表明，环境因素可能是感染事件，发挥了额外的决定性作用。

### 二、环境因素

RA 是基于遗传和表观遗传成分而产生的，但环境因素扮演更重要的角色，如香烟烟雾、灰尘暴露，尤其是微生物群落，它也代表一个"内部"环境。在适应性免疫系统和先天免疫系统的组成部分之间似乎存在着重要的相互作用。

### 三、免疫细胞参与类风湿关节炎发病的可能机制

#### （一）T 细胞

T 淋巴细胞来源于骨髓中的淋巴样干细胞，在胸腺内发育成熟，主要介导适应性免疫应答。根据是否表达 CD4 分子和 CD8 分子，可以将 T 细胞分为 CD4$^+$ T 细胞和 CD8$^+$ T 细胞，其中 CD4$^+$ T 细胞包括 Th1、Th2、Th17 和 Treg 等细胞。Th17 和 Treg 细胞是目前认为参与 RA 发病的主要 T 细胞亚群。正常情况下机体免疫处于平衡状态，如 Th17 和 Treg 细胞是保持平衡的。既往研究认为 Th17 细胞异常升高是造成免疫功能紊乱的原因，因此主要

的治疗策略为免疫抑制剂的治疗。近几年来，采用改进的流式细胞绝对计数方法比较健康人群和 RA 患者外周血中 Th17 和 Treg 细胞数目，发现活动期 RA 患者外周血 Th17 细胞数并无明显升高，而 Treg 细胞数则明显低于健康人群，且 Treg 细胞数和疾病活动呈负相关。300 余篇文献 Meta 分析的结果也证实 RA 患者确实存在 Treg 细胞减少和功能低下的情况。推测 RA 可能主要是由 Treg 细胞减少或功能异常导致免疫耐受缺陷引起的，是部分患者发病的原因。

（二）B 细胞

B 淋巴细胞由哺乳动物骨髓的淋巴样干细胞分化发育而来，成熟 B 细胞定居于外周淋巴器官的淋巴小结内。B 淋巴细胞在 RA 中的特殊致病作用是产生自身抗体，主要是针对瓜氨酸化的自身蛋白。滑膜 B 细胞位于淋巴样聚集体的环境中，在那里它们进行克隆扩增并产生自身抗体。B 淋巴细胞通过直接产生多种成骨细胞抑制剂来抑制骨形成，而自身抗体则直接作用于骨形成。

B 淋巴细胞不仅参与自身抗体的产生，还调节 T 细胞和树突状细胞的功能，促进异位淋巴样新生物的发育和炎症介质的释放，在 RA 的发病机制中发挥多种作用。此外，滑膜组织中 T 细胞低克隆性和 B 细胞高突变的存在，在临床前阶段就已经可以检测到，这表明适应性免疫系统的异常激活是促进疾病发展的早期事件。

多种证据表明，RA 初期外周血中 B 细胞亚群分布发生改变。对不同疾病持续时间的 RA 患者的比较研究发现，较高的转换记忆 B 细胞和浆细胞百分比与 RA 病程直接相关。

调节性 B 细胞是具有免疫调节功能的 B 细胞亚群，主要通过分泌 IL-10、TGF-β 等细胞因子发挥负向免疫调控作用，抑制 Th1 和 Th17 的分化和增殖，进而降低树突状细胞释放细胞因子，参与了 RA 的发病。

（三）NK 细胞

NK 细胞作为固有免疫在 RA 的发病中发挥着重要作用，其通过分泌细胞因子、趋化因子或者细胞间直接接触等途径，引起 NK 细胞本身及 T 淋巴细胞和 B 淋巴细胞的增殖活化等，参与 RA 滑膜增生、骨破坏的发生与发展。在 RA 患者滑膜液中，NK 细胞占淋巴细胞的 8%～25%，在疾病早期可在关节中检测到。滑膜 NK 细胞可以诱导单核细胞分化成 DCs，并产生 IL-22，这是一种诱导滑膜成纤维细胞增殖的细胞因子。相对于滑膜内活化的 NK 细胞的聚积，RA 患者外周血循环 NK 细胞减少，我们的研究证实了这一点。

（四）树突状细胞

树突状细胞（dendritic cell，DC）是连接先天免疫应答和适应性免疫应答的关键专职抗原呈递细胞（antigen presenting cell，APC），可诱导初始 CD4$^+$ T 细胞的启动和分化，诱导 CD8$^+$ T 细胞交叉启动，促进 B 细胞抗体应答。树突状细胞在维持免疫稳态和耐受性

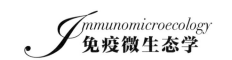

方面也起着关键作用。DC 可通过特定细胞因子的自分泌和旁分泌诱导 T 细胞分化为促炎性和抗炎性细胞群。如果被激活的 DC 将自身抗原呈递给能够识别它的异常外周 T 细胞，这种 DC-T 细胞的相互作用可能导致不适当的免疫激活和耐受性的丧失，从而导致自身免疫反应。

DC 被认为是 RA 发病机制和进展的关键，因为它能够以抗原特异性的方式引导幼稚 T 细胞的分化，并且与骨关节炎患者相比，DCs 在 RA 患者的滑膜中表达丰富。主要的 DC 亚群包括髓样 / 经典 DC 和浆细胞样 DC。在 RA 患者的关节滑膜组织中发现了高浓度的髓样和浆细胞样树突状细胞。大多数研究发现 RA 患者循环髓样 DC 数量减少，但也有研究发现循环髓样 DC 数量增加。

来自单核细胞衍生的 DC 的证据表明，RA 患者的 DC 具有更强的免疫刺激作用，因为它们会分泌更多的促炎性细胞因子和趋化因子，如 IL-6 和 IL-23。这些细胞因子可以诱导 CD4$^+$ T 细胞向 Th17 细胞分化，Th17 细胞是 RA 发病机制中至关重要的促炎性细胞。RA 的 DC-T 细胞相互作用支持了自身免疫反应的产生。

虽然关于 RA 的发病和进展的细节仍存在争议，但在 RA 患者的关节滑膜组织中，DC 数量显著增加。DC 作为抗原呈递细胞和 T 细胞分化诱导因子的关键功能，可能在关节炎症的启动中发挥重要作用。

### 四、肠道菌群失调引起类风湿关节炎发病的可能机制

肠道菌群与人体免疫系统共生并相互影响。肠道微生物群在宿主体内功能多样，包括保护肠道免受致病菌的定植、促进肠道相关淋巴组织的发展及诱导肠道适应性免疫反应的极化。肠道微生物群在宿主体内功能的紊乱常常与免疫性疾病伴随发生。

#### （一）肠道菌群与类风湿关节炎的相关性

肠道微生物群是类风湿关节炎发生、发展过程中不可忽视的环境因素。环境对 Th17 细胞分化的影响最显著的是微生物区系。肠道 Treg 细胞在维持机体对饮食抗原和肠道菌群的免疫耐受中起重要作用。乳酸菌和婴儿双歧杆菌通过诱导 CD4$^+$CD25$^+$Foxp3$^+$ Treg 细胞发挥抗炎作用。脆弱拟杆菌多糖 A 作为免疫调节剂，通过 IL-2 依赖机制刺激 CD4$^+$ Treg 细胞产生 IL-10。因此，肠道菌群失调可通过影响 T 细胞亚群的分化而诱发关节炎。

#### （二）肠道菌群 – 黏膜失衡诱导类风湿关节炎

肠道黏膜表面介导微生物与外界环境接触，许多外源性致病菌通过肠道感染宿主，但宿主黏膜平衡及内环境稳态受到有效的先天性和适应性免疫系统的保护。几乎 80% 的身体免疫活性细胞都属于黏膜相关免疫系统，这些细胞中的大多数存在于胃肠道的组织中。肠道微生物的定植与免疫系统成熟的相互作用对黏膜稳态极其重要。

肠道菌群与黏膜细胞相互协同维持肠道健康，最初定植的肠道菌与黏膜免疫细胞、因

子接触，人体能识别健康状态下的菌群。当各种因素导致肠道菌群改变时则推动疾病进展，而且将 RA 患者肠道内异常的菌群移植到健康小鼠肠道内时能引起肠道黏膜平衡破坏，诱发关节炎。

综上所述，肠道菌群失调在类风湿关节炎疾病的发生、发展中起到不容忽视的作用。由此可推测，针对肠道菌群调节，维持微生物稳态，是一种极其有潜力的治疗方法，甚至可以在出现类风湿关节炎症状前预防病程发展。

# 第二节　类风湿关节炎免疫功能紊乱与肠道微生态失衡

类风湿关节炎病因至今仍不明确，除了遗传易感性因素外，环境等其他因素也参与了 RA 的发生与发展。目前，肠道微生态是自身免疫性疾病发生、发展的研究热点，肠道微生物从宿主获取营养的同时，也通过各种方式对宿主发挥调节作用，不仅局限于消化吸收、营养物质的代谢、解毒作用，同时可以防止病原菌的入侵与免疫调节，对维持身体健康状态发挥着至关重要的作用。近期研究发现肠道微生物可能参与 RA 的发生与发展。

## 一、肠道微生态失衡与类风湿关节炎

越来越多的研究表明，人体肠道微生物的组成与多种自身免疫性疾病的发生、发展存在相关性。研究发现自身免疫病患者存在微生态失衡现象，表现为有益微生物丰度下降、微生物功能减弱、肠道免疫屏障受损、炎症反应增加等。通过对 RA 患者唾液和粪便进行测序分析，发现与健康个体相比 RA 患者的微生物组成有明显区别。国内研究发现 RA 患者肠道中厚壁菌门的梭菌纲、梭菌目、瘤胃科丰度显著增加，而变形菌门、变形菌纲、*Selenomonadale* 目的丰度显著降低。此外，通过对 RA 患者与健康个体的粪便进行高通量测序，发现早期未治疗的 RA 患者粪便中普氏菌的丰度增加，普氏菌能编码一种超氧化物还原酶和一种磷酸腺苷磷酰硫酸还原酶，这两种酶通过增加普氏菌对宿主产生的活性氧的抵抗力和通过产生氧化还原蛋白硫氧还蛋白，来促进肠道炎症的发生，而硫氧还蛋白之前也被描述为类风湿关节炎的一种致病因素。总之，普氏菌在促炎环境中很旺盛，甚至增加了炎症的自身优势，但还需要更多的工作以确定普氏菌促进类风湿关节炎的发展。此外，发现普氏菌的丰度与 HLA-DRB-1 风险等位基因的存在呈负相关，侧面证实在缺乏遗传易感因素的情况下肠道微生物与该病的发生、发展相关。

另外，相关研究发现，在 RA 患者中肠球菌、梭状芽孢杆菌和大肠杆菌数量增加，而乳酸菌的含量大幅下降。相关动物研究发现柯林斯菌和小鼠关节炎直接相关，柯林斯菌的丰度升高与高水平的 α- 氨基己二酸和天冬酰胺及促炎性细胞因子 IL-17A 的产生相

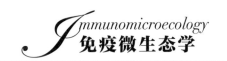
关。目前，最全面的 RA 肠道菌群基因组学分析研究来自中国，显示类风湿关节炎患者肠道中革兰阳性菌丰富而革兰阴性菌减少，梭状芽孢杆菌（*Clostridium*）、唾液乳杆菌属（*Lactobacillus salivarius*）和戈登菌属（*Dordonia*）丰度显著增加。脆弱类杆菌与双歧杆菌数量减少可阻碍黏膜免疫系统发育、影响机体免疫功能，也进一步证实肠道菌群紊乱与RA 发病息息相关。

综合上述，多种实验研究结果发现肠道内引起菌群失调现象发生的主要原因是双歧杆菌等有益菌群和普雷沃菌等有害菌群之间的比例发生变化。

## 二、肠道微生态失衡参与类风湿关节炎发生、发展的可能机制

### （一）肠道菌群对类风湿关节炎患者免疫功能的影响

随着对 RA 和肠道微生物关系的深入研究，发现肠道微生物及代谢产物在调节 Th17/Treg 平衡、维持免疫耐受和免疫应答方面发挥重要作用，Th1、Th2、Th17 和 Treg 细胞的产生发展主要是受到机体内微生物群的影响。研究中利用不含任何微生物的无菌动物（germ free，GF）模型研究宿主免疫系统的发育，该研究显示 GF 小鼠的脾脏和肠系淋巴结内分布有少量 Treg 细胞，且 Th1/Th2 细胞失衡和 Th17 细胞消失。通过在 GF 小鼠体内的特定位置植入脆弱类杆菌后，发现 GF 小鼠体内产生的 Th1 细胞发挥免疫反应。在无特定病原（specific pathogen free，SPF）环境中，脆弱杆菌表面产生的多糖物质有利于 Toll 样受体 -2 的表达，并可以抑制 Th17 细胞的增殖及促进 Treg 细胞产生，从而可以维持机体内细胞免疫反应的正常作用。此外，有研究显示，肠道共生菌——分节丝状杆菌（segmented filamentous bacteria，SFB）是引起全身性关节炎必不可少的菌群，SFB 通过驱动肠道黏膜下派氏集合淋巴结（Peyer's patches，PPs）中的滤泡辅助性 T 细胞（follicular helper T cell，Tfh）的分化和移动，远程调节全身性关节炎疾病。而梭菌属细菌促进 Treg 细胞的发育，脆弱类杆菌通过荚膜多糖诱导 CD4$^+$ T 细胞转化为 Treg 细胞并下调 Th17 等促炎性因子增强机体免疫耐受。干酪乳杆菌可显著降低 RA 患者血清 IL-1、IL-6、IL-17 和 TNF-α 含量，提高 IL-10 等抗炎性因子水平，显著降低 RA 疾病活动性。

综上所述，细菌会对 Th 细胞的分化产生影响，因此机体内微生物群的变化会引起一些疾病的发生。微生物可以调节宿主免疫系统的激活和耐受而保持平衡，一旦这种平衡受到破坏就会导致机体疾病的发展加重。

### （二）肠道菌群代谢产物在类风湿关节炎发生、发展中的作用

肠道共生菌在肠腔内发酵难消化的膳食碳水化合物及小部分的饮食和内源性蛋白质而成的代谢产物主要是短链脂肪酸（short-chain fatty acids，SCFAs），包括甲酸、乙酸、丙酸、丁酸和戊酸。SCFAs 可以调节多个系统的功能，可通过改变免疫细胞的基因表达、分化、趋化性、增殖和凋亡，调节几乎所有类型的免疫细胞功能，从而参与免疫调节，影

响系统性自身免疫反应的发生、发展，参与自身免疫性疾病中炎症过程的不同阶段。在胶原诱发关节炎（collagen-induced arthritis，CIA）小鼠模型中，分别以乙酸、丙酸、丁酸喂养小鼠，在丁酸组小鼠的疾病严重程度明显下降，病情显著缓解，丙酸、乙酸组的疾病严重程度亦有下降的趋势，证实 SCFA 可延缓 CIA 病情进展。SCFA 的免疫调节作用已成为目前众多学者关注的热点，大量研究发现其主要经由以下两种途径调节免疫应答：激活 G 蛋白偶联受体（G-protein-coupled receptor，GPR）和组蛋白去乙酰化酶抑制剂（histone deacetylase inhibitor，HDACi）。

1. SCFA 可激活 GPR

Maslowski 等将葡聚糖硫酸钠（dextran sulfate sodium salt，DSS）分别加入野生型（wild type，WT）小鼠和 GPR43-/- 小鼠中，发现在急性反应期，与 WT 小鼠相比，GPR43-/- 小鼠的炎症反应明显增强、炎症因子表达增加，随后在 DSS 诱导的结肠炎小鼠和 GPR43-/- 小鼠模型的饮用水中分别加入 200 mM 的乙酸，WT 结肠炎小鼠的炎症反应明显减轻，GPR43-/- 小鼠则无变化，证实乙酸在控制结肠炎症状时需要 GPR43 参与。调节性 T 细胞主要介导机体免疫耐受，是参与多种免疫相关性疾病的进程。GPR43 由 *FFAR2* 基因编码，用丙酸处理 FFAR2-/- 和 FFAR2+/+ 小鼠，FFAR2+/+ 小鼠中结肠 Tregs 明显增加，证实丙酸可以增加结肠 Tregs 的数目，这个过程依赖 FFAR2（GPR43）。

2. SCFA 可抑制 HDACi

HDACi 是参与修饰染色体结构和调控基因表达的一类蛋白，在人体内分为 4 型：Ⅰ型（HDAC 1、HDAC 2、HDAC 3 和 HDAC 8）、Ⅱa 型（HDAC 4、HDAC 5、HDAC 7 和 HDAC 9）、Ⅱb 型（HDAC 6 和 HDAC 10）、Ⅳ型（HDAC 11）。HDACi 可将一个酰基与染色质紧密结合，抑制基因的表达。HDACi 及其抑制剂可调节染色质的乙酰化和去乙酰化程度，引起 DNA 表达多样性，在细胞和系统水平产生多方面影响，二者平衡的破坏可能导致 NF-κB 和 AP-1 调控的促炎症反应基因的持续转录，形成慢性炎症循环。Foxp3 是维持 Treg 细胞功能的特异性标记分子，HDAC 9 可以通过影响 Foxp3 的去乙酰化程度，引起 Foxp3 的降解，造成 Tregs 功能异常而影响机体免疫稳态。SCFA 可通过抑制 HDACi 促进 Tregs 的分化，并增强其抑制功能，其机制可能是 SCFAs 抑制 Foxp3 基因中 CNS1 和 CNS3 增强子的组蛋白 H3 赖氨酸 27（H3K27）乙酰化水平，从而促进 Foxp3 的表达，这个过程可能需要 FFAR2 参与。

总之，肠道菌群代谢产物 SCFA 可抑制 HDACi，增强 *Foxp3* 基因中 CNS1 和 CNS3 增强子 H3K27 乙酰化水平，从而使 Foxp3 的表达增强，也可以通过抑制 HDACi 及激活 GPCR 增强 DCs 的功能及维 A 酸的表达，间接促进 Treg 细胞的分化。因而，调节患者肠道菌群，增加能产生 SCFA 及维 A 酸的肠道菌群数量，可以直接或通过影响 DCs，进而调节 RA 患者 Treg 细胞的数目和功能，恢复和重建机体免疫耐受，提高 RA 患者的临床缓解率。

3. 肠道菌群黏膜失衡诱导类风湿关节炎

最初人体肠道内菌群的定植期，也是黏膜相关免疫系统发育的关键时期，免疫细胞与这些菌群相互接触，将它们视作"自己人"，形成适应性免疫，若肠道菌群结构改变，肠道黏膜平衡破坏，则可诱发免疫炎症反应。Jubair 等研究发现，在没有完整的微生物群的情况下，CIA 小鼠不会产生强烈的类风湿关节炎症状。研究者提出 CIA 临床前阶段的微生物生态失调与黏膜变化有显著关系，并指出类风湿关节炎病程发展依赖于某种微生物，而微生物紊乱与黏膜失衡参与免疫性疾病的全身症状。综上所述，肠道菌群与黏膜细胞相互协同维持肠道健康，最初定植的肠道菌与黏膜免疫细胞和因子接触，人体能识别健康状态下的菌群。当各种因素导致肠道菌群改变时则推动疾病进展，而且将患者肠道内异常的菌群移植到健康小鼠肠道内时能引起肠道黏膜平衡破坏诱发 RA。

RA 的发生和发展与肠道微生物的失调有密切的关系。随着宏基因组技术、高通量测序技术、基因芯片技术的发展，肠道菌群与风湿免疫病之间的关系将得到更加深入的研究，疾病相关的特异性菌群及致病机制将被进一步揭示，这不仅能为风湿免疫病的诊断提供新的途径（如诊断试剂盒的开发），也将为风湿免疫病患者提供以微生物菌群为靶点的精准化个体化的治疗方案，是精准医疗的重要体现。

# 第三节 类风湿关节炎免疫微生态失衡的检测

RA 是一种以滑膜炎为病理基础的系统性自身免疫性疾病。越来越多的证据揭示了肠道菌群紊乱与 RA 的关联，RA 的免疫系统失衡可能受遗传背景、肠道微生态紊乱及其他环境因素的影响。就目前对 RA 的最新认识，肠道微生态的紊乱可导致机体免疫功能失衡，是 Treg 细胞减少和免疫耐受缺陷的主要原因。尽管这种联系的机制尚不清楚，但是了解这些机制对于更好的治疗效果和个性化的患者管理至关重要。调节肠道微生态平衡和纠正免疫耐受缺陷是治疗类风湿关节炎的关键，因此通过免疫筛查检测机体的免疫功能状况、甲烷氢呼气试验了解小肠异常细菌生长、宏基因组检测结肠肠道微生态状态对明确 RA 患者的免疫微生态状态十分重要，还有未来开展的基因检测等是我们能够精准治疗类风湿关节炎的必要条件。

## 一、免疫筛查检测

免疫调节治疗新理念的提出得益于笔者科室在国内外首家开展的免疫筛查项目。有了这项检查医生就可以准确了解患者的免疫功能状态，根据淋巴细胞亚群的变化，准确地说就是根据 Th17 和 Treg 细胞的数量来决定用药的种类和剂量。这是一个典型的精准治疗的案例，比起原来盲目应用免疫抑制剂要先进得多。

免疫筛查检测的临床意义如下。

1. 免疫功能淋巴细胞亚群（T、B、NK 细胞）检测

T 细胞可以分为 $CD4^+$ T 细胞和 $CD8^+$ T 细胞，主要介导适应性免疫应答，B 淋巴细胞参与自身抗体的产生，同时也参与调节 T 细胞的功能，共同参与 RA 的发病。NK 细胞也通过分泌细胞因子、趋化因子等途径，刺激 NK 淋巴细胞、T 淋巴细胞、B 淋巴细胞的增殖活化，参与 RA 滑膜增生、骨破坏的发生与发展。

免疫功能淋巴细胞亚群检测主要用于了解自身免疫病、恶性肿瘤、遗传性免疫缺陷、重症病毒感染等患者机体的免疫功能是否处于平衡状态。某种细胞亚群绝对细胞计数及所占百分比过高或过低，都提示存在免疫功能紊乱，可用于分析发病机制，观察病情活动、疗效及预后等。但一般情况下对疾病的诊断和鉴别无特异性。

2. $CD4^+$ T 细胞（Th1、Th2、Th17、Treg 细胞）检测

近几年来，采用改进的流式细胞绝对计数方法比较了健康人群和 RA 患者外周血中 Th17 和 Treg 细胞数目，发现活动期 RA 患者外周血 Th17 细胞数并无明显升高，而 Treg 细胞数则明显低于健康人群，32.3% 的 RA 患者低于正常值，且 Treg 细胞数和疾病活动呈负相关。$CD4^+$ T 细胞的检测有以下临床意义。

（1）合理指导治疗方案的建立

原先使用的免疫抑制剂在消灭 Th17 细胞的同时也减少了 Treg 细胞，免疫功能紊乱的问题没有得到根本解决，反而由于免疫抑制过度造成机体的免疫功能低下，增加了感染的机会，长期的免疫抑制增加了肿瘤的发生率，是造成风湿病患者死亡的头号原因。因此，在治疗前化验免疫筛查是必要的。

（2）及时调整用药方案

在治疗过程中监测免疫功能，根据患者免疫状态及时调整治疗方案。免疫调节药物对促进 Treg 细胞生长的程度存在差异，治疗过程中化验免疫筛查可以准确掌握 Treg 细胞的数值，精准地调节用药的剂量。

（3）评价治疗效果及预后

恢复了自身免疫耐受有可能使患者疾病达到长期缓解，减少激素的用量，甚至可以停用。即使停了药物，每半年也要化验一次免疫筛查，观察至少 3～5 年，如免疫功能仍正常，就可以认为治愈。如果在观察过程中发现 Treg 细胞低了，不管有无症状，就应该积极治疗，避免疾病复发造成内脏的进一步损害，这就是中医讲的治未病，提前处理，预防为主。

3. 细胞因子检测（IL-2、IL-4、IL-6、IL-10、IFN-γ、TNF-α 等）

细胞因子与 RA 的发病机制有密切关系。T 细胞产生的细胞因子检测在一定程度上反映了 T 细胞的活化程度。几种细胞因子的联合检测可以反映不同辅助性 T 细胞的活性，如

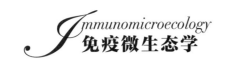

IFN- γ 、IL-2 代表 Th1 细胞活性，IL-4、IL-6 代表 Th2 细胞活性等。细胞因子水平能够敏感反应机体免疫炎症状态，尤其是感染时和自身免疫炎症风暴状态。小肠细菌过度生长与细胞因子水平也密切相关。

## 二、甲烷氢呼气试验

肠道是人体最大的免疫器官，是机体后天免疫耐受产生的重要部位。笔者所在科室发现绝大多数 RA 患者有胃肠道的症状，甲烷氢呼气试验检测为阳性，推测小肠细菌的过度生长可能是机体免疫功能紊乱的重要原因。甲烷氢呼气试验是一个有效简便观察 RA 患者肠道微生态紊乱的一个方法。

### （一）辅助诊断与治疗

RA 患者进行甲烷氢呼气检测可以早期评估患者的胃肠道状态，结合免疫功能和细胞因子检查能对疾病做出比较客观的评价，尽快给予饮食及锻炼等生活方式和益生菌调节肠道菌群，实现较为精准的治疗，从而使患者恢复正常的免疫功能状态，缓解病情。因此，RA 患者行甲烷氢呼气试验在诊断和治疗过程中发挥重要意义。

### （二）重新认识 RA 的发病机制

国内外大量研究证明菌群移位和菌群失调可以导致人体多个系统的病变。RA 患者出现免疫系统的失衡与小肠细菌过度生长联系密切。通过检测小肠细菌过度生长可以重新认识 RA 的发病机制，为精准治疗提供理论依据。

### （三）评估患者感染风险

肠道细菌过度生长的患者很容易出现菌血症、败血症、肠源性内毒素血症，导致 RA 患者出现疾病的严重状态，加重感染的风险。RA 患者出现口 – 盲肠传输时间延长或缩短可预示患者出现功能性消化不良、肠易激综合征、便秘及腹泻等情况，提示患者容易出现营养不良、水电解质平衡紊乱、机体抵抗力降低，更容易提高肠道感染的风险。

## 三、宏基因组检测

不同的疾病肠道菌群的种类会存在一定的差异。应用宏基因组检测技术发现了 RA 患者常出现肠道和口腔菌群失调。早期 RA 的粪便组成分析肠道的双歧杆菌、牙龈卟啉单胞菌菌群、脆弱拟杆菌、直肠球形梭菌群均显著低于纤维肌痛患者。RA 患者肠道微生物的多样性降低，但放线菌门却增加了，肠道细菌的变化提示肠道菌群的紊乱可能诱导或者促进了 RA 的发展。RA 患者粪便中的产气荚膜梭菌和梭状芽孢杆菌含量与 RA 病情活动程度相关，提示肠道菌群种类的改变可能参与了 RA 的疾病活动。总之，应用宏基因组检测技术分析 RA 患者肠道菌群的多样性对临床诊断和治疗有重要价值。

### （一）16S rRNA 测序技术

通过 16S rRNA 焦磷酸测序可以确定检测物的微生物群组成，通过微生物生态定量分析确定生物信息。对细菌的 16S rRNA 基因进行扩增后测序，可以帮助人们鉴定菌群的种类。其中应用该技术可以分析 RA 肠道菌群的种类以及其与发病的关系。普雷沃菌属感染与新发未治疗的 RA 患者存在强相关的研究就是应用了该技术，普雷沃菌可成为肠道的优势菌群，增加化学诱导结肠炎的敏感性。应用该技术发现患者的优势菌群及致病菌群有助于协助临床进行精准治疗。

### （二）全基因组鸟枪测序法

该方法不依赖扩增，直接将微生物基因组提取后进行测序，可以深入研究细菌发挥作用的基因，在分子水平揭示某些细菌的功能。采用基于鸟枪测序法的宏基因组关联分析技术研究有助于分析 RA 患者和肠道、口腔菌群失调的关系，以及部分菌群与 RA 的活动性指标之间存在的相关性，还可以具体分析菌群失调的主要表现，如 RA 患者出现嗜血杆菌属减少和唾液乳杆菌属比例增加。患者经过治疗后，分析其肠道菌群种类变化可以判断患者是否恢复肠道菌群平衡状态，从而调整治疗方案。总之，肠道菌群是 RA 发病的一个重要触发因素，全基因组鸟枪测序法有助于其辅助 RA 的诊断和精准治疗。

因此，应用宏基因组检测技术分析 RA 的肠道菌群中微生物的种类和比例，结合基因芯片技术设计相应的基因芯片，用于 RA 的早期诊断及治疗。人们还可以通过检测结果的预示，进行合理的生活健康管理，有助于医生根据报告中检测到的感染病原菌对症下药，同时也有助于为患者提供合理的饮食、锻炼等生活健康方面的建议。

# 第四节　类风湿关节炎免疫微生态失衡的防治

免疫微生态调节治疗 RA 是一个全新的治疗思路，预示着自身免疫病的治疗趋势是从疾病靶点治疗向整合医学方向迈进，其核心是从疾病发病的源头来治疗疾病的思路和方法。虽然还有很多的路要走，需要大量循证医学的证据支持，但至少我们走出了第一步，目前免疫微生态治疗理念在临床中已经取得了显著的疗效。笔者所在科室的一项真实世界研究初步证实了这一策略的有效性，51 例 RA 患者使用免疫抑制剂如甲氨蝶呤、来氟米特、环磷酰胺、霉酚酸酯及生物制剂等治疗，平均疗程 5.4 年后 31.4% 达到疾病低活动度（DAS28 < 3.2）。随后这些患者全部改为免疫微生态调节治疗，主要用西罗莫司、维 A 酸、骨化三醇及益生菌等治疗，平均疗程 3 年，到研究截止，所有患者停用了免疫抑制剂，疾病低活动度达到 48.6%，疗效较前明显提高，最关键的是这些患者几乎全部停用了免疫抑

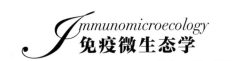

制剂。这一初步结果至少说明免疫调节治疗方法不比原来的治疗方法差，为 RA 的治疗提供了新的方法。同时免疫调节药物副作用少，严密观察患者的免疫功能状态可以大大降低患者感染率和死亡率，为实现无药物带病生存的目标创造条件。

## 一、治疗目标

由于现代医学科技的进步，治疗理念和方法的更新，RA 的治疗取得了长足的进步，疾病的长期缓解率提高，致残率大大减少，为了指导临床治疗获得更好的疗效，实现达标治疗的目的，制订了以下两个治疗目标。

### （一）疾病缓解

疾病缓解指无任何症状、无器官损害证据、炎性指标正常及免疫微生态平衡、甲烷氢呼气试验值正常及免疫平衡。

（1）无任何症状就是无任何关节肿痛和 RA 疾病相关的其他症状，但其他疾病引起的症状不影响缓解的判断，如流感引起的短期发热、感染性腹泻及泌尿系感染的症状等。

（2）炎症指标正常是指红细胞沉降率正常，C- 反应蛋白（C-reactive protein，CRP）正常和细胞因子检测正常。

（3）免疫微生态平衡和甲烷氢呼气试验阴性是指肠道菌群结构经菌群芯片检测无特殊异常，小肠无细菌过度生长。

（4）免疫平衡主要是指 T 细胞、B 细胞、NK 细胞、Th17 细胞、Th1 细胞、Th2 细胞在正常水平，尤其是 Treg 细胞要恢复到正常水平，如果个别患者确实不能恢复到正常水平，在长期病情稳定的情况下不必一定要恢复到正常水平，以免过度用药，减少不必要的不良反应和患者的经济负担，就此给予适当维持治疗，长期密切随访观察。

### （二）疾病基本缓解

疾病基本缓解指关节评分 DAS28 < 2.6、炎性指标正常、免疫微生态平衡、甲烷氢呼气试验正常及免疫平衡状态。

## 二、治疗方法

在治疗的过程中诱导缓解是关键，维持免疫微生态平衡是灵魂。

### （一）诱导缓解

多数 RA 患者关节肿痛症状明显，严重影响生活质量，因此要求在最短的时间内控制症状实现达标治疗。

1.非甾体抗炎药

非甾体抗炎药包括美洛昔康、萘普生、洛索洛芬、醋氯酚酸、西乐葆、艾瑞昔布、依托考昔等，其作为 RA 治疗的基础用药，通过抑制环氧化酶活性，减少前列腺素合成而起到抗炎、止痛、解热、消肿作用，迅速缓解关节肿痛症状，其主要不良反应为恶心、呕吐、腹痛、腹泻，甚至出现消化性溃疡等胃肠道反应，因此治疗达标后可停药。

2. 糖皮质激素

在 RA 急性期、病重患者治疗中起快速控制病情的桥梁作用，其作为桥治疗必要的手段，可以阻断免疫反应的各个环节，起效快，尤其是地塞米松可以诱导 Treg 细胞的生成，有利用于免疫平衡调节，迅速消除炎症镇痛，改善症状，控制病情，但要承担较多的不良反应，大剂量使用的时间尽可能短，尽可能早减药。

甲强龙冲击治疗可以考虑，尤其是病情较重且合并严重血管炎，还有重要器官损害，如严重眼睛病变、肺纤维化、脑损害、重度血小板减少和高热的患者。冲击的方法可参照系统性红斑狼疮的方法。

住院的患者小剂量甲强龙冲击对病变较重的关节炎症改善也取得了一定效果，是尽快达标的一个可用的手段，剂量一般为 80 ～ 250 mg/d，用 3 ～ 4 天休息 3 ～ 4 天，可以重复 3 ～ 4 个疗程。

3. 生物制剂

目前临床上应用较多的生物制剂为益赛普、强克、安伯诺、恩利、类克、修美乐、雅美罗等。其特点为：药理作用靶点清楚，选择性高，能迅速缓解病情且不良反应小，在 RA 诱导缓解中可以使用。但因价格高，在部分患者中可能无效，因此在临床应用中受到一定限制。

4. 丙种球蛋白

其特点为免疫抑制起效快，可以诱导 Treg 细胞的生成，有利于免疫平衡的调节，同时增加患者抗病毒能力。常用于危重患者，如重要脏器损害、机体体液免疫功能低下和严重血管炎患者。

5. 免疫吸附和血浆置换

免疫吸附和血浆置换的特点是起效快，短期内可清除血液中的自身抗体及其他致病因子，是诱导缓解中的重要措施，是危重患者如重要脏器损害、机体免疫功能低下和血小板显著减少等的有效措施，往往起到至关重要的作用，可用于妊娠前和妊娠期的疾病控制，不影响妊娠。

（二）维持治疗

维持治疗是防止疾病复发、达到长期生存的保障。

1. 糖皮质激素减量

诱导缓解 1 ～ 2 个月后在医生指导下可减药，原则是小剂量维持，10 ～ 20 mg/d。以后根据具体病情变化逐步减少用量，直至停药。多数患者不需要长期口服维持。

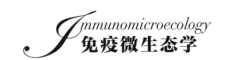

2.维持肠道微生态平衡

（1）饮食结构调整是治疗的根本

正常情况下机体的肠道菌群处于平衡状态，维持平衡的基础一个是肠道菌群的多样性，另一个是体内不能出现细菌的异常移位，如小肠细菌过度生长。饮食的具体方法可以参照系统性红斑狼疮和干燥综合征中的描述，原则上少吃主食，多吃菜，进食足够的优质蛋白。

（2）补充益生菌是必要的手段

肠道菌群的多样性是人类健康的必要条件，而肠道菌群微生态平衡的关键在于补充益生菌。肠道内的益生菌能帮助人体合成 B 族维生素、维生素 K、叶酸及食物中没有而人体又必需的维生素，更重要的是益生菌消化膳食纤维后产生的丁酸、醋酸等短链脂肪酸，可以促进 Treg 细胞的增长，诱导和恢复机体免疫耐受，使免疫达到平衡，有利于健康和疾病的控制。同时益生菌也可以加快肠道蠕动，促使粪便尽快排出体外，减少有害毒素对肠壁的刺激，有利于清除小肠细菌过度生长。大量研究和医疗实践发现，应用肠道双歧杆菌、乳酸杆菌等益生菌制成的微生态制剂，能有效补充人体肠道双歧杆菌、乳酸杆菌，调节肠道微生态平衡，恢复免疫平衡，从源头上使疾病得到很好的控制。根据甲烷氢呼气试验和宏基因结肠菌群检测了解肠道菌群失衡状态，给予适当的益生菌和益生元治疗，可以有效调节肠道菌群，进而调节机体免疫功能状态，诱导和恢复免疫耐受，达到控制疾病的目的。由于益生菌属于食品级的菌群调节剂，没有太多不良反应。

（3）适当的运动和充足的睡眠也是调节肠道菌群的必要条件

运动可以增加肠道菌群的多样性，同时可以促进胃肠蠕动，使细菌不容易在小肠停留形成小肠细菌过度生长，因此每天要有一个小时的持续锻炼。

睡眠不好也可以使小肠蠕动减弱，不利于小肠细菌过度生长的清除，因此要睡好觉，不宜长时间熬夜，如需要应该让精神卫生科医生帮助我们处理。

（4）其他注意事项

避免各种不良因素，如滥用抗生素、食用过多含防腐剂及过度加工的食品等。抗生素在临床中主要用于治疗和预防感染，但同时也对宿主微生物群造成伤害，在某些情况下可能无法完全恢复。

3.免疫调节剂

调节免疫平衡药物主要有小剂量白细胞介素 -2、西罗莫司、二甲双胍、维 A 酸、骨化三醇、辅酶 Q10、硫辛酸和胸腺肽等。这些药物可以体内诱导 Treg 细胞的生成，调节 Th17/Treg 细胞平衡，恢复免疫耐受，达到控制疾病的目的，不良反应相对于免疫抑制剂小。

（1）西罗莫司

西罗莫司主要是抑制哺乳动物西罗莫司靶蛋白（mammalian target of rapamycin,

mTOR）受体的活性，抑制 Th17 生长的同时促进 Treg 细胞生长，是一个双向免疫调节剂，二甲双胍有和西罗莫司类似的作用机制，也在临床应用上取得了很好的疗效。用药剂量 0.5 mg/d，可以根据病情增减剂量，主要不良反应有口腔溃疡、闭经和皮疹等。

（2）维 A 酸

维 A 酸主要是从树突状细胞水平发挥调节作用，抑制 Th17 细胞生长，促进 Treg 细胞生长，纠正免疫耐受缺陷。用药剂量 20 mg/d，可以根据病情调整用药剂量，主要不良反应为头痛、脱皮和皮疹等。

（3）骨化三醇

骨化三醇可以调节 Th17/Treg 细胞平衡，同时具有协助钙吸收、防止骨质疏松的作用。用药剂量 0.25 μg/d。

（4）硫辛酸和辅酶 Q10

硫辛酸和辅酶 Q10 具有抗氧化作用，通过改变氧化压力来调节 Th17 和 Treg 细胞的平衡。用药剂量硫辛酸为 0.3 g/d，辅酶 Q10 为 30 mg/d。

（5）胸腺肽

胸腺肽具有非特异的促进淋巴细胞生长的作用，在淋巴细胞普遍减少，或 Th17 细胞和 Treg 细胞均减少的情况下配合上述免疫调节药物起作用。用药剂量 15 ～ 30 mg/d。

（6）白细胞介素 -2

白细胞介素 -2 是淋巴细胞生长因子，可以促进淋巴细胞的生长，尤其是促进 Treg 细胞的生长，常用于急性期，但维持时间不长。用药剂量根据病情每日 50 万～ 100 万单位皮下注射，也可以隔日 1 次，或每周 1 次维持。不良反应主要是注射局部红肿和发痒，个别患者有全身皮疹和低度发热。

以上应用免疫调节药物的患者应当定期查 CD4$^+$ 淋巴细胞亚群，根据 Treg 细胞数目调整上述药量。

4. 免疫抑制剂

为维持病情缓解药物，主要药物有甲氨蝶呤、来氟米特、环磷酰胺、霉酚酸酯、硫酸羟氯喹、硫唑嘌呤、艾拉莫德、他克莫司和环孢霉素等，这些药物起效慢，用于免疫调节剂无效或免疫功能极度亢进的患者，需要周期联合长期用药，根据病情和免疫功能变化调整剂量，原则上用最小的剂量和最少的次数维持缓解，部分患者可以停药，但要长期随访观察。

## 三、展望

肠道微生态失衡促发机体免疫失衡和免疫耐受缺陷，导致 RA 等多种自身免疫病的发生、发展。通过靶向调控肠道菌群和免疫调节治疗，以期恢复机体免疫耐受及免疫稳态，是 RA 治疗的潜在策略。在上述理论基础上，以实验室的多组学平台为依托，开展相关临

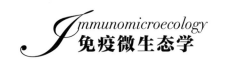

床和基础研究，促进前沿医疗技术在临床的推广应用，实现 RA 患者的个体化精准治疗。

（1）开展免疫调节策略治疗 RA 的相关基础研究和临床研究，为免疫调节理念提供实验基础和临床证据。

（2）应用多组学技术（包括微生物组学、代谢组学、免疫细胞组学、基因组学、转录组学、表观遗传组学、蛋白组学等）探讨菌群 – 免疫相互作用在 RA 发生、发展中的分子机制。

（3）探索 RA 疾病谱的多组学特征，鉴定可用于早期诊断的免疫微生态标志物，以期做到多维度早期精准检测，提高 RA 早期诊断水平。

（4）确定 RA 特异性的菌株、菌种和代谢途径，应用特异微生态制剂进行菌群干预，改善或重建微生态平衡，进而调控机体免疫功能，为 RA 患者提供个体化的精准医疗。

（5）利用细胞组学平台对 Treg 细胞、间充质干细胞、细胞因子等进行深入研究，进一步开展细胞治疗，为 RA 患者提供新的治疗方案。

（温鸿雁　闫成兰　王佳　胡方媛　徐梦华）

## 参考文献

[1] VAN DER WOUDE D, HOUWING-DUISTERMAAT J J, TOES R E, et al. Quantitative heritability of anti-citrullinated protein antibody-positive and anti-citrullinated protein antibody-negative rheumatoid arthritis. Arthritis Rheum, 2009, 60（4）: 916-923.

[2] NIU H Q, LI Z H, ZHAO W P, et al. Sirolimus selectively increases circulating Treg cell numbers and restores the Th17/Treg balance in rheumatoid arthritis patients with low disease activity or in DAS28 remission who previously received conventional disease-modifying anti-rheumatic drugs. Clin Exp Rheumatol, 2020, 38（1）: 58-66.

[3] WEN H Y, WANG J, ZHANG S X, et al. Low-dose sirolimus immunoregulation therapy in patients with Active Rheumatoid Arthritis: A 24-Week Follow-Up of the Randomized, Open-Label, Parallel-Controlled Trial. J Immunol Res, 2019, 2019: 7684352.

[4] MORITA T, SHIMA Y, WING J B, et al. The proportion of regulatory T cells in patients with rheumatoid arthritis: a meta-analysis. PLoS One, 2016, 11（9）: e0162306.

[5] TAK P P, DOORENSPLEET M E, DE HAIR M J H, et al. Dominant B cell receptor clones in peripheral blood predict onset of arthritis in individuals at risk for rheumatoid arthritis. Ann Rheum Dis, 2017, 76（11）: 1924-1930.

[6] SUN W, MEEDNU N, ROSENBERG A, et al. B cells inhibit bone formation in rheumatoid arthritis by suppressing osteoblast differentiation. Nat Commun, 2018, 9（1）: 5127.

[7] MARTIN F, CHAN A C. B cell immunobiology in disease: evolving concepts from the clinic. Annu Rev Immunol, 2006, 24: 467-496.

[8] FEDELE A L, TOLUSSO B, GREMESE E, et al. Memory B cell subsets and plasmablasts are lower in early than in long-standing rheumatoid arthritis. BMC Immunol, 2014, 15: 28.

[9] DAIEN C I, GAILHAC S, MURA T, et al. Regulatory B10 cells are decreased in patients with rheumatoid arthritis and are inversely correlated with disease activity. Arthritis Rheumatol, 2014, 66（8）: 2037-2046.

[10] DALBETH N, CALLAN M F C. A subset of natural killer cells is greatly expanded within inflamed joints. Arthritis Rheum, 2002, 46（7）: 1763-1772.

[11] ZHANG A L, COLMENERO P, PURATH U, et al. Natural killer cells trigger differentiation of monocytes into dendritic cells. Blood, 2007, 110（7）: 2484-2493.

[12] REN J, FENG Z, LV Z, et al. Natural killer-22 cells in the synovial fluid of patients with rheumatoid arthritis are an innate source of interleukin 22 and tumor necrosis factor-alpha. J Rheumatol, 2011, 38（10）: 2112- 2118.

[13] JIA X Y, CHANG Y, SUN X J, et al. The role of prostaglandin E2 receptor signaling of dendritic cells in rheumatoid arthritis. Int Immunopharmacol, 2014, 23（1）: 163-169.

[14] COSWAY E, ANDERSON G, GARSIDE P, et al. The thymus and rheumatology: should we care? Curr Opin Rheumatol, 2016, 28（2）: 189-195.

[15] MIOSSEC P. Dynamic interactions between T cells and dendritic cells and their derived cytokines/chemokines in the rheumatoid synovium. Arthritis Res Ther, 2008, 10 Suppl 1（Suppl 1）: S2.

[16] LEBRE M C, JONGBLOED S L, TAS S W, et al. Rheumatoid arthritis synovium contains two subsets of CD83-DC-LAMP-dendritic cells with distinct cytokine profiles. Am J Pathol, 2008, 172（4）: 940-950.

[17] RICHEZ C, BARNETCHE T, KHORYATI L, et al. Tocilizumab treatment decreases circulating myeloid dendritic cells and monocytes, 2 components of the myeloid lineage. J Rheumatol, 2012, 39（6）: 1192-1197.

[18] ESTRADA-CAPETILLO L, HERNANDEZ-CASTRO B, MONSIVAIS-URENDA A, et al. Induction of Th17 lymphocytes and Treg cells by monocyte-derived dendritic cells in patients with rheumatoid arthritis and systemic lupus ergthematosus. Clin Dev Immunol, 2013, 2013: 584303.

[19] PREVOSTO C, GOODALL J C, HILL GASTON J S. Cytokine secretion by pathogen recognition receptor-stimulated dendritic cells in rheumatoid arthritis and ankylosing spondylitis. J Rheumatol, 2012, 39（10）: 1918-1928.

[20] VAN DE WIELE T, VAN PRAET J T, MARZORATI M, et al. How the microbiota shapes rheumatic diseases. Nat Rev Rheumatol, 2016, 12（7）: 398-411.

[21] ZHANG X, ZHANG D, JIA H, et al. The oral and gut microbiomes are perturbed in rheumatoid arthritis and partly normalized after treatment. Nat Med, 2015, 21（8）: 895-905.

[22] NICHOLSON J K, HOLMES E, KINROSS J, et al. Host-gut microbiota metabolic interactions. Science, 2012, 336（6086）: 1262-1267.

[23] ROOKS M G, GARRETT W S. Gut microbiota, metabolites and host immunity. Nat Rev Immunol, 2016, 16（6）: 341-352.

[24] RIDLON J M, ALVES J M, HYLEMON P B, et al. Cirrhosis, bile acids and gut microbiota: unraveling a complex relationship. Gut Microbes, 2013, 4（5）: 382-387.

[25] NTHALE J M, SYFRIG J, PEARSON T W, et al. Characterization of monoclonal antibodies to the alpha Ⅱ b beta 3 integrin on bovine platelets. Scand J Immunol, 1995, 42（5）: 524-528.

[26] SCHER J U, SCZESNAK A, LONGMAN R S, et al. Expansion of intestinal Prevotella copri correlates with enhanced susceptibility to arthritis. Elife, 2013, 2: e01202.

[27] CHEN J, WRIGHT K, DAVIS J M, et al. An expansion of rare lineage intestinal microbes characterizes rheumatoid arthritis. Genome Med, 2016, 8 (1) : 43.

[28] IVANOV I I, ATARASHI K, MANEL N, et al. Induction of intestinal Th17 cells by segmented filamentous bacteria. Cell, 2009, 139 (3) : 485-498.

[29] ROUND J L, LEE S M, LI J, et al. The Toll-like receptor 2 pathway establishes colonization by a commensal of the human microbiota. Science, 2011, 332 (6032) : 974-977.

[30] TENG F, KLINGER C N, FELIX K M, et al. Gut microbiota drive autoimmune arthritis by promoting differentiation and migration of Peyer's patch T follicular helper cells. Immunity, 2016, 44 (4) : 875-888.

[31] ATARASHI K, TANOUE T, SHIMA T, et al. Induction of colonic regulatory T cells by indigenous Clostridium species. Science, 2011, 331 (6015) : 337-341.

[32] KIM M H, KANG S G, PARK J H, et al. Short-chain fatty acids activate GPR41 and GPR43 on intestinal epithelial cells to promote inflammatory responses in mice. Gastroenterology, 2013, 145 (2) : 396-406.

[33] MACIA L, TAN J, VIEIRA A T, et al. Metabolite-sensing receptors GPR43 and GPR109A facilitate dietary fibre-induced gut homeostasis through regulation of the inflammasome. Nat Commun, 2015, 6: 6734.

[34] BHUTIA Y D, GANAPATHY V. Short, but smart: SCFAs train T cells in the gut to fight autoimmunity in the brain. Immunity, 2015, 43 (4) : 629-631.

[35] MASLOWSKI K M, VIEIRA A T, NG A, et al. Regulation of inflammatory responses by gut microbiota and chemoattractant receptor GPR43. Nature, 2009, 461 (7268) : 1282-1286.

[36] SMITH P M, HOWITT M R, PANIKOV N, et al. The microbial metabolites, short-chain fatty acids, regulate colonic Treg cell homeostasis. Science, 2013, 341 (6145) : 569-573.

[37] DE ZOETEN E F, WANG L, SAI H, et al. Inhibition of HDAC9 increases T regulatory cell function and prevents colitis in mice. Gastroenterology, 2010, 138 (2) : 583-594.

[38] FURUSAWA Y, OBATA Y, FUKUDA S, et al. Commensal microbe-derived butyrate induces the differentiation of colonic regulatory T cells. Nature, 2013, 504 (7480) : 446-450.

[39] JUBAIR W K, HENDRICKSON J D, SEVERS E L, et al. Modulation of inflammatory arthritis in mice by gut microbiota through mucosal inflammation and autoantibody generation. Arthritis Rheumatol, 2018, 70 (8) : 1220-1233.

[40] ZENG X F, WANG Y F, JIANG Z Y, et al. A multicentre, randomised, double-blind, parallel active-controlled clinical trial comparing pharmacokinetics, pharmacodynamics, safety and exploratory efficacy between hlx01 and europe-sourced rituximab as a new indication in chinese moderate to severe patients with rheumatoid arthritis. Annals of the Rheumatic Diseases, 2019, 78: 1140.

[41] YAN M, ZHANG S X, GAO C, et al. Analysis of gut microbiota diversity in patients with rheumatoid arthritis and beneficial effects of probiotics on intestinal flora. Annals of the Rheumatic Diseases, 2019, 78: 379.

[42] NIU H Q, LI Z H, ZHAO W P, et al. Sirolimus selectively increases circulating Treg cell numbers and restores the Th17/Treg balance in rheumatoid arthritis patients with low disease activity or in DAS28 remission who previously received conventional disease-modifying anti-rheumatic drugs. Clin Exp Rheumatol, 2020, 38 (1) : 58-66.

[43] LI B C, GUO Q L, WANG Y Y, et al. Relationships between cytokine profiles and th17/treg balance in patients with rheumatoid arthritis. Annals of the Rheumatic Diseases, 2019, 78: 1500-1501.

# 第二章　系统性红斑狼疮免疫微生态

## 第一节　系统性红斑狼疮的发病机制

### 一、病因

系统性红斑狼疮（systemic lupus erythematosus，SLE）是一种以 T 淋巴细胞失衡和 B 淋巴细胞过度活化产生多克隆自身抗体为特征的自身免疫性疾病。其特征是对异常抗原的免疫应答和免疫复合物沉积，引起系统性血管炎，造成靶器官炎症和组织损伤。遗传因素、环境因素和性激素等多病因导致系统性自身免疫病。调节性 T 细胞（regulatory T cell，Tr cell/Treg）在维持免疫耐受、阻止效应淋巴细胞攻击自身抗原致自身免疫疾病中起关键作用，Treg 细胞数量减少或功能降低导致的免疫耐受破坏是 SLE 发病的重要机制。

#### （一）遗传

已证明 SLE 是多基因相关疾病。有 HLA- Ⅲ类的 C2 或 C4 缺失，HLA- Ⅱ类的 DR2、DR3 频率异常，推测多个基因在某种条件（环境）下相互作用改变了正常免疫耐受而致病。SLE 的发病是很多易感基因异常的叠加效应。

研究发现 SLE 患者全基因组水平整体呈低甲基化状态，而在某些特定基因水平，如维持免疫耐受的 Treg 细胞的 *Foxp3* 基因，则呈异常高甲基化状态，影响了 Treg 细胞的分化，与 SLE 的免疫耐受破坏密切相关。

#### （二）环境因素

越来越多的研究发现环境因素，如感染、紫外线、药物等通过表观遗传修饰打破免疫系统的平衡，导致 DNA 损伤、细胞凋亡频率增加和凋亡物质清除效率降低、免疫细胞异常分化活化等，产生大量自身抗体，与自身抗原形成免疫复合物，最终导致多种组织器官的损伤。

目前多种研究发现，环境因素中的微生物菌群与 SLE 的发病密切相关。肠道微生态紊乱、肠黏膜系统免疫耐受破坏促进了 SLE 的疾病发生及发展。

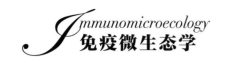

### （三）雌激素

女性患病率明显高于男性，在更年期前阶段为 9：1，儿童及老人为 3：1。

## 二、发病机制

### （一）适应性免疫异常在 SLE 发病机制中的作用

SLE 是一种多因素参与的，发病机制和临床表现极其复杂的自身免疫性疾病，免疫细胞的异常活化及其细胞功能的失衡是导致 SLE 免疫系统紊乱的基础，初始 CD4⁺ T 细胞可以分化为多种 Th 细胞类型，如 Th1、Th2、Th17 和调节性 T 细胞。过去认为 SLE 是由于免疫功能过强，Th17 升高引起的，但近几年的研究发现 SLE 患者 Th17 细胞并不高，而 Treg 细胞明显降低，说明免疫耐受缺陷是发病的主要机制，应当引起高度重视。

1. Th17 细胞

Th17 是产生 IL-17 的主要细胞，IL-17 是导致炎症和组织损伤的主要炎症因子。有研究发现 SLE 患者血清 IL-17 及 Th17 水平升高，受累器官 Th17 浸润增加，且血清 IL-17 水平与疾病活动度及肾脏受累程度相关。但近几年的研究发现 Th17 细胞并未升高，而且有降低趋势，因此对原有的观念提出了挑战，值得进一步的研究。

2. Treg 细胞

（1）Treg 细胞的数量

Treg 细胞是一类 CD4⁺CD25⁺ 的 T 细胞，并且表达转录因子 Foxp3，Treg 可表达 TGF-β、IL-10 等抑制性的细胞因子，可抑制 T 效应淋巴细胞增殖，从而起到抑制过度免疫的作用。文献荟萃分析的结果显示 SLE 患者周围血 Treg 细胞数量减少，免疫耐受破坏是 SLE 发病的重要机制。2016 年开始采用绝对计数方法检测 Treg 细胞数，进一步证实 SLE 患者 Treg 细胞数目减少，而 Th17 细胞数目并没有明显升高。由于 Treg 细胞有免疫抑制作用，和 Th17 保持平衡状态，维持着机体的稳定，一旦 Treg 细胞数量减少或功能降低，免疫耐受遭到破坏，虽然 Th17 细胞并未升高，同样造成了免疫功能的紊乱。免疫耐受缺陷引发 SLE，是发病的重要机制，据此认识到 Treg 细胞减少导致机体自身免疫耐受缺陷，很大程度上参与了 SLE 的发生和发展，同时提出了促进 Treg 细胞生长、恢复免疫耐受治疗 SLE 的新理念。

（2）Treg 细胞免疫耐受的调节机制

Treg 细胞的免疫抑制调节机制可能主要包括以下几个方面：①细胞与细胞间的接触抑制；②通过分泌抑制性的细胞因子发挥免疫调节作用，Treg 细胞通过产生 IL-10、IL-35、TGF-β 等免疫抑制因子发挥免疫调节作用；③通过上调 Treg 细胞 IL-2 受体的表达，与 T 效应细胞竞争结合 IL-2，从而影响其活化增殖；④细胞溶解途径：通过颗粒蛋白酶 B 和穿孔素 -1 途径导致 T 效应细胞、自然杀伤细胞和 B 淋巴细胞的溶解死亡；⑤通过表达共抑制分子 CTLA-4 与抗原提呈细胞（antigen pres-enting cells，APC）表面分子 CD80 和 CD86 高亲和力结合而启动抑制信号；诱导树突状细胞（dendritic cells，DC）产生吲哚胺 2，3- 双加氧酶（indolea mine 2，3-dioxygenase，IDO），进而催化色氨酸为犬尿氨酸导致周围细胞死亡。

（3）Treg 细胞抑制 SLE 自身免疫应答的机制

主要包括：① Treg 细胞可通过 TGF-β、CTLA-4、IL-10、GITR 等与 Th 细胞表面的相应受体或配体结合，抑制 Th 细胞的增殖，抑制自身反应性 T 淋巴细胞的活化，阻止自身免疫应答的发生；② Treg 细胞通过抑制 Th 细胞活化减少 B 细胞产生自身抗体，减轻组织中免疫复合物介导的损伤；③ Treg 细胞抑制 DC 向 CD4$^+$ T 细胞呈递自身抗原，抑制自身反应性的 CD4$^+$ T 细胞的过度活化。

（4）Treg 细胞可作为病情活动的指标

SLE 患者免疫细胞的绝对数均明显降低，且其在初诊 SLE 患者外周血中最低，疾病活动性程度越高，Treg 细胞下降越明显。用免疫抑制剂治疗后下降更明显，用免疫调节药物，如低剂量白细胞介素 -2、西罗莫司、二甲双胍、维 A 酸和辅酶 Q10 等可使 Treg 细胞数目有所恢复，病情也随之好转，但有相当一部分患者即使病情完全缓解，Treg 细胞仍然不能恢复到正常水平。这也是下一步应该深入研究的方向。

3. Th1/Th2 细胞失衡与 SLE

Th1 细胞主要分泌 IFN-γ 和 IL-2 等，Th2 主要分泌 IL-4、IL-10 等细胞因子。在生理条件下机体的 Th1 细胞和 Th2 细胞处于相对平衡状态，Th1 细胞主要负责细胞免疫，而 Th2 细胞主要介导体液免疫反应。

Th1/Th2 反应失衡已被证实是 SLE 发病的主要因素。最近的研究数据表明 Th1 细胞因子，如 IFN-γ、IL-2、TNF-α；Th2 细胞因子，如 IL-4、IL-6 和 IL-10 可参与免疫失调介导的疾病和 SLE 自身抗体的产生。而 Th1/Th2 的失衡变化及 Th1/Treg、Th2/Treg 的变化均可以从近期的研究中得到证实。

4. 滤泡辅助性 T 细胞和滤泡调节性 T 细胞免疫失衡与 SLE

定位于淋巴生发中心有两类 T 辅助细胞：滤泡辅助性 T 细胞（follicular helper T cells，Tfh）和滤泡调节性 T 细胞（follicular regulatory T cells，Tfr），Tfh/Tfr 平衡紊乱引起 SLE 患者 T 细胞、B 细胞间相互作用出现异常。

（1）Tfh 细胞

Tfh 细胞是一种特殊的 CD4$^+$ T 细胞亚群，可来自于初始 CD4$^+$ T 细胞（Th0），也可来源于 Th1、Th2、Th17 和调节性 T 细胞等其他 Th 亚型。Tfh 的主要功能是特异性支持 B 细胞的活化、扩增和分化，并且是形成外周淋巴器官（也称次级淋巴器官）生发中心（germinal center，GC）的主要成分。

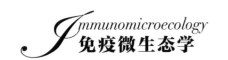

（2）Tfr 细胞

Tfr 细胞主要是 GC 中的 CD4$^+$ T 细胞的另一个子集，来自自然调节 T（natural regulatory T cell，nTreg）细胞或外周诱导的 Treg 细胞（peripheral Treg cells，pTreg），能抑制和调节 Tfh 细胞的功能。Tfr 细胞可以抑制 GC 形成，抑制体液免疫反应。

（3）Tfh/Tfr 失衡

SLE 患者外周血 Tfh 水平较健康对照组明显升高，尤其在疾病活动期增多，并与浆细胞数量、自身抗体、抗核抗体（antinuclear antibody，ANA）水平及疾病活动度呈正相关，与补体 C3 水平呈负相关。

SLE 患者 Tfr 细胞数量降低，Tfh/Tfr 比值升高，且 Tfr 细胞的数量和 Tth/Tfr 比率与疾病活动相关，提示评估 SLE 的疾病活性时 Tfh/Tfr 比率可能比单独的 Tfh 细胞数量更好。然而，在另外一项研究中发现，SLE 患者循环 Tfr 细胞数量水平与 Tfr/Tfh 比率均增加，SLE 患者 Tfr 的抑制能力未发生改变，并发现 Tfr 与自身抗体及 SLE 疾病严重程度呈正相关，提示 SLE 患者存在 Tfh/Tfr 失衡，Tfr 升高可能是抑制异常升高 Tfh 的代偿反应，为 SLE 发病机制提供了新视角。新近报道了 Tfh、Tfr 与 SLE 肾脏、血液系统、神经系统等靶器官受累相关。

（4）Tfh/Tfr 失衡导致自身抗体产生

Tfh/Tfr 失衡导致免疫耐受减弱，B 淋巴细胞的活化，产生致病性自身抗体：①以 IgG 型为主，与自身抗原有很高的亲和力，如抗 DNA 抗体可与肾组织直接结合导致肾小球损伤；②抗血小板抗体及抗红细胞抗体导致血小板和红细胞破坏，临床出现血小板减少和溶血性贫血；③抗 SSA 抗体经胎盘进入胎儿心脏引起新生儿心脏传导阻滞；④抗磷脂抗体引起抗磷脂综合征（血栓形成、血小板减少、习惯性自发性流产等病态妊娠、神经精神异常）；⑤ANA 与神经精神狼疮相关。

**（二）固有免疫异常在 SLE 发病机制中的作用**

固有免疫又称天然免疫或非特异性免疫。固有免疫和适应性免疫在 SLE 的发生、发展中起一定的作用。在疾病早期，固有免疫系统中树突状细胞和其他髓系细胞也通过多种方式参与疾病的发生、发展。

1. 树突状细胞

树突状细胞是抗原提呈细胞，调节 Th17/Treg 细胞和 Tfh/Tfr 细胞分化，决定着免疫激活和免疫耐受。SLE 患者 DC 功能紊乱可以造成机体免疫耐受的缺失和免疫平衡的紊乱。大量的研究表明在 SLE 患者体内无论是 B 淋巴细胞异常引起的体液免疫反应，还是 T 淋巴细胞异常引起的细胞免疫反应，都与 DC 的功能改变有直接关系。

根据 DC 的来源，可分为髓系来源的 DC 及淋巴系来源的 DC 两大类，两者均起源于体内的多能造血干细胞。DC 在体内的发育过程分为四个阶段：骨髓祖细胞（CD34$^+$）、

笔记

DC 前体细胞、未成熟 DC 和成熟 DC。

（1）骨髓中的 DC 祖细胞分化为循环中的 DC 前体细胞，DC 前体细胞进入外周组织定居分化为未成熟 DC，未成熟 DC 具有很强的摄取和处理抗原能力，摄取了抗原后，未成熟 DC 迁移到次级淋巴组织，并发育成熟，成熟 DC 选择并激活 T 细胞，从而激活免疫应答。

（2）淋巴系来源的 DC 浆细胞性是 I 型干扰素（interferon，IFN）的重要来源，I 型 IFN 促进髓系来源的 DC 活化，导致 T 淋巴细胞稳态失衡、B 淋巴细胞过度活化。

关于 DC 在 SLE 中的研究还不多，引起 SLE 发病的机制可能有如下几点：① DC 及其亚群的数量变化；② DC 表面分子及其功能的改变；③ DC 的激活及其产物 INF-α 的作用。今后还需多方面的研究明确 DC 是如何引起免疫耐受缺陷和免疫功能紊乱，探讨其具体的机制，最终找到治疗 SLE 的新靶点。

2. 固有淋巴细胞

多种固有淋巴细胞（innate lymphoid cell，ILC）参与 SLE 的发病。固有淋巴细胞是在人黏膜及其他组织器官（如肝脏、肠道、脾脏）发现的一群新型固有免疫细胞，形态上属淋巴细胞谱系，但不表达重组激活基因依赖的重排抗原受体。其同时具有固有免疫和获得性免疫两种特性。

根据 ILC 细胞因子谱，将其分为 3 大亚群，分别为 ILC1、ILC2 和 ILC3。

（1）ILC1

ILC1 包括 ILC1s 和经典 NK 细胞，主要分布于黏膜与组织中，以分泌 IFN-γ 为特征，驱动 INF-α 和 B 淋巴细胞刺激因子（B-lymphocyte stimulator，BLyS）的产生，从而促进炎症并进一步增强 B 细胞活化和抗体积聚。

（2）ILC2

ILC2 以分泌 Th2 型细胞因子为特征，介导 2 型免疫应答。

（3）ILC3

ILC3 作为 IL-17 和 IL-22 的主要来源之一，主要分布于黏膜相关组织中。在 IL-1β 和 IL-23 的刺激下产生 Th17、Th22 型细胞因子 IL-17A 和 IL-22，具有淋巴组织诱导细胞（lymphoid tissue inducer cells，LTi）样功能，主要参与肠道的细菌感染反应。IL-22 进一步促进分泌型 IgA 产生，诱导组织保护因子和抗微生物肽表达，从而调节肠道菌群，保护黏膜屏障的完整性。

（三）肠道菌群失调引起 SLE 发病的可能机制

近几年来，对 SLE 患者进行了免疫调节治疗，促进 Treg 细胞生长恢复免疫耐受，取得了一些效果，减少了免疫抑制的使用频率和感染的发生率，降低了死亡率。但相当一部分患者 Treg 细胞无法长期维持，让我们不得不思考什么因素造成了 Treg 细胞的减少？什么机制调节 Treg 细胞的分化和生长？于是我们想到了树突状细胞，那么树突状细胞又在什么地方？我们就想到了肠道。

肠道被认为是人体最大的免疫器官，后天免疫耐受是在肠道建立的，未成熟树突状细胞（immature dendritic cells，iDCs）存在于所有外周组织中，致病微生物信号可以被 iDCs 感知，以便将其转换为成熟树突状细胞，并存在于次级淋巴器官，获得促进 T 细胞的能力，耐受性树突状细胞可以识别抗原，iDCs 是协调宿主耐受性（对自身抗原）和外周淋巴组织中宿主免疫（对病原体）的中心，iDCs 通过促进幼稚 T 细胞分化为 Tregs、Tregs 增殖、IL-10 及其他免疫调节因子分泌，促进 T 细胞无能或凋亡等机制发挥免疫耐受作用。

据此，进行了临床流行病学调查发现 SLE 患者有 60% 左右有消化道症状，同时引进了甲烷氢呼气试验检测小肠细菌过度生长，发现 70% 的患者阳性。就此开展了一系列的研究，并查阅大量文献提出了肠道微生态紊乱导致免疫功能紊乱，造成 SLE 的发生、发展。具体内容在下一节中阐述。

# 第二节　系统性红斑狼疮免疫功能紊乱与肠道微生态失衡

SLE 是一种全身性的自身免疫性疾病，其特征是对抗原的免疫应答和免疫复合物沉积，引起靶器官炎症和组织损伤。SLE 的标志是对自身抗原的免疫耐受失败，这种抗原很可能源于微生物抗原模拟。肠道异常免疫力和营养不良可能密切相关，两者都导致了耐受性的丧失。

## 一、SLE 存在肠道菌群失调的证据

（1）SLE 患者的肠道菌群与健康人相比有显著差异。前期使用 Roche/45 高通量测序平台对 92 例 SLE 患者和 217 例匹配的健康成年人的粪便样本进行 16S rRNA 测序，发现 SLE 患者在门类、家族和属的水平上均具有不同的分类学多样性和特定的肠道共生菌株。其中，变形杆菌、拟杆菌和放线菌的含量较高，而厚壁菌及球菌科的含量较低，但是瘤胃球菌（Ruminococcus）的比例却显著增高，且与淋巴细胞的绝对计数相关，尤其是与 Treg 细胞的绝对计数及 Th1/Th2 和 Th17/Treg 的比值显著相关，表明肠道菌群的变化与 SLE 中炎症和抗炎性 T 细胞的失衡有关，更进一步证实了肠道共生菌群参与 SLE 的发病机制。

（2）SLE 患者存在肠道菌群紊乱，以厚壁菌和拟杆菌比值明显降低最具特征性。有学者将 SLE 患者粪便中分离出的微生物进行体外培养，发现其促进淋巴细胞活化和幼稚 CD4+ T 淋巴细胞分化程度要高于正常菌群，用 Treg 细胞诱导后，双歧杆菌可以防止 CD4+

T 淋巴细胞过度活化，厚壁菌与血清干扰素直接相关，Th1 细胞因子则略有减少。此外，乳酸杆菌可通过机体内黏膜免疫反应促进 TGF-β 的分泌，提高 Treg 细胞的水平。由此可见，肠道菌群在机体促炎及抗炎过程均发挥作用。

（3）研究表明与饮用 pH 值中性水的小鼠相比，饮用 pH 值酸性水的自发性 SLE 小鼠疾病进程发展较慢且抗核抗体产生较少，同时肠道菌群组成也明显不同，提示了不同的肠道环境通过影响肠道菌群组成而影响 SLE 病程。

（4）在易感狼疮的雌性小鼠中，随着疾病的进展，乳酸杆菌、毛螺菌和梭状芽孢杆菌的相对丰度发生改变，提示肠道菌群紊乱与 SLE 的发展有关联。还发现免疫细胞发生了各种变化，肠道菌群的动力学也发生了变化，且狼疮疾病指数的严重程度（淋巴结病和肾小球肾炎）与乳杆菌科的相对丰度成反比，与毛螺菌的相对丰度成正比。故而，乳杆菌可能在狼疮的发病机制中起到预防作用。添加乳杆菌降低了 MRL/lpr 小鼠的蛋白尿和狼疮自身抗体水平，并改善了肾脏病理学评分。

## 二、肠道菌群代谢产物与 SLE

肠道菌群释放的代谢产物可能对宿主的免疫功能及健康发挥不可或缺的作用。一些厌氧肠道微生物具有将膳食碳水化合物转化为有机酸的潜能，包括乳酸和短链脂肪酸（short-chain fatty acids，SCFAs），后者主要指乙酸盐、丙酸盐和丁酸盐。

### （一）丁酸盐通过诱导 Treg 细胞分化介导免疫耐受

丁酸盐在肠道及周围环境中的生物学作用的关键是丁酸盐作为组蛋白脱乙酰基酶抑制剂的作用及其与几种 G 蛋白偶联受体的结合。丁酸通过抑制组蛋白去乙酰化酶（histone deacetylase，HDAC）调节基因表达，而抑制 HDAC 能够上调 Treg 细胞的数量及增强其功能，这可能是肠道菌群能够增强肠道中 Treg 细胞发生、发展的机制之一。丁酸可通过抑制 HDAC 和与游离脂肪酸受体（free fatty acid receptor，FFAR）互相作用，抑制树突状细胞的发育而调节抗原递呈。

在肠上皮细胞上发现 SCFA 可激活 SCFA 敏感 G 蛋白偶联受体 41（GPR41）、GPR43 和 GPR109A。目前普遍认为，GPR41 和 GPR43 是肠道 SCFA 产生与食欲和能量稳态相互关联，而 GPR109A 则可激活结肠巨噬细胞和树突状细胞的炎症相关途径，从而诱导 Treg 细胞和产生 IL-10 的 T 细胞的分化。此外，SCFA 通过 G 蛋白偶联受体 FFAR 向非肠道细胞传递信号，其中 GPR109A/HCA2 受体由丁酸盐激活，而 GPR109A/HCA2 受体和丁酸盐的互相作用介导免疫耐受，尤其是 Treg 细胞的发育。

### （二）丙酸盐对机体免疫功能的影响

丙三酸酯来源于膳食菊粉型果聚糖 [（inulin type fructan，ITF），也称为益生元营养素 ] 的肠道微生物发酵，可减轻肝癌细胞的增殖。ITF 可以改变肠道菌群的组成和活性。体内

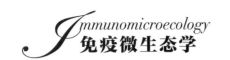
实验证明 ITF 减弱了肝 BaF3 细胞的浸润，从而增加了门静脉中的丙酸根并减轻了全身性炎症。此外，丙酸有部分抑制 HDAC 调节基因表达的作用，而抑制 HDAC 能够上调 Treg 细胞的数量及增强其功能，从而增强机体免疫功能。丙酸盐还通过抑制 HDAC 和与 FFAR 互相作用，抑制 DC 的发育而调节抗原递呈。

### 三、SLE 免疫功能紊乱与肠道微生态失衡的机制

#### （一）SLE 固有免疫功能紊乱与肠道微生态失衡

无菌级鼠和无特定病原体小鼠的相关研究表明，ILC 的发育来源为共同淋巴祖细胞，且分化发育不依赖于肠道菌群，但其正常功能（细胞毒及细胞因子分泌）可能依赖于肠道菌群。目前有关肠道菌群和 ILC 的研究主要集中于 ILC3。肠道固有层以 ILC3 为主，接收来自食物和菌群代谢物的信号后分泌 IL-22，IL-22 能够诱导肠道上皮细胞产生抗菌肽，对病原菌和共生菌群均有影响。研究表明，产生 IL-22 的 ILC 的损耗或者缺失会导致病原菌的扩散和全身炎症的产生，给予 IL-22 后可修复，提示微生物来源的物质诱导肠 ILC3 通过分泌 IL-22 增强肠道上皮细胞的防御作用。

1. 树突状细胞与肠道微生态失衡

SLE 有 T 细胞功能异常，可能是由于 T 细胞本身缺陷，或者是 DC 等 APC 对 T 细胞的异常调节所致。DC 构成肠道共生与哺乳动物免疫系统之间的第一接触点，对于协调宿主对外周淋巴组织的抵抗力（对自身抗原）和宿主对病原体的免疫力至关重要。DC 通过呈递无害的自身和非自身抗原来诱导免疫耐受。DC 诱导和维持外周耐受的主要机制涉及从幼稚 T 细胞生成 Treg 细胞，从而扩展原有 Treg 细胞，产生 IL-10 和其他免疫调节细胞因子，抑制 T 效应细胞。肠道 DC 与巨噬细胞和上皮细胞一起可以作为肠道微生物环境中的前哨。肠道微环境的特殊特征使得宿主的免疫系统不仅要避免对肠道内的食物和食物成分等具有超强的免疫反应性，而且还要保持抵抗病原微生物的能力。

（1）DC 数量或功能异常与 SLE

DC 数量或功能异常，导致的抗原呈递异常可能会破坏 SLE 和其他自身免疫性疾病中 T+ 细胞和 B+ 细胞耐受性。SLE 患者表现出多种 DC 异常，包括血液中的浆细胞样树突状细胞（pDC）数量减少，而病灶组织中 pDC 数量增多，如狼疮性肾炎患者肾脏中 pDC 的数量增加。pDC 亚群是分泌 I 型 IFN 的主要细胞类型，而 pDC 在 SLE 中的致病作用主要是其产生 I 型 IFN 的结果。研究发现，PBMC 中 IFN 诱导基因的高表达（IFN 信号）与 SLE 中的疾病活动相关，SLE 小鼠模型证明 1 型干扰素可加重疾病严重程度。在 SLE 中，常规 DC 促进自身反应性而不是耐受性。反过来，活化的 T 细胞也促进 pDC 增加 IFN 的产生。因此，两种类型的 DC 都被认为对 SLE 的疾病过程至关重要。

（2）肠道菌群失调和DC

肠道中的树突状细胞可以通过CD103（αE整合素）、趋化因子受体CX3CR1和CD11b的差异表达分为两个亚组。由于肠道共生菌群的存在，CD103⁺树突状细胞能够从肠道迁移至mLNs，并触发T细胞迁移至肠道内腔，从而通过依赖于CCR7的趋化过程诱导免疫应答。另一个独特的种群CD103⁻CD11b⁺CX3CR1⁺树突状细胞类似于巨噬细胞，迁移能力较低，活化T细胞的效率较低，但这种树突状细胞群能够形成跨上皮树突和吞噬侵袭性肠道病原体，并进一步加工和提呈抗原。相反，在肠道微生物群失调的情况下，如在沙门菌感染模型中，发现CD103⁺树突状细胞积聚在肠上皮层并形成跨上皮树突以吞噬病原菌。另外，对葡聚糖硫酸钠（DSS）诱导的结肠炎模型、抗生素诱导的结肠炎模型和 *Myd88* 基因敲除小鼠模型的研究都得出了相同的结论：肠道内的共生菌失调可使CX3CR1⁺树突状细胞具有较强的向mLNs迁移和抗原提呈能力。由此可以推断，在稳定状态下，肠道内的共生菌"阻止"CX3CR1⁺树突状细胞向mLNs迁移，而肠道菌群失调可致自身或共同的体液相关抗原不适当地出现，并进一步导致疾病的发生。

2. NK细胞与肠道微生态失衡

NK细胞作为T细胞和B细胞之后的第三主要淋巴细胞谱系，处于先天性和适应性免疫的十字路口，并且在SLE的发病机制中起着重要的作用。活动性SLE患者CD56brightNK细胞计数减少，SLE患者血清可抑制NK活性，并与临床疾病活动度相关。此外，NK细胞在SLE患者的肾脏中增加，有两簇NK细胞，包括组织驻留CD56brightCD16-NK细胞和CD56dimCD16⁺NK细胞，表明细胞毒活性和狼疮性肾炎有关。

某些细胞因子的改变，如IL-2的减少、TNF-α和IFN-γ的增加，可通过改变肠道菌群丰度，影响SLE中的NK细胞表型和功能，导致组织局部自身免疫损伤。在依赖TLR-7小鼠模型的粪便样品中罗伊乳杆菌（*L.reuteri*）、脱硫弧菌（*Desulfovibrio*）和理研菌（*Rikennellaceae*）丰度增加，但只有乳杆菌属（*Lactobacillus spp.*）中的罗伊乳杆菌（*L.reuteri*）和约翰逊乳杆菌（*L.johnsonni*）被转移到内脏器官，且罗伊乳杆菌诱导*IFN*基因表达和全身自身免疫反应。抗性淀粉（发酵成短链脂肪酸）在体外和体内均抑制罗伊乳杆菌（*L.reuteri*）的生长，并通过降低肠上皮的通透性，降低Ⅰ型IFN的表达而改善狼疮肾炎的表现。进一步的研究证实MRL/lpr狼疮易感小鼠的肠道微生物群中乳酸杆菌科的比例较低，但毛螺科菌（*Lachnospira*）丰度增加，且鹑鸡肠球菌（*E.gallinarum*）和罗伊乳杆菌（*L.reuteri*）可穿过肠道上皮诱导Ⅰ型IFN表达和抗dsDNA抗体产生。

（二）SLE适应性免疫功能紊乱与肠道微生态失衡

越来越多的证据表明微生物群在SLE发病过程中起重要作用。SLE患者的肠道菌群与Th17和Treg细胞比例失衡有密切关系。

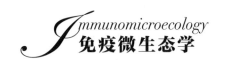

1. T 细胞与肠道微生态失衡

T 细胞被认为是 SLE 发病机制的关键，且 SLE 患者中还存在有 T 细胞亚群的改变。Treg 细胞在维持耐受性中起重要作用。T 细胞和 B 细胞均受 Treg 细胞调控。Treg 细胞的正常发育取决于 IL-2。低剂量 IL-2 对 SLE 患者的治疗可使外周血 $CD25^+Foxp3^+$ Treg 细胞显著增加。

（1）肠道菌群和 Th17 细胞分化

Th17 细胞富集在狼疮性肾炎患者的肾脏及皮肤病变中。双阴性 T 细胞（$CD4^-CD8^-$）似乎是 SLE 中 IL-17 的主要来源，对 Th17 的极化涉及微生物产物驱动的表观基因组的变化，耐受性缺陷导致双阴性 T 细胞在易患红斑狼疮的小鼠中扩增。Th17 细胞通过分泌 IL-17、IL-22、IL-21 等促炎性因子和招募中性粒细胞在自身免疫病进展中发挥作用。

肠道菌群与特定淋巴细胞亚群的发展有关，在无菌小鼠或者抗菌药物处理的小鼠中 Th17 细胞数量减少。分段丝状菌可促进小鼠 Th17 细胞的分化，其机制可能为分段丝状菌定植于宿主上皮细胞后可诱导血清淀粉样蛋白 A（serum amyloid A，SAA）的表达，该蛋白可刺激肠道固有层树突状细胞分泌 IL-6 和 IL-23，进而促进 Th17 的分化。SLE 患者的肠道菌群失调以厚壁菌 / 拟杆菌比率降低为特征，抗 dsDNA 滴度与厚壁菌 / 拟杆菌比率呈正相关，与 IL-6 血清水平呈强负相关，与保护性天然 IgM 抗磷酰胆碱抗体呈正相关。从 SLE 患者粪便样本（SLE-M）中分离出的微生物群比健康的对照微生物群更能促进淋巴细胞活化和从幼稚 $CD4^+$ 淋巴细胞中 Th17 的分化。鹑鸡肠球菌（*E.gallinarum*）将配体递送至芳烃受体（aryl hydrocarbon receptor，AhR），AhR 途径的激活诱导 Th17 和 Tfh 细胞的增殖，进而刺激全身性自身抗体的产生，而梭状芽孢杆菌（*Clostridium*）不会影响 Th1 细胞分化，但会适度诱导结肠中的 Th17 细胞分化。

（2）肠道菌群和 Treg 细胞分化

肠道中的 Treg 细胞具有抗炎和维持机体对自身成分的免疫耐受，阻止宿主发生自身免疫紊乱的作用。表达 Foxp3 的 $CD4^+$ Treg 细胞在肠道固有层中，特别是在结肠中的出现频率高于其他器官。Treg 细胞的缺失导致 T 效应细胞的过度增殖和 T 细胞针对肠道微生物而表达的 T 细胞受体，进一步引起肠道炎症。微生物群通过与 DC 的相互作用诱导 Treg 细胞分化。无菌小鼠肠道固有层的 Treg 细胞数量减少，引入特定的菌群如梭菌属和拟杆菌属后可促进 Treg 细胞分化和增殖。

梭状芽孢杆菌簇 IV 和 XI Va 簇（分别也称为 Clostridium leptum 和 coccoides 组）与维持黏膜稳态和预防炎性肠病有关，可激活肠黏膜上皮细胞（intestinal epithelial cells，IECs）在结肠内产生 TGF-β 和其他 Treg 诱导分子，增强 Foxp3 表达而促进 Treg 细胞的分化。

脆弱拟杆菌（*Bacteroides fragilis*）通过产生大量丙酸和乙酸来上调 Treg 细胞的数量，

笔记

并刺激 Treg 细胞产生 IL-10，且由脆弱拟杆菌分泌的多聚糖 A 可诱导 CD4$^+$ T 细胞转变为 Treg 细胞，分泌抗炎性因子 IL-10 调节肠黏膜免疫耐受。脆弱拟杆菌荚膜多糖可诱导宿主 Treg 细胞增殖分化和黏膜耐受性，其潜在的机制可能与宿主 DC 通过 TLR2 感知脆弱芽孢杆菌释放的 PSA 有关，导致 Treg 细胞和抗炎细胞因子的产生，从而有助于缓解结肠炎。

狼疮患者中肠道菌群和 Treg 细胞的研究还不多，推测二者之间一定存在密切关系，是今后应当关注的重点领域。

2. B 细胞与肠道微生态失衡

体液免疫和肠道菌群之间存在重要的相互作用。机体通过分泌 IgA 抵御外部感染，同时抑制共生菌结合和侵染肠上皮细胞。IgA 具有屏障作用，同时通过免疫选择影响肠道菌群的组成。B 细胞通过 Th 细胞依赖或非依赖途径分化为浆细胞，这种诱导分泌 IgA 的浆细胞具有抗原高亲和力。肠道菌群参与 DC 和滤泡 DC 诱导产生分泌 IgA 浆细胞的过程。有研究显示在特异性 IgA 存在下，细菌通过转换表达靶向表位和下调表达与一氧化氮代谢相关的基因来适应特异性 IgA 的存在，从而较少诱发炎症信号。IgA 不仅是下调和阻断细菌介导的炎症所必需，同时人体的获得性免疫也通过 IgA 使细菌表面结构趋于多样化。由此，IgA 对于在肠道中调节肠道菌群和维持肠道免疫稳态具有重要作用。

系统性红斑狼疮主要是由于体液免疫反应引起的，因此肠道菌群和 B 细胞分化增殖的关系一定很密切。目前这方面的研究还不多，今后要加强这方面的研究，阐明免疫微生态紊乱是如何导致体液免疫功能紊乱，造成 SLE 的发病的，这可为 SLE 的治疗提供新的思路和靶点。


# 第三节　系统性红斑狼疮免疫微生态失衡的检测

就目前对 SLE 的最新认识，肠道微生态的紊乱可导致机体免疫功能失衡，是 Treg 细胞减少和免疫耐受缺陷的主要原因。调节肠道微生态平衡和纠正免疫耐受缺陷是治疗 SLE 的关键，因此通过甲烷氢呼气试验了解小肠异常细菌生长、宏基因组检测结肠肠道微生态状态及免疫筛查检测机体的免疫功能状况十分重要，还有未来开展的基因检测等是精准治疗 SLE 的必要条件。


## 一、免疫筛查检测

SLE 是典型的免疫功能紊乱引起的疾病，检测和了解淋巴细胞亚群和 CD4$^+$ T 细胞亚群对评估 SLE 患者的免疫功能状态非常重要，根据检测结果指导合理用药，可以减少过度免疫抑制治疗引起的感染，降低死亡率。

免疫筛查检测的临床意义如下。

1.T 细胞、B 细胞、NK 细胞亚群检测

（1）T 淋巴细胞总数

多数人认为 SLE 患者是免疫功能异常，是过度的免疫反应，T 淋巴细胞应该是高的，但研究证实大多数患者 T 淋巴细胞并不升高，相当一部分患者淋巴细胞数是低于正常的。值得注意的是使用免疫抑制剂的患者，淋巴细胞数更低，因此定期检测淋巴细胞数是非常重要的。

（2）B 淋巴细胞总数

B 淋巴细胞在初发患者中就可以看到降低的趋势，尤其是长期应用免疫抑制剂和美罗华后 B 细胞降低更为明显，甚至发现有些患者在长期使用这些药物后，B 淋巴细胞数可减少至零。这是非常危险的，轻者可以引起带状疱疹病毒感染，重者可造成病毒血症、高热及不明原因引起的多发皮下包块等，最后危及患者的生命。

（3）NK 细胞

多数 SLE 患者 NK 细胞数都是减少的，过度应用免疫抑制剂可使 NK 细胞数进一步减少，易引起细菌感染、真菌感染和二重感染。这些感染在重型狼疮患者中很常见，是重型狼疮患者死亡的重要原因。

2.CD4$^+$T 细胞（Th1、Th2、Th17、Treg 细胞）检测

（1）Th1、Th2 和 Th17 细胞

这三种细胞数目在 SLE 患者中大部分没有明显变化，少数患者有所下降，38% 的 SLE 患者 Th17 细胞数低于正常人，只有 17% 的 SLE 患者 Th17 细胞数高于正常人。此外，治疗前这三种细胞数低于正常人的 SLE 患者，待疾病控制后，大部分患者这三种细胞数目可以恢复至正常水平。

（2）Treg 细胞

63% 的 SLE 患者 Treg 细胞数低于正常，并与疾病活动呈负相关，过度应用免疫抑制剂的患者 Treg 细胞数下降更为明显。因此，Treg 细胞检测为患者的治疗提供了强有力的依据，可以在治疗过程中监测免疫功能，根据患者免疫状态调整治疗方案及剂量或使用免疫增强剂，减少因免疫抑制剂过度造成免疫耐受进一步下降。大部分患者经过免疫微生态调节治疗后外周血中 Treg 细胞数可以升高，但仍有相当一部分患者 Treg 细胞数长期不能恢复至正常水平。

3.细胞因子检测

目前主要检测 IL-2、IL-4、IL-6、IL-10、IFN-γ、IL-17 和 TNF-α 等细胞因子，其是机体免疫炎症反应的敏感指标，尤其是对感染和自身免疫炎症风暴的判断有着重要的意

义。这些指标比红细胞沉降率和 C- 反应蛋白（C-reactive protein，CRP）更为敏感，特别是在小肠细菌过度生长中，各种细胞因子普遍升高，另外一些慢性感染，如咽炎、扁桃体炎、尿道炎、生殖系统炎症和中耳炎等也可以升高。这些慢性感染和 SLE 的免疫耐受缺陷有密切关系，值得临床上高度重视。同时，它们也是反映 SLE 患者病情活动的敏感指标，能更直观地观察 SLE 是否有免疫炎症的发生，对预防复发有着重要的意义。

### 二、甲烷氢呼气试验

SLE 患者中小肠细菌过度生长阳性率为 70%，是造成 Treg 细胞数量减少引起免疫耐受缺陷的重要因素。用甲烷氢呼气试验检测小肠细菌过度生长，可以帮助了解肠道微生态的变化，在诊断和治疗由于菌群移位和菌群失调导致的疾病方面，提供有重要价值的帮助。通过甲烷氢呼气试验评估 SLE 患者是否存在小肠细菌过度生长，进而指导制订合理的免疫调节治疗方案。

### 三、宏基因组检测

（1）应用宏基因组测序技术检测 SLE 患者肠道菌群丰度及种类的变化，指导有目的使用不同益生菌的治疗，以及观察治疗后肠道菌群的恢复情况。

（2）应用宏基因组测序技术能够为指导患者合理饮食、改变生活方式提供依据。

（3）宏基因组测序技术能够结合基因芯片用于 SLE 疾病的早期诊断及疗效观察。

（4）通过宏基因组测序技术指导合理用药，比较用药前后 SLE 患者的宏基因组变化，评估药物的治疗效果。

## 第四节　系统性红斑狼疮免疫微生态失衡的防治

免疫微生态调节治疗 SLE 是一个全新的课题，这是一个从疾病靶点治疗向整合医学方向迈进，从疾病发病的源头来治疗疾病的思路和方法。虽然还有很多的路要走，还需要大量循证医学的证据支持，但至少我们走出了第一步，已经取得了一些疗效。笔者所在科室的一项真实世界研究初步证实了这一策略的有效性，33 例 SLE 患者使用激素和免疫抑制剂如甲氨蝶呤、来氟米特、环磷酰胺、霉酚酸酯等治疗，平均疗程 56 个月后 75% 达到疾病基本控制。随后这些患者全部改为免疫微生态调节治疗，主要用西罗莫司、维 A 酸、骨化三醇及益生菌等治疗，平均疗程 14 个月，到研究截止，所有患者停用了免疫抑制剂，29% 的患者全部停用了激素，疾病基本控制率达到 87.5%，疗效较前明显提高，最关键的是这些患者几乎全部停用了免疫抑制剂，近 1/3 的患者停用了激素。这一初步结果至少说

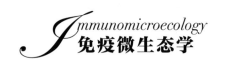

明免疫调节治疗方法不比原来的治疗方法差，为 SLE 的治疗提供了新的方法。同时免疫调节药物不良反应少，在同时严密观察患者的免疫功能状态的情况下，大大降低了患者的感染率和死亡率。笔者所在科室现在很少有患者使用免疫抑制剂治疗，这为实现无药物带病生存的目标吹响了号角。

## 一、治疗目标

由于现代医学科技的进步，治疗理念和方法的更新，SLE 的治疗取得了长足的进步，使疾病的长期缓解率和患者的生存率大幅度提高。为了指导临床治疗获得更好的疗效，实现达标治疗的目的，制订了以下两个目标。

### （一）疾病缓解

疾病缓解是指无任何症状、无器官损害证据、炎性指标正常及免疫微生态平衡、甲烷氢呼气试验值正常及免疫平衡。

（1）无任何症状就是无和 SLE 疾病相关的任何症状，但其他疾病引起的症状不影响缓解的判断，如流感引起的短期发热、感染性腹泻及泌尿系感染的症状等。

（2）无器官损害的证据就是肝肾功能正常，无神经、精神症状，无心肺损害的症状，无血液系统的表现，如血小板减少和溶血性贫血等。

（3）炎症指标正常是指红细胞沉降率正常、C- 反应蛋白（C-reactive protein，CRP）正常和细胞因子检测正常。

（4）免疫微生态平衡和甲烷氢呼气试验阴性是指肠道菌群结构经菌群芯片检测无特殊异常，小肠无细菌过度生长。

（5）免疫平衡主要是指 T 细胞、B 细胞、NK 细胞、Th17、Th1、Th2 在正常水平，尤其是 Treg 细胞要恢复到正常水平，如果个别患者确实不能恢复到正常水平，在长期病情稳定的情况下不必一定要恢复到正常水平，以免过度用药，减少不必要的不良反应和患者的经济负担，就此给予适当维持治疗，长期密切随访观察。

### （二）疾病基本缓解

疾病基本缓解是指无任何症状、器官损害指标基本稳定、炎性指标正常、免疫微生态平衡、甲烷氢呼气试验值正常及免疫平衡。

器官损害指标基本稳定是指有些患者基本达到了疾病缓解的指标，但由于一些器官损害已经很难恢复到正常，但也没有进一步发展的迹象，如长期尿蛋白阳性（＋～＋＋）；血小板减少但不是很低，没有出血倾向；肺纤维化但没有症状，长期观察进展也不明显。这些患者短期不可能完全恢复正常也不影响正常生活，过度进一步治疗也没有太大意义，无端增加药物不良反应和患者的经济负担。

其他指标都符合病情缓解的标准。

## 二、治疗方法

在治疗的过程中诱导缓解是关键，维持免疫微生态平衡是灵魂。

### （一）诱导缓解

多数 SLE 发病较急，症状较重，尤其是合并重要脏器的损害时可以危及患者的生命，因此要求在最短的时间内实现达标治疗。

1. 激素（泼尼松、地塞米松、甲强龙和得宝松等）

糖皮质激素是首选药，是作为桥治疗必要的手段。激素可以阻断免疫反应的各个环节，起效快，尤其地塞米松同时可以诱导 Treg 细胞的生成，有利用于免疫平衡调节，可以迅速改善症状，控制病情，但要承担较多的不良反应，大剂量使用的时间尽可能短，尽可能早减药。

（1）甲强龙冲击

甲强龙冲击治疗在危重 SLE，如狼疮脑病、严重血小板降低、高热、血管炎表现明显的治疗中是非常重要的手段，起效快，半衰期短，一旦有不良反应容易很快排出，所以虽然有时候静脉用药量很大，但不良反应可控，容易处理。相反，由于半衰期短造成了血药浓度不稳定，虽然用量很大，但如果每日 1 次给予输注很难维持到 24 小时，反而由于激素量的波动诱发免疫反应加重。所以，应注意和口服激素或地塞米松等中长效激素配合使用。

以血管炎病变为主的 SLE 患者，尤其是初治的患者，对激素比较敏感，不一定要每次 1000 mg 的冲击量，根据患者的病情、体质、有无感染迹象、年龄因素选择不同的剂量，80 ～ 1000 mg 之间都是可以的。冲击多少天也可以根据病情来掌握：第一种方式可以采用冲击几天，休息几天，再冲击几天；第二种方式是在剂量不大时也可以连续冲击 1 ～ 2 周，然后递减，最后换口服药物维持。总的来说，应当根据患者的病情来个性化的选择治疗剂量和方式。

（2）地塞米松

地塞米松半衰期长，在体内维持时间长，退热作用强，因此对于发热、重度血小板减少和脑水肿的患者治疗效果比较好，炎症不容易反弹，是重症狼疮的很好选择。剂量可根据病情选择 5 ～ 10 mg 连续用 7 ～ 10 天，病情控制后剂量逐步递减，直至停用。

有些人用地塞米松 30 ～ 50 mg/ 次冲击治疗重症狼疮是很危险的，一旦出现激素严重不良反应，如弥漫性胃肠道出血，由于血药浓度不容易很快下降，胃部损伤症状很难控制，严重的威胁了患者的生命，临床上要慎用。

地塞米松静脉输注还可以配合口服激素治疗重症狼疮，尤其在伴有严重感染和抵抗力低下不宜用甲强龙冲击的患者。一般用地塞米松 10 mg 合用泼尼松 60 mg，相当于每千克体重 2 mg 的泼尼松量，也能控制严重的免疫反应，并取得了明显的效果，避免了感染的

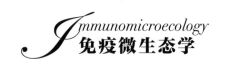

进一步发展，挽救了无数患者的生命。

（3）口服糖皮质激素

原则上尽早加用，剂量以泼尼松为例，一般为每千克体重 1 mg，甲强龙冲击期间可以不停用口服糖皮质激素，尽早达到有效血药浓度，避免两种制剂交替过程中血药浓度的波动，维持糖皮质激素在一个稳定的血药浓度，这样就可以在两次冲击期间不会出现反弹。这一点在临床上也非常重要。

2.静脉注射丙种球蛋白

静脉注射丙种球蛋白免疫抑制起效快，可以诱导 Treg 细胞的生成，有利于免疫平衡的调节，同时增加患者抗病毒能力。常用于危重患者，如重要脏器损害、机体体液免疫功能低下合并感染、血小板显著减少和狼疮脑病的患者。

对 B 细胞显著降低的患者，为了避免日后的病毒感染，要及时给予静脉丙种球蛋白的输注，剂量一般为 20 g/d，连续 5 日，也可以根据病情急缓适量治疗。对免疫球蛋白缺乏的患者给予 1 个疗程治疗作用可以维持半年左右，是临床预防病毒感染的重要手段。

3.免疫吸附和血浆置换

虽然足量糖皮质激素和静脉注射丙种球蛋白治疗起效快，能很快抑制免疫反应炎症，但由于自身抗体在体内的半衰期比较长，IgG 大约 3 个月，同时炎性细胞因子在体内也还存在，所以当激素减量过早和过快时病情就容易反弹，因此应用免疫吸附和血浆置换短期内清除血液中的自身抗体及其他致病因子是诱导缓解中的重要措施，是治疗危重患者，如重要脏器损害、机体免疫功能低下和血小板显著减少等的有效措施，往往起到至关重要的作用，也可用于妊娠前和妊娠期的疾病控制。

**（二）维持平衡**

维持平衡是防止复发达到长期生存的保障。

1.糖皮质激素

糖皮质激素包括泼尼松、甲强龙等。

诱导缓解 1～2 个月后在医生指导下可减药，原则是先快后慢，随着剂量减少，减药速度放慢，直至小剂量维持，部分患者可以停药。临床上过快减少激素的用量尤其在用药 1 个月之内就减半量，或 1 周减 1 片非常容易复发，原因是虽然免疫反应被抑制住了，但由于自身抗体仍在血液中没有清除彻底，相反，如果经过血液净化治疗的患者可以早些减少糖皮质激素的用量。

2.维持肠道微生态平衡

（1）饮食调节是治疗的根本

正常情况下机体的肠道菌群处于平衡状态，维持平衡的基础一个是肠道菌群的多样性，另外一个是体内不能出现细菌的移位，如小肠细菌过度生长。第一，维持菌群多样性就要提倡地中海饮食模式，多吃几种，每种量少一些，强调 1 周要吃到 30 种以上的食物。第二，单一或过多食入碳水化合物可导致某些菌过度生长，造成菌群多样性下降，同时结肠过度生长的细菌就会向小肠异常移位，形成小肠细菌过度生长，引起小肠微生态紊乱，造成周围免疫耐受缺陷，因此要减少碳水化合物的进食量，主食不能超过 3 两，减少甜食和含淀粉较高的食物，如土豆、红薯和粉条摄入量。第三，膳食纤维是益生菌生长的必要营养，摄入膳食纤维可以促进益生菌生长，调节肠道微生态的平衡，因此增加各种蔬菜的摄入量，每天至少 1 斤以上，可以补充膳食纤维。第四，要有足够的蛋白质入量，保证机体的营养需求，鼓励患者多食肉、蛋、奶。

（2）补充益生菌是必要的手段

调节饮食结构就相当于给益生菌创造生长的环境，但由于我们人类卫生条件太好，加上烹饪和过度清洗，没有机会摄入各种细菌，就好比耕好田、浇好水、施好肥、不撒种一样，庄稼一样不会长出来，所以补充益生菌就和撒种子一样是调节肠道菌群的重要一环。常用的益生菌有酪酸梭菌、凝结芽孢菌、活菌王等。

（3）适当的运动和充足的睡眠也是调节肠道菌群的必要条件

运动可以增加肠道菌群的多样性，同时可以促进胃肠蠕动，使细菌不容易在小肠停留形成小肠细菌过度生长，因此每日要持续锻炼 1 个小时。

睡眠不好也可以使小肠蠕动减弱，不利于小肠细菌过度生长的清除，因此要睡好觉，不宜长时间熬夜，如需要应该让精神卫生科医生辅助改善睡眠。

3. 免疫调节剂

调节免疫平衡药物主要有小剂量白细胞介素 -2、西罗莫司、二甲双胍、维 A 酸、骨化三醇、辅酶 Q10、硫辛酸和胸腺肽等。这些药物可以体内诱导 Treg 细胞的生成，调节 Th17/Treg 细胞平衡，恢复免疫耐受，达到控制疾病的目的，不良反应相对于免疫抑制剂要小。

（1）西罗莫司

西罗莫司主要是抑制 mTOR 受体的活性，抑制 Th17 细胞生长的同时促进 Treg 细胞生长，是一个双向免疫调节剂。二甲双胍有和西罗莫司类似的作用机制，也在临床应用上取得了很好的疗效。用药剂量 0.5 mg/d，可以根据病情增减剂量，主要不良反应有口腔溃疡、闭经和皮疹等。

（2）维 A 酸

维 A 酸主要是从树突状细胞水平发挥调节作用，抑制 Th17 细胞生长，促进 Treg 细胞生长，纠正免疫耐受缺陷。用药剂量 20 mg/d，可以根据病情调整用药剂量，主要不良反应为头痛、脱皮和皮疹等。

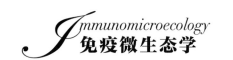

（3）骨化三醇

骨化三醇可以调节 Th17/Treg 细胞平衡，同时具有协助钙吸收、防止骨质疏松的作用。用药剂量 0.25 μg/d。

（4）硫辛酸和辅酶 Q10

硫辛酸和辅酶 Q10 具有抗氧化作用，通过改变氧化压力来调节 Th17/Treg 细胞的平衡。用药剂量硫辛酸 0.3 g/d，辅酶 Q10 30 mg/d。

（5）胸腺肽

胸腺肽具有非特异的促进淋巴细胞生长的作用，在淋巴细胞普遍减少，或 Th17 细胞和 Treg 细胞均减少的情况下配合上述免疫调节药物起作用。用药剂量 15 ～ 30 mg/d。

（6）白细胞介素 -2

白细胞介素 -2 是淋巴细胞生长因子，可以促进淋巴细胞的生长，尤其是促进 Treg 细胞的生长，常用于急性期，但维持时间不长。用药剂量根据病情每日 50 万～ 100 万单位皮下注射，也可以隔日 1 次，或每周 1 次维持。不良反应主要是注射局部红肿和发痒，个别患者有全身皮疹和低度发热。

以上应用免疫调节药物的患者应当定期查 CD4$^+$ 淋巴细胞亚群，根据 Treg 细胞数目调整上述药量。

4. 免疫抑制剂

免疫抑制剂为维持病情缓解药物，主要药物有甲氨蝶呤、来氟米特、环磷酰胺、霉酚酸酯、硫酸羟氯喹、硫唑嘌呤、艾拉莫德、他克莫司和环孢霉素等，这些药物起效慢，用于免疫调节剂无效或免疫功能极度亢进的患者，需要周期联合长期用药，根据病情和免疫功能变化调整剂量，原则上用最小的剂量、最少的次数维持缓解，部分患者可以停药，但要长期随访观察。

### 三、展望

以实验室打造的基因测序平台、细胞生物平台、蛋白组学平台及代谢组学平台为依托，打通引进开发先进诊疗技术的绿色通道，引入一批有价值的前沿医疗技术，开展前沿项目联合攻关，促进高新、高端医疗技术在临床的推广应用，具体实施细则如下。

（1）完善免疫调节理念的相关基础研究和临床多中心研究，为创新治疗理念、改变国际治疗指南提供依据。

（2）开发 Th17 和 Treg 细胞检测试剂盒，为免疫调节治疗新理念的推广创造条件。

（3）在基因检测的基础上进行基因芯片的研发，实现基因精准靶点治疗和药物基因敏感性精准治疗，提高疗效，最大限度地降低药物不良反应。

（4）在基因组学、蛋白组学、细菌组学和代谢组学研究的基础上，进一步开展老药新用、中药挖掘和小分子新药开发。更重要的是利用大数据平台开展新一代疾病预测和个

笔记

性化治疗平台的建设，真正实现患者个性化精准治疗。

（5）充分利用细胞生物平台，开展细胞治疗的研究，如 Treg 细胞、NK 细胞和间充质干细胞的研究，解决少数患者先天免疫耐受缺陷的问题。

（6）利用蛋白组学平台的优势，开展生物制剂的研发，如 IL-2 抗体、Tregitope[ 在筛选 T 细胞表位的免疫球蛋白 G（IgG）序列的过程中，我们发现了一种新的 Treg 表位肽，现在称为 Tregitopes，它包含在 Fab 和 Fc 的高度保守的框架区域，这是一个结构 ] 和一些新靶点的研究，为免疫调节治疗新理念提供新的武器。

（7）开展口腔和肠道细菌组学的研究，探索疾病和环境的关系，寻找自身免疫性疾病启动的外在因素，从源头上去除发病的诱发因素，实现预防为主治疗策略。

这些在国内外都是原创性和创新性工作，也是国内外学者关注的热点，真正地丰富了医疗资源中的优质资源，优化了优质资源，改善了前沿技术匮乏的现状。

（赵丽军　尚莉丽　王彩虹）

## 参考文献

[1] ZHU X, LI F, YANG B, et al. Effects of ultraviolet B exposure on DNA methylation in patients with systemic lupus erythematosus. Experimentai and therapeutic medicine, 2013, 5（4）: 1219-1225.

[2] MOULTON V R, SUAREZ-FUEYO A, MEIDAN E, et al. Pathogenesis of human systemic lupus erythematosus: a cellular perspective. Trends Mol Med, 2017, 23（7）: 615-635.

[3] SATTHAPORN S, EREMIN O. Dendritic cells（Ⅰ）: biological functions. J R Coll Surg Edinb, 2001, 46（1）: 9-19.

[4] ANJA F. ILCls in tissue inflammation and infection. Front Immun, 2016, 7: 104.

[5] DUERR C U, FRITZ J H. Regulation of group 2 innate lymphoid cells. Cytokine, 2016, 87: 1-8.

[6] ZHANG S X, MA X W, LI Y F, et al. The proportion of regulatory T cells in patients with systemic lupus erythematosus: a meta-analysis. Journal of immunology research. 2018, 2018: 103219.

[7] CHEN X Q, YU Y C, DENG H H, et al. Plasma IL-17A is increased in new-onset SLE patients and associated with disease activity. Journal of Clinical Immunology, 2010, 30: 221-225.

[8] EDOZIE F C, NOVA-LAMPERTI E A, POVOLERI G A, et al. Regulatory T-cell therapy in the induction of transplant tolerance: the issue of subpopulations. Transplantation, 2014, 98（4）: 370.

[9] 刘满菊 . Th17/Treg 细胞比例失衡在儿童免疫性血小板减少症中的研究 . 郑州大学, 2016.

[10] RAPHAEL I, NALAWADE S, EAGAR T N, et al. T cell subsets and their signature cytokines in autoimmune and inflammatory diseases. Cytokine, 2015, 74（1）: 5-17.

[11] D'CRU Z, DAVID P. Systemic lupus erythematosus . Lancet, 2007, 369（9561）: 587.

[12] AKAHOSHI M, NAKASHIMA H, TANAKA Y, et al. Th1/Th2 balance of peripheral T helper cells in systemic lupus erythematosus. Arthritis Rheum, 1999, 42（8）: 1644-1648.

[13] TALAAT R M, MOHAMED S F, BASSYOUNI I H, et al. Th1/Th2/Th17/Treg cytokine imbalance in systemic

lupus erythematosus（SLE）patients：correlation with disease activity. Cytokine，2015，72（2）：146-153.

[14] GUO Y，CHAI Q，ZHAO Y，et al. Increased activation of toll-like receptors-7 and-8 of peripheral blood mononuclear cells and upregulated serum cytokines in patients with pediatric systemic lupus erythematosus. Int J Clin Exp Med，2015，8（11）：20472-20480.

[15] KOENIG K F，GROESCHL I，PESICKOVA S S，et al. Serum cytokine profile in patients with active lupus nephritis. Cytokine，2012，60（2）：410-416.

[16] POSTAL M，PELICARI K O，SINICATO N A，et al. Th1/Th2 cytokine profile in childhood-onset systemic lupus erythematosus . Cytokine，2013，61（3）：785-791.

[17] ZHANG X，LINDWALL E，GAUTHIER C，et al. Circulating CXCR5+CD4+helper T cells in systemic lupus erythematosus patients share phenotypie properties with germinal center follicular helper T cells and promote antibody production. Lupus，2015，24（9）：909-917.

[18] CHOI J Y，HO J H，PASOTO SG，et al. Circulating follicular helperlike T cells in systemic lupus erythematosus：association with disease activity. Anhritis Rheumatol，2015，67（4）：988-999.

[19] XU B，WANG S，ZHOU M，et al. Ne ratio of circulating follicular T helper cell to follicular T regulatory cell is correlated with disease activity in systemic lupus erythematosus. Clin Immunol，2017，183：46-53.

[20] LIU C，WANG D，SONG Y，et al. Increased circulating CD4（+）CXCR5（+）Foxp3（+）follicular regulatory T cells correlated with severity of systemic lupus erythematosus patients. Int Immunopharmacol，2018，56：261-268.

[21] GENSOUS N，SCHMITT N，RICHEZ C，et al. Tfollicular helper ceils，interleukin-21 and systemic lupus erythematosus. Rheumatology（Oxford），2017，56（4）：516-523.

[22] WIENER A，SEHIPPERS A，WAGNER N，et al. CXCR5 is critically involved inprogression of lupus through regulation of B cell and double-negative T cell trafficking. Clin Exp Immunol，2016，185（1）：22-32.

[23] DA Z Y，LI L X，ZHU J，et al. CXCLl3 promotes proliferation of mesangial cells by combination with CXCR5 in SLE. J Immunol Res，2016，2016：2063985.

[24] SITRIN J，SUTO E，WUSTER A，et al. Tlle Ox40/Ox40 ligand pathway promotes pathogenic Th cell responses，plasmablast accumulation，and lupus nephritis in NZB/W F1 mice. J Immunol，2017，199（4）：1238-1249.

[25] LUO X M，EDWARDS M R，MU Q，et al. Gut microbiota in human systemic lupus erythematosus and a mouse model of lupus. Appl Environ Microbiol，2018，84（4）：e02288-17.

[26] PÉREZ DE LEMA G，LUCIO-CAZAÑA F，MOLINA A，et al. Retinoic acid treatment protects MRL/lprlupus mice from the development of glomerular disease. Kidney Int，2004，66（3）：1018-1028.

[27] NEUMAN H，KOREN O. The gut microbiota：a possible factor influencing systemic lupus erythematosus. CurrOpin Rheumatol，2017，29（4）：374-377.

[28] AZZOUZ D，OMARBEKOVA A，HEGUY A，et al. Lupus nephritis is linked to disease-activity associated expansions and immunity to a gut commensal. Ann Rheum Dis，2019，78（7）：947-956.

[29] ZHANG S X，WANG J，CHEN J W，et al. The level of peripheral regulatory T cells is linked to changes in gut commensal microflora in patients with systemic lupus erythematosus. Ann Rheum Dis，2019，2019：216504.

[30] YACOUB R，JACOB A，WLASCHIN J，et al. Lupus：the microbine angle. Immunobiology，2018，223（6-7）：460-465.

[31] ZHOU H Y，LI B J，LI J，et al. Dysregulated T cell activation and aberrant cytokine expression profile in systemic lupus erythematosus. Mediators Inflamm，2019，2019：8450947.

[32] TSCHURTSCHENTHALER M，WANG J，FRICKE C，et al. Type Ⅰ interferon signalling in the intestinal epithelium affects Paneth cells，microbial ecology and epithelial regeneration. Gut，2014，63（12）：

笔记

1921-1931.

[33] LI Y, WANG H F, LI X, et al. Disordered intestinal microbes are associated with the activity of Systemic Lupus Erythematosus. Clin Sci（Lond）, 2019, 133（7）: 821-838.

[34] KIM J W, KWOK S K, CHOE J Y, et al. Recent advances in our understanding of the link between the intestinal microbiota and systemic lupus erythematosus. Int J Mol Sci, 2019, 20（19）: 4871.

[35] DE LUCA F, SHOENFELD Y. The microbiome in autoimmune diseases. Clin Exp Immunol, 2019, 195（1）: 74-85.

[36] MU Q H, ZHANG H S, LIAO X F, et al. Control of lupus nephritis by changes of gut microbiota. Microbiome, 2017, 5（1）: 73.

[37] PHIMISTER E G, ROSENBAUM J T, SILVERMAN G J. The microbiome and systemic lupus erythematosus. New England Journal of Medicine, 2018, 378（23）: 2236-2237.

[38] LÓPEZ P, DE PAZ B, RODRÍGUEZ-CARRIO J, et al. Th17 responses and natural IgM antibodies are related to gut microbiota composition in systemic lupus erythematosus patients. Sci Rep, 2016, 6: 24072.

[39] TSOKOS G C, LO M S, REIS P C, et al. New insights into the immunopathogenesis of systemic lupus erythematosus. Nature Reviews Rheumatology, 2016, 12（12）: 716-730.

[40] ROSENBAUM J T, SILVERMAN G J. The microbiome and systemic lupus erythematosus. N Engl J Med, 2018, 378（23）: 2236-2237.

[41] ZHANG H, LIAO X, SPARKSJ B, et al. Dynamics of gut microbiota in autoimmune lupus. Appl Environ Microbiol, 2014, 80（24）: 7551-7560.

[42] HEVIA A, MILANI C, LÓPEZ P, et al. Intestinal dysbiosis associated with systemic lupus erythematosus. MBio, 2014, 5（5）: e01548-14.

[43] KOJI A, YOSHINORI U, KENYA H. Microbiotal influence on T cell subset development. Semin Immunol, 2011, 23（2）: 146-153.

[44] KOSIEWICZ M M, ZIRNHELD A L, ALARD P, et al. Gut microbiota, immunity, and disease: a complex relationship. Front Microbiol, 2011, 2: 180.

[45] PATRICK M S, MICHAEL R H, NICOLAI P, et al. The microbial metabolites, short-chain fatty acids, regulate colonic Treg cell homeostasis. Science, 2013, 341（6145）: 569-573.

[46] GHOSH T S, RAMPELLI S, JEFFERY I B, et al. Mediterranean diet intervention alters the gut microbiome in older people reducing frailty and improving health status: the NU-AGE 1-year dietary intervention across five European countries. Gut, 2020, 69（7）: 1218-1228.

[47] SPITS H, ARTIS D, COLONNA M, et al. Innate lymphoid cells-a proposal for uniform nomenclature, Nat Rev Immunol, 2013, 13（2）: 145.

[48] ZHANG M X, YIN X F, LI X F. The effect of clostridium butyricum on intestinal flora of patients with systemic lupus erythematosus. Annals of the Rheumatic Diseases, 2019, 78: 1702-1703.

[49] LIU X Q, LAI N L, CHENG T, et al. Immunoregulatory therapy effectively promotes the balance between treg cells and pro-inflammatory lymphocytes in systemic lupus erythematosus. Annals of the Rheumatic Diseases, 2019, 78: 1698-1699.

[50] LIU X Q, DUAN Y N, LAI N L, et al. Absolute reduction of peripheral cd4+cd25+foxp3+t regulatory cells in patients with systemic lupus erythematosus. Annals of the Rheumatic Diseases, 2019, 78: 1546-1546.

[51] LIU X, JING X, WU X, et al. The number of circulating regulatory t cells is reduced and low-dose il-2 selectively stimulates its proliferation in patients with systemic lupus erythematosus. Annals of the Rheumatic Diseases, 2017, 76（Suppl 2）: 69.

[52] ZHAO C M, CHU Y F, LIANG Z Y, et al. Low dose of IL-2 combined with rapamycin restores and maintains the long-term balance of Th17/Treg cells in refractory SLE patients. BMC Immunology, 2019, 20（1）: 32.

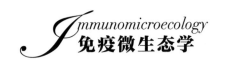

# 第三章　强直性脊柱炎免疫微生态

## 第一节　强直性脊柱炎的发病机制

　　强直性脊柱炎（ankylosing spondylitis，AS）是一种慢性进行性免疫性疾病，骶髂关节炎是 AS 的特征，可伴关节外表现，脊柱的炎症最终可能导致骨性强直。我国 AS 患病率为 0.25% 左右。人类白细胞抗原 -B27（human leucocyte antigen-B27，HLA-B27）基因是最早发现的与 AS 相关的风险因素，但 HLA-B27 并不能完全解释 AS 的发病，AS 病因和发病机制至今尚不明确，遗传、免疫和环境因素在 AS 的发生中共同发挥作用。随后与 AS 风险基因关联分析筛选发现存在非主要组织相容性复合体（major histocompatibility complex，MHC）区域的高风险基因，尤以内质网氨基肽酶（endoplasmic reticulum aminopeptidase，ERAP）和白细胞介素 -23 受体（IL-23R）为主。此外，炎性肠病（inflammatory bowel disease，IBD）作为以 AS 为典型的脊柱关节病的常见关节外表现，二者间的相互作用也有很多研究报道，已有不少证据支持肠道免疫与 AS 发病有关。

### 一、主要组织相容性复合体基因在 AS 发病中的作用

　　MHC 是基因组中基因密度最高的区域之一，含有大量与免疫功能相关的基因。MHC 是免疫细胞识别自我和非我的关键组成分子，是免疫应答发生的重要成分。HLA-B27 是 MHC- Ⅰ类分子，主要参与内源性抗原提呈，抗原肽经蛋白酶体降解为短肽后，肽段借助转运蛋白从细胞质运输到内质网与 MHC- Ⅰ类分子结合，以抗原肽 -MHC- Ⅰ类分子复合物的形式呈现在细胞表面，进而被特异性 CD8+T 细胞识别激活 T 细胞免疫应答。而在被运出细胞表面之前，内质网上组装完成稳定的 MHC- Ⅰ类分子非常重要。HLA-B27 异常会产生非正常抗原肽复合物进而导致抗原错误提呈激活免疫应答，引发炎症反应。HLA-B27 引起 AS 发病的具体机制目前主要有 3 个假说。

#### （一）HLA-B27 的错误折叠

　　HLA-B27 肽链的未折叠蛋白反应（unfolded protein response，UPR）可引发炎症反应导致 AS 的发生。UPR 主要由 3 个跨膜感受器启动，分别为内质网跨膜激酶 1（IRE1）、

蛋白激酶样内质网激酶（PERK）及活化转录因子 6（ATF6）。目前认为，UPR 影响炎症介质产生主要有两条途径：IRE1 的下游通路能诱导细胞凋亡蛋白（CHOP）结合基因调节因子，直接促进 IFN-β 和 IL-23 等细胞因子的产生；IRE1 和 PERK 通路能激活促炎症转录因子（如 AP-1、NF-κB 等），调控白介素、肿瘤坏死因子 α 等炎症因子的产生。

然而 UPR 并未得到证实，在 AS 患者肠道中虽然发现了 HLA-B27 的错误折叠，但并没有激活 UPR，反而出现自噬反应。UPR 是对错误折叠蛋白的适应性反应，促使未折叠或错误折叠蛋白正确折叠，当UPR无法纠正未折叠蛋白活动时，会诱导细胞启动凋亡程序。自噬是对细胞内错误折叠蛋白或老化受损的细胞器自我消化以维持细胞稳态，在功能上可以说是 UPR 的承进。UPR 与自噬在维持细胞稳态上具有相互协调的作用，提示 UPR 功能受损或自噬失衡均可引发炎症反应。

### （二）HLA-B27 异常表达

MHC-Ⅰ类分子主要由三个独立多肽组成，即重链、$\beta_2$ 微球蛋白轻链、氨基酸锚定残基。$\beta_2$ 微球蛋白从重链中分离，自由重链结合形成同源二聚体表达在胞内或细胞表面，与 T 细胞或 NK 细胞表面受体（KIR，主要是 KIR3DL2）结合，促进特异性 Th17 细胞转录因子 RORγt 及抗细胞凋亡因子 Bcl-2 表达，从而促进 IL-17 分泌，脊柱关节病的肠道及滑液中发现这种二聚体形式的表达，其对 KIR 的激活可能促使 AS 中 Th17 细胞分化，并减少已活化 Th17 细胞的凋亡，促使更多 IL-17 产生。HLA-B27 同源二聚体与 KIR3DL2 的结合激活了 Th17 细胞，Th17 细胞激活后通过淋巴系统到达靶器官，促进这些器官中微生物与自身抗原间的分子模拟反应，进而发生关节炎症。

### （三）关节肽假说

某些外源肽与关节组织中的自身肽结构相似，这些自身肽被 HLA-B27 结合并被提呈激活 CD8$^+$ T 细胞产生自应性免疫反应，从而攻击自身组织，进而引发炎症。但至今尚未识别到能触发 AS 免疫反应的"关节炎基因肽"，而在与 AS 相关或非相关的 HLA-B27 亚型结合肽之间也未发现有定性差异。目前认为具有交叉反应性的微生物抗原导致限制性 HLA-B27 细胞毒性 CD8$^+$ T 细胞反应自应性激活，从而破坏了自身免疫平衡状态，且此种抗原可能来源于肠道，通过淋巴回流入侵骶髂等关节导致这些节点产生炎症反应造成损害。

## 二、非 *MHC* 基因因素在 AS 发病中的作用

在免疫应答过程中存在许多非 MHC 区域的分子参与，目前除 *HLA-B* 基因外，已确认 ≥36 个基因座与 AS 相关联，包括非 *MHC* 及 *HLA-B27* 基因以外的其他 HLA-B 等位基因，已有报道肠道免疫、ERAP 在 AS 发病中有不可忽视的作用。

### （一）内质网氨基肽酶

EARP1 在抗原提呈中负责调整抗原肽长度，是 APC 激活免疫应答的重要一环。

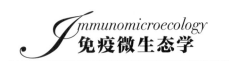

ERAP1 与其异构体 ERAP2 均属于锌指金属基质肽酶 M1 家族中的"催产素酶亚家族"，主要负责对抗原肽的长度剪切，正常情况下将抗原修剪为 9 ～ 16 个氨基酸的肽，以嵌合 MHC- Ⅰ 类分子残基槽。当 ERAP 修剪功能异常时抗原肽长度或结构发生变化，抗原肽 -MHC- Ⅰ 类分子复合物不稳定，最终引发异常免疫应答。

ERAP 剪切功能发生异常的机制目前并不完全清楚，ERAP 无法剪切抗原肽呈正常长度，同样会导致蛋白质错误折叠引起内质网应激。由于 HLA-B27 亚型的不同与 AS 发病有强相关性，因此有学者认为是 HLA-B27 特殊亚型对非常抗原有特异作用从而引发 AS。ERAP1 同种异型具有较高的催化活性，与 HLA-B27 的共同存在更改了在适应性免疫系统自免机制中微生物或自身肽正常提呈的条件。已证实 ERAP1 与 HLA-B 分子间具有相互作用，ERAP 多态性影响 HLA-B27 与多肽的相互作用。

### （二）IL-23/IL-17 轴

Th17 细胞是近年来新发现的 T 细胞亚群，IL-23 能作用于 Th17 细胞表面 IL-23 受体，促进 Th17 细胞的增殖分化及生存维持，激活 Th17 细胞免疫反应并分泌 IL-17 因子，继而引起下游多发炎症反应。IL-23 是促炎性细胞因子，主要促进 Th17 细胞增殖，而 Th17 细胞与免疫性疾病有密切关系，提示 IL-23 在 AS 发病中有重要作用。Delay 等在 HLA-B27 转基因鼠模型中发现，巨噬细胞中 HLA-B27 错误折叠会促进 IL-23 的分泌。Goodall 等报道，树突状细胞中错误折叠引发的 UPR 会上调 IL-23 的分泌。

有学者认为，免疫系统对骨代谢的作用是基于 T 细胞分泌 IL-17 直接对骨代谢的调节，IL-17 直接作用于成纤维细胞诱导 NF-κB 受体激活蛋白配体（receptor activator of NF-κB ligand，RANKL）的表达导致破骨细胞分化增加促进骨吸收，同时激活滑膜巨噬细胞促进 IL-1、IL-6、TNF-α 等的产生，诱导 DKK1 的表达，抑制骨形成。IL-23 是一种双向调节性因子。以前研究认为 IL-23 是通过 Th17/IL-17 间接调控骨吸收，现有研究表明 IL-23 可以不通过 Th17/IL-17 途径，直接提高小鼠破骨前体细胞表面 RANK 的表达，从而增加破骨前体细胞对 RANKL 的敏感性，促进破骨分化成熟。在一项反应性关节炎和未分化脊柱关节病研究中发现，滑膜液 CD8+ 细胞能识别重组沙门菌的外膜蛋白 A，刺激滑液单核细胞产生 IL-17、IL-23，提示病原菌可能诱发免疫炎症反应，导致脊柱性关节炎的发生。

### （三）Treg 细胞

越来越多的证据表明，Treg 细胞可能参与 AS 的发病机制。由于使用不同的标记物识别 Treg，因此有关 AS 患者中 Treg 比例的一些研究有很大争议。一项荟萃分析共纳入 29 项研究，涉及 1732 名 AS 患者，在未区分 Treg 细胞定义时，结果显示 AS 患者 Treg 的比例与健康对照组比较无明显差异，病情活动的 AS 患者与病情稳定的 AS 患者 Treg 比例亦无差异。但是有 6 项研究结果显示，AS 患者外周血中 Treg 细胞的比例与健康献血者相比显著降低，而他们对 Treg 细胞的定义为 CD4+ CD25+ Foxp3+Treg，CD4+ CD25+ CD127low/-

或 CD4$^+$CD25$^+$CD127$^-$Treg 细胞。研究提示 Treg 的水平根据所用的细胞识别标记而变化，Treg 细胞状态在 AS 患者中非常重要，并且在评估此类患者的状况时，建议选择以上标记物作为 Treg 的最佳定义。总结 308 例 AS 患者淋巴细胞亚群，结果亦显示其 CD4$^+$CD25$^+$Foxp3$^+$Treg 细胞绝对计数较健康对照组显著降低（$P < 0.001$），需要进一步行较大样本量的独立队列研究来验证结果。

# 第二节　强直性脊柱炎肠道微生态失衡与免疫功能紊乱

动物研究显示，HLA-B27 转基因大鼠在无菌环境中饲养时，并没有表现出脊柱关节炎（spondyloarthritis，SpA）的特征，但是将共生细菌（如 *Bacteroides vulgatus*）引入这些无菌模型后，HLA-B27 转基因大鼠则出现类似 AS 的症状。这些研究表明微生物组和遗传易感性在 AS 发病中均有作用。口腔微生物群（口腔内含有 700 多种细菌）在牙周疾病中起重要作用，AS 患者更容易患牙周炎，提示牙周炎与 AS 有关。AS 患者与健康人群比较，AS 患者具有更高的抗牙龈卟啉单胞菌水平，再次表明某些特定菌群与 AS 之间可能存在相互作用。

尽管 AS 遗传力很高，但是双胞胎的患病一致率仍不达 100%。微生物在 AS 发病中的作用虽有争议，但是已证实其可在 HLA-B27 的遗传背景上发挥作用，是触发 AS 发病很重要的一方面。随着高通量技术的迅速发展，对微生物的组成和功能有了更深刻的认识，56% 的 AS 患者患有包括上呼吸道感染、泌尿系统感染和（或）肠道感染，且 HLA-B27 阳性患者的感染率更高，以肠道感染最常见，提示感染与 SpA 密切相关。

人类肠道被多达 100 万亿（$10^{14}$）种细菌定植，有 1000 多种不同的物种。肠道微生物群在免疫系统的发育和维持免疫细胞稳态方面发挥着关键作用。胃肠道和泌尿生殖道病原体被公认为是反应性关节炎的诱因，在强直性脊柱炎中亦证明有一定的作用。20 多年前已在动物模型中发现，肠道微生物群直接参与 HLA-B27 相关性脊柱关节炎的发生，微生物菌群现已成为人类脊柱关节炎环境成分的重要考虑因素。

## 一、肠道免疫关联基因及微生态失衡

### （一）AS 与肠道炎症的遗传学重叠

肠道微生物是外源微生物与 HLA-B27 相互作用的一个重要方面。AS 与肠道炎症在临床表现上的重叠已成为共识。AS 患者并发炎性肠病（inflammatory bowel disease，IBD）者占 5%～10%，还有超过 70% 的 AS 患者伴有亚临床肠道炎症，高达 30% 的原发 IBD

患者会出现关节症状，这表明二者可能有共同的发病机制。肠道菌群失调可能是 AS 与肠道炎症的共同发病机制。AS 和 IBD 之间存在遗传学重叠，经免疫芯片发现的与 AS 关联的 31 个基因位点中，有 20 个与 IBD 相关，与 AS 和 IBD 存在共同关联的其他多个基因也与黏膜免疫相关。

IBD 患者肠道炎症会促进肠道细菌过度生长而改变肠道菌群组成。在鼠结肠炎和回肠炎模型中发现肠杆菌、肠球菌和拟杆菌的数量增加，它们可能通过 Toll 样受体（Toll-like receptor，TLR）调节先天免疫应答，TLR9 的活化与促炎性因子激活 NF-κB 通路有关。最新研究表明，无论性别或年龄，TLR9 rs5743836*C 都是 SpA 的敏感性因素，携带 *rs5743836* C 基因型的患者患病风险增加 1.69 倍。此外，通过刺激 IL-6 可以提高 TLR9 mRNA 的表达率，在存在 rs5743836 * T / C 基因型的情况下，通过 IL-6 可以放大 TLR9 信号传导，从而形成一个正反馈环。

### （二）AS 患者中肠道菌群的紊乱

AS 患者（及其一级亲属）的肠道通透性较高，增加了他们对肠道微生物的暴露。此外，动物研究证明，在无菌环境中饲养的 HLA-B27 转基因大鼠未表现出 SpA 的特征，表明仅 HLA-B27 阳性不足以发展为 AS。通过对回肠末端 16S rDNA V4 测序研究发现，与健康对照相比，AS 患者毛螺菌科、普雷沃菌科、紫单孢菌科、韦荣球菌科和拟杆菌科 5 个科的细菌丰度显著增加，而瘤胃球菌和理研菌明显减少，其中毛螺菌科和普雷沃菌科与结肠炎和克罗恩病存在强关联。除此之外，这些改变均可在无肠道炎症的 AS 患者中出现，提示无论是否存在结肠炎和肠道菌群失调与 AS 发病均密切相关。

2017 年，利用 16S rDNA 高通量测序技术对回肠和结肠菌群结构进行研究，发现有肠道微炎症的 SpA 患者肠道微生物成分与未发生肠道微炎症的患者相比有显著差异，且小杆菌属的丰度与 AS 疾病活动度评分呈正相关，是 SpA 活动的潜在微生物标志物。同年，对粪便样本研究分析结果显示，与健康对照组相比，SpA 患者肠道中毛螺菌科丰度升高，而普雷沃菌属和 *Paraprevotellaceae* 丰度显著降低，瘤胃球菌与患有 IBD 的 SpA 患者的疾病活动性指数相关。同时，在健康对照中，相比于 HLA-B27 阴性健康人，HLA- B27 阳性对照具有更高的微球菌科和轮藻，而双歧杆菌属和 Odoribacter 菌属显著降低。2019 年胡等应用鸟枪宏基因组学方法研究发现 AS 病例中富含梭状芽孢杆菌细菌和夏德威梭状芽孢杆菌，而青春双歧杆菌、*Coprococcus comes*、*Lachnospiraceae bacterium 5163FAA* 和 *Roseburiainulinivorans* 被耗竭。以上的研究表明肠道菌群与 AS 的发病机制和疾病进程都存在着密切的联系，并且肠道菌群很有可能与多种 AS 发病相关的免疫炎症机制相关。

## 二、肠道菌群参与 AS 发病及进展的可能机制

### （一）肠道菌群与 HLA-B27

肠道微生物的相互作用可能直接参与 AS 的免疫遗传学发病机制。微生物的存在对 HLA-B27 转基因大鼠的疾病进展有较大影响，而在无菌环境中饲养的 HLA-B27 转基因大鼠不发生 SpA。无菌条件下饲养的 SpA 小鼠疾病发展缓慢，回肠 IL-23 表达也减少。这两项研究提示，微生物改变是疾病发展的自然过程，并独立于遗传印记。因此，探讨 AS 患者肠道微生物组成及形成机制，有望对通过调控肠道菌群治疗 AS 提供帮助。

HLA-B27 转基因大鼠模型显示，肠道微生物失调不仅对外周单核细胞间的系统性炎症细胞及介导因子有影响，可能还有骨侵蚀的作用。正常肠道菌群在抵御病原微生物入侵黏膜上皮细胞及血液循环上具有重要的作用，是黏膜屏障正常发挥功能的生理基础。肠道菌群的改变会引发持续性抗原刺激，进而激活 T 细胞引发慢性炎症。肠道菌群失衡致使病原菌增殖，菌群分布的改变降低了黏膜表面渗透性，导致黏膜屏障功能受损，病原菌穿透黏膜激活固有免疫，进而产生多种促炎性因子。尽管 AS 患者肠道菌群失调与固有免疫反应及慢性炎症有关已得到证实，但二者间的因果关系仍有待进一步确定。同时有研究发现，HLA-B27 转基因鼠肠道微生物形成相比野生鼠模型具有菌群差异性。HLA-B27 和 hβ2m 转基因大鼠与野生型大鼠粪便样品相比，普雷沃菌属的丰度升高，而 *Rikenellaceae* 科的丰度降低。这提示 HLA-B27 可能对肠道菌群的形成有作用。

### （二）肠道菌群与 IL-23/Th17 轴

肠道免疫环境的变化还影响了免疫细胞，包括 Th1 和 Th17 细胞因子（IL-17A、IL-23 和 IFN-γ）表达增强，结肠中 Th17 细胞扩增黏膜，抗菌肽表达失调和细菌特异性 IgA 产生增加。所有这些变化要早于严重的临床结肠炎的发展。

此外，AS 患者肠道中出现 IL-23 异常升高，并未发现 Th17 细胞的极化，但却发现了 ILC3 的存在。ILC3 是一种主要产生 IL-17、IL-22 等细胞因子的固有免疫细胞亚群，Cicca 等在 AS 炎性肠病程度较高的患者外周血、滑液及骨髓活检中发现肠源性 ILC3 水平升高，认为肠道免疫反应对 AS 关节炎症发生有作用。IL-23/IL-17 轴不仅涵盖 Th17 细胞，可能因不同部位而包含其他能产生 IL-17 的免疫细胞，肠道中 IL-23 升高启动 IL-23/IL-17 轴，分泌促炎性因子，引发关节和肌腱端炎症反应，ILC3 分泌 IL-17 等促炎性因子可能是 AS 中肠道 - 关节轴性反应的关键组成。

触发 AS 患者肠道产生 IL-23 的原因尚不清楚。IL-23 对黏膜免疫起重要调节作用，能介导抗微生物应答及上皮表面的胞外细菌防御。有研究发现，由于肠道微生物组成的改变，AS 患者对 IL-23 的应答增强，与反应性关节炎可通过胃肠道感染沙门菌、志贺菌、耶尔森菌或弯曲杆菌等触发不同，AS 似乎没有明确的触发感染源。然而，肠道微生物群

落的细微变化可能在 AS 发病中起重要作用。一项小型队列研究发现，AS 患者回肠末端菌群种类比健康对照更具多样性，该研究还在 AS 患者活检标本中发现 1 个由 100 种微生物组成的核心种群，提示"核心微生物群"可能特异性驱动 AS 发病。已证实 IL-23 通过肠道微生物的介导参与了 HLA-B27 阳性 AS 的发病过程，其发病机制可能为微生物抗原的刺激或肠道微生物结构的改变增加了 IL-23 的表达，从而刺激了肠道辅助性 T 淋巴细胞和其他免疫细胞的活化增殖，并将触发适应性免疫过程和 AS 的发生。

### 三、膳食结构通过肠道菌群影响自身免疫疾病

肠道菌群紊乱与 AS、IBD 等疾病的发生、发展密切相关。膳食是胃肠道与外界最直接的联系，越来越多的研究表明，膳食会影响肠道微生物的基因及其组成，不同代谢底物的优势菌群差异明显，从而影响肠道菌群的结构和功能。一项随机饮食干预研究设计了两种饮食方式，一种为完全基于动物产品（主要由肉类、鸡蛋和奶酪组成），另一种为基于植物性产品（富含谷物、豆类、水果和蔬菜）。结果显示不同饮食会导致不同的微生物变化，动物性饮食富含蛋白质降解相关的细菌，而植物性饮食增加了与碳水化合物发酵相关的细菌功能。因此，不同的膳食成分可以对肠道微生态产生不同的影响。

膳食结构还通过肠道菌群影响自身免疫，从而诱发自身免疫性疾病。研究表明，高盐饮食能够通过羟甲基化酶 TET2 促进 $CD4^+T$ 细胞处于低甲基化状态，即处于活化状态，并且可以通过调控 T 细胞分化相关基因 spn 等诱导 Tfh 细胞的分化。一项实验性自身免疫性脑膜炎小鼠模型的研究结果表明，长期大量摄入无咖啡因的高糖型可乐饮料将引起机体菌群结构的显著变化，并显著上调肠腔内 ATP 的水平，这些变化使 Th17 细胞水平显著上升，并最终加重小鼠实验性自身免疫性脑膜炎疾病的发生。膳食结构通过调控肠道菌群，用于改善疾病症状将会是很好地辅助治疗途径。肺炎克雷伯菌的感染可引发 AS 的发生已被多项研究证实，在高碳水化合物 / 低蛋白饮食的个体中，粪便中的肺炎克雷伯菌浓度的平均值是低碳水化合物 / 高蛋白饮食的人的 40 倍，这一发现表明除了使用抗炎和免疫调节药物外，低淀粉饮食摄入可能有助于 AS 患者的治疗。

最新的研究显示饮食的多样性与肠道微生物丰度和多样性也相关。人类摄入大量饱和脂肪酸时，肠道微生物丰度和多样性减少、普氏菌属及粪杆菌属减少、拟杆菌属增加。短期富含动物蛋白的饮食可以持续增加肠道胆汁耐受菌（厚壁菌门）的水平，同时减少糖分解微生物的数量。在以无谷饮食或以谷类减少的饮食为主的人群中，肠道微生物群中双歧杆菌减少。肥胖人群中，高膳食纤维饮食会导致产丁酸盐的厚壁菌门显著增加。低膳食纤维饮食的鼠经历几代将逐渐失去微生物多样性，即使重新添加膳食纤维，这也是不可逆的。AS 患者肠道微生物区系组成的主要特点是细菌丰度及多样性低，厚壁菌门 / 拟杆菌门比值低，双歧杆菌、普氏菌属及粪杆菌属的相对丰度低，而拟杆菌属的相对丰度高。那么，高饱和脂肪酸、低蛋白、低膳食纤维饮食可能与 AS 患者肠道微生态失衡有关，我们可以

通过调整 AS 患者膳食结构，增加饮食的多样性，恢复肠道微生态平衡，进而影响 AS 的发生和发展。

# 第三节　强直性脊柱炎免疫微生态失衡的检测

就目前对 AS 的最新认识，肠道微生态的紊乱可导致机体免疫功能失衡，是免疫微生态平衡失调的主要原因。调节肠道微生态平衡和纠正免疫失衡是治疗 AS 的关键，因此通过甲烷氢呼气试验了解小肠异常细菌生长、宏基因组检测结肠肠道微生物状态及免疫筛查检测机体的免疫功能状况十分重要，还有未来开展的基因检测等是精准治疗 AS 的必要条件。

## 一、免疫筛查检测

AS 是典型的免疫功能紊乱引起的疾病，检测和了解淋巴细胞亚群和 $CD4^+T$ 细胞亚群对评估 AS 患者的免疫功能状态非常重要，根据检测结果指导合理用药。

免疫筛查检测的临床意义如下。

1. T 细胞、B 细胞、NK 细胞亚群检测

（1）T 淋巴细胞总数

AS 的发病机制以细胞免疫为主，多数的 AS 患者免疫功能异常，是过度的免疫反应，T 淋巴细胞应该是高的，但我们的研究证实大多数患者并不升高，相当一部分患者淋巴细胞数是低于正常的。

（2）NK 细胞

相当一部分患者 NK 细胞数不足，尤其是长病程的患者降低更明显，如果过度应用免疫抑制剂和生物制剂可使 NK 细胞数进一步减少，易引起霉菌感染、真菌感染和二重感染。

2. $CD4^+T$ 细胞（Th1、Th2、Th17、Treg 细胞）检测

（1）Th1、Th2 和 Th17 细胞

Th17 和 Th1 细胞数目在 AS 患者中有所升高，多数患者在正常范围，Th2 细胞数目变化不明显。

（2）Treg 细胞

大部分的 AS 患者 Treg 细胞数在正常范围，部分血管炎较重的患者 Treg 细胞可以明显降低，可能和免疫反应的类型有关，往往急性炎症或病程短的患者随着 Th17 细胞的升高，Treg 细胞也升高。小肠细菌过度生长的患者近半数出现 Treg 细胞的减少。对以上现象还需进一步的临床研究阐明其机制和意义。

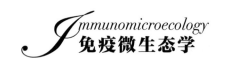

3.细胞因子检测

目前主要检测 IL-2、IL-4、IL-6、IL-10、IFN-γ、IL-17 和 TNF-α 等细胞因子，其是机体免疫炎症反应的敏感指标，尤其是对感染和自身免疫炎症风暴的判断有着重要的意义。这些指标比红细胞沉降率和 CRP 更为敏感，特别是在小肠细菌过度生长中，各种细胞因子普遍升高，另外一些慢性感染，如咽炎、扁桃体炎、尿道炎、生殖系统炎症和中耳炎等也可以升高。这些慢性感染和 AS 的免疫耐受缺陷有密切关系，值得临床上高度重视。同时，它们也是反映 AS 患者病情的敏感指标，能更直观地观察 AS 是否有免疫炎症的发生，对预防复发有着重要的意义。

## 二、甲烷氢呼气试验

AS 患者中小肠细菌过度生长阳性率为 72%，是造成 Treg 细胞数量减少引起免疫耐受缺陷的重要因素。用甲烷氢呼气试验检测小肠细菌过度生长，可以帮助了解肠道微生态的变化，在诊断和治疗由于菌群移位和菌群失调导致的疾病方面，提供有重要价值的帮助。通过甲烷氢呼气试验评估 AS 患者是否存在小肠细菌过度生长，进而制订合理的免疫调节治疗方案。

## 三、宏基因组检测

（1）应用宏基因组测序技术检测 AS 患者肠道菌群丰度及种类的变化，指导有目的使用不同益生菌的治疗，以及观察治疗后肠道菌群的恢复情况。

（2）为指导患者合理饮食、改变生活方式提供依据。

（3）结合基因芯片用于 AS 疾病的早期诊断及疗效观察。

（4）通过宏基因组测序技术指导合理用药，比较用药前后 AS 患者的宏基因组变化，评估药物的治疗效果。

# 第四节　强直性脊柱炎免疫微生态失衡的防治

强直性脊柱炎是一种主要侵犯骶髂关节和脊柱的慢性炎性疾病，严重者可造成脊柱强直，影响患者的生活质量。病因尚不清楚，有一定的遗传背景，在肠道微生态紊乱及其他环境因素的影响下导致免疫功能紊乱最终发病。以青壮年多见，治疗起来有一定难度，早期诊断和早期治疗是改善预后的关键。锻炼有一定的治疗作用，在整个治疗过程和维持缓解中是至关重要的。

就目前对强直性脊柱炎的最新认识，肠道微生态的紊乱可导致机体免疫功能失衡，是

Treg 细胞减少或功能受损导致免疫耐受缺陷的主要原因。调节肠道微生态平衡和纠正免疫微生态紊乱是治疗强直性脊柱炎的关键，因此通过甲烷氢呼气试验了解小肠异常细菌生长、宏基因组检测结肠肠道微生态状态及免疫筛查检测机体的免疫功能状况十分重要，还有未来开展的基因检测等是我们能够精准治疗强直性脊柱炎的必要条件。

早期、正确、精准的治疗能使绝大多数患者病情得到有效控制，虽然不能治愈，但就目前的治疗方法和策略完全能够达到没有症状、病情不进展、带病生存的目的。

## 一、治疗目标

### （一）疾病改善

疾病改善是指无疼痛症状、部分改善脊柱活动度、炎性指标正常、肠道微生态平衡、甲烷氢呼气试验值正常及免疫平衡。

（1）部分改善脊柱活动度是指大部分患者就诊时多数已经造成脊柱不同程度的强直，经过治疗脊柱活动度多数能有所恢复，但很难全部恢复到正常水平，因此定义为部分改善脊柱活动度。

（2）炎症指标正常是指红细胞沉降率正常、CRP 正常和细胞因子检测正常。

（3）免疫微生态平衡和甲烷氢呼气试验阴性是指肠道菌群结构经菌群芯片检测无特殊异常，小肠无细菌过度生长。

（4）免疫平衡主要是指 TBNK、Th17、Th1、Th2 和 Treg 细胞恢复到正常。如果个别患者确实不能恢复到正常水平，在长期病情稳定的情况下不必一定要恢复到正常水平，以免过度用药，减少不必要的不良反应和减轻患者的经济负担，就此给予适当维持治疗，长期密切随访观察。

### （二）疾病控制

疾病控制是指无症状、脊柱病变无进展、炎性指标正常、肠道微生态平衡、甲烷氢呼气试验值正常及免疫平衡。

这个治疗目标也不容易达到，想让脊柱病变无进展还需要医生和患者尽最大努力来实现。

## 二、治疗方法

### （一）强化治疗

在治疗的过程中强化治疗是重要环节，希望在最短的时间内达到上述治疗目标，往往在临床上没有得到应有的重视。

1.甲强龙冲击

原来的观念认为强直性脊柱炎是一个慢性病，尤其是强直发生后是不可逆的，因此忽视了强化治疗这个环节。其实即便是脊柱已经强直，骨桥形成，但由于脊柱是微动关节，每个关节略微活动一些就可能明显改善脊柱的活动度。在疾病活动期肌肉受炎症刺激痉挛是强直的重要因素，尤其是一些年轻人，虽然没有竹节样变，但脊柱活动仍然明显受限，因此抓住时机给予一个强化治疗，消除脊柱慢性炎症，解除肌肉痉挛，可以明显改善脊柱的活动度，配合锻炼和其他治疗手段可以减少或延缓残疾的进程。甲强龙冲击是桥治疗很好的手段，可以快速消除炎症镇痛，显著改善症状，短期内增加脊柱活动度，延缓残疾的步伐，改善患者的生活质量。

剂量，可以甲强龙 250 ～ 1000 mg 冲击 3 ～ 4 天，休息 3 ～ 4 天为 1 个疗程，可以重复 3 ～ 5 个疗程。比起生物制剂价格便宜但要承担较多的药物不良反应，大剂量强化治疗后可用小剂量泼尼松维持，不需要长期维持治疗，可尽早停药。

2. 生物制剂

生物制剂主要包括益赛普、强克、恩利、类克、修美乐和雅美罗等，其特点为迅速缓解病情，不良反应小，是目前治疗中最好的选择，但价格较贵，部分患者可能无效，如果经济条件允许，可长期应用。

3. 静脉注射丙种球蛋白

静脉注射丙种球蛋白的特点为：免疫抑制起效快，可以诱导 Treg 细胞的生成，有利于免疫平衡的调节，同时增加患者的抗病毒能力。常用于危重患者，如重要脏器损害、机体体液免疫功能低下和血小板显著减少者。

4. 免疫吸附和血浆置换

免疫吸附和血浆置换的特点为：起效快，短期内可清除血液中的自身抗体及其他致病因子，是诱导缓解中的重要措施，是危重患者，如重要脏器损害、机体免疫功能低下和血小板显著减少等的有效措施，往往起到至关重要的作用，可用于妊娠前和妊娠期的疾病控制，不影响妊娠。

### （二）维持平衡

维持平衡是指在治疗达标后维持长期临床缓解。

1. 功能锻炼

强调锻炼也是治疗，是维持长期缓解、减少用药甚至停药及延长生命的必要措施。

强直性脊柱炎的病理基础是肌腱附着点炎，这些部位的纤维化、骨化将影响到机体的功能，积极主动、正确的体能锻炼将有助于维持机体的正常功能，切不可因疼痛而卧床不起，不愿活动，这样只能使患者胃肠道蠕动减慢、免疫紊乱加重、病情进展加快。

对于强直性脊柱炎患者应主要针对以下 3 个目标进行运动：①维持胸廓的活动度；②保持脊柱的灵活性；③维持肢体的运动功能，防止或减轻肢体因废用导致的肌肉萎缩，维持骨密度和强度，防止骨质疏松等。

为此患者可以经常做一些深呼吸、扩胸、屈膝、屈髋、弯腰和转头、转体等运动。

此外，强直性脊柱炎患者锻炼过程中的注意事项有：①功能锻炼必须动作缓慢，持续用力，逐渐加力至肌肉肌腱疲劳，关节功能改善；②本着循序渐进的原则，时间从短到长，次数从少到多，力量逐渐加大；③禁止动作过大，用力过猛，强行锻炼，造成骨桥骨折，肌腱损伤；④若关节完全强直，则禁止该关节功能锻炼，避免造成损伤。在坚持关节功能锻炼的过程中一定要结合病情发展针对性的锻炼，避免过度锻炼。

2. 维持肠道微生态平衡

（1）饮食调节是治疗的根本

正常情况下机体的肠道菌群处于平衡状态，当过多食入碳水化合物时可导致有害菌过度生长，而摄入膳食纤维可以促进益生菌生长，因此减少主食、甜食和含淀粉较高的食物，如土豆、红薯、粉条的摄入量，同时增加各种蔬菜的摄入量非常重要，是维持肠道微生态平衡的重要措施。

（2）补充益生菌是必要的手段

肠道益生菌可发酵膳食纤维而生成短链脂肪酸（short-chain fatty acid，SCFA），主要是醋酸、丙酸和丁酸，促进 Treg 细胞的增殖及活性，有助于调节 Th17/Treg 细胞平衡，是国际上最好的治疗理念。根据甲烷氢呼气试验和宏基结肠菌群检测了解肠道菌群失衡状态，给予适当的益生菌和益生元治疗，可以有效调节肠道菌群，进而调节机体免疫功能状态，诱导和恢复免疫耐受，达到控制疾病的目的。由于益生菌属于食品级的菌群调节剂，没有太多不良反应。

（3）适当的运动和充足的睡眠也是调节肠道菌群的必要条件

运动可以增加肠道菌群的多样性，同时可以促进胃肠蠕动，使细菌不容易在小肠停留形成小肠细菌过度生长，因此每日要持续锻炼 1 个小时。

睡眠不好也可以使小肠蠕动减弱，不利于小肠细菌过度生长的清除，因此要睡好觉，不宜长时间熬夜，如需要应该让精神卫生科医生辅助改善睡眠。

3. 免疫调节剂

调节免疫平衡药物主要有小剂量白细胞介素 -2、西罗莫司、二甲双胍、维 A 酸、骨化三醇、辅酶 Q10、硫辛酸、胸腺肽等。

免疫调节剂的特点为：可以体内诱导 Treg 细胞的生成，调节 Th17/Treg 细胞平衡，恢复免疫耐受达到控制疾病的目的，不良反应小，有可能使疾病长期缓解，是目前国内外最好的治疗理念。具体用药方法参照本章第二节系统性红斑狼疮免疫微生态。

4. 生物制剂

生物制剂主要有益赛普、强克、恩利、类克、修美乐和雅美罗等，其特点为：可以有效维持病情缓解，有免疫调节的作用，不良反应小，可长期应用，价格偏贵，如果经济条件允许是目前维持治疗中最好的选择，如一种生物制剂无效可以转换为另一种，仍然有效，要严密随访排查感染和其他疾病发生。

5. 免疫抑制剂

免疫抑制剂为维持病情缓解药物，主要药物有甲氨蝶呤、来氟米特、环磷酰胺、霉酚酸酯、硫酸羟氯喹、硫唑嘌呤、艾拉莫德、他克莫司和环孢霉素等。免疫抑制剂的特点为：起效慢，用于免疫调节剂无效或免疫功能极度亢进的患者，需要周期联合长期用药，根据病情和免疫功能变化调整剂量，原则上用最小的剂量、最少的次数维持缓解，部分患者可以停药，但要长期随访观察。

## 三、展望

以实验室打造的基因测序平台、细胞生物平台、蛋白组学平台及代谢组学平台为依托，积极引入一批有价值的前沿医疗技术，开展前沿项目联合攻关，以创新为原动力，加快科技成果转化，提高医疗技术水平。

（1）完善免疫调节理念的相关基础研究和临床多中心研究，为创新治疗理念、改变国际治疗指南提供依据。

（2）开发 Th17 和 Treg 细胞检测试剂盒，该方法廉价，容易普及，为免疫调节治疗新理念的推广创造条件。

（3）在基因检测的基础上进行基因芯片的研发，实现基因精准靶点治疗和药物基因敏感性精准治疗，提高疗效，最大限度地降低药物不良反应。

（4）在基因组学、蛋白组学、细菌组学和代谢组学研究的基础上，利用生物信息分析技术，进一步开展老药新用、中药挖掘和小分子新药开发。更重要的是利用大数据平台开展新一代疾病预测和个性化治疗平台的建设，真正实现患者个性化精准治疗。

（5）充分利用细胞生物平台，开展细胞治疗的研究，如 Treg 细胞、NK 细胞和间充质干细胞的研究，解决少数患者先天免疫耐受缺陷的问题。

（陈俊伟　张晓英　武晓燕）

## 参考文献

[1]　CHEN B, LI J, HE C, et al. Role of HLA-B27 in the pathogenesis of ankylosing spondylitis（Review）. Mol Med Rep, 2017, 15（4）：1943-1951.

[2]　JAH N, JOBART-MALFAIT A, ERMOZA K, et al. HLA-B27 subtypes predisposing to ankylosing spondylitis accumulate in endoplasmic reticulum-derived compartment apart from the peptide-loading complex. Arthritis Rheumatol, 2020.

笔记

[3] PALADINI F, FIORILLO M T, TEDESCHI V, et al. Ankylosing spondylitis: a trade off of HLA-B27, ERAP, and pathogen interconnections? focus on sardinia. Front Immunol, 2019, 10: 35.

[4] GARCIA-MONTOYA L, GUL H, EMERY P. Recent advances in ankylosing spondylitis: understanding the disease and management. F1000Res, 2018, 7: F1000.

[5] 孙晓涛, 田惠, 李军霞, 等. 甲基强的松龙对强直性脊柱炎患者外周血 IL-23/IL-17 及 Th17/Treg 的影响. 中国现代医生, 2018, 56 (15): 29-33.

[6] LAI N L, ZHANG S X, WANG J, et al. The proportion of regulatory T cells in patients with ankylosing spondylitis: a meta-analysis. J Immunol Res, 2019, 2019 (12): 1-11.

[7] AN HZ, LI X, LI F, et al. The absolute counts of peripheral T lymphocyte subsets in patient with ankylosing spondylitis and the effect of low-dose interleukin-2. Medicine (Baltimore), 2019, 98 (15): e15094.

[8] DAVIDE S M, HUSSEIN A M, PAUL B. Progress in our understanding of the pathogenesis of ankylosing spondylitis. Rheumatology, 2018, 57: vi4-vi9.

[9] FRANCESCO C, GIULIANA G, AROLDO R, et al. Dysbiosis and zonulin upregulation alter gut epithelial and vascular barriers in patients with ankylosing spondylitis. Ann Rheum Dis, 2017, 76 (6): 1123-1132.

[10] YIN J, STERNES P R, WANG M B, et al. Shotgun metagenomics reveals an enrichment of potentially cross-reactive bacterial epitopes in ankylosing spondylitis patients, as well as the effects of TNFi therapy upon microbiome composition. Ann Rheum Dis, 2020, 79 (1): 132-140.

[11] WEN C, ZHENG Z, SHAO T, et al. Quantitative metagenomics reveals unique gut microbiome biomarkers in ankylosing spondylitis. Genome Biol, 2017, 18 (1): 142.

[12] MOON J, CHOI S H, YOON C H, et al. Gut dysbiosis is prebailing in Sjogren's syndrome and is related to dry eye severity. PLoS One, 2020, 15 (2): 1-14.

[13] DAVID L A, MAURICE C F, CARMODY R N, et al. Diet rapidly and reproducibly alters the human gut microbiome. Nature, 2014, 505 (7484): 559-563.

[14] MUEGGE B D, KUCZYNSKI J, KNIGHTS D, et al. Diet drives convergence in gut microbiome functions across mammalian phylogeny and within humans. Science, 2011, 332 (6032): 970-974.

[15] CHANG P V, HAO L, OFFERMANNS S, et al. The microbial metabolite butyrate regulates intestinal macrophage function via histone deacetylase inhibition. Proc Natl Acad Sci USA, 2014, 111 (6): 2247-2252.

[16] FURUSAWA Y, OBATA Y, FUKUDA S, et al. Commensal microbe-derived butyrate induces the differentiation of colonic regulatory T cells. Nature, 2013, 504 (7480): 446-450.

[17] XU D, FAN J, CHEN Q, et al. Low dose il-2 therapy can recovery Th17/Treg cell balance in patients with ankylosing spondylitis. Annals of the Rheumatic Diseases, 2017, 76 (Suppl 2): 63.

[18] MA D, ZHANG L. Protein fingerprinting screening specific proteins in serum of patients with ankylosing spondylitis. Annals of the Rheumatic Diseases, 2017, 76 (Suppl 2): 920.

# 第四章　干燥综合征免疫微生态

干燥综合征（sjogren syndrome，SS）是一种以侵犯外分泌腺，尤其是唾液腺及泪腺为主，具有淋巴细胞浸润和特异性自身抗体（抗 SSA/SSB）为特征的慢性炎症性自身免疫病。临床上主要表现为干燥性角结膜炎和口腔干燥症，同时也可累及其他多个器官而出现复杂的临床表现。临床上可以分为原发性干燥综合征和继发性干燥综合征，前者不合并其他自身免疫性疾病，后者可继发于类风湿关节炎、系统性红斑狼疮、系统性硬化症等。其确切病因和发病机制尚不明确，大多学者认为常与感染、遗传易感、环境触发、自身免疫等多种因素有关。本章就免疫微生态与 SS 相互关系及免疫微生态检测和防治进行系统阐述。

## 第一节　干燥综合征的发病机制

### 一、遗传因素

#### （一）基因研究

1. 遗传学研究

关于 SS 遗传背景的研究资料很少，相对遗传风险未知。有报道显示同卵双胞胎同时患有 SS，但双胞胎之间 SS 的患病概率尚不清楚。SS 患者中存在家族聚集，发生率为 30% ～ 35%。一级亲属中最常见的自身免疫性疾病是自身免疫性甲状腺疾病、系统性红斑狼疮和类风湿关节炎。在 SS 患者的亲属中也有系统性硬化症和多发性硬化症的报道。

2. 人类白细胞抗原

人类白细胞抗原（human leucocyte antigen，HLA）和非 HLA 基因均与 SS 相关。尽管 HLA 等位基因 / 单倍型在不同种族间存在差异，但在包括白种人、日本人和中国人在内的不同人群中已得到证实。HLA-DR 和 HLA-DQ 与 SS 的相关性强，且在抗 Ro 和抗 La 阳性的 SS 亚组中，相关性更强。最近一项关于 HLA Ⅱ 类等位基因的荟萃分析了全世界 23 项研究中的 1166 例 SS 患者和 6470 例对照者。HLA DQA1*05:01、DQB1*02:01 和 DRB1*03:01 等位基因被发现与疾病风险增加相关。相反，发现 DQA1*02:01、DQA1*03:01 和 DQB1*05:01 等位基因具有保护作用。

笔记

涉及 SS 的非 *HLA* 基因包括：非 MHC 区域的干扰素调节因子 5（IRF5）、信号传导子及转录激活子 4（STAT4）、淋巴细胞酪氨酸激酶（B lymphoid tyrosine kinase，BLK）、IL-12A、CXC 家族趋化因子受体 5（CXCR5）等。通用转录因子 II i（GTF2I）与中国汉族人群 SS 相关。

3. 全基因组关联研究

随着全基因组关联研究（genome-wide association study，GWAS）的出现，对 SS 遗传学的理解也有了进步。GWAS 证实了之前所述的 *HLA*、*IRF5*、*STAT4* 和 *BLK* 基因位点与 SS 的相关性，同时也检测到 IL-12A 和 CXCR5 区域的新易感位点。来自汉族的 GW 确认 GTF2IRD1-GTF2I 为 SS 的一个新的遗传风险因子。

（二）表观遗传学

在表观遗传学方面，如 DNA 甲基化、组蛋白乙酰化、微小 RNA 修饰调节功能异常，均可能参与了 SS 的发生，这些研究的开展将进一步阐释和完善 SS 的致病机制。

## 二、环境因素

在遗传倾向的个体中，环境因素的刺激最终诱发自身免疫病的产生。环境卫生、吸烟、过量饮酒、饮食结构、抗生素使用、阑尾切除术和微生物暴露等，在 SS 的发病中均发挥了重要作用。

## 三、感染因素

病毒是最重要的感染媒介。病毒核酸通常被 TLRs 识别，促进干扰素产生、细胞凋亡和黏附分子的上调。EB 病毒（Epstein-Barr virus，EBV）有感染 B 细胞的倾向，并导致慢性淋巴细胞增殖。在 SS 患者唾液中发现高载量的 EBV，且涎腺和泪腺活组织检查均提示上皮细胞存在 EBV 慢性感染。 Kivity 等对感染与 SS 发病关系进行了系统回顾，发现 EB 病毒早期抗原（early antigen，EA）与 SS 显著相关。Iwakiri 等的研究表明，EB 病毒编码的小 RNA 可与 SSA、SSB 结合形成复合物，促进 I 型 IFN 的产生及固有免疫的活化。Croia 等的研究表明，EBV 感染与唾液腺异位生发中心形成有关，并促进自身反应性 B 细胞的增殖与活化。Fox 等报道了 EBV 在唾液和唾液腺中的存在与疾病的严重程度和腺外表现相关。EBV 可能是 SS 发病的一个重要的潜在诱发因素，有助于 SS 疾病的早期预防和治疗。

此外，柯萨奇病毒 2B 蛋白同源肽的抗体可与 SS Ro60kd 自身抗原的主要表位抗体发生交叉反应而致病。衣原体感染也参与了 SS 发病机制及相关的淋巴发育。

## 四、神经—内分泌网络的调节异常

SS 患者在临床上常表现为口眼干、乏力及关节痛等，错综复杂的神经–内分泌网络调控异常可能导致了上述表现。研究表明，SS 患者较健康人群分泌的促肾上腺皮质激素和皮质醇不足，下丘脑–垂体–肾上腺轴的调节异常促使了 SS 患者乏力、抑郁倾向的发生。

SS 常发生于围绝经期及绝经后女性，提示原发性干燥综合征（primary Sjögren syndrome，PSS）的发病与性激素水平有关。这一观点在过表达视网膜母细胞瘤结合蛋白 P48（pbAp48）转基因小鼠模型中得到证实，并且这些小鼠更易发生口眼干、淋巴细胞浸润及更易产生抗 SSA、抗 SSB 等抗体。一些细胞因子（如 IFN-γ）的分泌也可能在神经–内分泌调节中发挥一定作用，加重患者的躯体症状。由于 SS 患者病程较长，口眼干症状不易缓解，长期生理不适宜使患者出现焦虑抑郁状态，故对 SS 患者心理状态评估及相关神经内分泌调节机制的研究，将有助于改善患者生活质量，及时进行必要的心理干预。

### 五、免疫介导机制

SS 患者存在免疫功能紊乱，固有免疫及获得性免疫系统中的免疫细胞及相关细胞因子在 SS 的发生中发挥重要作用，且机制较为复杂。

#### （一）固有免疫

固有免疫又称天然免疫或非特异性免疫，其中树突状细胞和自然杀伤细胞在 SS 患者的发病机制中发挥一定作用。

1. 树突状细胞（dendritic cells，DC）

DC 细胞存在于 SS 患者的唇腺组织中，浆细胞样树突状细胞（plasmacytoid dendritic cell，pDC）和经典树突状细胞（classical dendritic cell，cDC）在 SS 发病机制中都有作用。其中，pDC 通过 Toll 样受体（Toll-like receptors，TLRs）7 和 TLR9 识别病毒核酸和细胞凋亡过程中释放的自体核酸，可产生高水平 I 型 IFN，促进炎症反应。cDC 聚集在 SS 患者唾液腺上皮细胞周围，激活 T 细胞增殖并产生促炎细胞因子。

在 SS 患者中，DC 细胞产生的 IL-12 水平较高，且其血清中高水平的 IL-12 与疾病活动指数呈正相关。有研究显示，在 NOD 小鼠（干燥综合征动物模型）中，进行 IL-12 干预可显著降低其唾液流速，并促进唾液腺中的淋巴细胞浸润。

2. 自然杀伤细胞（natural killer cell，NK）

NK 细胞也参与了 SS 的发病机制。NK 细胞在小唾液腺的分布与 pDC 相似。在 SS 患者中，NK 细胞表达了较高数量的 NK 细胞活化受体 NCR3/NKp30，并且在 DC 和唾液腺上皮细胞（salivary gland epithelial cells，SGEC）上发现了该受体的配体 B7-H6。NKp30 与 B7-H6 之间的相互作用对于 NK-DC 和 NK-SGEC 串扰至关重要。当配体 B7-H6 与 SGEC 结合后，NK 细胞也会释放 IFN-γ，后者在 SS 的唾液腺功能异常中也起关键作用。此外，NK 细胞分泌的 IL-22，在 SS 发病过程中，尤其在 SS 疾病早期，还可发挥促炎作用。

（二）适应性免疫

1. T 淋巴细胞亚群

在 SS 患者炎症组织中，发现有浸润的 T 淋巴细胞亚群，其通过细胞间接触及分泌细胞因子进而促进 B 细胞成熟、分化。

（1）Th1 细胞

SS 患者唾液腺组织中存在 Th1/Th2 表达失衡，其中以 Th1 分泌的 IFN-γ 过表达为主。

（2）Th17 细胞

Th17 细胞通路在 SS 的发病机制和生发中心的形成中发挥重要作用。SS 患者外周血 IL-17 的表达升高，唾液腺组织中亦高表达，且可能与组织损伤的严重程度有关。IL-22 是 Th17 通路中 IL-23 下游的细胞因子，在 SS 患者唾液腺中也发现过表达。IL-22 与 IL-17 共同作用引起 SS 的炎症反应。此外，最近的一项研究表明，血清 IL-22 水平与 SS 低唾液流量和血清学（抗 Ro、抗 La、类风湿因子）的相关性。

（3）Treg 细胞

有研究表明，SS 患者的唾液腺组织中 Treg 细胞的水平与炎性细胞浸润程度呈正相关。且 Treg 细胞在轻至中度病变中占优势，而在重症或疾病晚期则在较低水平上趋于稳定。我们团队经过一系列针对 Treg 细胞，如西罗莫司、IL-2 等的治疗干预，发现可以促进自身免疫病患者 Treg 细胞增殖及功能恢复，并且疾病活动度下降，症状缓解，进一步证实 Treg 细胞与 SS 疾病活动存在相关性。

（4）滤泡辅助 T 细胞

Tfh 细胞在 SS 唾液腺淋巴滤泡形成和异位生发中心形成中发挥关键作用。其主要分泌 IL-21，并且可以促进 B 细胞向浆细胞的转化。

2. B 细胞

SS 患者体内可以产生多种自身抗体，且往往伴有高免疫球蛋白血症。针对 SS 患者应用清除 B 细胞及 B 细胞活化因子（B-cell-activating factor，BAFF）拮抗剂靶向治疗，在临床试验中已初步证实有效，进一步提示 SS 发病与 B 细胞的过度活化有关。研究发现，SS 患者唾液腺组织中可见 BAFF 表达，而 BAFF 可以促进 B 细胞的成熟、增殖，且血清中 BAFF 水平与抗 SSA 抗体、抗 SSB 抗体具有相关性。目前研究还认为，B 细胞除了可以分泌抗体，尚有一部分 B 细胞具有免疫调节作用，这种调节性 B 细胞可以分泌 IL-10，具有负向调节功能。在 SS 患者中，维持这种调节性 B 细胞的比例及功能也具有重要意义。

## 六、肠道微生物群的作用

肠道是人体最大的免疫器官，早期肠道微生物群的建立很重要。肠道黏膜下分布着丰富的淋巴组织，其成熟依赖于婴儿时期肠道共生菌的定植。动物每日摄取的食物都含有大

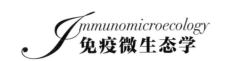

量的微生物，其中也包括大量的病原微生物，但是正常个体的肠道中总是保持正常的菌群状态，并不发生感染，从而维持肠道的正常结构和功能状态。上述原因除了与黏膜的机械屏障作用、常驻菌群形成菌膜屏障、正常菌群对病原菌和"机会"病原菌的制约作用有关外，肠道黏膜免疫系统也起着极其重要的作用。

肠道共生菌群已被证明可以调节传统的 T 细胞和 Treg 细胞，发挥免疫调控作用。传统观点认为，T 细胞对共生菌的不恰当免疫反应，可以引起免疫炎性疾病，而 Treg 可以制约这一过程。微生物与 DC 细胞的相互作用还能够诱导 Treg 细胞的产生。例如，婴儿双歧杆菌刺激人的 DC 细胞可诱导 Foxp3 和 IL-10 分泌 T 细胞，梭状芽孢杆菌定植诱导周围的 Treg 细胞分化等，多种多样的共生微生物可以塑造肠道免疫系统。个仅如此，肠道菌群发酵产物，如常见的短链脂肪酸（short-chain fatty acids，SCFAs）是关键的代谢和免疫介质。

人类肠道中共生菌群的多样性和复杂组成可能影响传统 T 细胞和 Treg 细胞的平衡，从而调节宿主肠道免疫功能。肠道菌群失调包括益生菌群的减少和致病菌群的增加，将会使肠道黏膜免疫功能紊乱，从而引起慢性炎症反应，最终可能导致如干燥综合征等疾病的发生、发展。

### 七、SS 的免疫功能紊乱与肠道菌群失调

SS 是一种以外分泌腺淋巴细胞高度浸润为特征的自身免疫病。其主要是由于机体细胞及体液免疫异常，B 淋巴细胞高度反应性增生，产生大量细胞因子，高球蛋白血症及多种自身抗体，使局部组织发生炎症和损害。肠道微生物暴露会导致 B 细胞产生抗体，特别是 IgA，形成适应性免疫网络。

共生菌丰度减少和潜在致病菌丰度增加所驱动的肠道菌群失调是 SS 发病的一个特征。有报道，眼部和全身表现的严重程度与微生物的多样性成反比。在 SS 患者中发现，*Pseudobutyrivibrio*、*Escherichia/Shigella*、*Blautia*、*Streptococcus*、大肠杆菌 / 志贺杆菌和链球菌的丰度较高，而拟杆菌、柔嫩梭菌和普雷沃菌的丰度较低。在一项 SS 患者的队列中研究发现，有 21% 的患者存在严重的肠道菌群失调，且与 SS 的临床体征、实验室指标及胃肠道受累的实验室指标相关，如粪便钙卫蛋白。

SS 的发病与免疫功能紊乱和肠道菌群失调相关。调节肠道菌群有助于改善 SS 的病情或症状，其潜在的作用机制可能与下调 NF-κB 表达通路来减少炎症信号级联效应，同时减少 IL-8 的产生，刺激 Tregs 分化等作用靶点有关。

笔记

# 第二节　干燥综合征免疫功能紊乱与口腔微生态失衡

干燥综合征主要侵犯外分泌腺，尤其是唾液腺很常见。其中，因唾液分泌减少引起的口腔干燥症是其主要的临床表现之一，还有片状脱落、发黑的猖獗龋齿常具有诊断干燥综合征的特异性。其发病与口腔菌群失调及免疫功能紊乱相关。

## 一、SS 免疫功能紊乱

SS 患者存在腺体受累，如唾液腺、腮腺等外分泌腺体存在淋巴细胞的浸润，同时还可有高球蛋白血症或免疫复合物沉积引起的血管炎。其中，CD4$^+$T 细胞、树突状细胞和 B 细胞均参与了该疾病的发生、发展，如 Th17/Treg 细胞比例失衡、多克隆 B 细胞过度活动和自身抗体的产生。

### （一）SS 免疫功能紊乱与树突状细胞及 T 细胞

1. 树突状细胞及 CD4$^+$T 细胞

遗传易感性和不同的环境或激素因素均可能有助于促进腺上皮细胞的去调节。这些潜在的触发因素能导致黏附分子和趋化因子（如 CD54/ ICAM-1 和 CD40）从上皮细胞中释放出来，而释放的黏附分子和趋化因子可将浆细胞样树突状细胞和 T 淋巴细胞吸引到腺体中，其中，树突状细胞释放出高浓度的 IFN-α，并招募 T 淋巴细胞，主要是 CD4$^+$T 细胞浸润。以上过程导致的以 CD4$^+$T 细胞浸润为特点的腺体病理也是 SS 患者的病理特征。

2. Treg 和 Th17 细胞

免疫功能紊乱，尤其是 Treg 细胞的减少，在 SS 的发病中起关键作用。我们的团队研究结果证实：①与健康对照组比较，pSS 患者外周血中 Treg 细胞绝对数明显减少，Th17 细胞绝对计数无明显变化；②由于 Treg 细胞的减少，导致 Th17 细胞与 Treg 细胞比例失衡（Th17/Tregs 比值升高）；③ pSS 疾病活动度越高，Treg 细胞绝对计数越低。

### （二）SS 免疫功能紊乱与 B 细胞

SS 发病与 B 细胞的过度活化有关。活化的 T 细胞可产生与 SS 病变相关的 IFN-γ、IL-2、IL-6 和 IL-10 等多种细胞因子，其中如干扰素又可以促进上皮细胞、树突状细胞和 T 细胞分泌 BAFF。研究发现，SS 患者唾液腺组织中可见 BAFF 的表达，并且其血清中 BAFF 水平增强，这与 B 细胞的去调节有关。而 BAFF 可以促进 B 细胞的成熟、增殖。B 细胞除了可以分泌产生抗体，尚有一部分 B 细胞具有免疫调节作用。

### （三）SS 免疫功能紊乱与自身抗体

SS 患者体内可以产生多种自身抗体，相对特异的自身抗体有抗 SSA 和抗 SSB 抗体。

有研究报道，血清中 B 细胞活化因子即 BAFF 水平与抗 SSA 抗体、抗 SSB 抗体具有相关性。这是由于 B 细胞的成熟、过度增殖导致了自身抗体的存在，如抗 SSA/Ro、抗 SSB /La 等。由于机体细胞及体液免疫异常，B 淋巴细胞高度反应性增生，产生大量细胞因子，高球蛋白血症及多种自身抗体，从而引起局部组织炎症和损失。

## 二、SS 口腔微生态及失衡

口腔微生态系统包括口腔内不同的解剖微生态系统、口腔内的微生物群落及唾液等。其中，口腔菌群是口腔微生物的主要成员。口腔细菌不仅数量最多、种类也最复杂，而且被认为是与感染性疾病关系最为密切的一类微生物而受到广泛的关注。已知唾液腺有三对，即腮腺、舌下腺和颌下腺。唾液经腺体分泌进入口腔后，将脱落的黏膜上皮细胞、白细胞、细菌和食物残渣混入其中，使之成为口腔微生物群定植的又一重要生态区。唾液不仅是口腔系的重要组成部分，而且也是口腔微生物的培养基，同时还是口腔微生物群的营养来源之一。唾液通过其内含物等作用可以调节口腔细菌，维持口腔生态平衡。

### （一）SS 口腔微生态失衡

在 SS 患者中，唾液腺受累很常见。SS 患者因唾液腺病变，存在唾液分泌减少，临床表现为口干裂、舌面干裂、舌萎缩、黏膜溃疡、牙龈萎缩和猖獗性龋齿等，口腔微生物群的营养不良是 SS 发病的主要潜在环境因素之一。患者还常常有频频饮水，严重者进食困难，以及反复腮腺和（或）颌下腺肿大等。上述这些因素均是导致 SS 口腔微生态失衡的主要原因。

口腔微生态系统的动态平衡在维持人类健康方面起着重要的作用。当微生物平衡被打破时，疾病就会随之而来。影响微生态失调的因素很多，也很复杂。一切干扰宿主及正常微生物的因素，包括物理性、化学性或生物性因素，均会引起微生态失调。由于在人体体表及体内均栖居着大量正常微生物，对机体的营养消化吸收、免疫拮抗等发挥着极其重要的生理功能，保护着机体的健康，因此不论什么原因引起的疾病，均会不可避免的导致正常微生物群的紊乱。

### （二）SS 口腔菌群失调

SS 患者的口腔菌群均存在异常。在一项研究中，对比分析了 SS 患者、口干受试者（非SS）和年龄匹配的健康对照组的唾液细菌谱。发现 SS 组和非 SS 组的唾液细菌分布与健康对照组不同，且在 SS 组和非 SS 组存在生态失调的迹象。与非 SS 组相比，SS 患者中毗邻颗粒链菌数量明显减少，而在健康对照组中该菌数量明显增加。即在 SS 中，口腔菌群的组成发生了变化。在其他研究中，SS 患者（不论唾液分泌是否减少）也有类似的发现。最近一项使用 V4 高变区引物的研究表明，无论是 pSS 患者还是非 SS 患者，口腔菌群都存在异常。

在 SS 患者中存在口腔菌群失调。研究报道，SS 组中变形杆菌的相对丰度低于健康对照组。SS 组中相对丰度较高的属包括 *Actinobacteria*、*Bacteroidetes*、*Fusobacteria*、*Proteobacteria* 和罗尔斯通菌，相对丰度较低的属为 *Synergistetes*、*Spirochetes*、嗜血杆菌和奈瑟菌。醋酸泼尼松会影响 SS 患者口腔黏膜细菌群落的多样性。

口腔微生物群落众多，已知的某些低丰度细菌可能通过按比例增加而致病，从而导致微生物组组成的不平衡，这种不平衡导致的免疫失调可能在 SS 的发病机制中发挥作用。

### 三、口腔微生态失衡对 SS 患者免疫功能的影响

有关 SS 的免疫紊乱机制中 B 淋巴细胞和 Th17 细胞的病理生理作用，以及这些细胞与人类微生物群落的直接或间接关系，虽尚未被普遍认知，但口腔及肠道微生物群可能以不同的方式影响自身免疫和自身免疫性疾病的发展。

#### （一）分子模拟机制

共生体通过分子模拟机制，可以作为潜在配体与非选择性 T 细胞受体产生交叉反应。此外，许多先天免疫传感器能被微生物成分（病原相关分子模拟）激活。微生物的代谢物作用可能是作用机制中的另一个环节。除此之外，微生物菌群还可以通过直接接触口腔黏膜、抗原暴露导致自身抗体产生增多，启动免疫炎症过程，促炎性细胞因子增加，导致黏膜屏障破坏，发生细菌移位，导致关节等远端部位发生炎症。

#### （二）T 淋巴细胞、B 淋巴细胞

口腔黏膜中的 T、B 淋巴细胞不仅能显著地干预和促进免疫稳态，而且还能利用免疫反应对抗有害微生物，并维持口腔屏障的完整性，且来自微生物群落的细菌会影响和促进某些淋巴细胞亚群的激活和极化。

1.Th17 细胞和 Treg 细胞

Th17 细胞主要存在于 SS 患者的唾液腺和外周血中，其原因可能是由于生态失调使其进入循环和到达外分泌腺部位所致。有一项有关小鼠的实验研究显示，小肠内的分节丝状菌与 Th17 细胞关系密切，从而导致自身免疫性关节炎。

在因食物和肠道微生物引发的免疫耐受方面，Treg 细胞发挥着重要的作用。有报道，唾液腺中 Treg 细胞水平增加，且与外周血中 Treg 细胞水平呈负相关，这可能是 Treg 细胞对抗炎症的一种反应。但随着炎症进展和细胞因子的增加，平衡向有利于 Th17 细胞增生的方向倾斜。故 Treg 细胞在轻至中度炎症病变中占优势，而在炎症晚期则在较低水平上趋于稳定。有趣的是，唾液腺低 Foxp3$^+$Treg 细胞水平已被证明是预测 SS 患者罹患淋巴瘤的危险因素之一。

2.树突状细胞及其他

Szymula 等曾在转基因小鼠模型中建立了这样的假设：含有像 A1 区基因 von

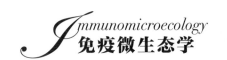
Willebrand（vWF）因子这样的微生物蛋白的树突状细胞（或其他由人类共生体产生的肽），可以激活带有 Ro60 受体的 T 细胞，并导致自身抗体的产生。这种假设说明，分子拟态作为一种可能的自身免疫机制可以用来解释微生物与 SS 之间的联系，而解除对正常微生物组的免疫应答可能是 SS 发病机制和疾病延续的潜在途径。

# 第三节　干燥综合征免疫功能紊乱与肠道微生态失衡

干燥综合征是一种慢性自身免疫性炎性疾病，其特征是外分泌腺（唾液腺、泪腺、胰腺、消化道和呼吸道的腺体）受累，唾液、泪液和胰液等分泌减少，并可累及其他多个器官。前述已知，SS 存在免疫功能紊乱，其中树突状细胞、B 细胞、自身抗体的产生、T 细胞及 Th17/Treg 细胞比例失衡等均参与了该疾病的发生和发展。肠道微生态失衡可引起慢性炎症反应，其中肠道菌群及其代谢产物对干燥综合征患者免疫功能的相互影响，是导致干燥综合征等风湿性疾病发展的重要免疫病理机制。

## 一、SS 肠道微生态及失衡

### （一）SS 肠道微生态失衡

肠道生态系统是人体最大的微生态系统，其含有人体最大的储菌库及内毒素池。正常情况下，生理性细菌不起致病作用，其菌落也基本上保持终生不变，即所谓的肠道正常菌群。正常肠腔内的菌群有其自身的调节机制，其对肠道微生态系统的平衡有重要作用。

SS 存在肠道微生态失衡，肠道微生态失衡可以诱发干燥综合征，且与其疾病活动度相关。肠道微生态失衡是肠道微生物群的一种异常不平衡状态，其重要标志为肠道菌群多样性下降。肠道微生态失衡可以出现菌群谱系改变，表现为有益菌群（如拟杆菌和丁酸盐产生菌）的下降和致病菌群（如大肠埃希菌和变形杆菌）的扩增。肠道微生态失衡会增加肠道病原菌侵入的风险，导致肠道黏膜屏障破坏和肠道黏膜免疫紊乱，从而增加 IL-1、IL-6、IL-17、TNF-α 的释放，诱发慢性炎症等，这种过程是通过宿主与微生物的相互作用而引起的。

肠道微生态失衡表现为三种不同的类型：益生菌的丧失；潜在有害生物体的过度生长；微生物多样性下降。

### （二）SS 肠道菌群失调

1.肠道菌群失调与干眼症、口干燥症

在SS 患者的局部症状中，眼干、口干是 SS 患者抱怨的突出症状，二者均与肠道菌群失调有关。

干眼症的严重程度与肠道菌群失调密切相关，这可能与肠–眼轴在自身免疫性干眼症中的作用有关。Moon 等发现双歧杆菌属的减少与泪液分泌减少、泪膜破裂时间（breakup time of tear film，BUT）短和角膜染色评分高显著相关。普氏杆菌对泪液分泌有很强的影响，普氏杆菌和放线菌对 BUT 有显著影响。拟杆菌和放线菌门水平的降低也与干眼症的一些指标有关。

S. Rusthen 等对比了 pSS 患者、口干受试者（非 SS）和年龄匹配的健康对照组的唾液细菌谱，发现 pSS 组和非 SS 组的唾液细菌分布与健康对照组不同，且在 pSS 组和非 SS 组存在微生态失调的迹象，表明口干与口腔微生态失衡相关。

2. 肠道菌群失调与 SS 发病及疾病活动度

肠道菌群失调与 SS 发病及疾病活动度相关。其肠道菌群主要特点是细菌丰度及多样性低，如在门水平，拟杆菌门增加，厚壁菌 / 拟杆菌比值和放线菌减少；在属水平，双歧杆菌减少，布劳特菌属（Blautia）、Dorea 属和 Agathobacter 属减少，而普氏杆菌属、Odoribacter 属和另枝菌属（Alistipes）增加。在 SS 患者粪便中，假丁酸弧菌属、埃希菌属或志贺菌属、Blautia 属及链球菌属显著升高，而拟杆菌属、副杆菌属、粪杆菌属及普氏菌属则显著减少，其中普拉梭菌减少超过了 50%。Mandl 等应用基于 16S rRNA 技术的 GA-map™ Dysbiosis Test 菌群失调检测系统，对 42 例干燥综合征患者及 35 名健康对照组的粪便肠道菌群失调指数（dysbiosis Index Score，DIS）进行 1 ~ 5 分的评估，将 DIS ≥ 3 分定义为菌群失调，DIS 为 5 分则为严重菌群失调。21% 的 pSS 患者出现严重菌群失调。

肠道菌群失调与疾病严重程度相关，其粪便菌群多样性与 SS 严重程度呈负相关。Mandl 等对肠道菌群严重失调（DIS=5 分）的 pSS 患者与其他 pSS 患者相比，其干燥综合征疾病活动指数及临床干燥综合征疾病活动指数均较高，同时存在更显著的低补体血症、粪便中 F- 钙卫蛋白升高。

## 二、肠道菌群对 SS 患者免疫功能的影响

正常状态下，肠道微生物群与机体和谐共处，共同制约着免疫平衡。若肠道菌群失调，包括其产物均可能成为 SS 发病的启动因素。肠道菌群及其代谢物对于维持肠道黏膜炎症与调节功能之间的免疫平衡至关重要，并可以进一步影响肠道远隔组织与器官中的免疫反应，导致免疫紊乱，进而引起 SS。

### （一）肠道菌群失调与免疫功能紊乱

在肠腔中，肠道微生态失衡通过三种途径与黏膜免疫系统建立联系：其一，肠道上皮细胞通过 Toll 样受体识别微生物相关分子模式；其二，通过 DC 细胞的吞噬作用和抗原呈递作用；其三，通过肠道 M 细胞的转胞吞作用。肠道微生态失衡导致免疫紊乱的可能机制如下。

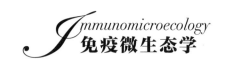

1. T 淋巴细胞、B 淋巴细胞及 DC

SS 的发病与肠道菌群失调及 T 淋巴细胞活化有关。如 *Bacteroides finegoldii*、*Bacteroides intestinalis*、脆弱拟杆菌及 *Alistipes finegoldii* 等 4 种肠道来源的细菌肽链片段可以激活 SS 自身抗体 SSA/Ro60 反应性 T 淋巴细胞，并产生自身抗体。其中，*Bacteroides finegoldii* 及 *Bacteroides intestinalis* 属于正常肠道共生菌群，而脆弱拟杆菌及 *Alistipes finegoldii* 属于肠道中存在的条件致病菌。共生菌群和机会性致病菌相关肽链的分子模拟在 Ro60 反应性 T 淋巴细胞活化中均起到了促进作用，这可能是 SS 患者引发自身免疫的潜在诱因。

SS 发病与 B 细胞的过度活化有关。活化的 T 细胞可产生多种细胞因子，从而又可以促进 DC 和 T 细胞分泌 BAFF 使 B 细胞活化。活化的 T 淋巴细胞、B 细胞及 DC 通过淋巴管进入肠系膜淋巴结。在肠系膜淋巴结中，DC 向 T 淋巴细胞持续进行抗原呈递，而 B 细胞以 T 淋巴细胞依赖性和 T 淋巴细胞非依赖性方式向浆细胞分化。活化的 B 细胞、Th17 细胞和产生抗体的浆细胞进入循环。如果在固有层或肠系膜淋巴结中存在肠道菌群相关的模拟抗原，则受到刺激的 B 细胞可向产生相应自身抗体的浆细胞分化。

肠道菌群诱导的炎症状态可以导致 Th17 细胞数目增加及循环中自身抗体的产生。当再次受到相似的刺激时，机体将产生强烈的自身免疫反应并且形成恶性循环，导致器官及组织损伤，从而产生干燥综合征相关的临床症状。

2. T 淋巴细胞亚群

普氏杆菌等产 SCFA 的菌群减少，引起 SCFA 分泌降低及 IL-10、TGF-β 等细胞因子减少，可以导致 Th17 扩增、Treg 减少，从而打破肠道中 Th17/Treg 细胞的平衡，导致炎症反应的发生。而脆弱拟杆菌的增加，可以激活 Th1 介导的免疫反应，进而在固有层中促进多种促炎性细胞因子的生成，如 IL-6、IL-17、IL-21、IL-23 及 IFN-γ 等。

3. 紧密连接蛋白

肠腔内局部炎症反应可以改变细胞间紧密连接相关蛋白的表达，进而导致肠壁通透性增加。而肠道通透性增加又进一步可能导致固有层中的微生物移位，增加抗原暴露的概率，活化局部炎症细胞。

4. 粪便钙卫蛋白

近年来研究发现，在 SS 患者中粪便钙卫蛋白水平升高，并与伴随的胃肠道疾病相关，是胃肠道炎症标志物。SS 可能导致胃肠道腺体外表现（extra-glandular manifestations，EGM），如食管动力障碍、胃轻瘫、萎缩性胃肠炎和胰腺功能不全等，但其具体机制不详。

在肠道菌群失调方面，De Paiva 团队研究发现来自 SS 患者的粪便样本中的粪便细菌属减少了大约 50%，其中包括肠道中产生丁酸盐主要菌之一普拉梭菌（*F.prusnitzii*）的减少；相反，大肠埃希菌、志贺菌等肠道病原菌却明显增加。并且，在严重微生物菌群失调的患者中，其粪便钙卫蛋白水平较高，补体成分水平较低，疾病活动度更高（由 Sjögren 综合

笔记

征疾病活动指数评估）。其机制可能是来自口腔、肠道和皮肤的共生菌蛋白多肽通过激活 Ro60 反应性 T 细胞来诱导免疫反应。

### （二）肠道菌群的免疫调节

#### 1. 双歧杆菌与 Treg 细胞

婴儿双歧杆菌 35624 株最初是从人的胃肠道黏膜中分离出来的，在过去的 10 年中受到了广泛的关注。据报道，针对小鼠补充婴儿双歧杆菌 35624 能够诱导 Treg 细胞的生成，并调控其功能，控制 NF-κB 的过度激活，而且还能防止先天免疫针对鼠伤寒沙门菌的定植和传播发生的不当激活，维持宿主体内免疫平衡。该研究组的进一步研究表明，给健康的人类志愿者服用这种共生体，可以增加 Foxp3$^+$T 细胞的数量，增加外周血单核细胞 IL-10 的分泌。

#### 2. 梭状芽孢杆菌与 Treg 细胞

梭状芽孢杆菌定植可以诱导周围的 Treg 细胞分化，而这些细胞在抑制炎症和过敏反应中起着关键作用。给 GF 小鼠体内接种梭状芽孢杆菌，可以增加其结肠中 Foxp3$^+$Treg 细胞数量。因此，让常规饲养的小鼠早期口服梭状芽孢杆菌，成年后可产生对结肠炎和全身 IgE 的免疫耐受。

#### 3. 共生菌群与 Treg 细胞

共生菌群有助于平衡 Foxp3$^-$ CD4$^+$T 细胞和 Foxp3$^+$Tregs 的增殖稳态。在长期使用抗生素的情况下，CD4$^+$T 细胞的增殖明显下降，而 Foxp3$^+$Treg 细胞则在肠系膜淋巴结内局部分布。另外，共生菌刺激后 TLR-MyD88 信号通路抑制的小鼠显示出 T 细胞和 Foxp3$^+$Treg 细胞水平正常或偏高，提示 TLRs 系统并不调控针对微生物引起的免疫细胞增殖反应。

另外，双歧杆菌、梭状芽孢杆菌或共生菌刺激，可能还有 TLR 信号减弱的参与，均对 CD4$^+$T 细胞和 Foxp3$^+$Treg 细胞的增殖稳态有一定调控作用。

### （三）肠道微生物发酵产物 SCFA 的免疫调节

在肠道菌群发酵产物中，最常见的有 SCFA，如丙酸盐、乙酸盐和丁酸盐。其中，结肠微生物发酵产物有丁酸盐和丙酸盐。SCFA 是关键的代谢和免疫介质。

丁酸主要是通过抑制 NF-κB 途径，诱导黏蛋白合成，从而改变黏液层的成分，发挥抗炎和抗癌作用。因此，人们提出了饮食成分、肠道微生物群组成和宿主免疫稳态之间的功能联系。并由此推断出，不同的饮食偏好可能或至少部分地导致了人类群体对自身免疫性疾病、炎症性疾病和癌症的易感性，从而表现出种族和地域差异。

丙酸盐和丁酸盐是 HDAC 抑制剂，它们在表观遗传学上调节基因表达。它们通过抑制 HDAC 促进 Tregs 分化，并增强其抑制功能，其机制可能是 SCFA 抑制 *Foxp3* 基因中 CNS1 和 CNS3 增强子的组蛋白 H3 赖氨酸 27（H3K27）乙酰化水平，从而促进 Foxp3 的表达。此外，丁酸盐能够抑制促炎性细胞因子 IL-12 和 TNF-α 的表达。丁酸盐作为结肠黏膜中

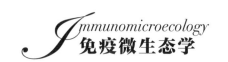

胸腺外 Treg 细胞分化的诱导剂，在调控共生菌落和宿主免疫系统的平衡及维持肠道内环境稳态的过程中发挥了重要作用。

### 三、膳食结构对 SS 肠道微生态失衡和免疫功能的影响

膳食结构不仅影响人类健康，而且对肠道微生态平衡至关重要。一项随机饮食干预研究，比较了两种不同的饮食，一种完全基于动物产品（主要由肉类、鸡蛋和奶酪组成），另一种基于植物性产品（富含谷物、豆类、水果和蔬菜）。动物性饮食富含与蛋白质降解相关的细菌，而植物性饮食增加了与碳水化合物发酵相关的细菌功能。即不同的膳食成分可以对肠道微生态产生不同的影响，饮食的多样性与肠道微生物的丰度及其多样性相关。

#### （一）膳食结构对肠道微生物多样性的影响

膳食多样性和结构与肠道微生物多样性及结构密切相关。

1. 脂肪

当人类摄入大量饱和脂肪酸，肠道微生物丰度和多样性会减少，普氏菌属及粪杆菌属也会减少，而拟杆菌属会增加。

2. 蛋白质

短期富含动物蛋白饮食可以持续增加肠道厚壁菌门的水平，同时减少糖分解微生物的数量。

3. 碳水化合物

在碳水化合物方面，若以无谷饮食或以谷类减少饮食为主的人群，肠道微生物群中双歧杆菌减少。在肥胖人群中，高膳食纤维饮食会导致产丁酸盐的厚壁菌门显著增加。低膳食纤维饮食的鼠，经历几代逐渐失去微生物多样性，即使重新添加膳食纤维，也不可逆。

#### （二）膳食结构对肠道微生物多样性及免疫功能的影响

低饱和脂肪酸、高蛋白及高膳食纤维饮食有利于提高肠道微生物丰度和多样性，增加厚壁菌门、普氏菌属的相对丰度。普氏杆菌和厚壁菌又可以通过发酵膳食纤维产生 SCFA，而与 SCFA 相关的免疫调节作用有多种。如其可以增强屏障功能和肠道上皮细胞的增殖，并减少促炎性细胞因子的诱导及刺激调节性 T 细胞的存在，后者的增加又可促进黏膜内稳态，维持 Th17/Treg 细胞平衡，保持免疫稳态，而有利于 SS 疾病的控制。

#### （三）膳食结构的调整与肠道微生态平衡

前述已知，SS 患者肠道微生物区系组成的主要特点是细菌丰度及多样性低。厚壁菌门/拟杆菌门比值低，双歧杆菌、普氏菌属及粪杆菌属的相对丰度低，而拟杆菌属的相对丰度高。那么，高饱和脂肪酸、低蛋白、低膳食纤维饮食可能与干燥综合征肠道微生态失衡有关。由此，可以通过调整干燥综合征患者膳食结构，增加饮食的多样性，从而恢复肠道微生态平衡。这也可能成为控制干燥综合征疾病发生、发展的有效方法之一。

总之，肠道微生态失衡引起免疫功能紊乱与干燥综合征发生、发展密切相关。那么，我们可以通过饮食干预达到肠道微生态平衡，这有希望成为 SS 传统免疫抑制治疗的替代方案之一。从前期的研究观察来看，这种替代的治疗方案是安全且有效的，因为饮食一直是最广泛关注的研究之一，相对安全，而且患者倾向于尝试被认为更"自然"的治疗方法。

# 第四节　干燥综合征免疫微生态失衡的检测

目前对干燥综合征发病的最新认识，即主要是由于肠道微生态的紊乱致机体免疫功能失衡所引起，而后者主要与 Treg 细胞减少和免疫耐受缺陷有关。调节肠道微生态平衡和纠正免疫耐受缺陷是治疗干燥综合征的关键，因此，通过甲烷氢呼气试验了解小肠细菌过度生长、宏基因组检测结肠肠道微生态状态及免疫筛查检测机体的免疫功能状况等十分重要，还有未来开展的基因检测等是我们能够精准治疗干燥综合征的必要条件。

## 一、免疫筛查检测

SS 是典型的免疫功能紊乱引起的疾病，检测和了解淋巴细胞亚群和 $CD4^+T$ 细胞亚群对评估 SLE 患者的免疫功能状态非常重要，根据检测结果指导合理用药，可以减少过度免疫抑制治疗引起的感染，降低死亡率。

### （一）临床意义

1.淋巴细胞亚群（T 细胞、B 细胞、NK 细胞）检测

（1）T 细胞总数

多数人认为 SS 患者是免疫功能异常，是过度的免疫反应，T 淋巴细胞应该是高的，但研究证实大多数患者 T 淋巴细胞并不升高，相当一部分患者淋巴细胞数是低于正常的。值得注意的是用了免疫抑制剂的患者，淋巴细胞数更低，因此定期检测淋巴细胞数是非常重要的。

（2）B 淋巴细胞

B 淋巴细胞在初发患者中明显升高，但长期应用免疫抑制剂后 B 细胞呈下降趋势，甚至有的可以把 B 淋巴细胞降到零。这是非常危险的，轻者可以造成带状疱疹，严重的可以造成病毒血症、高热、不明原因多发皮下包块，最后危及患者的生命。

（3）NK 细胞

多数 SS 患者 NK 细胞都是降低的，如果应用过度免疫抑制剂可使 NK 细胞进一步减少，容易造成霉菌、真菌和二重感染。

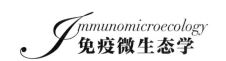

2. CD4⁺T 细胞（Th1、Th2、Th17、Treg 细胞）检测

（1）Th1、Th2 和 Th17 细胞

这三种细胞数目在 SS 患者中大部分没有明显变化，少数患者有所下降，27.91% 的 SS 患者 Th17 细胞低于正常，只有 8.72% 的 Th17 细胞高于正常。治疗前这三种细胞少的，待疾病控制后大部分可以恢复正常。

（2）Treg 细胞

部分 SS 患者 Treg 细胞低于正常，并与疾病活动呈负相关，过度应用免疫抑制剂的患者 Treg 细胞下降更为明显。因此，Treg 细胞检测为患者的治疗提供了强有力的依据，可以在治疗过程中监测免疫功能，根据患者免疫状态调整治疗方案及剂量或使用免疫增强剂，减少因免疫抑制剂过度造成免疫耐受进一步下降。大部分患者经过免疫微生态调节治疗外周血中 Treg 细胞可以升高，但仍有相当一部分患者 Treg 细胞长期不能恢复。

3. 细胞因子检测

目前主要检测 IL-2、IL-4、IL-6、IL-10、IFN-γ、IL-17 和 TNF-α 等细胞因子，其是机体免疫炎症反应的敏感指标，尤其是对感染和自身免疫炎症风暴的判断有着重要的意义。这些指标比红细胞沉降率和 CRP 更为敏感，特别是在小肠细菌过度生长时各种细胞因子普遍升高，另外一些慢性感染，如咽炎、扁桃体炎、尿道炎、生殖系统炎症和中耳炎等也可以升高。这些慢性感染和 SS 的免疫耐受缺陷有密切关系，值得临床上高度重视。同时，它们也是反映 SS 的敏感指标，能更直观地观察 SS 是否有免疫炎症的发生，对预防复发有着重要的意义。

（二）检测周期

起初每 2～3 个月检测 1 次。当病情稳定并且达到免疫平衡后，每半年检测 1 次。

## 二、甲烷氢呼气试验

（一）临床意义

SS 患者中小肠细菌过度生长阳性率为 76.56%，是造成 Treg 细胞降低免疫耐受缺陷的重要因素。用甲烷氢呼气试验检测小肠细菌过度生长，可以帮助了解肠道微生态的变化，在诊断和治疗由于菌群移位和菌群失调导致的疾病方面提供有重要价值的帮助。通过甲烷氢呼气试验评估 SS 患者是否存在小肠细菌过度生长，进而制订合理的免疫调节治疗方案。

（二）检测周期

首次检测阳性后，每个月检测 1 次，直至转阴。

## 三、宏基因组检测

（1）应用宏基因组测序技术检测 SS 患者肠道菌群丰度及种类的变化，指导有目的

笔记

使用不同益生菌的治疗，以及观察治疗后肠道菌群的恢复情况。

（2）为指导患者合理饮食，改变生活方式提供依据。

（3）结合基因芯片用于 SS 疾病的早期诊断及疗效观察。

（4）通过宏基因组测序技术指导合理用药，比较用药前后 SS 患者的宏基因组变化，评估药物的治疗效果。

# 第五节　干燥综合征免疫微生态失衡的防治

干燥综合征主要是外分泌腺体损害，以口干、眼干为主要特征的系统性自身免疫性疾病。前述已知，肠道微生态紊乱及其他环境因素的影响、机体免疫功能失衡等在 SS 发病中起重要作用。目前虽尚不能根治 SS，但我们率先提出了从疾病发病的源头来治疗疾病的思路和方法，这是从疾病靶点治疗向系统医学方向的一个整合过程，目前的临床循证医学数据发现免疫微生态调节治疗取得了很好的疗效，在减少免疫抑制剂应用的同时，大大降低了感染率和死亡率。可见积极早期预防和有效治疗是防止干燥综合征发生、发展的关键所在。

## 一、治疗目标

由于科技的进步，治疗理念和方法的更新，干燥综合征的治疗取得了长足的进步，使疾病的长期缓解率和患者的生存率大幅提高，为了指导临床治疗获得更好的疗效，实现达标治疗的目的，我们同时制订了以下两个目标。

### （一）疾病缓解

疾病缓解指患者无任何症状、无器官损害证据、炎性指标正常、免疫微生态平衡、甲烷氢呼气试验值正常及免疫平衡。

（1）无任何症状，即患者无和干燥综合征疾病相关的任何症状，其他疾病引起的症状不影响缓解的判断，如流感引起的短期发热、感染性腹泻及泌尿系统感染的症状等。

（2）无器官损害的证据，即肝肾功能正常，且患者无神经、精神症状，无肺损害的症状（包括无 X 线片的异常），无血液系统的表现（如血小板减少和溶血性贫血等）。

（3）炎症指标正常是指血沉正常、CRP 正常和细胞因子检测正常。

（4）免疫微生态平衡和甲烷氢呼气试验阴性是指肠道菌群结构经菌群芯片检测无特殊异常，小肠无细菌过度生长。

（5）免疫平衡主要是指 T 细胞、B 细胞、NK 细胞、Th17 细胞、Th1 细胞、Th2 细胞在正常水平，尤其是 Treg 细胞需恢复到正常水平。若个别患者确实不能恢复到正常水平，在长期病情稳定的情况下不必一定要恢复正常水平，以免过度用药，达到减少不必要的不良反应和减轻患者的经济负担的目的，可就此给予适当维持治疗，长期密切随访观察。

### （二）疾病基本缓解

疾病基本缓解指患者无任何症状、器官损害指标基本稳定、炎性指标正常、免疫微生态平衡、甲烷氢呼气试验值正常及免疫平衡。

器官损害指标基本稳定，指有些患者基本达到了疾病缓解的指标，虽然一些器官损害已经很难恢复到正常，但也没有进一步发展的迹象，如长期白细胞、血小板减少但不是很低，没有感染及出血倾向，虽有肺纤维化但没有症状，长期观察进展也不明显。这些患者短期不可能完全恢复正常也不影响正常生活，过度进一步治疗也没有太大意义，只是无端增加药物不良反应和患者的经济负担。

其他指标都符合病情缓解的标准。

## 二、治疗方法

在治疗的过程中诱导缓解是关键，维持免疫微生态平衡是灵魂。

### （一）诱导缓解

多数干燥综合征虽起病缓慢，但部分血液系统受累的患者往往发病较急，症状较重，尤其是合并重要脏器的损害时可以危及患者的生命，因此要求在最短的时间内实现达标治疗。

#### 1. 激素

激素包括泼尼松、地塞米松、甲强龙和得宝松等。糖皮质激素是首选药，是作为桥治疗必要的手段。激素可以阻断免疫反应的各个环节，起效快，尤其地塞米松同时可以诱导 Treg 细胞的生成，有利于免疫平衡调节，可以迅速改善症状、控制病情，但因患者要承担较多的不良反应，大剂量使用的时间应尽可能短，尽可能早减药。

#### （1）甲强龙冲击治疗

在干燥综合征危重患者，如重度肝损害，严重白细胞、血小板降低，高热，严重血管炎和快速进展的肺纤维化的治疗中是非常重要的手段，起效快，半衰期短，一旦有不良反应容易很快排出，所以虽然有时候静脉用药量很大，但不良反应可控，容易处理。但由于半衰期短造成了血药浓度不稳定，即使用量很大，如果 1 日 1 次给予输注血药浓度也很难维持到 24 小时，反而由于激素量的波动，诱发免疫反应加重，所以应注意和口服激素或地塞米松等中长效激素配合使用。

干燥综合征患者由于多是血液系统及脏器受损为主的病变，每次的冲击量可根据患者的病情和体质、有无感染迹象、年龄因素选择不同的剂量，每日使用 80 ～ 500 mg 都是可以的。冲击天数也可以根据病情来掌握，第一种方式是可以冲击几天，休息几天，再冲击几天；第二种方式是在剂量不大时也可以连续冲击 1 ~ 2 周，然后递减，最后换口服药物维持。总的来说，应当根据患者的病情来个性化的选择治疗剂量和方式。

（2）地塞米松

地塞米松半衰期长，在体内维持时间长，退热作用强，因此对于发热，重度白细胞、血小板减少以及肝酶异常的患者治疗效果比较好，炎症不容易反弹，对重要脏器有保护作用。尤其是免疫功能低下、有感染迹象、不适合大剂量甲强龙冲击治疗的患者可以采用地塞米松静脉给药治疗。剂量上可根据病情选择每日 5 ~ 10 mg 连续用 7 ~ 10 天，病情控制后剂量逐步递减，直至停用。

（3）口服糖皮质激素

原则上尽早加用。以泼尼松为例，剂量一般为每千克体重 1 mg。在甲强龙冲击期间，可以不停用口服糖皮质激素，尽早达到有效血药浓度，避免两种制剂交替过程中血药浓度的波动，维持糖皮质激素一个稳定的血药浓度，这样就可以在两次冲击期间不会出现病情反弹。这一点在临床上也非常重要。

2. 静脉注射丙种球蛋白

静脉注射丙种球蛋白免疫抑制起效快，可以诱导 Treg 细胞的生成，有利于免疫平衡的调节，同时可以增加患者抗病毒能力。常用于危重患者，如重要脏器损害、机体体液免疫功能低下合并感染、血小板显著减少和肝性脑病的患者。

对 B 细胞显著降低的患者，为了避免日后的病毒感染，要及时给予输注静脉丙种球蛋白，剂量一般为 20 g/d，连续 5 天，也可以根据病情急缓适量治疗。对免疫球蛋白缺乏的患者给予一个疗程治疗作用可以维持半年左右，是临床预防病毒感染的重要手段。

3. 免疫吸附和血浆置换

应用免疫吸附和血浆置换短期内可清除血液中的自身抗体及其他致病因子，是诱导缓解中的重要措施。虽然前述足量糖皮质激素和静丙球治疗起效快，能很快抑制免疫反应炎症，但由于自身抗体在体内的半衰期比较长（IgG 大约 3 个月），同时炎性细胞因子在体内也还存在，所以当激素减量过快病情就容易反弹。因此，应用免疫吸附和血浆置换对疾病早期控制也会起到至关重要的作用，尤其针对危重患者，如重要脏器损害、机体免疫功能低下和血小板显著减少等患者。另外，还可用于妊娠前和妊娠期的疾病控制。

**（二）维持平衡**

维持平衡是防止疾病复发，并达到长期生存目标的保障。

1. 糖皮质激素

糖皮质激素包括泼尼松、甲强龙等。诱导缓解 1 ~ 2 个月后在医生指导下可减药。减药原则是先快后慢，随着剂量减少，减药速度放慢，直至小剂量维持，部分患者可以停药。

临床上过快减少激素的用量，尤其是在用药 1 个月之内就减半或 1 周减 1 片非常容易使病情复发，原因是虽然免疫反应被抑制住了，但自身抗体仍在血液中没有清除彻底。因此，经过血液净化治疗的患者可以早些减少糖皮质激素的用量。

对肺纤维化的患者诱导缓解后，可以维持一段时间小剂量泼尼松 10 mg 治疗，一般为 1～2 年或者更长时间，可以使肺纤维化的病灶稳定，不再发展，甚至部分患者病灶可以逆转。当然这需要很好免疫调节措施和严密的随访。

2. 维持肠道微生态平衡

（1）饮食调节是治疗的根本

饮食调节及良好的起居习惯有助于维持肠道微生态平衡，是防治 SS 疾病的根本和关键。

①饮食结构中减少主食及淀粉类食物摄入。正常情况下机体的肠道菌群处于平衡状态，当饮食结构中过多食入碳水化合物及淀粉类食物可导致有害菌过度生长。例如，土豆、红薯都是高淀粉食物，土豆含淀粉高达 20%，粉条含淀粉大于 70%，红薯含淀粉 30%，这些高淀粉食物分解后产生大量的葡萄糖。糖分多了容易促进消化糖的细菌生长，这些细菌通常被称为有害菌，如果它们的过度生长相对影响了消化膳食纤维的益生菌生长，将导致肠道微生态失衡，进而造成 Treg 细胞减少和免疫功能的紊乱。所以，我们的饮食结构很大程度上影响了肠道菌群的结构，因饮食习惯导致肠道微生态失衡可能是造成风湿病，如干燥综合征等疾病的主要原因。

减少主食摄入，有助于肠道益生菌增长及定植，在一定程度上防治疾病的发生、发展。

②增加蔬菜及膳食纤维为益生菌提供必需益生元。蔬菜中的膳食纤维能有效促进肠与胃的蠕动，降低食物在肠道停留的时间减少便秘发生，有利于清除小肠中过度生长的细菌，减少细菌毒素的吸收。更为重要的是，通过膳食纤维的摄入，可以增加益生菌的数量，产生更多的短链脂肪酸，促进 Treg 细胞的生长，调节免疫微生态平衡，达到防治疾病的目的。

蔬菜中除了膳食纤维，还有丰富的维生素、矿物质等多种营养成分。各种蔬菜的营养价值有所不同。一个成年人如果每天吃 5 种以上共 500 克的蔬菜，就能满足人体所需的维生素、胡萝卜素、钙、铁等，有助于增强机体免疫力。

③优质蛋白质是氨基酸合成的有力保障。进食足量蛋白质，尤其是优质蛋白，对促进人类生长、维持正常生命活动有重要意义。优质蛋白质含有人体所必需的但又不能依靠自身合成的氨基酸，如果不补充足够的优质蛋白可能造成营养不良，影响机体的正常代谢和免疫功能，同时疾病损伤组织在修复的过程也需要充足的蛋白。动物优质蛋白质主要来源于肉、蛋、奶类食品，植物蛋白主要是来自豆腐和豆腐干等，豆浆和豆腐脑因为加工时没有把糖分去掉，应该按主食来对待。

优质蛋白的摄入量不限，可根据每天的体重情况来决定。

（2）补充益生菌是必要的手段

补充益生菌是必要的手段。益生菌可发酵膳食纤维而生成 SCFA，主要是醋酸、丙酸和丁酸，促进 Treg 细胞的增殖及活性，有助于调节 Th17/Treg 细胞平衡。根据甲烷氢呼气试验和宏基因结肠菌群检测了解肠道菌群失衡状态，给予适当的益生菌和益生元治疗，可以有效调节肠道菌群，进而调节机体免疫功能状态，诱导和恢复免疫耐受，达到控制疾病的目的。益生菌属于食品级的菌群调节剂，没有太多不良反应；调节饮食结构就相当于给益生菌创造生长的环境，但由于人类卫生条件太好，加上烹饪和过度清洗，没有机会摄入各种细菌，就好比耕好田、浇好水、施好肥却不撒种一样，庄稼一样不会长出来，创造的生长环境再好，肠道内没有益生菌也达不到治疗目的，所以补充益生菌就和撒种子一样是调节肠道菌群的重要一环。

（3）适当的运动和保持理想体重也是调节肠道菌群的必要条件

肥胖本身就是慢性炎症，是干燥综合征不易控制的重要原因，因此除节制饮食外要加强锻炼，消耗掉一部分热量达到减肥的目的。

运动不仅可以减肥，还可以调节肠道菌群，增加细菌的多样性，有利于疾病的控制。研究表明运动员的肠道菌群门数最多为 22 门，瘦人为 11 门，肥胖人为 9 门。因此，积极的锻炼是治疗慢性疾病的一个重要环节。

（4）免疫调节剂

①西罗莫司。西罗莫司主要是抑制 mTOR 受体的活性，抑制 Th17 细胞生长的同时促进 Treg 细胞生长，是一个双向免疫调节剂，二甲双胍有和西罗莫司类似的作用机制，也在临床应用上取得了很好的疗效。用药剂量 0.5 mg/d，可以根据病情增减剂量，主要不良反应有口腔溃疡、闭经和皮疹等。

②维 A 酸。维 A 酸主要是从树突状细胞水平发挥调节作用，抑制 Th17 细胞生长，促进 Treg 细胞生长，纠正免疫耐受缺陷。用药剂量 20 mg/d，可以根据病情调整用药剂量，主要不良反应为头痛、脱皮和皮疹等。

③骨化三醇。骨化三醇可以调节 Th17/Treg 细胞平衡，同时具有协助钙吸收、防止骨质疏松的作用。用药剂量每日 0.25 μg。

④硫辛酸和辅酶 Q10。硫辛酸和辅酶 Q10 具有抗氧化作用，通过改变氧化压力来调节 Th17 和 Treg 细胞的平衡。用药剂量硫辛酸 0.3 g/d，辅酶 Q10 30 mg/d。

⑤胸腺肽。胸腺肽具有非特异的促进淋巴细胞生长的作用，在淋巴细胞普遍减少或 Th17 细胞和 Treg 细胞均减少的情况下配合上述免疫调节药物起作用。用药剂量每日 15 ～ 30 mg。

⑥IL-2 。IL-2 是淋巴细胞生长因子，可以促进淋巴细胞的生长，尤其是促进 Treg 细胞的生长，常用于急性期，但维持时间不长。用药剂量根据病情每日 50 ～ 100 万单位皮

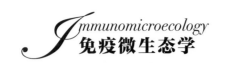

下注射，也可以隔 1 天 1 次，或每周 1 次维持。不良反应主要是注射局部红肿和发痒，个别的有全身皮疹和低度发热。

应用以上免疫调节药物的患者应当定期查 CD4$^+$ 淋巴细胞亚群，根据 Treg 细胞数目调整上述药量。

（5）免疫抑制剂

免疫抑制剂为维持病情缓解药物，常用的药物有甲氨蝶呤、来氟米特、环磷酰胺、霉酚酸酯、硫酸羟氯喹、硫唑嘌呤、艾拉莫德、他克莫司和环孢霉素等。这些药物起效慢，用于免疫调节剂治疗无效或免疫功能极度亢进的患者，需要周期联合长期用药，根据病情和免疫功能变化调整剂量，原则上用最小的剂量、最少的次数维持缓解，部分患者可以停药，但要长期随访观察。

（6）局部对症治疗

①眼干治疗。人工泪液是干眼的一线治疗方法，如玻璃酸钠滴眼液、羧甲基纤维素滴眼液，可缓解眼干。自体血清泪液对眼部的润滑作用优于人工泪液，且耐受性良好。针对严重的干眼症，美国食品药品监督管理局批准可以外用环孢霉素治疗。严重的干燥性角结膜炎可局部使用糖皮质激素和非甾体消炎止痛药。此外，日本学者将地夸磷索四钠滴眼液用于治疗干眼症，地夸磷索四钠是 P2Y2 受体激动剂，以新作用机制促进水和黏蛋白分泌改善干眼症状。

②口干治疗。味觉刺激和（或）唾液替代物被认为是一线治疗。例如，咀嚼无糖口香糖、吃酸柠檬、吃麦芽糖含片及使用加湿器等均有助于控制口干。抗菌漱口水和日常使用的含氟牙膏可能有助于预防龋齿和唾液流量减少。然而，针对唾液替代品/兴奋剂能否改善口干，Furness 等系统评价了 36 项随机对照试验，涉及 1597 例患者，结果发现任何唾液替代品/兴奋剂的疗效与安慰剂相比并无显著差异。此外，慢性梗阻性唾液腺炎在 pSS 中并不少见，介入涎腺内镜术治疗可显著降低其 VAS 评分。

（7）生物制剂治疗

妥珠单抗作为全球首个针对 IL-6 受体这一全新靶点的人源化单克隆抗体，可阻断 IL-6 与其受体的结合，从而抑制炎症信号转导，具有迅速起效、持续增效的特点。国外个案报道中，干燥综合征相关骨质疏松患者接受妥珠单抗治疗后明显好转。

### 三、展望与计划

（1）利用现有大数据建立常见类型难治/复发风湿免疫性疾病的基因组、蛋白质组和转录组、代谢组和甲基化组等多组数据库，为研究干燥综合征的治疗和发病机制提供临床生物信息学平台。

（2）预测 3～5 种针对难治/复发风湿免疫性疾病的治疗药物，进行体外和动物实验研究，探讨发病机制，为制订精准的干燥综合征治疗方案奠定理论基础。

（3）利用肠道组学大数据平台，研发肠道基因芯片技术，用于干燥综合征疾病基因诊断与疾病评估，筛选最适合病情、不良反应最小的治疗方案。

（高惠英　郑丽　郝莉敏　李雪飞）

## 参考文献

[1] FLINT H J, SCOTT K P, LOUIS P, et al. The role of the gut microbiota in nutrition and health. Nat Rev Gastroenterol Hepatol, 2012, 9（10）: 577-589.

[2] SZYMULA A, ROSENTHAL J, SZCZERBA B M, et al. T cell epitope mimicry between Sjögren's syndrome antigen A（SSA）/Ro60 and oral, gut, skin and vaginal bacteria. Clin Immunol, 2014, 152（1-2）: 1-9.

[3] SIDDIQUI H, CHEN T, ALIKO A, et al. Microbiological and bioinformatics analysis of primary Sjogren's syndrome patients with normal salivation. J Oral Microbiol, 2016, 8: 31119.

[4] DE PAIVA C S, JONES D B, STERN M E, et al. Altered mucosal microbiome diversity and disease severity in Sjögren Syndrome. Sci Rep, 2016, 6: 23561.

[5] BOGDANOS D P, SAKKAS L I. From microbiome to infectome in autoimmunity. Curr Opin Rheumatol, 2017, 29（4）: 369-373.

[6] ZHONG D, WU C Y, ZENG X F, et al. The role of gut microbiota in the pathogenesis of rheumatic diseases. Clin Rheumatol, 2018, 37（1）: 25-34.

[7] ZHAO Q, ELSON C O. Adaptive immune education by gut microbiota antigens. Immunology, 2018, 154（1）: 28-37.

[8] LERNER A, AMINOV R, MATTHIAS T. Transglutaminases in Dysbiosis As Potential Environmental Drivers of Autoimmunity. Front Microbiol, 2017, 8: 66.

[9] MANDL T, MARSAL J, OLSSON P, et al. Severe intestinal dysbiosis is prevalent in primary Sjögren's syndrome and is associated with systemic disease activity. Arthritis Res Ther, 2017, 19（1）: 237.

[10] SANDHYA P, KURIEN B T, DANDA D, et al. Update on Pathogenesis of Sjogren's Syndrome. Curr Rheumatol Rev, 2017, 13（1）: 5-22.

[11] 苗苗，徐丹，高崇，等. Treg 细胞和 Th17 细胞在原发干燥综合征中的研究现状 . 世界最新医学信息文摘，2018, 18（34）: 96-99.

[12] HAO L R, LI X F, GAO C, et al. Th17/Treg cell level and clinical characteristics of peripheral blood of patients with Sjogren's syndrome complicated with primary biliary cirrhosis. Medicine（Baltimore）, 2019, 98（24）: e15952.

[13] MIAO M, HAO Z Y, GUO Y Y, et al. Short-term and low-dose IL-2 therapy restores the Th17/Treg balance in the peripheral blood of patients with primary Sjögren's syndrome. Ann Rheum Dis, 2018, 77（12）: 1838-1840.

[14] SHIBOSKI C H, SHIBOSKI S C, SEROR R, et al. 2016 American college of rheumatology/european league against rheumatism classification criteria for primary Sjögren's syndrome: A Consensus and Data-Driven Methodology Involving Three International Patient Cohorts. Arthritis Rheumatol, 2017, 69（1）: 35-45.

[15] ZHOU Z F, LING G H, DING N, et al. Molecular analysis of oral microflora in patients with primary Sjogren's

syndrome by using high-throughput sequencing. PeerJ, 2018, 6: e5649.

[16] VERMA D, GARG P K, DUBEY A K. Insights into the human oral microbiome. Arch Microbiol, 2018, 200（1）: 525-540.

[17] ZAURA E, BRANDT B W, PRODAN A, et al. On the ecosystemic network of saliva in healthy young adults. ISME J, 2017, 11（5）: 1218-1231.

[18] KILIAN M, CHAPPLE I L, HANNIG M, et al. The oral microbiome-an update for oral healthcare professionals. Br Dent J, 2016, 221（10）: 657-666.

[19] VAN DER MEULEN T A, HARMSEN H J M, BOOTSMA H, et al. Dysbiosis of the buccal mucosa microbiome in primary Sjögren's syndrome patients. Rheumatology（Oxford）, 2018, 57（12）: 2225-2234.

[20] NIKITAKIS N G, PAPAIOANNOU W, SAKKAS L I, et al. The autoimmunity-oral microbiome connection. Oral Dis, 2017, 23（7）: 828-839.

[21] YURKOVETSKIY L, PICKARD J, CHERVONSKY A, et al. Microbiota and autoimmunity: Exploring new avenues. Cell Host Microbe, 2015, 17（5）: 548-552.

[22] VAN DER MEULEN T A, HARMSEN H, BOOTSMA H, et al. The microbiome-systemic diseases connection. Oral Dis, 2016, 22（8）: 719-734.

[23] HONDA K, LITTMAN D R. The microbiota in adaptive immune homeostasis and disease. Nature, 2016, 535（7610）: 75-84.

[24] SCHARSCHMIDT T C, VASQUEZ K S, TRUONG H A, et al. A wave of regulatory T cells into neonatal skin mediates tolerance to commensal microbes. Immunity, 2015, 43（5）: 1011-1021.

[25] MOON J, CHOI S H, YOON C H, et al. Gut dysbiosis is prebailing in Sjögren's syndrome and is related to dry eye severity. PLoS One, 2020, 15（2）: 1-14.

[26] ZAHEER M, WANG C, BIAN F, et al. Protective role of commensal bacteria in Sjögren's syndrome. J Autoimmun, 2018, 93: 45-56.

[27] DAVID L A, MAURICE C F, CARMODY R N, et al. Diet rapidly and reproducibly alters the human gut microbiome. Nature, 2014, 505（7484）: 559-563.

[28] MUEGGE B D, KUCZYNSKI J, KNIGHTS D, et al. Diet drives convergence in gut microbiome functions across mammalian phylogeny and within humans. Science, 2011, 332（6032）: 970-974.

[29] 刘雨诗, 江晓丹, 郝然, 等. 干燥综合征与肠道菌群相关性研究进展. 中华眼科医学杂志: 电子版, 2019, 9（1）: 62-66.

[30] CHANG P V, HAO L, OFFERMANNS S, et al. The microbial metabolite butyrate regulates intestinal macrophage function via histone deacetylase inhibition. Proceedings of the National Academy of Sciences, 2014, 111（6）: 2247-2252.

[31] FURUSAWA Y, OBATA Y, FUKUDA S, et al. Commensal microbe-derived butyrate induces the differentiation of colonic regulatory T cells. Nature, 2013, 504（7480）: 446-450.

[32] KONIECZNA P, GROEGER D, ZIEGLER M, et al. Bifidobacterium infantis 35624 administration induces Foxp3 T regulatory cells in human peripheral blood: potential role for myeloid and plasmacytoid dendritic cells. Gut, 2012, 61（3）: 354-366.

[33] CORDING S, FLEISSNER D, HEIMESAAT M M, et al. Commensal microbiota drive proliferation of conventional and Foxp3+ regulatory CD4+ T cells in mesenteric lymph nodes and peyer's patches. Eur J Microbiol Immunol, 2013, 3（1）: 1-10.

[34] SMITH P M, HOWITT M R, PANIKOV N, et al. The microbial metabolites, short-chain fatty acids, regulate colonic Treg cell homeostasis. Science, 2013, 341（6145）: 569-573.

笔记

[35]　王佳，张升校，李小峰，等 . 短链脂肪酸在免疫调节和免疫相关性疾病中的作用 . 中华临床免疫和变态反应杂志，2019，13（1）：81-85.

[36]　BLUHER M. Obesity：Global epidemiology andpathogenesis. Nat Rev Endocrinol，2019，15（2）：288-298.

[37]　GONZALEZ-MUNIESA P，MÁRTINEZ-GONZÁLEZ M A，HU F B，et al. Obesity. Nat Rev Dis Primers，2017，3：17034.

[38]　BELL J A，CARLAKE D，O'KEEFFE L M，et al. Associations of body massand fat indexes with cardiometabolic traits. J Am Coll Cardiol，2018，72（24）：3142-3154.

[39]　SCHWINGSHACKL L，HOFFMANN G. Diet quality as assessed by the healthy eating index，the alternate healthy eating index，the dietary approaches to stop hypertension score，and health outcomes：A systematic review and meta-analysis of cohort studies. J Acad Nutr Diet，2015，115（5）：780-800.

[40]　MALIK V S，WILLETT W C，HU F B. Global obesity：Trends，risk factors and policy implications. Nat Rev Endocrinol，2013，9（1）：13-27.

[41]　VANDEVIJVERE S，CHOW C C，HALL K D，et al. Increased food energy supply as a major driver of the obesity epidemic：A global analysis. Bull World Health Organ，2015，93（7）：446-456.

[42]　RICO-CAMPA A，MARTÍNEZ-GONZÁLEZ M A，ALVAREZ-ALVAREZ I，et al. Association between consumption of ultra-processed foods and all cause mortality：SUN prospectivecohort study. BMJ，2019，365：11949.

[43]　GUTHOLD R，STEVENS G A，RILEY L，et al. Worldwide trends in insufficient physical activity from 2001to 2016：A pooled analysis of 358 population-based surveys with 1. 9 million participants. Lancet Glob Health，2018，6（10）：1077-1086.

[44]　COMPERNOLLE S，OPPERT J M，MACKENBACH J D，et al. Mediating role of energy-balance related behaviors in the association of neighborhood socio-economic status and residential area density with BMI：The SPOTLIGHT study. Preventive Medicine，2016，86：84-91.

[45]　NAVAS-CARRETERO S，SAN-CRISTOBAL R，LIVINGSTONE K M，et al. Higher vegetableprotein consumption，assessed by an isoenergetic macronutrient exchange model，is associated with a lower presence of overweight and obesity in the web-based Food4me European study. Int J Food Sci Nutr，2019，70（2）：240-253.

[46]　CUEVAS-SIERRA A，RAMOS-LOPEZ O，RIEZU-BOJ J I，et al. Diet，gut microbiota，and obesity：Links with host genetics and epigenetics and potentialapplications. Adv Nutr，2019，10（1）：17-30.

[47]　LIU Y，HIRAYAMA M，CUI X，et al. Effectiveness of autologous serum eye drops combined with punctal plugs for the treatment of Sj9gren syndrome-related dry eye. Cornea，2015，34（10）：1214-1220.

[48]　RAMOS-CASALS M，BRITO-ZERON P，SISO-ALMIRALL A，et al. Topical and systemic medications for the treatment of primary Sj9gren's syndrome. Nat Rev Rheumatol，2012，8（7）：399-411.

[49]　ARAGONA P，STILO A，FERRERI F，et al. Effects of the topical treatment with NSAIDs on corneal sensitivity and ocular surface of Sj9gren's syndrome patients. Eye（Lond），2005，19（5）：535-539.

[50]　MATSUMOTO Y，OHASHI Y，WATANABE H，et al. Diquafosol ophthalmic solution phase 2 study group. efficacy and safety of diquafosol ophthalmic solution in patients with dry eye syndrome：A Japanese phase 2 clinical trial. Ophthalmology，2012，119（10）：1954-1960.

[51]　RAMOS-CASALS M，BRITO-ZERÓN P，SISÓ-ALMIRALL A，et al. Primary Sjogren syndrome. BMJ（online），2012，344（jun141）：3821.

[52]　FURNESS S，WORTHINGTON H V，BRYAN G，et al. Interventions for the management of dry mouth：Topical therapies. Cochrane Database Syst Rev，2011，7（12）：CD008934.

笔记

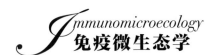

[53] GUO Y F, SUN N N, WU C B, et al. Sialendoscopy-assisted treatment for chronic obstructive parotitis related to Sj9gren syndrome. Oral Surg Oral Med Oral Pathol Oral Radiol, 2017, 123 (3): 305-309.

[54] JUSTET A, OTTAVIANI S, DIEUDE P, et al. Tocilizumab for refractory organising pneumonia associated with Sjögren's disease. BMJ Case Rep, 2015, 2015: bcr 2014209076.

[55] YOUINOU P, PERS J O. Disturbance of cytokine networks in Sjögren's syndrome. Arthritis Res Ther, 2011, 13 (4): 227.

笔记

# 第五章　白塞病免疫微生态

## 第一节　白塞病的发病机制

白塞病（Behcet syndrome，BD）是一种全身性炎症性疾病，其特征是口腔溃疡、生殖器溃疡、皮肤损伤和葡萄膜炎的反复发作，目前病因尚不清楚，可能与以下机制有关。

### 一、感染性因素

感染性因素一直以来被认为是 BD 发病的触发因素之一。研究表明，多种病毒，如单纯疱疹病毒（herpes simplex virus，HSV）-1 及以溶血性链球菌为代表的链球菌表面抗原和人类蛋白质（如热休克蛋白）具有高度同源性，相互交叉反应可以导致人群中遗传易感个体产生自身免疫反应。

已有报道利用原位 DNA-RNA 杂交法检测 BD 患者及健康对照者，结果显示 BD 患者的单核细胞中 HSV-1DNA 与互补 RNA 的杂交频率明显升高。溶血性链球菌和化脓性链球菌抗体在 BD 患者中检出频率明显高于健康对照组。BD 患者的免疫球蛋白 M 能够与链球菌 α- 烯醇化酶和甘油醛 3- 磷酸脱氢酶等链球菌蛋白发生反应。以上研究均提示单纯疱疹病毒和链球菌感染与白塞病相关。

巨细胞病毒、细小病毒 B19、水痘 – 带状疱疹病毒、肝炎病毒也被认为是可能的触发因素，但这些研究证据水平低。

总之，到目前为止，还没有一种传染源被分离出来作为特定的病原体，抗菌和抗病毒治疗也存在争议。人们普遍认为，感染性因素对 BD 的出现或许没有直接的责任，但它们通过引起免疫系统的功能障碍，在疾病的发展中起着触发作用。

### 二、遗传因素

沿着古代"丝绸之路"白塞病的发病率增加及家族聚集发病均证实白塞病与遗传因素相关。人类白细胞抗原 B51（HLA-B*51）是 BD 最强的遗传易感性因子，位于 MHC- Ⅰ 类区域内。携带 HLA-B*51/B5 等位基因的个体患 BD 的概率是未携带 HLA-B*51/B5 等位基因的个体的 5.78 倍。

最近的研究还报道了在 MHC- Ⅰ类区域还存在其他关联基因，其中 HLA-B*15、HLA- B *27、HLA- B*57 和 HLA-A*26 是白塞病发生的独立危险因素，而 HLA-B*49 和 HLA-A* 03 是保护白塞病的独立 Ⅰ 类等位基因。全基因组关联研究已经确定了几种非 HLA 遗传关联，包括 IL-23R、IL23R-IL12RB2、IL10、STAT4、CCR1-CCR3、KLRC4、ERAP1、TNFAIP3 和 FUT2 等。

HLA-B*51 和 ERAP1 相互作用可能引起 T 细胞的平衡紊乱，特别是 Th1 和 Th 17 的激活和 Treg 细胞功能抑制。HLA-B*51 在中性粒细胞活性中起关键作用。

表观遗传过程，如 DNA 甲基化、组蛋白修饰和非编码 RNA（特别是 miRNA）被认为与 BD 的发病有关。通过分析与活动性疾病患者相关的 miRNA 信号，研究了 DD 患者的表观遗传学特征，并显示了 BD 相关的 miRNA 靶向途径，如肿瘤坏死因子、干扰素 - γ 和血管内皮生长因子受体（vascular endothelial growth factor receptor，VEFGR）信号级联。

### 三、免疫因素

激活的先天免疫在 BD 的发病机制中起着重要的作用。微生物触发器是由先天免疫系统通过病原体相关和（或）危险相关的分子模式来感知和处理的。天然免疫细胞，如巨噬细胞和树突状细胞分泌过多的刺激性细胞因子可能导致适应性 Th1 和 Th17 相关细胞因子的分泌增加。BD 早期病变以中性粒细胞为主，中性粒细胞是先天免疫系统的主要免疫调节细胞群。先天免疫的另一个成员——自然杀伤细胞也见于 BD 病变。

中性粒细胞在 BD 发病机制中的作用早已为人所知。BD 中的组织损伤可通过中性粒细胞以多种方式调节，中性粒细胞过度活化，可能与 HLA B*51 相关。研究发现，对 BD 患者和对照组的氧化应激、吞噬活性或细胞因子进行比较时，没有观察到显著差异。然而，与轻度活动疾病相比，严重活动性疾病患者中性粒细胞吞噬功能紊乱，存在显著差异。此外，纤维蛋白原的结构和功能改变与活性氧种类和中性粒细胞被还原型烟酰胺腺嘌呤二核苷酸磷酸（reduced nicotinamide adenine dinucleotide phosphate，NADPH）氧化酶激活有关。因此，中性粒细胞的活化被认为是蛋白质氧化应激的主要来源。高活化中性粒细胞分泌一些细胞因子，这些细胞因子既可以自分泌，也可以刺激 Th1 细胞。最近，有报道称睾丸激素引起中性粒细胞的显著激活和 Th1 型免疫改变，这可能解释了男性 BD 患者为什么疾病更严重和死亡率更高。

NK 细胞在 BD 发病过程中的作用也逐渐被认识，它们似乎在驱动 CD4$^+$Th1 反应中起作用，这是 BD 炎性反应的主要特征。一些研究证明了外周血中 NK 细胞的增加，特别是在疾病的活跃期。

T 细胞平衡的改变，特别是 Th1、Th17 的升高和 Treg 细胞的下降，在 BD 的发病机制中有重要作用。尤其是在 BD 皮肤病变中，Th17 细胞的计数明显增加。有报道称活动性葡萄膜炎患者外周血单个核细胞产生 IL-17、IL-23 和 IFN-γ 的增加，以及 IL-17 和 IFN-γ 产生的 T 细胞升高。

# 第二节 白塞病免疫功能紊乱与肠道微生态失衡

## 一、白塞病存在口腔和肠道微生态失衡

复发性口腔溃疡是 BD 最常见的临床特征之一，提示患者可能存在口腔微生态失衡。实验证实，与健康对照组相比，BD 患者口腔微生物群组成发生了改变，双歧杆菌目增多，双歧杆菌属、普雷沃菌属和 Scardovia 菌属相对丰度增高。

据报道，在 BD 患者和健康对照组中，拟杆菌、厚壁菌和变形菌均为优势菌。在 BD 患者和健康对照组之间，97 属 23 种的相对丰度有显著差异。BD 患者中富集菌高达 96 属，其中 38 属为真菌门子囊菌，其次是两个细菌类群：变形菌（15 属）和放线菌（15 属）。在健康对照组中富集了 5 个属，其中 2 个属为产甲烷菌（甲藻属和嗜甲烷菌属）。在物种水平上，BD 患者体内富集了 23 种微生物。其中一些被认为是机会性病原体，如窄食单胞菌属、放线菌属、棒状杆菌属。由此证明，BD 患者的肠道微生物组成与健康对照者有明显的差异。研究表明，硫酸盐还原菌嗜胆菌属和条件致病菌（包括副拟杆菌属、副普雷沃菌属和梭杆菌属）在 BD 中明显富集，而产甲烷菌属（产甲烷囊菌属和产甲烷嗜甲基菌属）、产丁酸细菌减少。这些结果共同揭示了 BD 患者中硫酸盐还原菌和条件致病菌的富集，而健康对照组中则为产甲烷菌和产丁酸细菌的富集。

## 二、肠道微生态失衡参与白塞病发生、发展的可能机制

多项研究证实，BD 患者的肠道微生物组分和功能特征与健康对照组不同，BD 患者体内富集了一些条件致病菌和硫酸盐还原菌，而健康对照组中富集了产丁酸细菌和产甲烷菌。重要的是，用 BD 患者的粪便样本将粪便移植到 B10R Ⅲ 小鼠的实验性自身免疫性葡萄膜炎中，加重了这些动物的眼部症状及 IL-17 和 IFN-γ 的产生。这些研究表明肠道微生物群的异常与 BD 的发病有关，某种肠道微生物组分可能有助于这种疾病的发展。

硫酸盐还原菌是促炎性细菌，已被证明与许多炎症或免疫性疾病有关，包括 2 型糖尿病、代谢综合征和炎症性肠病。沃氏嗜胆菌是硫酸盐还原菌的一种，在脂肪性膳食诱导的结肠炎中促进 Th1 介导的免疫应答。硫酸盐还原菌能抑制丁酸 β-氧化和降解丁酸。丁酸是一种有益的代谢物，通过诱导 Treg 细胞分化，保护肠上皮屏障的完整性并维持宿主免疫稳态。丁酸水平降低导致肠上皮屏障功能障碍，并促进多种炎症成分的表达，如微生物相关分子模式（microbial associated molecular pattern，MAMP）或病原体相关分子模式（pathogen associated molecular pattern，PAMP）因子，这些因子可影响肠上皮细胞。此外，硫化氢（$H_2S$）是硫酸盐还原菌的一种细胞毒性副产物，在高浓度下具有促炎作用，可加重肠上皮屏障损伤。

笔记

产丁酸细菌被认为是一组有益的细菌，可以发酵膳食纤维产生丁酸。因此，它们对人类结肠健康具有保护作用。研究表明，BD 患者的产丁酸细菌水平下降。产甲烷菌是本研究中发现的另一组与 BD 相关的细菌。甲烷是由人类胃肠道中的产甲烷菌产生的，被认为可以改善氧化应激损伤，并能抑制包括视网膜、结肠、肝脏、大脑在内的各种组织和器官的炎症反应。本研究还表明，BD 中产甲烷菌的缺失与氧化还原过程相关的功能成分的富集有关。研究发现，BD 组硫酸盐还原菌与产丁酸细菌和产甲烷菌呈负相关。硫酸盐还原菌和产丁酸细菌与产乳酸菌共培养时，检测到高浓度的 $H_2S$ 和低浓度的丁酸盐。由于硫酸盐还原菌可以利用乳酸和氢气作为底物生产 $H_2S$，其会与利用乳酸的细菌和产丁酸细菌、产甲烷菌等含氢细菌竞争底物。这可能解释了 BD 患者中硫酸盐还原菌与产丁酸细菌或产甲烷菌之间的负相关。机会性病原体可能需要 T3SS 或 T4SS 将效应蛋白传递到宿主细胞中，从而诱导炎症反应。另外，这些机会性病原体可以产生 LPS 和 PGN，它们作为所谓的 MAMP 或 PAMP 发挥作用，并可以通过宿主细胞受体（如 TLR4 和 TLR2）触发炎症反应。这些发现表明 PGN/TLR2 和 LPS/TLR4 通路参与了 BD 中观察到的异常免疫反应。

基于上述发现，我们在此提出一个假说来解释肠道微生物群特征与 BD 之间的关联。产丁酸细菌和产甲烷菌是能够维持适当宿主免疫稳态的有益细菌。然而，一些条件致病菌，如硫酸盐还原菌、窄食单胞菌属和放线菌属的过度生长可能会破坏平衡，从而导致产丁酸细菌和产甲烷菌的减少。这些异常可导致肠上皮屏障损伤，促进效应分子或 MAMP/PAMP（PGN/LPS）进入肠上皮细胞。同时，该过程诱导 TLR2/TLR4 的过度表达。随后，配体 PGN/LPS 可与 TLR2/TLR4 等受体相互作用。产丁酸细菌和产甲烷菌水平下降可能导致 PGN/LPS 诱导的 TLR-MyD88 通路的控制受损，进而诱发一系列炎症反应，包括 BD 中的系统性血管炎。

# 第三节　白塞病免疫微生态失衡的检测

## 一、实验室检查

白塞病无特异血清学检查。急性期或疾病活动期可出现贫血及白细胞、血小板计数升高，红细胞沉降率和 C-反应蛋白升高。但抗核抗体谱、抗中性粒细胞胞质抗体（antineutrophilic cytoplasmic antibody，ANCA）、抗磷脂抗体等均无异常。补体水平及循环免疫复合物亦正常。有时仅有轻度球蛋白增高。近年来发现部分患者有抗血管内皮细胞抗体（anti-endotheliocyte antibody，AECA）、白细胞抗原 HLA-B51 阳性。约 40% 患者的纯蛋白衍生物（purified protein derivative，PPD）试验强阳性。

## 二、免疫微生态失衡的检测

免疫系统功能失调被认为与 BD 的发生和发展有关。Consolandic 等首次报道了与健康者相比，BD 患者肠道菌群失调且丁酸盐减少，其可通过多种机制诱导 Treg 细胞分化，从而影响免疫调节。对 142 例 BD 患者分析显示，与健康者相比，Th17 细胞明显增加，Treg 细胞明显减少。Shimizu 等研究亦表明：Th17 细胞在 BD 患者体内增加并被激活，与本科室研究的结果一致。调节肠道微生态平衡和纠正免疫耐受是治疗白塞病的关键，因此通过甲烷氢呼气试验了解小肠异常细菌生长、宏基因组检测结肠肠道微生态对明确白塞病患者的免疫微生态状态十分重要，还有未来将开展的基因检测等均是精准治疗白塞病的必要条件。

### （一）免疫筛查检测

通过免疫筛查检测评估 BD 患者的免疫功能状态，根据检测结果合理指导用药。

1. 免疫功能检测

通过对淋巴细胞亚群进行分析，检测细胞免疫和体液免疫功能的状态，能总体反应机体当前的免疫功能、状态和平衡水平，并可以辅助诊断某些疾病，以及对选择免疫抑制剂或免疫调节剂有重要的指导意义。

2. $CD4^+T$ 细胞检测

（1）为患者治疗提供强有力的依据，在治疗过程中监测免疫功能，根据患者免疫状态调整治疗方案及剂量或使用免疫增强剂，减少免疫抑制剂过度使用造成的感染，对指导抗感染治疗至关重要。

（2）评价患者的治疗反应，监测疾病进程并判断预后情况，淋巴细胞免疫表型正常或放化疗后能恢复正常者预后常较好。

3. 细胞因子检测（IL-2、IL-4、IL-6、IL-10、IFN-$\gamma$、TNF-$\alpha$ 等）

7 项细胞因子联合检测项目涵盖由 Th1、Th2、Th17 等多种细胞分泌的细胞因子，能更全面地反映疾病状态下机体免疫系统的改变。

### （二）甲烷氢呼气试验

用甲烷和氢呼气检测小肠细菌过度生长的程度，可以帮助我们了解肠道微生态的变化，在诊断和治疗由于菌群移位和菌群失调导致的疾病方面提供有重要价值的帮助。通过甲烷氢呼气试验评估 BD 患者是否存在小肠细菌过度生长，进而指导制订合理的肠道免疫调节治疗方案。

### （三）宏基因组检测

（1）应用宏基因组测序技术检测 BD 患者肠道菌群丰度及种类的变化；人们可以通过检测结果的预示，进行合理的生活健康管理。

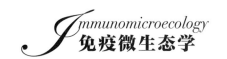

（2）在深入研究确定致病菌之后，可以结合基因芯片技术设计相应的基因芯片，用于 BD 疾病的早期诊断及治疗。

（3）通过宏基因组测序技术指导合理用药。比较用药前后 BD 患者的宏基因组变化，评估药物的治疗效果，指导用药。

# 第四节　白塞病免疫微生态失衡的防治

健康的肠道菌群是防范许多疾病的必要条件，肠道微生态成为不可忽视的问题，对于我们人类的健康是非常重要的。研究表明肠道菌群的多样性是人类健康的必要条件，而如何纠正肠道菌群紊乱及保持肠道菌群微生态平衡就是重中之重。

## 一、饮食结构调整

饮食结构的不合理是造成肠道微生态紊乱和菌群失调的重要因素。肠道菌群分为益生菌、有害菌和中性菌，正常情况下它们之间保持着平衡状态，互相制约。给予高营养少渣饮食，适当补充多种维生素及微量元素有利于肠道菌群的生态平衡。进食过多的主食、甜食、含淀粉量高的食物，如土豆、红薯、粉条，包括水果都容易促进有害菌的生长，过度生长的有害菌可以抑制益生菌的生长，减少了益生菌产生短链脂肪酸，从而导致 Treg 细胞减少，是造成机体免疫功能紊乱的根源，同时有害菌产生的毒素也是造成疾病发生、发展的重要因素。而多食富含膳食纤维的食物，如各种颜色的蔬菜，不仅可以补充大量维生素，还可以补充大量膳食纤维，膳食纤维是益生菌生长的主要原料，能促进益生菌的生长。

## 二、补充益生菌是必要的手段

肠道益生菌可发酵膳食纤维而生成 SCFA，主要是醋酸、丙酸和丁酸，促进 Treg 细胞的增殖及活性，有助于调节 Th17/Treg 细胞平衡，是国际上最好的治疗理念。根据甲烷氢呼气试验和宏基因结肠菌群检测了解肠道菌群失衡状态，给予适当益生菌治疗，可以有效调节肠道菌群，进而调节机体免疫功能状态，诱导和恢复免疫耐受，达到控制疾病的目的。益生菌属于食品级的菌群调节剂，故无太多不良反应。

## 三、适当的运动和充足的睡眠是调节肠道菌群的必要条件

## 四、免疫调节剂

调节免疫平衡药物主要有小剂量 IL-2、西罗莫司、二甲双胍、维 A 酸、骨化三醇、

笔记

辅酶 Q10、硫辛酸、胸腺肽等，可以诱导体内 Treg 细胞的生成、调节 Th17/Treg 细胞平衡，恢复免疫耐受达到控制疾病的目的，不良反应小，有可能使疾病长期缓解，是目前国内外最好的治疗理念。

1. 西罗莫司

西罗莫司主要是抑制 mTOR 受体的活性，抑制 Th17 生长的同时促进 Treg 细胞生长，是一个双向免疫调节剂，二甲双胍有和西罗莫司类似的作用机制，也在临床应用上取得了很好的疗效，比起免疫抑制剂不良反应不大，有抗衰老的作用。

2. 维 A 酸

维 A 酸是从树突状细胞水平发挥调节作用，抑制 Th17 细胞生长，促进 Treg 细胞生长，纠正免疫耐受缺陷。

3. 骨化三醇

骨化三醇可以调节 Th17/Treg 细胞平衡，同时具有协助钙吸收、防止骨质疏松的作用。

4. 硫辛酸和辅酶 Q10

硫辛酸和辅酶 Q10 具有抗氧化作用，通过改变氧化压力来调节 Th17 和 Treg 细胞的平衡。

5. 胸腺肽

胸腺肽具有非特异的促进淋巴细胞生长的作用，在淋巴细胞普遍减少、或 Th17 细胞和 Treg 细胞均减少的情况下配合上述免疫调节药物起作用。

6.IL-2

IL-2 是淋巴细胞生长因子，可以促进淋巴细胞的生长，尤其是促进 Treg 细胞的生长，常用于急性期，但维持时间不长。

## 五、免疫抑制剂

主要药物有甲氨蝶呤、来氟米特、环磷酰胺、霉酚酸酯、硫酸羟氯喹、硫唑嘌呤、艾拉莫德、他克莫司和环孢霉素等，作用特点为起效慢，用于免疫调节剂治疗无效或免疫功能极度亢进的患者，需要周期联合长期用药，根据病情和免疫功能变化调整剂量，原则上用最小的剂量、最少的次数维持缓解，部分患者可以停药，但要长期随访观察。

## 六、生物制剂

主要为 TNF-α 抑制剂，可有效改善 BD 患者的临床症状，降低炎性指标。但其价格昂贵，故在常规药物治疗效果不佳、严重的或顽固性疾病恶化时采用这些药物治疗。

## 七、氨基水杨酸制剂及其他药物

氨基水杨酸制剂和柳氮磺胺吡啶可用于白塞病肠道受累的患者。JO 等在有消化道症状而内镜或影像学检查无活动病变的 BD 患者中发现，三分之一以上小肠细菌过度生长，给予利福昔明治疗 4 周后，85.7% 患者症状缓解。

## 八、手术治疗

手术治疗适用于动脉瘤或白塞病累及胃肠道引起溃疡大出血、穿孔及肠瘘等情况。

（李 芳　刘玉芳　张婷婷）

## 参考文献

[1] YE Z, ZHANG N, WU C Y, et al. A metagenomic study of the gut microbiome in Behcet's disease. Microbiome, 2018, 6（1）: 135.

[2] PLECCESE P, ALPSOY E. Behçet's Disease：An Overview of Etiopathogenesis. Frontiers in Immunology, 2019, 10: 1067.

[3] CONSOLANDI C, TURRONI S, EMMI G, et al. Behcet's syndrome patients exhibit specific microbiome signature. Autoimmun Rev, 2015, 14（4）: 269-276.

[4] SHIMIZU J, KUBOTA T, TAKADA E, et al. Bifidobacteria abundance-featured gut microbiota compositional change in patients with Behcet's disease. PLoS One, 2016, 11（4）: e0153746.

[5] SHIMIZU J, KUBOTA T, TAKADA E, et al. Relative abundance of Megamonas hypermegale and Butyrivibrio species decreased in the intestine and its possible association with the T cell aberration by metabolite alteration in patients with Behcet's disease（210 characters）. Clin Rheumatol, 2019, 38（5）: 1437-1445.

[6] JO J H, PARK S J, CHEON J H, et al. Rediscover the clinical value of small intestinal Behcet's disease. J Gastroenterol Hepatol, 2018, 33（2）: 375-379.

# 第六章　特发性炎性肌病免疫微生态

特发性炎性肌病（idiopathic inflammatory myopathy，IIM）是一组获得性、与自身免疫有关的骨骼肌疾病。临床分为多发性肌炎（polymoysitis，PM）、皮肌炎（dermatomyositis，DM）、包涵体肌炎（inclusion-body myositis，IBM）、非特异性肌炎（nonspecific myositis，NSM）和免疫介导的坏死性肌病（immune-mediated necrotizing myopathy，IMNM）5个亚型，主要表现为对称性进行性近端肌无力、肌痛、肌酶明显增高，DM患者还并发皮肤损害，肌电图检查结果表现为肌源性损害，组织病理特点表现为炎细胞浸润，肌纤维变性、坏死及纤维化。本章就免疫微生态与IIM相互关系、免疫微生态检测和防治做系统阐述。

## 第一节　特发性炎性肌病的发病机制

### 一、遗传因素

目前，对IIM遗传易感基因及其多态性的研究提示，IIM的发生与多种基因相关联，并且存在遗传异质性，其中HLA等位基因，特别是HLA-Ⅱ类基因 *HLA-DRB1\* 0301* 和与其连锁的等位基因 *DQA1\* 0501* 是IIM的主要遗传风险因子；非HLA基因，如TNF-α的多态性也可能与IIM的发病相关。

### 二、环境因素

许多环境因素被认为是重要因素，包括卫生、社会经济地位、吸烟、饮食、抗生素使用、维生素D使用、激素使用、阑尾切除术、过量饮酒和微生物暴露，这些因素在IIM的发病中发挥了重要作用。

### 三、病毒感染

一项针对IIM青少年人群的研究发现，51%的患者在发生肌炎之前，有既往感染病史，最常见的是呼吸道感染。在成人肌炎人群中，发病前的胃肠道或呼吸道疾病（但不是皮肤感染）增加了炎性肌病发生的风险。部分IIM患者发病前有病毒感染史，如流感病毒A型、流感病毒B型、人类免疫缺陷病毒（human immunodeficiency virus，HIV）、埃可

笔记

病毒（enterocytopathogenic human orphan virus，ECHO）和柯萨奇病毒感染等，部分患者血清中可检测到肝炎病毒（乙肝病毒、丙肝病毒）、逆转录病毒 [HIV、人类 T 细胞白血病病毒 -1（human T cell leukemia virus 1，HTLV-1）]、腺病毒、细小病毒、巨细胞病毒和罗斯河病毒等。这些病毒中有许多对肌肉有趋向性，柯萨奇 B1 病毒甚至被用于建立肌肉炎的动物模型。与健康对照组相比，抗柯萨奇 B 病毒和 HTLV-1 的抗体在炎性肌病患者中更常见，提示病毒感染可能是 IIM 发病的诱因，但具体发病机制不明。

病毒诱导自身免疫的一种假说是，肌肉中潜伏的病毒感染可能驱动机体对肌肉的持续免疫反应。有几项研究发现了炎性肌炎患者肌肉中的病毒 DNA。Chevrel 等在对 1 名多肌炎患者进行的 2 次连续肌肉活检中发现了细小病毒 B19 的 DNA，但在第 3 次肌肉活检中没有发现病毒 DNA，可能是肌肉中的急性病毒感染触发了机体对肌肉的免疫反应，这种免疫反应在病原体清除后慢性阶段性持续发展，从而导致 IIM。

对于感染性病原体引发的炎性肌病的发病机制已经提出了几种，从而导致 IIM。病原体可能与细胞蛋白相互作用并改变它们，从而改变它们被免疫系统识别的方式。例如，宿主 tRNA 合成酶被用于病毒复制，当 tRNA 合成酶与病毒蛋白一起被提交到免疫系统时有可能破坏免疫耐受。感染因子也可能通过改变细胞蛋白的构象和暴露隐性表位来破坏自我耐受性，这些表位在被暴露前通常不被 T 细胞识别。感染还能诱发自身抗体的产生，并能扩增和激活自身反应的 B 细胞。

分子拟态也可能在感染诱导的自身免疫中发挥重要作用。病原体和宿主蛋白序列的相似性可能导致病原体特异性免疫反应和自身抗原之间的交叉反应。例如，Massa 等指出，青年皮肌炎患者中的免疫反应针对的是 A 群链球菌型 5M 蛋白与骨骼肌肌球蛋白之间共享的同源序列。另一组研究表明，抗合成酶自身抗原组氨酸 - tRNA 合成酶（Jo-1）和丙氨酰 -tRNA 合成酶（PL-12）与多种病原蛋白（包括 EBV、腺病毒、流感病毒）具有显著的同源性。此外，自身抗原 PL-12 与原肌球蛋白和角蛋白有相当多的相似性，提示抗 PL-12 自身抗体与肌肉和结缔组织的交叉反应可能导致组织损伤。

### 四、免疫介导机制

免疫系统异常活化参与了 IIM 的发生、发展。IIM 患者肌肉活检组织中发现适应性免疫细胞和固有免疫细胞浸润，并有自身抗体的产生。有研究发现，高加索地区 IIM 患者的主要遗传危险因素是 *MHCII* 类基因，其中 HLA-DR3 是主要的危险因素，因为 HLA-DR 分子的主要作用是向 CD4$^+$T 细胞呈递抗原。

适应性免疫在发病机制中的作用，最早的报道是使用免疫组织化学对肌炎患者肌肉活检中的炎性细胞进行表型分析，发现有 CD4$^+$T 细胞、CD8$^+$T 细胞和 B 细胞等炎性细胞浸润，表明 T、B 淋巴细胞均参与肌组织中的炎症反应。其中部分患者的炎性细胞浸润主要局限于非坏死肌纤维周围的肌内膜，称为肌内膜浸润；也有部分患者的炎性细胞浸润主要局限

笔记

于血管周围，称为血管周围浸润。然而，上述 2 种炎性细胞浸润模式并不是独立存在，部分患者可同时出现。炎症模式的差异提示不同亚群的患者可能有不同的免疫机制。然而，传统的基于临床表型的亚分组，如 PM 和 DM 可能并不总是区分于肌肉组织中存在的不同免疫表型。此外，PM 和 DM 患者对治疗的反应也有所不同，提示了 PM 和 DM 可能存在不同的分子途径。总之，这种异质性强调了对患者进行新的亚型分型的重要性，这有助于识别出更均一的肌炎亚群。

### 五、非免疫介导机制

#### （一）内质网应激

内质网（endoplasmic reticular，ER）应激是各种形式 IIM 中骨骼肌非免疫介导损伤的研究热点之一。内质网应激机制包括未折叠蛋白反应（unfolded protein response，UPR）和内质网超载反应（endoplasmic reticularoverload response，EOR）。UPR 的特点是上调 cAMP 依赖转录因子 6α（ATF6α）、真核翻译起始因子 2α- 激酶 3（EIF2α 激酶，也称为 PERK）、丝氨酸蛋白激酶 / 苏氨酸蛋白激酶 / 内切核糖核酸酶 IRE1（IRE1α）、葡萄糖调节蛋白 94（GRP94）和葡萄糖调节蛋白 78（GRP78）。这些分子的共同作用是减少 ER 中蛋白的超载和随后未折叠蛋白的积累。第二个 ER 应激通路，通过上调 NF-κB 信号。所有形式的 IIM，包括 IBM 都会激活内质网应激通路。过去几年的数据表明内质网应激甚至可能直接导致 IIM 中的肌肉无力。NF-κB 通路已被证明在 IIM 中被激活。在皮肌炎和多发性肌炎患者中，NLRP3 炎性小体也被证明上调，这与高浓度的 IL-1β 和 IL-18 有关。由于已知内质网应激可诱导其他细胞系统中的 NLRP3 炎性小体，故内质网应激可能通过诱导炎性小体分子和免疫蛋白酶体途径成为 IIM 形成的重要因素。

#### （二）线粒体障碍

除了炎症和蛋白质积累，缺乏环氧合酶的肌肉纤维的线粒体异常是 IBM 的标志。一些线粒体缺陷已经在 IBM 患者的肌肉中得到证实。这些线粒体变化与氧化损伤、炎症介质和肌肉力量的功能损伤有关。线粒体功能障碍的迹象也显示在 IBM 的小鼠模型中，小鼠过表达淀粉样前体蛋白，由于淀粉样前体蛋白在骨骼的积累发展为类 IBM 病理特征，体外实验发现，在人类肌细胞中，腺病毒可介导上调淀粉样前体蛋白的沉积。

#### （三）自噬

有证据表明 IBM 中的自噬机制出现故障。巨自噬在液泡 β- 淀粉样蛋白积累的情况下明显活跃，这个过程取决于细胞外信号调节激酶信号通路。同时在 IBM 还发现了其他自噬适配器分子，包括 sequestosome 1（SQSTM1，也称为 p62）174、NBR1175、NBR1176 和核因子红系 2 相关因子 2（NRF2，也被称为 NFE2L2）。总之，这些数据表明，自噬是 IBM 病理的一个相关机制，并为最近完成的西罗莫司（一种激活大自噬活性的免疫抑制剂）的安慰剂对照临床试验提供了理论基础。

### （四）自由基

自由基是所有形式的 IIM 的肌纤维损伤的关键因素，这些分子被推测直接导致了肌无力。慢性炎症的小鼠模型（小鼠过表达 TGF-β），肌肉萎缩是由炎症、生产活性氧、线粒体损伤和细胞凋亡蛋白酶活化引起的。在持续肌肉炎症的情况下，补充红葡萄多酚能有效地降低线粒体损伤和肌肉萎缩。

## 六、肠道菌群

肠道菌群与宿主免疫之间的联系涉及微生物与宿主固有和适应性免疫系统之间的双向关系。促炎和抗炎机制之间的平衡对于肠道免疫稳态是至关重要的，并直接受到肠道共生微生物群落的影响。例如，在小鼠中，分节丝状菌可促进促炎 Th1 和 Th17 细胞在小肠中的积累。通过短链脂肪酸的产生，促进了 Treg 细胞抗炎反应。类似地，有研究报道视黄酸、梭状芽孢杆菌群Ⅳ和ⅩⅣa、脆弱拟杆菌多糖 A 和普拉梭菌可以促进 Treg 细胞的分化。因此，肠道内的微生物和代谢物对维持免疫平衡至关重要。人们怀疑，肠道微生物群的干扰破坏了这种平衡，主要影响肠道黏膜和系统免疫反应。肠漏的特征是肠通透性增加、微生物失衡和黏膜免疫功能受损，这被认为是发生肠漏的先兆。

# 第二节　炎性肌病免疫功能紊乱与肠道微生态失衡

IIM 是一类免疫功能紊乱所致的临床综合征。初始 CD4$^+$T 细胞接受抗原刺激后可分化为 Th1、Th2、Th17、调节性 T 细胞等不同谱系的细胞。CD4$^+$T 细胞亚群功能紊乱继发的细胞因子改变、补体激活、克隆 B 细胞活化导致了自身抗体的过度产生和组织损伤。辅助性 T 细胞（Th）亚群，如 Th1、Th2、Th17 细胞与 Treg 细胞的平衡失调在 IIM 发病中起着重要的作用。

## 一、炎性肌病免疫功能紊乱

### （一）自身抗体的产生

目前已鉴定出了部分肌炎特异性的自身抗体（myositis-specific autoantibody，MSA）。如果利用敏感的技术来检测自身抗体，大多数 PM 和 DM 患者至少有一个 MSA。也可以发现其他自身抗体，即所谓的肌炎相关自身抗体（myositiso-associated autoantibody，MAA），也可能存在于其他自身免疫性疾病，如系统性红斑狼疮和干燥综合征。在 PM 和 DM 中最常见的 MAA 是抗 SSA/ 抗 Ro-52 和抗 PM-Scl。MSA 最常见的类型是抗 tRNA

合成酶抗体，其可见于 25% ～ 30% 的 DM 或 PM 患者中。共鉴定出 8 种抗合成酶抗体，抗合成酶抗体与明显的临床表型有关，即抗合成酶综合征。值得注意的是，虽然不同的抗合成酶抗体其临床特征之间可能有所不同，但间质性肺病（interstitial lung diseas，ILD）通常是共有的临床特征，抗组氨酰基抗体（anti-Jo1）是最常见的抗合成酶抗体，15% ～ 20% 的 IIM 患者抗组氨酰基抗体阳性。血清中抗组氨酰基抗体水平与疾病活动相关。

### （二）T 淋巴细胞功能异常

$CD4^+T$ 细胞和 $CD8^+T$ 细胞参与 IIM 的发生、发展。B 细胞活化和肌炎特异性自身抗体的产生需要 $CD4^+T$ 细胞的辅助，提示 $CD4^+T$ 细胞在 PM 和 DM 中的重要作用。对 PM 和 DM 患者肌肉组织和外周血中 T 细胞亚型的分析发现，有部分 T 细胞具有 $CD28^{null}$ 表型，此类细胞与重复的抗原刺激有关，具有终末分化和凋亡抗性，且不同于传统的 $CD28^+$ T 细胞。

$CD4^+CD28^{null}T$ 细胞和 $CD8^+CD28^{null}T$ 细胞可以合成分泌大量的干扰素 IFN-$\gamma$ 和肿瘤坏死因子，且具有 NK 细胞毒性，可分泌穿孔素和颗粒酶。$CD28^{null}T$ 细胞在炎性肌病患者肌肉组织和外周血的 T 细胞中占主导地位，并与临床疾病活动度和疾病持续时间相关。在肌炎患者自体肌肉组织 T 细胞共培养中，$CD28^{null}T$ 细胞（包括 $CD4^+$ 和 $CD8^+$ 细胞）对自体肌管的肌毒性较传统 T 细胞更高。提示 $CD28^{null}T$ 细胞可能是难治性 PM/DM 患者治疗的新靶标，但仍进一步研究此类细胞的具体作用机制和靶向治疗的方法。

$CD8^+T$ 细胞通常在肌内膜浸润中占优势，$CD8^+T$ 细胞对表达 MHC- I 类分子的肌纤维具有直接的细胞毒性作用。通常分化成熟的肌纤维在健康个体中不表达 MHC- I 类分子，但在肌炎患者的肌纤维细胞中发现有 MHC- I 类分子表达，MHC 分子的主要功能是向免疫细胞提呈抗原。然而，MHC- I 类分子与 $CD8^+T$ 细胞间的相互作用是否是导致 IIM 中肌细胞坏死的具体机制，尚需进一步研究。

Treg 细胞参与维持机体免疫平衡，是预防自身免疫病和慢性炎症的关键细胞。Treg 细胞数量和（或）功能缺陷可能参与了 IIM 的发病过程。Treg 细胞可能参与抑制肌炎患者的肌肉炎症反应。青少年皮肌炎患者尽管存在大量的 Treg 细胞，肌肉仍存在明显的炎症，提示 Treg 细胞功能可能受损。在肌营养不良模型中，从肌肉组织中提取的 Treg 细胞表达生长因子，如双向调节蛋白，在体外可直接作用于肌卫星细胞，在体内可促进肌纤维细胞修复。

### （三）B 淋巴细胞功能异常

B 细胞在自身免疫疾病的发病中发挥重要作用。浆细胞不仅可以合成分泌大量的免疫球蛋白，还可分泌大量细胞因子和提呈抗原。B 细胞活化既需要 B 细胞抗原受体与特异性抗原的结合，也需要与抗原与特异性 T 淋巴细胞相互作用。$CD4^+T$ 细胞可诱导 B 细胞增殖，并引导初始 B 细胞向浆细胞或记忆 B 细胞分化扩增。$CD4^+T$ 细胞释放的细胞因子和体细胞超突变区基因都可影响抗体类别转换或抗体特异性，从而产生各种同型抗体，分布于机

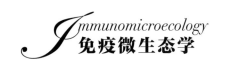

体不同的部位。

B 细胞主要分布在皮肌炎患者肌肉组织的血管周围，有研究显示 B 细胞、浆细胞和免疫球蛋白也存在于多肌炎或 IBM 中，提示有体液免疫参与发病过程。半数以上的 IIM 患者肌炎特异性自身抗体阳性。多肌炎、皮肌炎、IBM 或坏死性肌病患者可检测到多种自身抗体，如抗 Jo-1、抗 Mi-2、抗胞质 5- 核苷酸酶 1A（cN1A）或抗 3- 羟基 3- 甲基戊二酰辅酶 A 还原酶（HMGCR）自身抗体等。除了之前已鉴定出的多种肌炎特异性自身抗体，有研究亦发现一些新的自身抗体与肌炎有关，例如，抗黑色素瘤分化相关蛋白 5（MDA5）的自身抗体与皮肌炎患者的黏膜病变和严重的肺部病变相关；抗核基质蛋白 2（NXP2）自身抗体与青少年皮肌炎的关节挛缩和钙质沉着有关；自身抗体 SAE、转录中介因子 1γ（TIF1γ）和转录中介因子 1α（TIF1α）与恶性肿瘤相关皮肌炎有关。

IIM 患者不仅可检测到多种特异性自身抗体，同时肌肉组织中可见 B 细胞、浆细胞浸润，PM 和 DM 患者外周血 B 细胞水平增高，提示 B 细胞功能异常活化。在肌肉组织中，免疫球蛋白可变区序列的分子特征表现出显著的体细胞突变和同型转换，克隆扩增和胞内变异的存在提示这些患者的肌肉组织中存在 B 细胞的局部原位分化。与肌炎患者的其他亚群相比，抗 Jo-1 自身抗体阳性患者和 DM 患者的血清 B 细胞活化因子（BAFF）水平增高。利妥昔单抗治疗对部分 PM 和 DM 患者有效也提示了 B 细胞在肌炎中的重要作用。靶向 B 细胞和 BAFF 的治疗可能在自身抗体阳性的部分 IIM 患者中有效。

### （四）IIM 免疫功能紊乱与树突状细胞

树突状细胞（dendritic cells，DCs）构成肠道共生菌与宿主免疫系统之间的第一道防线。DCs 能够以促进耐受的方式提呈自身和非自身抗原。DCs 诱导和维持外周耐受的主要机制是促进初始 T 细胞分化发育为 Treg 细胞，产生 IL-10 和其他免疫调节因子，以及诱导 T 细胞无反应性或 T 细胞耗竭。肠道 DCs 与巨噬细胞和上皮细胞一起作为肠道微生物环境中的"前哨"。

DCs 功能异常或不适当的抗原呈递可能会促进 IIM 和其他自身免疫病中 T 细胞和 B 细胞对自身组织耐受的异常。IIM 患者表现出多种 DCs 异常，包括循环中的经典 DCs 数量减少，但 pDCs 浆细胞样树突状细胞数量增加。pDCs 亚群通过 TLR-7 和 TLR-9 识别核酸类抗原，并合成分泌 Ⅰ 型 IFN。pDCs 通过 FcγRⅡa 吸附免疫复合物，并内吞入胞内，与胞质内的 TLR-7 和 TLR-9 结合。在 IIM 中，经典 DCs 促进自身反应性，而非促进耐受；反之，活化的 T 细胞也可促进 pDCs 合成分泌 IFN。因此，这 2 种类型的 DCs 都与 IIM 的发生、发展相关。

### （五）炎性介质

IIM 患者血清中肌酸激酶和骨骼肌细胞释放的其他分子，其高水平可能代表危险相关的分子模式，有时作为内源性 Toll 样受体配体。骨骼肌及肌肉浸润细胞表达丰富的先天免

笔记

疫受体，包括 Toll 样受体。先天免疫受体的激活可导致 NF-κB 信号活化和促炎性细胞因子、趋化因子的分泌，并进一步趋化免疫细胞至炎症肌组织中，为 DCs 抗原提呈和分化发育提供炎性微环境。这些免疫细胞和炎性因子可以进一步激活 Th1、Th17、Th2 细胞，以及 CD8$^+$ 细胞毒性 T 细胞和 CD28$^{null}$T 细胞，这些细胞参与了肌肉细胞的损伤破坏。T 辅助细胞亚群产生的细胞因子诱导巨噬细胞分化为促炎性 M1 型巨噬细胞，并抑制 M2 表型的分化。

促炎细胞因子、抗炎细胞因子、C-X-C 趋化因子及 C-C 趋化因子均在 IIM 肌肉组织中表达。上述炎性介质包括 Th1 细胞因子（TNF、IFN-γ、IL-12 和 IL-2），Th2 细胞因子（IL-4 和 IL-13），Th17 细胞因子（IL-17、IL-22、IL-23、TNF 相关细胞凋亡的弱诱导因子和 IL-6），Treg 细胞因子（TL-10、转化生长因子 TGF-β）和先天免疫细胞因子 [IL-1α、IL-β、Ⅰ型干扰素（IFN-α 和 IFN-β）] 等。这些细胞因子协调各种固有免疫和适应性免疫反应过程，其中一些有可能导致肌细胞的损伤。同样，C-X-C 趋化因子 [C-X-C 趋化因子配体 9（CXCL9）、C-X-C 趋化因子配体 10（CXCL10）] 和 C-C 趋化因子 [C-C 趋化因子 2（CCL2）、CCL3、CCL4、CCL19 和 CCL21] 在促进 IIM 肌肉炎症反应中发挥重要作用。

皮肌炎患者的肌肉组织中存在高水平的Ⅰ型干扰素，且Ⅰ型干扰素的表达与肌束周围萎缩有关。部分皮肌炎患者肌肉组织、皮肤和血液中过表达基因诱导的Ⅰ型干扰素（IFN-α 或 IFN-β），提示基因表达与疾病活动的水平有关。有证据表明，髓样 DCs 是皮肌炎患者肌肉中Ⅰ型干扰素的主要来源。Ⅰ型干扰素通过Ⅰ型干扰素受体信号直接影响免疫细胞，或间接通过诱导趋化因子的产生，以及细胞因子分泌，如 IL-15（调节 NK 细胞和记忆 CD8$^+$T 细胞增殖），刺激 DCs 活化（DCs 进一步激活 T 细胞），或通过诱导单核 – 巨噬细胞系的细胞分化影响免疫细胞。此外，IFN-β 可以诱导皮肌炎患者活性氧生成和线粒体损伤。IFN-α 诱导的组织炎症和自身免疫过程参与肌纤维组织的直接毒性作用，并可激发继发性的免疫反应。基于上述发现，中和Ⅰ型干扰素已被探索作为一种治疗皮肌炎和多肌炎的靶标。

## 二、肠道菌群对 IIM 患者免疫功能的影响

肠道菌群在宿主固有免疫和获得性免疫的建立中起到重要的作用，同时宿主与微生物的互相作用也是宿主免疫耐受所必需。越来越多的研究证明肠道菌群紊乱可能参与多种疾病的发生、发展，其中包括各种自身免疫病，而免疫功能受损会进一步加重肠道菌群紊乱。

### （一）肠道菌群与 T 细胞

现已明确肠道菌群与特定淋巴细胞亚群的发展有关。Th17 细胞通过分泌 IL-17、IL-22、IL-21 等促炎性因子和招募中性粒细胞在自身免疫病进展中发挥作用。研究显示，在

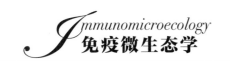

无菌小鼠或者抗菌药物处理的小鼠中 Th17 细胞数量减少。分段丝状菌可促进小鼠 Th17 细胞的分化，其机制可能为分段丝状菌定植于宿主上皮细胞后可诱导血清淀粉样蛋白 A （serum amyloid A，SAA）的表达，该蛋白可刺激肠道固有层 DCs 分泌 IL-6 和 IL-23，进而促进 Th17 的分化。肠道中的 Treg 细胞具有抗炎和维持机体对自身成分的免疫耐受、阻止宿主发生自身免疫紊乱的作用。微生物群与 DCs 的相互作用能够诱导 Treg 细胞。与 Th17 细胞类似，无菌小鼠肠道固有层的 Treg 细胞数量减少，引入特定的菌群，如梭菌属、拟杆菌属后可修复，机制目前尚不明确，有研究表明脆弱拟杆菌通过产生大量丙酸和乙酸上调 Treg 细胞的数量。Treg 细胞的缺失导致 CD4⁺T 细胞的不正常增殖和 T 细胞针对肠道微生物表达 T 细胞受体，进一步引起肠道炎症。此外，由脆弱拟杆菌分泌的多聚糖 A 可诱导 CD4⁺T 细胞转变为 Treg 细胞，分泌抗炎因子 IL-10 调节肠黏膜免疫耐受。脆弱拟杆菌 PSA 诱导宿主 Treg 细胞和黏膜耐受性，潜在的机制可能与宿主 DCs 通过 TLR2 感知释放的 PSA 有关，这导致 Treg 细胞和抗炎性细胞因子的产生升高，从而有助于缓解结肠炎。

### （二）肠道菌群与 B 细胞

体液免疫和肠道菌群之间存在重要的相互作用。机体通过分泌 IgA 抵御外部感染同时抑制共生菌结合和侵染肠上皮细胞。IgA 具有屏障作用，同时通过免疫选择影响肠道菌群的组成。B 细胞通过 Th 细胞依赖或非依赖途径分化为浆细胞。Th 细胞依赖途径发生在 Peyer 淋巴结中，该途径诱导分泌 IgA 的浆细胞具有抗原高亲和力。Th 细胞非依赖途径主要由 B1 细胞介导，分化成对抗原低亲和力的分泌多克隆 IgA 的浆细胞。肠道菌群诱导上述过程中特定因子的表达而发挥作用，参与了树突状细胞和滤泡树突状细胞诱导产生分泌 IgA 浆细胞的过程。有研究显示在特异性 IgA 存在下，细菌通过转换表达靶向表位和下调表达与一氧化氮代谢相关基因来适应特异性 IgA 的存在，从而较少产生炎症信号。IgA 不仅是下调和阻断细菌介导的炎症所必需的，同时人体的获得性免疫也通过 IgA 使细菌表面结构趋于多样化。由此，IgA 对于在肠道中调节肠道菌群和维持肠道免疫稳态具有重要作用。

### （三）肠道菌群与固有免疫细胞

固有淋巴细胞（innate lymphoid cell，ILC）根据细胞因子和转录因子的表达形式分为 3 个亚群：T-bet⁺ILCs（ILC1s），GATA3⁺ILCs（ILC2s）和 ROR γ t⁺ILCs（ILC3s）。肠道固有层以 ILC3s 为主，接收来自食物和菌群代谢物的信号后分泌 IL-22，IL-22 能够诱导肠道上皮细胞产生抗菌肽，对病原菌和共生菌群均有影响。研究表明，产生 IL-22 的 ILCs 的损耗或者缺失会导致病原菌的扩散和全身炎症的产生，给予 IL-22 后可修复，提示微生物来源的物质诱导 ILC3s 通过分泌 IL-22 增强肠道上皮细胞的防御作用。

### （四）肠道菌群紊乱与 IIM

肠道菌群在 IIM 发病中可能起了重要作用。肠上皮细胞（通过 Toll 样受体识别微生

笔记

物相关的分子模式）和 M 细胞（胞吞作用）向黏膜免疫系统传递微生物的异常。肠道菌群失调，结合 SCFA 的减少，可以通过 Th17 的增殖使 Treg-Th17 平衡向炎症方向转移，释放多种促炎性细胞因子，包括 IL-6、IL-17、IL-21、IL-23 和 IFN-γ。炎症状态下机体通过表达紧密连接蛋白（包括 occludin 和 claudins）增强肠道通透性，可能导致 LP 中微生物易位和抗原暴露。DCs 向 T 细胞递呈抗原，促进 B 细胞向浆细胞分化，活化的 T 细胞、B 细胞和 DCs 通过淋巴管进入肠系膜淋巴结（mesenteric lymph nodes, mLN），最后部分活化的 B 细胞、Th17 细胞和产生抗体的浆细胞进入血液循环。当 B 细胞接触到 LP 或 mLN 的拟态抗原时，可能被刺激向产生自身抗体的浆细胞分化。Th17 细胞的增多和自身抗体的出现是微生物群诱导的结果。

### 三、肠道菌群代谢产物对 IIM 患者免疫功能的影响

#### （一）短链脂肪酸对机体免疫功能的影响

SCFA 包括丁酸、丙酸、乙酸等，是未消化碳水化合物的主要代谢产物，对宿主免疫系统有广泛的影响。有报道长链脂肪酸（long-chain fatty acids，LCFA）促进了 Th1 和（或）Th17 细胞的分化和增殖，而 SCFA 则促进了肠道 Treg 细胞的增殖。Haghikia 等以实验性自身免疫性脑脊髓炎（experimental autoimmune encephalomyelitis，EAE）为多发性硬化症模型，发现 LCFA 可降低肠道 SCFA，通过使小肠中致病性 Th1 和（或）Th17 细胞增殖而加重 EAE。SCFA 通过诱导固有层衍生的 Treg 细胞来改善 EAE。SCFA 还可以通过其他分子间接调节自身免疫，如上皮细胞和免疫细胞表达的抗微生物肽。有趣的是，已证实 β 细胞也可产生 cathelicidin 相关抗菌肽（CRAMP），其在雌性 NOD 小鼠中有缺陷，而在雄性 NOD 小鼠中无缺陷。给雌性 NOD 小鼠全身性应用 CRAMP 诱导胰岛 Treg 细胞，可降低自身免疫性糖尿病的发生率，其机制可能是，β 细胞产生的 CRAMP 被肠道微生物群产生的 SCFA 所控制。将雄性 NOD 小鼠的肠道菌群移植到雌性 NOD 小鼠的肠道菌群中，增加了 CRAMP 的产生，降低了糖尿病的发病率，说明了雄性 NOD 小鼠肠道菌群对自身免疫性糖尿病的控制作用。

#### （二）视黄酸对机体免疫功能的影响

视黄酸是维生素 A 的代谢物，具有广泛的生物活性，包括调节免疫反应。视黄酸的抗炎作用主要依赖于抑制 Th17 和促进 Foxp3$^+$Treg 反应。AM80 是一种合成的视黄酸，与最活跃的生理性视黄酸代谢物之一全反式视黄酸相比，具有稳定性高、潜在不良反应少的特点。据报道，视黄酸和 AM80 可以改善许多自身免疫性反应，包括实验性自身免疫性肌炎、实验性自身免疫性脑炎和胶原诱导的关节炎。我们最近发现口服 AM80 可抑制关节和肺的自身免疫性疾病，阐明了 AM80 通过抑制 Tfh 和 Th17 反应抑制肺和关节自身免疫病理的新机制。具体来说，AM80 增加 Tfh 的肠道归巢 α4β7 整合蛋白的表达，这使得 Tfh

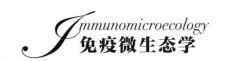

细胞从系统性（非肠道）炎性部位进入非免疫病理部位（如肠道），从而减少了系统性自身抗体产生。

### （三）尿酸对机体免疫功能的影响

值得一提的是，虽然大多数研究都集中在细菌菌群上，但肠道微生物群落也包括真菌和病毒。一项研究报告称，酿酒酵母会加重结肠炎小鼠模型的肠道疾病，并通过促进宿主嘌呤代谢增加肠道屏障通透性，从而导致尿酸产量增加。因此，肠道中的真菌可能会增强代谢产物的产生，从而使炎性肠病恶化。

## 第三节　特发性炎性肌病免疫微生态失衡的检测

肠道微生态的紊乱可导致机体免疫功能失衡，是 Treg 细胞减少和免疫耐受缺陷的主要原因。因此通过甲烷氢呼气试验了解小肠异常细菌生长、宏基因组检测结肠肠道微生态状态及免疫筛查检测机体的免疫功能状况十分重要。

### 一、免疫筛查检测

炎性肌病是免疫功能紊乱引起的自身免疫性疾病，所以检测和了解淋巴细胞亚群和 $CD4^+T$ 细胞亚群对评估患者的免疫功能状态是非常重要的，根据检测结果指导合理用药，可以减少过度免疫抑制治疗引起的感染，降低死亡率。

炎性肌病免疫筛查检测的临床意义如下。

1. T 细胞、B 细胞、NK 细胞亚群检测

（1）T 淋巴细胞总数

患者 T 细胞总数低于正常人群，疾病活动性越高数目越低，这与先前的认识不一致，值得注意的是在治疗时，尤其是用免疫抑制剂时要注意用药剂量，避免过度治疗引起感染。

（2）NK 细胞

NK 细胞数低于正常对照组，38% 的患者低于正常值，如果过度应用免疫抑制剂可使 NK 细胞数进一步减少，易引起霉菌感染、真菌感染和二重感染。这些感染在重症患者尤其是肺部严重病变时中很常见，是患者死亡的重要原因。

2. $CD4^+T$ 细胞（Th1、Th2、Th17、Treg 细胞）检测

（1）Th1、Th2 和 Th17 细胞

这三种细胞数目在患者中大部分没有明显变化，少数患者有所下降，48% 的患者 Th17 细胞数低于正常人，只有 13.8% 的患者 Th17 细胞数高于正常人。Th1 和 Th2 变化不大。

（2）Treg 细胞

38% 的 SLE 患者 Treg 细胞数低于正常人，并与疾病活动呈负相关，过度应用免疫抑制剂的患者 Treg 细胞数下降更为明显。因此，Treg 细胞检测能为患者治疗提供强有力的依据，可以在治疗过程中监测免疫功能，根据患者免疫状态调整治疗方案及剂量或使用免疫增强剂，减少因免疫抑制剂过度使用造成的免疫耐受进一步下降。大部分患者经过免疫微生态调节治疗后外周血中 Treg 细胞数可以升高，但仍有相当一部分患者 Treg 细胞数长期不能恢复至正常水平。

3. 细胞因子检测

目前主要检测 IL-2、IL-4、IL-6、IL-10、IFN-$\gamma$、IL-17 和 TNF-$\alpha$ 等，它们是机体免疫炎症反应的敏感指标，尤其是对感染和自身免疫炎症风暴的判断有着重要的意义，特别是在小肠细菌过度生长中，各种细胞因子普遍升高。根据这些反映患者病情的敏感指标，能更直观的观察是否有免疫炎症的发生，对预防复发有着重要的意义。

### 二、甲烷氢呼气试验

患者小肠细菌过度生长阳性率为 70% 左右，可能是造成 Treg 细胞数量减少引起免疫耐受缺陷的重要因素。用甲烷和氢呼气检测小肠细菌过度生长情况，可以帮助了解肠道微生态的变化，评估患者是否存在小肠细菌过度生长，进而指导制订合理的免疫调节治疗方案。

### 三、宏基因组检测

（1）应用宏基因组测序技术检测 IIM 患者肠道菌群丰度及种类的变化，有利于指导有目的使用不同益生菌的治疗，以及观察治疗后肠道菌群的恢复情况。

（2）为指导患者合理饮食，改变生活方式提供依据。

（3）结合基因芯片用于 IIM 疾病的早期诊断及疗效观察。

（4）通过宏基因组测序技术指导合理用药，比较用药前后 IIM 患者的宏基因组变化，评估药物的治疗效果，指导用药。

## 第四节　炎性肌病免疫微生态失衡的防治

皮肌炎 / 多肌炎是以特异皮疹和四肢近端肌无力为特征的系统性自身免疫性疾病。本病原因未明，有一定的遗传背景，在肠道微生态紊乱及其他环境因素的影响下导致免疫功能紊乱，最终发病，目前尚无根治的方法。

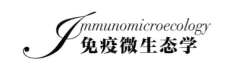

就目前对皮肌炎 / 多肌炎的最新认识，肠道微生态的紊乱是导致机体免疫功能失衡，Treg 细胞减少，免疫耐受缺陷的主要原因。调节肠道微生态平衡和纠正免疫耐受缺陷是治疗皮肌炎 / 多肌炎的关键，因此通过甲烷氢呼气试验了解小肠异常细菌生长，宏基因组检测结肠肠道微生态状态及免疫筛查检测机体的免疫功能状况十分重要，还有未来将开展的基因检测等均是精准治疗皮肌炎 / 多肌炎的必要条件。

早期、正确、精准的治疗能使绝大多数患者病情得到有效控制，虽然不能治愈，但目前的治疗方法和策略完全能够达到使患者没有症状，病情不进展，带病生存的目的（终身伴随性疾病）。

## 一、治疗目标

### （一）疾病缓解

疾病缓解指无任何症状、无器官损害证据、炎性指标正常、肠道微生态平衡、甲烷氢呼气试验值正常及免疫平衡。

（1）无任何症状就是无和疾病相关的任何症状和体征。

（2）无器官损害证据就是肝肾功能正常，无心肺损害的证据，无血液系统的表现，如血小板减少等。

（3）炎症指标正常是指红细胞沉降率、CRP 和细胞因子正常。

（4）肠道微生态平衡和甲烷氢呼气试验阴性是指肠道菌群菌群结构经菌群芯片检测无特殊异常，小肠无细菌过度生长。

（5）免疫平衡主要是指 TBNK 细胞、Th17、Th1、Th2 在正常水平，尤其是 Treg 细胞要恢复到正常水平，如果个别患者确实不能恢复到正常水平，在长期病情稳定的情况下不必一定要恢复到正常水平，以免过度用药，减少不必要的不良反应和患者的经济负担，就此给予适当维持治疗，长期密切随访观察。

### （二）疾病基本缓解

疾病基本缓解指无任何症状、器官损害指标基本稳定、炎性指标正常、免疫微生态平衡、甲烷氢呼气试验值正常及免疫平衡。

器官损害指标基本稳定是指有些患者基本达到了疾病缓解的指标，虽然一些器官损害已经很难恢复到正常，但也没有进一步发展的迹象，如肺纤维化但没有症状，长期观察进展也不明显。

其他指标都符合病情缓解的标准。

## 二、治疗

在治疗的过程中诱导缓解是关键，维持免疫微生态平衡是灵魂。

**（一）诱导缓解**

多数患者发病较急，尤其是合并肺部损害时可以危及患者的生命，因此要求在最短的时间内实现达标治疗。

1. 激素

激素包括泼尼松、地塞米松、甲强龙和得宝松等。糖皮质激素是首选药，是作为桥治疗必要的手段。激素可以阻断免疫反应的各个环节，起效快，尤其地塞米松同时可以诱导Treg细胞的生成，有利于免疫平衡调节，可以迅速改善症状，控制病情，但要承担较多的不良反应，大剂量使用的时间尽可能短，尽可能早减药。

（1）甲强龙冲击

甲强龙冲击治疗在危重患者，如高热、肺部严重病变和严重血管炎表现患者的治疗中是非常重要的手段，起效快，半衰期短，但由于半衰期短造成了血药浓度不稳定，虽然用量很大，但如果1日1次给予输注很难维持到24小时，反而由于激素量的波动诱发免疫反应反弹，发热和肺部病变不易控制，所以应注意和口服激素或地塞米松等中长效激素配合使用。

每次冲击的剂量不一定都是1000 mg，可根据患者的病情体质、有无感染迹象，以及年龄因素选择不同的剂量，80 ～ 1000 mg都是可以的。冲击多少天也可以根据病情来掌握，第一种方式是可以冲击几天，休息几天，再冲击几天；第二种方式是在剂量不大时也可以连续冲击1 ～ 2周，然后递减，最后换口服药物维持。总的来说，和系统性红斑狼疮的治疗一样，应当根据患者的病情来个性化的选择治疗剂量和方式。

（2）地塞米松

地塞米松半衰期长，在体内维持时间长，退热作用强，是合并严重肺部病变时很好的治疗选择。剂量可根据病情选择5 ～ 10 mg连续用7 ～ 10天，病情控制后剂量逐步递减，直至停用。

（3）口服糖皮质激素

原则上尽早加用，剂量以泼尼松为例，一般为每千克体重1 mg，甲强龙冲击期间可以不停用口服糖皮质激素，尽早达到有效血药浓度，避免两种制剂交替过程中出现血药浓度的波动，维持糖皮质激素在一个稳定的血药浓度，这样就可以在两次冲击期间不会出现反弹。

2. 静脉注射丙种球蛋白

静脉注射丙种球蛋白免疫抑制起效快，可以诱导 Treg 细胞的生成，有利于免疫平衡的调节，同时能增加患者抗病毒能力。常用于危重患者，如重要脏器损害和机体体液免疫功能低下导致感染的患者。剂量一般为20 g/d，连续5天，也可以根据病情急缓适量治疗。对免疫球蛋白缺乏的患者给予一个疗程治疗可以维持半年左右，是我们临床预防病毒感染的重要手段。

3. 免疫吸附和血浆置换

虽然足量糖皮质激素和静脉丙种球蛋白治疗起效快，能很快抑制免疫反应炎症，但由于自身抗体在体内的半衰期比较长（IgG 大约 3 个月）同时炎性细胞因子在体内也还存在，所以当激素减得过快病情就容易反弹，因此应用免疫吸附和血浆置换短期内清除血液中的自身抗体及其他致病因子是诱导缓解中的重要措施，是治疗危重患者（如重要脏器损害，机体免疫功能低下和血小板显著减少等）的有效措施，往往起到至关重要的作用，也可用于妊娠前和妊娠期的疾病控制。

### （二）维持平衡

维持平衡是防止复发达到长期生存的保障。

#### 1. 糖皮质激素

糖皮质激素包括泼尼松、甲强龙等。诱导缓解 1 ～ 2 个月后在医生指导下可减药，原则是先快后慢，随着剂量减少，减药速度放慢，直至小剂量维持，部分患者可以停药。临床上过快减少激素的用量非常容易复发，经过血液净化治疗的患者可以早些减少糖皮质激素的用量。

#### 2. 维持肠道微生态平衡

##### （1）饮食调节是治疗的根本

正常情况下机体的肠道菌群处于平衡状态，维持平衡的基础是一个是肠道菌群的多样性，另外一个是体内不能出现细菌的移位，如小肠细菌过度生长。维持菌群多样性就要提倡地中海饮食模式，多吃几种，每种量少一些，强调一周要吃到 30 种以上的食物。单一或过多食入碳水化合物可导致某些菌过度生长，造成菌群多样性下降，同时结肠过度生长的细菌就会向小肠移位，形成小肠细菌过度生长，引起小肠微生态紊乱，造成周围免疫耐受缺陷，因此要减少碳水化合物的进食量，减少甜食和含淀粉较高的食物，如土豆、红薯和粉条摄入量。膳食纤维是益生菌生长的必要营养，摄入膳食纤维可以促进益生菌生长，调节肠道微生态的平衡，因此应增加各种蔬菜的摄入量，补充膳食纤维。第四，要有足够的蛋白质摄入量，保证机体的营养需求，鼓励患者多食肉、蛋、奶。

##### （2）补充益生菌是必要的手段

补充益生菌就和撒种子一样，是调节肠道菌群的重要一环，可以根据宏基因检测的结果精准补充所需的益生菌，或者采用粪菌移植的方法补充。

##### （3）适当的运动和充足的睡眠也是调节肠道菌群的必要条件

运动可以增加肠道菌群的多样性，同时可以促进胃肠蠕动，使细菌不容易在小肠停留形成小肠细菌过度生长，因此每日要持续锻炼 1 个小时。

睡眠不好也可以使小肠蠕动减弱，不利于小肠细菌过度生长的清除，因此要睡好觉，不宜长时间熬夜，如有需要，可让精神卫生科医生辅助改善睡眠。

3. 免疫调节剂

调节免疫平衡药物主要有小剂量 IL-2、西罗莫司、二甲双胍、维 A 酸、骨化三醇、辅酶 Q10、硫辛酸和胸腺肽等。这些药物可以体内诱导 Treg 细胞的生成，调节 Th17/Treg 细胞平衡，恢复免疫耐受，达到控制疾病的目的，不良反应相对于免疫抑制剂要小。具体方法见 SLE 的治疗。

以上应用免疫调节药物的患者应当定期查 $CD4^+$ 淋巴细胞亚群，根据 Treg 细胞数目调整上述药量，原则上 2 个月检查 1 次，病情稳定后至少半年应当复查 1 次，一旦出现免疫功能异常尽早处理，以防疾病复发。

4. 免疫抑制剂

为维持病情缓解药物，主要药物有甲氨蝶呤、来氟米特、环磷酰胺、霉酚酸酯、硫酸羟氯喹、硫唑嘌呤、艾拉莫德、他克莫司和环孢霉素等，这些药物起效慢，用于免疫调节剂无效或免疫功能极度亢进的患者，需要周期联合长期用药，根据病情和免疫功能变化调整剂量，原则上用最小的剂量、最少的次数维持缓解，部分患者可以停药，但要长期随访观察。

## 三、展望

以实验室打造的基因测序平台、细胞生物平台、蛋白组学平台及代谢组学平台为依托，积极引入一批有价值的前沿医疗技术，开展前沿项目联合攻关，以创新为原动力，加快科技成果转化，提高医疗技术水平。

（1）完善免疫调节理念的相关基础研究和临床多中心研究，为创新治疗理念，改变国际治疗指南提供依据。

（2）开发微流量检测 Th17 和 Treg 细胞检测试剂盒，该方法廉价，容易普及，为免疫调节治疗新理念的推广创造条件。

（3）在基因检测的基础上进行基因芯片的研发，实现基因精准靶点治疗和药物基因敏感性精准治疗，提高疗效，最大限度地降低药物不良反应。

（4）在基因组学、蛋白组学、细菌组学和代谢组学研究的基础上，利用生物信息分析技术，进一步开展老药新用、中药挖掘和小分子新药开发。更重要的是利用大数据平台开展新一代疾病预测和个性化治疗平台的建设，真正实现患者个性化精准治疗。

（5）充分利用细胞生物平台，开展细胞治疗的研究，如 Treg 细胞、NK 细胞和间充质干细胞的研究，解决少数患者先天免疫耐受缺陷的问题。

（李军霞　曹建平　白洁）

# 参考文献

[1] ARPAIA N, CAMPBELL C, FAN X, et al. Metabolites produced by commensal bacteria promote peripheral regulatory T-cell generation. Nature, 2013, 504 (7480): 451-455.

[2] LAHOUTI A H, CHRISTOPHER-STINE L. Polymyositis and dermatomyositis: novel insights into the pathogenesis and potential therapeutic targets. Discov Med, 2015, 19 (107): 463-470.

[3] BETTERIDGE Z, MCHUGH N. Myositis-specific autoantibodies: An important tool to support diagnosis of myositis. J Intern Med, 2016, 280 (1): 8-23.

[4] BURZYN D, KUSWANTO W, KOLODIN D, et al. A special population of regulatory T cells potentiates muscle repair. Cell, 2013, 155 (6): 1282-1295.

[5] CAPPELLETTI C, GALBARDI B, KAPETIS D, et al. Autophagy, inflammation and innate immunityin inflammatory myopathies. PLoS One, 2014, 9 (11): e111490.

[6] CARDING S, KRISTIN V, DANIEL T V, et al. Dysbiosis of the gut microbiota in disease. Microbial ecology in health and disease, 2015, 26, 26191.

[7] MILLER F W, LAMB J A, SCHMIDT J, et al. Risk factors and disease mechanisms in myositis. Nat Rev Rheumatol, 2018, 14 (5): 255-268.

[8] FUJIMURA K E, LYNCH S V. Microbiota in allergy and asthma and the emerging relationship with the gut microbiome. Cell host microbe, 2015, 17 (5): 592-602.

[9] GOTO Y, PANEA C, NAKATO G, et al. Segmented filamentous bacteria antigens presented by intestinal dendritic cells drive mucosal Th17 cell differentiation. Immunity, 2014, 40 (4): 594-607.

[10] GREENBERG S A, HIGGS B W, MOREHOUSE C, et al. Relationship between disease activity and type 1 interferon-and other cytokine-inducible gene expression in blood in dermatomyositis and polymyositis. Genes Immun, 2012, 13 (3): 207-213.

[11] HAGHIKIA A, JÖRG S, DUSCHA A, et al. Dietary fatty acids directly impact central nervous system autoimmunity via the small intestine. Immunity, 2015, 43 (4): 817-829.

[12] HONDA K, LITTMAN D R. The microbiota in adaptive immune homeostasis and disease. Nature, 2016, 535 (7610): 75-84.

[13] FORBES J D, DOMSELAAR G V, BERNSTEIN C N. The gut microbiota in immune-mediated inflammatory diseases. Front Microbiol, 2016, 7: 1081.

[14] FELIX K M, TAHSIN S, WU H J J. Host-microbiota interplay in mediating immune disorders. Ann N Y Acad Sci, 2018, 1417 (1): 57-70.

[15] KWOK S K, PARK M K, CHO M L, et al. Retinoic acid attenuates rheumatoid inflammation in mice. J Immunol, 2012, 189 (2): 1062-1071.

[16] LARANGE A, CHEROUTRE H. Retinoic acid and retinoic acid receptors as pleiotropic modulators of the immune system. Annu Rev Immunol, 2016, 34, 369-394.

[17] LEVY M, KOLODZIEJCZYK A A, THAISS C A, et al. Dysbiosis and the immune system. Nat Rev Immunol, 2017, 17 (4): 219-232.

[18] LIU X G, LIU Y, ZHAO L L, et al. Macrophage depletion impairs skeletal muscle regeneration: The roles of regulatory factors for muscle regeneration. Cell Biol Int, 2017, 41 (3): 228-238.

[19] MANOLE E, BASTIAN A E, BUTOIANU N, et al. Myositis non-inflammatory mechanisms: An up-dated review. J Immunoassay Immunochem, 2017, 38 (3): 115-126.

[20] MEYER A, LAVERNY G, ALLENBACH Y, et al. IFN-β-induced reactive oxygen species and mitochondrial damage contribute to muscle impairment and inflammation maintenance in dermatomyositis. Acta Neuropathol, 2017, 134（4）：655-666.

[21] MORAN E M, MASTAGLIA F L. Cytokines in immune-mediated inflammatory myopathies：Cellular sources, multiple actions and therapeutic implications. Clin Exp Immunol, 2014, 178（3）：405-415.

[22] NASKAR D, TENG F, FELIX K M, et al. Synthetic retinoid AM80 ameliorates lung and arthritic autoimmune responses by inhibiting T follicular helper and Th17 cell responses. J Immunol, 2017, 198（5）：1855-1864.

[23] PANDYA J M, VENALIS P, AL-KHALILI L, et al. CD4+ and CD8+ CD28（null）T cells are cytotoxic to autologous muscle cells in patients with polymyositis. Arthritis Rheumatol, 2016, 68（8）：2016-2026.

[24] VENALIS P, LUNDBERG I E. Immune mechanisms in polymyositis and dermatomyositis and potential targets for therapy. Rheumatology（Oxford）, 2014, 53（3）：397-405.

[25] QIU X Y, ZHANG M M, YANG X T, et al. Faecalibacterium prausnitzii upregulates regulatory T cells and anti-inflammatory cytokines in treating TNBS-induced colitis. J Crohns Colitis, 2013, 7（11）：558-568.

[26] RAYAVARAPU S, COLEY W, KINDER T B, et al. Idiopathic inflammatory myopathies：Pathogenic mechanisms of muscle weakness. Skelet Muscle, 2013, 3（1）：13.

[27] ROOKS M G, GARRETT W S. Gut microbiota, metabolites and host immunity. Nat Rev Immunol, 2016, 16（6）：341-352.

[28] SINGH N, GURAV A, SIVAPRAKASAM S, et al. Activation of Gpr109a, receptor for niacin and the commensal metabolite butyrate, suppresses colonic inflammation and carcinogenesis. Immunity, 2017, 40（1）：128-139.

[29] SUN J, FURIO L, MECHERI R, et al. Pancreatic β-Cells limit autoimmune diabetes via an immunoregulatory antimicrobial peptide expressed under the influence of the gut microbiota. Immunity, 2015, 43（2）：304-317.

[30] VERCOULEN Y, ENDERS F B, MEERDING J, et al. Increased presence of FOXP3+ regulatory T cells in inflamed muscle of patients with active juvenile dermatomyositis compared to peripheral blood. PLoS One, 2014, 9（8）：e105353.

[31] VIVIANNE MALMSTRÖM, PAULIUS VENALIS, INKA ALBRECHT. T cells inmyositis. Arthritis Res Ther, 2012, 14（6）：230.

[32] YURKOVETSKIY L A, PICKARD J M, CHERVONSKY A V. Microbiota and autoimmunity：Exploring new avenues. Cell host microbe, 2015, 17（5）：548-552.

笔记

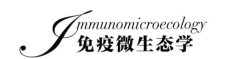

# 第七章 系统性硬化病免疫微生态

## 第一节 系统性硬化病与微生物组学

### 一、肠道菌群与宿主免疫发育 / 调节功能

人类微生物区系指通常存在于人体特定部位（口腔、鼻、阴道、支气管黏膜及皮肤和消化道）的细菌、真菌和病毒的全部组合。其中，胃肠道拥有独特的微生物生态系统。据估计，人类胃肠道中的细菌数量为 $10^{14}$，生物量约为 2 kg。从出生开始，胃肠道微生物部分遗传于母亲，这是由于阴道或剖宫产术中与不同微生物群接触而造成的。随后，从新生儿到成年，胃肠道微生物群进化并参与了免疫系统的发育。胃肠道菌群在免疫系统中起着核心作用，直接参与了固有免疫和获得性免疫有关的若干机制。例如，研究表明无菌小鼠模型因缺乏肠道菌群导致肠上皮细胞稳态改变致使免疫系统发育及功能受到严重影响。给予特定细菌以恢复肠道菌群后可使免疫重建，用脆弱类杆菌多糖 A 治疗后，小鼠体内丧失的 CD4+T 细胞或 Treg 细胞可被逆转。此外，易感小鼠小肠中的分段丝状细菌（segmented filamentous bacteria，SFB）可刺激 Th17 细胞，从而导致自身免疫性关节炎发生。

### 二、肠道菌群与自身免疫病

许多研究已经证实多种自身免疫性病均有肠道菌群紊乱。Jangi 等发现多发性硬化（multiple sclerosis，MS）患者肠道菌群中甲氧苄杆菌和阿克曼菌会增加，而丁烷单胞菌会减少。炎症性肠病（inflammatory bowel disease，IBD）中肠道菌群较正常对照有变化。此外，菌群失调在其他系统性自身免疫性疾病中也可出现，包括类风湿关节炎、银屑病等。体外研究表明，微生物能诱导系统性红斑狼疮（systemic lupus erythematosus，SLE）患者 CD4+T 淋巴细胞的活化。在小鼠 SLE 模型中，发病后微生物区系的变化和抗生素的使用降低了 SLE 的易感性。

### 三、SSc 患者肠道菌群的变化

大多数 SSc 患者可见胃肠道受累，可表现为运动障碍（食道运动障碍、胃轻瘫、小

笔记

肠和大肠转运延迟）、血管病（胃窦血管扩张和血管发育不良）及其并发症，包括小肠细菌过度生长、吸收不良和假性肠梗阻，这些均可能与 SSc 微生物群异常相关。蠕动的改变可能有利于菌群失调和全身细菌移位，两者都有可能改变全身免疫反应。血管病可能改变黏膜屏障功能、完整性和肠道内稳态。例如，与健康对照组相比，SSc 患者血清中肠型脂肪酸结合蛋白、脂多糖（lipopolysaccharide，LPS）和可溶性 CD14、肠细胞损伤标志物、微生物移位标志物和免疫系统激活的标志物都升高，而较高水平的脂多糖与小肠细菌过度生长有关，间歇性抗生素治疗可以改善小肠细菌过度生长的症状。

观察队列研究显示，SSc 患者肠道菌群与健康对照组相比有着显著差异。2016 年 Volkmann 等的研究分析了加州大学洛杉矶分校（UCLA）队列的 SSc 患者盲肠和乙状结肠灌洗标本中的菌群情况。在这一小型研究（n=17）中，与年龄和性别相匹配的健康对照组相比，SSc 患者肠道菌群中益生菌、梭菌等有益的共生菌属减少，而潜在的致病菌属增加，包括镰刀菌、反刍球菌和罕见的 γ- 蛋白细菌等。随后，2017 年 Volkmann 等又进行了对不同中心 SSc 患者及健康对照组粪便中菌群的研究，也得出 SSc 患者肠道菌群较健康对照组相比共生菌减少而致病菌增加这一相同结论。来自两个队列（美国队列、挪威队列）的 34 名 SSc 患者的粪便样本中拟杆菌属（在两个队列中观察到）、粪杆菌属（美国队列）和梭状芽孢杆菌属（挪威队列）的相对丰度较低，而梭状芽孢杆菌可以诱导调节性 T 细胞增殖，这一现象与胃肠道症状之间的相关性尚待确定。在有严重胃肠道症状的 SSc 患者中拟杆菌属的普雷沃氏菌（Prevotella）更为丰富。该菌可促进 Th17 介导的免疫反应及小鼠的化学性结肠炎。在美国队列中也观察到致病梭杆菌的相对增多。

Patrone 等研究了 9 例 SSc 患者和 9 例非胃肠道受累者的肠道菌群组成。胃肠道受累的 SSc 患者与对照组相比，乳酸杆菌、真杆菌和不动杆菌增加，但玫瑰囊、梭状芽孢杆菌和瘤胃球菌数量减少。与有胃肠道疾病的 SSc 患者相比，无胃肠道受累的 SSc 患者的肠道菌群与健康受试者的肠道菌群相似，但唾液链球菌的比例过高。

此外，瑞典一较大观察队列研究（n=98）也从 SSc 患者粪便标本中检测到独特的菌群差异，在这项横断面分析中，76% 的 SSc 患者表现出了微生物失调，主要为前布氏菌和（或）梭状杆菌减少。在食道运动障碍患者中，微生物失调更为常见，并且与营养不良、毛细血管扩张、指尖凹陷性疤痕和 ILD 的高风险相关。研究还发现，虽然双歧杆菌和乳酸杆菌在炎症条件下通常减少，但在 SSc 患者中却大量增加。

不同中心之间比较后发现，对比 UCLA 及挪威奥斯陆大学医院（OUH）两个中心的 SSc 患者，UCLA SSc 患者肠道菌群紊乱更加显著，这可能与人种差异（OUH 中心 SSc 患者多为挪威遗传背景的白种人，而 UCLA 中心 SSc 患者在种族上则更为多样化）相关。除此之外，可能也与两地饮食习惯差异相关。

但这些研究也有不足之处：首先，目前 SSc 患者肠道菌群相关研究均为横断面研究，尚不清楚特定菌群与胃肠道症状之间的关系是否会随着时间的推移而持续下去；其次，目前研究样本量较小，患者种族、年龄、病程长短、应用免疫抑制剂等情况差异较大，结果可能存在偏倚，但多个研究均得出相似结果，考虑偶然现象可能性小；再次，因样本量小，行统计学分析时可能存在统计学误差（假性检验 1 类错误）；最后，这些研究均未对 SSc 患者肠道运动和饮食特征进行评估，不能了解肠道动力障碍及饮食特征与 SSc 患者肠道菌群种类之间的关系，也不能明确其是原发病，还是由于局部或全身原因引起的继发性改变。

此外，生命早期暴露于抗生素可能是影响 SSc 类纤维化疾病病程的重要环节。饲养员给予幼犬抗生素链霉素治疗，发现口服链霉素可导致肠道菌群失调，早期暴露于抗生素足以引起微生物群的长期改变，并向类杆菌 / 硬壁菌比率增加的方向转变。此外，在早期和长期暴露的小鼠中观察到肺纤维化加重和肺的 T 细胞反应失调，而在成年暴露于抗生素的小鼠中没有观察到这一现象。提示生命早期抗生素暴露导致的菌群失调可能参与了 SSc 的发病。

## 四、SSc 患者肠道特定菌属与 SSc 消化系统功能障碍及潜在机制

目前，尚无简便有效地评估 SSc 整体胃肠道功能障碍的方法，GIT2.0 调查表是相对公认的综合评估量表。该量表可根据患者在胃食管反流、腹胀、腹泻、便急、便秘、情绪健康和社会功能等 7 方面的自我评价，将 SSc 患者胃肠道障碍症状以严重程度分为无、轻度、中度、重度。一些研究试用 GIT2.0 评价胃肠道功能障碍和肠道特定菌群之间有无关联，发现肠道菌群的特定菌属数量增多与 GIT2.0 评分相关。例如，在 UCLA 队列中，与健康对照组相比，SSc 患者粪便共生菌减少，致病菌增多。此外，GIT 2.0 评分为无、轻度患者的盲肠与乙状结肠灌洗液中的脆弱杆菌数量较评分为中、重度患者明显增多，致病性梭状芽孢杆菌减少。联合分析 UCLA 和 OUH 的 SSc 患者的粪便菌群发现 GIT2.0 评分为无、轻度的患者粪便中梭菌属较评分为中、重度患者明显增多。而 Meta 分析显示使用抗生素后 SSc 患者的消化系统症状可较前缓解，这也可以间接表明 SSc 患者菌群紊乱与消化系统功能障碍相关。

在相关性机制研究方面，Bellocchi 等对 59 例 SSc 患者和 28 例健康对照者的粪便微生物群用 16S rRNA 基因扩增和序列测定进行分析，结果发现 SSc 患者和健康对照者中 9 种菌群异常，SSc 肠道菌群的特点是保护性丁酸产生菌减少，而致炎性有害菌群增加，特别是脱硫弧菌。脱硫弧菌与血浆中代谢物 $\alpha$-N- 苯乙酰基 -l- 谷氨酰胺和 2,4- 二硝基苯磺酸之间存在显著的相互作用。因此在 SSc 中，肠道微生物群与促炎性代谢状态密切相关，脱硫弧菌是肠道失调的相关因子，可促进肠道损伤，影响氨基酸代谢。

肠道菌群异常的无创性检查中，葡萄糖 $H_2/CH_4$ 呼气试验常提示小肠细菌过度生长（small intestinal bacterial overgrowth，SIBO）。Sawadpanich 等对 89 例 SSc 患者进行了葡萄糖 $H_2/CH_4$ 呼气试验，其中 12 名（13.5%）呼气试验呈阳性。SIBO 出现与病程＞ 5 年有关。

粪便钙保护素的测定是一种无创性的肠道炎症监测工具，该分子由 S100A8 和 S100A9 蛋白二聚体形成，主要在多形核细胞的胞质中表达，可防止细菌或真菌的强毒株感染。Marie 等检测了 125 例 SSc 患者中粪钙保护素的水平，发现其中 93 例患者该蛋白水平升高（> 50 μg/g），且粪钙保护素浓度与葡萄糖 $H_2/CH_4$ 呼气试验评估的肠道运动功能障碍和小肠细菌过度生长显著相关。钙保护素可能在肠道菌群异常中发挥了重要作用。

### 五、皮肤菌群治疗研究进展

微生物产物可通过 TLRs 诱导皮肤巨噬细胞及树突状细胞活化，真菌是皮肤和肺微生物群的共生成分。2014 年，Arron 等报道了对 4 名早期弥漫型 SSc 患者和 4 名正常对照者的皮肤微生物群进行的 RNA 测序分析，结果发现两者细菌微生物组和病毒组之间的差异很小，但真菌红酵母（Rhodotorula）的读数有显著差异。正常样本几乎没有检测到红酵母，而 SSc 患者样本的平均得分显著升高，提示早期 SSc 患者的皮肤中存在比正常皮肤水平更高的红酵母，可能是触发 SSc 炎症反应的致病因素之一。但红酵母是普遍存在的环境污染物，也是从护士手上的最常见的酵母菌，如何解读这一结果值得进一步研究。

在最近的另一项研究中，Johnson 等用 RNA-seq 检测了 23 例 SSc 患者的病变皮肤和非病变皮肤。与对照组相比，SSc 患者的皮肤微生物组成发生了变化，丙酸杆菌和葡萄球菌减少，革兰阴性菌属增加，包括伯克霍尔德菌、柠檬酸杆菌和弧菌等，而红酵母的比例无差异。出乎意料的是，病变皮肤和非病变皮肤的微生物组成并没有差异，局限性和弥漫性 SSc 患者的群丰度也相似。

Johnson 等用 RNA-seq 检测了 23 例 SSc 患者前臂和背部受累的皮肤活检标本，用单样本基因集富集分析（ssGSEA）分析发现，与对照组相比，SSc 患者的皮肤中的亲油性分类群（如丙酸杆菌）急剧减少，而革兰阴性菌（包括伯克霍尔德菌、柠檬酸杆菌和弧菌）增加。微生物群落失调与病程和炎症基因表达增加有关。

皮肤微生物组学研究受到多种因素制约，如受环境影响更明显、不同部位的定植菌差异较大、取样标准不同等，造成结果差异较大和解读上的困难。从目前的研究结果看，皮肤微生物组的异常仍可能是 SSc 患者发病的重要因素，克服现有研究手段的局限性，可能在未来引导我们更深入地理解环境与人体相互作用在 SSc 发病中的作用。

### 六、SSc 患者肠道菌群紊乱的治疗

菌群失调与免疫失调的相互作用、器官受累是否可以通过改变饮食习惯或菌群/抗生素治疗尚不明确，目前利用肠道菌群为靶点进行的治疗主要以饮食控制、口服益生菌及口服抗生素等方法改善 SSc 患者肠道菌群紊乱。研究表明，低脂饮食有助于减少腹泻、吸收不良等症状。口服抗生素后 SSc 患者 $H_2/CH_4$ 呼气试验结果较治疗前改善，且消化系统症状可较前缓解，Meta 分析显示目前利福昔明是最为常用的抗生素。

2011 年，Frech 等报道对 10 名犹他州大学硬皮病中心的中重度腹胀 SSc 患者每日使用 Align（婴儿双歧杆菌，$10^9$ CFU/ 粒）或 Culturelle（乳酸杆菌 GG，$10^9$ CFU/ 粒）或安慰剂，两个月后，益生菌组的腹胀评分 GIT 总分、反流、腹胀和情绪评分均有显著改善。这项初步研究表明，益生菌能显著改善 SSc 患者的反流和肠道扩张 / 肿胀，提示改善肠道菌群对改善 SSc 患者的胃肠道受累有效。

在一项双盲、随机、安慰剂对照的平行 II 期试验中，40 名胃肠道受累的 SSc 受试者被随机分为安慰剂组（$n=21$）和益生菌组（$n=19$），首先分别接受 60 天的安慰剂或高剂量多菌株益生菌（Vivomixx®1800 亿单位 / 天），然后两组均服用益生菌 60 天。在 60 天时，两组在各项临床指标上未观察到显著差异，而 120 天时，虽然肠道 GIT 症状总分没有显著改善，但益生菌组胃肠道反流有显著改善，且与安慰剂益生菌组相比，益生菌组的受试者粪便微生物 α 多样性增加，而不良事件轻微。

巴西的 Marighela 等的研究选取了 UCLA GIT2.0 评分中重度的 73 名 SSc 患者，随机分配接受每日剂量的益生菌（副干酪乳杆菌、鼠李糖乳杆菌、嗜酸乳杆菌和乳酸双歧杆菌，每粒胶囊 $10^9$ 个菌落形成单位，$n=37$）或安慰剂（$n=36$），8 周后两组间 UCLAGIT2.0 评分无差异，但益生菌组的 Th17 细胞比例与安慰剂组相比显著下降（$P=0.003$），两组间 Th1、Th2 和调节性 T 细胞比例及 HAQ-DI 评分无差异。

近期，挪威的 Fretheim 等设计了一个双盲、安慰剂对照的 16 周粪菌移植试验，10 名 SSc 患者被随机分为市售厌氧培养的人肠道菌群（ACHIM）组和安慰剂组。所有患者在基线期都有上消化道和下消化道症状，包括腹泻、腹胀和（或）大便失禁等。第 0 周和第 2 周行胃十二指肠镜下 ACHIM 或安慰剂移植，结果发现 ACHIM 的不良反应是轻微和短暂的，两名安慰剂对照组出现了与手术相关的严重不良事件。1 名在第 0 周胃十二指肠镜检查时出现喉痉挛，需要排除出组；另 1 名在最后一次研究访视（第 16 周）时行胃十二指肠镜检查发现十二指肠穿孔。ACHIM 组 [ 第 4 周和（或）16 周 ] 的 5 名患者中有 4 名症状改善，安慰剂组 4 名患者中有 2 名症状改善。粪菌移植后肠道菌群的相对丰度、丰度和多样性波动大于安慰剂组。

粪菌移植应用于 SSc 还存在多个问题尚未解决，如移植方法不便，重复移植的时间间隔不明等相关的重要问题需要进一步研究，但从现有资料看，粪菌移植可能是 SSc 患者治疗的一种选择。

## 七、结语

上述研究均提示人体微生物组在 SSc 的发病和胃肠道功能异常中起着重要作用。SSc 患者肠道菌群表现为有益的共生菌属减少，而潜在的致病菌属增加。一些研究还发现某些特定的菌属与 SSc 患者消化系统症状相关联，但这仍需要进行更深入的机制研究以了解微生物组与 SSc 发病过程中炎症及纤维化之间相互关系，以揭示微生物组在 SSc 的发病机制

笔记

中所起的作用，亦可以为防治 SSc 患者肠道功能紊乱及其他临床症状提供新的方法。

# 第二节　系统性硬化病免疫微生态失衡的检测

肠道微生态紊乱可引起机体免疫功能失衡，导致 Treg 细胞减少和免疫耐受缺陷，上述机制可能参与了 SSc 的发生、发展。调节肠道微生态平衡和纠正免疫耐受缺陷是治疗 SSc 的关键，因此通过甲烷氢呼气试验了解小肠异常细菌生长、宏基因组检测结肠肠道微生物状态及免疫筛查检测机体的免疫功能状况十分重要。上述检测和未来将开展的基因检测等是精准治疗 SSc 的必要条件。

## 一、免疫筛查检测

1.T 细胞、B 细胞、NK 细胞亚群检测

（1）T 淋巴细胞总数

多数人认为 SSc 患者是免疫功能异常，是过度的免疫反应，T 淋巴细胞应该是高的，但我们的研究证实大多数患者并不升高，相当一部分患者淋巴细胞数是低于正常的。值得注意的是，使用免疫抑制剂的患者，淋巴细胞数更低，因此定期检测淋巴细胞数是非常重要的。

（2）B 淋巴细胞总数

B 淋巴细胞在初发患者中就可以看到降低的趋势，这是临床上应该高度重视的，轻者可以引起带状疱疹病毒感染，重者可造成病毒血症、不明原因引起的高热、多系统功能受累等，最后危及患者的生命。

2.CD4$^+$T 细胞（Th1、Th2、Th17、Treg 细胞）检测

（1）Th1、Th2 和 Th17 细胞

Th1、Th2 和 Th17 三种细胞数目在患者中大部分没有明显变化，少数患者有所下降，28% 的患者 Th17 细胞数低于健康人，只有 16.8% 的患者 Th17 细胞数高于健康人。此外，治疗前这三种细胞数低于健康人的患者，待疾病控制后，大部分患者这三种细胞数目可以恢复至正常水平。

（2）Treg 细胞

31% 的患者 Treg 细胞数低于健康人，因此 Treg 细胞检测能为患者治疗提供强有力的依据，可以在治疗过程中监测免疫功能，根据患者免疫状态调整治疗方案及剂量或使用免疫增强剂，减少因免疫抑制剂过度使用造成免疫耐受进一步下降。大部分患者经过免疫微生态调节治疗后外周血中 Treg 细胞数可以升高，但仍有相当一部分患者 Treg 细胞数长期不能恢复至正常水平。

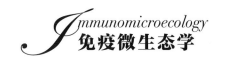

### 3. 细胞因子检测

目前主要检测 IL-2、IL-4、IL-6、IL-10、IFN-γ、IL-17 和 TNF-α 等，它们是机体免疫炎症反应的敏感指标，这些指标比红细胞沉降率和 CRP 更为敏感，特别是在小肠细菌过度生长时，各种细胞因子普遍升高，同时，它们也是反应患者病情的敏感指标，能更直观地观察 SSc 是否有免疫炎症的发生，对预防复发有着重要的意义。

### 二、甲烷氢呼气试验

小肠细菌过度生长是系统性硬化症患者的一个重要临床问题，小肠细菌过度生长导致营养吸收障碍和营养不良，从而增加系统性硬化症患者的发病率和死亡率。SSc 患者中小肠细菌过度生长阳性率为 70%，是造成 Treg 细胞数量减少引起免疫耐受缺陷的重要因素。通过甲烷氢呼气试验评估 SSC 患者是否存在小肠细菌过度生长，可以帮助了解肠道微生态的变化，在诊断和治疗由于菌群移位和菌群失调导致的疾病方面提供有重要价值的帮助。通过甲烷氢呼气试验评估 SSc 患者是否存在小肠细菌过度生长，进而指导益生菌的使用，制定合理的免疫调节治疗方案。

### 三、宏基因组检测

（1）应用宏基因组测序技术检测 SSc 患者肠道菌群丰度及种类的变化，有利于指导有目的使用不同益生菌的治疗，以及观察治疗后肠道菌群的恢复情况。

（2）为指导患者合理饮食，改变生活方式提供依据。

（3）结合基因芯片用于 SSc 疾病的早期诊断及疗效观察。

（4）通过宏基因组测序技术指导合理用药，比较用药前后 SSc 患者的宏基因组变化，评估药物的治疗效果，指导用药。

# 第三节　系统性硬化病免疫微生态失衡的防治

免疫微生态调节治疗 SSc 是一个全新的治疗理念，是从疾病靶点治疗向整合医学方向迈进，从疾病发病的源头来治疗疾病的思路和方法。虽然还有很长的路要走，还需要大量循证医学的证据支持，但至少我们走出了第一步，已经取得了一些疗效。

### 一、治疗目标

由于科技的进步、治疗理念和方法的更新，SSc 的治疗取得了长足的进步，使疾病的长期缓解率和患者的生存率大幅提高，为了指导临床治疗获得更好的疗效，实现达标治疗

笔记

的目的，制订了以下两个目标：早期、正确、精准的治疗能使绝大多数患者病情得到有效控制，虽然不能治愈，但目前的治疗方案和策略完全能够达到使患者没有症状，使 SSc 病变不进展或部分恢复，雷诺现象消失，保护脏器的功能，改善患者的生活质量，达到带病生存的目的。

### （一）部分逆转病情

部分逆转病情是指皮肤硬紧范围减少、无器官进展证据、炎性指标正常及免疫微生态平衡、甲烷氢呼气试验值正常及免疫平衡。

原来的观点认为硬皮是不可逆的，但随着目前的治疗进展及治疗手段的进步，大部分患者经过长期合理的治疗皮肤改变还是可逆的，所以制订了以上目标，目的是给 SSc 患者恢复的机会。

### （二）阻止疾病进展

阻止疾病进展指皮肤硬紧范围无扩大、器官损害指标基本稳定、炎性指标正常、免疫微生态平衡、甲烷氢呼气试验值正常及免疫平衡。

在我们达不到第一个目标的情况下，至少我们要达到第二个目标，尽可能多靶点干预以阻止病情的进一步进展。

## 二、治疗方法

### （一）诱导缓解

1. 糖皮质激素

多数 SSc 发病较慢，不需要诱导缓解的这个过程，但在合并肺纤维化的患者，尤其是肺部损害较重的，为了尽快改善症状也可以考虑糖皮质激素诱导缓解的治疗。早期使用糖皮质激素以抑制局部免疫反应，保护重要器官功能，用药中需要仔细监测血压和肾功能。

（1）甲强龙冲击

主要针对合并严重肺纤维化患者，也可用于严重血小板降低、高热及严重血管炎导致手指和足趾急性坏疽的患者。

治疗剂量可根据患者的病情，有无感染迹象，以及年龄因素选择不同的剂量，治疗剂量波动于 $80 \sim 1000$ mg。治疗时间也可以根据病情来掌握，第一种方式是可以冲击几天，休息几天，再冲击几天。第二种方式是在剂量不大时也可以连续治疗 $1 \sim 2$ 周，然后递减，最后换口服药物维持。总的来说，应当根据患者的病情来个性化的选择治疗剂量和方式。

（2）地塞米松

地塞米松半衰期长，是治疗重症肺纤维化合并感染的很好选择。剂量可根据病情选择 $5 \sim 10$ mg 连续用 $7 \sim 10$ 天，病情控制后剂量逐步递减，直至停用。

2. 静脉注射丙种球蛋白

静脉注射丙种球蛋白免疫抑制起效快，可以诱导 Treg 细胞的生成，有利于免疫平衡的调节，同时增加患者抗病毒能力。常用于危重患者，如重要脏器损害、机体体液免疫功能低下导致感染和血小板显著减少的患者。

对 B 细胞显著降低的患者，为了避免日后的病毒感染，要及时给予静脉丙种球蛋白的输注，剂量一般为 20 g/d，连续 5 天，也可以根据病情急缓适量治疗。

3. 免疫吸附和血浆置换

应用免疫吸附和血浆置换短期内清除血液中的自身抗体及其他致病因子是诱导缓解中的重要措施，是治疗 SSc 合并严重肺纤维化合并感染的有效措施。另外，SSc 往往继发干燥综合征，有高球蛋白血症，因此这类患者也适合用采用免疫吸附和血浆置换。

（二）维持治疗

1. 泼尼松

诱导缓解 1～2 个月后在医生指导下可减药，原则是先快后慢，随着剂量减少，减药速度放慢，直至小剂量维持。因为 SSc 是一个慢性进程，皮肤纤维化为主要病变，当然也还有慢性炎症病变，因此利用小剂量泼尼松 10～15 mg/d 长期治疗可以抑制慢性炎症过程，同时利用激素分解蛋白的作用缓慢降解皮肤纤维化，临床初步观察有效。当然还需要循证医学数据的支持，至少能为 SSc 患者带来新的希望。

2. 维持肠道微生态平衡

（1）饮食调节是治疗的根本

正常情况下机体的肠道菌群处于平衡状态，维持平衡的基础一个是肠道菌群的多样性，另外一个是体内不能出现细菌的移位，如小肠细菌过度生长。维持菌群多样性就要提倡地中海饮食模式，多吃几种，每种量少一些，强调一周要吃到 30 种以上的食物。单一或过多食入碳水化合物可导致某些菌过度生长，造成菌群多样性下降，同时结肠过度生长的细菌就会向小肠移位，形成小肠细菌过度生长，引起小肠微生态紊乱，造成周围免疫耐受缺陷，因此要减少碳水化合物的进食量，减少甜食和含淀粉较高的食物，如土豆、红薯和粉条摄入量。膳食纤维是益生菌生长的必要营养，摄入膳食纤维可以促进益生菌生长，调节肠道微生态的平衡，因此要增加各种蔬菜的摄入量，补充膳食纤维。第四，要有足够的蛋白质摄入量，保证机体的营养需求，鼓励患者多食肉、蛋、奶。

（2）补充益生菌是必要的手段

补充益生菌对抑制 SSc 患者小肠细菌过度生长有良好的效果，虽然这个方法还没有得到广泛的认同，循证医学依据也不充分，有好多研究工作需要开展，治疗手段是研究过程中非常重要的一个环节。双歧杆菌和乳酸杆菌是最常用的益生菌。建议每天补充 250 亿～1000 亿活性单位的益生菌。虽然双歧杆菌和乳酸杆菌是健康肠道的主要优势益生菌，但是仅补充它们有时还是不够，需要尽可能多补充几种其他的益生菌，也可以多食用益生菌丰富的食物，如泡菜、酸菜、大酱、康普茶（红茶菌），酸奶和 kefir 奶等。还可以选择含有益生菌的发酵食物、含有可溶性膳食纤维的食物（如甜菜、胡萝卜、韭菜、萝卜、芥末、洋葱、大蒜和洋蓟等）。

笔记

补充益生菌的同时也应补充益生元。益生元是人不能消化的碳水化合物，但是可以作为益生菌的食物，为益生菌提供能源，促进益生菌的繁殖。可以从富含益生元的食物中获取。常见的富含益生元的食物有芦笋、洋蓟、甜菜、胡萝卜、萝卜、香蕉、燕麦、大麦、胡麻、小麦、大蒜、韭菜、洋葱、豆类等。还需要考虑补充纤维素，纤维素也是一种益生元，不但可以作为益生菌的食物，还可以促进肠道的蠕动，加速排空食物残渣和粪便。

（3）适当运动和充足的睡眠也是调节肠道菌群的必要条件

运动可以增加肠道菌群的多样性，同时可以促进胃肠蠕动，使细菌不容易在小肠停留造成小肠细菌过度生长，因此要持之以恒每日锻炼 1 小时，有助于肠道菌群调节。

确保良好的睡眠有利于小肠细菌的清除，睡眠欠佳可以使小肠蠕动减弱，不利于小肠细菌的清除，因此不宜长时间熬夜，如有需要，可在专科医生指导下合理用药，保证充足良好的睡眠。

3. 免疫调节剂

调节免疫平衡药物主要有小剂量 IL-2、西罗莫司（雷帕霉素）、维 A 酸、骨化三醇、辅酶 Q10、硫辛酸和胸腺肽等。这些药物可以体内诱导 Treg 细胞的生成，调节 Th17/Treg 细胞平衡，恢复免疫耐受，达到控制疾病的目的，不良反应相对于免疫抑制剂要小（具体用法参照第二章系统性红斑狼疮）。需注意使用免疫调节药物的患者应当定期查免疫功能，根据不同免疫功能状态调整药物。

4. 免疫抑制剂

为维持病情缓解药物，主要药物有甲氨蝶呤、来氟米特、环磷酰胺、霉酚酸酯、硫酸羟氯喹、硫唑嘌呤、艾拉莫德、他克莫司和环孢霉素等，这些药物起效慢，用于免疫调节剂治疗无效或免疫功能极度亢进的患者，需要周期联合长期用药，根据病情和免疫功能变化调整剂量，原则上用最小的剂量、最少的次数维持缓解，部分患者可以停药，但要长期随访观察。

### 三、展望

肠道微生态失衡能促发机体免疫失衡和免疫耐受缺陷，导致 SSc 等多种自身免疫病的发生、发展。通过靶向调控肠道菌群和免疫调节治疗，以期恢复机体免疫耐受及免疫稳态，是 SSc 治疗的潜在策略。在上述理论基础上，以笔者所在科室实验室打造的基因测序平台、细胞生物平台、蛋白组学平台及代谢组学平台为依托，打通引进开发先进诊疗技术的绿色通道，引入一批有价值的前沿医疗技术，开展前沿项目联合攻关，促进高新、高端医疗技术在临床的推广应用，具体实施细则如下。

（1）完善免疫调节理念的相关基础研究和临床多中心研究，为创新治疗理念、改变治疗指南提供依据。

（2）在基因检测的基础上进行基因芯片的研发，实现基因精准靶点治疗和药物基因敏感性精准治疗，提高疗效，最大限度地降低药物不良反应。

笔记

（3）通过基因组学、蛋白组学、细菌组学和代谢组学的研究，利用生物信息分析技术，进一步开展老药新用、中药挖掘和小分子新药开发。更重要的是利用大数据平台开展新一代疾病预测和个性化治疗平台的建设，真正实现患者个性化精准治疗。

（4）开展口腔和肠道细菌组学的研究，探索疾病和环境的关系，寻找自身免疫性疾病启动的外在因素，从源头上去除发病的诱发因素，实现预防为主的治疗策略。

（穆　荣　谢戬芳）

# 参考文献

[1] SALLAM H, MCNEARNEY T A, CHEN J D. Systematic review: Pathophysiology and management of gastrointestinal dysmotility in systemic sclerosis (scleroderma). Aliment pharmacol ther, 2006, 23 (6): 691-712.

[2] FRANCK-LARSSON K, GRAF W, RONNBLOM A. Lower gastrointestinal symptoms and quality of life in patients with systemic sclerosis: A population-based study. Eur Journal Gastroenterol Hepatol, 2009, 21 (2): 176-182.

[3] BODUKAM V, HAYS R D, MARANIAN P, et al. Association of gastrointestinal involvement and depressive symptoms in patients with systemic sclerosis. Rheumatology, 2011, 50 (2): 330-334.

[4] HOOPER L V, LITTMAN D R, MACPHERSON A J. Interactions between the microbiota and the immune system. Science, 2012, 336 (6086): 1268-1273.

[5] SEKIRO V, RUSSELL S L, ANTUNES L C, et al. Gut microbiota in health and disease. Physiol Review, 2010, 90 (3): 859-904.

[6] CHILLER K, SELKIN B A, MURAKAWA G J. Skin microflora and bacterial infections of the skin. J Investig Dermatol Symp Proc, 2001, 6 (3): 170-174.

[7] ANDREASSON K, ALRAWI Z, PERSSON A, et al. Intestinal dysbiosis is common in systemic sclerosis and associated with gastrointestinal and extraintestinal features of disease. Arthritis Res Ther, 2016, 18 (1): 278.

[8] DOMINGUEZ-BELLO M G, DE JESUS-LABOY K M, SHEN N, et al. Partial restoration of the microbiota of cesarean-born infants via vaginal microbial transfer. Nat Med, 2016, 22 (3): 250-253.

[9] DOMINGUEZ-BELLO M G, COSTELLO E K, CONTRERAS M, et al. Delivery mode shapes the acquisition and structure of the initial microbiota across multiple body habitats in newborns. Proc Nati Acad Sci USA, 2010, 107 (26): 11971-11975.

[10] MARIAT D, FIRMESSE O, LEVENEZ F, et al. The Firmicutes/Bacteroidetes ratio of the human microbiota changes with age. BMC microbiology, 2009, 9: 123.

[11] MAZMANIAN S K, LIU C H, TZIANABOS A O, et al. An immunomodulatory molecule of symbiotic bacteria directs maturation of the host immune system. Cell, 2005, 122 (1): 107-118.

[12] SMITH K, MCCOY K D, MACPHERSON A J. Use of axenic animals in studying the adaptation of mammals to their commensal intestinal microbiota. Semin Immunol, 2007, 19 (2): 59-69.

[13] AN D, OH S F, OLSZAK T, et al. Sphingolipids from a symbiotic microbe regulate homeostasis of host intestinal natural killer T cells. Cell, 2014, 156 (1-2): 123-133.

[14] MUKHERJI A, KOBIITA A, YE T, et al. Homeostasis in intestinal epithelium is orchestrated by the circadian clock and microbiota cues transduced by TLRs. Cell, 2013, 153 (4): 812-827.

[15] ROUND J L, LEE S M, LI J, et al. The Toll-like receptor 2 pathway establishes colonization by a commensal of the human microbiota. Science, 2011, 332 (6032): 974-977.

[16] WU H J, IVANOV I I, DARCE J, et al. Gut-residing segmented filamentous bacteria drive autoimmune arthritis via T helper 17 cells. Immunity, 2010, 32（6）: 815-827.

[17] JANGI S, GANDHI R, COX L M, et al. Alterations of the human gut microbiome in multiple sclerosis. Nat commun, 2016, 7: 12015.

[18] GARRETT W S, LORD G M, PUNIT S, et al. Communicable ulcerative colitis induced by T-bet deficiency in the innate immune system. Cell, 2007, 131（1）: 33-45.

[19] SCHER J U, SCZESNAK A, LONGMAN R S, et al. Expansion of intestinal Prevotella copri correlates with enhanced susceptibility to arthritis. Elife, 2013, 2: e01202.

[20] ALEKSEYENKO A V, Perez-Perez G, DE SOUZA A, et al. Community differentiation of the cutaneous microbiota in psoriasis. Microbiome, 2013, 1（1）: 31.

[21] LOPEZ P, DE PAZ B, RODRIGUEZ-CARRIO J, et al. Th17 responses and natural IgM antibodies are related to gut microbiota composition in systemic lupus erythematosus patients. Sci Rep, 2016, 6: 24072.

[22] VOLKMANN E R, CHANG Y L, BARROSO N, et al. Association of systemic sclerosis with a unique colonic microbial consortium. Arthritis Rheumatol, 2016, 68（6）: 1483-1492.

[23] VOLKMANN E R, HOFFMANN-VOLD A M, CHANG Y L, et al. Systemic sclerosis is associated with specific alterations in gastrointestinal microbiota in two independent cohorts. BMJ Open Gastroenterol, 2017, 4（1）: e000134.

[24] PATRONE V, PUGLISI E, CARDINALI M, et al. Gut microbiota profile in systemic sclerosis patients with and without clinical evidence of gastrointestinal involvement. Sci Rep, 2017, 7（1）: 14874.

[25] MEHTA H, GOULET P O, MASHIKO S, et al. Early-Life Antibiotic Exposure Causes Intestinal Dysbiosis and Exacerbates Skin and Lung Pathology in Experimental Systemic Sclerosis. J Invest Dermatol, 2017, 137（11）: 2316-2325.

[26] KHANNA D, HAYS R D, MARANIAN P, et al. Reliability and validity of the University of California, Los Angeles Scleroderma Clinical Trial Consortium Gastrointestinal Tract Instrument. Arthritis rheum, 2009, 61（9）: 1257-1263.

[27] SHAH S C, DAY L W, SOMSOUK M, et al. Meta-analysis: Antibiotic therapy for small intestinal bacterial overgrowth. Alimentpharmacol ther, 2013, 38（8）: 925-934.

[28] BELLOCCHI C, FERNANDEZ-OCHOA A, MONTANELLI G, et al. Microbial and metabolic multi-omic correlations in systemic sclerosis patients. Ann N Y Acad Sci, 2018, 1421（1）: 97-109.

[29] SAWADPANICH K, SOISON P, CHUNLERTRITH K, et al. Prevalence and associated factors of small intestinal bacterial overgrowth among systemic sclerosis patients. Int J Rheum Dis, 2019, 22（4）: 695-699.

[30] MARIE I, LEROI A M, MENARD J F, et al. Fecal calprotectin in systemic sclerosis and review of the literature. Autoimmun Rev, 2015, 14（6）: 547-554.

[31] ARRON S T, DIMON M T, LI Z, et al. High Rhodotorula sequences in skin transcriptome of patients with diffuse systemic sclerosis. J Invest Dermatol, 2014, 134（8）: 2138-2145.

[32] JOHNSON M E, FRANKS J M, CAI G, et al. Microbiome dysbiosis is associated with disease duration and increased inflammatory gene expression in systemic sclerosis skin. Arthritis Res Ther, 2019, 21（1）: 49.

[33] FRECH T M, KHANNA D, MARANIAN P, et al. Probiotics for the treatment of systemic sclerosis-associated gastrointestinal bloating/ distention. Clin Exp Rheumatol, 2011, 29（2 Suppl 65）: 22-25.

[34] LOW A H L, TENG G G, PETTERSSON S, et al. A double-blind randomized placebo-controlled trial of probiotics in systemic sclerosis associated gastrointestinal disease. Semin Arthritis Rheum, 2019, 49（3）: 411-419.

[35] MARIGHELA T F, ARISMENDI M I, MARVULLE V, et al. Effect of probiotics on gastrointestinal symptoms and immune parameters in systemic sclerosis: A randomized placebo-controlled trial. Rheumatology（Oxford）, 2019, 58（11）: 1985-1990.

[36] FRETHEIM H, CHUNG B K, DIDRIKSEN H, et al. Fecal microbiota transplantation in systemic sclerosis: A double-blind, placebo-controlled randomized pilot trial. PLoS One, 2020, 15（5）: e0232739.

[37] SHANG L L, ZHANG T T, LIU X L, et al. Reduction in the absolute number of peripheral regulatory T cells corelated to clinical features in patients with systemic sclerosis. Ann Rheum Dis, 2019, 78: 1803-1804.

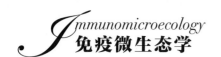

[38] JIE L，LI Z H，HU F Y，et al. A study of correlation between platelets and lymphocyte subsets in sclerosis. Ann Rheum Dis，2019，78：1562.

[39] FENG M，ZHAO X C，GAO C，et al. Absolute reduction of regulatory T cells and efficacy of short-term and low-dose IL-2 in patients with dermatomyositis or polymyositis. Ann Rheum Dis，2019，78：446-447.

[40] GAO W，ZHANG G，ZHANG L，et al. The clinical value of nailfold capillaroscopy in the early diagnosis of systemic sclerosis. Ann Rheum Dis，2017，76（Suppl 2）：1290-1291.

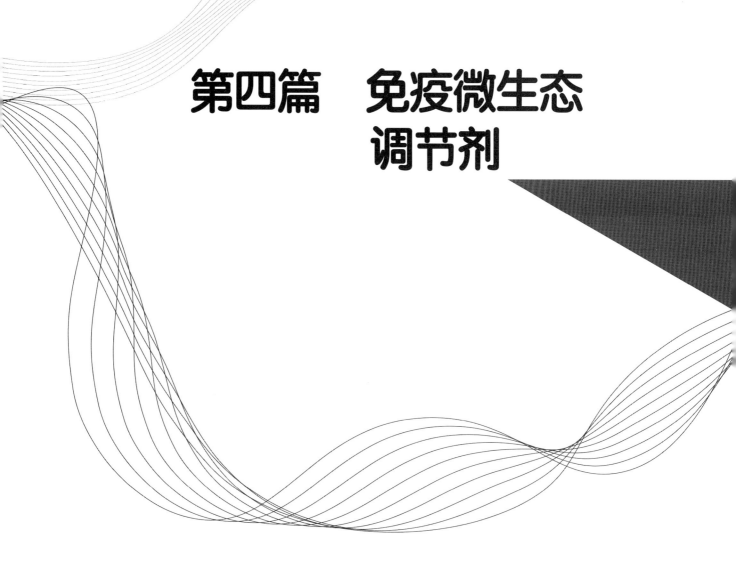

# 第四篇　免疫微生态调节剂

# 第一章　益生菌及其相关制剂的临床应用

## 第一节　益生菌概述

　　益生菌现在已经是大众消费品，市场上不仅有益生菌制剂，还有很多发酵食品，如酸奶都声称含有益生菌。而实际上，益生菌直到 2001 年才获得联合国粮食及农业组织（Food and Agriculture Organization of the United Nations，FAO）和世界卫生组织（World Health Organization，WHO）的认可，并给出了的专业定义：以适当剂量给予对宿主健康有益的活的菌株，方为益生菌。常见的益生菌主要有乳酸菌、双歧杆菌、嗜热链球菌和酵母。美国市场上常见的包括：鼠李糖乳杆菌 GG（Lactobacillus rhamnosus GG，LGG）、罗伊乳杆菌（Lactobacillus reuteri）、干酪乳杆菌（Lactobacillus casei）、副干酪乳杆菌（Lactobacillus paracasei）、凝结芽孢杆菌（Bacillus coagulans）、克劳芽孢杆菌（Bacillus clausii）、婴儿双歧杆菌（Bifidobacterium infantis）、长双歧杆菌（Bifidobacterium longum）、嗜热链球菌（Streptococcus thermophilus）、大肠杆菌菌株 Nissle 1917（Escherichia coli strain Nissle 1917，EcN）、布拉酵母（Saccharomyces boulardii）及酿酒酵母（Saccharomyces cerevisiae）。市场销售的益生菌形式多样，就菌种的数量而言，有单独制剂，也有 2 种或 2 种以上菌种的混合制剂；就剂型而言，有丸剂、粉剂和滴剂等；除了人类服用的益生菌，还有专门为家庭宠物设计的益生菌。

　　益生菌一词是 1953 年由德国 Werner Kollath 提出的，意为"对健康生活至关重要的活性物质"。在 20 世纪 40 年代，大多数研究都集中在培养病原细菌和开发抗菌疗法上。在 20 世纪 50 年代，采用类似的方法，人们对能够抵抗病原体定植的益生菌的鉴定产生了浓厚的兴趣，并且开始集中研究乳杆菌和双歧杆菌来对抗腹泻，这项研究主要关注益生菌的作用和"肠道健康"，并得出令人信服的证据，表明益生菌可以预防和治疗由病毒、沙门菌、志贺菌感染引起的腹泻及霍乱，还可以促进消化性溃疡的愈合。

　　自从 2001 年 FAO/WHO 开始认可益生菌，益生菌得到了广泛应用。每年的随机对照试验（randomized controlled trials，RCT）数量在 144～194；在 2017 年，还进行了 49 项荟萃分析。国际公认的研究人员已经花费了数十年的时间来发展益生菌研究领域。

笔记

中国也是在 2001 年制定了可以用于保健品的菌种清单，包括真菌（表 4-1-1-1）与细菌（称为益生菌）（表 4-1-1-2）。2010 年 4 月，卫生部公布了含 21 个菌种的可用于食品的菌种名单，仅限细菌。2016 年，原国家卫计委将 2008 年以来批准的新食品原料与可用于食品的菌株名单一起进行了汇总公布，益生菌增加到 29 种（表 4-1-1-3），并增加了 5 种可用于婴幼儿食品的菌种名单（表 4-1-1-4）（http://www.nhc.gov.cn/sps/pztq/201612/712553a5f7554e0e9ec1dfdbcc91e99a.sht mL）。

表 4-1-1-1　可用于保健食品的真菌菌种名单（2001 年）

| 序号 | 名称 | 拉丁学名 |
| --- | --- | --- |
| 1 | 酿酒酵母 | *Saccharomyces cerevisiae* |
| 2 | 产朊假丝酵母 | *Candida utilis* |
| 3 | 乳酸克鲁维酵母 | *Kluyveromyces lactis* |
| 4 | 卡氏酵母 | *Saccharomyces carlsbergensis* |
| 5 | 蝙蝠蛾拟青霉 | *Paecilomyces hepiali Chen et Dai，sp. nov* |
| 6 | 蝙蝠蛾被毛孢 | *Hirsutella hepiali Chen et Shen* |
| 7 | 灵芝 | *Ganoderma lucidum* |
| 8 | 紫芝 | *Ganoderma sinensis* |
| 9 | 松杉灵芝 | *Ganoderma tsugae* |
| 10 | 红曲霉 | *Monacus anka* |
| 11 | 紫红曲霉 | *Monacus purpureus* |

表 4-1-1-2　可用于保健食品的益生菌菌种名单（2001 年）

| 序号 | 名称 | 拉丁学名 |
| --- | --- | --- |
| 1 | 两歧双歧杆菌 | *Bifidobacterium bifidum* |
| 2 | 婴儿双歧杆菌 | *B. infantis* |
| 3 | 长双歧杆菌 | *B. longum* |
| 4 | 短双歧杆菌 | *B. breve* |
| 5 | 青春双歧杆菌 | *B. adolescentis* |
| 6 | 保加利亚乳杆菌 | *Lactobacillus. bulgaricus* |
| 7 | 嗜酸乳杆菌 | *L. acidophilus* |
| 8 | 干酪乳杆菌干酪亚种 | *L. Casei subsp. casei* |
| 9 | 嗜热链球菌 | *Streptococcus thermophilus* |

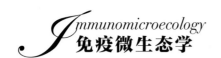

表 4-1-1-3　可用于食品的菌种名单汇总（2016 年）

| 序号 | 名称 | 拉丁学名 |
|---|---|---|
| 1 | 青春双歧杆菌 | *Bifidobacterium adolescentis* |
| 2 | 动物双歧杆菌（乳双歧杆菌） | *Bifidobacterium animalis*（*Bifidobacterium lactis*） |
| 3 | 两歧双歧杆菌 | *Bifidobacterium bifidum* |
| 4 | 短双歧杆菌 | *Bifidobacterium breve* |
| 5 | 婴儿双歧杆菌 | *Bifidobacterium infantis* |
| 6 | 长双歧杆菌 | *Bifidobacterium longum* |
| 7 | 嗜酸乳杆菌 | *Lactobacillus acidophilus* |
| 8 | 干酪乳杆菌 | *Lactobacillus casei* |
| 9 | 卷曲乳杆菌 | *Lactobacillus crispatus* |
| 10 | 德氏乳杆菌保加利亚亚种（保加利亚乳杆菌） | *Lactobacillus delbrueckii subsp. Bulgaricus*（*Lactobacillus bulgaricus*） |
| 11 | 德氏乳杆菌乳亚种 | *Lactobacillus delbrueckii subsp. Lactis* |
| 12 | 发酵乳杆菌 | *Lactobacillus fermentum* |
| 13 | 格氏乳杆菌 | *Lactobacillus gasseri* |
| 14 | 瑞士乳杆菌 | *Lactobacillus helveticus* |
| 15 | 约氏乳杆菌 | *Lactobacillus johnsonii* |
| 16 | 副干酪乳杆菌 | *Lactobacillus paracasei* |
| 17 | 植物乳杆菌 | *Lactobacillus plantarum* |
| 18 | 罗伊乳杆菌 | *Lactobacillus reuteri* |
| 19 | 鼠李糖乳杆菌 | *Lactobacillus rhamnosus* |
| 20 | 唾液乳杆菌 | *Lactobacillus salivarius* |
| 21 | 嗜热链球菌 | *Streptococcus thermophilus* |
| 22 | 乳酸乳球菌乳酸亚种 | *Lactococcus Lactis subsp. Lactis* |
| 23 | 乳酸乳球菌乳脂亚种 | *Lactococcus Lactis subsp. Cremoris* |
| 24 | 乳酸乳球菌双乙酰亚种 | *Lactococcus Lactis subsp. Diacetylactis* |
| 25 | 费氏丙酸杆菌谢氏亚种 | *Propionibacterium freudenreichii subsp. Shermanii* |
| 26 | 肠膜明串珠菌肠膜亚种 | *Leuconosto cmesenteroides subsp. Mesenteroides* |
| 27 | 马克斯克鲁维酵母 | *Kluyveromyces marxianus* |
| 28 | 乳酸片球菌 | *Pediococcus acidilactici* |
| 29 | 戊糖片球菌 | *Pediococcus pentosaceus* |

表 4-1-1-4　可用于婴幼儿食品的菌种名单

| 序号 | 菌种名称 | 拉丁学名 | 菌株号 1 | 菌株号 2 |
|---|---|---|---|---|
| 1 | 嗜酸乳杆菌 * | *Lactobacillus acidophilus* | NCFM | |
| 2 | 动物双歧杆菌 | *Bifidobacterium animalis* | Bb-12 | |
| 3 | 乳双歧杆菌 | *Bifidobacterium lactis* | HN019 | Bi-07 |
| 4 | 鼠李糖乳杆菌 | *Lactobacillus rhamnosus* | LGG | HN001 |
| 5 | 罗伊乳杆菌 | *Lactobacillus reuteri* | DSM17938 | |

* 仅限用于 1 岁以上幼儿的食品。

# 第二节　益生菌参与调节免疫功能

人们对益生菌参与人体免疫调节作用的认识，主要来自对炎症疾病动物模型的研究，而无菌小鼠的研究，为其提供了大量有力的证据。以下分五个方面介绍益生菌调节人体免疫功能的作用机制。

## 一、抑制病原菌的黏附 / 渗滤

病原细菌与黏膜表面的黏附被认为是肠道感染的第一步，主要以细菌黏附素与特定黏膜受体之间相互作用为介导。一些益生菌具有竞争排斥的特性，通过这种作用，益生菌黏附在肠黏膜上可以防止病原菌的再黏附。已经发现特定的乳酸杆菌菌株可以抑制病原体的黏附，如抑制产肠毒素的大肠埃希菌对猪肠细胞的黏附、腹泻性大肠埃希菌对人肠上皮Caco-2 细胞系的黏附和鼠伤寒沙门菌对肠黏膜的黏附。

## 二、增强肠道屏障

### （一）增加黏液层厚度

胃肠道中的高渗透性上皮屏障被认为是慢性炎症的主要原因。益生菌可增强肠上皮屏障的结构和功能，包括增加黏蛋白生成、增强紧密连接及调节影响细胞增殖和存活的信号传导途径。在正常生理条件下，杯状细胞不断产生黏蛋白，以补充和维持黏液屏障。但是，杯状细胞的功能可能会受到各种因素的破坏，如微生物、微生物毒素和细胞因子等，这些因素会影响黏液屏障的完整性。这种情况往往发生在病理状况下，如慢性炎症性疾病。

植物乳杆菌（菌株 299v）具有增强人肠道上皮细胞黏蛋白（MUC2 和 MUC3）的产生和分泌的能力。65 益生菌混合物还可以增加大鼠结肠中 MUC2 基因的表达和黏蛋白的分泌。LGG 产生的可溶性蛋白——p40 和 p70 能够抑制上皮细胞凋亡，能够通过表皮生长因子受体的反式激活来增加黏蛋白的生成，从而减轻肠道损伤和炎症反应。

### （二）加强紧密连接

一些益生菌已被证明可以保护紧密连接，通过改变紧密连接的相关蛋白质（如 zonulin-1、occludins 和 claudins）以及增强紧密连接的电阻（这个电阻是在相邻极化的上皮细胞之间的顶端连接复合物中）来起作用。在生命早期向新生小鼠喂养 LGG，可促进上皮细胞增殖、分化、紧密连接的形成和黏膜 IgA 的产生。

益生菌的其他细胞和分子机制，如代谢产物和生物活性分子的释放，抑制氧化应激，干扰炎症途径及增加黏膜 IgA 水平，也有助于保护和修复上皮屏障。

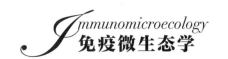
### 三、益生菌调节天然免疫和适应性免疫系统

调节免疫系统是益生菌最强大的作用之一。益生菌通过细菌 – 上皮 – 免疫细胞干扰增强先天和适应性免疫应答。

#### （一）Toll 样受体信号传导

益生菌可作为先天免疫系统受体的配体，如在肠上皮细胞和黏膜免疫细胞上表达的 Toll 样受体（Toll-like receptor，TLR），从而影响重要的炎症信号通路，包括核转录因子核因子 -κB（nuclear factor-kappa B，NF-κB）、促分裂原激活蛋白激酶、磷酸肌醇 -3- 激酶 / 蛋白激酶 B（phosphoinositide-3-kinase/protein kinase B，PI3K/PKB，PKB 对称 Akt）和过氧化物酶体增殖物激活受体 -γ（peroxisome proliferator-activated receptor-γ，PPAR-γ）途径。研究表明，人源罗伊乳杆菌 DSM17938 通过抑制新生大鼠肠道中的 TLR4 和 NF-κB 信号传导，显著提高了生存率，并降低了实验性 NEC 的发生率和严重性。益生菌的这个作用导致了肿瘤坏死因子 -α（tumor necrosis factor-α，TNF-α）和白介素 1β（interleukin 1β，IL-1β）肠道分泌的减少。进一步的观察表明，NEC 期间肠道炎症中罗伊乳杆菌 DSM17938 的有益调节是由 TLR2 介导的，TLR2 能够识别革兰阳性细菌的细胞壁成分。最近的研究报道，一些乳杆菌能够通过不同的方式来保护宿主免受实验性结肠炎的侵扰，如 LGG 利用涉及 TLR2 和环氧合酶 2 的机制，干酪乳杆菌 Lbs2 通过 TLR2 依赖的调节性 T 细胞（Tregs）的诱导，副干酪乳杆菌能够抑制 TLR2 依赖的巨噬细胞 NF-κB 的信号传导。使用 IBD 模型的其他研究也表明，益生菌可以阻止 NF-κB 的活化，导致趋化因子 IL-8 的分泌减少，趋化因子 IL-8 是一种有效的嗜中性粒细胞的趋化因子。

各种益生菌对宿主的作用是具有菌株特异性的。一些益生菌，如乳酸双歧杆菌 BB12 和普通拟杆菌（bacteroides vulgatus）能够激活 NF-κB 并增加促炎性细胞因子 IL-6，但这也可能是有益的，因为目前的证据表明较低的炎症水平可能具有生理益处，包括维持上皮屏障和引发免疫反应。益生菌或共生细菌的免疫刺激表型可能起到促进宿主抵抗病原体的重要作用。

#### （二）免疫细胞

1. 树突状细胞与 T 细胞

树突状细胞（dendritic cells，DC）嵌入肠道上皮（文末彩图 4-1-2-1），它们的突起伸入肠腔用于采样细菌。DC 是有效的抗原呈递细胞（antigen presenting cell，APC），由于其具有处理抗原并将抗原呈递给 T 细胞的能力，因此是免疫应答的关键调节剂。这些细胞可以传播到肠系膜淋巴结，甚至更远。益生菌调节 DC，进而影响 T 细胞群体。各种微生物因素与不同的 DC 表面模式识别受体（如 TLR）相互作用，以促进 DC 成熟及确定随后的 DC 调节的幼稚 T 细胞的分化，包括分化为 Th1、Th2、Th17 或 Treg 细胞。肠道 DC

对维持免疫耐受至关重要，能通过产生对食物抗原和共生微生物具有耐受性的 T 细胞反应，从而防止不必要的炎症和超敏反应。

众所周知，某些益生菌可以促进 DC 的成熟，诱导 Treg 细胞的分化。Treg 细胞对于建立免疫稳态和维持耐受性至关重要。由于 *Foxp3* 基因突变而导致 Treg 细胞缺乏造成的罕见疾病，称为免疫失调、多内分泌病和肠病，并伴有 X 连锁的遗传综合征（immune dysregulation，polyendocrinopathy，and enteropathy，with X-linked inheritance，IPEX 综合征），表现为湿疹、严重肠病、1 型糖尿病、甲状腺炎和多器官炎。小鼠研究也支持 Treg 在预防结肠炎和 IBD 中的关键作用。Weitkamp 等证明，早产儿 NEC 中 Treg 的比例显著降低。对实验性 NEC 模型的研究还证明了 Treg 细胞的过继转移可减轻 NEC 的严重性，提示其在控制过度炎症中的作用。随后的研究表明，口服益生菌罗伊乳杆菌 DSM17938 可以显著增加肠道来源的 $CD103^+DC$ 和 Treg 细胞，同时降低 NEC 期间新生小鼠肠黏膜中炎性 T 效应细胞（包括 Th1、Th2 和 Th17）的百分比。

肠道 $CD103^+DC$ 对肠道稳态至关重要。黏膜中的 $CD103^+DC$ 在对共生细菌和食物抗原的耐受性中起关键作用。这些细胞起源于固有层（lamina propria，LP），并迁移至肠系膜淋巴结（mesenteric lymph node，mLN），在那里它们将食入的维生素 A 转化为视黄酸来驱动肠归巢的 $Foxp3^+T$ 细胞分化。LP 中的本地"条件"因素也可能有助于 $CD103^+DC$ 的这种致耐受性，与黏膜 $CD103^+DC$ 协同作用的条件因素包括饮食成分（维生素 A）、PPAR-γ 和芳烃受体（aryl hydrocarbon receptor，AhR）的脂质配体、肠上皮细胞产生的转化生长因子 -β（intestinal epithelial cell-produced transfor ming growth factor-β，TGF-β）、胸腺基质淋巴细胞生成素（thymic stromal lymphopoietin，TSLP）、视黄酸及肠内分泌细胞产生的神经递质（血管活性肠肽）。这些条件化的 $CD103^+DC$ 随后能够诱导 $Foxp3^+T$ 细胞分化。DC 上的 $CD103^+$ 受体通过上调不同的胞质蛋白（如吲哚胺 2，3- 双加氧酶），在耐受感上帮助 DC 调节其自身的范式。基于这种上调，与幼稚 $CD4^+T$ 细胞紧密接触的 DC 将共同刺激其细胞毒性淋巴细胞相关蛋白 4 受体以促进 Treg 诱导。$CD103^+DC$ 也驱动在新产生 Tregs 上的 α47 整合素和 CCR9 的诱导，使它们成为肠道相关淋巴组织的家。

在 Treg 缺乏症引起的自身免疫疾病中，其模型称为坏血病小鼠（人类 IPEX 综合征的小鼠模型），小鼠的效应 T 细胞过度增殖，导致自身免疫疾病，在生命的第一个月内出现早发性皮炎，进行性多器官炎症和死亡。口服罗伊乳杆菌 DSM17938 显著延长了小鼠生存期并减轻了症状，通过抑制 Th1 和 Th2 细胞及其相关的细胞因子减少了多器官炎症反应。

不同的益生菌会影响不同类型 Treg 的发育和存活，包括 Th3、Tr1、$CD4^+CD25^+$、$CD8^+Treg$ 和 γδT 细胞，并有助于其分泌细胞因子（IL-10 和 TGF-β），促进机体的免疫耐受。

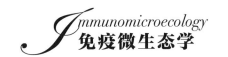

2.B 细胞

益生菌除了涉及 DC 和 T 细胞的免疫调节外，某些益生菌菌株还具有促进 B 细胞分化为浆细胞并增加分泌型 IgA 产生的能力。分泌型 IgA 对病原体的防御作用主要通过限制细菌与上皮的联系并阻止其对宿主组织的渗透来实现。

### 四、益生菌产生具有抗炎作用的代谢物

特定的益生菌及被益生菌调节的其他肠道细菌，可产生具有抗炎特性的多种生物活性代谢产物。我们将讨论短链脂肪酸（short-chain fatty acid，SCFA）、色氨酸代谢产物、罗伊菌素和肌苷对炎症的抑制机制。

#### （一）短链脂肪酸

SCFA，特别是乙酸、丙酸和丁酸，是由共生细菌（如 Facecalibacterium prausnitizii、Eubacteriumhallii 和 Bro minococcus bromii）及许多益生菌产生的。SCFA 在宿主防御和免疫中起着多种关键作用，包括抗癌、抗炎和抗氧化活性及肠细菌病原体的竞争。

（1）SCFA 在维持结肠细胞的代谢稳态方面起着重要作用，并且可以保护结肠细胞免受外部伤害，同时给肠细胞提供营养保护肠黏膜屏障的完整性，防止"肠漏"的发生。

（2）SCFA，尤其是丁酸，是一种特别重要的炎症调节因子，能抑制组蛋白脱乙酰基酶，激活 Foxp3 基因，诱导 Treg 的分化和扩增。

（3）SCFA 能够结合并激活位于肠上皮的 FFAR2 和（或）FFAR3，诱导胰高血糖素样蛋白 1（glucagon-like protein-1，GLP-1）和肽酪氨酸酪氨酸（peptide tyrosine tyrosine，PYY）释放到基底外侧环境中。释放的 GLP-1 和 PYY 激活盆腔和迷走神经网络中的肠道或初级传入神经元，进一步传播到中枢神经系统（central nervous system，CNS），影响宿主代谢能量的消耗。

#### （二）色氨酸代谢产物

L- 色氨酸（Trp）在肠道免疫耐受和激活之间的平衡中起着至关重要的作用。最近的研究强调了通过调节 Trp 代谢来调节宿主免疫系统的肠道菌群的变化。肠细菌和益生菌 Trp 产生的吲哚酸衍生物的作用已被公认为该过程中的主要代谢产物。这些代谢物包括吲哚 -3- 乙酸（IAA）、吲哚 -3- 醛（IAId）、吲哚丙烯酰甘氨酸、吲哚乳酸、吲哚丙烯酸和吲哚丙酸（IPA），所有这些都会影响肠道的稳态。例如，梭状芽孢杆菌可将 Trp 转化为 IPA，从而保护小鼠免受 DSS 诱导的结肠炎的侵害。在脂多糖（lipopolysaccharide，LPS）刺激后，IPA 显著增强了抗炎细胞因子 IL-10 的产生，并降低了 TNF-α 的产生。婴儿益生菌双歧杆菌经肠内给药后，可通过升高大鼠血浆 Trp 和强尿酸水平来减弱促炎免疫反应。益生菌罗伊乳杆菌在有肠腔 Trp 的情况下产生 IAId，该 IAId 能够通过 AhR 激活 ILC3 细胞产生 IL-22，从而有助于提高抗真菌性和增强黏膜保护作用以免受炎症的侵害。总之，

笔记

作为一种治疗策略，益生菌治疗与 Trp 代谢结合可以改变肠道菌群，增加 AhR 配体的产生，并最终保护宿主免受肠道炎症的侵害。

### （三）罗伊菌素

许多人源罗伊乳杆菌菌株能产生抗菌的 3- 碳醛罗伊菌素，具有广谱体外抗菌活性，针对肠道病原体和其他肠道细菌。当发酵底物为甘油时，罗伊乳杆菌会生产维生素 $B_{12}$ 依赖的罗伊菌素。罗伊菌素通常不干扰共生乳酸菌的生长，但在艰难梭菌感染的情况下，该化合物会改变优先针对艰难梭菌的生长和毒性的微生物群落的组成和功能。

### （四）肌酐

在 Treg 缺陷的小鼠中，罗伊乳杆菌 DSM17938 延长了其生存期，并减轻了多个器官的炎症。罗伊乳杆菌 DSM17938 能恢复嘌呤代谢物肌苷的水平，通过腺苷 2A 受体（adenosine 2A receptors，A2A）抑制 Treg 缺陷引起的自身免疫。Treg 产生的腺苷（通过 CD39-CD73 途径介导）与 Th1、Th2 细胞上的 A2A 受体结合抑制它们的功能。此外，罗伊乳杆菌 DSM17938 的基因组还包含了合成肌苷需要的 RNA 特异性腺苷脱氨酶的基因。

## 五、影响肠道和中枢神经系统

人们早已认识到大脑与肠道之间的双向通讯（称为肠 – 脑轴）：大脑通过调节运动性、分泌、吸收和血流来调节胃肠道。同时，肠道会影响大脑的功能和行为。肠 – 脑轴的支架包括胃肠道、CNS、自主神经系统（autonomic nervous system，ANS）、肠神经系统（enteric nervous system，ENS）、神经内分泌系统和免疫系统。近期研究表明，肠道菌群通过调节肠 – 脑轴参与神经发育和多种脑功能。肠胃症状，如便秘、腹泻和腹痛，是许多神经系统疾病的常见并发症。此外，宏基因组测序的最新进展表明，肠道微生物群的组成失调（肠道失调）存在于多种神经系统疾病中。

肠道菌群可以调节 ENS 神经元的电生理阈值。例如，罗伊乳杆菌菌株可激活大鼠结肠肌层神经丛内神经元中的钙依赖性钾通道；在电刺激后，长双歧杆菌 NCC3001 的代谢化合物能引起肌层神经元动作电位峰值的降低。

肠脑交流中的另一条神经元通路迷走神经（从脑干到胃肠道的颅神经 X）同时具有传出和传入作用。约 80% 的迷走神经纤维具有感觉功能，可将有关人体器官状态的信息传达给 CNS。迷走神经调节多种重要功能，包括支气管收缩、心律和肠蠕动。肠道菌群或益生菌菌株的许多已知作用取决于迷走神经的活动。例如，鼠李糖乳杆菌 JB-1 的慢性治疗除了减少应激诱导的皮质酮和减少焦虑与抑郁相关的行为外，还诱导特定大脑区域内 γ - 氨基丁酸（γ -amino butyric acid，GABA）mRNA 表达增加。

肠道菌群可直接影响免疫系统，这构成了肠道菌群与神经系统之间沟通的关键间接途径。肠道内有肠道相关淋巴组织（gut-associated lymphoid tissue，GALT），是人体中淋巴

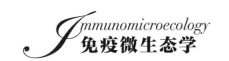

组织的最大集合。这些组织保护人体免受肠道微生物的侵害。多种肠道和 GALT 免疫细胞，如 T 细胞、巨噬细胞和树突状细胞可以穿过血脑屏障（blood-brain barrier，BBB）并影响大脑中的神经元和神经胶质。

在大脑中，还存在驻留的免疫细胞，如脉络丛中的巨噬细胞和 DC，大脑实质区域中的小胶质细胞及脑脊液中的白细胞。因此，已知能塑造宿主免疫系统的肠道菌群，除了对神经免疫的影响外，还可以调节这些驻留免疫细胞的活性。免疫因子、细胞因子和趋化因子的系统性循环通过迷走神经和室间隔器官影响大脑。此外，另一种途径是由饱和运输系统沿血脑屏障直接运输。在大脑中，促炎性细胞因子可以触发神经系统中的进一步神经炎症，从而导致血脑屏障通透性增加。血脑屏障的渗漏导致免疫细胞浸润、炎症反应加重和反应性神经胶质增生（胶质细胞对损伤的反应性变化），最终导致神经变性。此外，细胞因子会改变大脑中几种神经递质的浓度，包括 5- 羟色胺（5-hydroxytrypta mine，5-HT；血清素的同义词）、多巴胺和谷氨酸。

肠道菌群能够产生多种神经递质、神经活性化合物和代谢产物。从细菌中分离出来的神经递质和神经活性化合物包括 GABA、5-HT、儿茶酚胺和乙酰胆碱。例如，乳酸杆菌和双歧杆菌可产生 GABA；而大肠埃希菌、芽孢杆菌和酿酒酵母属可以产生去甲肾上腺素；大肠埃希菌、芽孢杆菌、乳球菌、乳杆菌和沙雷氏菌可以产生多巴胺。肠道菌群还可以通过调节神经活性化学物质的前体或刺激宿主肠内分泌和神经内分泌细胞来间接控制神经递质的产生。据报道，婴儿双歧杆菌可增加血浆中 5-HT 前体色氨酸的利用率，从而提高脑中 5-HT 的浓度。形成孢子的肠道菌群刺激宿主肠嗜铬细胞（chromaffin cell，EC）产生 5-HT。体内大多数 5-HT 是由 EC 细胞直接从色氨酸合成。因此，产生神经递质或促进宿主细胞合成这些神经化学物质的益生菌可以用作神经活性化合物的传递载体。

最近的研究使用母体分离模型来诱发幼鼠的早期应激。母体分离的幼崽在强迫游泳试验中表现较差，并且在其大脑的杏仁核区域中炎症和促肾上腺皮质激素释放因子的 mRNA 表达增加。在该动物模型中使用婴儿双歧杆菌治疗，可逆转行为缺陷和炎症（以 IL-6 释放指数），并显示血浆色氨酸（一种血清素能的前体）升高。

自闭症（autism spectrum disorder，ASD）的母体免疫激活（maternal immune activation，MIA）小鼠模型表现出胃肠道屏障缺陷和微生物组成改变，这两者都是 ASD 的已知特征。口服人类共生细菌脆弱拟杆菌（Bacteroides fragilis），可以纠正肠道通透性和微生物成分及与 ASD 相关的行为异常，包括沟通缺陷、焦虑样行为和感觉运动行为。脆弱拟杆菌处理后，几种代谢产物也恢复了正常水平。在那些恢复的代谢产物中，4- 乙基苯基硫酸盐恢复前的水平足以引起焦虑样行为。

最近的研究提供了直接的证据，在研究中使用磁共振波谱证明了益生菌治疗可以调节神经递质的浓度。鼠李糖乳杆菌 JB-1 处理的小鼠大脑中的谷氨酸、N- 乙酰天门冬氨酸和

笔记

GABA 水平升高，表明益生菌可以通过代谢途径调节大脑活动，并暗示该益生菌方法在临床中用于神经系统疾病治疗的可能性。

# 第三节　益生菌及其相关制剂在临床免疫相关疾病中的应用

在过去的 20 年中，没有一种疾病的治疗方法能像益生菌那样受到广泛的研究。在过去的 1 年中，PubMed 记录了 792 种益生菌针对人类疾病的临床试验。2017 年，英语的荟萃分析共进行了 52 项研究，确定了益生菌对婴儿坏死性小肠结肠炎（necrotizing enterocolitis，NEC）、肠绞痛、便秘、肠易激综合征（irritable bowel syndrome，IBS）和成人肝性脑病等疾病的影响，其他研究集中在血清脂质水平、早产儿迟发性败血症、2 型糖尿病及溃疡性结肠炎，这些研究均证明了益生菌对所研究疾病的功效，但在预防尿路感染、降低发生支气管肺发育异常、早产儿视网膜病变的风险或根除细菌性阴道病等研究中未证明益生菌的功效。

## 一、坏死性小肠结肠炎

至少有 3 项荟萃分析显示益生菌可以预防 NEC。在 2012 年，Wang 等对 20 个 RCT 进行了荟萃分析，对其中的个别早产儿分别给予益生菌以预防 NEC。从 1997 年到 2011 年，大约 3700 名婴儿被纳入研究，尽管研究了各种益生菌，但异质性很少。他们发现，发展中的 NEC 的相对风险比为 0.33（95%$CI$ 0.24 ～ 0.46），表明有很强的预防作用。2017 年发表的 2 篇较大的荟萃分析均显示出益生菌预防 NEC 的功效。样本量最大的分析（$n$=7345）显示，在经益生菌治疗的婴儿中，发生 NEC 的概率降低到 0.36（95%$CI$ 0.24 ～ 0.53）。

相关的问题，由于干预的益生菌的菌株与制剂是多种多样的，这些荟萃分析没能找到效果最好的菌株，不过有一点是肯定的，即多菌株的效果比单菌株好。尽管存在对益生菌安全性的考虑，对早产儿，尤其是出生体重在 1 kg 以下的早产儿，服用益生菌来减少 NEC 风险的益处也无疑是巨大的。有一项质量改善项目，内容是向新生儿重症监护病房中的每个早产儿提供了益生菌罗伊乳杆菌，结果是实施新方案后婴儿的状况得到了显著而持续的改善，最重要的是 NEC 的患病风险降低了 6 倍。

## 二、急性感染性腹泻

急性感染性腹泻是病毒感染引起的与卫生条件不良密切相关的疾病，高发于 6 个月到 2 岁的儿童，其中婴儿是腹泻脱水的高危人群，该病导致每年 70 万人死亡，是全球儿童第二大死亡原因。益生菌用于治疗急性腹泻儿童的研究已经历时 30 多年，主要针对鼠李糖乳杆菌和罗伊乳杆菌。Szajewska 等总结了 LGG 治疗急性腹泻的 15 项研究，并得出结论，LGG 可降低腹泻的严重程度和减少持续时间约 1 天，并且在 $10^{10}$ CFU 剂量下效果最佳。最近，使用荟萃分析发现较低剂量的罗伊乳杆菌可有效减少腹泻持续时间，缩短约 1 天。

### 三、上呼吸道感染

所有益生菌均会诱导免疫反应，并且益生菌会增加呼吸道和胃肠道黏膜中分泌 IgA 的细胞。日托中心研究表明，健康儿童每天摄入益生菌可减少大约 25% 的缺课率。益生菌的系统评价表明，益生菌的摄入降低了呼吸道感染有关症状的严重程度，缩短了持续时间人约为 1 天。

### 四、抗生素相关性腹泻

抗生素是儿童最常开的处方药，所有 18 岁以下的儿童中有 50% 以上接受过至少 1 个疗程的抗生素。处方最广泛的抗生素是阿莫西林、阿奇霉素和阿莫西林 / 克拉维酸盐。抗生素相关性腹泻（antibiotic-associated diarrhea，AAD）是抗生素治疗的一个非常常见的不良反应，影响了大约 11% 的接受抗生素的儿童和 18% 的 2 岁以下儿童。最初，Hempel 等对 AAD 进行的荟萃分析包括 63 个随机对照试验（RCT）和 11 811 个人。大多数使用乳酸杆菌作为研究产品。结果表明服用益生菌时发生 AAD 的相对风险为 0.58（95%*CI* 0.50 ~ 0.68；$P < 0.001$），但是合并结果中存在异质性。他们得出结论：益生菌与 AAD 的降低有关，但是需要更多的研究来确定最佳的益生菌。

最近的一项荟萃分析从中国的 30 个试验中提取，涉及 7000 多名参与者，其中包括 21 个针对儿童的试验。所选益生菌基本上都包括双歧杆菌，通常与其他益生菌结合使用。结果证实了益生菌预防的功效，在接受含双歧杆菌制剂的儿童中，发生 AAD 的比值比为 0.34（95%*CI* 0.23 ~ 0.43，$P < 0.01$），表明益生菌具有强大的影响力。

### 五、肠易激综合征

现在已经进行了许多 RCT，以确定益生菌对肠易激综合征患者是否有效。来自美国和加拿大的 Ford 等确定了 43 个 RCT，涉及超过 3000 名志愿者，显示服用益生菌时持续存在 IBS 症状的相对风险率（relative risk，*RR*）为 0.79（95%*CI* 0.70 ~ 0.89）。中国最近对 21 个 RCT 进行的更新显示益生菌摄入与 IBS 症状的改善（包括生活质量的改善）之间也存在关联。这两项研究的不同之处在于，一项研究得出的结论是，单一益生菌的治疗效果更好，而另一项研究发现单一和多种益生菌具有相似的结果。

总之，发现患有 IBS 的人对益生菌有反应，其中一些会减少症状，如肠胃气胀、腹痛和便秘，但其他症状没有变化，如腹胀或尿急。罗伊乳杆菌使患有功能性腹痛的儿童受益，减少了发作的频率，减轻了疼痛的程度。益生菌可以使 IBS 儿童受益，但与其他治疗方法（如低剂量抗抑郁药）相比，"效应量"较小。剩下的重要问题仍然存在，如影响的程度、最佳剂量、对脆弱人群的安全性及益生菌的最有效种类和菌株。

### 六、婴儿肠绞痛

婴儿肠绞痛被定义为每天哭泣和吵闹超过 3 个小时，10% 的婴儿会在 3 周至 3 个月大时出现。哭声全天发生，但在下午 17 时至 23 时达到峰值。绞痛的病因包括牛奶蛋白过敏、营养不良和肠道炎症。来自意大利都灵的 Savino 等发现肠绞痛婴儿大肠埃希菌增多，乳杆菌减少。Rhoads 等在美国德克萨斯州休斯敦的绞痛婴儿中发现了克雷伯菌的增加和微生物多样性的降低。Partty 等报道了芬兰图尔库患有绞痛的婴儿的短双歧杆菌含量增加。

现在至少有 5 项已发表的研究调查了单一益生菌罗伊乳杆菌对改变绞痛婴儿病程的作用。这种制剂最初是从泌乳母亲的母乳中分离出来的，经过抗生素抗性质粒的固化，现在以葵花籽油中的液滴形式提供。两项荟萃分析得出的结论是，在服用益生菌的两周内，量化的"哭泣＋融合时间"每天减少了约 1 小时，无明显不良反应。

目前，患有肠绞痛的婴儿通常接受酸抑制剂治疗，这种药物无效，且过度使用可能导致小肠细菌过度生长。罗伊乳杆菌等益生菌为治疗提供了一个新的思路。

### 七、过敏性疾病

流行病学数据表明，生活在农村和发展中国家的人们对过敏性疾病的敏感性较低，提示卫生状态导致肠道菌群的多样性改变可能和过敏性疾病的发生有关，因此提出了利用益生菌预防或治疗过敏性疾病的思路。

荟萃分析的数据显示，除特应性皮炎外没有足够的证据证明益生菌可预防哮喘、过敏性鼻炎或食物过敏。有证据提示益生菌可预防特应性皮炎或减轻特应性皮炎的严重性。在一项最近的荟萃分析中，对 17 项研究进行了分析，结果表明当母亲与婴儿一起服用益生菌时，婴儿发展为湿疹的 RR 降低，尤其是那些补充了益生菌混合物的患者。

尽管来自临床试验的最新数据表明了益生菌在预防和治疗变态反应性疾病中的某些有益作用，但结果远不足以保证其治疗用途的普遍推荐。益生菌临床试验的结果可能因所测试的菌株不同、活性和效力不同及患者细菌微生态不同而有所差别。有可能一种益生菌在一个人的肠道微生物组中更具有活力和功能，而在另一个人中则不然。除了不同微生物之间的相互作用之外，还有许多因素会影响益生菌的功能，如患者的饮食、免疫系统、黏膜和情绪等。

### 八、自身免疫性疾病

#### （一）类风湿关节炎

在较早的益生菌研究中未发现使用益生菌对类风湿关节炎（rheumatoid arthritis,

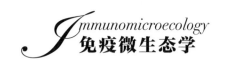

RA）有作用，但最近 Zamani 等在一项研究中发现，与安慰剂相比，补充益生菌可改善 RA 患者的疾病活动评分（观察 28 个关节）。Alipour 等的研究结果表明，干酪乳杆菌 01 补充剂可降低血清高敏 C- 反应蛋白水平，减少关节的压痛和肿胀，并改善整体健康（GH）评分（$P < 0.05$），降低 IL-10、IL-12 和 TNF-α 水平。

Mohammed 等最近的荟萃分析显示，与使用安慰剂治疗的对照组相比，用益生菌治疗的 RA IL-6 显著降低。但这项研究并未显示益生菌和安慰剂组之间临床症状的总体差异。

尽管益生菌治疗 RA 的研究还不多，不断发展的证据表明肠道菌群改变与 RA 之间存在关联，需要进一步的研究来描述可能有助于 RA 的菌群特征及证明使用辅助益生菌治疗的潜力。

### （二）系统性红斑狼疮

实验和临床试验均表明，益生菌的选择性菌株（双歧杆菌、鲁米诺球菌、球孢杆菌和干酪乳杆菌 Shirota 菌株）可以减轻炎症并恢复系统性红斑狼疮（systemic lupus erythematosus，SLE）动物模型的耐受性。研究人员使用 SLE 模型鼠 MRL/lpr 进行研究发现，单独给予乳杆菌或给予乳杆菌与罗伊乳杆菌的组合，会使 Treg-Th17 平衡偏向 Treg 细胞优势，降低模型鼠内毒素血症和抗 dsDNA 水平，改善蛋白尿，获得更长的生存期。在 NZB/WF1 小鼠研究中，表现为系统性狼疮样炎症的特征是氧化应激和 Treg 细胞降低，用罗伊乳杆菌 GMNL-263 进行治疗恢复了 Treg 细胞水平，抑制了炎症过程。

目前，我们尚无针对狼疮患者进行益生菌的任何随机对照试验，需要进一步的研究探讨。

### （三）炎性肠病

有许多 RCT 评估了益生菌在炎性肠病（inflammatory bowel disease，IBD）中的作用，同时有大量证据表明肠道菌群的改变与炎性肠病 IBD 的发生和发展有关。众所周知，VSL#3 是包括乳酸菌、双歧杆菌和嗜热链球菌等在内的八株益生菌，对溃疡性结肠炎（ulcerative colitis，UC）有效，对克罗恩病（Crohn's disease，CD）无效。2017 年 Derwa 等研究表明，VSL#3 可有效诱导活性 UC 缓解，并提示益生菌在预防 UC 复发方面可能与 5-ASA 一样有效。Ganji-Arejanaki 等在最近对 27 项试验的荟萃分析中，证实 VSL#3 在 UC 中有效，并显示益生菌布拉酵母菌（L. rhamnosus）、乳酸杆菌（L.johnsonii）和 VSL#3 在合并使用皮质类固醇的 CD 患者中有效。在对 2 ~ 21 岁的 IBD 儿童（CD 和 UC）的治疗中，乳杆菌（罗伊乳杆菌 ATCC55730，LGG 和 VSL#3）具有明显的优势。

总体而言，在炎症性肠病治疗中，益生菌似乎是安全且有前途的，但并未被证明是标准疗法的佐剂。

### （四）多发性硬化症

多发性硬化症（multiple sclerosis，MS）是一种慢性复发性或进行性脑和脊髓疾病，其特征是在成年早期至中年发作，伴有复发性神经功能恶化。许多患有 MS 的人会出现感觉丧失、虚弱、视力障碍、严重疲劳和感觉异常。MS 的关键病理特征包括轴突丢失、脱髓鞘、神经胶质增生及大脑和脊髓的进行性炎症反应。在 MS 过程中，已活化的自身反应性 T 细胞分化为产生干扰素的 T helper1（Th1）细胞和（或）产生白介素（IL）-17 的 Th17 细胞，这些细胞分布于整个中枢神经系统和脊髓线。啮齿动物和人体研究中越来越多的证据表明，肠道内的微生物群异常是该病的发病机制。在一种称为实验性自身免疫性脑脊髓炎（autoimmune encephalomyelitis，EAE）的 MS 啮齿动物模型中，两项研究表明，口服抗生素对肠道菌群的改变降低了 EAE 的严重程度。最近对 MS 患者的人体研究表明，与健康对照组相比，MS 患者普雷沃氏菌和乳杆菌家族的相对丰度降低了。同样，在 EAE 模型中，有证据表明该病期间粪便菌群失调和普雷沃氏菌减少，还发现罗伊乳杆菌改善了 EAE 的临床严重程度，改变了微生物的 β 多样性，并降低了血清和肠道中 Th1 和 Th17 细胞因子的水平。一项人类研究表明，罗伊乳杆菌可改善人类 MS 的症状和生活质量。因此，人类和小鼠中 MS 的证据进一步证明了人脑与肠道之间的紧密联系，微生物及其产物是疾病严重程度的关键介质，而有益微生物则是疾病改良的关键。

### 九、神经系统疾病

尽管人类的临床研究少于动物研究，但越来越多的证据表明，益生菌可有效减轻抑郁和焦虑症症状。

口服益生菌制剂（包括瑞士乳杆菌 R0052 和长双歧杆菌 R0175），在 30 天内可改善一般健康志愿者的情绪。与安慰剂组相比，经益生菌治疗的志愿者表现出具有缓解焦虑和减轻抑郁症状的能力。根据医院焦虑和抑郁量表的整体评分及霍普金斯症状清单的整体严重程度指数，经益生菌制剂治疗的参与者尿中游离皮质醇含量也降低，表明压力水平降低。这些研究表明了益生菌治疗对人类志愿者焦虑和抑郁相关行为的有益作用。

一项利用干酪乳杆菌菌株 Shirota 减轻学术压力的研究表明，对于接受学术进步检查的健康医科学生，给予食用干酪乳杆菌发酵乳或安慰剂牛奶 8 周，发现干酪乳杆菌 Shirota 的使用显著降低了检查前唾液皮质醇的水平，并减轻了胃肠道症状。此外，与安慰剂组相比，益生菌组的粪便中肠道微生物菌群多样性明显增多，拟杆菌科的百分比显著降低。

这些研究说明益生菌通过肠 - 脑轴可以影响神经系统，有潜在的治疗价值，值得进一步的研究探讨。

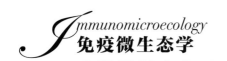

# 第四节　益生菌及其相关制剂的安全性及临床应用注意事项

医学界尚未批准使用益生菌。实际上，美国食品药品监督管理局尚未批准任何益生菌用于预防或治疗任何健康问题。尽管我们引用了许多基于证据的评论和荟萃分析，但仍存在谨慎的合理理由。许多荟萃分析受制于将不同的益生菌混在一起的做法，而这些益生菌的作用机制可能大不相同。一些专家警告说，益生菌在市场上的快速增长可能会超出其许多拟议用途和益处的科学研究范围。更令人担忧的是，鲜有关于菌血症的报道，其菌种对所施用的益生菌呈阳性，导致与益生菌有关的心内膜炎甚至死亡。一个值得注意的案例涉及一名婴儿，该婴儿发展为浸润性真菌病，导致肠道穿孔和死亡，其原因是益生菌（ABD-Dophilus）被真菌米根霉污染。然而，总体而言，与早产儿和胃肠道手术后的成年人相比，以及与配对安慰剂治疗的对照组相比，益生菌组通常显示败血症发生率降低。

## 一、针对一些怀疑的论调，已经可以回答的是以下几个方面

### （一）数值怀疑论

有时会提出这样的论点：益生菌的 1 亿～1000 亿个菌落形成单位（colony forming unit，CFU）如何超过肠道中 10 万亿～75 万亿个共生菌的作用？并指出益生菌与共生菌的比例为 1 ∶ 1000。这种数值上的考虑是基于这样的假设，即益生菌将需要在大肠内建立自身（定植）并分化。考虑以下几点：仅 50 个 CFU 的大肠埃希菌 0157：H7 感染剂量足以在人类中引起潜在的致命性血性腹泻，从而导致溶血性尿毒症综合征。实际上，值得注意的是，鉴于正常的共生微生物数量众多，上述研究确实显示了益生菌的显著作用。但是，以上荟萃分析显示了没有明显结肠定植的益生菌功效的证据。大多数研究表明，粪便中益生菌的恢复有限，但罗伊乳杆菌的 CFU 数量约为所用剂量的 1/1000，而 LGG 的 CFU 数量仅给药剂量的 1/10 000。另一项研究显示口服发酵乳杆菌益生菌的粪便恢复，但与大多数研究一样，粪便中的益生菌水平较低。人们一直无法通过 PCR 鉴定粪便中大量的益生菌，即使患者正在积极接受治疗。然而，在罗伊乳杆菌的研究中，始终能够发现益生菌宿主可识别的重要证据。例如，肠绞痛婴儿的粪便中抗菌钙卫蛋白的水平轻度升高（在正常范围内），微生物群落组成发生改变，循环中性粒细胞计数增加。我们认为可能的解释在于：大多数乳杆菌和双歧杆菌主要在小肠定植，它们在其中发挥免疫作用。

### （二）出版偏见

一般认为具有阴性结果的临床试验很难发表。因此，荟萃分析通常会包含一个漏斗图，其漏斗图是确定出版偏差的一种方法。益生菌研究的漏斗图通常显示，在大多数所述情况

下，如 NEC 预防、IBS 改善、根除幽门螺杆菌和改善婴儿绞痛时，益生菌没有出版偏见。尽管如此，在确定最佳菌株并使用荟萃分析来证明其对疾病的影响大小方面仍有很多工作要做。

### （三）结论的普遍性

一些人认为，益生菌可能仅在定义明确的狭窄人群中有效。例如，与成人相比，儿童的疗效更高吗？6 岁以下儿童的微生物组发育不完全，可能对微生物操作更有反应。儿科研究显示，益生菌对儿童的作用最大，如益生菌对降低 NEC 发生率的作用（在最新的系统评价中，$RR$ 0.55，95%$CI$ 0.43 ～ 0.70）或缩短急性传染性腹泻的过程（0.67 天，95%$CI$ –0.95 ～ –0.38）。另一个问题是，益生菌在不同地理位置是否有不同效果，在这些地方，由于卫生和食物储藏的差异，人们的饮食习惯和微生物接触量也有所不同。这种关注是合理的，并且据此指出了更广泛的荟萃分析，包括来自不同国家的研究。

### （四）在免疫缺陷状态下的安全性

最后，担心将化学治疗剂或免疫调节剂与活微生物一起给予免疫受损的患者会带来安全问题。患有自身免疫性疾病（如狼疮、溃疡性结肠炎和类风湿关节炎）的儿童和成人经常使用免疫抑制药物、生物制剂或皮质类固醇。给这些人服用益生菌安全吗？我们的意见是，它是安全的，并已证明。实际上，考虑到患者接触多种全身性抗生素的有害影响，微生物组的变化及屏障功能的改变，也许可以用"用益生菌比不保留益生菌更安全"这个短语来更好地表达这个问题。当然，临床医生可以迅速向这些人施用抗菌和（或）抗病毒药物。文献中有许多关于使用益生菌或安慰剂治疗患有癌症和免疫缺陷的成人和儿童的随机对照试验。迄今为止，最全面的综述是使用常见术语不良事件报告检查了免疫受损的成年人的安全性。在 4914 人中进行了 57 项研究，其中 2506 人接受了益生菌或合生元。其中包括重症监护病房受试者，患有癌症受试者，感染了 HIV 的受试者及患有关节炎、炎症性肠病的受试者或最近的胃肠外科手术。作者得出的结论是，与对照组相比，益生菌是安全的，总体而言，不良事件较少。但是，在大多数引用的研究中，其精确报告存在缺陷。我们期待更多的报告和对免疫功能低下的个体中益生菌的系统评价。

### 二、展望

总的来说，益生菌对健康有益的功效，尤其是对免疫的调节作用是经过人体试验与动物试验的验证的，在规定剂量内服用的安全性是有保障的，对几大类疾病的改善作用也是得到公认的。益生菌更广泛的应用需要更多研究结果的支持，包括不同菌株的定植能力，尤其是针对不同人群的定植能力是否一致。饮食对益生菌的定植是否有影响？是否存在个性化干预的可能性等。随着对肠道微生物认识的深入，我们对肠道黏膜免疫机制认知的增加，同时，伴随多组学研究手段的介入，包括菌群组学、代谢组学、基因组学和蛋白组学

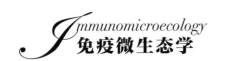
乃至培养组学，再加上与不同学科领域的交叉应用，诸如大数据生物信息分析、机器学习和人工智能应用，益生菌进入常规临床治疗的时代已经指日可待。

（朱立颖）

## 参考文献

[1] REID G. Probiotics: Definition, scope and mechanisms of action. Best Pract Res Clin Gastroenterol, 2016, 30 (1): 17-25.

[2] MCFARLAND L V. From yaks to yogurt: The history, development, and current use of probiotics. Clin Infect Dis, 2015, 60: 85-90.

[3] LIU Y Y, TRAN D Q, RHOADS J M. Probiotics in disease prevention and treatment. J Clin Pharmacol, 2018, 58 (10): 164-179.

[4] HUTKINS R W, KRUMBECK J A, BINDELS L B, et al. Prebiotics: Why definitions matter. Curr Opin Biotechnol, 2016, 37: 1-7.

[5] BERMUDEZ-BRITO M, PLAZA-DIAZ J, MUNOZ-QUEZADA S, et al. Probiotic mechanisms of action. Ann Nutr Metab, 2012, 61 (2): 160-174.

[6] YAMANE H, PAUL W E. Early signaling events that underlie fate decisions of naive CD4 (+) T cells toward distinct T-helper cell subsets. Immunol Rev, 2013, 252 (1): 12-23.

[7] LIU Y, ALOOKARAN J J, RHOADS J M. Probiotics in autoimmune and inflammatory disorders. Nutrients, 2018, 10 (10): 1537.

[8] LEBLANC J G, CHAIN F, MARTIN R, et al. Beneficial effects on host energy metabolism of short-chain fatty acids and vitamins produced by commensal and probiotic bacteria. Microb Cell Fact, 2017, 16 (1): 79.

[9] KUWAHARA A. Contributions of colonic short-chain Fatty Acid receptors in energy homeostasis. Front Endocrinol (Lausanne), 2014, 5: 144.

[10] KESPOHL M, VACHHARAJANI N, LUU M, et al. The microbial metabolite butyrate induces expression of Th1-associated factors in CD4+T Cells. Front Immunol, 2017, 8: 1036.

[11] GAO J, XU K, LIU H, et al. Impact of the gut microbiota on intestinal immunity mediated by tryptophan metabolism. Front Cell Infect Microbiol, 2018, 8: 13.

[12] BEHNSEN J, JELLBAUER S, WONG C P, et al. The cytokine IL-22 promotes pathogen colonization by suppressing related commensal bacteria. Immunity, 2014, 40 (2): 262-273.

[13] TRAN D Q. TGF-β: The sword, the wand, and the shield of FOXP3 (+) regulatory T cells. J Mol Cell Biol, 2012, 4 (1): 29-37.

[14] KIM N, YUN M, OH Y J, et al. Mind-altering with the gut: Modulation of the gut-brain axis with probiotics. J Microbiol, 2018, 56 (3): 172-182.

[15] SARKAR A, LEHTO S M, HARTY S, et al. Psychobiotics and the manipulation of bacteria-gutbrain signals. Trends Neurosci, 39 (11): 763-781.

[16] CRYAN J F, DINAN T G. Mind-altering microorganisms: The impact of the gut microbiota on brain and behaviour. Nat Rev Neurosci, 2012, 13 (10): 701-712.

[17] ERNY D, DE ANGELIS A L H, JAITIN D, et al. Host microbiota constantly control maturationand function of microglia in the CNS. Nat Neurosci, 2015, 18 (7): 965-977.

[18] MILLER A H, HAROON E, RAISON C L, et al. Cytokine targets in the brain: Impact on neurotransmitters and neurocircuits. Depress Anxiety, 2013, 30（4）: 297-306.

[19] JANIK R, THOMASON L A M, STANISZ A M, et al. Magnetic resonance spectroscopy reveals oral Lactobacillus promotion of increases in brain GABA, N-acetyl aspartate and glutamate. Neuroimage, 2016, 125: 988-995.

[20] KATO-KATAOKA A, NISHIDA K, TAKADA M, et al. Fermented milk containing Lactobacillus casei strain Shirota preserves the diversity of the gut microbiota and relieves abdominal dysfunction in healthy medical students exposed to academic stress. Appl Environ Microbiol, 2016, 82（12）: 3649-3658.

[21] GANJI-ARJENAKI M, RAFIEIAN-KOPAEI M. Probiotics are a good choice in remission of inflammatory bowel diseases: A meta analysis and systematic review. J Cell Physiol, 2018, 233（3）: 2091-2103.

[22] WANG Y Z, LI X L, GE T, et al. Probiotics for prevention and treatment of respiratory tract infections in children: A systematic review and meta-analysis of randomized controlled trials. Medicine（Baltimore）. 2016, 95（31）: 4509.

[23] FORD A C, QUIGLEY E M, LACY B E, et al. Efficacy of prebiotics, probiotics, and synbiotics in irritable bowel syndrome and chronic idiopathic constipation: Systematic review and meta-analysis. Am J Gastroenterol, 2014, 109（10）: 1547-1561.

[24] ZHANG Y, LI L X, GUO C G, et al. Effects of probiotic type, dose and treatment duration on irritable bowel syndrome diagnosed by Rome Ⅲ criteria: a meta-analysis. BMC Gastroenterol, 2016, 16（1）: 62.

[25] WEIZMAN Z, ABU-ABED J, BINSZTOK M. Lactobacillus reuteri DSM 17938 for the management of functional abdominal pain in childhood: a randomized, double-blind, placebo-controlled trial. J Pediatr, 2016, 174: 160-164.

[26] DE WEERTH C, FUENTES S, PUYLAERT P, et al. Intestinal microbiota of infants with colic: Development and specific signatures. Pediatrics, 2013, 131（2）: e550-e558.

[27] LOH W, TANG M. Adjuvant therapies in food immunotherapy. Immunol Allergy Clin North Am, 2018, 38（1）: 89-101.

[28] MOHAMMED A T, KHATTAB M, AHMED A M, et al. The therapeutic effect of probiotics on rheumatoid arthritis: A systematic review and meta-analysis of randomized control trials. Clin Rheumatol, 2017, 36（12）: 2697–2707.

[29] ZAMANI B, GOLKAR H R, FARSHBAF S, et al. Clinical and metabolic response to probiotic supplementation in patients with rheumatoid arthritis: A randomized, double-blind, placebo-controlled trial. Int J Rheum Dis, 2016, 19（9）: 869-879.

[30] LOPEZ P, DE PAZ B, RODRIGUEZ-CARRIO J, et al. Th17 responses and natural IgM antibodies are related to gut microbiota composition in systemic lupus erythematosus patients. Sci Rep, 2016, 6: 24072.

[31] NYLANDER A, HAFLER D A. Multiple sclerosis. J Clin Invest, 2012, 122（4）: 1180-1188.

[32] WEEKS J. Finally! Integrative clinician will lead NIH National Center for complementary and integrative health …plus more. Integr Med（Encinitas）, 2018, 17（6）: 18-21.

[33] SALARI P, NIKFAR S, ABDOLLAHI M. A meta-analysis and systematic review on the effect of probiotics in acute diarrhea. Inflamm Allergy Drug Targets, 2012, 11（1）: 3-14.

[34] SUN J, MARWAH G, WESTGARTH M, et al. Effects of probiotics on necrotizing enterocolitis, sepsis, intraventricular hemorrhage, mortality, length of hospital stay, and weight gain in very preterm infants: a meta-analysis. Adv Nutr, 2017, 8（5）: 749-763.

[35] GUTIERREZ-CASTRELLON P, INDRIO F, BOLIO-GALVIS A, et al. Efficacy of Lactobacillus reuteri DSM 17938 for infantile colic: Systematic review with network meta-analysis. Medicine（Baltimore）, 2017, 96（51）: e9375.

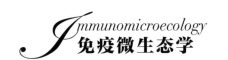
# 第二章　益生元和膳食纤维的临床应用

## 第一节　益生元和膳食纤维概述

### 一、益生元和膳食纤维的定义

益生元和膳食纤维是相互关联但不尽相同的概念。一般来讲，益生元是指由 2～10 个单糖通过糖苷键连接形成直链或支链的低度聚合糖，在人体肠胃和小肠内不被消化吸收而直接进入大肠作为肠道细菌发酵的碳源。膳食纤维是指人类植物性食物中不能被人类小肠酶水解的多聚糖，由大于 10 个单糖通过糖苷键连接形成，主要为植物细胞壁。

益生元和膳食纤维除了分子量的区别之外，来源也有差异。益生元可以由化学合成制成，而大部分膳食纤维为天然的植物来源。膳食纤维是 20 世纪 70 年代后期提出来的概念，相比之下，益生元定义的时间更晚，于 1995 年由 Gibson 和 Roberfroid 博士提出。在早期益生元定义中，益生元是指能够选择性地刺激特定肠道有益菌的生长，有益于宿主健康的非消化性食物成分。2017 年国际益生菌和益生元科学协会（International Scientific Association for Probiotics and Prebiotics，ISAPP）给益生元进行了最新的定义：由赋予健康益处的宿主微生物选择性利用的底物。该定义将益生元的概念扩展到可能包括非碳水化合物物质，应用于除胃肠道以外的身体部位，以及除食物之外的各种类别。

尽管益生元的定义先后进行了多次修订，但主要特征大部分还是保留了下来：第一，成分必须不被人体消化酶消化；第二，必须在肠道中发酵；第三，它有选择性地刺激肠道有益细菌（乳酸杆菌和双歧杆菌）的生长和（或）活性；第四，上述益生元成分的所有特性已在体外和体内研究中得到证实。

### 二、益生元和膳食纤维的分类和特性

由于益生元概念主要强调的是寡糖或多糖对肠道菌群的选择性影响，因此组成益生元的单糖组分、化学键结构和链长度直接影响到肠道菌群利用度，具体表现在不同有益菌的增殖程度，有害菌受抑制程度，短链脂肪酸（short-chain fatty acid，SCFA）的产量与比例，以及气体产量等方面。如低聚半乳糖在产乳酸和乙酸量上最高，产气量却最少。在增殖双

笔记

歧杆菌效果上，低聚木糖效果最佳，其次是低聚果糖，最后是低聚异麦芽糖。短链益生元大部分在回肠末端和升结肠部位被细菌发酵降解，而长链益生元可以达到降结肠和直肠，也被称为结肠食品。

人们通常将膳食纤维分为水溶性和非水溶性两大类，水溶性的膳食纤维包括果胶、树胶、藻胶、豆胶和半纤维素等，而非水溶性的膳食纤维包括纤维素和木质素等。聚葡萄糖、抗性淀粉、抗性糊精也属于膳食纤维的范畴。

各种膳食纤维分离纯化后的水溶性质与天然状态并不一定相同，水溶性质也与其生理功能无关。抗性糊精是由淀粉加工而成，是将焙烤糊精的难消化成分用工业技术提取处理并精炼而成的一种低热量葡聚糖，属于低分子水溶性膳食纤维。抗性淀粉是不被健康人体小肠吸收的淀粉及其降解物的总称，其水溶解性较差，常存在于某些天然食品中，如马铃薯、香蕉、大米等。

抗性淀粉主要根据抗性淀粉的来源及其抗酶解性质分为 5 种类型：物理包埋淀粉（physically trapped starch，RS1）、抗酶解的天然淀粉颗粒（resistant starch granules，RS2）、老化回生淀粉（retrograded starch，RS3）及两种化学改性淀粉（chemically modified starch，RS4、RS5）。其中，RS5 是近年发现的一种新的抗性淀粉，它是直链淀粉与脂类形成的复合物。

大部分水溶性膳食纤维进入肠道后能够被肠道菌群降解，产生 SCFA 和气体。但是和益生元相比，膳食纤维对肠道菌群的影响缺乏选择性，不能选择性促进有益菌的生长。膳食纤维的功能主要集中在增加粪便含水量、改善便秘、改善代谢综合征和降低体重等方面。特别要指出的是部分经典益生元也属于膳食纤维，如菊粉等。最近 2 年 Sonnenburg 等提出的菌群可接触碳水化合物的概念很有新意，膳食纤维分类有望变得更为清晰合理。

## 第二节　益生元和膳食纤维参与调节免疫功能

一般认为，益生元和膳食纤维主要通过三条途径影响机体健康：其一，发酵后的代谢产物，如乙酸、丙酸和丁酸等直接参与了机体的生理代谢调节；其二，摄入后改变了肠道菌群结构，进而改变了肠道内小分子产物的合成，如吲哚、吲哚丙酸和色胺；其三，大分子量的益生元与膳食纤维可直接通过与水分子结合，使得肠道粪便膨胀，起到软化粪便，改善肠道功能的作用。但是，益生元和膳食纤维的作用机制不仅局限于上述几点。最近有研究表明，低聚果糖和菊粉等在没有肠道菌群的参与下，可直接通过蛋白激酶 c（pkc）δ依赖机制，对紧密连接（tight junction，TJ）蛋白诱导发挥保护肠屏障的作用。

益生元通过促进有益菌的生长，特别是双歧杆菌和乳酸菌的增殖，建立起消化道菌群屏障，减少胃肠道疾病的发生，而致病菌，如大肠埃希菌、沙门菌、产气芽孢梭菌等因不能利用功能糖而导致饥饿死亡。有研究表明，益生元也能纠正腹泻、抗生素和应激等引起的菌群紊乱，它可以通过选择性地刺激一组特定的细菌生长而恢复肠道微生态平衡。同时也可以通过间接刺激特定细菌产生某些代谢产物，为其他细菌创造有利生长的环境来实现。例如，益生元刺激双歧杆菌产生乙酸，乙酸作为生长底物促进丁酸产生菌的生长，进而产生丁酸。要注意的是肠道菌群结构的改变与功能糖的摄入量有关，如低剂量膳食纤维虽然可以增加 SCFA，但对菌群结构几无改变。一般认为，益生元与膳食纤维摄入的种类越多越利于菌群平衡和健康。

益生元可被有益菌群利用，而有益菌群的代谢产物又能促进其消化及机体细胞的生长和增殖，从而刺激了肠道免疫器官成熟，提高了巨噬细胞的活性和机体抗体水平。研究表明，低聚果糖和菊粉无须改变肠道菌群，可直接调节宿主的激酶组以调控宿主的炎症响应，参与黏膜免疫。β- 葡聚糖属于一类分子质量较高的多糖，主要来源于酿酒酵母、大麦、燕麦、真菌及海草，是酵母等真菌细胞壁的一种结构成分。大量研究表明，β- 葡聚糖可以通过调节各种细胞因子的合成释放、清除自由基的方式来解除由药物（如环磷酰胺）所引起的免疫抑制作用，除此以外还展现出了更为广泛的免疫学活性，包括：激活巨噬细胞、树突状细胞和单核细胞，诱导 NO 的合成，调控与免疫反应相关的细胞信号传递，降低电离辐射对机体免疫力的损伤，促进免疫球蛋白的合成等。虽然确切的机制尚不清楚，但有证据表明益生元干预可降低 Th2 细胞活性，从而减轻过敏性炎症。

此外，益生元还可以防御病原体。其机制也是通过选择性地促进双歧杆菌、乳杆菌等益生菌的生长或活性，形成优势菌群进而竞争性地拮抗有害菌；或者通过其代谢作用产生大量的 SCFA（降低肠道 pH 值）和细菌素等物质抑制有害菌的生长。在对老年人的研究中，连续摄入低聚半乳糖（galactose，GOS）10 周，可诱导免疫功能的增加，显著增强吞噬活性和自然杀伤细胞的活性。

关于益生元代谢效应的几个荟萃分析结果表明，益生元对人体的葡萄糖稳态、炎症和血脂状况有积极影响。目前，依据多个动物研究结果，普遍认为肠屏障功能受损可使炎症介质（如 LPS）从肠道转移到全身循环（被称为代谢性内毒素血症），是引发糖尿病和肥胖的主要原因之一，服用益生元能降低肠道通透性，减少循环内毒素，降低炎症反应和氧化应激。有研究表明，至少在体外，GOS 可直接刺激肠上皮细胞系中紧密连接蛋白的表达，并降低上皮细胞的流量。益生元可通过 NF-κB 途径减少促炎性细胞因子，降低肠道通透性及氧化应激，从而有效地维持血糖平衡。

益生元干预产生 SCFA，SCFA 可通过促进 L 细胞的 G 蛋白偶联受体（G-protein-coupled receptor，GPCR）活化，促进胰高血糖素样肽 -1 及 YY 肽的释放，增加胰岛素分泌，降低胰高血糖素分泌。高脂饮食能改变肠道菌群而引起"肠漏"现象，促进代谢内毒素血症、异位脂肪沉积和低度全身炎症。使用绿茶提取物联合低聚异麦芽糖，可有效预防高脂饮食诱导的小鼠肥胖与脂肪在肝及肌肉中的积累，并使空腹血糖、胰岛素、胰高血糖素和瘦素水平正常化。益生元可有效调节与脂质代谢相关的肝脏代谢组分，预防肠漏表型和高脂饮食诱导的循环系统脂多糖及促炎因子的增加。

# 第三节　益生元和膳食纤维制剂在临床免疫相关疾病中的应用

近年来，由于临床上一些治疗手段，如大量新型高效抗生素和免疫抑制剂的广泛使用、放化疗法等，使人体正常菌群发生改变和失衡。为了使患者肠道菌群重新获得平衡，帮助患者加快治愈过程，各类益生元和膳食纤维制剂的临床应用受到了关注和重视。现有研究已证实益生元和膳食纤维有预防或控制各类免疫相关疾病的临床或保健功能。

## 一、消化道疾病治疗

炎性肠病（inflammatory bowel disease，IBD）是一组具有多因素病因的消化道的炎性疾病，包括 UC 和 CD。IBD 发病后除了正常的肠道微生物群不平衡之外，一些患者呈现对共生微生物的过度反应性免疫应答，被认为是疾病病因学中的重要因素之一。益生元很可能在调节 IBD 微生物 – 免疫反应过程中发挥有益的作用，如 Lindsay 等研究显示，FOS 摄入可刺激 CD 患者粪便和黏膜双歧杆菌的生长，并使患者 Harvey Bradshaw 评分从 9.8 降至 6.9。同样，一项系统性综述与荟萃分析也揭示，补充益生元对治疗 IBD 有益处。尽管关于益生元对 IBD 治疗作用的研究较少，但现有数据已暗示其对 IBD 治疗有良好的应用前景。

肠易激综合征（irritable bowel syndrome，IBS）是一种广泛流行的功能性胃肠道疾病。该病在人群中发病率比较高，常常严重影响患者的生活质量。目前，并无足够的证据支持膳食纤维在 IBS 中的有效作用（车前草除外），益生元对于 IBS 的效果十分有限。相反，大量的研究确认低短链碳水化合物（fermentable oligosaccharides，disaccharides，monosaccharides and polyols，FODMAPs）组分的摄入可以改善 IBS 和其他功能性胃肠疾病的症状，包括腹痛、腹胀和腹泻等。主要是因为与正常人相比，IBS 患者肠道菌群对 FODMAPs 发酵后会产生更多的短链脂肪酸和气体。另外，FODMAPs 具有高渗透性，也很容易吸收水进入大肠，改变排便习惯。

## 二、代谢性疾病治疗

受人们生活方式和生活环境的影响，肥胖、非酒精性脂肪肝和 2 型糖尿病等代谢性疾病的发病率越来越高，已成为威胁公众健康的一个重要问题。众多研究表明，摄入富含益生元和膳食纤维的饮食可影响患者食物摄入量、体重和体脂，以及血脂和血糖的代谢。

在一项随机双盲安慰剂对照试验中，纳入 14 例健康的超重和肥胖男性，分别摄入含有 24 g 菊粉或麦芽糖糊精的高脂奶昔。研究发现，在餐后的 0～3 h 之间，相比于对照组，摄入了菊粉的受试者脂肪氧化显著增加，血浆葡萄糖及胰岛素水平显著下降；摄入了菊粉的受试者血浆游离脂肪酸在餐后早期更高，餐后晚期则更低；摄入了菊粉的受试者血浆乙酸浓度增加，提示菊粉被发酵而产生短链脂肪酸；摄入的菊粉多转化为血浆中的短链脂肪酸及呼出的 $CO_2$。同样，Nicolucci 等针对 7～12 岁超重或肥胖的健康儿童进行的随机双盲对照研究也发现，益生元可减少超重或肥胖儿童的体脂并调整肠道菌群。最近的一项随机交叉试验也表明，饮食中添加菊粉丙酸酯或菊粉可改善超重和肥胖成年人的胰岛素敏感性，显著影响肠道菌群、血浆代谢物和全身炎症反应。此外，一项有意思的动物研究表明，给怀孕 SD 大鼠喂食低聚果糖，胰岛素抵抗得到改善，母鼠能量摄入减少，孕期体重降低，母鼠和后代肥胖被阻止，这为改善人类孕产妇和后代代谢状态提供有利临床证据。

在 2 型糖尿病干预方面，一项纳入 27 项研究的荟萃分析表明：抗性淀粉、抗性糊精、低聚果糖对改善 T2DM 指标的效果最显著。对于非酒精性脂肪肝，有效的干预研究大多限于动物研究，鲜有关于人体临床研究的报道。

## 三、心血管疾病治疗

心血管疾病形成的主要原因是胆固醇和甘油三酯过量。益生元和膳食纤维能有效降低血清胆固醇、甘油三酯，对于因血脂异常而引起的高血压、动脉硬化等一系列心血管疾病有较好的改善作用。Chen 等的研究表明，补充 GOS 和岩藻多糖（fucoidin，FUC）改善了大鼠高脂饮食诱导的血清胆固醇、LDL-C、LPS 及总胆汁酸异常，并缓解了肝组织脂肪变性和主动脉弓损伤，增加了小肠中的胆固醇 7-α 羟化酶表达和胆盐水解酶活性。

过去认为，可溶性膳食纤维魔芋葡甘聚糖(KJM)具有降低低密度胆固醇(LDL)的作用，而且相比其他膳食纤维作用可能更强。Ho 等通过荟萃分析，系统评估了 KJM 对 LDL、非 HDL 胆固醇（non-HDL）和载脂蛋白 B（ApoB）的影响，12 项试验表明，KJM 显著降低 LDL 和 non-HDL，但是 6 项试验表明 KJM 对 ApoB 无影响，最后该研究建议，每天摄入约 3 g KJM，可以使 LDL 和 non-HDL 的水平分别下降 10% 和 7%，该研究为设计降低心血管风险的膳食干预方案提供了参考。同样，另外一项纳入 20 项试验的对抗性淀粉的荟萃分析研究也发现，抗性淀粉可显著降低血清中的总胆固醇及 LDL-C，且摄入抗性淀粉的持续时间越长（超过 4 周），总胆固醇及 LDL-C 的降低越明显。高剂量的抗性淀粉摄入（每

笔记

天超过 20 g）可降低甘油三酯的水平。乳果糖可改善血清糖脂代谢，显著降低小肠中 IL-17a 和 IL-22 的 mRNA 水平及血清中 IL-17a 和 IL-22 水平，缓解便秘，增加粪便钠排泄，降低肠道通透性，维持健康的肠道微环境，缓解高盐饮食引起的高血压。不过，有关益生元改善高血压的研究，大多都是基于动物研究，今后尚需得到更多临床方面的数据支持。

### 四、痛风的治疗

痛风的发生是由于体内产生尿酸过多及肾脏清除能力下降，导致体内尿酸蓄积，尿酸盐结晶在关节及各脏器沉积并引起炎症反应所致。痛风急性发作期受遗传、饮食习惯代谢水平、炎症反应和免疫细胞等多个环节和水平调控。其中，肠道微生物的影响是近年来才发现的新机制。粪便代谢组学显示，痛风患者的肠道存在一系列代谢物的变化，而肠道菌群是影响肠道代谢物差异的最大变量。

Vieira 等研究了高纤维饮食和醋酸盐（属于一种短链脂肪酸，由肠道菌群代谢纤维产生）对痛风小鼠炎症反应的影响。在小鼠膝关节内注射 MSU 晶体可引起中性粒细胞内流和炎症性高痛觉，在高纤维饮食的动物中，虽然 MSU 晶体引起的炎症反应仍存在，但高纤维饮食能诱导炎症反应更快地消退，在其他动物实验中也得到了类似的结果。此外，最近 Koguchi 等的研究表明，食用膳食纤维能显著抑制大鼠血清尿酸浓度升高，并能抑制实验性高尿酸血症。

### 五、肾脏疾病的治疗

在慢性肾病治疗方面，有研究表明，高膳食纤维的摄入可以降低炎症和慢性肾脏疾病（Chronic kidney disease，CKD）患者的死亡率。de Preter 等利用低聚果糖和菊粉对 50 例健康个体进行试验，发现其可以降低体内甲酚的排泄。同样，Meijers 等用低聚果糖和菊粉对 22 例血液透析（hemodialysis，HD）患者进行 4 周以上治疗，不断增加低聚果糖和菊粉的剂量，发现其可以其降低血浆中的硫酸对甲酚，但对硫酸吲哚酚没有影响。然而 Sirich 等在实验中增加膳食纤维，发现可降低血浆中结肠来源的硫酸吲哚酚和硫酸对甲酚，因此将来可能不需要通过加强透析治疗来去除这些物质，但是仍需要进一步的研究，以确定是否可以用于临床治疗。另一项针对抗性淀粉（resistant starch，RS）的研究表明，CKD 患者体内苯乙酸、苯乙酰谷氨酰胺、对甲酚硫酸盐、马尿酸盐、吲哚乙酸、吲哚基硫酸盐、尿素和氮水平升高，补充 RS 可通过改变菌群结构及代谢物调控肠道功能、减少上述化合物，进而改善 CKD 症状。

最近，一项临床荟萃分析研究表明，益生元、益生菌和合生元制剂补充干预，可降低肾小球滤过率、增加肌酐，但对二者的影响没有统计学显著性；相较安慰剂对照组，干预组可显著增加尿酸、降低尿素和血尿素氮。不过该研究提示，在使用大规模、设计良好的随机对照试验验证安全性和有效性前，在肾功能障碍或有肾衰竭风险的患者中，仍应谨慎使用益生元、益生菌和合生元制剂。

## 六、肿瘤治疗

肿瘤的发生往往与生活习惯、饮食、遗传与环境息息相关，随着近几年来社会经济的不断发展，饮食成为与肿瘤发生关系最为密切的因素。欧洲临床营养和代谢学会（European Society for Parenteral and Enteral Nutrition，ESPEN）发布的肿瘤临床营养实践指南推荐在肿瘤患者的饮食成分中应适当添加膳食纤维，其中就包含了菊粉、果胶和甲基纤维素等。目前，大多数肠内营养制剂中亦含有菊粉、果胶及纤维素，这些膳食纤维对调节肠道菌群、改善肠道炎症、促进黏膜修复、调控肠道免疫有着显著的效果。

然而，2018 年 *Cell* 杂志发表了一项膳食纤维与肝癌关系的研究打破了这种观点。研究人员采用含 7.5% 菊粉的饮食对鼠进行了长达半年的喂养，结果高达 40% 的鼠竟然发生了肝癌，同时大部分小鼠出现了严重的胆汁淤积现象，且肝功能指标也出现了明显的异常。

不过，*Lancet* 杂志近期发表的一项系统回顾研究持有不同的观点。该研究回顾分析了近 40 年共 4635 例成年人参与的 185 项观察性研究和 58 项临床试验，结论显示每日至少吃 25 ~ 29 g 或更多的膳食纤维可降低肿瘤的发生率，具体表现在食用更多的膳食纤维人群的乳腺癌、结直肠癌、子宫内膜癌、食道癌及前列腺癌的发生率明显低于膳食纤维食用量少的人群，并且食用膳食纤维更多的人全因死亡率降低了 15% ~ 30%，结直肠癌发病率降低了 16% ~ 24 %。研究还显示了日膳食纤维摄入量每增加 8 g，癌症的发生率可下降 5% ~ 27%。膳食纤维之所以能降低各类癌症的发生是因为其在肠道中保留了大部分的结构，可增加饱腹感、控制体重及调节脂质胆固醇。该研究认为，当日膳食纤维摄入量在 25 ~ 29 g 时，各种疾病风险降低得最为显著，日摄入超过 29 g 可能会有更好的效果，这与目前《中国居民膳食营养素参考摄入量》推荐的膳食纤维日摄入量是一致的。因此，该研究认为摄入更多膳食纤维可对人体提供更大的保护。

所以，膳食纤维对肿瘤的影响可能有利有弊，应根据实际的情况合理地使用。当摄入的膳食纤维量控制在正常范围之内时，膳食纤维对人体的正面效应与摄入量正相关。而对肠道微生物失调或胃肠道功能不良的人群，是否应添加膳食纤维、添加何种及多少量膳食纤维，仍值得商榷。

## 七、类风湿关节炎治疗

类风湿关节炎（rheumatoidarthritis，RA）是一种累及全身各系统的慢性炎症性自身免疫性疾病，其病理特征为滑膜炎及血管翳形成，导致关节软骨、骨破坏及外周组织损伤，最终引起关节畸形、功能丧失及全身多系统受累。

影响类风湿关节炎的环境因素很多，但近几年的研究表明，肠道菌群失调是诱发类风湿关节炎的重要环境因素之一。有研究发现，粪便普雷沃菌（P.copri）与新发未治疗的类风湿关节炎（new-on-set untreated rheumatoid arthritis，NORA）患者的病情密切相关，该菌丰度的增加与拟杆菌的减少导致 NORA 受试者肠道内有益微生物减少，加重了 RA 病情。Zhang 等指出，类风湿关节炎患者接受治疗后，肠道菌群发生改变，但并没有恢复到健康对照组的菌群组成水平，值得注意的是嗜血杆菌的数量变化与类风湿关节炎病情、血清抗体水平呈负相关。刘晓飞等的临床研究表明，类风湿关节炎患者中肠道菌群种类、菌群结构复杂性、肠道菌的相对密度均显著降低。此外，研究人员通过测序发现，相比健康人肠道菌群，类风湿关节炎患者肠道菌群的构成有很大差别，其肠道内优势菌群减少，肠道菌群丰度降低，这不利于肠道菌群 – 黏膜免疫的稳定，影响局部肠道健康。有报道指出，肠道黏膜下派氏集合淋巴结（Peyer's patches，PPs）中的免疫细胞也参与肠道菌群 – 黏膜免疫反应。肠道菌群改变刺激 PPs 中的免疫细胞（如 T 细胞）释放免疫因子进入血液循环，激发全身免疫反应。

肠道菌群紊乱是类风湿关节炎病情发生、发展中不可或缺的关键环境因素。肠道菌群失调可能通过增加 Th17 细胞的数量及促炎性因子 IL-17 的水平，促进 RA 的发病。有研究纳入 50 例 RA 患者的直系亲属及 83 例处于"临床前 RA 状态"的受试者（抗瓜氨酸化抗体或类风湿因子阳性），分析粪便菌群的群落结构。与 FDR 对照相比，处于"临床前RA 状态"的受试者的粪便菌群发生了显著变化。在处于"临床前 RA 状态"的受试者的粪便菌群中，普雷沃菌科（特别是普氏菌属）显著富集，提示 RA 发病之前即存在肠道菌群失调，并可能促进 RA 的发展。

在一项 Ⅱ 期临床试验中纳入 40 例 18 ～ 70 岁的 RA 患者，患者每日服用 30 g 阿拉伯胶，持续 12 周。与干预前相比，干预后患者的血清 TNF-α 水平、红细胞沉降率、肿胀及柔软关节的数量均显著降低。持续摄入阿拉伯胶 12 周可显著降低疾病严重度评分，并且不影响血红蛋白、血小板等血液学参数指标。阿拉伯胶在 RA 中具有免疫调节作用，可作为临床应用中的辅助治疗手段。

### 八、系统性红斑狼疮治疗

系统性红斑狼疮（systemic lupus erythematosus，SLE）是一种常见的累及多系统及多器官的自身免疫性结缔组织病，以产生多种自身抗体、免疫系统异常激活为特点，临床表现可以多种多样。SLE 主要发生于年轻女性患者，高峰发病年龄为 20 ～ 40 岁，女性与男性比例为 9：1，患病率约为 20 ～ 200/10 万，在非洲、亚洲和西班牙裔种族中更为常见。SLE 目前仍是一种慢性致残性疾病，严重者可发生重要脏器功能衰竭，危及生命。

肠道黏膜免疫反应是机体免疫系统的重要组成部分，其主要依靠黏膜内 T 细胞、B 细胞及分泌至肠腔中的 sIgA 等共同完成局部免疫功能。肠道菌群作为黏膜免疫重要参与者，通过影响黏膜免疫中特定的炎症因子发挥对机体免疫系统的整体调节作用。有研究显示，SLE 患者肠道内双歧杆菌和乳酸杆菌等益生菌数明显减少，大肠埃希菌数量明显增多。大肠埃希菌为条件致病菌。当肠道内双歧杆菌、乳酸杆菌等益生菌数减少时，其竞争性抑制作用减弱，大肠埃希菌等条件致病菌处于生长优势，因此当 SLE 患者肠道内有益菌和条件致病菌之间的平衡打破，就会造成肠道菌群失调，机体免疫功能障碍，导致 SLE 等多种自身免疫性疾病的发生。

有研究纳入 69 例 SLE 患者、20 例皮肌炎患者及 49 例健康人，分析对比皮肤菌群组成，结果表明，SLE 患者皮肤菌群的群落丰度及均匀度显著低于健康人，并表现出更高的异质性，且与皮肌炎患者的皮肤菌群也存在显著差异；SLE 患者的皮肤菌群失调与多种临床特征（血清补体水平低、肾脏受累、肌炎）相关；葡萄球菌属（特别是金黄色葡萄球菌与表皮葡萄球菌）可作为 SLE 皮肤病变的潜在生物标志物，SLE 患者中，金黄色葡萄球菌感染通路显著富集。在 TLR7 依赖性的 SLE 小鼠模型中，肠道菌群的存在能加重疾病。罗伊乳杆菌在 SLE 模型小鼠肠道中富集，并移位至肠系膜淋巴结、肝、脾等器官，部分 SLE 患者中也存在乳杆菌菌种丰度增加的情况。RS 可调节 SLE 模型小鼠的肠道菌群，通过其短链脂肪酸产物，抑制罗伊乳杆菌过度生长和移位，减少 pDC 和干扰素信号，缓解 SLE。

# 第四节　益生元和膳食纤维制剂的安全性及临床应用注意事项

近年来，益生元和相关制品的发展很快，已有许多产品进入市场，有些在临床使用中也显示了良好的效果。不过，对于部分新近开发的益生元和膳食纤维原料，多数试验还处于安全性评估阶段，尚未得出非常可信的结论。

在有效性方面，有研究表明，一般患者服用 5 g 乳果糖，能体现出明显益生元作用。在安全性方面，由于功能性低聚糖大多是以很快的速度发酵，如服用超量容易产生太多的气体，出现腹胀、胃胀和腹泻等不适症状，甚至引发肠易激综合征。

21 世纪以来，人类面临着"膳食纤维鸿沟"的巨大挑战，该"膳食纤维鸿沟"是指在现代饮食方式中，人们很难按照推荐标准吃到足够量的膳食纤维，以至于一些肠道微生物消失，肠道菌群被破坏，肠道通透性增加，机体长期处于低度炎症状态，免疫力降低，进而引起各种慢性疾病。世界卫生组织推荐成人每天膳食纤维摄入量是 25～35 g，但如今大多数地区的人均纤维摄入量已经不足 15 g/d，而且鸿沟还在加大，美国达标人口还不到 3%。

用益生元和膳食纤维补充剂弥补天然食物纤维的缺口是一条广受关注的补救途径。然而，报道效果却大多差强人意，甚至出现不良反应，特别是长期单一纤维补充带来的伤害尤为明显。原因何在？答案是忽视了补充的针对性和饮食的平衡性。现代人的饮食模式缺口最大的膳食纤维不是菊粉，不是抗性淀粉，也不是果胶，更不是低聚糖或发酵率很低的纤维素，而是半纤维素，尤其是在谷物精加工过程中近乎损失殆尽的木聚糖。在"此起必然彼伏"的肠道微生态系统中，最有利于健康的膳食模式是食物多样、荤素搭配、粗细搭配、饮食定量。相应地，平衡膳食条件下的膳食纤维总量、多样性及种类之间的比例也应是平衡的。新添一种原本很少接触的功能性糖，肠道相应菌种便会很快大量繁殖起来，对应的拮抗菌种便受到限制。物无美恶，过则为灾。一个生理功能完整的肠道微生物种群生态，必须对应有一套源于平衡饮食的纤维组合才能实现。

富含膳食纤维的天然食物对健康的益处是十分肯定和无可争议的。一项长周期大样本荟萃分析研究表明，成人每天摄入的全麦如果大于 90 g，糖尿病风险平均下降 51%，癌症风险下降 17%，脑卒中和心血管疾病分别下降 12% 和 22%，全因病死率风险下降 15%。代谢综合征发病率与膳食纤维摄入量呈显著负相关，提高膳食纤维指数预防代谢综合征的效果，远优于降低膳食饱和脂肪指数或胆固醇指数。

# 第五节　益生元和膳食纤维制剂的未来

益生元和膳食纤维缺乏是各类慢性病形成的重要原因，通过平衡饮食达到膳食纤维平衡是维持肠道微生态平衡、进而实现机体生理平衡的最好途径。益生元和膳食纤维作为功能性糖，由于其具有潜在的"有病防病"功能，且有耐高温、性质稳定、生产成本低等优点而被世界所重视，现已成为各国家、厂商竞相开发生产的高科技产品。近年来我国开展的"国家公众营养改善项目"已把益生元列为重点推广的产品，同时膳食纤维的应用也在食品行业如火如荼地展开。据称全球功能食品 60% 以上的功能可以归到益生元和膳食纤维等功能性糖的健康作用上，如消化道健康、口腔健康、体重控制及心血管健康等。

随着人们对饮食组分和肠道菌群关系的深入了解，现在发现人体对口服营养物质的代谢密切受到肠道菌群代谢的影响。个性化营养干预不应该仅仅考虑宿主基因层面的个性化差异，同时也要考虑个体之间肠道菌群结构和功能的差异。肠道菌群的肠型和人类膳食结构之间的关系研究让个性化营养干预变为现实。有研究证明，9 个月到 3 岁的饮食结构决定着人类肠道菌群的类型，即拟杆菌肠型、普雷沃菌肠型还是第三种混合肠型。拟杆菌肠型主要和高脂、高糖等现代饮食有关，而普雷沃菌肠型和高摄入膳食纤维量有关。由于不同肠型中拟杆菌和普雷沃菌的比例的不同，所拥有的多糖水解酶种类存在很大差异，因此临床上面采用益生元和膳食纤维干预必须考虑到肠道微生态中肠型的影响。例如，在肥胖人群中同样采用含有阿拉伯木聚糖和 β - 葡聚糖的膳食纤维干预，普雷沃型肠型人群的减重效果明显好于拟杆菌肠型；相反的，拟杆菌肠型的肥胖人群采用益生元干预可能更加有效。

益生元和膳食纤维如何影响不同疾病状态下人体肠道微生态结构与功能是今后若干年的研发热点。特别需要指出的是，益生元概念的出现是在益生菌概念之后，也就是首先要确定人体肠道中的益生菌或者有益菌，以此为基础开发可以刺激益生菌生长的有益物质。在过去的 100 年间，双歧杆菌和乳杆菌是公认的益生菌，也是以促进双歧杆菌和乳杆菌生长繁殖的能力作为评价益生元的关键标准。随着人类对肠道菌群更多的了解，肠道中有益菌的种类也在不断地扩大，例如，越来越多的证据表明肠道中多种丁酸产生菌，包括普氏粪杆菌，艾克曼菌在维持肠道菌群平衡、上皮细胞功能方面起到了重要的作用，开发新型益生元，特别是可以刺激丁酸产生菌生长的益生元已经成为新的研究方向。这也解释了在 2017 年益生元最新定义中，益生元的种类不再局限于功能性寡糖和多糖，部分黄酮和多酚类化合物也包括在其中。我们相信随着研究的深入，益生元的概念必将更加广阔，益生元在疾病防治领域会起到越来越多的作用。

（李进军）

# 参考文献

[1] AI Y F, HASJIM J, JANE J J, et al. Effects of lipids on enzymatic hydrolysis and physical properties of starch. Carbohydr Polym, 2013, 92（1）: 120-127.

[2] AKBARI P, FINK-GREMMELS J, WILLEMS R H A M, et al. Characterizing microbiota-independent effects of oligosaccharides on intestinal epithelial cells: Insight into the role of structure and size: Structure-activity relationships of non-digestible oligosaccharides. Eur J Nutr, 2017, 56（5）: 1919-1930.

[3] ARENDS J, BACHMANN P, BARACOS V, et al. ESPEN guidelines on nutrition in cancer patients. Clin Nutr, 2017, 36（1）: 11-48.

[4] AUNE D, KEUM N, GIOVANNUCCI E, et al. Whole grain consumption and risk of cardiovascular disease, cancer, and all cause and cause specific mortality: Systematic review and dose-response meta-analysis of prospective studies. BMJ, 2016, 353: 2716.

[5] BASHIR K M I, CHOI J S. Clinical and physiological perspectives of β -Glucans: the past, present, and future. Int J Mol Sci, 2017, 18（9）: 1906.

[6] BESERRA B T B, FERNANDES R, DO ROSARIO V A, et al. A systematic review and meta-analysis of the prebiotics and synbiotics effects on glycaemia, insulin concentrations and lipid parameters in adult patients with overweight or obesity. Clin Nutr, 2015, 34（5）: 845-858.

[7] BOTHE M K, MAATHUIS A J H, BELLMANN S, et al. Dose-dependent prebiotic effect of lactulose in a computer-controlled in vitro model of the human large intestine. Nutrients, 2017, 9（7）: 767.

[8] CARLSON J L, ERICKSON J M, LLOYD B B, et al. Health effects and sources of prebiotic dietary fiber. Curr Dev Nutr, 2018, 2（3）: nzy005.

[9] CHAMBERS E S, BYRNE C S, MORRISON D J, et al. Dietary supplementation with inulin-propionate ester or inulin improves insulin sensitivity in adults with overweight and obesity with distinct effects on the gut microbiota, plasma metabolome and systemic inflammatory responses: A randomised cross-over trial. Gut, 2019, 68（8）: 1430-1438.

[10] CHEN Q C, LIU M, ZHANG P Y, et al. Fucoidan and galactooligosaccharides ameliorate high-fat diet-induced dyslipidemia in rats by modulating the gut microbiota and bile acid metabolism. Nutrition, 2019, 65: 50-59.

[11] CHENG W W, LU J, LI B X, et al. Effect of functional oligosaccharides and ordinary dietary fiber on intestinal microbiota diversity. Front Microbiol, 2017, 8: 1750.

[12] CHRISTENSEN L, ROAGER H M, ASTRUP A, et al. Microbial enterotypes in personalized nutrition and obesity management. Am J Clin Nutr, 2018, 108（4）: 645-651.

[13] CLEMENS R, KRANZ S K, MOBLEY A R, et al. Filling America's fiber intake gap: Summary of a roundtable to probe realistic solutions with a focus on grain-based foods. J Nutr, 2012, 142（7）: 1390S-1401S.

[14] COLANTONIO A G, WERNER S L, BROWN M, et al. The effects of prebiotics and substances with prebiotic properties on metabolic and inflammatory biomarkers in individuals with type 2 diabetes mellitus: a Systematic Review. J Acad Nutr Diet, 2020, 120（4）: 587-607.

[15] DAHIYA D K, RENUKA, PUNIYA M, et al. Gut microbiota modulation and its relationship with obesity using prebiotic fibers and probiotics: a review. Front Microbiol, 2017, 8: 563.

[16] DOLAN R, CHEY W D, ESWARAN S, et al. The role of diet in the management of irritable bowel syndrome: A focus on FODMAPs. Expert Rev Gastroenterol Hepatol, 2018, 12（6）: 607-615.

[17] DUSKIN-BITAN H, COHEN E, GOLDBERG E, et al. The degree of asymptomatic hyperuricemia and the risk of gout. A retrospective analysis of a large cohort. Clin Rheumatol, 2014, 33（4）: 549-553.

[18] FIROUZI S, HAGHIGHATDOOST F. The effects of prebiotic, probiotic, and synbiotic supplementation on blood parameters of renal function: A systematic review and meta-analysis of clinical trials. Nutrition, 2018, 51/52: 104-113.

[19] DE VASCONCELOS GENEROSO S V, LAGES P C, CORREIA M I T D. Fiber, prebiotics, and diarrhea: What, why, when and how. Curr Opin Clin Nutr Metab Care, 2016, 19（5）: 388-393.

[20] GIBSON G R, HUTKINS R, SANDERS M E, et al. Expert consensus document: the International Scientific Association for Probiotics and Prebiotics（ISAPP）consensus statement on the definition and scope of prebiotics. Nat Rev Gastroenterol Hepatol, 2017, 14（8）: 491-502.

[21] HALD S, SCHIOLDAN A G, MOORE M E, et al. Effects of arabinoxylan and resistant starch on intestinal microbiota and short-chain fatty acids in subjects with metabolic syndrome: a randomised crossover study. PLoS One, 2016, 11（7）: e0159223.

[22] HALMOS E P, POWER V A, SHEPHERD S J, et al. A diet low in FODMAPs reduces symptoms of irritable bowel syndrome. Gastroenterology, 2014, 146（1）: 67-75.

[23] HAN M, WANG C M, LIU P, et al. Dietary fiber gap and host gut microbiota. Protein Pept Lett, 2017, 24（5）: 388-396.

[24] HO H V T, JOVANOVSKI E, ZURBAU A, et al. A systematic review and meta-analysis of randomized controlled trials of the effect of konjac glucomannan, a viscous soluble fiber, on LDL cholesterol and the new lipid targets non-HDL cholesterol and apolipoprotein B. Am J Clin Nutr, 2017, 105（5）: 1239-1247.

笔记

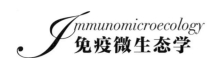
[25] JOHN G K, WANG L, NANAVATI J, et al. Dietary alteration of the gut microbiome and its impact on weight and fat mass: a systematic review and meta-analysis. Genes (Basel), 2018, 9 (3): 167.

[26] JONES J M. CODEX-aligned dietary fiber definitions help to bridge the 'fiber gap'. Nutr J, 2014, 13: 34.

[27] KELLOW N J, COUGHLAN M T, REID C M, et al. Metabolic benefits of dietary prebiotics in human subjects: A systematic review of randomised controlled trials. Br J Nutr, 2014, 111 (7): 1147-1161.

[28] KIM Y A, KEOGH J B, CLIFTON P M, et al. Probiotics, prebiotics, synbiotics and insulin sensitivity. Nutr Res Rev, 2018, 31 (1): 35-51.

[29] KOGUCHI T, TADOKORO T. Beneficial effect of dietary fiber on hyperuricemia in rats and humans: a review. Int J Vitam Nutr Res, 2019, 89 (1/2): 89-108.

[30] KRISHNAMURTHY V M, WEI G, BAIRD B C, et al. High dietary fiber intake is associated with decreased inflammation and all-cause mortality in patients with chronic kidney disease. Kidney Int, 2012, 81 (3): 300-306.

[31] LIU F, PRABHAKAR M, JU J, et al. Effect of inulin-type fructans on blood lipid profile and glucose level: a systematic review and meta-analysis of randomized controlled trials. Eur J Clin Nutr, 2017, 71 (1): 9-20.

[32] MARKOWIAK P, SLIZEWSKA K. Effects of probiotics, prebiotics, and synbiotics on human health. Nutrients, 2017, 9 (9): 1021.

[33] NICOLUCCI A C, HUME M P, MARTÍNEZ I, et al. Prebiotics reduce body fat and alter intestinal microbiota in children who are overweight or with obesity. Gastroenterology, 2017, 153 (3): 711-722.

[34] PAUL H A, BOMHOF M R, VOGEL H J, et al. Diet-induced changes in maternal gut microbiota and metabolomic profiles influence programming of offspring obesity risk in rats. Sci Rep, 2016, 6: 20683.

[35] PAUL H A, COLLINS K H, NICOLUCCI A C, et al. Maternal prebiotic supplementation reduces fatty liver development in offspring through altered microbial and metabolomic profiles in rats. FASEB J, 2019, 33 (4): 5153-5167.

[36] REYNOLDS A, MANN J, CUMMINGS J, et al. Carbohydrate quality and human health: a series of systematic reviews and meta-analyses. Lancet, 2019, 393 (10170): 434-445.

[37] RUFINO M N, ALEIXO G F P, TROMBINE-BATISTA I E, et al. Systematic review and meta-analysis of preclinical trials demonstrate robust beneficial effects of prebiotics in induced inflammatory bowel disease. J Nutr Biochem, 2018, 62: 1-8.

[38] SALDEN B N, TROOST F J, WILMS E, et al. Reinforcement of intestinal epithelial barrier by arabinoxylans in overweight and obese subjects: A randomized controlled trial: Arabinoxylans in gut barrier. Clin Nutr, 2018, 37 (2): 471-480.

[39] SASAKI D, SASAKI K, IKUTA N, et al. Low amounts of dietary fibre increase in vitro production of short-chain fatty acids without changing human colonic microbiota structure. Sci Rep, 2018, 8 (1): 435.

[40] SHAO T J, SHAO L, LI H C, et al. Combined signature of the fecal microbiome and metabolome in patients with gout. Front Microbiol, 2017, 8: 268.

[41] SINGH D P, SINGH J, BOPARAI R K, et al. Isomalto-oligosaccharides, a prebiotic, functionally augment green tea effects against high fat diet-induced metabolic alterations via preventing gut dysbacteriosis in mice. Pharmacol Res, 2017, 123: 103-113.

[42] SINGH V, CHASSAING B, ZHANG L, et al. Microbiota-dependent hepatic lipogenesis mediated by stearoyl CoA desaturase 1 (SCD1) promotes metabolic syndrome in TLR5-Deficient mice. Cell Metab, 2015, 22 (6): 983-996.

[43] SINGH V, YEOH B S, CHASSAING B, et al. Dysregulated microbial fermentation of soluble fiber induces

cholestatic liver cancer. Cell，2018，175（3）：679-694.

[44] SIRICH T L，PLUMMER N S，GARDNER C D，et al. Effect of increasing dietary fiber on plasma levels of colon-derived solutes in hemodialysis patients. Clin J Am Soc Nephrol，2014，9（9）：1603-1610.

[45] SNELSON M，KELLOW N J，COUGHLAN M T. Modulation of the gut microbiota by resistant starch as a treatment of chronic kidney diseases：evidence of efficacy and mechanistic insights. Adv Nutr，2109，10（2）：303-320.

[46] SONNENBURG E D，SONNENBURG J L. Starving our microbial self：The deleterious consequences of a diet deficient in microbiota-accessible carbohydrates. Cell Metab，2104，20（5）：779-786.

[47] SUN S S，WANG K，MA K，et al. An insoluble polysaccharide from the sclerotium of Poria cocos improves hyperglycemia，hyperlipidemia and hepatic steatosis in ob/ob mice via modulation of gut microbiota. Chin J Nat Med，2019，17（1）：3-14.

[48] THOMPSON H J，BRICK M A. Perspective：closing the dietary fiber gap：an ancient solution for a 21st century problem. Adv Nutr，2016，7（4）：623-626.

[49] TUCK C J，TAYLOR K M，GIBSON P R，et al. Increasing symptoms in irritable bowel symptoms with ingestion of galacto-oligosaccharides are mitigated by alpha-Galactosidase treatment. Am J Gastroenterol，2018，113（1）：124-134.

[50] VAN DER BEEK C M，CANFORA E E，KIP A M，et al. The prebiotic inulin improves substrate metabolism and promotes short-chain fatty acid production in overweight to obese men. Metabolism，2018，87：25-35.

[51] VAN DER BEEK C M，DEJONG C H C，TROOST F J，et al. Role of short-chain fatty acids in colonic inflammation，carcinogenesis，and mucosal protection and healing. Nutr Rev，2107，75（4）：286-305.

[52] VIEIRA A T，GALVÃO I，MACIA L M，et al. Dietary fiber and the short-chain fatty acid acetate promote resolution of neutrophilic inflammation in a model of gout in mice. J Leukoc Biol，2107，101（1）：275-284.

[53] VULEVIC J，DRAKOULARAKOU A，YAQOOB P，et al. Modulation of the fecal microflora profile and immune function by a novel trans-galactooligosaccharide mixture（B-GOS）in healthy elderly volunteers. Am J Clin Nutr，2008，88（5）：1438-1446.

[54] VULEVIC J，JURIC A，WALTON G E，et al. Influence of galacto-oligosaccharide mixture（B-GOS）on gut microbiota，immune parameters and metabonomics in elderly persons. Br J Nutr，2015，114（4）：586-595.

[55] WU R Y，ABDULLAH M，MÄÄTTÄNEN P，et al. Protein kinase C δ signaling is required for dietary prebiotic-induced strengthening of intestinal epithelial barrier function. Sci Rep，2017，17：40820.

[56] WU R Y，MÄÄTTÄNEN P，NAPPER S，et al. Non-digestible oligosaccharides directly regulate host kinome to modulate host inflammatory responses without alterations in the gut microbiota. Microbiome，2017，5（1）：135.

[57] ZHANG Z，ZHAO J T，TIAN C Y，et al. Targeting the gut microbiota to investigate the mechanism of lactulose in negating the effects of a high-salt diet on hypertension. Mol Nutr Food Res，2019，63（11）：e1800941.

[58] ZHU L，WU Q，DENG C，et al. Adaptive evolution to a high purine and fat diet of carnivorans revealed by gut microbiomes and host genomes. Environ Microbiol，2018，20（5）：1711-1722.

笔记

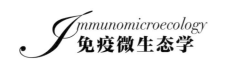

# 第三章　合生元制剂的临床应用

## 第一节　合生元制剂概述

　　合生元（Synbiotics）又称为合生素或共生元，自 1995 年 Gibson GR 首次提出这一概念以来，合生元一直没有被重新定义。它是指益生菌（Probiotics）和益生元（Prebiotics）结合使用，或再加入维生素、微量元素等的微生态制剂，现已被广泛地用于人类和动物保健与疾病预防治疗过程中。

　　合生元由益生菌和益生元组成，不只是名义数量的简单相加，应该是一个质的变化。合生元中添加的益生元不仅能促进制剂中益生菌的增殖，还可促进此菌及肠道中的生理性细菌（如双歧杆菌）在肠道内的定植和增殖，这种具有种的特异性作用的制剂才可以称之为合生元制剂。作为新一代微生态调节剂，其特点是可同时发挥益生菌和益生元的生理功能，使益生菌和益生元产生协同作用，共同对抗疾病，维护机体的微生态平衡。

## 第二节　合生元制剂的特点与优势

　　合生元作为一种微生态制剂，集益生菌的速效性和慢效应物质益生元的刺激生长保护作用于一体，为人体胃肠道建立了一个良好的微生态环境，起到预防和治疗疾病的作用。合生元对人体健康发挥作用的机制基本与益生元、益生菌对人体健康的作用机制一样，在某些方面三者甚至有交叉或重叠，如调节肠道微生态、调节脂质代谢、调节免疫、促进矿物质和维生素的吸收等。不同之处是，合生元中的益生菌和益生元还可以通过两种方式产生合生效应，即互补效应和协同效应。

　　互补效应，即根据对宿主的预期有益效果来选择特定益生菌，并且独立地选择益生元以选择性地增加肠道内有益微生物组分的浓度。益生元可以促进益生菌的生长和活性，但只能间接地作为其目标范围的一部分。协同效应，即根据对宿主的特定有益作用选择益生

笔记

菌，但选择益生元是为了特别刺激所选益生菌的生长和活性。在这里，选择的益生元对所选益生菌有更高的亲和力，并促进其在宿主中的生存和生长。它也可能增加宿主胃肠道其他有益微生物的水平，但主要是针对摄入的益生菌。

虽然这两种方式都直接或间接地符合合生元定义，但是比较而言，协同作用更符合当前合生元的定义。例如，互补性方式对目标宿主的调节是将益生菌和益生元分别独立开来考量，因此，每种成分必需的添加量需以引起宿主理想效果的剂量来给药。然而，通过协同方式，合生元中益生元的主要作用是提高摄入益生菌在宿主中定植和增殖的能力。这意味着，必需的益生元剂量可能仅限于此效果，且只需要最小剂量的益生菌添加。

合生元配方中有关益生菌和益生元的组合，应遵循一定的原则。一般情况下，配方中的每种微生物/营养成分的安全性和功效，在配合前应已经经过了体外和体内的系统评价，并符合相关产品生产使用标准（如该原料是否属于普通食品或保健品中允许添加的成分）。此外，还应确定益生元对所选益生菌的选择性刺激的特异性。这方面可以通过对微生物糖苷酶谱进行基因组扫描，获得益生菌在选定底物上潜在生长的指标，从而可以合理选择潜在的益生元。从生长曲线中可以获知益生元促益生菌最快生长和增殖的最佳添加量。不过，这类实验所能提供的信息仍然有限，因为它们不检验益生菌与共生微生物群的相互作用，也不能提供其他微生物群对所选益生元亲和力的信息。

合生元制剂既可发挥益生菌的生理活性，又可通过益生元选择性地增加菌的数量发挥持久作用，合生元在调节微生态平衡中的优势决定了它有很好的应用前景，是微生态制剂发展的重要方向。当前，全世界都将面临人口老龄化问题，老年人的健康保健已成为研究的热点。随着年龄的增长，肠道益生菌的数量将急剧减少，合生元在其饮食上的干预会在维护老年健康中起到举足轻重的作用。

# 第三节　合生元制剂在临床免疫相关疾病中的应用

目前市场销售的合生元制剂主要分为药品、保健品和普通食品三类，剂型主要集中在胶囊、片剂和粉剂。自合生元概念提出以来，世界范围内先后有日本、英国、韩国、法国、瑞士、意大利、美国、荷兰、中国、俄罗斯等国家推出了各种剂型的合生元产品。而且，很多制剂已在临床上得到了广泛的应用，包括对炎症性肠病、肠易激综合征、癌症、糖尿病等疾病的干预。

笔记

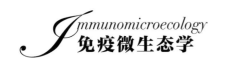
## 一、炎症性肠病的治疗

炎性肠病（inflammatory bowel disease，IBD）是一种累及回肠、直肠、结肠的特发性肠道炎症性疾病。临床表现为腹泻、腹痛，其至可有血便。本病包括溃疡性结肠炎（ulcerative colitis，UC）和克罗恩病（Crohn's disease，CD）。从地理上讲，在西方或工业化国家，社区结肠炎的发病率似乎很高。这种疾病的慢性性质和持续用药的需要给卫生系统造成了重大的财政负担。迄今为止，IBD 尚无治愈方法，治疗仅限于维持病情缓解。目前，药物治疗主要是以抗炎和免疫调节、营养支持和重症手术切除为主。该病病因尚不清楚，然而，在无细菌的啮齿动物中，不能诱发肠道炎症，这表明细菌是慢性肠道炎症发病的必要条件。有人认为，IBD 至少有一部分是由于对正常的共生结肠菌群的耐受性下降或结肠菌群紊乱所致，很可能是由遗传、环境因素和免疫系统的复杂结合引起的。益生菌对溃疡性结肠炎的作用已被广泛研究，并取得了不错的临床干预效果。而且，大多研究表明，含单一菌株的产品干预效果没有多菌株的产品好。

对于合生元，有研究曾筛选了 19 株双歧杆菌，其中 10 株来自健康人结肠黏膜，5 株来自健康人的粪便，4 株来自收集的培养物，以确定其作为益生菌的适用性。对筛选出的菌株进行了耐气性、耐酸性、耐胆盐性、与上皮细胞的黏附性、冻干和长期保存能力的检测，还测定了其以低聚果糖作为能量源的代谢能力。最后，从健康直肠黏膜中分离得到的 HT29 上皮细胞株长双歧杆菌也证实了微生物菌株能降低促炎性细胞因子 IL-1α 产生的能力。活性组的 8 名志愿者在明胶胶囊中摄入 $2 \times 10^{11}$ 活的冻干长双歧杆菌和 6 g 益生元，每日 2 次，为期 4 周。安慰剂组的 8 名志愿者被给予含有淀粉和 6 g 麦芽糖糊精的相同胶囊。两组均在治疗开始和结束时测定乙状结肠镜评分，并监测 TNF-α 和 IL-1α。活性组 TNF-α、IL-1α、人 β 防御素、抗菌肽均显著降低，黏膜双歧杆菌增多。

此外，有研究将抗溃疡药美沙拉嗪与瓜尔胶和黄原胶（益生元）制成微球，与含有嗜酸乳杆菌、鼠李糖乳杆菌、长双歧杆菌和布拉酵母的益生菌结合，在模拟结肠液中对所制备的制剂进行溶出度研究，清楚地证明了其优于已上市的美沙拉嗪缓释剂型。通过对大鼠粪便含量、体重增长趋势和组织病理学研究的比较，证明合生元与美沙拉嗪联合用药的疗效，结果表明，合生元与美沙拉嗪联合给药可作为一种简便的方法，实现药物对结肠的经济、高效和靶向性的治疗。

## 二、肠易激综合征的治疗

肠易激综合征是一级和二级护理中最常见的胃肠道疾病之一。它影响了全世界 3.5% ～ 25% 的人口。据估计，只有 10% 的人表现出 IBS 症状寻求医疗咨询。在这一群体中，男女比例为 1∶3。典型的 IBS 以腹痛或腹部不适为主要症状，排便后可改善，常伴有排便习惯改变，缺乏可解释症状的形态学和生化学异常。已经确定了四种疾病表型：便

笔记

秘型（IBS-C）、腹泻型（IBS-D）、混合型 IBS（IBS-M）和不确定型 IBS（IBS-U）。该疾病的病因尚不清楚，尽管长期以来人们一直在考虑肠道微生物群的参与，但没有明确的证据。在没有确凿证据的情况下，超声心动图的相互作用也被怀疑，压力的增加似乎也是一个因素。一些 IBS 患者对排除饮食反应良好，这可能表明结肠发酵有一定程度的异常。

合生元制剂对 IBS 的疗效还远未被充分证实。目前，设计治疗 IBS 的合生元特别困难，因为迄今为止对该疾病的病因还不清楚，也缺乏与本病相关的结肠微生物组成的大量信息，这使得选择潜在有效的益生菌菌株和补充益生元仍然是一项较困难的工作，不过改善 IBS 症状可能还是可能的。

### 三、根除幽门螺杆菌

幽门螺杆菌是一种螺旋状、革兰阴性、微需氧性细菌。人群中几乎有一半终身感染，感染部位主要在胃及十二指肠球部。幽门螺杆菌寄生在胃黏膜组织中，是胃炎、消化道溃疡、淋巴增生性胃淋巴瘤等疾病的重要致病因素。幽门螺杆菌感染的不良预后是胃癌，所以常引起人们的高度重视。在我国人群中幽门螺杆菌感染率很高，感染的人口基数也非常大。目前幽门螺杆菌对一些常用抗生素的耐药率高，使其根除率下降，且根除幽门螺杆菌后可能有较高的再感染率。不正规应用抗生素，包括不正规治疗根除幽门螺杆菌的问题颇为突出。

随着临床三联、四联法幽门螺杆菌根除率的逐年下降，迫使我们不得不寻求新的疗法。有关幽门螺杆菌感染处理的马斯特里赫共识已提出，根除幽门螺杆菌可能会损害正常的胃肠微生物群，导致短期临床后果，为避免长期临床后果，胃肠微生态不成熟（婴幼儿）或不稳定者（老年人、免疫缺陷患者等）幽门螺杆菌的根除需谨慎。

一项随机对照研究探讨了三联疗法中添加合生元对根除儿童幽门螺杆菌、缓解消化不良症状及减少抗生素不良反应的影响。结果也表明，三联疗法加用合生元治疗小儿幽门螺杆菌感染有效，且有助于减轻或消除腹痛、腹泻、呕吐等消化不良症状。

最近，一项评估合生元在根除幽门螺杆菌治疗中作用的荟萃分析表明，合生元可提高根除率。此外，在常规抗生素治疗的基础上添加合生元，可显著减少抗生素治疗的常见不良事件。该研究提示，合生元可提高幽门螺杆菌根除率，减少不良反应。

### 四、结直肠癌的治疗

结直肠癌是发达国家最常见的恶性肿瘤之一，我国虽属于低发地区，但其发生率在不少地区有程度不等的增加趋势。大肠癌的发病率与年龄有关，83% 的病例是在 60 岁以上的人群中确诊的。生活方式似乎在大肠癌患病风险中起着中心作用，饮食是迄今为止确定的最重要因素之一。西化饮食人群的肠癌发病率较高，这可能与其饮食富含红肉和脂肪有关。

笔记

合生元抗结肠癌作用的主要证据早期主要来自于对肿瘤发生的动物模型、转基因动物、化学诱导的突变模型的研究，或者来自于对体外细胞系模型的研究。有研究表明，盲肠氨浓度、β - 葡萄糖醛酸酶和 β - 葡萄糖苷酶活性随异常隐窝病灶（aberrant crypt foci，ACF）的形成而变化。单独益生元添加或使用合生元均能显著提高 β - 葡萄糖苷酶活性，但单用益生菌不起作用。很明显，所选益生菌和益生元组合配方产生了一种既具有协同作用（ACF 抑制）又具有相加作用（减少 β - 葡萄糖苷酶生成）的效果。

一项有关合生元对结肠癌保护作用的随机双盲安慰剂对照研究表明，合生元摄入后，粪便乳酸杆菌和双歧杆菌显著增加，产气荚膜梭菌减少。合生元改善了上皮屏障功能，降低了粪便水诱导结肠细胞坏死的能力。干预结束时对活检样本的分析显示，基因毒素暴露减少。癌症患者摄入合生元增加了干扰素 - γ 的产生。

### 五、急性胰腺炎的治疗

急性胰腺炎是临床常见的急性危重症疾病之一，引发该疾病发生的致病因素有多种，如酒精因素、感染因素、梗阻因素及肠道微生态因素等，其中，在疾病发生和发展过程中，各种内毒素、细胞体液因子等介质促使肠腔内细菌及毒素移位、肠壁通透性增高均可诱发感染，不仅会对患者其他脏器功能产生损害，同时，也是导致急性胰腺炎患者死亡的第二原因，可见肠道微生态平衡与急性胰腺炎发病、病情发展均有密切关联。

大量研究表明，在急性胰腺炎的发生和发展过程中，肠道微生态可发挥重要的调控作用。有研究将 62 名急性胰腺炎患者分为 Synbiotic2000™ 治疗组（33 例）和对照组（29 例），其 Apache Ⅱ 评分分别为 $11.7 \pm 1.9$ 和 $10.4 \pm 1.5$。治疗组给予 Synbiotic2000™（$2 \times 4^{10}$ 乳酸菌 / 包，每天 2 包 + 20 g 纤维），对照组给予等量的单纯纤维 20 g，从入院开始连续服用 14 天。结果对照组中有 17 名患者血培养病原菌为阳性，而 Synbiotic2000™ 治疗组只有 7 名患者血培养病原菌为阳性。治疗组分别有 27% 的患者发生继发感染，24% 的患者发生全身炎症反应综合征和多器官功能障碍综合征等严重并发症，而对照组相应的人数分别为 52% 和 48%（$P < 0.005$）。此外，最近一项针对重症急性胰腺炎的荟萃分析表明，给患者补充合生元可以缩短急性胰腺炎患者的住院时间。

急性胰腺炎（特别是重症胰腺炎）是临床常见的急性危重症疾病之一，具有发病急骤、病情进展快速和凶险、预后差和死亡率高等特点，积极探寻引起疾病发生的影响因素及相应的治疗对策，是预防疾病发生和提高患者治疗效果的关键。不少研究均证实，急性胰腺炎疾病的发生、发展及预后与肠道菌群结构紊乱、细菌移位有密切关联，原因在于，肠道微生态是人体最大的微生态系统，一旦其微生态系统失衡，便会影响宿主代谢及其毒性产物代谢，从而易诱发人体出现全身炎性反应综合征（包含急性胰腺炎）。根据这一机制，为防范急性胰腺炎的发生，就需保障肠道微生态平衡，通过微生态治疗，不仅能有效调控和维持患者肠道微生态平衡，还能有效改善急性胰腺炎患者预后。

### 六、调节糖代谢

肠道微生态是影响能量代谢的关键因素，肠道菌群参与机体代谢，其结构功能失调将影响能量平衡、糖脂代谢及炎症反应等。研究表明，T2DM 患者肠道菌群中度失衡，是糖代谢紊乱的重要始动因素，纠正肠道菌群结构失调已作为药物干预靶点，引起了越来越多学者的关注。

有研究表明，肥胖引起的肠道微生物群组成的变化可能与 2 型糖尿病的发病机制有关。嗜酸乳杆菌 DSM20079 在菊粉或果胶存在下诱导的丁酸比在葡萄糖存在下诱导的丁酸多14.5 倍。12 项合生元研究中有 11 项显示出合生元对葡萄糖代谢会产生有利的影响。对非酒精性脂肪肝患者进行的四项研究中有三项显示合生元对血糖控制有积极作用。

有研究对患有 2 型糖尿病的受试者进行了一项随机、双盲、安慰剂对照试验，结果表明，连续食用 8 周含乳杆菌和菊粉的面包，可显著改善胰岛素、脂质、血浆 NO 和丙二醛代谢水平。总之，与单独使用益生菌相比，合生元对血糖控制和减轻炎症的作用更为显著。

### 七、慢性肾脏疾病的治疗

慢性肾脏病（chronic kidney disease，CKD）患病率逐年提高，现已成为全球重要性公共卫生问题。尽管对疾病的病因及相关危险因素有了更好的控制，但肾脏结构和功能进行性不可逆性损害最终发展为终末期肾脏病仍不可避免，并可累及全身多个系统，常危及患者生命安全。肠道菌群是近年来的研究热点，测序技术和生物信息学的进展揭示了肠道微生物组在疾病活动中的意义。"以微生物为中心的 CKD 进展理论"多方面阐明了肠道微生态失调引起的细菌负荷及内毒素移位与 CKD 进展相关。已提出了改善肠道菌群紊乱的多种干预策略，评估其在 CKD 治疗中的价值，可能有助于对 CKD 患者进行更好的管理。

由于 CKD 患者肾脏清除能力减弱，会积累一些对人体有害的物质即尿毒症因子，这些尿毒症因子对慢性肾脏疾病病程有着重要影响。有研究表明，合生元可以减少这些物质，减缓疾病的进程。Clavel 等对 8 例血液透析患者用合生元进行了 4 周的治疗，发现高对甲酚水平的患者有便秘发生，在 2 周的合生元治疗后，排便困难缓解，并且对甲酚的浓度也降低。Guida 等也有相同的研究结果，通过合生元治疗 CKD3 ～ 4 阶段的患者，15 ～ 30 天后发现总血浆对甲酚的浓度也降低。Nakabayashi 等也有相关的实验证明此结果。

### 八、过敏性疾病的治疗

流行病学研究和实验室证据均显示环境微生物在特应性皮炎、食物过敏、过敏性哮喘等过敏性疾病的发病中具有重要作用。研究发现肠道菌群的组成和结构在多种过敏性疾病患者中发生改变，某些特定菌属 / 种丰度异常，这些变化在婴幼儿和儿童患者中更为确切和显著。

笔记

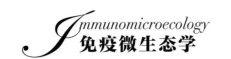

过敏性疾病的一个显著特点是过敏性进程，即在婴幼儿时期最早出现特应性皮炎，之后出现食物过敏，再发生过敏性鼻炎和过敏性哮喘，Th2 应答和屏障功能障碍是这一系列过敏性疾病的共同特征，菌群参与了过敏性进程的各个阶段。

食物过敏患者的肠道菌群也发生显著改变，而且特定菌属 / 种的消失与食物过敏症状相关。对哮喘患者肠道菌群的研究发现，哮喘高风险的患儿在 3 个月大时肠道菌群紊乱，毛螺菌属、韦荣球菌属、粪杆菌属和罗思菌属的丰度低于正常对照，粪便中菌群代谢产物乙酸含量降低，向小鼠模型补充上述 4 种菌属，可以缓解呼吸道的炎症。肠道菌群与过敏性疾病的发生相关，在婴幼儿和儿童时期这一相关性最为显著和确凿，随着年龄的增加，这种相关性逐渐消失。这一现象提示，生命早期菌群对免疫系统发挥着非常显著的影响，有可能确立机体的 Th2 "免疫背景"，之后在相应环境因素的作用下，皮肤屏障或呼吸道屏障的区域免疫应答向 Th2 偏移，最终发生过敏性疾病。

基于临床和实验室的数据，人们很早就尝试开展益生元、益生菌、合生元等微生态制剂在治疗和预防过敏性疾病中的应用。有研究显示，合生元（干酪乳杆菌干酪亚种＋β 葡聚糖）能防治杉树粉过敏引起的眼、鼻症状，减少特异性 IgE 和嗜酸细胞数。将大于 2 岁的异位性皮炎患者分为两组：合生元组 [ 土豆淀粉＋鼠李糖乳杆菌（Lactobacillus rhamnosus）] 和单纯益生菌组，治疗 3 个月后，两组之间没有明显的不同（$P$=0.535）。最近有研究纳入 71 例非 IgE 介导的牛奶过敏婴儿和 51 例健康婴儿，随机分成实验组和对照组，实验组连续 8 周食用含合生元制剂的氨基酸配方奶粉，超过 70% 的婴儿连续摄入该氨基酸基配方奶粉达到 26 周。干预 26 周后，实验组粪便中双歧杆菌的相对丰度显著增加，直肠真杆菌 / 球形梭状芽孢杆菌的丰度显著降低；实验组的皮肤药物使用及耳部感染症状显著减少；实验组的基础临床症状、粪便异常症状较轻。

## 九、类风湿关节炎的治疗

有研究表明，肠道菌群是影响类风湿关节炎( rheumatoid arthritis，RA )发病的环境因素，其中涉及的机制有肠道菌群 – 黏膜稳态的失衡，其不利于肠道适应性免疫的形成，使得免疫系统不能识别常驻菌与致病菌，引起黏膜功能紊乱；另一种机制是肠道菌群失调激活免疫因子，引起全身免疫反应。由此可见，肠道菌群参与类风湿关节炎的发生、发展，其发生、发展既有肠道黏膜与菌群的局部调节，也有全身性免疫因子的共同参与。

通过使用益生菌、益生元、合生元、粪便移植、改变饮食等方式均能改变人体内肠道菌群，人体微环境中细菌的数量及分布得到平衡有利于减少 RA 患者体内炎症因子，缓解 RA 患者关节症状。微生物组的可塑性使得我们可以对与宿主疾病相关的某些肠道微生物群进行特定的或系统的操作，从而改变对 RA 患者的治疗策略。

一项针对类风湿关节炎患者的研究，将患者分为两组，分别接受合生元胶囊或安慰剂，进行为期 8 周的 RCT 试验，在基线和第 8 周时采集空腹血样评估代谢参数。从炎症标记物、氧化应激反应和胰岛素抵抗改善的情况看，补充合生元，可能与 RA 患者炎症减轻有关。与安慰剂组相比，补充合生元组血清 hs-CRP、胰岛素水平降低；评估胰岛素抵抗和 β 细胞功能的稳态模型评分均明显下降；补充合生元组关节疾病活动评分和视觉模拟评分显著提高，血浆 NO、GSH 也明显上升。

### 十、系统性红斑狼疮的治疗

系统性红斑狼疮是一种发病机制不明的异质性自身免疫病。其主要病因是自身反应性 B 细胞产生自身抗体，导致免疫复合物的大量形成与沉积，诱发超敏反应，造成全身非器官特异性的组织损伤。系统性红斑狼疮患者体内参与超敏反应的除了 Th1/Th2 细胞免疫应答模式偏移外，还包括 Th17 和 Treg 的改变。Th17 细胞作为 SLE 的主要驱动因素之一，通过分泌促炎因子（包括 IL-17、IL-22 和 IL-23 等）来造成局部组织炎性破坏。

有研究发现，在体外条件下使用不同刺激剂诱导系统性红斑狼疮患者的外周血中的单个核细胞使之分化为成熟 DCs（mature dendritic cells，MDCs）的过程中，脂多糖更倾向于诱导生成炎性 MDCs，而合生元制剂则可诱导产生具有抑制特性的调节性 MDCs，并产生调节性细胞因子和转录因子，可诱导免疫耐受，所以又称致耐受 DCs。因此，靶向 DCs 的治疗为攻克系统性红斑狼疮提供了新的思路。但是值得注意的是，研究发现调节性 DCs 表达的吲哚 -2,3 双加氧酶能将色氨酸转化为犬尿氨酸，随后在巨噬细胞中降解为神经毒性化合物，如喹啉酸。因此如果系统性红斑狼疮患者体内色氨酸代谢过度增强，可能会引发精神性疾病，这提示靶向未成熟 DCs 的治疗存在一定的阈值。

### 十一、多发性硬化的治疗

多发性硬化（multiple sclerosis，MS）是 T 细胞介导的、多种免疫机制参与的自身免疫脱髓鞘疾病，但其具体机制尚不明朗，目前认为是遗传因素及维生素 D 缺乏、高脂饮食等环境因素共同作用的结果。近年来研究发现，肠道菌群与多发性硬化有着密切的联系。肠道菌群与 MS 的相关性主要表现在 MS 患者具有促炎作用的细菌增加和抑制炎性反应的细菌减少。细菌的促炎机制包括：诱导炎性因子的产生和诱导促炎的 Th1 及 Th17 表型的 CD4$^+$T 细胞分化。抑制炎性细菌，如脆弱拟杆菌则会产生多聚糖 A 进而诱导抑制炎性反应的 Treg 细胞分化。最新的研究表明，色氨酸经过细菌代谢后的产物如吲哚 -3- 硫酸盐有明确的抗炎作用，在给予 EAE 小鼠缺少色氨酸的饮食后，其 EAE 的病程延长，症状加重，而重新给予吲哚 -3- 硫酸盐或富含色氨酸饮食后 EAE 小鼠状态则得以恢复，该研究还发现色氨酸代谢产物通过芳烃受体作用于小胶质细胞进而调控星型胶质细胞起到抗炎作用。

有临床研究表明，口服合生元制剂可以抑制 MS 患者的免疫反应，使具有促炎作用的单核细胞减少、树突状细胞激活减少，并且在停服后抑制炎性反应的 Treg 会减少。有观

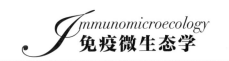

点认为，合生元制剂可有效维持机体免疫稳态并且对身体无害，所以对 MS 等疾病的免疫调节治疗及预防治疗应该基于使用合生元制剂维持免疫稳态的基础之上。肠道菌群及其抗炎产物治疗 MS 患者显示有一定的效果，但均作为一种辅助治疗手段，在改善患者残障评分及生活质量上未达到理想预期，这可能与肠道菌群的复杂性及其调节炎性反应的机制尚不完全明确有关，其效果需要进一步大样本临床实验观察，其机制亦需进一步研究探讨。尽管肠道菌群与 MS 的发病和疾病进展有着密切联系，但其因果关系尚无定论，尚需要进一步的实验研究予以探讨。一些临床实验结果虽表明口服合生元治疗可以减轻患者 MS 的严重程度，缩短患者的病程，但其疗效尚需更大样本量及统一标准的大规模临床实验来确定。

# 第四节　合生元制剂的安全性及临床应用注意事项

由于合生元含有活性益生菌，因此冲服时水温不宜超过 40 ℃；抗菌药物会抑制部分活菌的生长繁殖并杀死这些活菌，从而使产品失效或疗效降低。所以，合生元不宜与具有收敛作用的制剂合用，如鞣酸、铋剂、活性炭、氢氧化铝及碱性药物，以免其吸附或杀灭活菌。

原则上服用合生元也不能同时使用抗生素。当重症患者不能停用抗生素时，合生元与抗生素可采取以下几种方案同用：①加大合生元的剂量和服药次数；②尽量不采用口服抗生素；③先抗后调，即先用抗生素后用合生元，且最好两者服用间隔 1～2 小时。临床上，如合生元联合肠内营养使用时，还须注意以下几点：①考虑到一些合生元中的益生元或纤维不易充分溶解，护理人员要注意保持导管通畅。合生元可先于肠内营养注入胃管中。初次给予量不能太多，防止胃内潴留，对于颅脑外伤的患者应注意警惕误吸；②超炎症反应发生在应激后 24 h 内，早期使用合生元和肠内营养显得尤为重要；③鼻空肠管喂养要优于鼻胃管喂养，这样益生菌不易受到胃酸和胆汁的侵蚀，而且空肠喂养反流较少，更利于合生元发挥作用；④对于择期手术的患者而言，术前服用合生元可以增强机体免疫力，减少术后的炎症刺激。

一般认为，微生态制剂使用安全，没有毒副反应，但近年来出现了一些微生态制剂相关不良反应的报道。有报道指出，免疫功能受损或具有某些基础病的患者可发生布拉酵母或枯草杆菌菌血症，以及心内膜炎。目前认为，某些球菌，如肠球菌在免疫功能异常时具有潜在的致病作用，已成为医院内感染的重要病原菌之一，且其中对万古霉素耐药的菌株日益增多，临床应用需要谨慎。

临床上，由于不同个体、不同的疾病状态下患者的肠道微生态结构存在很大的差异，故补充合生元制剂需要个性化治疗。目前，合生元制剂的临床应用多是经验性的，还存在一定的盲目性，其功能作用一直被定位在辅助治疗的角色。临床迫切需要通过相关研究寻找最佳的、个性化的合生元制剂治疗方案。

# 第五节　合生元制剂未来应用价值及前景

合生元制剂既可发挥益生菌的生理活性，又可通过益生元选择性地增加菌的数量发挥持久作用，合生元在调节微生态平衡中的优势决定了它有很好的应用前景，是微生态制剂发展的重要方向。当前，全世界都将面临人口老龄化问题，老年人的健康保健已成为研究的热点，随着年龄的增长，肠道益生菌的数量将急剧减少，合生元在其饮食上的干预会在维护老年健康中起到举足轻重的作用。

从目前合生元在整个微生态领域的发展来看，它占据了微生态制剂这座金字塔的塔尖，具有药物不可替代的优点，即起到"患病治病，未病防病，无病保健"的效果，避免了抗生素长期使用的毒副作用，以及耐药性或抗药性。例如，细菌生物膜是医学界的难题，抗生素对其束手无策，有研究证实合生元能够影响细菌生物膜的种类特性，这将为医学界清除致病性强的病原菌提供方向。随着人们生活水平的逐渐提高与疾病治疗复杂性的日益攀高，无毒、无不良反应的合生元制剂的需求量将越来越大。

虽然合生元在临床上已有较多应用，但仍有许多问题值得探讨：①益生菌之间黏附能力、抵御胃肠道内化学环境的能力均存在差异，因此筛选合适的功能益生菌是需要解决的难题；②益生菌的剂量、种类及单一使用还是联合使用都是需要在实验中进一步摸索的内容；③益生菌和益生元的最佳组合方式是哪些？怎样组合才能发挥最大的疗效？

鉴于目前国内外合生元制剂的研究现状及热潮，我们相信通过微生态领域与药学领域、基础医学领域的互相渗透、相互协作，以及制备工艺的提高，一定能够研制出更多、更好的合生元制剂为人类健康做出贡献。

（李进军）

# 参考文献

[1] ARMANI R G，RAMEZANI A，YASIR A，et al. Gut microbiome in chronic kidney disease. Curr Hypertens Rep，2017，19（4）：29.

[2] ASEMI Z, KHORRAMI-RAD A, ALIZADEH S A, et al. Effects of synbiotic food consumption on metabolic status of diabetic patients: A double-blind randomized cross-over controlled clinical trial. Clin Nutr, 2014, 33(2): 198-203.

[3] ASEMI Z, ZARE Z, SHAKERI H, et al. Effect of multispecies probiotic supplements on metabolic profiles, hs-CRP, and oxidative stress in patients with type 2 diabetes. Ann Nutr Metab, 2013, 63(1/2): 1-9.

[4] ŞIRVAN B N, USTA M K, KIZILKAN N U, et al. Are synbiotics added to the standard therapy to eradicate helicobacter pylori in children beneficial? A randomized controlled study. Euroasian J Hepatogastroenterol, 2017, 7(1): 17-22.

[5] BAHMANI F, TAJADADI-EBRAHIMI M, MAZOUCHI F K M, et al. The consumption of synbiotic bread containing lactobacillus sporogenes and inulin affects nitric oxide and malondialdehyde in patients with type 2 diabetes mellitus: randomized, double-blind, placebo-controlled trial. J Am Coll Nutr, 2016, 35(6): 506-513.

[6] CHEY W D, LEONTIADIS G I, HOWDEN C W, et al. ACG clinical guideline: treatment of Helicobacter pylori Infection. Am J Gastroenterol, 2017, 112(2): 212-239.

[7] ESLAMPARAST T, POUSTCHI H, ZAMANI F, et al. Synbiotic supplementation in nonalcoholic fatty liver disease: a randomized, double-blind, placebo-controlled pilot study. Am J Clin Nutr, 2014, 99(3): 535-542.

[8] ESLAMPARAST T, ZAMANI F, HEKMATDOOST A, et al. Effects of synbiotic supplementation on insulin resistance in subjects with the metabolic syndrome: a randomised, double-blind, placebo-controlled pilot study. Br J Nutr, 2014, 112(3): 438-445.

[9] FENG Y L, CAO G, CHEN D D, et al. Microbiome-metabolomics reveals gut microbiota associated with glycine-conjugated metabolites and polyamine metabolism in chronic kidney disease. Cell Mol Life Sci, 2019, 76(24): 4961-4978..

[10] FORD A C, QUIGLEY E M M, LACY B E, et al. Efficacy of prebiotics, probiotics, and synbiotics in irritable bowel syndrome and chronic idiopathic constipation: Systematic review and meta-analysis. Am J Gastroenterol, 2014, 109(10): 1547-1561.

[11] FOX A T, WOPEREIS H, AMPTING M T J, et al. A specific synbiotic-containing amino acid-based formula in dietary management of cow's milk allergy: a randomized controlled trial. Clin Transl Allergy, 2019, 9: 5.

[12] GRIMOUD J, DURAND H, COURTIN C, et al. In vitro screening of probiotic lactic acid bacteria and prebiotic glucooligosaccharides to select effective synbiotics. Anaerobe, 2010, 16(5): 493-500.

[13] GUIDA B, GERMANÒ R, TRIO R, et al. Effect of short-term synbiotic treatment on plasma p-cresol levels in patients with chronic renal failure: a randomized clinical trial. Nutr Metab Cardiovasc Dis, 2014, 24(9): 1043-1049.

[14] JUMPERTZ R, LE D S, TURNBAUGH P J, et al. Energy-balance studies reveal associations between gut microbes, caloric load, and nutrient absorption in humans. Am J Clin Nutr, 2011, 94(1): 58-65.

[15] KAUR R, GULATI M, SINGH S K. Role of synbiotics in polysaccharide assisted colon targeted microspheres of mesalamine for the treatment of ulcerative colitis. Int J Biol Macromol, 2017, 95: 438-450.

[16] KIM Y A, KEOGH J B, CLIFTON P M. Probiotics, prebiotics, synbiotics and insulin sensitivity. Nutr Res Rev, 2018, 31(1): 35-51.

[17] KOK C R, QUINTERO D F G, NIYIRORA C, et al. An in vitro enrichment strategy for formulating synergistic synbiotics. Appl Environ Microbiol, 2019, 85(16): e01073-19.

[18] KRUMBECK J A, MALDONADO-GOMEZ M X, RAMER-TAIT A E, et al. Prebiotics and synbiotics:

笔记

dietary strategies for improving gut health. Curr Opin Gastroenterol, 2016, 32（2）: 110-119.

[19] LINDSAY K L, KENNELLY M, CULLITON M, et al. Probiotics in obese pregnancy do not reduce maternal fasting glucose: a double-blind, placebo-controlled, randomized trial（Probiotics in Pregnancy Study）. Am J Clin Nutr, 2014, 99（6）: 1432-1439.

[20] MOFIDI F, POUSTCHI H, YARI Z, et al. Synbiotic supplementation in lean patients with non-alcoholic fatty liver disease: a pilot, randomised, double-blind, placebo-controlled, clinical trial. Br J Nutr, 2017, 117（5）: 662-668.

[21] MOROTI C, SOUZA MAGRI L F, DE REZENDE COSTA M, et al. Effect of the consumption of a new symbiotic shake on glycemia and cholesterol levels in elderly people with type 2 diabetes mellitus. Lipids Health Dis, 2012, 11: 29.

[22] NAZZARO F, FRATIANNI F, NICOLAUS B, et al. The prebiotic source influences the growth, biochemical features and survival under simulated gastrointestinal conditions of the probiotic Lactobacillus acidophilus. Anaerobe, 2012, 18（3）: 280-285.

[23] NIELSEN T S, JENSEN B B, PURUP S, et al. A search for synbiotics: effects of enzymatically modified arabinoxylan and Butyrivibrio fibrisolvens on short-chain fatty acids in the cecum content and plasma of rats. Food Funct, 2016, 7（4）: 1839-1848.

[24] POLAKOWSKI C B, KATO M, PRETI V B, et al. Impact of the preoperative use of synbiotics in colorectal cancer patients: a prospective, randomized, double-blind, placebo-controlled study. Nutrition, 2019, 58: 40-46.

[25] POURMASOUMI M, NAJAFGHOLIZADEH A, HADI A, et al. The effect of synbiotics in improving Helicobacter pylori eradication: a systematic review and meta-analysis. Complement Ther Med, 2019, 43: 36-43.

[26] RAJKUMAR H, KUMAR M, DAS N, et al. Effect of probiotic lactobacillus salivarius UBL S22 and prebiotic fructo-oligosaccharide on serum lipids, inflammatory markers, insulin sensitivity, and gut bacteria in healthy young volunteers: a randomized controlled single-blind pilot study. J Cardiovasc Pharmacol Ther, 2015, 20（3）: 289-298.

[27] RAMAN M, AMBALAM P, KONDEPUDI K K, et al. Potential of probiotics, prebiotics and synbiotics for management of colorectal cancer. Gut Microbes, 2013, 4（3）: 181-192.

[28] REDMAN M G, WARD E J, PHILLIPS R S, et al. The efficacy and safety of probiotics in people with cancer: a systematic review. Ann Oncol, 2014, 25（10）: 1919-1929.

[29] SHAKERI H, HADAEGH H, ABEDI F, et al. Consumption of synbiotic bread decreases triacylglycerol and VLDL levels while increasing HDL levels in serum from patients with type-2 diabetes. Lipids, 2014, 49（7）: 695-701.

[30] SHAVAKHI A, MINAKARI M, FIROUZIAN H, et al. Effect of a probiotic and metformin on liver aminotransferases in non-alcoholic steatohepatitis: a double blind randomized clinical trial. Int J Prev Med, 2013, 4（5）: 531-537.

[31] TAJABADI-EBRAHIMI M, SHARIFI N, FARROKHIAN A, et al. A randomized controlled clinical trial investigating the effect of synbiotic administration on markers of insulin metabolism and lipid profiles in overweight type 2 diabetic patients with coronary heart disease. Exp Clin Endocrinol Diabetes, 2017, 125（1）: 21-27.

[32] TAJADADI-EBRAHIMI M, BAHMANI F, SHAKERI H, et al. Effects of daily consumption of synbiotic bread on insulin metabolism and serum high-sensitivity C-reactive protein among diabetic patients: A double-

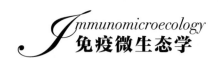

blind, randomized, controlled clinical trial. Ann Nutr Metab, 2014, 65（65）: 34-41.

[33] TIAN X, PI Y P, LIU X L, et al. Supplemented use of Pre-, Pro-, and synbiotics in severe acute pancreatitis: an updated systematic review and meta-analysis of 13 randomized controlled trials. Front Pharmaco, 2018, 9: 690.

[34] WONG V W, WON G L, CHIM A M, et al. Treatment of nonalcoholic steatohepatitis with probiotics. A proof-of-concept study. Ann Hepatol, 2013, 12（2）: 256-262.

[35] ZAMANI B, FARSHBAF S, GOLKAR H R, et al. Synbiotic supplementation and the effects on clinical and metabolic responses in patients with rheumatoid arthritis: a randomised, double-blind, placebo-controlled trial. Br J Nutr, 2017, 117（8）: 1095-1102.

笔记

# 第四章　其他功能性食品及营养药品的临床应用

## 第一节　功能性食品和营养素概述

### 一、功能性食品和营养药品的定义

功能性食品（functional foods，FD）的概念最早是在印度的古老吠陀文本和传统中医中描述的，反映了东方哲学"药食同源"。功能性食品这个词汇首次是出现在1993年Nature杂志的"日本探索食品和药品之间的界限"一文，其本质上是一个营销术语，在全球范围内，它不受法律认可。目前，对于功能性食品在国际上没有统一的定义，日本称为"特定保健用食品"，欧美称为"食补充剂""强化食品""疗效食品"和"特殊膳食食品"等。我国称为"保健食品"和"特殊膳食用食品"。功能性食品在外观上与普通食品相似，是正常饮食的一部分，与普通食品相比，除了具有基本营养价值外，还具有一定的健康益处和（或）可以降低某些慢性疾病的风险，包括维持肠道健康。

营养药品（nutraceuticals，NC），又称保健营养品或营养素，是源自"营养（nutrition）"和"药物（pharmaceutical）"的术语，1989年，由创新医学基金会创始人兼董事长Stephen L.DeFelice提出，并将其定义为"除了满足基本的营养需求外，还提供医学或健康益处，包括预防和（或）治疗疾病的食物或强化食品"。该术语适用于从功能性食品中分离出来的功效成分。营养药品可用于改善健康状况、延缓衰老过程、预防慢性疾病、延长预期寿命或支持身体的结构或功能。"营养药品"通常也是营销术语，没有法规定义。在美国，营养药品被监管为药品、食品添加剂或膳食补充剂；在我国，营养药品被监管为药品、肠内营养制剂、特殊医学用途配方食品或保健食品，其主要区别在于产品批号不同。与药品相比，营养药品通常无专利保护。

### 二、功能性食品和营养药品的分类

食品作为药品的概念并不新鲜。大约2500年前，希波克拉底曾说："让食物成为你的药"。流行病学和临床数据还表明，特定饮食营养成分的缺乏会改变免疫力，并增加

笔记

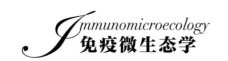

感染的风险。被广泛认可的营养药品包括膳食纤维、β-胡萝卜素、ω-3多不饱和脂肪酸
（polyunsaturated fatty Acids，PUFA）[如二十二碳六烯酸（docosahexaenoic acid，DHA）
和二十碳五烯酸（eicosapentaenoic acid，EPA）、共轭亚油酸（conjugated linoleic acid，
CLA）等]。营养药品可根据食物来源、作用机制、潜在健康益处、化学结构进行分类。

### （一）根据食物来源分类

营养药品可以作为天然/人工食品和补充剂的功效成分食用。功能性食品配方中功效
成分的来源是许多人重要考虑的因素。营养药品可以源自植物、动物、微生物，甚至是人
工合成的化合物。例如，多酚白藜芦醇既可来源于自然资源（日本虎杖、葡萄皮或红酒），
也可以通过转基因酵母生产。表4-4-1-1概述了各种营养药品及它们的来源。

表 4-4-1-1　营养药品按照食物来源进行分类示例

| 植物 | | | |
|---|---|---|---|
| 大蒜素 | 没食子酸 | 木质素 | 钾盐 |
| 抗坏血酸 | 染料木黄酮 | δ-柠檬烯 | 槲皮素 |
| 辣椒素 | 香叶醇 | 叶黄素 | 白藜芦醇 |
| β-胡萝卜素 | β-葡聚糖 | 木犀草素 | 紫檀芪 |
| 纤维素 | 谷胱甘肽 | 番茄红素 | 硒 |
| 胆碱 | 吲哚-3-羰基 | 去甲氢辣椒素 | α-生育酚 |
| 大豆苷元 | β-紫罗酮 | 果胶 | α-生育三烯酚 |
| 半纤维素 | 卵磷脂 | 紫苏醇 | 玉米黄质 |
| 动物 | | | |
| 钙 | 鞘脂 | 肌酸 | |
| 硒 | 锌 | 泛醌（辅酶Q10） | |
| CLA | 二十二碳五烯酸 | EPA | DHA |
| 微生物 | | | |
| 细菌 | | | |
| 两岐双岐杆菌 | 婴儿双岐杆菌 | 长双岐杆菌 | 鼠李糖乳杆菌菌 |
| 嗜酸乳杆菌 | 罗伊乳杆菌 | 嗜热链球菌 | 唾液乳杆菌 |
| 酵母 | | | |
| 布拉酵母 | | | |

有些营养药品以高含量存在于特定食物或某类食物中，如辣椒素主要存在于辣椒中，
而烯丙基硫化物主要存在于洋葱和大蒜中。表4-4-1-2提供了特定食物或食物种类所独有
的某些营养药品清单。特定营养药品的食物来源清单可能很长，其中包括许多看似无关的
食物，如柑橘类水果和洋葱一样都含有异黄酮槲皮素。紧密相关或相似的食物不一定都含
有相同的营养药品。例如，尽管洋葱中含有槲皮素，大蒜却不含槲皮素。

表 4-4-1-2　特定营养药品含量较高的食物示例

| 营养药品 | 高含量食物 |
| --- | --- |
| 腺苷 | 大蒜、洋葱 |
| 花青素 | 葡萄、红酒 |
| 烯丙基硫化物 | 洋葱、大蒜 |
| 3- 正丁基邻苯二甲酸 | 芹菜 |
| β- 胡萝卜素 | 柑橘类水果、胡萝卜 |
| 辣椒素 | 辣椒果实 |
| 卡诺醇 | 迷迭香 |
| 儿茶素（茶单宁） | 茶叶、浆果 |
| 纤维素 | 大多数植物（细胞壁的组成部分） |
| CLA | 牛肉和奶制品 |
| 姜黄素 | 姜黄 |
| 鞣花酸 | 葡萄、草莓、覆盆子、核桃 |
| EPA 和 DHA | 鱼油、藻类、磷虾 |
| β- 葡聚糖 | 燕麦麸、大麦 |
| 异黄酮 | 大豆和其他豆类 |
| 异硫氰酸酯 | 十字花科蔬菜 |
| 番茄红素 | 番茄和番茄制品 |
| 槲皮素 | 洋葱、红葡萄、柑橘类水果、西兰花 |
| 白藜芦醇 | 葡萄（皮）、红酒 |
| 肌酸 | 动物肉 |

### （二）根据作用机制分类

不论食物来源如何，营养药品可以根据其对人体的已证实或声称的生理作用进行分类，如抗氧化、抑菌、降压、降胆固醇、血小板聚集拮抗、抗炎、抗癌和骨保护等。表 4-4-1-3 提供了按作用机制分类的营养药品示例，该分类信息将有助于制订饮食计划，以帮助控制或预防慢性病的发展。值得注意的是，与营养药品相关的毒性和协同竞争作用等许多问题尚不明确。某些营养药品具有多种作用机制，如 ω-3 PUFA 作为类花生酸的物质的前体，可促进局部血管舒张和支气管扩张，并阻止血小板聚集和凝块形成，这些作用可以分别预防哮喘和心脏病；ω-3 PUFA 还可能降低蛋白激酶 C 和酪氨酸激酶的活性，这两者均参与细胞生长信号传导，对这些酶的抑制作用可能会减轻心脏肥大和癌细胞增殖。ω-3 PUFA 还可能抑制脂肪酸酶的合成。此外，EPA 可能会对肌肉中的西罗莫司靶蛋白（mammalian target of rapamycin，mTOR）信号传导途径产生积极影响，从而支持肌肉蛋

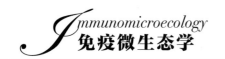

白质合成。基于 ω-3 PUFA 在脂肪和肌肉蛋白质代谢中的作用，长期食用鱼类或鱼油（高 EPA 含量）在理论上可以支持更健康的身体结构，进而对肥胖产生影响。

表 4-4-1-3　营养药品按照作用机制分类示例

| 抗癌 | | |
|---|---|---|
| 阿霍烯 | 鞣花酸 | 柠檬烯 |
| 辣椒素 | 肠内酯 | 叶黄素 |
| 卡诺醇 | 雌马酚 | 紫檀芪 |
| CLA | 染料木黄酮 | 鞘脂 |
| 姜黄素 | 甘草酸 | α - 生育酚 |
| 大豆苷 | 保加利亚乳杆菌 | α - 生育三烯酚 |
| 二烯丙基硫醚 | 嗜酸乳杆菌 | γ - 生育三烯酚 |
| **控制血脂** | | |
| β - 葡聚糖 | 白藜芦醇 | δ - 生育酚 |
| 单宁 | 皂苷 | δ - 生育三烯酚 |
| ω -3PUFA | β - 谷甾醇 | 槲皮素 |
| **抗氧化剂** | | |
| 抗坏血酸 | 姜汁 | 番茄红素 |
| β - 胡萝卜素 | 谷胱甘肽 | 橄榄苦苷 |
| 儿茶素 | 羟基酪醇 | 多酚类 |
| 绿原酸 | 吲哚 -3- 甲醇 | 单宁 |
| CLA | 叶黄素 | 生育酚 |
| 鞣花酸 | 木犀草素 | 生育三烯酚 |
| **抗炎** | | |
| 辣椒素 | DHA | 亚麻酸 |
| 姜黄素 | EPA | 槲皮素 |
| **骨生长或骨保护** | | |
| 大豆黄酮 | 钙 | 大豆蛋白 |
| CLA | 染料木黄酮 | 肌酸 |

### （三）根据健康声明分类

健康声明是指在食品（包括膳食添加剂）的标签上做出的声明，明确或含蓄地表明食品中某种营养药品的存在及含量与疾病或健康的关系（表 4-4-1-4）。健康声明仅限于对降低疾病风险的陈述，而不能对疾病的诊断、治愈、缓解或治疗提出任何主张。在使用健康声明前，必须由监管部门批准。营养药品对人类健康的功效声称是基于众多科学验证的结果，按照推荐使用剂量使用则无须担心毒性。

表 4-4-1-4 营养药品按照健康声明分类示例

| 增强免疫力 | 改善睡眠 |
|---|---|
| 螺旋藻 | 褪黑素 |
| 破壁灵芝孢子粉 | |
| 谷氨酰胺 | |
| 辅酶 Q10 | |
| **辅助降血脂** | **抗氧化** |
| 鱼油 | 槲皮素 |
| EPA 和 DHA | 辅酶 Q10 |

## （四）根据化学结构分类

根据营养药品特定的分子结构，可以分为几个化学家族（表 4-4-1-5）。除益生菌和益生元以外的重要营养药品类别包括：碳水化合物、脂肪酸和脂质、蛋白质及氨基酸、维生素、矿物质和植物化合物（如多酚、萜类化合物）等。

表 4-4-1-5 基于化学结构的营养药品分类示例

| 碳水化合物 | 脂肪酸和脂质 |
|---|---|
| 非淀粉多糖 | CLA |
| 抗性淀粉 | 卵磷脂 |
| 寡糖 | 单不饱和脂肪酸 |
| **酚类** | ω-3 PUFA |
| 香豆素 | 鞘脂 |
| 儿茶素 | **蛋白质，氨基酸和衍生物** |
| 黄酮 | 亮氨酸、精氨酸 |
| 异黄酮 | 肌酸 |
| 木质素 | **矿物质** |
| 二苯乙烯 | 钙、钾 |
| 单宁 | 硒、锌、铜 |
| **萜类** | 维生素 |
| 类胡萝卜素 | 抗坏血酸（维生素 C） |
| 皂苷 | 叶酸 |
| 萜烯 | **微生物相关** |
| 生育酚 | 益生元 |
| 生育三烯酚 | 益生菌 |

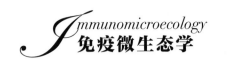

# 第二节　功能性食品及营养药品与免疫微生态相互作用机制

　　越来越多的研究表明肠道菌群是饮食影响宿主免疫及代谢的中央调节器。肠道菌群的组成和功能是动态的，并受饮食特性（如营养药品的含量和组成）的影响。膳食可以通过以下 3 种方式与肠道微生态及免疫相互作用（文末彩图 4-4-2-1）：①未经加工的饮食成分（如 ω-3 PUFA）直接在肠道中吸收，并与肠上皮细胞（intestinal epithelial cell，IEC）及各类免疫细胞相互作用；②经肠道微生物加工转化的饮食成分（如由多糖发酵产生的乙酸）可以作为信号分子被免疫系统识别，并通过该信号监测微生物的代谢活动；③饮食成分中的微量元素（如维生素 A）直接与肠道微生物相互作用，微生物相关分子模式（microbial-associated molecular patterns，MAMPs）形式的微生物信号通过固有的信号传导途径（如炎性小体或 Toll 样受体）修饰局部黏膜免疫反应。

　　IEC 可响应共生菌产生各种免疫调节细胞因子和趋化因子，并有助于肠道免疫系统的发展，同时 IEC 从免疫细胞接收细胞因子信号，并产生针对肠道菌群的各种免疫因子。IEC 的这种双向功能对于肠道微生态和宿主免疫系统的稳态至关重要。IEC 中有大约 1% 的肠内分泌细胞（enteroendocrine cell，EC），可作为肠腔的"感受器"，负责感受肠腔离子、营养素、细菌及其代谢产物等肠内容物的变化。EC 是多功能性的，可以合成、储存和释放不同的多肽类激素和其他生物活性分子。肠组织内的多肽类激素有许多不同的重要功能，如调节胰腺的内、外分泌及中枢神经系统。此外，胃肠激素可以激发和抑制食欲，因此在调节小肠的食物消化吸收过程中起着关键作用。例如，瘦素作为一种多效性细胞因子，起到调节食欲的作用，并在抑制 Treg 增殖的同时，促进 Th1 细胞及 Th2 细胞优势生长。瘦素水平降低可能解释了与营养剥夺期有关的细胞免疫力下降现象。瘦素还影响先天免疫细胞，包括中性粒细胞激活和迁移以及单核细胞和巨噬细胞的激活。一直以来人们以为 EC 对肠道内的情况的感知是通过释放激素来"告知"大脑的。但最新研究表明，EC 可直接与迷走神经形成突触，并以谷氨酸为神经递质，将肠腔内的营养等信息迅速告知大脑。

　　富含动物蛋白、脂肪及人工添加剂且缺乏纤维、植物化学成分、维生素、矿物质及益生菌的"西方化饮食"可能造成了肠道菌群失调。如果肠道微生态紊乱就会导致营养 – 免疫平衡的破坏，免疫应答的异常是引起一系列局部和全身性疾病，如炎性肠病、肥胖、糖尿病、癌症，甚至自闭症的诱因。营养药品可以通过与免疫微生态的相互作用，纠正肠道微生态 – 免疫失调，改善病症。

笔记

## 一、宏量元素与免疫微生态相互作用机制

### （一）碳水化合物

微生物可利用的碳水化合物（microbiota-accesible carbohydrate，MAC）是微生物菌群组成和功能的主要调节剂。肠道微生物具有丰富的复合碳水化合物降解酶，能降解难消化的碳水化合物作为其主要能量来源。在结肠菌群发酵 MAC 中，厚壁菌门（Firmicutes）及拟杆菌门（Bacteroidetes）占肠道菌群绝大部分。厚壁菌门主要参与宿主膳食能量吸收，将多糖转换为可吸收 SCFA，主要是乙酸、丙酸和丁酸。拟杆菌门主要负责糖类及类固醇物质代谢，增加基础营养素吸收。肠道 SCFA 的腔内浓度可以通过饮食中的 MAC 量来改变，这反过来会影响肠道菌群的组成。SCFA 除了充当宿主的能源外，也能调节肠道 pH 值促进乳酸杆菌（Lactobacillus）及双歧杆菌（Bifidobacterium）等有益菌的生长，发挥抑制有害菌群纠正肠道微生态紊乱的作用，也可作为血糖调控剂调节胰岛素分泌和利用。SCFA 还对宿主的免疫产生重要影响。丁酸作为结肠上皮细胞的重要能源，能影响上皮细胞的增殖、分化，并可通过抑制组氨酸去乙酰化酶而调节上皮细胞的基因表达，抑制结肠肿瘤细胞增生增殖，促进肿瘤细胞凋亡，达到预防和治疗结肠癌的效果。乙酸和丙酸可通过血液到达不同器官，作为脂肪生成和糖异生的底物，并能通过与 G 蛋白偶联受体 GPR41 和 GPR43 结合来调节不同基因的表达。SCFA 通过受体作用的靶器官取决于细胞类型，如 SCFA 可以通过作用于肠内分泌 L 细胞来调节胰高血糖素样肽 1（GLP-1）的分泌，促进胰岛素分泌并改善胰岛素抵抗和敏感性，同时参与调控机体脂肪及胆固醇代谢。另外，SCFA 通过 GPR43 信号途径来抑制中性粒细胞的炎症反应。SCFA 也能通过调控结肠 Treg 细胞在黏膜免疫耐受中发挥作用。

### （二）蛋白质

蛋白质可以通过游离氨基酸及寡肽两种方式被小肠吸收。肠道菌群的存在对机体 $H^+$ 供给，维持最佳 pH 反应浓度及促进相关酶活性起到非常重要的作用。当存在高分解代谢、慢性疾病及自身免疫性疾病伴严重营养不良时，整蛋白营养制剂将成为最理想的肠内营养剂，其完整蛋白质可提供丰富的氮元素，含有的谷氨酰胺也能为肠黏膜细胞增殖提供帮助，有效补充机体所需蛋白质，减少内毒素产生，缓解炎症损伤及减轻肾脏负荷，改善临床症状及并发症，降低疾病风险。肠道微生物也有着丰富的氨基酸代谢能力，能合成苯丙氨酸、色氨酸、赖氨酸、亮氨酸、异亮氨酸等机体必需氨基酸。其中机体所需赖氨酸来源中，肠道菌群合成贡献占比 2%～20%。当膳食蛋白未经机体消化酶完全吸收，可运送至结肠末端进行菌群酵解，为菌群提供生物必需的碳和氮，同时分解生成的 SCFA、支链氨基酸、吲哚、酚、氨和胺等代谢产物，可进一步参与肠道屏障完整性维持和刺激机体免疫应答。蛋白质介导的对肠道菌群的影响取决于蛋白质的类型和来源：一方面，酚类、吲哚类和胺

类可与 NO 结合形成胃肠癌相关的毒性物质 N- 亚硝基化合物。动物模型和体外研究表明，氨、酚、对甲酚、某些胺和硫化氢等化合物在肠漏、炎症、DNA 损伤和癌症进展中起重要作用。奶酪、海鲜、蛋和肉中富含的磷脂酰胆碱和红肉中富含的 L- 肉碱，将会被微生物代谢产生三甲胺，其随后在肝脏单加氧酶催化反应中被氧化成氧化三甲胺（trimethylamine N-oxide，TMAO）。循环 TMAO 水平的增加与人类心血管疾病和动脉粥样硬化的加速有关。低蛋白饮食可通过减少 mTOR 的活化来改善心脏代谢指标并延长寿命。另一方面，肠道微生物将色氨酸代谢成各种吲哚衍生物，包括吲哚丙酸和吲哚 -3- 乙酸，是芳烃受体（aryl hydrocarbon receptor，AhR）的激动剂。AhR 可以调节树突状细胞的分化，并促进 Th17 和 Treg 分化及其效应分子活性。吲哚内酸可维持肠内稳态并防止实验性结肠炎；吲哚 -3- 乙酸酯被证明可以减少肝细胞和巨噬细胞的炎症。

### （三）脂质

与碳水化合物和蛋白质一样，脂质介导的对肠道菌群的影响取决于脂质类型和来源。富含饱和脂肪酸的饮食与白色脂肪组织炎症和代谢疾病的增加相关，而富含多不饱和脂肪酸的饮食已显示出可以抵消炎症并促进减重和代谢健康的表型。高脂饮食会显著降低拟杆菌（Bacteroides）及双歧杆菌（Bifidobacterium）等肠道有益菌，增加厚壁菌（Firmicutes）、变形菌（Proteobacterium）及梭杆菌（Fusobacteria）等潜在致病菌数量，使肠屏障通透性增强，机体内毒素及肠源性毒素水平增加，最终诱发细菌脂多糖（lipopolysaccharides，LPS）易位，LPS 通过 TLR4 信号传导引发强烈的炎症反应，这与胰岛素抵抗、肥胖、肠道肿瘤等疾病发展有关。在膳食中添加 ω-6PUFA 和 ω-3 PUFA，可显著增加肠道双歧杆菌及乳杆菌丰度，减少致病菌数量，促进肠道免疫细胞渗透，增加前列腺素表达，减少疾病发生。初级胆汁酸在肝脏中由胆固醇转化而来，分泌到小肠中，并促进膳食脂质的溶解、吸收和消化。肠道微生物对初级胆汁酸的改变主要包括共轭氨基酸的水解，7α/β- 脱羟基化，以及不同位置的羟基的氧化和差向异构化。胆汁酸通过法尼酯 X 受体（Farnesoid X receptor，FXR）和 G 蛋白偶联的胆汁酸受体 1（TGR5）作为动态信号分子。肠道微生物也对 FXR 和 TGR5 表达和信号传导有直接影响。肠道菌群通过对胆汁酸转化后，其代谢产物可结合 TGR5，明显提高环磷酸腺苷（cAMP）水平，促进 Ⅱ 型脱碘酶释放，增加体内甲状腺激素水平，提升脂肪代谢和能量消耗，改善并预防肥胖及胰岛素抵抗等疾病发生。进一步研究发现，梭菌科成员可通过其代谢产物增加对脂质的摄取吸收，增加二脂酰甘油酰基转移酶 2（Dgat2）表达，促进甘油三酯合成。因此，肠道微生物群平衡有助于调节胆汁酸组成、丰度和信号传导，并且这种调节可能不仅对脂质消化和吸收具有重要意义，而且对于代谢疾病的发展和预防也具有重要意义。

笔记

## 二、微量元素与免疫微生态相互作用机制

### （一）维生素

除主要的宏量营养素外，肠道菌群还调节部分维生素的合成和代谢。例如，维生素 $B_1$、$B_2$、$B_{12}$、C、K、烟酸、生物素和叶酸等可由肠道菌群生成。叶酸可以由双歧杆菌和乳杆菌合成，费氏丙酸杆菌、肠沙门菌、无害李斯特菌和罗伊乳杆菌可以合成维生素 $B_{12}$（钴胺素）。叶酸和 $B_{12}$ 也是人体肠道微生物的调控因子，可能控制着肠道微生物群与宿主基因组水平的相互作用。维生素和肠道菌群之间的关系似乎是双向的，宿主提供的几种维生素能塑造微生物组成并在细菌内发挥关键功能。例如，核黄素调节细菌的细胞外电子转移和氧化还原状态，维生素 D 及其受体通过塑造肠道微生态有助于调节肠道炎症。维生素 D 对肠道免疫系统和黏膜屏障功能非常重要，常与维生素 A 通过核受体协同发挥作用。维生素 D 的缺乏则可直接影响肠道菌群，导致拟杆菌属增加，并导致 Th17、Th1 与 Treg、Th2 免疫功能平衡打破，易发生自身免疫反应。大量观察性研究表明，维生素 A、C、D、E 和锌的缺乏会对免疫功能有不利的影响，尤其是 T 细胞反应。维生素 A 是细胞和组织增殖、分化和维持功能完整性所必需的，尤其是黏膜快速增殖的细胞及其屏障功能所必需的，其在肠道应对病原的免疫反应，以及机体对食物源抗原的耐受中发挥重要作用。肠道菌群也能合成维生素 A 的中间代谢产物视黄酸，其在 T 细胞亚群的分化、T 细胞向组织的迁移及其调节功能中起关键作用。

### （二）矿物质

矿物质是许多哺乳动物和细菌生理过程的辅助因子，可以显著改变肠道微生态。缺锌是发展中国家致命儿童腹泻的一个重要危险因素，它可以增加病原菌的数量，锌缺乏时，会导致 IL-6 分泌增加，补锌可恢复 Th1/Th2 平衡，但是高剂量的锌会降低 Th17 细胞的发育。硒元素缺乏时，会影响 T 细胞和 Th1/Th2 的增殖，影响 Treg 和 Th17 的分化。补硒会导致杆菌属（Turicibacter）和阿克曼菌属（Akkermansia）的相对丰度升高，Dorea 和 Mucispirillum 下降。移植补硒状态的肠道菌群至葡聚糖硫酸钠诱导的肠炎小鼠和沙门菌感染小鼠体内，发现补硒 7 天显著降低肠炎死亡率、疾病活动和结肠病理指数、肠道通透性和促炎性因子，增加紧密连接蛋白，缓解结肠氧化应激，提升抵抗沙门菌的能力。摄入足够或超量的硒可以优化肠道菌群，以保护肠道免受这些肠道功能障碍的影响。限制铁的摄入会影响免疫力，铁缺乏还削弱先天免疫反应。人类母乳传递乳铁蛋白，保护未发育的婴儿肠道免于病原菌定植，然而铁也是病原体生长必需的微量营养素，为断奶的婴儿补充铁会对肠道微生物组产生不利影响，增加病原体的丰度并引起肠道炎症。高盐摄入量与西方饮食的心血管疾病发生有关，最近数据表明，高盐饮食对实验动物和人类的高血压促进作用是由乳杆菌水平降低和随后促炎性 Th17 细胞增加所介导的。

笔记

### 三、植物化学物质

植物化学物质是指不直接参与植物或真菌的生长、发育或繁殖的有机化合物，因此被归为次级代谢产物。众多植物化学物质可以调节肠道菌群组成，无须被吸收到循环系统即可有助于维持生理功能；进入循环系统的植物化合物可以通过诱导抗逆性机制（自噬、DNA 修复、线粒体生物发生、表达解毒和抗氧化物酶）从而有益健康。研究显示，植物化学物质如姜黄素、白藜芦醇、槲皮素、花青素、黄酮等，可调节基因表达和信号通路（MAPK、NF-κB、Wnt/β-catenin、PI3K/Akt、STAT1-STAT3 等），以及表观遗传修饰，具有抗癌潜力，或能用于结直肠癌的预防和治疗。植物化学物质还可以激活腺苷酸活化蛋白激酶（AMPK）和去乙酰化酶（SIRT1），减少细胞损伤，阻止衰老和慢性疾病发展。此外，植物化学物质还具有改善肠道屏障、促进 SCFA 产生、调节肠道菌群组成的功能，从而促进肠稳态，并降低代谢综合征标志物和心血管风险标志物。

肠道菌群在将膳食多酚转化为可吸收的生物活性物质中起着关键作用，对到达结肠的约 95% 膳食多酚起作用。例如，肠道菌群将槲皮素转化为各种代谢物，这些代谢物被吸收到血液中并可能对宿主产生有益作用。同样，未吸收的绿茶多酚被肠道菌群转化，从而增加了大鼠体内的烟酸生成并减少了碳水化合物和胆汁酸代谢产物，这一发现与这些化合物的抗肥胖作用相一致。多酚提取物的饮食干预可通过增加双歧杆菌和乳杆菌的相对丰度，使肠道菌群朝着"促进健康"的方向发展。富含多酚的蔓越莓提取物可诱导有益共生细菌，如阿克曼菌（*Akkermansia muciniphila*）的生长，而这些益生元的作用与体重减轻、氧化应激、肠道和肝脏炎症改善及胰岛素敏感性的提高有关。白藜芦醇可增加肠道紧密连接蛋白的表达，并通过逆转小鼠高脂诱导的营养不良而产生益生元作用。槲皮素和人参皂甙等其他植物化学物质以类似的方式调节肠道菌群。植物化学物质与其他生物活性物质结合补充对健康有协同作用，但最佳剂量和使用频率需进一步研究。

### 四、中草药

我国传统中药富含有抗氧化剂、纤维和其他植物化学物质，也可能是通过与肠道微生物的相互作用而发挥作用。中药中具有的生物活性成分纤维、多糖和植物化学物质首先会改变肠道菌群的组成，抑制病原体并促进有益细菌的生长，然后影响其代谢产物的产生，这将通过抑制细菌有害化合物（如脂多糖、硫化氢、吲哚等）的产生进一步改变肠道环境。重要的是，肠道菌群发酵/降解的代谢产物（SCFA 和其他生物活性成分）可以靶向影响肠道、肝脏、胰腺等的多种途径，从而改善肠道健康、降低血糖血脂、改善胰岛素抵抗和炎症。如用葛根芩连汤治疗糖尿病后，患者肠道微生物的构成发生了明显的改变，提示中草药也可能通过调节肠道微生物发挥其治疗效果。灵芝多糖、黄芪多糖和刺梨多糖可通过调节肠道微生物群使小鼠达到减肥目的。此外，人参提取物的抗肥胖作用也是通过改变肠道菌群组成，使粪肠球菌及其代谢物肉豆蔻油酸增多，从而活化褐色脂肪组织，促进米色脂肪形成，减轻小鼠肥胖和脂肪肝。

# 第三节　功能性食品及营养药品在临床营养治疗中的潜在应用

医学营养治疗（medical nutrition therapy，MNT）是指通过营养评估，营养诊断，对患者进行针对性营养教育，咨询和（或）以口服普通膳食、营养补充剂、特殊膳食如强化食品、特殊医学用途配方食品（foods for special medical purpose，FSMP），管饲或静脉给予营养药品预防和治疗营养不良和某些疾病的个体化医疗过程，包括改善患者营养状况和改善临床结局。欧洲临床营养和代谢学会（European Society for Clinical Nutrition and Metabolism，ESPEN）和中华医学会肠外肠内营养学分会（Chinese Society for Parenteral and Enteral Nutrition，CSPEN）均推荐采用营养风险筛查 2002（NRS 2002）筛查一般成年住院患者的营养风险。当 NRS 2002 总分≥3 说明存在营养风险，需进一步进行营养评估。营养评估主要判断患者有无营养不良及其严重程度，常用的营养评估量表有 PG-SGA 等，再根据 PG-SGA 得分确定是否需要营养治疗，以及采取何种营养治疗方式。

## 一、营养治疗的方式

### （一）口服营养补充

口服营养补充（oral nutritional supplements，ONS）是指除了正常食物以外，补充性经口摄入营养补充剂和 FSMP。FSMP 是指为满足进食受限、消化吸收障碍、代谢紊乱或者特定疾病状态人群对营养素或者膳食的特殊需要，专门加工配制而成的配方食品，包括适用于 0 月龄至 12 月龄的特殊医学用途婴儿配方食品和适用于 1 岁以上人群的特殊医学用途配方食品。特殊医学用途婴儿配方食品包括无乳糖配方食品或者低乳糖配方食品、乳蛋白部分水解配方食品、乳蛋白深度水解配方食品或者氨基酸配方食品、早产或者低出生体重婴儿配方食品、氨基酸代谢障碍配方食品和母乳营养补充剂等；特殊医学用途配方食品包括全营养配方食品、特定全营养配方食品、非全营养配方食品。全营养配方食品，是指可以作为单一营养来源满足目标人群营养需求的特殊医学用途配方食品。特定全营养配方食品，是指可以作为单一营养来源满足目标人群在特定疾病或者医学状况下营养需求的特殊医学用途配方食品。常见特定全营养配方食品有：糖尿病全营养配方食品，呼吸系统疾病全营养配方食品，肾病全营养配方食品，肿瘤全营养配方食品，肝病全营养配方食品，肌肉衰减综合征全营养配方食品，创伤、感染、手术及其他应激状态全营养配方食品，炎性肠病全营养配方食品，食物蛋白过敏全营养配方食品，难治性癫痫全营养配方食品，胃肠道吸收障碍、胰腺炎全营养配方食品，脂肪酸代谢异常全营养配方食品，肥胖、减脂手术全营养配方食品。非全营养配方食品，是指可以满足目标人群部分营养需求的特殊医学用途配方食品，不适用于作为单一营养来源。常见非全营养配方食品有：营养素组件（蛋白质组件、脂肪组件、碳水化合物组件）、电解质配方、增稠组件、流质配方和氨基酸代谢障碍配方。ONS 产品形式包括口服液、乳冻剂、固体和粉剂，产品类型可以是全营养配方，也可以是非全营养配方。

### （二）肠内营养

肠内营养（enteral nutrition，EN）特指经消化道途径（包括口服和管饲）给予 FSMP。ESPEN 现在将 EN 的定义局限于 FSMP 管饲。全肠内营养（total enteral nutrition，TEN）是指以 FSMP 取代食物提供全部所需能量及营养素，途径包括口服和管饲。部分肠内营养（partial enteral nutrition，PEN）指经口进食的同时补充 EN。EN 制剂包括要素制剂、非要素制剂、组件制剂和特殊治疗用制剂。

#### 1. 要素制剂

要素制剂由化学组分明确的单体物质（要素形式）组成，包括氨基酸（或蛋白质水解物）、葡萄糖、脂肪、矿物质和维生素等混合物，经胃肠道供给，具有营养全面、可直接吸收、组分明确、不含或极少有残渣，不含乳糖等优点，但是口感较差，以管饲效果为佳，适用于仅存在部分胃肠道功能的患者。

#### 2. 非要素肠内制剂

非要素肠内制剂以整蛋白或蛋白质游离物为氮源，渗透压接近等渗（300～400 mOsm/L），口感较好，适于口服，也可管饲，使用方便，耐受性强，适用于胃肠道功能较好的患者。

#### 3. 营养素组件

营养素组件是以某种或某类营养素为主的肠内营养制剂，也称不完全制剂，包括蛋白质组件（牛奶、酪蛋白、乳清蛋白、大豆蛋白游离物等），用于创（烧）伤、大手术等，也可用于肾功能衰竭或肝性脑病需限制蛋白质患者。脂肪组件（长链甘油三酯及中链甘油三酯）主要用于吸收不良患者，包括淋巴系统异常及乳糜微粒合成障碍者。糖类组件包括葡萄糖、果糖、半乳糖、蔗糖及乳糖等，维生素及矿物质组件包括多种维生素及矿物质混合制剂。

#### 4. 特殊制剂

特殊制剂包括婴儿用制剂、糖尿病用制剂、肝功能衰竭用制剂、肾功能衰竭用制剂、肺疾患专用制剂、创伤用制剂、先天性氨基酸代谢缺陷症用制剂和糖尿病专用制剂等。

### （三）肠外营养

肠外营养（parenteral nutrition，PN）是经静脉为患者提供包括氨基酸、脂肪、碳水化合物、维生素及矿物质在内的营养素。所有营养素完全经肠外获得的营养支持方式称为全肠外营养（total parenteral nutrition，TPN）。经肠外途径提供部分营养素的营养支持方式称为部分肠外营养（partial parenteral nutrition，PPN）。PN 制剂包括氨基酸、丙氨酰谷氨酰胺、脂肪乳、ω-3 鱼油脂肪乳、维生素和微量元素等。

相比于 PN，EN 具有改善和维持肠黏膜细胞结构与功能、防止细菌易位发生、降低感染风险等特点，因此目前国内外营养支持指南均强烈推荐营养支持途径首选 EN。对尚有肠道功能的患者应优先考虑 EN，当患者不耐受或肠内营养不能满足营养需求，可选择联用或单独使用 PN。

### （四）营养治疗原则

营养治疗原则为"五阶梯治疗"，其中营养干预的每一级阶梯分别为：饮食＋营养教育；饮食＋ONS；TEN；PEN＋PPN；TPN。当下一阶梯中的营养支持方式不能满足 60% 目标能量需求 3～5 天时，应选择上一阶梯的营养支持方式。对于某些危重患者，还应根据临床实际进行调整。临床营养产品设计可采用均衡配比，低热量，低脂肪，增加膳食纤维、微量元素（维生素和矿物质）及多不饱和脂肪酸。特殊人群，如重度烧伤、外科创伤、肝硬化及晚期肿瘤等免疫力低下、全身炎症反应伴重度营养不良者，适当添加结构脂质、谷氨酰胺、精氨酸、生长激素等特殊营养素，有利于危重患者预后和恢复。消化功能耐受者可搭配整蛋白营养供给，消化功能低下者搭配寡肽及氨基酸营养配比，增加机体对膳食蛋白吸收和生物活性肽的利用。推荐优化的 FSMP 在临床领域的应用，针对患者进行个体化营养治疗，联合添加微生态制剂，改善肠道菌群及能量代谢，优化 FSMP 在维持肠道菌群稳态方面的不足。

## 二、炎性肠病的临床营养治疗

炎性肠病（inflammatory bowel disease，IBD）主要包括克罗恩病（Crohn's disease，CD）和溃疡性结肠炎（ulcerative colitis，UC），是一种原因未明的胃肠道慢性复发性炎症，临床表现呈多样化，主要包括腹泻、腹痛和血便。目前普遍认为 IBD 是由遗传因素、微生物因素、环境因素共同作用导致的免疫应答异常。考虑到 IBD 患者肠道微生物的数量、比例和功能异常，靶向调节肠道菌群的膳食益生元及微生态制剂在 IBD 中具有极大的潜在临床价值。此外，已证实水果、蔬菜和适量红酒可降低 IBD 发病风险，动物脂肪（尤其是反式不饱和脂肪酸、n＞6 脂肪酸）、铁、含硫氨基酸和糖类则促进 IBD 的发生、发展，而锌则被证实与 CD 发病风险呈负相关。

营养不良是 IBD 患者的常见临床表现，在疾病活动期的发生率可高达 85%。围手术期营养治疗能有效改善患者的营养不良和减轻机体炎症应答反应，有助于降低术后感染及并发症的发生率，促进早期肠功能恢复和降低医疗费用。ESPGHAN 最新指南推荐采用 EEN（6 ～ 8 周，无论是否应用免疫调节剂）作为轻至中度活动性 CD 患者初始诱导缓解治疗策略。但 ENN 常因食物来源单一和味觉疲劳，且高达 50% 的患者需采用鼻饲，致使其临床应用受到限制。EN 中不同的营养配方对肠道免疫反应的影响及潜在的风险不同。普遍认为，要素型 EN 制剂优于非要素型 EN 制剂，对于活动性相对较强的 IBD 可首选要素制剂。EEN 中的脂肪含量并不影响 IBD 患者疗效，其疗效取决于脂肪种类，ω-3 脂肪酸联合中链甘油三酯较单用 ω-3 脂肪酸效果更佳。对轻度至中度 CD 的患者进行了 12 周的共轭亚油酸（CLA）免疫调节功效测试发现：CLA 抑制了外周血 T 细胞产生促炎性细胞因子 IFN-γ、TNF-α 和 IL-17 的能力，CD 活动指数降低，CD 患者的生活质量提高。此外，研究发现可发酵膳食纤维虽可改善结肠炎，但某些可发酵纤维（如菊粉等）可导致肠道菌群紊乱及大量丁酸盐的产生，从而加重肠道炎症，故而在 IBD 患者中需谨慎使用膳食纤维。此外，研究发现联用肠内营养治疗和复方谷氨酰胺颗粒（成分包括 L- 谷氨酰胺及中药方剂四君子汤提取物白术、茯苓、人参、甘草）能提升治疗效果，且不良反应少。益生菌通过对肠道免疫系统的调节功能，对炎性肠病起到治疗作用，但是也存在不同的研究结论，对危重腹泻患者使用 LGG 益生菌进行观察，结论并不支持 EN 期间腹泻时使用 LGG。

### 三、肿瘤的临床营养治疗

肿瘤患者的营养代谢特点不同于非肿瘤患者，碳水化合物代谢异常、蛋白质转化率增加、脂肪分解增加、脂肪储存减少、肌肉及内脏蛋白消耗、体重减少、水电解质平衡紊乱、能量消耗改变等均会诱发和加重营养不良。肿瘤细胞产生的炎症因子、促分解代谢因子及肿瘤微环境引起的机体炎症反应和免疫应答也加速了营养不良的进程。营养不良不断进展，骨骼肌蛋白减少，甚至发展为恶病质。我国住院恶性肿瘤患者中，重度营养不良发生率高达 57%。

#### （一）"五阶梯治疗"的原则

恶性肿瘤放疗患者的营养治疗采用"五阶梯治疗"的原则。首先选择饮食＋营养教育，然后依次向上晋级选择饮食＋ ONS、TEN、PEN ＋ PPN、TPN。肠内营养的途径选择遵循"四阶梯原则"。ONS 是肠胃功能正常的放疗患者肠内营养治疗的首选途径，当下一阶梯无法满足患者营养需要（＜ 60% 目标需要量，3 ～ 5 天时）或无法实施时，依次向上晋级选择 EN，EN 无法实施或 EN 无法提供充足的能量和蛋白质时应补充或选择 PN。EN 建议从低浓度和小剂量开始，根据患者的耐受程度逐渐加量，EN 提供的能量和蛋白质＞ 50% 目标需要量时可停用 PN。消化道梗阻或消化道出血的患者谨慎使用或禁用 EN。

ESPEN 指南推荐每天应给予 25 ～ 30 kcal/kg 的能量，蛋白质最低摄入量 1 g/（kg·d），目标需要量为 1.2 ～ 2.0 g/（kg·d）。

### （二）免疫增强剂

免疫增强型 EN 是在标准型 EN 制剂基础上添加免疫营养素，如谷氨酰胺、精氨酸、EPA/DHA、ω-3PUFA、核苷酸等。利用这些物质的药理作用来调节机体代谢和免疫功能，但是免疫营养素的药理学特点及适应证各有不同，对临床结局的影响仍存在争议，需谨慎使用，同时应警惕免疫营养素的副反应。目前 ESPEN 和 ASPEN 指南仍推荐了免疫营养素的应用，但也指出其循证医学证据并不充分（证据级别：低；推荐级别：弱）。谷氨酰胺对降低恶性肿瘤放疗患者放射性皮肤损伤、放射性口腔黏膜炎、放射性食管炎的发生率和严重程度有益处，但对于放射性肠炎的预防和治疗作用缺乏足够的临床证据。恶性肿瘤放疗患者补充 ω-3PUFA 制剂可能对减少患者炎症反应、保持患者体重有益，但对肿瘤消退和患者生存时间的影响还缺乏高级别研究证据。对于重症患者，尤其是合并严重感染性休克等微循环功能障碍的患者，不推荐使用含精氨酸或谷氨酰胺的免疫增强型制剂。对结直肠癌手术患者应用益生菌的情况进行了随机双盲研究，发现益生菌在维护肠道黏膜屏障和减少围手术期肠道感染方面有其明显优势，但目前关于益生菌的使用疗效问题有争论，需要更深入广泛地研究，提供高级别的循证证据来指导临床应用。

## 四、哮喘的临床营养治疗

哮喘的特征是细支气管过敏，导致支气管痉挛、黏膜水肿和黏液分泌增加，导致反复发作的喘息、气促、胸闷和（或）咳嗽等症状。根据美国疾病预防控制中心的数据，儿童哮喘的发生率为 8.6%，成人为 7.4%。内源性哮喘是由于气道超敏反应而与抗体无关。这些敏感源可以包括化学物质、运动、补体激活、冷空气、感染和情绪紧张。外源性哮喘是由于血浆中 IgE 水平升高所致。Th1 和 Th2 之间的失衡似乎是免疫系统介导的气道炎症的机制之一。在一项对 619 例儿童的研究中发现，种类齐全、营养均衡、富含抗氧化物的地中海饮食对哮喘和过敏有保护作用。饮食干预对于已诊断为哮喘的患儿的治疗作用仍不清楚，有待进一步研究。已经确定，富含水果和蔬菜的饮食可以降低发生慢性呼吸系统疾病的风险。水果和蔬菜中增加的类黄酮、抗氧化剂、植物固醇和纤维、ω-3 脂肪酸均已显示出可以降低患哮喘的风险，并改善哮喘患者的症状。已建议采用纯素食饮食来减轻哮喘症状，并已证明其可以减少患者对药物的需求。怀孕期间服用抗生素的母亲，其子女到 7 岁时患哮喘的风险增加，补充益生菌，尤其是乳酸杆菌和双歧杆菌，可以降低哮喘的风险。

用于治疗哮喘的最受欢迎的草药是麻黄，麻黄成分已被证明有支气管扩张作用。由于潜在的毒副作用，现在在美国禁止非法出售含有麻黄的任何产品。枣李是用于过敏和哮喘

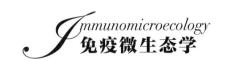

的传统中药，有一些成分可以充当 β - 肾上腺素能受体，导致 cAMP 水平升高。从枣李的种子中提取的皂苷已显示出有防止组胺从肥大细胞中释放的能力。甘草已用于治疗炎症和过敏多年，甘草次酸是甘草根中的主要活性成分，已被证明可以抑制磷脂酶 A2，抑制类花生酸的合成，也表现出作为祛痰药的活性，当与其他草药，如半夏、黄芪和当归混合使用时，比单独使用更有效。

### 五、自闭症的临床营养治疗

自闭症又称孤独症，是生物性障碍类疾病，可导致严重的社会交往行为变化，主要表现为社交障碍、沟通困难、重复和刻板行为及言语发育迟缓。阿斯伯格综合征、童年瓦解性障碍和其他待分类的广泛发育障碍等统称为自闭症谱系障碍（autism spectrum disorder，ASD）。在过去的 20 年中，ASD 的患病率一直在稳定增长，最新估计达到 36 名儿童中就有 1 名患病，男孩患 ASD 的风险比女孩高 4 倍。ASD 已经成为精神类致残的首要疾病，给家庭和社会造成了巨大的社会和经济负担。然而，ASD 的病因尚未确定，也缺乏有效的治疗手段。由于 ASD 患者对感官刺激异常敏感，导致患者普遍挑食，据估计有超过 90% 的 ASD 儿童存在饮食问题。ASD 儿童通常只吃五六种食物，普遍拒绝各种水果、蔬菜和蛋白质，更偏爱零食和高脂肪、高碳水化合物类及加工食品。ASD 儿童的营养物质摄入水平和骨密度比正常儿童显著降低，且缺乏维生素、微量元素、必需氨基酸及必需脂肪酸等，容易引起胃肠道功能紊乱，特别是便秘。据报道，多种维生素（维生素 A、维生素 C、维生素 D、维生素 E、维生素 $B_6$ 和 $B_{12}$、叶酸）和矿物质微量元素补充剂可改善自闭症症状。目前几乎没有证据支持 ω-3PUFA 补充剂改善 ASD 症状的有效性。其他营养补充剂，如谷氨酸盐、低聚糖及 L- 精氨酸、L- 色氨酸、左旋肌肽、抗坏血酸等对 ASD 症状也有改善作用。

近年来的研究表明，ASD 与饮食关系密切。饮食影响肠道微生态，通过肠 – 脑轴的干预或将成为当前最安全和最基本的 ASD 治疗方法之一。在患有 ASD 的人中，无麸质 /无酪蛋白（GF/CF）和生酮（ketogenic diet，KD）饮食，骆驼奶、银杏、姜黄素、益生菌和可发酵食品可以缓解 ASD 症状，而高脂饮食、消耗糖、添加剂、农药、转基因生物、无机加工食品和难消化的淀粉可能会加重症状。将肠道微生物作为靶标的食品、益生菌、益生元、合生元、后生元和 FMT 等方法被逐步用于 ASD 的治疗。其中，大多数 ASD 儿童都尝试过限制或特殊饮食疗法，主要包括 GF/CF 饮食、特殊碳水化合物饮食、低谷氨酸 / 谷氨酸 – 天冬氨酸限制饮食、FODMAP、KD 和法因戈尔德饮食。这些饮食方式的理论和方法各异，但大都获得了一些患者家庭的认可。然而，由于食物干预法本身的特点，很难对其进行双盲实验验证，上述疗法大多缺乏严格的安全性和有效性评估，没有足够的确凿证据将这些食品宣布为治疗性饮食。

### 六、冠心病的临床营养治疗

冠心病心绞痛是临床上常见的心血管疾病，主要以动脉粥样硬化为病理基础，老年人为主要患病人群。高脂血症已经成为冠心病出现的重要危险因素，对冠心病患者的营养状况进行及时准确评估有助于对患者病情的早期干预和改善。

营养治疗被认为是减肥和降低冠心病病死率的主要措施，对患者进行合理膳食的健康教育和个性化的营养指导，可有效控制患者的饮食总热量，使其维持理想体质量，有利于降低血压，控制胆固醇，减慢冠心病患者的病情进展。具体干预措施如下。

（1）对钠的摄入量进行控制，$\leq 1500$ mg/d。

（2）限制患者的高脂饮食：冠心病患者每日脂肪摄入量应当控制在总热量的 30.0% 以内，同时适当增加不饱和脂肪酸的摄入量，减少饱和脂肪酸摄入比例，饱和脂肪酸在总热量中所占比例应当控制在 10.0% 以内。

（3）供给适当比例的碳水化合物：日常饮食中碳水化合物的摄入量占总热量比例应控制在 55.0% ～ 65.0%，同时对糖类摄入量进行严格控制，特别是单糖的摄入量应当低于总热量的 10.0%。对患者日常主食摄入量进行合理控制，多鼓励患者摄入新鲜蔬果及粗粮类食物。

（4）对胆固醇摄入量进行控制：既往报道中显示，胆固醇是导致冠心病发病及病情进展的高危因素之一。因此，饮食管控中必须重视对胆固醇类物质摄入含量的控制，一般建议将每日摄入量控制在 300 mg 以内，治疗期间则应控制在 200 mg 以内，同时严禁摄入胆固醇含量丰富的食物，如动物内脏等。

（5）适当控制蛋白质摄入量：蛋白质的主要功能是维持心脏基本运转，增加人体抵抗力，但蛋白质摄入过量会对冠心病防治产生不良影响。目前建议冠心病患者蛋白质摄入量占总热量的比例在 10% ～ 15%。患者治疗期间每日进食中蛋白质含量还应按照 $\leq 1.0$ g/kg 的标准控制，适当增加植物蛋白摄入比例，减少动物蛋白摄入量。

（6）给予充足的维生素、无机盐和微量元素：多食蔬菜和水果，蔬菜和水果中含有丰富的维生素 C、无机盐、纤维素、果胶和胡萝卜素等。维生素 C 能够影响心脏，增加血管韧性，胡萝卜素有抗氧化作用。此外，植物化学物质能影响心血管疾病发生和发展，降低其发病率、患病率及死亡率。植物化学物质广泛存在于蔬菜和水果等植物性食物中，来源丰富，便于获取。从植物性食物中提取植物化学物质有望成为预防和治疗心血管疾病的新策略。

### 七、超重及肥胖的临床营养治疗

超重是介于正常和肥胖间的身体状态，通常以 $24 \leq BMI < 28$ 作为判断标准。肥胖是由于体内脂肪的体积增大和（或）脂肪细胞数量的增加导致的体重增加，或体脂

占体重的百分比异常增高，并在某些局部过多沉积脂肪，通常用 BMI 进行判定，我国 BMI ≥ 28 为肥胖。肥胖的发生常常是由遗传、少动及摄入过多能量共同导致的结果。膳食结构变化导致肠道菌群结构发生适应性变化，以及具有肥胖遗传易感性者对三大宏量营养素（碳水化合物、蛋白质、脂肪）的应答出现显著差异，进而造成肥胖的发生。肥胖是糖尿病、心血管疾病及其他代谢性疾病和肿瘤的潜在危险因素。

减重治疗包括生活方式（膳食和体育运动）调整、内科药物及外科手术治疗等多种手段。科学合理的营养治疗联合运动干预仍是目前最有效、最安全的基础治疗。2016 年《超重 / 肥胖医学营养治疗专家共识》推荐采用限制能量平衡膳食（calorie-restricted diet，CRD）、高蛋白膳食模式（high protein diet，HPD）及轻断食膳食模式（intermittent fasting）用于各种类型、各个生理阶段的超重 / 肥胖者。

（1）CRD 是一类在限制能量摄入的同时保证基本营养需求的膳食模式，其宏量营养素的供能比例应符合平衡膳食的要求。

（2）HPD 是一类每日蛋白质摄入量超过每日总能量的 20% 或 1.5 g/（kg·d），但一般不超过每日总能量的 30% 或 2.0 g/（kg·d）的膳食模式。

（3）轻断食模式也称间歇式断食，一类采用 5 + 2 模式，即 1 周中 5 天相对正常进食，其他 2 天（非连续）则摄取平常的 1/4 能量（女性约 500 kcal/d，男性约 600 kcal/d）的膳食模式。

（4）补充维生素和微量元素：文献研究表明青少年肥胖与 B 族维生素、维生素 D、锌、硒和铁水平呈负相关，而与血清铜水平呈正相关，可以在控制总能量及不良生活习惯的同时，关注微营养状况，补充缺乏的微量元素。

## 八、糖尿病的临床营养治疗

2019 年，Diabetes Care 发布《成年人糖尿病或糖尿病前期营养治疗共识报告》，内容包含营养治疗的有效性、宏量营养素、膳食模式、能量平衡及体质量管理、甜味剂、酒精、微量元素等 12 个部分，该共识为临床专家提供了基于证据的个体化糖尿病及糖尿病前期成年人营养治疗指导。关于营养咨询及营养教育，共识推荐医学营养治疗和糖尿病自我管理教育与支持服务。

### （一）宏量营养素

该共识未对三大宏量营养素的比例进行具体推荐，我国现有的糖尿病营养指南中关于宏量营养素的供能比有明确推荐，建议碳水化合物 45% ～ 60%，蛋白质 15% ～ 20%，脂肪 25% ～ 35%。共识推荐选择碳水化合物食物时，优先选择高膳食纤维和高微量元素，且少添加糖、脂肪和钠的食物。关于蛋白质的摄入量证据有限，研究提示，高蛋白膳食模式可能带来一些对糖尿病有益的结果，如体质量降低和空腹血糖水平降低等。目前认为，脂肪的选择比脂肪的总量更能决定结局。首先应该尽可能地限制反式脂肪酸的摄入。《中国糖尿病医学营养治疗指南（2013）》建议，限制饱和脂肪酸与反式脂肪酸的摄入量，饱和脂肪酸的摄入量不应超过供能比的10%。有研究表明，某些饱和脂肪酸有降低糖尿病风险的作用，如乳制品中的饱和脂肪、椰子油及棕榈油，研究纳入26 930例样本，随访时长14年，其中有2860例糖尿病患者。此研究最大的亮点是发现高脂乳制品摄入与降低2型糖尿病风险有关，而低脂乳制品摄入可增加风险。关于膳食纤维，共识推荐摄入量不低于14 g/1000 kcal，并且，这些膳食纤维应该尽量来自蔬菜、豆类、水果及全谷物。与膳食补充剂相比，蔬果和全谷物的摄入会带来更多的健康因素，如微量元素、植物化学物质等，与我国指南推荐一致。

### （二）膳食模式

膳食模式包括地中海饮食、素食主义者和严格素食主义者膳食、低脂膳食、低碳水化合物饮食和高血压防治饮食等。糖尿病管理中，不论何种膳食模式，只要包含了多种食物及不同组别食物，均是可以接受的。在没有研究证明某种膳食模式更有利于糖尿病管理之前，主要强调的是食物的选择，包括非淀粉类蔬菜的摄入，尽量减少摄入添加糖及精制谷物，最大限度选择新鲜完整的食物取代深度加工的食物。不论何种膳食模式，有充足证据表明，减少总体碳水化合物的摄入对降低血糖最有利。证据最充足的有利于糖尿病或糖尿病前期患者的膳食模式为地中海饮食、低脂膳食及低碳水化合物饮食。低碳水化合物（＜45%）饮食有降低血糖及体质量的作用，但是对需要终身坚持饮食管理的糖尿病患者来说，其对更平衡的膳食，如地中海饮食的依从性更好。

### （三）微量营养素、草药补充剂

在没有微量元素潜在缺乏的情况下，没有证据支持多种维生素或矿物质补充剂对糖尿病或糖尿病前期患者的血糖有益处，因此不建议常规使用。建议服用二甲双胍的人每年评估维生素$B_{12}$状况，并在存在不足的情况下就补充方案提供指导。没有证据支持常规使用铬或维生素D微量营养素补充剂或任何草药补充剂（包括肉桂、姜黄素或芦荟）能改善糖尿病患者的血糖，因此不建议这样做。多酚类植物化合物具有抗炎和抗氧化等多种生物学作用，它可通过降血糖、保护胰岛细胞、减轻胰岛素抵抗和增加胰岛素敏感性等发挥对糖尿病的防治作用，同时还可防治糖尿病所致的多种并发症。因此，含多酚类化合物的功能性食品对防治糖尿病具有潜在意义。小鼠膳食中补充植物激素脱落酸具有抗糖尿病和抗动脉粥样硬化作用。

### （四）能量平衡

目前已有大量的证据表明，减重可以有效改善糖尿病患者的心脏健康，并可预防糖尿病前期发展为2型糖尿病，对于所有糖尿病患者或有糖尿病患病风险的肥胖或超重个体，

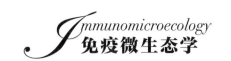

应建议减重。糖尿病患者的具体实施方案则需根据患者具体情况，遵循个体化原则，并没有固定的膳食模式或者营养素推荐。健康的食物选择对糖尿病及糖尿病前期患者管理更加重要。

### 九、代谢相关脂肪性肝病的临床营养治疗

代谢相关脂肪性肝病（metabolic associated fatty liver disease，MAFLD），原称为非酒精性脂肪性肝病，是由于脂肪过度蓄积引起的一种慢性肝病，与肥胖密切相关。在西方人群中患病率为 20%～40%。超重个体的患病率增加到 58%，非糖尿病肥胖个体的患病率可能高达 98%。在我国，总人群中 MAFLD 的患病率约为 20%（15%～39%），占脂肪肝发病率的 70%，已成为我国仅次于病毒性肝炎的最常见慢性肝病之一。脂肪肝不仅与高脂血症及高游离脂肪酸关系密切，还是高脂血症性急性胰腺炎的重要危险因素。而合理膳食，减轻体质量特别是减小腰围并防止体质量反弹，纠正代谢紊乱等基础治疗被认为是 MAFLD 最基本和最重要的防治对策。

根据脂肪性肝病诊疗规范化的专家建议（2019 年修订版），合并超重和（或）肥胖的脂肪性肝病患者应控制膳食热卡总量，建议每日减少 2090～4180 kJ（500～1000 kcal）能量饮食，采用低能量的平衡饮食，也可采用限能量代餐或间歇性断食疗法，旨在半年内体质量下降 5%～10%。建议 MAFLD 患者膳食定量，宜选择低糖低脂的平衡膳食，不用或减少含糖饮料，减少饱和脂肪（动物脂肪和棕榈油等）和反式脂肪（油炸食品）的摄入，增加膳食纤维（豆类、全谷物类、蔬菜和水果等）含量。极低能量饮食治疗肥胖症需在临床营养师指导下进行。合并营养不良的脂肪性肝病患者，需在临床营养师指导下保证能量和氮质正平衡，并补充维生素和微量元素，患者应戒酒或避免过量饮酒。应强调饮食和运动治疗相结合。

来自美国的临床试验显示，维生素 E（α-生育酚）800 IU/d（534 mg/d）口服 2 年可以降低 MAFLD 患者肝酶水平，改善部分非糖尿病 MAFLD 患者肝脂肪病变、炎症和气球样变程度，被欧美国家和日本指南推荐用于治疗不伴糖尿病的 MAFLD 患者。建议根据疾病活动度和病期及药物效能和价格，合理选用多烯磷脂酰胆碱、水飞蓟素、双环醇和甘草酸制剂等中西抗炎保肝药物。推荐将改善饮食和增加体力活动来改变生活方式作为儿童 MAFLD 的一线治疗措施，避免摄入含糖饮料以减少肥胖，增加中度和高强度的体力活动，并限制屏幕时间＜2 h/d，不常规推荐应用二甲双胍和维生素 E 等药物治疗，不推荐减肥手术作为 MAFLD 患儿的治疗措施。个体化的营养治疗有助于提高患者治疗依从性及健康饮食的执行力度。由临床营养医师进行基础的膳食调查了解脂肪肝患者既往的饮食结构和饮食习惯，结合患者身高、体质量、BMI、劳动强度及并发症等制订个体化的营养处方，指导患者运用食物交换份法控制每日总热卡，增加膳食纤维摄入，补充益生菌。

0

### 十、痛风的临床营养治疗

痛风属于代谢性风湿病范畴，是全球范围内的普遍疾病，总体患病率为 1%～4%。痛风性关节炎，是中老年常见疾病之一，引起疾病的主要原因是嘌呤代谢障碍、尿酸盐沉积在关节囊、软骨、骨质中，从而导致的炎症及损伤。其临床特点为高尿酸血症、痛风性关节炎及痛风性肾病。痛风患者营养治疗的基本思想是改善饮食习惯、降低外源性尿酸。通过控制饮食可降低 10%～18% 的尿酸，同时还可减少痛风急性发作。目前，痛风的营养治疗有以下共识：①痛风患者应限酒、禁烟；②减少高嘌呤动物来源的食物摄入；③防止剧烈运动或突然受凉；④减少富含果糖饮料的摄入；⑤大量饮水（每日 2000 mL 以上）、控制体重、增加新鲜蔬菜的摄入及有规律的饮食作息和运动等。

此外，前瞻性队列研究表明，阻止高血压饮食模式可以降低痛风的发病率，饮用咖啡可降低痛风经常性发作的风险的 35%。咖啡确实具有降低血清尿酸水平和痛风发病风险的作用，但是咖啡的摄入是慢性肾脏疾病的独立危险因素，而且会增加妇女骨折的风险，所以采用咖啡来降低痛风的发病时需要谨慎。目前没有足够研究证明补充维生素 C 会影响痛风发作的频率或严重程度。此外，对于痛风患者一般推荐乳制品的摄入，尤其是脱脂乳制品的摄入。补充功能营养素如维生素、钙和膳食纤维等对人体的健康起到了积极的作用，可以促进骨骼生长，缓解患者的疼痛程度，而且安全系数高，能帮助患者提高机体免疫力，预防并发症的发生。

## 第四节　功能性食品和营养药品的安全性及其使用原则

### 一、功能性食品和营养药品的安全性

随着全球范围内营养药品和其他膳食补充剂、营养强化食品、保健食品的品种和数量不断增加，部分人群摄入过多的营养素和（或）生物活性物质的风险增加，中药保健品及营养药品过量摄入等安全性问题也越来越受到关注。需加强对我国人群摄入营养素／食物（成分）的风险–收益进行评估，为我国营养相关政策制定提供科学依据。

#### （一）中药材的安全问题

中药材用于保健食品，既是我国保健食品的特色，也是我国保健食品监管的难题。研究表明，中药材中具有潜在毒性的化合物类型主要为蒽醌类、皂苷类、生物碱类、酚类、环烯醚萜类及五环三萜类。因此，中药材使用需明确部位、炮制方法、提取工艺和使用剂量等，要结合常见配伍及应用规律进行开发。对于涉及中药复方的产品来说，其中的生物

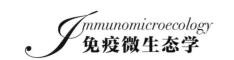

活性物质具有协同药理作用，检测其原料是否优质以及所提取的活性成分是否安全稳定，需要在传统的化学含量检测方法上结合生物活性测定法，通过动物临床实验、药理学及毒理学实验，测定生物活性物质活性，以确定剂量区间，区分消费人群，因人而异，精确用量，找到最适炮制方法，减毒增效，保证产品投放的安全性。对已有明确科学证据（如《中国药典》、公开发表文献等）证明有（小）毒、含有明确毒性成分、药品不良反应较多、尚无食用安全剂量及缺乏长期食用安全性评价资料的中药材，应及时剔出可用于保健食品原料名单。

### （二）营养药品过量摄入的安全问题

营养药品导致的健康风险具有"双向性"特征，即缺乏和过量都可导致不良效应。蛋白质、脂肪和碳水化合物三大供能营养素摄入过多均可造成能量摄入过量。当能量摄入超过人体需要时，便可转化为脂肪贮存在体内，造成超重和肥胖，增加心脑血管疾病、癌症和 2 型糖尿病等慢性疾病的患病风险。此外，大量研究显示，多元维生素和多元矿物质补充剂对于死亡率、癌症、心血管疾病、认知功能都没有益处。高剂量的 β 胡萝卜素、维生素 E 及维生素 A 甚至会增加死亡率。脂溶性维生素过量摄入可导致其在体内蓄积，从而产生毒性。例如，维生素 A 摄入过量可导致急慢性中毒，妊娠期维生素 A 摄入过量可能导致胎儿畸形，并可能对婴幼儿骨骼发育和健康产生不良作用。长期摄入过量碘可导致甲状腺肿和甲状腺功能损伤。需要注意的是，由于矿物质之间存在相互作用，某元素过量的危害还可表现为对其他元素代谢和功能的影响，如铁过量可对锌、铜、钙等元素代谢和功能产生不良影响。因此，需制订特定人群平均每日摄入某种营养素的可耐受最高摄入量（tolerable upper intake levels，UL）值，且 UL 值应为来自日常膳食、强化食品、营养素补充剂和保健食品等各种来源的营养素之和。但应注意的是，由于许多营养素还缺乏足够的实验数据和相关支撑材料，目前尚不能制定其 UL 值，故不能认为未制订 UL 值的营养素就不存在摄入过量的危害。

解决功能性食品及营养药品功效不明确和安全有隐患的问题，一方面需要从研究功能性食品本身的活性成分和作用机制出发，并严格做好质量控制；另一方面，需依托个性化营养理论，充分分析使用者的营养诉求，生理状况及生活方式量身定制给予指导。此外，功能性食品似乎不能代替良好的生活习惯，而应该与常规运动和健康的生活方式结合使用，以促进健康和长寿。

## 二、功能性食品和营养药品的使用原则

临床营养治疗已从外科深入消化、肿瘤、神经、呼吸等临床各个专业，步入循证应用和多学科发展的年代。在住院患者中，营养不良的发生率很高，合理的营养支持能带来明显的效益，如降低药占比，缩短住院日，减少医疗费用，以及改善患者临床结局，提高治

笔记

愈率等。因此，进行规范化临床功能性食品及营养药品的支持治疗非常必要。

**（一）开展规范化住院患者营养风险筛查与评估工作**

2005 年 CSPEN 推荐 NRS 2002 为住院患者营养不良风险评定的首选工具。

**（二）重视指南价值，优化营养疗效**

随着对肠内营养作用认识的逐渐深入，有关营养支持途径对预后影响的临床研究和荟萃分析也越来越多。与肠外营养相比，肠内营养降低了感染性并发症的发生率，并且有降低病死率的趋势。因此，目前大多数国家的营养学会的营养支持指南均强烈推荐营养支持途径应首选肠内营养。"全合一"是肠外营养的推荐模式，主要应用于需要营养支持，并且胃肠道功能不全，或肠内营养耐受性很差的患者。营养药品既可作为普通营养素发挥代谢作用，又可通过特有机制发挥药理作用。目前，常用的营养药品包括谷氨酰胺、精氨酸、$\omega$-3 脂肪酸和核苷酸等。谷氨酰胺的主要药理作用包括：维持肠道屏障的结构及功能；增强机体的免疫功能；改善机体代谢状况；提高机体的抗氧化能力。在脂肪乳中添加鱼油（富含 $\omega$-3 脂肪酸），可在保护组织微循环及机体免疫功能的同时，减少炎性反应及血栓形成。CSPEN 在肠外、肠内营养临床应用指南中推荐，在给予患者的肠外营养中适量添加谷氨酰胺，以及使用鱼油脂肪乳替代部分长链脂肪乳，有益于改善患者临床结局。

**（三）建立多学科协作和临床营养综合诊治新模式**

临床营养治疗应该由营养支持团队来实施，其职责主要是建立临床营养诊疗路径，开展临床营养整体管理，这能进一步优化肠外肠内营养治疗新技术，明显提高患者的整体疗效和生活质量。同时通过组建多科专家联合门诊、多科会诊、制订最合理的诊疗流程和治疗方案，针对每位重点患者进行个体化营养治疗。开展临床医护人员营养治疗培训，进行经验交流和学术研讨等。通过上述措施发挥多科合作的优势，可有效地提高对患者的治疗效果，减少住院时间，降低了死亡率，节约医疗资源，降低医疗花费，提高患者生存质量。

### 三、总结与展望

营养在维持健康、塑造肠道微生态、免疫反应和预防疾病中具有关键作用。将来需要从包括免疫微生态在内的多个方面进行个性化测量，以证明各种功能性食品、营养药品、植物化学物质、中药等在调节肠道菌群和人类健康方面的实用性，并为以调控肠道微生物群为靶向的精确营养铺平道路。建议将免疫微生态学作为一个互联网络的大规模相互作用系统进行研究，该网络包含营养、微生物组、代谢和免疫系统相互作用（图 4-4-4-1），通过使用数学、计算模型和机器学习以明确定义的方式对其进行分析，以描绘健康和疾病的隐藏机制。

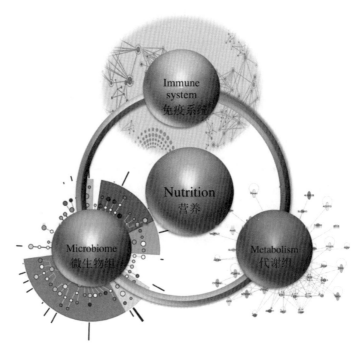

图 4-4-4-1 营养、免疫系统、微生物组和代谢之间的全系统相互作用

引自：VERMA M，HONTECILLAS R，ABEDI V，et al.Modeling-enabled systems nutritional immunology.Frontiers in Nutrition，2016，3：5.

（李小琼）

# 参考文献

[1] 张小莺，孙建国，陈启和.功能性食品学（第二版）.北京：科学出版社，2018.

[2] 晁红娟，雷占兰，刘爱琴，等.Omega-3 多不饱和脂肪酸性质、功能及主要应用.中国食品添加剂，2019，30（10）：122-130.

[3] 曹玉音，陈迎玉，王晖，等.辅酶 Q10 在活性氧相关疾病中应用研究进展.实用医学杂志，2018，34（20）：3482-3485.

[4] 石塔拉，高蔚娜，郭长江.膳食成分与肠道菌群相互作用.营养学报，2016，38（6）：530-536.

[5] 毕玉晶，杨瑞馥.人体肠道微生物群、营养与健康.科学通报，2019，64（3）：260-271.

[6] 宋月，李娜，岳莹雪，等.膳食中的主要成分对肠道微生物组成及代谢影响的研究进展.食品工业科技，2019，40（18）：354-360.

[7] 何继德，高仁元，孔程，等.肠道微生态促进肠道营养素吸收分子机制及临床意义.肠外与肠内营养，2019，26（3）：129-133.

[8] 郭坤.饮食和营养治疗炎症性肠病.肠外与肠内营养，2019，26（1）：18-19.

[9] 陈博，熊茂明，孟翔凌.免疫营养素临床应用的合理选择.华西医学，2018，33（3）：354-358.

[10] 吴婷，王化虹.肠内营养治疗在炎症性肠病中的应用.临床药物治疗杂志，2019，17（4）：29-32.

[11] 傅昌芳，朱翠红，沈爱宗，等.免疫营养素抗恶性肿瘤作用及其临床应用.中国病原生物学杂志，2019，14（6）：735-738.

笔记

[12] 李涛，吕家华，郎锦义，等．恶性肿瘤放疗患者营养治疗专家共识．肿瘤代谢与营养电子杂志，2018，5（4）：358-365．

[13] 段云峰，吴晓丽，金锋．饮食对自闭症的影响研究进展．科学通报，2015，60（30）：2845-2861．

[14] 伊占玉．小儿哮喘综合防治研究进展．世界最新医学信息文摘，2015，15（47）：68-69．

[15] 孙威，严啸，李汇华．植物化学物与心血管疾病关系的研究进展．中国食物与营养，2019，25（2）：64-67．

[16] 李江波，陈协辉，黄卫．饮食管控对冠心病患者营养状况的影响意义研究．中国医学创新，2017，14（22）：112-114．

[17] 陈伟，江华．2016 年中国超重／肥胖医学营养治疗专家共识解读．中国实用内科杂志，2017，37（5）：430-433．

[18] 程改平，游倩．2019 年美国《成年人糖尿病或糖尿病前期营养治疗共识报告》解读．中国全科医学杂志，2019，22（29）：3527-3532．

[19] 中国研究型医院学会肝病专业委员会，中国医师协会脂肪性肝病专家委员会，中华医学会肝病学分会脂肪肝与酒精性肝病学组，等．脂肪性肝病诊疗规范化的专家建议（2019 年修订版）．临床肝胆病杂志，2019，35（11）：2426-2430．

[20] 吴若男，韩磊，赵婷．痛风营养治疗的研究进展．中国食物与营养，2018，24（8）：65-69．

[21] 瞿爱华．功能营养素在骨关节炎和痛风性关节炎养护中的应用效果．临床医药文献电子杂志，2019，6（91）：7-8．

[22] 张立实，李晓蒙．营养毒理学研究进展与展望．中国食品卫生志，2019，31（6）：505-509．

[23] 陈启众．综合医院推进临床营养支持治疗规范化的意义．第十届全国中西医结合营养学术会议论文资料汇编，2019，576-582．

[24] AFRIN S，GIAMPIERI F，GASPARRINI M，et al. Dietary phytochemicals in colorectal cancer prevention and treatment：a focus on the molecular mechanisms involved. Biotechnology Advances，2020，38：107322.

[25] AUNG T，HALSEY J，KROMHOUT D，et al. Associations of omega-3 fatty acid supplement use with cardiovascular disease risks meta-analysis of 10 trials involving 77917 individuals. JAMA Cardiology，2018，3（3）：225-234.

[26] CAESAR R，TREMAROLI V，KOVATCHEVA-DATCHARY P，et al. Crosstalk between gut microbiota and dietary lipids aggravates WAT inflammation through TLR signaling. Cell Metabolism，2015，22（4）：658-668.

[27] CEKICI H，SANLIER N. Current nutritional approaches in managing autism spectrum disorder：a review. Nutritional Neuroscience，2019，22（3）：145-155.

[28] CONG L，BREMER P，KAYE-BLAKE W，et al. Chinese consumers' perceptions of immune health and immune-boosting remedies including functional foods. Journal of Food Products Marketing，2020，26（1）：55-78.

[29] DIMITROV V，WHITE J H. Vitamin D signaling in intestinal innate immunity and homeostasis. Molecular and Cellular Endocrinology，2017，453：68-78.

[30] GOMBART A F，PIERRE A，MAGGINI S. A review of micronutrients and the immune system-working in harmony to reduce the risk of infection. Nutrients，2020，12（1）：236.

[31] HUGHES E J. Nutritional protocol for asthma. Journal of Clinical Nutrition & Dietetics，2017，3：2.

[32] JAEGGI T，KORTMAN G A M，MORETTI D，et al. Iron fortification adversely affects the gut microbiome, increases pathogen abundance and induces intestinal inflammation in Kenyan infants. Gut，2015，64（5）：731-742.

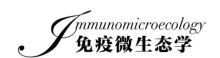

[33] KAELBERER M M, BUCHANAN K L, KLEIN M E, et al. A gut-brain neural circuit for nutrient sensory transduction. Science, 2018, 361（6408）: eaat5236.

[34] KAU A L, AHERN P P, GRIFFIN N W, et al. Human nutrition, the gut microbiome, and immune system: envisioning the future. Nature, 2012, 474（7351）: 327-336.

[35] MARCHESI J R, ADAMS D H, FAVA F, et al. The gut microbiota and host health: a new clinical frontier. Gut, 2016, 65（2）: 330-339.

[36] MARTEL J, OJCIUS D M, CHANG C J, et al. Anti-obesogenic and antidiabetic effects of plants and mushrooms. Nature Reviews Endocrinology, 2017, 13（3）: 149-160.

[37] MARTEL J, OJCIUS D M, KO Y, et al. Hormetic effects of phytochemicals on health and longevity. Trends in Endocrinology and Metabolism, 2019, 30（6）: 335-346.

[38] MARTEL J, OJCIUS D M, KO Y F. Phytochemicals as prebiotics and biological stress inducers. Trends in Biochemical Sciences, 2020, 45（6）: 462-471.

[39] MEDEIROS D M, WILDMAN R E C. Advanced human nutrition（Fourth edition）. Burlington, MA: Jones & Barlett Learning, 2019.

[40] NASRI H, BARADARAN A, SHIRZAD H, et al. New concepts in nutraceuticals as alternative for pharmaceuticals. International Journal of Preventive Medicin, 2014, 5（12）: 1487-1499.

[41] NIE Q X, CHEN H H, HU J L, et al. Dietary compounds and traditional Chinese medicine ameliorate type 2 diabetes by modulating gut microbiota. Critical Reviews in Food Science and Nutrition, 2019, 59（6）: 848-863.

[42] QUAN L H, ZHANG C, DONG M, et al. Myristoleic acid produced by enterococci reduces obesity through brown adipose tissue activation. Gut, 2020, 69（7）: 1239-1247.

[43] ROBERTSON R C, SEIRA O C, MURPHY K, et al. Deficiency of essential dietary n-3 PUFA disrupts the caecal microbiome and metabolome in mice. British Journal of Nutrition, 2017, 118（11）: 959-970.

[44] RUIZ-LEON R C, LAPUENTE M, ESTRUCH R, et al. Clinical advances in immunonutrition and atherosclerosis: a review. Frontiers in Immunology, 2019, 10: 837.

[45] SATHE N, ANDREWS J C, MCPHEETERS M L, et al. Nutritional and dietary interventions for autism spectrum disorder: a systematic review. Pediatrics, 2017, 139（6）: e20170346.

[46] SCHOELER M, CAESAR R. Dietary lipids, gut microbiota and lipid metabolism. Reviews in Endocrine and Metabolic Disorders, 2019, 20（4）: 461-472.

[47] SHARMA S R, GONDA X, TARAZI F I. Autism spectrum disorder: classification, diagnosis and therapy. Pharmacology and Therapeutic, 2018, 190: 91-104.

[48] SEPTEMBRE-MALATERRE A, REMIZE F, POUCHERET P. Fruits and vegetables, as a source of nutritional compounds and phytochemicals: changes in bioactive compounds during lactic fermentation. Food Research International, 2018, 104: 86-99.

[49] SINGER P, BLASER A R, BERGER M M, et al. ESPEN guideline on clinical nutrition in the intensive care unit. Clinical Nutrition, 2019, 38（1）: 48-79.

[50] SONNENBURG J L, BÄCKHED F. Diet-microbiota interactions as moderators of human metabolism. Nature, 2016, 535（7610）: 56-64.

[51] VERMA M, HONTECILLAS R, ABEDI V, et al. Modeling-enabled systems nutritional immunology. Frontiers in Nutrition, 2016, 3: 5.

[52] WATSON H, MITRA S, CRODEN F C, et al. A randomised trial of the effect of omega-3 polyunsaturated fatty acid supplements on the human intestinal microbiota. Gut, 2018, 67（71）: 1974-1983.

[53] WANG L，LI C，HUANG Q，et al. Polysaccharide from rosa roxburghii tratt fruit attenuates hyperglycemia and hyperlipidemia and regulates colon microbiota in diabetic db/db Mice. Journal of Agricultural and Food Chemistry，2020，68（1）：147-159.

[54] ZHAI Q，CEN S，LI P，et al. Effects of dietary selenium supplementation on intestinal barrier and immune responses associated with its modulation of gut microbiota. Environmental Science and Technology Letters，2018，5（12）：724-730.

笔记

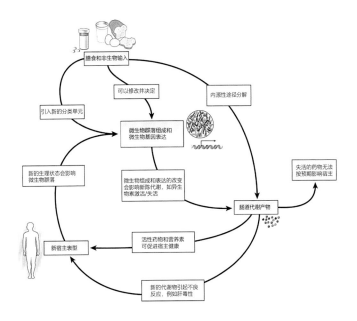

图 1-2-4-1 宿主与微生物及其代谢物之间的相互作用（见正文 P31）

引自：URSELL L K，HAISER H J，VAN TREUREN W，et al.The intestinal metabolome：an intersection between microbiota and host. Gastroenterology，2014，146（6）：1470-1476.

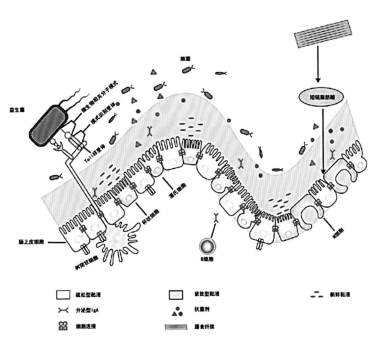

杯状细胞分泌的黏液不断补充覆盖肠上皮的黏液层，作为对抗致病菌的第一个物理屏障；黏液层外部的共生细菌可以将膳食纤维发酵成短链脂肪酸（short-chain fatty acids，SCFAs），为结肠肠道细胞和杯状细胞提供重要的能量来源并调节免疫细胞；潘氏细胞（Paneth cells）分泌多种抗菌物质，如抗菌肽和 Reg3γ。这些抗菌物质和分泌型 IgA 分泌到黏液中，以抑制病原体。益生菌的微生物相关分子模式（microbe-associated molecular patterns，MAMPs）被模式识别受体（pattern recognition receptor，PRR），如 TLR 所识别，诱导树突状细胞（Dendritic Cell）反应，保护肠道上皮屏障。

图 1-3-1-1 肠黏膜屏障的结构、功能和与益生菌的关系（见正文 P38）

引自：LIU Q，YU Z，TIAN F，et al. Surface components and metabolites of probiotics for regulation of intestinal epithelial barrier. Microb Cell Fact，2020，19（1）：23.

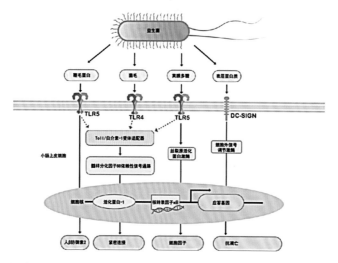

Flagellin、pili 和 CPS 可以结合到 TLR 中的 TIR 区域，与适配分子，如 MyD88 相互作用，激活小肠上皮细胞中的 AP-1 和 NF-κB 信号通路。EcN 菌的鞭毛素最终可以诱导 HBD-2 在肠道中的表达，有利于病原体的预防。EcN 菌的 F1C 菌毛最终可以上调紧密型表达连接以增强肠道屏障功能。EcN 菌的 CPS 最终可诱导细胞因子 IL-10 和 IL-12 的分泌，以减轻肠道炎症。嗜酸乳杆菌的 SlpA 能与 DC-SIGN 结合，增加 ERK 磷酸化，介导相互作用 NF-κB，降低细胞凋亡的表达水平。CPS：囊状多糖；TLR：Toll 样受体；DC-SIGN：树突状细胞特异性细胞间黏附分子抓取非整合蛋白；NF-κB：核因子 κB；AP-1：激活蛋白 -1；ERK：细胞外信号调节激酶；HBD-2：β- 防御素 2；EcN：E.coli Nissle。

**图 1-3-1-2　益生菌表面分子对肠上皮屏障的影响（见正文 P38）**

引自：LIU Q，YU Z，TIAN F，et al. Surface components and metabolites of probiotics for regulation of intestinal epithelial barrier. Microb Cell Fact，2020，19（1）：23.

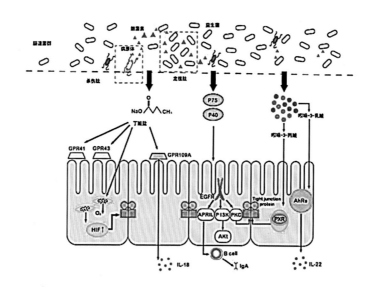

吲哚 3- 丙酸可与 PXR 结合，上调紧密连接蛋白的表达。吲哚 -3- 乳酸激活肠道上皮的 AHR，促进 IL-22 的表达。从 LGG 中分离出的可溶性蛋白 p40 和 p75 可以激活 EGFR，进而上调 APRIL 在上皮中的表达，从而刺激 B 细胞分泌 IgA。p40 和 p75 还能激活 EGFR-PI3K-AKT 信号通路，维持肠道稳态。此外，这两种蛋白质还通过蛋白激酶 C 依赖机制防止紧密连接破坏。丁酸酯能够与 GPCR 结合，包括 GPR41、GPR109a 和 GPR43，并诱导肠表皮产生 IL-18。丁酸还能促进肠上皮的 O₂ 消耗，以维持 HIF 的稳定性，增加屏障保护 HIF 靶基因的表达。益生菌产生的细菌素作为定植肽，促进生产菌获得超越其他菌株的竞争优势，并在肠道中占据既定的生态位。或者，细菌素可以充当杀伤肽，直接抑制病原体与黏液层的黏附，成为保护肠道的第一屏障。HIF：缺氧诱导因子；GPR109a：G- 蛋白偶联受体 109a；AHR：芳基氢受体；P75 和 P40：细胞壁相关水解酶；EGFR：表皮生长因子受体；PI3K：磷脂酰肌醇 -3- 激酶；PKC：蛋白激酶 C。

**图 1-3-1-3　益生菌代谢物对肠上皮屏障的影响（见正文 P38）**

引自：LIU Q，YU Z，TIAN F，et al. Surface components and metabolites of probiotics for regulation of intestinal epithelial barrier. Microb Cell Fact，2020，19（1）：23.

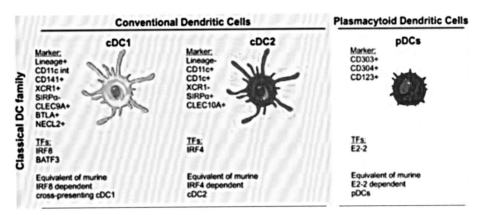

图 1-3-1-4　DC 的分子组成及作用过程（见正文 P39）

引自：LUKAS A，CHRISTIAN H K，LUKAS H，et al. The ontogenetic path of human dendritic cells. Molecular Immunology，2020，120：122-129.

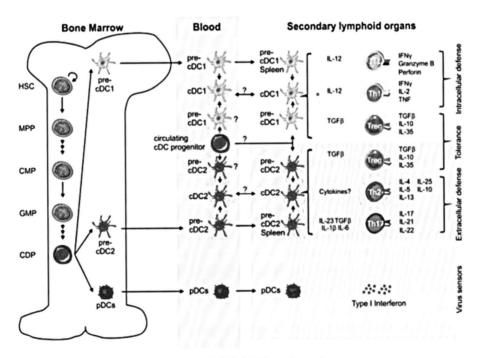

图 1-3-1-5　DC 的成熟过程（见正文 P40）

引自：LUKAS A，CHRISTIAN H K，LUKAS H，et al. The ontogenetic path of human dendritic cells. Molecular Immunology，2020，120：122-129.

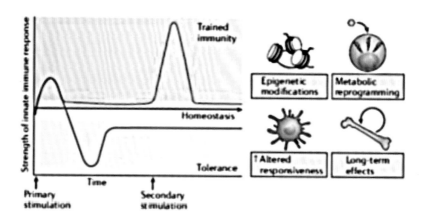

固有免疫的两个相反的功能程序：感染或无菌组织触发引起炎症和免疫效应机制的激活。伴随着促炎反应，抗炎症机制被激发，以防止过度炎症和组织损伤，并及时限制炎症反应。训练免疫涉及固有免疫细胞的表观遗传和代谢重新编程，允许固有免疫细胞对随后的时间延迟异源刺激的定性和定量调整反应。错误的免疫反应训练可能导致疾病的进展，导致慢性高炎症状态或持续的免疫耐受状态。

图 1-3-1-6　训练免疫和耐受性：先天免疫的两个相反的功能程序（见正文 P47）

引自：NETEA M G, DOMÍNGUEZ-ANDRÉS J, BARREIRO L B, et al. Defining trained immunity and its role in health and disease. Nat Rev Immunol, 2020, 20（6）: 375-388.

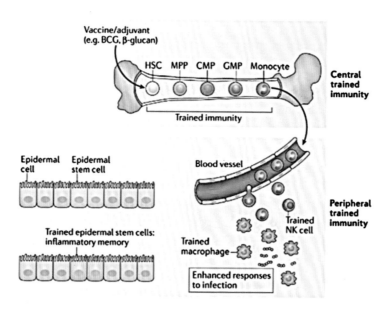

虽然训练免疫首先在单核吞噬细胞谱系（单核细胞和巨噬细胞）中建立，但单核细胞的寿命相对较短，不太可能将其记忆表型传递给它们的后代，并提供可持续的保护。因此，目前直接针对单核细胞或巨噬细胞的疫苗策略可能在产生持续先天免疫记忆方面能力有限。相比之下，造血干细胞（HSCs）是存在于骨髓中的具有自我更新特性的长寿命细胞。骨髓是造血干细胞进行不对称分裂的地方，产生完整的骨髓和淋巴细胞类型。造血干细胞可直接对急性和慢性感染做出反应。虽然前体增殖或分化的确切机制尚不清楚，但HSCs 的持续激活可导致其衰竭，导致对系统免疫的破坏性影响。来自受过训练的 HSCs 的单核细胞迁移到外周器官，在那里它们产生单核细胞来源的巨噬细胞，这些细胞对不同类型的病原体具有增强的效应功能。自然杀伤细胞（NK）在感染后具有适应性免疫特征。再感染时，这些记忆性 NK 细胞会发生二次扩增，并能更多地迅速脱颗粒和释放细胞因子，产生更具保护性的免疫反应。上皮干细胞在人患过敏性炎症性疾病时表现出记忆功能，当刺激消失后染色质可及性发生变化。

图 1-3-1-7　中枢和外周训练免疫（见正文 P47）

引自：NETEA M G, DOMÍNGUEZ-ANDRÉS J, BARREIRO L B, et al. Defining trained immunity and its role in health and disease. Nat Rev Immunol, 2020, 20（6）: 375-388.

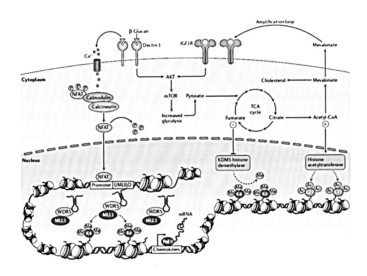

受到刺激时，诱导训练免疫所需机制的正确启动取决于固有免疫细胞的表观遗传和代谢重新编程之间的积极相互作用。在初次致敏中，模式识别受体对特定配体的识别触发了一系列细胞内连锁反应，导致糖酵解、三羧酸（TCA）循环和脂肪酸代谢等不同代谢途径的上调。这些过程产生的代谢物，如富马酸和乙酰辅酶 A（Acetyl-CoA），能激活或抑制一系列酶参与重塑细胞的表观遗传特征，如组蛋白甲基化酶、赖氨酸特异性去甲基化酶5（KDM5）或组蛋白乙酰转移酶，导致组蛋白甲基化和参与固有免疫反应的基因的乙酰化。β- 葡聚糖介导的 Dectin1 信号激活也触发钙内流导致 T 细胞核因子（NFAT）去磷酸化而活化，允许其易位到细胞核，在那里它可能结合 DNA 和激活基因转录。这有助于 DNA 进入转录机制和基因调控元件以及特定的长非编码 RNA，促进和增强基因转录对细胞的二次刺激。IGF1R：胰岛素样生长因子 1 受体；MLL1：混合谱系白血病蛋白 1（又称组蛋白 - 赖氨酸 n- 甲基转移酶 2a）；mTOR：西罗莫司的机制靶点；Pol：聚合酶；UMLILO：上游主长非编码 RNA 的炎症趋化因子位点；WDR5：WD 重复含有蛋白 5。

图 1-3-1-8  表观遗传学与代谢之间的相互作用（见正文 P47）

引自：NETEA M G，DOMÍNGUEZ-ANDRÉS J，BARREIRO L B，et al. Defining trained immunity and its role in health and disease. Nat Rev Immunol，2020，20（6）：375-388.

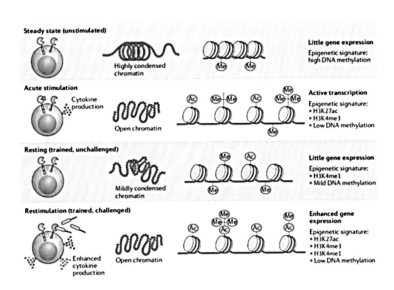

激活固有免疫细胞伴随着染色质标记蛋白的结合和 DNA 甲基化状态的变化，导致染色质去螺旋化，有利于转录和促炎因子的表达。停止刺激后，所有这些变化只是部分消除。这使得第二次致敏后，转录因子结合和基因表达更快和更强。图中显示了未受刺激的细胞、急性刺激后的细胞、静息的"训练"后细胞、再刺激后训练的细胞的染色质状态和表观遗传与细胞的特征。H3K27ac：组蛋白 3 赖氨酸 27 乙酰化；H3K4me：组蛋白 3 赖氨酸 4 甲基化；H3K4me3：组蛋白 3 赖氨酸 4 三甲基化。

图 1-3-1-9  表观遗传重新编程是诱导训练免疫的基础（见正文 P47）

引自：NETEA M G，DOMÍNGUEZ-ANDRÉS J，BARREIRO L B，et al. Defining trained immunity and its role in health and disease. Nat Rev Immunol，2020，20（6）：375-388.

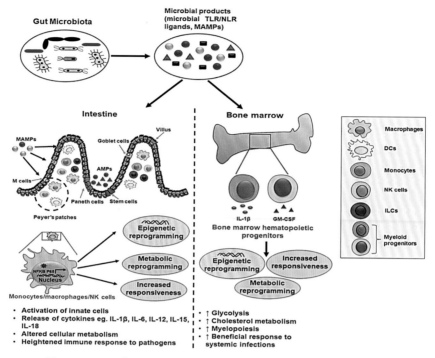

**图 1-3-1-10 肠道微生物群作为先天记忆潜在诱导剂的示意（见正文 P47）**

引自：NEGI S，DAS D K，PAHARI S，et al. Potential role of gut microbiota in induction and regulation of innate immune memory. Front Immunol，2019，10：2441.

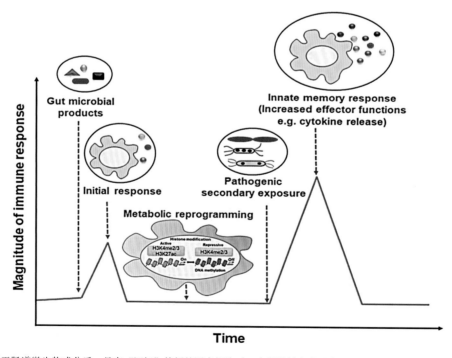

在最初暴露于肠道微生物成分后，具有"记忆"特征的固有细胞对二次刺激的免疫反应迅速。

**图 1-3-1-11 固有免疫记忆反应的典型模型（见正文 P47）**

引自：NEGI S，DAS D K，PAHARI S，et al. Potential role of gut microbiota in induction and regulation of innate immune memory. Front Immunol，2019，10：2441.

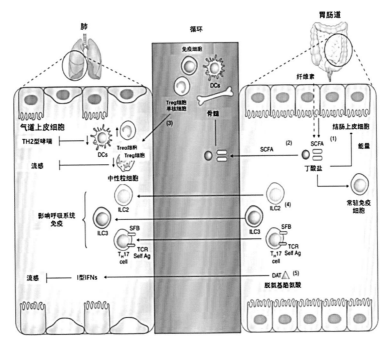

（1）SCFA 来源于肠道微生物对膳食纤维的代谢，并被释放到腔内；（2）未代谢的 SCFA 进入外周循环和骨髓，影响免疫细胞的发育；（3）骨髓来源的细胞在身体远端部位（如肺部）形成免疫反应；（4）从肠道迁移到肺部的细胞可能会影响呼吸免疫，如 ILC2s、ILC3s 和 Th17 细胞从肠道迁移到肺部；（5）微生物代谢物脱氨基酪氨酸（DAT）通过增强Ⅰ型干扰素（IFN）反应，保护宿主免受流感病毒感染。

图 2-2-1-5　肺 – 肠轴主要通讯路线（见正文 P238）

引自：TOMASZ P W，WICKRAMASINGHE L C，BENJAMIN J M. The influence of the microbiome on respiratory health. NAT Immunol，2019，20（10）：1279-1290.

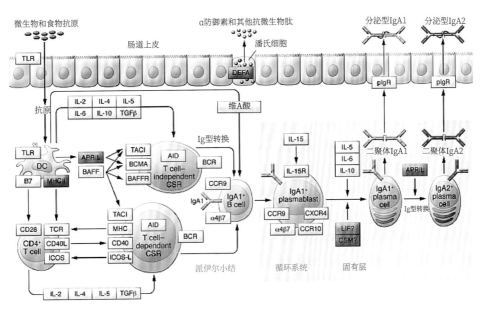

图 2-4-2-1　肠道黏膜 IgA 的产生涉及机制（见正文 P320）

引自：KIRYLUK K，NOVAK J.The genetics and immunobiology of IgA nephropathy.J Clin Invest，2014，124（6）：2325-2332.

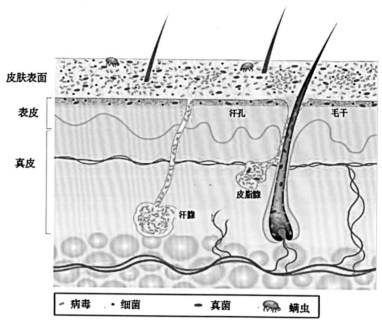

图 2-5-1-1　皮肤结构和皮肤微生态示意（见正文 P340）
引自：GRICE E A，SEGRE J A.The human microbiome. Nat Rev Microbiol，2011，9（4）：244-253.

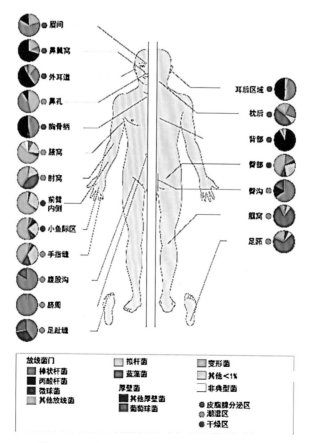

图 2-5-1-2　皮肤上细菌的分布示意（见正文 P345）
引自：GRICE E A，SEGRE J A.The human microbiome. Nat Rev Microbiol，2011，9（4）：244-253.

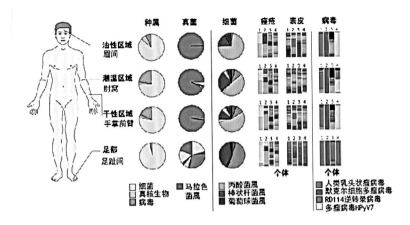

图 2-5-1-3　按人体生理学特征分布的皮肤微生物菌群特点（见正文 P345）

引自：BYRD A L，BELKAID Y，SEGRE J A.The human skin microbiome.Nat Rev Microbiol，2018，16（3）：143-155.

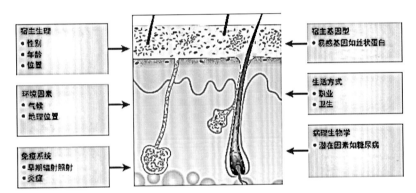

图 2-5-1-4　影响皮肤微生态的因素（见正文 P347）

引自：GRICE E A，SEGRE J A.The human microbiome. Nat Rev Microbiol，2011，9（4）：244-253.

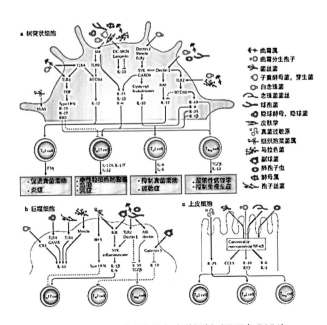

图 2-5-1-5　真菌感染的免疫学机制（见正文 P354）

引自：LUIGINA R. Immunity to fungal infections.Nat Rev Immunol. 2011 ，11(4)：275-88.

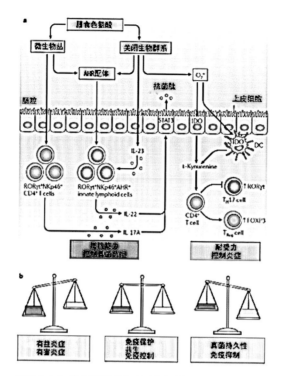

图 2-5-1-6 真菌感染的免疫平衡机制（见正文 P354）

引自：LUIGINA R. Immunity to fungal infections.Nat Rev Immunol. 2011，11（4）：275-88.

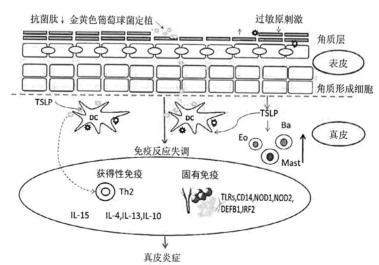

Ba：嗜碱粒细胞；CLDN-1：紧密连接蛋白 -1；DCs：树突状细胞；Eo：嗜酸性粒细胞；FLG：丝聚蛋白；IL：白细胞介素；
Mast：肥大细胞；SPINK5：Kazal5 型丝氨酸蛋白酶抑制剂；Th2：辅助性 T 细胞 2；TSLP：胸腺基质淋巴细胞生成素。

图 2-5-2-1 特应性皮炎的发病机制（见正文 P364）

引自：王茜，高莹，张高磊，等 . 皮肤微生态与特应性皮炎 . 临床皮肤科杂志，2018，47（8）：686-690.

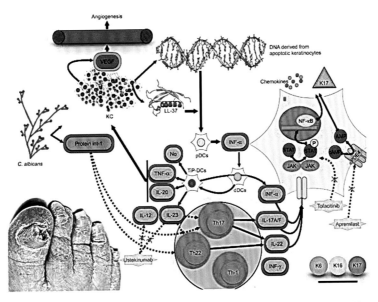

IL-23-、IL-17-轴相关介质在银屑病皮损和病甲中过表达。TNF-α/iNOS 产生 DCs（TiP-DCss）受白念珠菌等各种细胞的刺激激活。念珠菌激活 Th17 和 Th22 产生 IL-22 和 IL-17A/F。KCs 是这条通路中的关键应答细胞。VEGF：血管内皮生长因子；IL：白介素；TNF：肿瘤坏死因子；iNOS：一氧化氮合酶；KCs：角质形成细胞。

图 2-5-3-1　银屑病的细胞因子轴（见正文 P377）

引自：SAULITE I，PILMANE M，KISIS J. Expression of antimicrobial peptides in nail psoriasis and normal nails. Acta Derm Venereol，2017，97（5）：644-645.

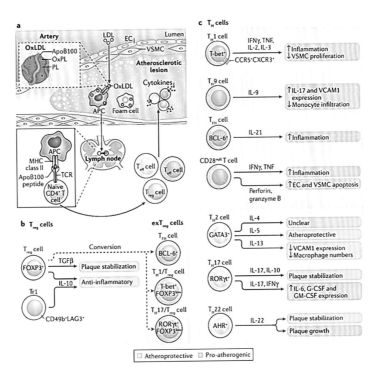

AHR：芳香烃受体；BCL-6：B 细胞淋巴瘤 6；CCR5：趋化因子受体 5；CXCR3：趋化因子受体 3；G-CSF：粒细胞集落刺激因子；GM-CSF：粒细胞 – 巨噬细胞集落刺激因子；IFN γ：干扰素 γ；LAG3：淋巴细胞活化基因 3 蛋白；OxPL：氧化磷脂；PL：磷脂；ROR γt：视黄酸相关孤核受体 γt；T-bet：T- 盒转录因子；TNF：肿瘤坏死因子；VCAM1：血管细胞黏附分子 1；VSMC：血管平滑肌细胞。

图 2-8-4-1　辅助性 T 细胞和调节性 T 细胞在动脉粥样硬化发病机制中的作用（见正文 P454）

引自：SAIGUSA R，WINKELS H，LEY K. T cell subsets and functions in atherosclerosis. Nat Rev Cardiol，2020，17（7）：387-401.

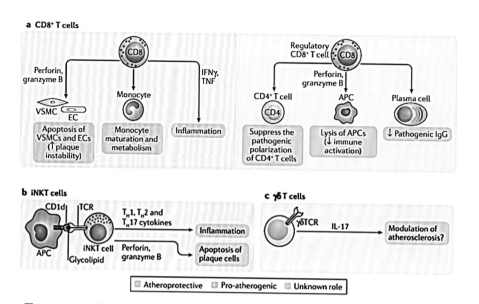

图 2-8-4-2　CD8⁺ T 细胞、iNKT 细胞和 γδ T 细胞在动脉粥样硬化中的作用（见正文 P455）

引自：SAIGUSA R，WINKELS H，LEY K. T cell subsets and functions in atherosclerosis. Nat Rev Cardiol，2020，17（7）：367-401.

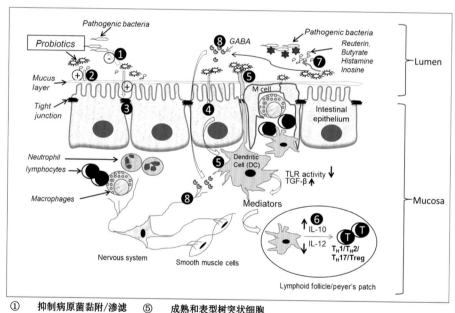

| ① | 抑制病原菌黏附/渗滤 | ⑤ | 成熟和表型树突状细胞 |
|---|---|---|---|
| ② | 增加黏液层厚度 | ⑥ | 调节T细胞应答 |
| ③ | 加强紧密连接 | ⑦ | 产生生物活性代谢产物（罗伊氏菌素、组胺、丁酸、肌酐、GABA） |
| ④ | 与肠上皮细胞相互作用 | ⑧ | 影响神经系统进而调节肠道蠕动与疼痛 |

　　益生菌的作用机制已被证明。益生菌可以抑制病原细菌的黏附，增强屏障功能，并与在肠上皮细胞和树突状细胞上表达的 TLR 相互作用，从而产生细胞因子 / 趋化因子，从而进一步调节 T 细胞。益生菌还可以产生具有生物活性的代谢产物，并影响神经系统，进而调节肠蠕动，减轻疼痛并参与肠、脑功能。

图 4-1-2-1　益生菌参与免疫调节的作用机制（见正文 P672）

引自：LIU Y Y，TRAN D Q，RHOADS J M. Probiotics in disease prevention and treatment. J Clin Pharmacol，2018，58（10）：164-179.

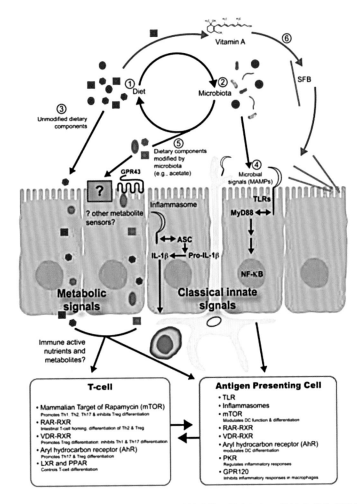

①饮食中宏量和微量营养素的摄取；②肠道菌群改变食物的营养价值；③未经加工的饮食成分直接在肠道中吸收，并与各种免疫细胞相互作用；④ MAMPs 形式的微生物信号通过固有的信号传导途径（如炎性小体或 Toll 样受体）修饰局部黏膜免疫反应；⑤微生物加工的饮食成分提供信号，免疫系统可以通过该信号来监测微生物的代谢活动；⑥微量营养素直接改变肠道微生态的 1 个例子：维生素 A 可以改变小鼠肠道菌群中分段丝状细菌（SFB）的表达；SFB 诱导 Th17 细胞分化。

图 4-4-2-1　饮食、肠道菌群、免疫相互作用机制（见正文 P718）

引自：KAU A L，AHERN P P，GRIFFIN N W，et al.Human nutrition，the gut microbiome，and immune system：envisioning the future. Nature，2012，474（7351）：327-336.